丁震医学教育 www.dzyxedu.com 护理考试丛书

丁震妇产科护理学(中级)
主管护师急救包®

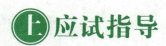

上 应试指导

DINGZHEN FUCHANKE HULIXUE(ZHONGJI)
ZHUGUAN HUSHIJIJIUBAO YINGSHI ZHIDAO

丁 震 编著

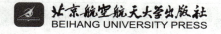

北京航空航天大学出版社
BEIHANG UNIVERSITY PRESS

图书在版编目（CIP）数据

丁震妇产科护理学（中级）主管护师急救包/丁震

编著 . — 北京：北京航空航天大学出版社，2019.8

ISBN 978-7-5124-3064-8

Ⅰ . ①丁… Ⅱ . ①丁… Ⅲ . ①妇产科学 - 护理学 - 资

格考试 - 自学参考资料 Ⅳ . ① R473.71

中国版本图书馆 CIP 数据核字 (2019) 第 186813 号

丁震妇产科护理学（中级）主管护师急救包

丁 震 编 著

责任编辑：张林平 马 娜

＊

北京航空航天大学出版社出版发行

北京市海淀区学院路 37 号（邮编 100191） http：//www.buaapress.com.cn

发行部电话：（010）82317024 传真：（010）82328026

读者信箱：yxbook@buaacm.com.cn 邮购电话：（010）82316936

北京时代华都印刷有限公司印装 各地书店经销

＊

开本：787×1092 1/16 印张：41.5 字数：1062 千字

2019 年 9 月第 1 版 2019 年 9 月第 1 次印刷

ISBN 978-7-5124-3064-8 定价：198.00 元

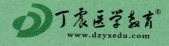
　　本书是全国护理学（中级）考试的复习参考书，为全国护考经典培训教材《丁震护士执业资格考试护考急救包》的姊妹篇。本书专门针对妇产科护理学（中级）亚专业（代码371）的考生编写，与传统主管护师考试书的显著区别是细化了主管护师的考试专业，在图书编写时即把主专业和亚专业复杂的共用和单独要求关系作了区分，删去了本亚专业考试不要求的内容，教材篇幅压缩了将近一半，可帮助考生大大提高复习效率。全书包括应试指导、章节练习两册纸质图书和一张网络学习卡。上册应试指导教材分为内科护理学、外科护理学、妇产科护理学、儿科护理学、护理健康教育学、医院感染护理学及护理管理学共7章，是在分析了2002～2019年共18年考试真题的基础上编写而成。下册章节练习精选试题2020道，与上册应试指导同步对应，便于考生边读教材边对照做题，巩固考点。网络学习卡中另有5套人机对话试卷。本书在编写过程中，参考了大量新版护理和临床医学相关学科主流教材、专著及部分临床疾病诊治指南，使内容更加权威、准确。

内容简介

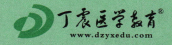
全国卫生专业技术资格（中初级）以考代评工作从 2001 年开始正式实施，参加并通过考试是单位评聘相应技术职称的必要依据。目前，除原初级护士并轨、独立为全国护士执业资格考试外，2019 年全国卫生专业技术资格（中初级）考试涵盖了护理、临床医学、药学、检验、影像、康复、预防医学、中医药等 119 个专业。考试涉及的知识范围广，有一定难度，考生对应考复习资料的需求较强烈。

2009 年，由我提出策划方案，组织全国数百名作者参与编写的全国卫生专业技术资格考试及护士执业资格考试丛书在人民军医出版社出版，共 50 余本，内容覆盖了护士执业资格、护理学（师）、护理学（中级）、药学、检验、临床医学等上百个考试专业。由于应试指导教材精练、准确，模拟试卷试题贴近考试方向、命中率高，"军医版"考试书深受全国考生认可。

2017 年，人民军医出版社按照中央要求停止有偿服务，停止出版医学考试书，我带领原班作者团队随即在原"军医版"的基础上，对图书作了较大幅度修订，并改为"丁震版"继续出版，"军医版"考试书从此成为历史。但恰逢"军医版"向"丁震版"转换的过程中，市场上众多"李鬼"纷纷登场，有冒用"军医版""军医升级版"的正规出版社或培训机构，也有直接盗版的不法商贩，更有甚者，有些正规出版社或培训机构竟敢公然抄袭或改编原"军医版"图书的内容为己有，窃取我和我作者团队的创作成果。这些抄袭、盗版、冒用考试书的错误百出，内容陈旧，欺骗、误导考生，使原创作者和读者两方的利益都受到严重侵害。

因此，请考生一定认清，丁震是原人民军医出版社考试中心主任，原"军医版"的护士、护理学（师）、护理学（中级）及药学、检验、临床医学等职称考试图书均为丁震策划编写，"军医版"已不存在，只有"丁震版"考试书才是原"军医版"原版内容的合法延续。请考生选择丁震原创，拒绝盗版，拒绝抄袭或改编的"二手"考试书。我们将对各类侵权行为保留追究其法律责任的权利！

为了使本套考试书已经形成的出版价值得到进一步延续和提升，更好地为全国考生服务，2020 年，由我编著的 38 本护理类考试图书和我担任总主编的 46 本卫生专业技术资格（中初级）考试图书全部授权北京航空航天大学出版社独家出版。

38 本护理类考试图书包括护士考试 7 本、护理学（师）考试 9 本、护理学（中级）及其亚专业考试 22 本，延续了原"军医版"编写精练、准确及命中率高的特点，但较原"军医版"的质量有了巨大提升。

主管护师考试分为护理学（中级）主专业（专业代码368）和内、外、妇产、儿、社区亚专业，共6个考试专业。考试分四个科目，第一、第二两个科目主专业和亚专业共用，但第三、第四两个科目的命题各不相同。近年来，亚专业的报考人数越来越多，但目前市场的考试图书绝大多数只针对主专业，针对亚专业的图书极少。

主专业和各亚专业的考试交叉范围错综复杂，根据我们汇总的考生提问，如果没有针对性的复习参考书，绝大多数考生完全搞不清楚自己所报考主专业或亚专业的复习范围，以至于很多考生花了大量精力，认真地做了很多无用功。例如：

社区护理学的内容仅是报考社区护理学（中级）亚专业（专业代码373）才需要复习的，报考主专业和其他亚专业的考生完全不会考到社区护理学的内容。但很多报考非社区护理学亚专业的考生，其所购买的考试书里经常会有社区护理学的内容，该不该复习，很多考生并不清楚。

报考内、外、妇产、儿亚专业的考生，第三科和第四科是本亚专业的内容，但很多考生并不清楚第一科的考试范围是内、外、妇产、儿的全部内容，比如，内科护理学亚专业的考生，第一科里还要考到外科、妇产科和儿科的内容，仅仅复习内科的内容可是相差甚远啊！

报考护理学（中级）主专业的考生，第三科和第四科的复习范围并不是内、外、妇产、儿的全部疾病，内、外、妇产、儿各自学科里的全部疾病仅仅是报考各亚专业的考生需要掌握的，主专业的学科范围大，但并不包括每个学科里的全部疾病。报考主专业的考生很多，但绝大多数考生并不清楚自己手里的那本一千多页的教材，其实跟自己考试相关的内容并不到一半！考生多花了一倍的钱购买教材，而且还多花了一倍的时间复习了很多考试无用的知识。这是目前主管护师考试复习的最大陷阱！

为此，我们将主管护师考试图书拆分成主要供主专业复习使用的《丁震护理学（中级）主管护师急救包》《丁震护理学（中级）模拟6套卷全解析》《丁震护理学（中级）考前预测5套卷全解析》《丁震护理学（中级）考前冲刺必做4套卷》，分别供内、外、妇产、儿科亚专业使用的《丁震内科护理学（中级）主管护师急救包》《丁震外科护理学（中级）主管护师急救包》和《丁震妇产科护理学（中级）主管护师急救包》以及《丁震内科护理学（中级）模拟6套卷全解析》《丁震外科护理学（中级）模拟6套卷全解析》《丁震妇产护理学（中级）模拟6套卷全解析》《丁震儿科护理学（中级）模拟6套卷全解析》。经过拆分的图书共有主管护师急救包4本、主专业试卷3本和亚专业试卷4本，考试的针对性更强。

《丁震护理学（中级）主管护师急救包》教材中将社区护理学的内容移至手机扫描的网络版中，且去掉了内、外、妇产科中主专业不要求的疾病或内容，教材篇幅大大压缩。因没有计划出版《儿科护理学（中级）主管护师急救包》,《丁震护理学（中级）主管护师急救包》中仅仅保留了儿科第三、第四两个科目要求的内容，适用报考护理学（中级）主专业（专业代码368）、儿科护理学（中级）亚专业（专业代码372）和社区护理学（中级）亚专业（专业代码373）考生使用。而内、外、妇产三本亚专业主管护师急救包去掉了大量与本专业考试无关的内容，使复习应考的范围大大缩小。每本主管护师急救包均分为上、下两册，上册为应试指导教材，下册为章节练习（含2020题），另配一张网络学习卡（内含试题共4000余道）。教材在逐题分析历年考试的基础上编写，针对性特别强，内容简练；书中归纳总结了大量表格，帮助考生强化考点对比，加深理解，便于掌握和记忆；教材采用双色印刷，重要内容用绿色字标识，重点突出。上册的考点和下册的试题同步对照学习，特别适合于第一次报考且基础较差的考生全面复习使用。

护理学（中级）6、5、4三本试卷的第三科和第四科去掉了主专业大纲不作要求疾病的相关试题，仅供护理学（中级）主专业（专业代码368）考生使用。内、外、妇产、儿四本模拟6套卷全解析仅供各自的亚专业使用，一一对应，针对性极强。以上试卷类图书按照历年真题重新组卷。最大的特色是全解析，每道试题都配有解析，且对有干扰价值的选项逐一解析，对试题的讲解非常透彻，以达到"举一反三"的目的。三本试卷类图书可搭配为"刷题三本套"，可充分满足考生大量做题的需求。

主管护师考试除了主专业和亚专业复杂的学科和疾病复习范围划分，第一、三、四科每个科目主要或侧重考查内、外、妇产、儿科疾病的哪些内容，如病因与发病机制、解剖生理、病理和病理生理、临床表现、辅助检查、治疗要点和护理措施等（我称以上内容为"大纲要点"），也有具体要求。只有第二科比较清晰，范围是护理管理、护理健康教育和医院感染这3章。对于第一年四科全部报考的考生来讲，这个问题可能不重要，但对于需要补考的考生来讲，第一、三、四科的大纲要点考查规则非常复杂，虽然考试大纲有具体要求，但实际考试与考试大纲并不完全相符，甚至有些方面相差巨大，完全按考试大纲复习，"掉坑"是必然的，补考失利，第三年就需要全部重新来过，这是考生最崩溃的事！

为此，我们主要针对补考的考生推出了10本《单科一次过考点背诵及强化1000题系列》，分别是共用的第一科基础知识和第二科相关专业知识，以及主专业和内、外、妇产科亚专业各自的第三科专业知识和第四科专业实践能力。单科一次过以试题为主，每本图书配套单科试卷10套；同时总结了需要强化背诵的重点考试内容。每个专业的第三科和第四科各自考查哪些重点内容更加清晰具体，特别适合于需要单科补考的考生，也适用于第一年参加考试习惯分拆为单科报考和复习的考生使用。

在图书编写中，我始终坚持两个基本原则，一是做考试原创内容的理念，所有的考点总结和试题解析均为原创；二是年年修订，对每年考过的试题都作详细分析、增补，使考点总结更准确，试题解析更清晰，只有经过不断修订，才能出精品图书。

与22本图书相配套的护理学（中级）培训课程有三类，分别是：主管护师急救包或单科一次过考点精讲课、单科预测直播课及考前模考押题直播课。考生可根据情况另行购买。

主管护师急救包考点精讲课：共有约150个小时，详细讲解每个疾病的重点内容，题点结合，适合基础较差的考生全面复习使用；对需要单科补考的考生，也可购买单科一次过精讲课。

单科预测直播课：分四个科目，每科 12 ～ 15 个小时。由丁震亲自讲解，是作者十多年来潜心研究护理考试规律的重磅作品，预计在考前两个月开播。

考前模考押题直播课：共有 3 套卷，每套试卷讲解 3 个小时。由丁震亲自讲解为主，是在分析历年考试高频考点的基础上，为考生提供一定比例的考前押题，预计在考前一个月开播。

经过十余年的不断积累，丁震医学教育已建成了由数万道试题构成的护理考试题库。为了向考生提供质量更高的考试用书和培训课程，我从不同角度对题库进行数据分析，总结历年考试的规律和变化趋势，从而较准确地预测下一年的考试方向和细节。在图书编写和课程录制过程中，查阅了大量教科书、诊治指南等参考资料，以学术研究的态度对待每一个考点、每一道试题，使内容更加权威、准确。

由于编写和出版的时间紧、任务重，书中如仍有不足，请考生批评指正。

总主编　丁　震
2019 年 8 月于北京

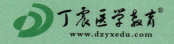
第一章 内科护理学

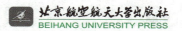

第二章　外科护理学

第三章　妇产科护理学

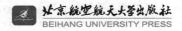

第四章 儿科护理学

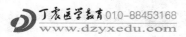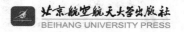

第五章　护理健康教育学

第六章　医院感染护理学

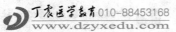
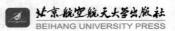

第七章　护理管理学

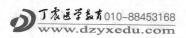

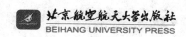

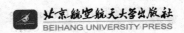

第一章 内科护理学

第一节 呼吸系统疾病

一、概 述

1. **呼吸道** 以环状软骨为界，分为上、下呼吸道。

（1）上呼吸道：由鼻、咽、喉组成，是气体的通道。鼻除嗅觉功能外，有湿化、加温、净化空气的作用。咽是呼吸道与消化道的共同通道，会厌软骨对防止误吸起重要作用。喉既是呼吸的管道，又是发音的器官，可随吞咽或发音而上下移动。

（2）下呼吸道：包括气管和各级支气管。气管在气管隆突处分为左右两主支气管，是支气管镜检时判断气管分叉的重要定位标记（图1-1）。主支气管向下逐渐分支为肺叶支气管、肺段支气管直至终末细支气管，均属肺的导气部，无气体交换功能；呼吸性细支气管以下的肺泡管、肺泡囊及肺泡是气体交换的场所，为肺的呼吸部（图1-2）。

2. **肺** 位于胸腔内，膈的上方，纵隔的两侧。肺泡是支气管树的终末部分，其上皮细胞包括Ⅰ型细胞和Ⅱ型细胞。Ⅰ型细胞是气体交换的主要场所；Ⅱ型细胞分泌表面活性物质，可降低肺泡表面张力，防止肺泡萎缩，该物质缺乏易导致急性呼吸窘迫综合征。

3. **胸膜和胸膜腔** 胸膜腔是脏、壁胸膜相互移行围成的封闭腔，左右各一，内有少量液体起润滑作用。胸膜腔内的压力称为胸腔内压，可随呼吸运动而发生周期性波动，并在平静呼吸时始终低

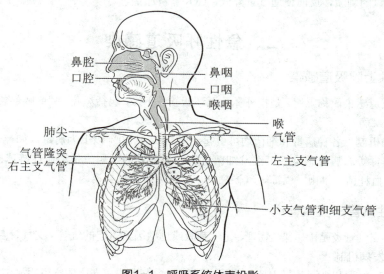

图1-1 呼吸系统体表投影

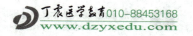
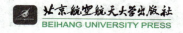

于大气压，保持负压状态。胸内负压可扩张肺，使肺通气成为可能，同时有利于静脉血及淋巴液回流。因壁层胸膜有感觉神经分布，病变累及胸膜时可引起胸痛。

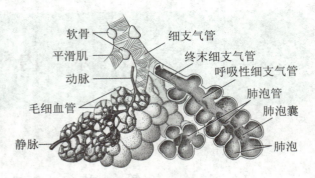

图1-2　肺小叶模式图

4. 肺的血液循环　肺有双重血液供应，即肺循环和支气管循环。肺动脉、肺静脉是运送血液进行气体交换的功能性血管。支气管动脉、静脉与支气管伴行，营养各级支气管及肺。

5. 肺通气　呼吸系统通过肺通气和肺换气功能与外界环境之间进行气体交换，摄取新陈代谢需要的 O_2，排出代谢产生的 CO_2。正常成年人平静呼吸时的潮气量为 400～600ml，平均约 500ml。每分钟进入肺泡进行气体交换的气体总量为肺泡通气量，又称有效通气量。正常的肺泡通气量是维持动脉血 PaO_2 的基本条件。浅而快的呼吸对肺通气不利，深而慢的呼吸可增加通气量，但同时会增加呼吸做功。

6. 肺换气　是指肺泡与肺毛细血管血液之间通过呼吸膜以扩散方式进行的气体交换过程。气体分压差、扩散距离、扩散面积、通气／血流比值、温度和扩散系数等因素均可影响气体扩散。

7. 呼吸运动的调节　呼吸运动是一种自动的节律性运动，其节律起源于呼吸中枢。其中，延髓是产生呼吸节律的基本中枢。脑桥是呼吸调整中枢，能限制吸气，促使吸气向呼气转换。大脑皮质可控制随意呼吸。脊髓是联系高位呼吸中枢和呼吸肌的中继站及整合某些呼吸反射的初级中枢。此外，神经反射和化学反射也参与对呼吸的调节。

（1）神经调节：主要包括肺牵张反射、呼吸肌本体反射及防御性呼吸反射。肺牵张反射一般不参与正常呼吸运动的调节，只有在病理情况下，如肺不张、肺水肿时发生，使呼吸变浅变快。

（2）化学调节：主要指动脉血或脑脊液中 O_2、CO_2 和 H^+ 对呼吸的调节作用。其中，CO_2 是维持和调节呼吸运动最重要的化学因素。血液中维持一定浓度的 CO_2，是呼吸中枢兴奋性保持正常的必要条件。但慢性呼吸功能障碍的患者血中 CO_2 浓度长期保持在较高水平，使呼吸中枢对 CO_2 刺激作用产生适应，则缺氧就会成为外周化学感受器驱动呼吸运动的主要刺激因素。此时若给予较高浓度 O_2 吸入，会消除缺氧的刺激，反而使通气量降低、CO_2 潴留加重。

二、急性呼吸道感染

（一）急性上呼吸道感染

急性上呼吸道感染简称上感，是指外鼻孔至环状软骨下缘，包括鼻腔、咽或喉部急性炎症的总称，是小儿最常见的疾病。

病因与发病机制　各种病毒和细菌均可引起，但 70%～80% 以上为病毒，如鼻病毒、呼吸道合胞病毒、流感病毒等。病毒感染后可继发细菌感染，最常见的致病菌是溶血性链球菌，其次为肺炎链球菌、流感嗜血杆菌。淋雨、受凉、气候突变、过度劳累是重要诱因。

（二）急性气管-支气管炎

急性气管-支气管炎是由感染、物理、化学刺激或过敏因素引起的气管-支气管黏膜的急性炎症。

1. 病因与发病机制

（1）微生物：病毒和细菌是最主要的病因，近年来，衣原体和支原体感染明显增加。

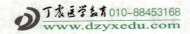
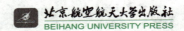

（2）物理、化学刺激：过冷空气、空调系统污染、雾化器带菌、口腔菌误吸、免疫功能受损、刺激性气体或烟雾吸入均可引起本病。

（3）过敏反应：花粉、有机粉尘、真菌孢子、动物毛皮等常为过敏原；钩虫、蛔虫的幼虫在肺内移行以及细菌蛋白质过敏等。

2. 辅助检查　血常规显示白细胞正常或稍高，合并细菌感染时可明显增高。痰涂片或培养可发现致病菌。胸部 X 线检查无异常改变，或仅有肺纹理增粗。

三、慢性阻塞性肺疾病

慢性阻塞性肺疾病（COPD）简称慢阻肺，是以持续气流受限为特征的可以预防和治疗的疾病，其气流受限多呈进行性发展。COPD 多由慢性支气管炎发展而来。

1. 病因

（1）个体因素：如遗传因素（α_1- 抗胰蛋白酶缺乏），免疫功能紊乱，气道高反应性，年龄增大等。

（2）环境因素

①吸烟：是最重要的环境发病因素。

②呼吸道感染：是病情加剧发展的重要因素。包括病毒（流感病毒，鼻病毒等）、支原体、细菌（常继发于病毒感染，以肺炎链球菌、流感嗜血杆菌等为常见）感染。

③大气污染。

④职业粉尘和化学物质。

⑤气候因素：冷空气刺激。

2. 病理　肺气肿是指终末细支气管远端的气道（即小支气管或小气道）弹性减退、气腔异常扩大、伴有肺泡及其组成部分的病理改变。可见肺过度膨胀、弹性减退，外观灰白或苍白。COPD 是在慢性支气管炎症和肺气肿的病理基础上，出现气道阻塞，肺泡弹性纤维断裂，肺泡过度膨胀，肺泡壁弹性减弱或破坏，融合成肺大疱。

3. 发病机制

（1）炎症机制：气道、肺实质及肺血管的慢性炎症是 COPD 的特征性改变，中性粒细胞的活化和聚集是炎症过程的重要环节。

（2）蛋白酶 - 抗蛋白酶失衡机制：蛋白酶增多或抗蛋白酶不足均可导致组织结构破坏，发生肺气肿。

（3）其他机制：如氧化应激增加、自主神经功能失调、营养不良、气温变化等。

4. 辅助检查

（1）血常规：慢阻肺合并细菌感染时，外周血白细胞增高，核左移。

（2）痰液检查：痰培养可查出病原菌。

（3）X 线检查：两肺纹理增粗、紊乱。肺气肿时两肺野透亮度增加，肋间隙增宽。X 线胸片对确定肺部并发症及与其他肺疾病鉴别具有重要意义。

（4）动脉血气分析：PaO_2 下降，$PaCO_2$ 升高。可出现呼吸性酸中毒，pH 降低。

（5）肺功能检查：是判断气流受限的主要客观指标，对 COPD 的诊断、严重程度评价、疾病进展状况、预后及治疗反应判断等都有重要意义。

①对肺气肿具有确诊意义，其特征性改变是功能残气量、残气量和肺总量都增高，残气量与肺总量之比值增大（＞40%）。

②吸入支气管扩张药后的第 1 秒用力呼气量 / 肺活量（FEV_1/FVC）＜ 70% 可确定为不能完全可逆的气流受限，是 COPD 诊断的一项敏感指标，可检出气流轻度受限。

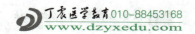
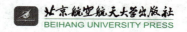

③第 1 秒用力呼气量占预计值百分比（FEV_1 预计值）＜ 80% 是中、重度气流受限的良好指标。

四、支气管哮喘

支气管哮喘简称哮喘，是气道的一种慢性变态反应性炎症性疾病。

1. 病因

（1）遗传因素：哮喘发病具有家族集聚现象。

（2）环境因素：是哮喘的激发因素，包括变应原性因素和非变应原性因素。

①变应原性因素：室内变应原如尘螨、家养宠物的毛、蟑螂，室外变应原如花粉等，职业性变应原如油漆、饲料，食物有海鲜、蛋、奶粉等，药物有阿司匹林、普萘洛尔、卡托普利、某些抗生素等。

②非变应原性因素：如环境污染（二氧化硫、氨气）、呼吸道感染、吸烟、运动、肥胖、妊娠、精神因素、气候改变等。

2. 发病机制

（1）**气道炎症**：哮喘主要由接触变应原触发或引起，哮喘的本质是免疫介导的气道慢性炎症。

（2）**气道高反应性**：气道对各种刺激因子如变应原、运动等呈高敏状态，接触时出现过强或过早的收缩反应。

（3）**气道重构**：使哮喘患者对吸入激素的敏感性降低，是哮喘的重要病理特征。

（4）**神经机制**：β 肾上腺素受体功能低下，胆碱能神经兴奋性增加，导致支气管口径缩小，引起哮喘发作。

3. 辅助检查

（1）**痰液检查涂片**：可见大量嗜酸性粒细胞。

（2）**肺功能检查**：发作期第 1 秒用力呼气量（FEV_1）、第 1 秒用力呼气量占用力肺活量比值（$FEV_1/FVC\%$，1 秒率）、最高呼气流量（PEF）均减少，残气量、功能残气量和肺总量增加，残气量／肺总量增高。判断气流受限最重要的指标是 $FEV_1/FVC\% ＜ 70\%$ 或 FEV_1 低于正常预计值 80%。

（3）**支气管舒张试验**：用于测定气道的可逆性改变。吸入支气管舒张剂沙丁胺醇、特布他林 20 分钟后重新测定肺功能，FEV_1 较用药前增加 12%，且其绝对值增加≥ 200ml 为阳性，提示存在气道可逆性改变。

（4）**胸部 X 线检查**：发作时两肺透明度增加（短暂肺气肿），合并感染时肺纹理增粗。

（5）**动脉血气分析**：可有不同程度的低氧血症。引起反射性过度通气导致 $PaCO_2$ 降低，表现为呼吸性碱中毒。重症哮喘气道严重阻塞，可有 PaO_2 降低而 $PaCO_2$ 增高，表现为呼吸性酸中毒。如缺氧明显，可合并代谢性酸中毒。

（6）**特异性变应原检测**：结合病史，外周血变应原特异性 IgE 增高有助于病因诊断。但对支气管哮喘的诊断价值不大。

五、慢性肺源性心脏病

慢性肺源性心脏病简称慢性肺心病，是由肺组织、肺血管或胸廓的慢性病变引起肺组织结构和（或）功能异常，造成肺血管阻力增加，肺动脉压力增高，继而右心室结构和（或）功能改变的疾病。

1. 病因

（1）**慢性支气管炎并发 COPD**：是慢性肺心病最主要的病因。

（2）**其他**：支气管哮喘、支气管扩张、胸廓运动障碍性疾病、肺血管疾病等也可引起。

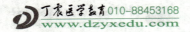 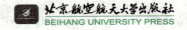

2. 发病机制

（1）肺动脉高压形成：是慢性肺心病发病的关键环节。呼吸性酸中毒、高碳酸血症、肺气肿、缺氧使肺血管收缩痉挛，引起肺动脉高压。其中，缺氧是肺动脉高压形成的最主要因素。

（2）心脏病变和心力衰竭：肺动脉高压使右心室后负荷加重，代偿引起右心肥厚、扩张，随着肺动脉压持续升高，右心失代偿导致心力衰竭。

3. 辅助检查

（1）血常规：红细胞和血红蛋白增高，合并感染时白细胞总数增高，中性粒细胞比例增加。

（2）血气分析：失代偿期可出现低氧血症和高碳酸血症。

（3）X 线检查：急性肺部感染体征、肺动脉高压征、肺部基础疾病体征等。右下肺动脉干扩张，中心肺动脉扩张，外周分支纤细。

（4）心电图检查：诊断慢性肺心病的主要依据是电轴右偏、肺性 P 波、右束支传导阻滞及低电压图形等。

（5）超声心动图检查：主要表现为右心房增大，右心室肥厚、增大等，诊断肺心病的阳性率高。

六、支气管扩张症

支气管扩张症是继发于急、慢性呼吸道感染和支气管阻塞后，由于反复发作支气管炎症，致使支气管管壁结构破坏，引起支气管异常和持久性扩张的疾病。

1. 病因与发病机制

（1）支气管 - 肺感染：包括细菌、真菌和病毒的感染，如儿童期的麻疹和百日咳感染。

（2）免疫缺陷：低免疫球蛋白血症，长期服用免疫抑制药物，HIV 感染。

（3）先天性疾病：α_1- 抗胰蛋白酶缺乏等。

（4）先天性结构受损。

（5）其他：气道堵塞、毒性物质吸入等。

2. 辅助检查

（1）X 线检查：囊状支气管扩张的气道表现为显著的囊腔，腔内可存在气液平面，典型者可见蜂窝状透亮阴影或沿支气管的卷发状阴影。纵切面可显示"双轨征"，横切面显示"环形阴影"，并可见气道壁增厚。

（2）胸部 CT：是确诊支气管扩张症的检查，可显示扩张的征象，明确病变部位、范围及性质。

（3）纤维支气管镜检查：有助于发现患者的出血部位或阻塞原因。

七、肺　炎

（一）肺炎链球菌肺炎

肺炎链球菌肺炎是肺炎链球菌感染引起的肺炎，居社区获得性肺炎发病率的首位。

1. 病因与发病机制　肺炎链球菌为上呼吸道正常菌群。当机体免疫力受损时，肺炎链球菌可入侵下呼吸道而致病。肺炎链球菌在干燥痰中可存活数月，但经阳光直射 1 小时或加热至 52℃ 10 分钟即可杀灭，对苯酚等消毒剂也较敏感。常见诱因有受凉、淋雨、疲劳、醉酒、精神刺激、上呼吸道感染、COPD、糖尿病、大手术等。

2. 辅助检查

（1）血常规：白细胞计数升高至（$10 \sim 30$）$\times 10^9$/L，中性粒细胞比例 > 0.8，可见中毒颗粒及核左移。

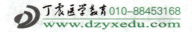
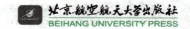

（2）X 线检查：早期仅见肺纹理增粗，实变期可见斑片状或大片状均匀一致的浸润阴影。

（3）痰培养：发现肺炎链球菌即可明确诊断。

（二）支原体肺炎

支原体肺炎是由肺炎支原体引起的呼吸道和肺部的急性炎症病变。

1. **病因与发病机制**　肺炎支原体经口、鼻分泌物在空气中传播，健康人吸入而感染。秋冬季多见，好发于儿童和青年人。发病前 2 ～ 3 天至病愈数周，可在呼吸道分泌物中发现肺炎支原体。

2. **辅助检查**

（1）血液检查：血白细胞总数或中性粒细胞增高，血支原体 IgM 抗体的测定有助于诊断。

（2）X 线检查：显示肺部可有多种形态的浸润影，节段性分布，以肺下野多见。

（三）军团菌肺炎

军团菌肺炎是革兰阴性嗜肺军团杆菌引起的细菌性肺部炎症。

1. **病因及发病机制**　军团菌有多种，引起本病的主要菌种是嗜肺军团，该菌广泛存在于自然界，尤其是污染水中。空调、冷热水管道、雾化吸入为常见的吸入军团菌的途径。各年龄阶段均可发病，老年人、慢性病及免疫功能低下是本病的高危人群。

2. **辅助检查**

（1）血液检查：血白细胞总数或中性粒细胞增高，血沉快，部分患者有低血钠、低血磷。

（2）X 线检查：表现为斑片状阴影或肺段实变，严重者可有空洞形成和胸腔积液。

（四）革兰阴性杆菌肺炎

革兰阴性杆菌肺炎常见于克雷伯杆菌、铜绿假单胞菌等感染，是医院获得性肺炎的常见致病菌，耐药菌不断增加，病情危重，病死率高。

1. **病因及发病机制**

（1）肺炎克雷伯杆菌肺炎：肺炎克雷伯杆菌存在于正常人的上呼吸道和肠道，好发于长期酗酒、久病体弱，慢性病如呼吸系统疾病、糖尿病、恶性肿瘤、免疫功能低下或全身衰竭的住院患者。

（2）铜绿假单胞菌肺炎：铜绿假单胞菌需氧生长，营养要求低。广泛存在于自然界，尤其是医院环境中。易感人群是老年人、有严重基础疾病、营养不良或使用免疫抑制剂治疗者。

2. **辅助检查**

（1）肺炎克雷伯杆菌肺炎：X 线检查示肺叶实变和脓肿形成，尤其是右上肺实变伴叶间隙下坠。

（2）铜绿假单胞菌肺炎：X 线检查示弥漫性支气管肺炎。

八、肺结核

肺结核是结核分枝杆菌引起的肺部慢性传染性疾病。

1. **病因**　主要为人型结核分枝杆菌，具有抗酸性，生长缓慢，对干燥、冷、酸、碱等抵抗力强，可在干燥痰内存活 6 ～ 8 个月，但对热、紫外线和乙醇等较敏感，75% 乙醇 2 分钟、烈日曝晒 2 小时或煮沸 1 分钟可使其灭活。

2. **发病机制**　大量毒力强的结核菌侵入机体而免疫力又下降时易发病。

3. **辅助检查**

（1）痰结核杆菌检查：痰中找到结核杆菌是确诊肺结核最特异的方法，也是制订化疗方案和判断

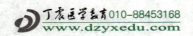
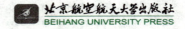

化疗效果的重要依据，以直接涂片镜检最常用。

（2）结核菌素（PPD）试验：常用于结核感染的流行病学指标，也是卡介苗接种后效果的验证指标。

①注射方法：常用 PPD，在左前臂屈侧中部皮内注射 0.1ml（5IU）的结核菌素。

②观察结果：48～72 小时测量皮肤硬结直径（表 1-7）。阴性除提示无结核菌感染外，还见于初染结核菌 4～8 周、应用糖皮质激素、营养不良、严重结核病、HIV 感染或老年人等。

（3）X 线检查：可早期发现肺结核。有助于明确诊断，判断分型，指导治疗及了解病情变化。

（4）纤维支气管镜检查：对诊断有重要价值。

九、肺脓肿

肺脓肿是肺组织坏死形成的脓腔。急性吸入和（或）气道阻塞导致微生物清除障碍，大量微生物导致肺组织感染性炎症、坏死、液化，由肉芽组织包绕形成脓腔。

1. 病因及发病机制　肺脓肿的主要病原体是细菌，常为上呼吸道和口腔内的定植菌，多为混合感染，包括厌氧菌、需氧菌和兼性厌氧菌感染，其中厌氧菌最常见。

2. 分类　根据感染途径分为三类。

（1）吸入性肺脓肿：是临床上最常见的类型，多由吸入口、鼻、咽部病原菌（主要是厌氧菌）引起。误吸和气道防御清除功能降低是其发生的重要原因。吸入性肺脓肿常为单发性，其发病部位与支气管解剖和体位有关。右主支气管较陡直，且管径较粗大，吸入物易进入右肺。在仰卧位时，好发于上叶后段或下叶背段；直立位或坐位时，好发于下叶基底段；右侧位时，好发于右上叶前段或后段。

（2）继发性肺脓肿：一些基础疾病，如支气管扩张症、支气管囊肿、支气管肺癌、肺结核空洞等继发感染可引起肺脓肿；支气管异物堵塞是导致小儿肺脓肿的重要因素；肺部邻近器官的化脓性病变可直接侵犯肺组织形成肺脓肿。

（3）血源性肺脓肿：皮肤创伤感染、疖、痈、骨髓炎、腹腔感染、盆腔感染和感染性心内膜炎等所致的菌血症所致，菌栓经血行播散到肺，引起肺脓肿。致病菌以金黄色葡萄球菌、表皮葡萄球菌及链球菌为常见。

十、原发性支气管肺癌

原发性支气管肺癌简称肺癌，是起源于支气管黏膜上皮的恶性肿瘤，发病率居男性恶性肿瘤的首位。

1. 病因与发病机制

（1）吸烟：是最重要的危险因素。开始吸烟年龄越早，吸烟时间越长，吸烟量越大，肺癌的发病率越高。

（2）职业因素：长期接触石棉、砷、煤烟、焦油和石油等。

（3）空气污染：室内污染、汽车废气、工业废气、公路沥青含苯并芘等致癌物质。

（4）电离辐射：长期、大剂量电离辐射。

（5）饮食与营养：较少食用含 β 胡萝卜素的蔬菜和水果。

（6）其他：遗传因素、病毒感染、真菌感染、某些慢性肺部疾病等。

2. 辅助检查

（1）影像学检查：是最基本、最主要、应用最广泛的检查方法，中央型肺癌可有不规则的肺门增大阴影，周围型肺癌可见边缘不清或呈分叶状。

（2）痰脱落细胞检查：是简易有效的普查和早期诊断方法，找到癌细胞即可确诊。

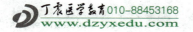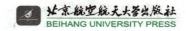

（3）**纤维支气管镜检查：是诊断中央型肺癌最可靠的手段。**

十一、自发性气胸

胸膜腔内积气称为气胸。根据病因，气胸分为自发性气胸和损伤性气胸。根据胸膜腔内压力情况，气胸分为闭合性气胸、开放性气胸和张力性气胸。

1. 病因与发病机制 肺组织及脏层胸膜因肺部疾病或靠近肺表面的肺大疱等突然自发破裂，肺及支气管内气体进入胸膜腔形成气胸。

（1）继发性气胸：常继发于慢性阻塞性肺疾病、肺结核、支气管哮喘等肺部基础疾病，在这些疾病的基础上形成的肺大疱破裂或病变直接损伤胸膜导致气胸。

（2）原发性气胸：常发生于瘦高的青壮年男性，肺部无明显病变。在无防护的作业（如航空、潜水等）、用力抬举重物、剧烈运动、大笑及高低压环境间突然转变的情况下，胸膜下的肺大疱容易破裂，形成气胸。

2. 辅助检查 **X 线检查是诊断气胸的重要方法，**可见患侧透光度增强，无肺纹理，肺被压向肺门，呈球形高密度影，纵隔和心脏移向健侧。

十二、呼吸衰竭

呼吸衰竭简称呼衰，指各种原因引起的肺通气和（或）换气功能严重障碍，使静息状态下亦不能维持足够的气体交换，导致低氧血症伴（或不伴）高碳酸血症，进而引起一系列的病理生理改变和相应的临床表现的综合征。

1. 病因与发病机制

（1）呼吸系统疾病：如呼吸道疾病、肺组织病变、胸廓病变、肺血管疾病等，导致肺通气不足、通气／血流比例失调、肺动 - 静脉分流、弥散障碍以及耗氧量增加等，发生低氧血症或高碳酸血症。其中以支气管 - 肺疾病（如 COPD、哮喘、肺炎、肺间质纤维化）最为多见。

（2）神经肌肉病变：如脑血管病变、重症肌无力、破伤风、有机磷农药中毒等。直接或间接抑制呼吸中枢。

2. 辅助检查

（1）动脉血气分析：对诊断呼吸衰竭、判断酸碱失衡的类型及指导治疗具有重要意义。代偿性酸中毒或碱中毒时，pH 正常。失代偿性酸中毒时 pH < 7.35；失代偿性碱中毒时，pH > 7.45。

（2）电解质：呼吸性酸中毒合并代谢性酸中毒时，可伴高钾血症。合并代谢性碱中毒时，可伴低钾和低氯血症。

第二节　循环系统疾病

一、概　述

循环系统包括心血管系统和淋巴系统。心血管系统由心脏、血管和调节血液循环的神经体液系统组成。血管由动脉、毛细血管及静脉构成。心脏不停地跳动，推动血液在心血管闭合的管道系统

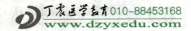 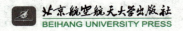

内按一定方向周而复始不停地流动，称为血液循环。

1. **心脏**　是血液循环的射血器官，具有泵的功能。

（1）心脏的结构：由右心房、右心室、左心房和左心室4个腔组成，右心房、右心室之间由三尖瓣相通，右心室的出口称肺动脉口，与肺动脉干之间由肺动脉瓣相通。左心房、左心室之间由二尖瓣相通，左心室的出口位于左房室口的右前方，称主动脉口，与主动脉之间由主动脉瓣相通。

（2）心的血管：心脏自身的血液供应主要来自于冠状动脉，有左、右冠状动脉两支。左冠状动脉起自主动脉左窦，主要分为前室间支（也称前降支）和旋支。右冠状动脉起自主动脉右窦，主要分为窦房结支、后室间支（也称后降支）、右旋支和房室结支等。

（3）**心传导系**：包括窦房结、结间束、房室结、房室束（希氏束）、左右束支和浦肯野（Purkinje）纤维网。窦房结是心的正常起搏点，位于上腔静脉与右心房交界处的心外膜下。

2. **血管**　分为动脉、静脉和毛细血管。动脉是运送血液离心到全身各器官的血管。静脉是运送血液回心的血管，起始于毛细血管，终止于心房。毛细血管是位于动脉与静脉之间的微小血管，是进行物质交换的场所。动脉可在特定物质作用下收缩和舒张，从而改变外周血管的阻力；静脉容量大，机体的血液主要存于静脉中。血液循环的路径和方向（图1-3）。

3. **神经体液调节**　心肌细胞和血管内皮细胞也具有内分泌功能，在调节心、血管的运动和功能方面有重要作用。支配心脏的传出神经为交感神经系统的心交感神经和副交感神经系统的迷走神经。交感神经兴奋时，心率加快、心肌收缩力增强，外周血管收缩，血管阻力增加，血压升高；副交感神经兴奋时则完全相反。

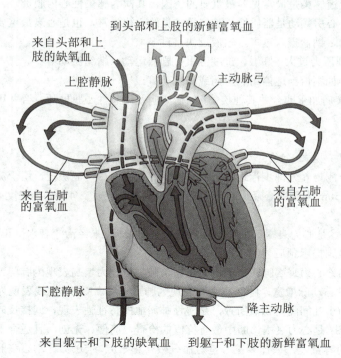

图1-3　血液循环的路径和方向

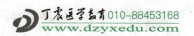
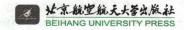

二、心力衰竭

心力衰竭是由于心脏结构或功能异常，导致心室充盈和（或）射血能力受损，肺循环和（或）体循环静脉淤血，主要表现为呼吸困难及液体潴留的一组临床综合征。按左心室射血分数降低或保留可分为收缩性心力衰竭和舒张性心力衰竭；按发生的部位可分为左心衰竭、右心衰竭和全心衰竭；按发生的速度和严重程度可分为急性心力衰竭和慢性心力衰竭，以慢性心力衰竭居多。

（一）慢性心力衰竭

慢性心力衰竭是指在原有慢性心脏疾病基础上逐渐出现心衰的症状和体征。其特征性的症状为呼吸困难和体力活动受限，特征性的体征为水肿。

1. 病因

（1）原发性心肌损害：冠心病、心肌梗死是引起心衰最常见的原因，其他还有心肌炎、心肌疾病等。

（2）继发性心肌损害：糖尿病，甲亢导致的心肌损害，心肌毒性药物等并发的心肌损害。

（3）心脏负荷过重

①压力负荷（后负荷）过重：左、右心室收缩期射血阻力增加的疾病。左心室后负荷增加的疾病有原发性高血压、主动脉瓣狭窄等。右心室后负荷增加的疾病有肺动脉高压、肺动脉瓣狭窄等。

②容量负荷（前负荷）过重：二尖瓣、主动脉瓣关闭不全，血液反流。左、右心分流或动静脉分流先天性心脏病。伴有全身血容量增多的疾病，如甲状腺功能亢进症、慢性贫血等。

③心室前负荷不足：二尖瓣狭窄、心脏压塞、缩窄性心包炎等，引起心室充盈受限。

2. 诱因

（1）感染：呼吸道感染是最常见、最重要的诱因，其次为感染性心内膜炎。

（2）心律失常：心房颤动是器质性心脏病最常见的心律失常，也是心衰最重要的诱因。

（3）血容量增加：钠盐摄入过多，输液过快、过多。

（4）生理或心理压力过大：妊娠、过度劳累、剧烈运动、情绪激动等。

（5）治疗不当：如不恰当地停用利尿药或降压药等。

（6）原有心脏疾病加重或合并其他疾病：如冠心病发生急性心肌梗死，合并甲状腺功能亢进症或贫血等。

3. 心功能评估

（1）心功能分级：见表 1-1。

（2）心衰分度：测定 6 分钟步行距离，要求患者在走廊内尽可能快走，用于测定心衰患者的运动耐力。步行距离 < 150m 为重度心衰，150 ～ 450m 为中度心衰，> 450m 为轻度心衰。

4. 辅助检查

（1）血浆脑钠肽：是心力衰竭诊断及预后判断的重要指标，未经治疗者水平正常可排除心力衰竭，而已经治疗者水平高则提示预后差。

（2）X 线：是确诊心力衰竭肺淤血的主要依据。肺静脉压力增高表现为肺门血管影增强，肺动脉压力增高表现为右下肺动脉增宽，肺间质水肿表现为肺野模糊。KerleyB 线表现为肺野外侧清晰可见的水平线状影，由肺小叶间隔内积液所致，是慢性肺淤血的特征性表现，间接反映心功能状态。

（3）超声心动图：是心力衰竭诊断中最有价值的检查，简便、无创，且适合于床旁检查。通过测量收缩末及舒张末的容量差，来计算左心室射血分数（正常应 > 50%）。左心室射血分数是评价心脏功能的主要指标。超声心动图还可以测量各心腔大小改变、评估心脏舒张功能等。

（4）心电图检查：可提供既往心肌梗死、左心室肥厚及心律失常等信息。

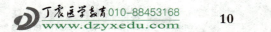
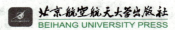

表1-1　纽约心脏病协会（NYHA）心功能分级及活动指导

分　级	心功能表现	活动指导
I　级	体力活动不受限，日常活动（一般活动）不引起明显的气促、乏力或心悸	注意休息，不限制一般的体力活动，适当锻炼，但应避免剧烈运动和重体力劳动
II　级	体力活动轻度受限，休息时无症状，日常活动（一般活动）如平地步行200～400m或以常速上3层以上楼梯的高度时，出现气促、乏力和心悸	适当限制体力活动，可从事轻体力活动和家务劳动，增加午睡时间，劳逸结合
III　级	体力活动明显受限，稍事活动或轻于日常活动（一般活动）如平地步行100～200m或以常速上3层以下楼梯的高度时，即引起显著气促、乏力或心悸	限制日常体力活动，以卧床休息为主，鼓励或协助患者自理日常生活
IV　级	体力活动重度受限，休息时也有气促、乏力或心悸，稍有体力活动症状即加重，任何体力活动均会引起不适	无需静脉给药者为IVa级，可在室内或床边略活动；需静脉给药者为IVb级，应绝对卧床休息；日常生活由他人照顾完成，卧床时应做肢体被动运动

（5）放射性核素检查：可相对准确地判断心腔大小和左心室射血分数，计算左心室最大充盈速率。

（6）有创性血流动力学检查：经静脉将漂浮导管插入至肺小动脉，计算心脏指数和肺小动脉楔压，直接反映左心功能。正常心脏指数应＞2.5L/（min·m^2），肺小动脉楔压＜12mmHg。

（二）急性心力衰竭

临床最常见的是急性左心衰竭。急性左心衰竭是指急性发作或加重的心肌收缩力明显降低，造成急性心排血量骤降、肺循环压力突然升高，引起急性肺淤血、肺水肿，以及伴组织器官灌注不足的心源性休克的一种临床综合征。

病因　最常见的是慢性心衰急性加重。

（1）新发心衰的主要原因：急性广泛心肌梗死、重症心肌炎等。

（2）可能导致心衰迅速恶化的因素：严重心律失常、急性冠脉综合征、急性肺栓塞、高血压危象、心包填塞等。

（3）慢性心衰急性失代偿的诱因：感染（包括感染性心内膜炎），贫血，肾功能不全，使用非甾体抗炎药、糖皮质激素、化疗药等，未经控制的高血压，甲状腺功能亢进或减退等。

三、心律失常

心律失常是指心脏冲动的频率、节律、起源部位、传导速度或激动次序的异常。心电图表现是诊断心律失常主要的诊断依据。

（一）窦性心律失常

正常窦性心律的冲动起源于窦房结，频率为60～100次/分。窦性心律失常是指由于窦房结冲动发放频率的异常或窦性冲动向心房的传导受阻而导致的心律失常。

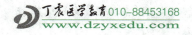
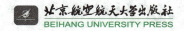

1. **窦性心动过速**

（1）定义：成人窦性心率＞100次/分，称窦性心动过速。频率大多在100～150次/分，偶可高达200次/分。

（2）病因：可见于健康人吸烟、饮酒、饮用含咖啡因的饮料或茶、剧烈运动、情绪激动等情况下。某些病理状态如发热、贫血、甲状腺功能亢进等，应用某些药物如阿托品、肾上腺素等，也可引起。

（3）心电图特点：窦性P波规律出现，频率＞100次/分，PP（或RR）间期＜0.6秒。

（4）治疗：针对病因，去除诱发因素。刺激迷走神经可使其频率逐渐减慢。必要时可应用β受体阻滞剂如美托洛尔或钙通道阻滞剂地尔硫草治疗。

2. **窦性心动过缓**

（1）定义：成人窦性心率＜60次/分，称窦性心动过缓。

（2）病因：见于健康的青年人、运动员、睡眠状态。某些病理状态如颅内压增高、严重缺氧、高钾血症、窦房结病变、急性下壁心肌梗死、甲状腺功能减退、阻塞性黄疸等，应用某些药物如β受体阻滞剂、非二氢吡啶类钙通道阻滞剂、胺碘酮、拟胆碱药及洋地黄中毒等，也可引起。

（3）心电图特点：窦性P波规律出现，频率＜60次/分，PP（或RR）间期＞1秒。

（4）治疗：无症状时一般无须治疗。如因心率过慢、出现排血量不足的症状，可使用阿托品、异丙肾上腺素等药物，或者采用心脏起搏治疗。

3. **窦性心律不齐**

（1）定义：窦性心率，但快慢不规则称窦性心律不齐。

（2）病因：常见于儿童、青年、感染后恢复期及自主神经不稳定的患者，一般无重要临床意义。多数窦性心律不齐与呼吸周期有关，称呼吸性窦性心律不齐。吸气时，迷走神经兴奋性降低，心率增快；而呼气时迷走神经兴奋性增高，心率减慢。

（3）心电图特点：窦性P波，PP（或RR）间期长短不一，相差0.12秒以上。

（二）期前收缩

期前收缩是指由于窦房结以外的异位起搏点兴奋性增高，过早发出冲动引起的心脏搏动，也称为早搏，是临床上最常见的心律失常。根据异位起搏点部位的不同，可分为房性、房室交界区性和室性期前收缩。

1. **病因**

（1）房性期前收缩：简称房性早搏或房早。是指起源于窦房结以外的心房任何部位的激动。多为非器质性，正常人24小时心电检测多数有房性期前收缩发生。常发生在情绪激动、吸烟和饮酒、饮浓茶和咖啡等情况下。各种器质性心脏病，如冠心病、心肌疾病、肺心病等，房性期前收缩多发，且易引发其他心律失常。

（2）室性期前收缩：简称室性早搏或室早，是最常见的一种心律失常。是指房室束分叉以下部位过早发生的期前收缩。常见于有器质性心脏病的患者，如高血压、冠心病、风湿性心脏病、先天性心脏病等；使用洋地黄、奎尼丁等药物也可引起，低钾血症、精神紧张、过量烟酒也可诱发。还可见于正常健康人。

2. **心电图特点**

（1）房性期前收缩：P′波提早出现，其形态与窦性P波不同；PR间期≥0.12秒，QRS波群形态与正常窦性心律的QRS波群相同，期前收缩后有一不完全代偿间歇。

（2）室性期前收缩：QRS波群提前出现，形态宽大畸形，QRS时限＞0.12秒，其前无相关的P波；T波常与QRS波群的主波方向相反；期前收缩后有完全代偿间歇。

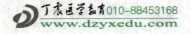
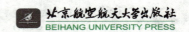

（三）心动过速

1. 病因

（1）房性心动过速：简称房速。指起源于心房，且无须房室结参与维持的心动过速。常见于心肌梗死、慢性阻塞性肺疾病、洋地黄中毒、大量饮酒等。分为自律性、折返性及多源性（紊乱性）3 种类型。

（2）阵发性室上性心动过速：简称室上速。房室结内折返性心动过速是最常见的阵发性室上性心动过速。**常见于无器质性心脏病的正常人**，青少年至 30 岁的年轻人多见，女性多于男性。与吸烟、饮酒、情绪激动等有关，女性患者多发生在月经期。

（3）室性心动过速：简称室速。**多发生于器质性心脏病患者，最常见的病因是冠心病，特别是心肌梗死**。还可见于心肌疾病、心力衰竭、心脏瓣膜病、电解质紊乱等。

2. 心电图特点

（1）房性心动过速：心房率 150 ～ 200 次 / 分，P 波形态与窦性者不同，常出现二度 I 型或 II 型房室传导阻滞，刺激迷走神经不能终止发作，仅可加重房室传导阻滞。QRS 波形态正常。发作时心率逐渐加速。

（2）**阵发性室上性心动过速：心率 150 ～ 250 次 / 分，节律规则。QRS 波形态正常，P 波为逆行性。起始突然，通常由一个房性期前收缩触发。**

（3）室性心动过速：**心室率 150 ～ 250 次 / 分，QRS 波群宽大畸形，> 0.12 秒**，ST-T 波常与 QRS 波群主波方向相反。心律规则或轻度不规则，P 波与 QRS 波群无固定关系。

（四）扑动和颤动

1. 心房扑动和心房颤动　心房扑动简称房扑，可表现为阵发性或持续性发作。心房颤动简称房颤，分为初发、阵发、持续、长期和永久性 5 种类型。房扑和房颤均为心房激动频率快的心律失常。

（1）病因：常发生于器质性心脏病，如心脏瓣膜病、冠心病、高血压性心脏病、甲状腺功能亢进性心脏病、肺源性心脏病、肺栓塞、慢性心力衰竭、心肌疾病、急性酒精中毒等。房颤也可见于正常人，在情绪激动、运动或大量饮酒后发生。

2. 心室扑动和心室颤动　心室扑动简称室扑，是指心室快而弱的无效性收缩。心室颤动简称室颤，是指心室各部位不协调的颤动，是最严重、最危险的致命性心律失常，对血流动力学的影响相当于心脏骤停。

（1）病因：**最常见于急性心肌梗死，室颤往往是心肌梗死早期（24 小时内）导致死亡的最常见原因**。抗心律失常药、严重缺氧、电击伤等也可引起。

（2）心电图特点：室扑呈正弦波形，波幅大而规则，频率 150 ～ 300 次 / 分。室颤的波形、振幅和频率完全无规则，无法辨认 QRS 波群与 T 波。

（五）房室传导阻滞

1. 病因　正常人或运动员可发生文氏型房室传导阻滞，与迷走神经张力增高有关。其他类型房室传导阻滞多见于器质性心脏病（如冠心病、心肌炎、心肌病）、原发性高血压、电解质紊乱、药物中毒等。

2. 心电图特点

（1）**一度房室传导阻滞：PR 间期 > 0.20 秒，每个 P 波之后都有 1 个下传的 QRS 波群。**

（2）二度房室传导阻滞

①二度 I 型：特征为 PR 间期进行性延长，直至 P 波不能下传心室，QRS 波群脱落，传导的比例为 3 ∶ 2 或 5 ∶ 4，之后 PR 间期又恢复以前时限，如此周而复始。QRS 波群正常，很少进展到三度房室传导阻滞。

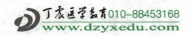

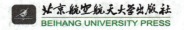

②二度Ⅱ型：特征为 P-R 间期固定，时限正常或延长，QRS 波群间歇性脱落，传导比多为 2 ∶ 1 或 3 ∶ 1。阻滞位于房室结时，下传的 QRS 波群形态正常；位于希氏束时，呈束支阻滞图形。

（3）三度房室传导阻滞：全部心房冲动均不能传导至心室，心房和心室各自独立活动，P 波与 QRS 波群完全脱离关系，心房率快于心室率。起搏点如位于希氏束及其分叉以上，心室率为 40 ～ 60 次 / 分，QRS 波群形态正常；如位于希氏束分叉以下，心室率可低至 40 次 / 分以下，QRS 波群增宽。

四、心脏瓣膜病

心脏瓣膜病是由于炎症、黏液性变性、退行性改变、先天性畸形、缺血性坏死和创伤等原因引起的单个或多个瓣膜的功能或结构异常，导致瓣口狭窄和（或）关闭不全。在我国，最常见于风湿性心脏病患者，与 A 组 β 型（A 组乙型）溶血性链球菌反复感染有关。其中，二尖瓣最常受累，其次为主动脉瓣。最常见的联合瓣膜病是二尖瓣狭窄合并主动脉瓣关闭不全。

急性风湿热是全身结缔组织的非化脓性炎症，主要侵犯心脏和关节。患者感染链球菌后产生异常免疫反应，链球菌抗原与抗链球菌抗体可形成循环免疫复合物，沉积于人体关节滑膜、心肌、心瓣膜，激活补体成分产生炎性病变。

二尖瓣狭窄

1. 病理　二尖瓣狭窄最早出现的血流动力学改变是由于舒张期血流流入左心室受阻，导致左心房压力升高，造成肺静脉压和肺毛细血管压增高，导致肺水肿。随着病程延长逐渐出现左心房肥厚、扩大。

2. 辅助检查

（1）超声心动图：是明确诊断瓣膜病最可靠的方法，可评估二尖瓣的病理改变和狭窄的严重程度，还可提供房室大小、心室功能、室壁厚度和运动、肺动脉压等方面的信息。

（2）心电图检查：重度二尖瓣狭窄患者可出现二尖瓣型 P 波，P 波宽度 > 0.12 秒，伴切迹。

（3）X 线检查：左心缘变直，左心房增大，肺动脉段隆起，主动脉结缩小，间质性肺水肿。左心房、右心室显著增大时，心影呈梨形（二尖瓣型心脏）。

五、冠状动脉粥样硬化性心脏病

冠状动脉粥样硬化性心脏病是指冠状动脉粥样硬化后造成血管腔狭窄、阻塞，导致心肌缺血、缺氧或坏死引起的心脏病，简称冠心病，又称为缺血性心脏病。分为慢性心肌缺血综合征（稳定型心绞痛、缺血性心肌病、隐匿性冠心病）和急性冠状动脉综合征两大类。急性冠状动脉综合征又包括不稳定型心绞痛、非 ST 段抬高心肌梗死和 ST 段抬高心肌梗死。

本病的主要危险因素：年龄（> 40 岁）、血脂异常、高血压、吸烟、糖尿病或糖耐量异常、肥胖、家族遗传。其他危险因素还包括 A 型性格、口服避孕药、性别、缺少体力活动（久坐不动）、饮食不当等。

（一）稳定型心绞痛

稳定型心绞痛也称劳力性心绞痛，是在冠状动脉固定性严重狭窄的基础上，由于心肌负荷增加引起心肌急剧的、暂时的缺血缺氧的临床综合征，可伴心功能障碍，但没有心肌坏死。

病因与发病机制　冠状动脉发生粥样硬化、痉挛或小动脉病变，使冠状动脉出现固定狭窄或部分闭塞。心脏对机械性刺激并不敏感，但心肌缺血缺氧则引起疼痛。在体力劳动、情绪激动、饱餐、寒冷、吸烟等因素诱发下，心脏负荷突然增加，心肌耗氧量增加，而冠状动脉的供血却不能相应增

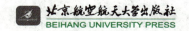

加以满足心肌对血液的需求时，即可引起心绞痛。

（二）急性心肌梗死

急性心肌梗死（简称急性心梗）是指在冠状动脉病变的基础上，发生冠状动脉血供急剧减少或中断，使相应心肌严重、持久地缺血而导致的部分心肌急性坏死。本节主要讲解急性 ST 段抬高型心肌梗死。

1. 病因

（1）基本病因：冠状动脉在粥样斑块的基础上形成血栓，出现固定狭窄或部分闭塞；极少数情况下虽无严重粥样硬化，因痉挛也可使管腔闭塞。而侧支循环未充分建立，一旦血供急剧减少或中断，使心肌严重而持久地发生急性缺血达 20 ～ 30 分钟以上，即可发生急性心肌梗死。

（2）诱因：晨起 6 时至中午 12 时交感神经活动增强，心率快，血压高，冠状动脉张力高。饱餐特别是进食大量脂肪后、重体力活动、情绪过分激动、用力大便等，使左心室负荷过重，促使冠脉斑块破裂出血或血栓形成，发生急性心梗。

2. 辅助检查

（1）心电图检查：是急性心肌梗死最有意义的辅助检查。特征性改变表现为在面向透壁心肌坏死区的导联上出现宽而深的 Q 波（病理性 Q 波），ST 段弓背向上抬高，T 波倒置。而在背向梗死区的导联上出现 R 波增高，ST 段压低，T 波直立并增高。多数患者 T 波倒置和病理性 Q 波永久存在。根据心电图改变的导联数来定位心肌梗死的部位见表 1-2。

表1-2　心电图导联与心室部位

导　联	心室部位
II、III、aVF	下壁
I、aVL、V_5、V_6	侧壁
V_1～V_3	前间壁
V_3～V_5	前壁
V_1～V_5	广泛前壁
V_7～V_9	正后壁
V_{3R}～V_{4R}	右心室

（2）血清心肌坏死标志物：是诊断心肌梗死的敏感指标。

①肌钙蛋白（cTn）：cTnT 或 cTnI 的出现和增高是反映心肌急性坏死的指标。cTn 是诊断心肌坏死最特异和敏感的首选标志物，是诊断急性心梗最有意义的心脏生物标志物。但因其持续时间长（7 ～ 14 天），对判断是否有新的梗死不利。

②肌酸激酶同工酶（CK-MB）：发生急性心梗后，CK-MB 升高较早（4 ～ 6 小时），恢复也较快（3 ～ 4 天），对判断心肌坏死的临床特异性也较高，适用于诊断再发心梗，其峰值是否前移还可判定溶栓治疗后梗死冠脉是否再通。因 CK-MB 广泛存在于骨骼肌，特异性较肌钙蛋白差。

③肌红蛋白：在急性心梗后出现最早、最敏感，恢复也快，但特异性不强。

④其他：肌酸磷酸激酶（CPK）、乳酸脱氢酶（LDH）、天冬氨酸氨基转移酶（AST）等特异性和敏感性均较差，已不用于诊断急性心梗。

（3）其他实验室检查：可有反应性白细胞增高、中性粒细胞分类增高、C 反应蛋白增高、血沉增快等。

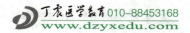
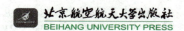

六、心脏骤停

心脏骤停是临床中最危重的急症，是指心脏在严重致病因素的作用下射血功能突然停止，引起全身缺血、缺氧，常可迅速导致死亡，部分患者经过及时有效的心肺复苏可获存活。

1. 病因

（1）心脏因素：是指导致原发性心肌损害的疾病，如冠心病、急性病毒性心肌炎、原发性心肌疾病、瓣膜病、先天性心脏病及严重的心律失常等。其中，冠心病是成人心脏性猝死最常见的原因。

（2）呼吸因素：是指导致通气不足、上呼吸道阻塞及呼吸衰竭的疾病，如中枢神经系统疾病、气道异物阻塞、呼吸道感染、哮喘、肺水肿、肺栓塞等。

（3）循环因素：是指导致有效循环血量不足、血流循环梗阻的疾病，如出血性休克、感染性休克、张力性气胸等。

（4）代谢因素：电解质紊乱，如低钾血症、高钾血症、低钙血症等。

（5）中毒因素：药物、毒物中毒。

（6）环境因素：淹溺、触电等。

2. 心电图 表现为心室颤动、心室停搏及无脉性电活动 3 种类型。但 3 种血流动力学的结果相同，即心脏不能有效排血，血液循环停止。

七、原发性高血压

高血压是一种以体循环动脉收缩压和（或）舒张压持续升高为主要表现的临床综合征。可分为原发性高血压（高血压病）及继发性高血压（症状性高血压）两类。其中，原发性高血压占绝大多数。

依据《中国高血压防治指南 2010》，高血压定义为在未使用降压药物的情况下，非同日 3 次测量血压，均有收缩压≥140mmHg 和（或）舒张压≥90mmHg。患者既往有高血压史，目前正在使用降压药物，血压虽然低于 140/90mmHg，也诊断为高血压。家庭自测血压≥135mmHg 和（或）舒张压≥85mmHg 也可诊断为高血压。高血压分类水平和定义见表 1-3。

表1-3　高血压分类水平和定义（mmHg）

分类	收缩压	舒张压
正常血压	<120和	<80
正常高值	120～139和（或）	80～89
高血压	≥140和（或）	≥90
1级高血压（轻度）	140～159和（或）	90～99
2级高血压（中度）	160～179和（或）	100～109
3级高血压（重度）	≥180和（或）	≥110
单纯收缩期高血压	≥140和	<90

注：当收缩压和舒张压分属于不同级别时，以较高的分级为准；家庭自测血压135/85mmHg相当于诊室的140/90mmHg。

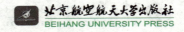

1. **病因**　原发性高血压的病因为多因素，尤其是遗传和环境因素交互作用的结果。有关因素为遗传（基因显性遗传和多基因关联遗传两种方式）、饮食（高盐低钾、高蛋白质、高饱和脂肪酸、饮酒、缺乏叶酸等）、精神应激、吸烟、肥胖、药物（口服避孕药、糖皮质激素、非甾体抗炎药）、睡眠呼吸暂停低通气综合征等。

2. **发病机制**　高血压的血流动力学特征主要是总外周阻力增高，心脏后负荷加重。

（1）神经机制：高级神经中枢功能失调在高血压发病中占主导地位，机制为交感神经系统活动亢进，血浆儿茶酚胺浓度升高，阻力小动脉收缩增强而导致高血压。

（2）肾脏机制：各种原因引起肾性水、钠潴留，血压升高成为维持体内水、钠平衡的一种代偿方式。

（3）激素机制：肾素 - 血管紧张素 - 醛固酮系统（RAAS）激活。肾小球入球动脉的球旁细胞分泌肾素，促进血管紧张素 II 生成，血管紧张素 II 使小动脉平滑肌收缩，并进一步刺激醛固酮分泌增加，均可使血压升高。

（4）血管机制：年龄增长、血脂异常、血糖升高、吸烟等因素损伤血管内皮功能，动脉弹性下降，致收缩压升高，舒张压降低，脉压增大。

（5）胰岛素抵抗：继发性高胰岛素可使交感神经系统活动亢进，动脉弹性减退，使血压升高。

3. **病理生理与病理**　心脏和血管是高血压作用的主要靶器官。高血压早期可无明显病理改变。长期高血压可引起左心室肥厚和扩大，血管病变则主要是全身小动脉壁 / 腔比值增加、管腔内径缩小，导致心、脑、肾等重要器官缺血。血管内皮功能障碍是高血压最早、最重要的血管损害。

4. **辅助检查**　包括血液生化（钾、空腹血糖、总胆固醇、三酰甘油、高密度脂蛋白胆固醇、低密度脂蛋白胆固醇和尿酸、肌酐等）、全血细胞计数、血红蛋白和红细胞比积、尿液检查、心电图、动态血压监测等。

八、病毒性心肌炎

病毒性心肌炎是由病毒侵犯心肌引起的以心肌细胞的变性和坏死为病理特征的疾病。有时病变也可累及心包或心内膜。

1. **病因**　以肠道和呼吸道感染的病毒最常见，尤其是柯萨奇病毒 B 组，占发病的半数以上，其次为埃可病毒、脊髓灰质炎病毒、腺病毒、轮状病毒等。

2. **发病机制**　病毒直接对心肌的损害及病毒感染后产生的自身免疫反应。

3. **病理**　心肌间质组织和附近血管周围炎性细胞浸润，心肌细胞肿胀、溶解和坏死。慢性病例常有心脏扩大，心肌纤维化形成瘢痕组织。心包可有浆液渗出。病变累及传导系统可致终身心律失常。

4. **辅助检查**

（1）实验室检查：血清肌酸激酶及其同工酶增高，肌钙蛋白增高。病毒中和抗体效价测定恢复期较急性期增高 4 倍。白细胞增高、血沉增快、C 反应蛋白增高。

（2）心电图检查：常见各种心律失常，包括室性期前收缩、室上性和室性心动过速。心肌受累明显时可出现 ST-T 段改变，T 波降低。

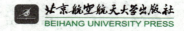

第三节　消化系统疾病

一、概　述

消化系统由消化管和消化腺两部分组成。消化管包括口腔、咽、食管、胃、小肠和大肠，基本的生理功能是摄取、转运、消化食物，吸收营养和排泄废物。消化腺包括大消化腺和小消化腺。大消化腺包括大唾液腺、肝和胰，小消化腺分布于消化管壁内如胃腺及肠腺等。消化系统还能分泌多种激素，参与全身和消化系统生理功能的调节。

1. **食管**　是连接咽和胃的细长肌性管道，功能是把食物和唾液等运送到胃内。成年人食管长约25cm，切牙距食管起点约15cm。食管有3处生理狭窄，这3处狭窄是食管异物滞留及食管癌的多发处。食管壁由黏膜、黏膜下层和肌层组成，没有浆膜层，故食管癌等病变易扩散至纵隔。

2. **胃**　胃分为贲门、胃底、胃体和幽门4部分，是消化道中最膨大的部分，可容纳食物约1500ml。胃的主要功能是暂时储存食物，排空时间为4～6小时。胃与食管连接处为贲门，与十二指肠连接处为幽门。幽门窦位于胃的最低部，胃溃疡和胃癌多发生于胃的幽门窦近胃小弯处。幽门括约肌的功能是控制胃内容物进入十二指肠的速度并阻止其反流入胃。胃壁分为黏膜、黏膜下层、肌层和浆膜层。胃的泌酸腺主要分布在胃底和胃体，包括3种细胞。

（1）壁细胞：分泌盐酸和内因子，盐酸可激活胃蛋白酶原，使其转变为具有消化活性的胃蛋白酶，还能杀灭进入胃内的细菌。内因子可促进维生素 B_{12} 的吸收。

（2）主细胞：分泌胃蛋白酶原，被盐酸激活为胃蛋白酶，参与蛋白的消化。

（3）黏液细胞：分泌碱性黏液，可中和胃酸，保护胃黏膜。此外，胃窦部的促胃液素细胞（G细胞），可分泌促胃液素（胃泌素），刺激壁细胞和主细胞分泌胃酸和胃蛋白酶原。

3. **小肠**　是消化管中最长的一段，成年人小肠全长5～6m，分为十二指肠、空肠、回肠3部分。小肠是消化吸收的主要场所，小肠内的胰液、胆汁和小肠液对食物进行全面化学性消化，食物经过小肠后消化过程基本完成，未被消化的食物残渣进入大肠。

（1）十二指肠：呈C形包绕胰头部，长约25cm，上接幽门，下续空肠，分为上部、降部、水平部和升部4段。十二指肠上部近侧与幽门相连接的一段肠管长约2.5cm，由于其肠壁薄，管径大，黏膜面光滑平坦，无环状襞，被称为十二指肠球部，是十二指肠溃疡及穿孔的好发部位。降部内后侧壁有一圆形隆起，称十二指肠乳头，是胆总管和胰管汇合的共同开口处，距切牙约75cm。十二指肠升部与空肠转折处被屈氏韧带固定于腹后壁，是上、下消化道的分界处。

（2）空肠：占小肠的2/5，多位于左腰区和脐区。

（3）回肠：占小肠的3/5，多位于脐区、右腹股区和盆腔内，末端连接盲肠。回肠末端是小肠最窄部分，易因异物或病变而发生梗阻。

4. **大肠**　成年人大肠总长约150cm，分为盲肠、阑尾、结肠、直肠和肛管5部分。大肠的主要功能是吸收水分和电解质，暂时贮存食物残渣，形成粪便后排出体外。大肠液的主要成分是黏液，可润滑粪便，保护肠黏膜。大肠内含有的多种细菌，能分解未消化的蛋白质、糖和脂肪，并能合成维生素 K 和维生素 B 供人体吸收和利用。

5. **肝**　是人体最大的实质性脏器，由门静脉和肝动脉双重供血。肝脏位于右上腹，隐藏在右侧膈下和肋骨深面，大部分为肋弓所覆盖。肝上界在右侧锁骨中线第5肋间，相当于叩诊的相对浊音界。肝下界与右肋弓一致，如在肋弓以下触及肝脏，则多为病理性肝肿大。幼儿的肝下缘位置较低，可在肋弓下触及。**肝的显微结构为肝小叶，是肝结构和功能的基本单位。**肝脏的生理功能主要有：

（1）糖、脂肪、蛋白质、维生素的物质代谢均需要肝脏参与。

（2）肝脏分泌的胆汁是一种重要的消化液，其中的胆盐和胆固醇可作为乳化剂，促使脂肪裂解，有助于脂肪类食物及脂溶性维生素的消化和吸收，但胆汁中不含消化酶。

（3）肝脏是人体主要的解毒器官，外来的毒素、细菌、血氨及化学药物均需肝脏分解后排出；雌激素、抗利尿激素等多种激素可经肝脏灭活。

（4）肝脏是白蛋白及部分凝血因子合成的唯一场所，也是多种维生素贮存和代谢的主要场所。

（5）肝脏是糖异生的主要场所，当体内糖来源不足时，可利用非糖物质异生为葡萄糖，以维持血糖浓度恒定，是人体饥饿时血糖的重要来源，对于保证脑组织及红细胞的葡萄糖供应具有重要意义。

6. 胆道系统 胆道系统由左右肝管自肝门出肝脏，左右肝管汇合成肝总管，与胆囊管汇合成胆总管，开口于十二指肠大乳头。其生理作用是输送和调节肝脏分泌的胆汁进入十二指肠。肝脏连续不断地分泌胆汁，但只有在消化食物时，胆汁才排入十二指肠。在空腹状态，胆汁流入胆囊，在胆囊内浓缩、贮存。胆道系统、十二指肠与胰管。

7. 胰 是人体第二大消化腺，形态狭长，为头、颈、体、尾 4 部分。胰具有外分泌和内分泌两种功能。

（1）胰液由腺泡细胞和小的导管管壁细胞分泌，呈碱性，可中和进入十二指肠的胃酸，使肠黏膜免受胃酸的侵蚀。

（2）胰液中的消化酶主要有胰淀粉酶、胰脂肪酶、胰蛋白酶和糜蛋白酶，分别水解淀粉、脂肪和蛋白质。生理情况下，上述胰酶在胰中均以胰酶原的形式存在，胰酶原不具有消化活性，避免胰发生自身消化。

（3）但因胰管梗阻或暴饮暴食致胰液分泌增多时，胰液排出受阻，胰蛋白酶原被激活，引起胰腺组织的自身消化，发生急性胰腺炎。

（4）胰酶原在进入十二指肠后，胰蛋白酶原首先在肠激酶的作用下被激活为胰蛋白酶，继而由胰蛋白酶激活其他胰酶原。**肠激酶来自十二指肠和空肠上端的黏膜，在多种胰酶级联激活中的作用最关键。**

二、胃 炎

（一）急性单纯性胃炎

1. 病因 细菌毒素或微生物污染（沙门菌属、嗜盐菌最常见）的食物、刺激性饮食、长期服用药物或浓茶、普通肠道病毒感染等因素可引起，合并肠炎时称为急性胃肠炎。若不治疗，可长期存在并发展为慢性胃炎。一般预后良好。

2. 辅助检查 胃肠炎患者粪便常规检查为阳性。

（二）急性糜烂性胃炎

1. 病因与发病机制

（1）饮酒：高浓度酒可直接破坏胃黏膜，胃内的氢离子进入胃黏膜加重损害，最终导致胃黏膜糜烂和出血。

（2）药物：长期服用某些药物直接破坏胃黏膜，从而引起胃黏膜糜烂、出血。

（3）应激状态：严重创伤、烧伤、大手术、休克等应激状态引起胃黏膜缺血、缺氧，胃黏膜

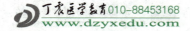
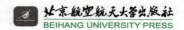

受损，从而引起临床表现。

2．辅助检查

（1）粪便检查：大便隐血试验阳性。

（2）胃镜检查。

（三）慢性胃炎

慢性胃炎指多种原因引起的胃黏膜慢性炎症。分为非萎缩性、萎缩性和特殊类型 3 类。炎症仅累及胃小弯和黏膜固有层的表层，未累及腺体，称为慢性浅表性胃炎。如炎症累及到腺体深部，并使腺体破坏，数量减少，黏膜萎缩、变薄，称为慢性萎缩性胃炎。萎缩性胃炎又分为多灶性和自身免疫性两类。

1．病因与发病机制

（1）幽门螺杆菌（Hp）感染：幽门螺杆菌感染是最主要的病因，其引起慢性胃炎的主要机制是产生的毒素直接损伤胃黏膜上皮细胞、诱发炎症反应及免疫反应。长期感染可导致胃黏膜萎缩和化生，易发性与遗传也有一定关系。病变多位于胃窦和胃小弯。

（2）自身免疫：患者血液中存在壁细胞抗体和内因子抗体。壁细胞抗体破坏壁细胞，导致胃酸分泌减少；内因子抗体破坏内因子，缺乏内因子使维生素 B_{12} 不能与其结合，维生素 B_{12} 吸收障碍，发生恶性贫血。

（3）十二指肠 - 胃反流：由于幽门括约肌功能不全，胆汁、胰液和肠液反流入胃，削弱胃黏膜的屏障功能。吸烟也可影响幽门括约肌的功能。

（4）胃黏膜损伤因素：长期食用过冷、过热、高盐、粗糙的食物，饮浓茶，酗酒，服用非甾体抗炎药、糖皮质激素等，均可引起胃黏膜损害。

2．辅助检查

（1）幽门螺杆菌检测：$^{13}C^-$ 或 $^{14}C^-$ 尿素呼气试验，是幽门螺杆菌检查最常用的方法，不依赖内镜，准确性较高，是检测的金标准之一。取活组织做病理检查时也可查幽门螺杆菌，方法为快速尿素酶试验、胃黏膜组织切片染色镜检及细菌培养等。

（2）胃镜及活组织检查：胃镜检查是慢性胃炎最可靠的诊断方法，胃镜下取活组织还可作出病理诊断。

（3）血清学检查：自身免疫性胃炎壁细胞抗体和内因子抗体阳性。

三、消化性溃疡

消化性溃疡是指发生在胃或十二指肠，被胃酸、胃蛋白酶消化而造成的慢性溃疡。

1．病因与发病机制　消化性溃疡发生的基本机制是对胃和十二指肠黏膜有损害作用的侵袭因素与黏膜自身的防御修复因素之间失去平衡。胃溃疡的发生主要是防御修复因素减弱，十二指肠溃疡主要是侵袭因素增强。高浓度胃酸和能水解蛋白质的胃蛋白酶是主要的侵袭因素，在消化性溃疡尤其是十二指肠溃疡的发病机制中起主导作用，而胃蛋白酶的活性又受胃酸制约，故胃酸是消化性溃疡发生的决定性因素。

（1）幽门螺杆菌（Hp）：幽门螺杆菌感染是消化性溃疡的主要原因。幽门螺杆菌一方面损害黏膜防御修复，破坏胃、十二指肠的黏膜屏障；另一方面增强侵袭因素，引起高泌素血症，使胃酸和胃蛋白酶分泌增加，促使胃、十二指肠黏膜损害，形成溃疡。

（2）非甾体抗炎药等药物：阿司匹林、布洛芬、吲哚美辛等非甾体抗炎药及糖皮质激素、氯吡格雷、

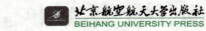

化疗药等均可直接损伤胃黏膜。非甾体抗炎药引起消化性溃疡的机制是因其可抑制环氧合酶，使对黏膜细胞有保护作用的内源性前列腺素合成减少，削弱胃、十二指肠黏膜的防御功能。

（3）吸烟：可影响溃疡愈合，促进溃疡复发。

（4）遗传易感性。

（5）胃、十二指肠运动异常：胃排空延迟可刺激胃酸分泌。十二指肠 - 胃反流，反流液中的胆汁、胰液对胃黏膜有损伤作用。

（6）应激和心理因素：长期精神紧张、焦虑或情绪波动使消化性溃疡更易发。机制是通过迷走神经影响胃酸分泌和黏膜血流的调控。

（7）饮食：烈性酒、高盐饮食、浓茶、咖啡及某些刺激性饮料除直接损伤黏膜外，还能增加胃酸分泌。

2. 辅助检查

（1）幽门螺杆菌检测。

（2）胃镜及活组织检查：胃镜检查是消化性溃疡最可靠的首选诊断方法，也是最可靠和最有价值的检查方法。胃镜下可直接观察溃疡部位、病变大小、性质，取活组织还可作出病理诊断。消化性溃疡出血24～48小时行急诊纤维胃镜检查，可判断溃疡的性质、出血的原因，确定出血部位，还可以在内镜下进行止血治疗。

（3）X线钡剂检查：龛影是溃疡的直接征象，是诊断溃疡较可靠的依据。

（4）胃液分析：主要用于胃泌素瘤的辅助诊断。胃溃疡患者胃酸分泌正常或稍低于正常，十二指肠溃疡患者则常有胃酸分泌增高。

（5）大便隐血试验：隐血试验阳性提示溃疡有活动。如胃溃疡患者隐血试验持续阳性，且伴疼痛节律性改变，提示有癌变的可能。溃疡处于缓解期时，大便隐血试验可为阴性。

四、肝硬化

肝硬化是由一种或多种原因引起的、以肝组织弥漫性纤维化、假小叶和再生结节为组织学特征的慢性进行性肝病。

1. 病因 在我国，最常见的病因是病毒性肝炎；而欧美国家则以慢性酒精中毒多见。

（1）病毒性肝炎：乙型、丙型和丁型病毒性肝炎均可发展为肝硬化，以乙型病毒性肝炎最常见；甲型和戊型肝炎一般不会发展为肝硬化。

（2）慢性酒精中毒：长期大量饮酒导致肝硬化的机制是乙醇及其中间代谢产物直接损伤肝细胞，引起脂肪沉积及肝脏纤维化，最终发展为酒精性肝硬化。

（3）非酒精性脂肪性肝炎：多由肥胖、糖尿病、高酯血症等引起。

（4）胆汁淤积：任何原因引起肝内、外胆道阻塞，持续胆汁淤积，均可引起肝细胞损害，从而导致胆汁性肝硬化。

（5）循环障碍：慢性右心心力衰竭、缩窄性心包炎、肝静脉或下腔静脉阻塞等致肝长期淤血，肝细胞变性、坏死和纤维化，造成淤血性肝硬化。

（6）营养障碍：长期营养不足或饮食不均衡，以及多种慢性疾病导致消化吸收不良，可降低肝细胞对致病因素的抵抗力，成为肝硬化的直接或间接病因。

（7）药物或化学毒物：长期服用甲氨蝶呤、双醋酚丁、甲基多巴、异烟肼等损害肝脏的药物，或长期接触磷、砷、四氯化碳等化学毒物，可引起中毒性肝炎，最终导致肝硬化。

（8）遗传和代谢性疾病：由铜代谢障碍引起的肝豆状核变性、铁代谢障碍引起的血色病、半乳糖

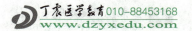
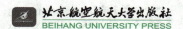

血症及 α_1- 抗胰蛋白酶缺乏症等疾病，可导致某些代谢产物沉积于肝脏，造成肝细胞坏死和结缔组织增生，演变为肝硬化。

（9）免疫紊乱：自身免疫性肝炎和多种累及肝脏的风湿免疫性疾病均可导致肝硬化。

（10）血吸虫病：反复或长期感染血吸虫者，虫卵及其毒性产物沉积在门静脉分支附近，引起肝纤维化和门静脉高压，最终形成肝硬化。

2. 辅助检查

（1）血液检查：代偿期多正常，失代偿期红细胞或"三系"血细胞减少。合并感染时，白细胞计数可升高。凝血酶原时间延长。

（2）尿液检查：代偿期多正常，失代偿期常有蛋白尿、血尿和管型尿。有黄疸时尿中可出现胆红素，尿胆原增加。

（3）肝功能检查：代偿期正常或轻度异常，失代偿期转氨酶常有轻、中度增高，肝细胞受损时多以 ALT（GPT）增高较显著，但肝细胞严重坏死时 AST（GOT）增高会比 ALT 明显。白蛋白降低，球蛋白增高，白蛋白／球蛋白比值降低或倒置。

（4）免疫功能检查：血清 IgG 显著增高；T 淋巴细胞数常低于正常。病毒性肝炎肝硬化者，乙型、丙型或丁型肝炎病毒标记可呈阳性。

（5）腹水检查：一般为漏出液。若合并自发性腹膜炎时，可呈渗出液。腹水呈血性，应怀疑癌变可能。

（6）影像学检查：X 线钡剂检查显示食管下段虫蚀样充盈缺损，胃底菊花样充盈缺损。B 超、CT 和 MRI 检查可显示肝、脾、肝内门静脉、肝静脉及腹水情况。

（7）内镜检查：上消化道内镜检查可观察有无食管 - 胃底静脉曲张，以及曲张的程度和范围，并明确上消化道出血的病因和部位。腹腔镜检查可直接观察肝、脾情况，并穿刺活检有肝小叶形成可明确诊断。

五、原发性肝癌

1. 病因　肝癌是发生于肝细胞与肝内胆管上皮细胞的癌。好发于 40 ～ 50 岁，男性多见。

（1）病毒性肝炎：在我国，肝癌最常见的病因是乙型肝炎及其导致的肝硬化。肝癌患者常有乙型肝炎病毒感染→慢性肝炎→肝硬化→肝癌的病史。

（2）黄曲霉毒素：主要来源于霉变的玉米和花生等。

（3）亚硝胺类化合物：在腌制食物中含量较高。

（4）其他：饮酒、饮水污染、遗传因素、毒物、寄生虫等。

2. 病理　按大体病理类型可分为结节型、巨块型和弥漫型 3 类，以结节型多见。人卫社临床医学五年制第 8 版病理学教材 P215 和内科学教材 P429 将单个结节或相邻两个结节之和直径＜ 3cm 者称为早期肝癌（小肝癌）；人卫社临床医学五年制第 8 版外科学教科将直径≤ 2cm 者划分为微小肝癌，2cm ＜直径≤ 5cm 为小肝癌，5cm ＜直径≤ 10cm 为大肝癌，直径＞ 10cm 为巨大肝癌。肝癌按组织学分型可分为肝细胞癌、胆管细胞癌和混合型肝癌 3 类，以肝细胞癌为主。原发性肝癌常先有肝内转移，再出现肝外转移。经门静脉系统的肝内转移是最常见的途径。肝外血行转移常见于肺，其次为骨、脑等。淋巴转移较少见，可达到肝门淋巴结，其次为胰周、腹膜后、主动脉旁及锁骨上淋巴结。中晚期可直接浸润邻近脏器或腹腔种植转移。

3. 辅助检查

（1）甲胎蛋白（AFP）：是诊断肝癌的特异性指标，是肝癌的定性检查，有助于诊断早期肝癌，广泛用于普查、诊断、判断治疗效果及预测复发。血清 AFP ＞ 400μg/L，并能排除妊娠、活动性肝病、

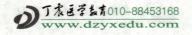
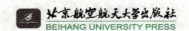

生殖腺胚胎瘤等，即可考虑肝癌的诊断。

（2）B超检查：是肝癌筛查和早期定位的首选检查，具有方便易行、经济、无创等优点。能显示直径为1cm以上的肿瘤，可作为高危人群的普查手段。

（3）CT和MRI：具有较高的分辨率，可提高直径＜1.0cm小肝癌的检出率，是诊断及确定治疗策略的重要手段。

（4）选择性肝动脉造影：是创伤性检查，必要时才采用。作为肝癌诊断的重要补充手段，常用于小肝癌的诊断。

（5）肝穿刺或组织检查：细针穿刺行组织学检查是确诊肝癌最可靠的方法。

六、肝性脑病

肝性脑病是由严重肝病或门体分流引起的、以代谢紊乱为基础的中枢神经系统功能失调的综合征。

1．病因　各型肝硬化，尤其是肝炎后肝硬化是导致肝性脑病的最主要原因。此外，门体分流术、重症肝炎、暴发性肝功能衰竭、原发性肝癌、妊娠期急性脂肪肝、严重胆道感染等均可引起肝性脑病。

2．诱因　常见诱因包括上消化道出血（最常见）、高蛋白饮食、饮酒、便秘、感染、尿毒症、低血糖、严重创伤、外科手术、大量排钾利尿、过多过快放腹水、应用催眠镇静药和麻醉药等。

3．发病机制

（1）氨中毒：是肝性脑病的重要发病机制。

①氨主要在结肠部位以非离子型（NH_3）弥散入肠黏膜内而被吸收。游离的NH_3有毒性，且能透过血-脑屏障；NH_4^+不能透过血-脑屏障，可随粪便排出。

②氨中毒的主要机制是干扰大脑的能量代谢，阻碍脑细胞的三羧酸循环，使大脑细胞能量供应不足。

（2）神经递质变化

①γ-氨基丁酸/苯二氮䓬（GABA/BZ）：弥散入大脑的氨可上调脑星形胶质细胞BZ受体表达，GABA/BZ复合体被激活，促使氯离子内流而抑制神经传导。

②假神经递质：肝功能衰竭时，食物中的芳香族氨基酸不能被肝脏清除而进入大脑，形成与去甲肾上腺素化学结构相似的假性神经递质，即β-羟酪胺和苯乙醇胺。假性神经递质被脑细胞摄取并取代正常递质，使神经传导发生障碍，造成意识障碍甚至昏迷。

4．辅助检查

（1）血氨：慢性肝性脑病，尤其是门体分流性脑病，常有血氨增高。急性肝性脑病血氨多正常。

（2）脑电图检查：2～4期表现为节律变慢，对0期和1期的诊断价值较小。

（3）心理智能测验：主要用于筛选轻微肝性脑病。

七、急性胰腺炎

急性胰腺炎是由多种病因导致胰酶在胰腺内被激活，引起胰腺组织自身消化，导致水肿、出血甚至坏死等炎性损伤，是一种化学炎症。

1．病因　在我国，胆道疾病是最常见的病因，西方国家多由大量饮酒导致。

（1）胆道疾病（胆道梗阻）：胆石症、胆道感染或胆道蛔虫是急性胰腺炎的主要病因，其中以胆石症最多见。

（2）酗酒和暴饮暴食：大量饮酒和暴饮暴食均引起胰液分泌增加，并刺激Oddi括约肌痉挛，造成胰管内压增高，损伤腺泡细胞，是急性胰腺炎的第二位病因和重要诱因，也是导致其反复发作的

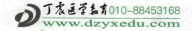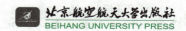

主要原因。

（3）胰管阻塞：常见病因是胰管结石，其次胰管狭窄、蛔虫及肿瘤均可引起胰管阻塞，胰管内压过高。

（4）十二指肠液反流：球后穿透溃疡、十二指肠憩室、胃大部切除术后输入袢梗阻等可引起十二指肠内压力增高，十二指肠液向胰管内反流。

（5）手术创伤：腹腔手术、腹部钝挫伤、ERCP 等。

（6）内分泌与代谢障碍：高钙血症、高脂血症可导致胰管钙化，胰液内脂质沉着。

（7）药物：农药、磺胺类、噻嗪类、糖皮质激素及硫唑嘌呤等。

（8）感染：继发于急性流行性腮腺炎、甲型流感、柯萨奇病毒感染等，常随感染痊愈而自行缓解。

2. 辅助检查

（1）血常规检查：白细胞计数和中性粒细胞明显增高，核左移。

（2）淀粉酶测定：是胰腺炎早期最常用和最有价值的检查方法。淀粉酶超过正常值 3 倍即可诊断。淀粉酶升高的幅度和病情严重程度不成正比，血、尿淀粉酶及脂肪酶变化的时间对比见表 1-4。

表1-4　血、尿淀粉酶及脂肪酶变化的时间对比

	开始升高时间（小时）	达高峰时间（小时）	恢复正常时间（天）
血清淀粉酶	2～12	24	3～5
尿淀粉酶	12～14	48	7～14
血清脂肪酶	24～72	—	7～10

（3）C 反应蛋白（CRP）：组织损伤和炎症的非特异标志物，发病 48 小时＞150mg/L 提示病情较重。

（4）其他生化检查：持续空腹血糖＞10mmol/L 提示可能有胰腺坏死，预后不良。血钙降低程度与病情严重程度成正比，＜1.5mmol/L 提示预后不良。

（5）影像学检查：腹部超声为常规初筛检查，腹部 X 线片显示"哨兵袢"和"结肠切割征"为胰腺炎的间接指征。增强 CT 扫描是最具诊断价值的影像学检查，能鉴别是否合并胰腺组织坏死。

八、上消化道出血

上消化道出血是指屈氏韧带以上的消化道，包括食管、胃、十二指肠、胰腺、胆道及胃空肠吻合术后的空肠病变引起的出血。上消化道急性大量出血是指在数小时内失血量超过 1000ml 或循环血容量的 20%。`

1. 病因　消化性溃疡、食管 - 胃底静脉曲张、急性糜烂出血性胃炎、胃癌等是最为常见的病因。

（1）上胃肠道疾病：食管疾病和损伤，胃、十二指肠疾病和损伤，空肠疾病。

（2）肝门静脉高压：食管 - 胃底静脉曲张破裂出血或门静脉高压性胃病。

（3）上消化道邻近器官或组织的疾病：胆道出血，胰腺疾病，主动脉瘤破入食管、胃或十二指肠等。

（4）全身性疾病：血液病，尿毒症，血管性疾病，结缔组织病，应激性溃疡，急性感染性疾病。

2. 辅助检查

（1）血常规：出血 3～4 小时后出现贫血。急性出血者为正细胞正色素性贫血，慢性失血为小细胞低色素性贫血。出血 24 小时内网织红细胞增高，出血停止后逐渐恢复正常。白细胞计数在出血后 2～5 小时增高，出血停止后 2～3 天降至正常。

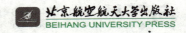

（2）氮质血症：大量血液中的蛋白质在肠道被吸收，血中尿素氮浓度增高，称为肠氮质血症。在出血后数小时血尿素氮增高，24～48 小时达高峰，一般不超过 14.3mmol/L，3～4 天降至正常。

（3）大便隐血试验：阳性。

（4）内镜检查：是诊断上消化道出血病因、部位和出血情况的首选检查方法。一般在上消化道出血后24～48 小时进行胃镜或结肠镜检查，可直接观察病灶情况，明确病因，并进行紧急止血治疗。

（5）X 线钡剂造影检查：适用于有胃镜检查禁忌证或不愿进行胃镜检查者，应在出血停止数天及病情基本稳定后进行。

（6）选择性动脉造影：选择性血管造影适用于内镜未能发现病灶、估计有消化道动脉性出血者，若见造影剂外溢，则是消化道出血最可靠的征象。

九、肠结核

肠结核是结核分枝杆菌侵犯肠管所引起的慢性特异性感染。回盲部淋巴丰富，且结核分枝杆菌停留时间长，故为好发部位。

1. **病因**　肠结核多继发于肺结核，感染方式为肺结核患者吞咽自己的痰液后，未被消化而进入肠道。此外，结核菌经血液循环进入肝脏，随胆汁进入肠道，从而引发疾病。

2. **辅助检查**

（1）血常规检查：血红蛋白下降、红细胞沉降率增快。

（2）粪便结核杆菌检查：阳性率不高。

（3）X 线钡剂检查：具有重要的诊断价值。

（4）纤维结肠镜检查：可观察到肠内典型病变，取活组织行病理检查，发现肉芽肿、干酪样坏死或抗酸杆菌可确诊。

十、溃疡性结肠炎

溃疡性结肠炎是一种由多种病因引起的、异常免疫介导的直肠和结肠慢性非特异性炎症性疾病。

1. **病因与发病机制**　环境因素作用于遗传易感者，在肠道菌群的参与下，启动了难以停止的、发作与缓解交替的肠道天然免疫及获得性免疫反应，导致肠黏膜屏障损伤、溃疡经久不愈、炎性增生等病理改变。多见于 20～40 岁，男女无明显差别。

2. **病理**　病变主要位于大肠，呈连续性、弥漫性分布，多数在直肠和乙状结肠，可扩展到降结肠和横结肠，也可累及全结肠，甚至回肠末端。肉眼可见大肠黏膜弥漫性充血、水肿、溃疡，由于病变局限于黏膜和黏膜下层，一般不会导致结肠穿孔。少数重症患者病变累及结肠壁全层，可发生中毒性巨结肠，表现为肠腔膨大，肠壁重度充血、变薄；如溃疡进一步累及肌层至浆膜层，可致急性穿孔。

3. **辅助检查**

（1）血液检查：血红蛋白降低。白细胞在活动期增高。血沉增快和 C 反应蛋白增高是溃疡性结肠炎活动期的标志。重症患者可有血清白蛋白降低。

（2）粪便检查：肉眼可见黏液和脓血，镜检可见多量红细胞和脓细胞。粪便病原学检查的目的是排除感染性结肠炎，是诊断本病的重要步骤，需反复多次。

（3）结肠镜检查：是本病诊断和鉴别诊断最重要的检查，可直接观察病变黏膜并取组织活检行病理学检查，患者黏膜脆、易出血，活检时应注意。

（4）X 线钡剂灌肠检查：黏膜皱襞粗乱或有细颗粒改变，也可呈多发性小龛影或充盈缺损，肠管

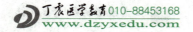
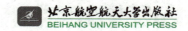

缩短、变硬，结肠袋消失，呈铅管状。病情严重者不宜做此检查，以免诱发中毒性巨结肠。

第四节　泌尿系统疾病

一、概　述

（一）泌尿系统解剖生理

泌尿系统由肾、输尿管、膀胱及尿道组成。肾和输尿管称为上尿路，膀胱和尿道称为下尿路。肾生成尿液，由输尿管运送，储存于膀胱，经尿道排出体外。其主要功能为排出机体的代谢产物，保持机体内环境的平衡和稳定。

1. **肾**　肾为实质性器官，左右各一，位于脊柱的两侧、腹膜后间隙，属腹膜外位器官。肾实质分为表层的肾皮质及深层的肾髓质。皮质由肾小体和肾小管曲部组成，肾皮质伸入肾髓质称肾柱。髓质由15～20个肾锥体组成，主要为髓袢和集合管。2～3个肾锥体尖端合成肾乳头，并突入肾小盏内。相邻的2～3个肾小盏形成1个肾大盏。2～3个肾大盏汇合成1个肾盂。肾盂出肾门后，弯行向下，逐渐变细，移行为输尿管。**肾单位是肾结构和功能的基本单位，由肾小体和肾小管组成。** 正常每个肾约有100万个肾单位。

（1）**肾小体**：是由肾小球和肾小囊组成的球状结构。肾小球为肾单位的起始部分，由入球小动脉、毛细血管丛、出球小动脉及系膜组织构成。肾小囊包绕肾小球，分为脏层和壁层，两层之间为肾小囊腔，与近曲小管相通。血液流经肾小球时，血浆中的水和小分子物质通过滤过膜进入肾小囊形成原尿。**滤过膜是肾小球滤过作用的结构基础，由肾小球毛细血管的内皮细胞、基底膜和肾小囊脏层的足细胞组成。** 正常成人除血细胞和大分子蛋白质外，几乎所有血浆成分均可通过肾小球滤过膜进入肾小囊。肾小球滤过率可受有效滤过压、肾血流量、滤过膜的通透性及滤过面积影响。

①有效滤过压：是肾小球滤过作用的动力。**肾小球毛细血管血压、血浆胶体渗透压、肾小囊内压共同构成有效滤过压**，任何因素发生变化均可影响肾小球滤过率。肾小球毛细血管血压与肾小球滤过率成正比，而血浆胶体渗透压和肾小囊内压与肾小球滤过率成反比。

②肾血流量：肾血流量与肾小球滤过率多成正比。

③滤过膜的通透性及滤过面积：滤过膜通透性增大，滤过率增加，可发生蛋白尿、血尿。滤过膜滤过面积减少，滤过率降低，可出现少尿甚至无尿。

（2）**肾小管**：分为近端小管、髓袢和远端小管3部分。近、远端小管又分为曲部（近曲小管、远曲小管）和直部两段。集合管不属肾单位，但集合管与远端小管在尿液浓缩过程中起重要作用。肾小管的主要功能包括：重吸收功能、分泌和排泄功能、浓缩和稀释功能。

2. **输尿管**　起于肾盂，终于膀胱，是一对细长的肌性管道，位于腹膜后，也是腹膜外位器官，全长25～30cm，按位置和行程可分为腹部、盆部和壁内部。输尿管全程有3个狭窄，分别为肾盂输尿管移行处、跨越髂血管处和膀胱壁内，是结石、血块及坏死组织易停留或嵌顿的部位，从而引起绞痛或血尿。

3. **膀胱**　是一个储存尿液的囊状肌性器官，位于骨盆内。膀胱有较大的伸缩性，正常成年人容量为300～500ml，最大容量可达800ml。**两输尿管口与尿道内口之间的三角形区域称膀胱三角，是肿瘤、结核和炎症的好发部位。**

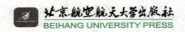

4. **尿道**　男性尿道起于尿道内口，止于阴茎头的尿道外口，全长 16～22cm，具有排尿和排精功能，可分为前列腺部、膜部和阴茎海绵体部。男性尿道全程有尿道内口、膜部和尿道外口 3 处狭窄，是尿路结石最易滞留的部位。女性尿道起于尿道内口，开口于阴道前庭，长 3～5cm，较男性尿道宽、短、直，又因尿道外口邻近肛门和阴道口，易发生逆行性尿路感染。

（二）泌尿系统疾病常见症状

1. **肾源性水肿**　是肾疾病最常见的症状，可分为肾炎性水肿和肾病性水肿，两者鉴别见表 1-5。
2. **肾性高血压**　按病因可分为肾血管性和肾实质性，按发生机制又可分为容量依赖型和肾素依赖型，两者鉴别见表 1-6。

表1-5　肾炎性水肿和肾病性水肿鉴别

	肾炎性水肿	肾病性水肿
发生机制	肾小球滤过率下降→水钠潴留	大量蛋白尿→血浆蛋白降低→胶体渗透压下降
水肿开始部位	眼睑及颜面部	下肢
凹　陷	不明显	明显
伴随症状	血压增高，循环淤血	无高血压及循环淤血

表1-6　容量依赖型和肾素依赖型高血压鉴别

	容量依赖型	肾素依赖型
发生机制	水钠潴留引起血容量增加	肾素-血管紧张素-醛固酮系统兴奋
常见疾病	急、慢性肾炎和多数肾功能不全	肾血管疾病和少数慢性肾衰竭晚期
治疗原则	限制水钠，使用利尿药	使用ACEI、ARB、钙通道阻滞剂类药物降压

3. **尿量异常**　肾小球滤过率可受有效滤过压、肾血流量、滤过膜的通透性及滤过面积影响。肾小球毛细血管血压、血浆胶体渗透压、肾小囊内压共同构成有效滤过压。滤过率增加，可发生蛋白尿、血尿；滤过率降低，可出现少尿甚至无尿。

（1）正常尿量：成年人 24 小时尿量为 1000～2000ml。

（2）少尿或无尿：尿量＜400ml/24h 或 17ml/h 为少尿，＜100ml/24h 为无尿。少尿可因肾前性（血容量不足等）、肾性（急、慢性肾衰竭等）及肾后性（尿路梗阻等）引起。

（3）多尿：尿量＞2500ml/24h。

（4）夜尿增多：是指夜尿量超过白天尿量或夜尿持续＞750ml。夜尿持续增多，尿比重低而固定可提示肾小管浓缩功能减退。

4. **蛋白尿**　每天尿蛋白含量持续超过 150mg，尿蛋白定性检查呈阳性称为蛋白尿。

5. **血尿**　新鲜尿沉渣每高倍视野红细胞＞3 个或 1 小时尿红细胞计数＞10 万个，称镜下血尿。尿液外观为洗肉水样或血样即为肉眼血尿，提示 1L 尿液中含有 1ml 以上血液。

（1）初始血尿：提示病变在尿道。

（2）终末血尿：提示病变在后尿道、膀胱颈部或膀胱三角区。

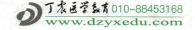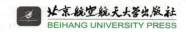

（3）全程血尿：提示病变在膀胱、输尿管或肾脏。

6．白细胞尿、脓尿和菌尿　新鲜离心尿液每高倍视野白细胞＞5个，或新鲜尿液白细胞计数＞40万个，称为白细胞尿或脓尿。中段尿涂片镜检每个高倍视野均可见细菌，或尿培养菌落计数超过105/ml 称为菌尿，仅见于泌尿系统感染。

7．管型尿　肾小球发生病变后，由蛋白质、细胞及其碎片在肾小管内凝聚而成，包括细胞管型、颗粒管型、透明管型等。白细胞管型是活动性肾盂肾炎的特征，红细胞管型提示急性肾小球肾炎，蜡样管型提示慢性肾衰竭。

8．尿路刺激征　包括尿频、尿急、尿痛，排尿不尽感及下腹坠痛。

（1）尿频：单位时间内排尿次数增多而每次尿量减少。正常一般白天排尿 4～6 次，夜间 0～2 次。

（2）尿急：有尿意即迫不及待需要排尿，难以控制。

（3）尿痛：排尿时感觉会阴、下腹部疼痛或烧灼感。

9．肾区疼痛及肾绞痛　急、慢性肾疾病常表现为肾区胀痛或隐痛、肾区压痛和叩击痛，多由于肾包膜受牵拉所致。肾绞痛由输尿管内结石、血块等移行所致，表现为患侧发作性剧烈绞痛，并向下腹部、大腿内侧及会阴部放射，多伴有血尿。

10．排尿困难　排尿时须增加腹压才能排出，病情严重时增加腹压也不能排出而形成尿潴留，见于膀胱以下尿路梗阻。

11．尿潴留　膀胱排空不完全或停止排尿，可分为急性和慢性尿潴留。急性尿潴留见于膀胱出口以下尿路严重梗阻，突然短时间内不能排尿，膀胱迅速膨胀。慢性尿潴留见于膀胱颈部以下尿路不完全性梗阻或神经源性膀胱。正常情况下残余尿量＜5ml，＞50～100ml 则为异常。

12．尿失禁　尿不能控制而自行排出。

（三）泌尿系统疾病常用辅助检查

1．实验室检查

（1）内生肌酐清除率：是评价肾小球滤过功能最常用的方法，24 小时内生肌酐清除率正常为 80～120ml/min，＜80ml/min 提示肾小球滤过功能下降，25～50ml/min 提示肾功能失代偿，10～25ml/min 提示进入肾衰竭期，＜10ml/min 提示已进入尿毒症期。

（2）血尿素氮（BUN）：正常值成人 3.2～7.1mmol/L，婴儿、儿童 1.8～6.5mmol/L。

（3）血肌酐：有助于判断肾功能损害的程度。全血肌酐正常值为 88.4～176.8μmol/L，肾功能代偿期＜178μmol/L，178～445μmol/L 提示肾功能失代偿，445～707μmol/L 提示进入肾衰竭期，≥707μmol/L 提示已进入尿毒症期。

2．影像学检查

（1）B超检查：方便、无创，不影响肾功能，广泛用于筛选、诊断、治疗和随访。

（2）X线检查

①尿路平片：是泌尿系统常用的初检方法，摄片前应做充分的肠道准备。

②排泄性尿路造影：静脉注射有机碘造影剂，造影前应做碘过敏试验。造影前日口服泻药排空肠道，禁食、禁水 6～12 小时，以增加尿路造影剂浓度；排空膀胱，防止尿液稀释造影剂而影响显影结果。妊娠，甲亢，严重肝、肾、心血管疾病及造影剂过敏为禁忌证。

③逆行肾盂造影：经膀胱镜行输尿管插管注入造影剂，检查前可不做碘过敏试验。禁用于急性尿路感染及尿道狭窄。严格无菌操作，动作轻柔，检查后多饮水、多排尿，遵医嘱应用抗生素，防止尿路感染。

④膀胱造影：经导尿管注入造影剂，可显示膀胱形态和病变。

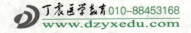 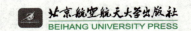

⑤血管造影：禁用于有出血倾向、碘过敏、妊娠及肾功能不全者。造影后穿刺局部加压包扎，平卧 24 小时。造影后多饮水，必要时静脉输液，促进造影剂排出。

二、急性肾小球肾炎

急性肾小球肾炎简称急性肾炎，是以急性肾炎综合征为主要临床表现的一组疾病。其特点为急性起病，多有前驱感染，出现血尿、蛋白尿、水肿和高血压，并可伴有一过性肾功能不全。多见于溶血性链球菌感染后，是小儿泌尿系统最常见的疾病。

1. **病因与发病机制**　绝大多数病例属急性溶血性链球菌感染后引起的免疫复合物性肾小球肾炎，多继发于上呼吸道感染、猩红热、皮肤感染后。免疫复合物沉积于肾小球基底膜并激活补体系统，导致免疫损伤和炎症，造成肾小球血流量减少，肾小球滤过率降低，水钠潴留及肾小球基底膜破坏，

2. **辅助检查**
（1）尿常规：镜检除大量红细胞外，尿蛋白＋～＋＋＋。红细胞管型是急性肾小球肾炎的重要特征。疾病早期可见较多上皮细胞、白细胞，但并非感染。
（2）血液检查：轻、中度贫血，血沉增快。少尿期有轻度氮质血症，血肌酐、尿素氮可增高，肾小管功能正常。抗链球菌溶血素 O（ASO）多增高，其滴度高低与链球菌感染的严重性相关。总补体及补体 C_3 明显下降，起病后 8 周恢复正常。

三、慢性肾小球肾炎

慢性肾小球肾炎简称慢性肾炎，是一组以蛋白尿、血尿、高血压和水肿为临床特征的肾小球疾病，起病方式各有不同，病情迁延，病变缓慢进展，伴有不同程度的肾功能减退，最终可导致慢性肾衰竭。

1. **病因与发病机制**　多数起病即为慢性，少数由急性肾小球肾炎发展所致。发病的起始因素主要是免疫介导的炎症。非免疫性因素也可导致病程慢性化，如应用肾毒性药物、高血压、高蛋白或高脂饮食等。

2. **辅助检查**
（1）尿液检查：蛋白尿＋～＋＋＋，24 小时尿蛋白定量 1 ～ 3g。镜下可见多形性红细胞和红细胞管型。
（2）血液检查：早期血常规多正常或轻度贫血。晚期红细胞计数和血红蛋白明显下降。
（3）肾功能检查：内生肌酐清除率明显下降，血尿素氮、血肌酐增高。
（4）B 超检查：双肾缩小，皮质变薄。
（5）肾穿刺活体组织检查：可确定慢性肾炎的病理类型。

四、原发性肾病综合征

原发性肾病综合征是由各种肾疾病所致的，以大量蛋白尿（尿蛋白＞ 3.5g/d）、低白蛋白血症（血浆白蛋白＜ 30g/L）、水肿、高脂血症为临床表现的一组综合征。其中，前两项为诊断本病的必备条件。

1. **病因与发病机制**　肾综合征不是独立的疾病，可分为原发性和继发性。原发性肾病综合征是指原发于肾脏本身的肾小球疾病，其发病机制为免疫介导性炎症所致的肾损害。继发性肾病综合征是指继发于全身或其他系统疾病的肾损害，如糖尿病肾病、狼疮性肾炎、过敏性紫癜等。

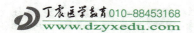
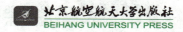

2. 病理生理

（1）大量蛋白尿：因肾小球滤过膜屏障功能受损，导致原尿中蛋白含量增多，形成大量蛋白尿。大量蛋白尿是肾病综合征的起病根源，是最根本和最重要的病理生理改变，也是导致其他三大临床表现的基本原因，对机体的影响最大。

（2）低白蛋白血症：因大量蛋白从尿中丢失所致。肝代偿性合成白蛋白不足，胃黏膜水肿影响蛋白质吸收可进一步加重低蛋白血症。

（3）水肿：低白蛋白血症导致血浆胶体渗透压下降是水肿的主要原因。

（4）高脂血症：其发生与低白蛋白血症刺激肝合成脂蛋白增加和脂蛋白分解减少有关。

3. 辅助检查

（1）尿液检查：尿蛋白定性＋＋＋～＋＋＋＋，尿蛋白定量＞3.5g/d，尿中有红细胞、颗粒管型。

（2）血液检查：血浆白蛋白＜30g/L，血胆固醇、甘油三酯、低密度脂蛋白及极低密度脂蛋白均增高，血沉明显增快。

（3）肾功能检查：血尿素氮、肌酐可升高，内生肌酐清除率降低。

（4）肾活检病理检查：可以明确肾小球的病变类型，指导治疗及判断预后。

（5）B超检查：双肾正常或缩小。

五、肾盂肾炎

1. 病因与发病机制

（1）病原体：以革兰阴性杆菌为主，最常见的致病菌为大肠埃希菌。

（2）感染途径

①上行感染：是最常见的感染途径，致病菌经尿道进入膀胱，甚至沿输尿管播散至肾脏，致病菌多为大肠埃希菌。

②血行感染：较少见，多为体内感染灶的致病菌侵入血液循环后累及泌尿系统，致病菌多为金黄色葡萄球菌。

③淋巴感染：更少见，致病菌经淋巴管传播至泌尿系统。

④直接感染：偶见外伤或肾周围器官发生感染时，致病菌直接侵入所致。

（3）诱发因素

①梗阻因素：如泌尿系统结石、肿瘤等。

②机体抵抗力降低：如糖尿病或长期应用免疫抑制药的患者等。

③解剖生理因素：女性尿道短、直而宽，括约肌收缩力弱，尿道口与肛门、阴道邻近，易发生尿路感染。女性月经期、妊娠期、绝经期因内分泌等因素改变而更易发病。

④医源性因素：如留置导尿、做逆行肾盂造影等，可导致尿道黏膜损伤，致病菌侵入深部组织而发病。

2. 辅助检查

（1）尿常规：可见白细胞管型，对肾盂肾炎有诊断价值，但不会出现大量蛋白尿。

（2）血常规：急性期白血白细胞计数增高，中性粒细胞核左移，血沉增快。

（3）细菌培养：可采用清洁中段尿、导尿及膀胱穿刺尿做细菌培养，其中膀胱穿刺尿培养结果最可靠。尿细菌定量培养≥10^5/ml 为真性菌尿，可确诊尿路感染。10^4～10^5/ml 为可疑阳性，需复查。＜10^4/ml 则可能是污染。

（4）肾功能检查：慢性肾盂肾炎肾功能受损时可出现肾小球滤过率下降、血肌酐升高等。

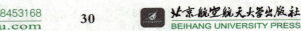

六、肾衰竭

（一）急性肾衰竭

急性肾衰竭又称急性肾损伤，是指由各种原因引起的短时间内肾功能急剧下降而出现的临床综合征。

1. 病因、病理　根据病变发生的解剖部位不同，可分为肾前性、肾后性和肾性 3 种（表 1-7）。

表 1-7　急性肾衰竭的病因与发病机制

	肾前性肾衰	肾性肾衰	肾后性肾衰
发病机制	肾血流灌注不足，导致肾小球滤过率降低	肾实质损伤	急性尿路梗阻
常见疾病	血容量不足：大量脱水、出血；心输出量减少：严重心脏疾病；周围血管扩张：降压过快、感染性休克；肾血管阻力增加：使用去甲肾上腺素等	急性肾小管坏死：如挤压伤，是最常见的急性肾衰竭类型；急性间质性肾炎；肾小球或肾微血管疾病；肾大血管疾病	前列腺增生、肿瘤、输尿管结石、腹膜后肿瘤压迫

2. 辅助检查

（1）血液检查：轻、中度贫血，血尿素氮和肌酐进行性上升。血 pH < 7.35，血钾浓度 > 5.5mmol/L，血钠正常或偏低，血钙降低，血磷升高，血氯降低。

（2）尿液检查：外观浑浊，尿色深。尿蛋白多为 ± ～ ＋，以小分子蛋白为主，可见上皮细胞管型、颗粒管型及少许红细胞、白细胞等。尿比重低且固定，多在 1.015 以下。尿渗透压降低，尿钠增高。

（3）影像学检查：首选尿路 B 超检查。

（4）肾活组织检查：是重要的诊断方法。

（二）慢性肾衰竭

慢性肾脏病（CKD）指各种原因引起的慢性肾脏结构和功能异常超过 3 个月，并对健康有所影响。表现为肾脏病理学检查异常或肾脏损伤，或不明原因的 GFR 下降 [< 60ml/(min·173m^2)] 超过 3 个月。慢性肾脏病进展至失代偿阶段称为慢性肾衰竭（CRF），简称慢性肾衰，是以肾功能减退，代谢产物潴留，水、电解质紊乱及酸碱平衡失调和全身各系统症状为主要表现的临床综合征。

1. 病因　在我国以原发性慢性肾小球肾炎最多见。在发达国家，糖尿病肾病、高血压肾小动脉硬化为主要病因。

2. 辅助检查

（1）血常规：红细胞计数和血红蛋白浓度降低，白细胞与血小板正常或偏低。

（2）尿液检查：尿量正常但夜尿增多，尿渗透压降低。尿比重测定是判断肾功能最简单的方法，严重者尿比重固定在 1.010 ～ 1.012。蜡样管型对诊断有意义。

（3）肾功能检查：内生肌酐清除率降低，血肌酐、尿素氮、尿酸增高。

（4）影像学检查：双肾缩小。

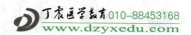
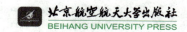

第五节　血液及造血系统疾病

一、概　述

1. **造血系统**　造血器官和组织包括骨髓、胸腺、肝脏、脾脏、淋巴结及分布全身各处的淋巴组织和单核 - 吞噬细胞系统。

卵黄囊是胚胎期最早出现的造血场所。卵黄囊退化后，肝、脾代替其造血。胚胎后期至出生后，骨髓、胸腺及淋巴结开始造血，骨髓为人体最主要的造血器官。婴幼儿期所有骨髓均为红骨髓，造血功能活跃。5～7岁以后，红骨髓逐渐变为黄骨髓。成人红髓仅分布于扁骨、不规则骨及长骨骺端。肝、脾造血功能在出生后基本停止，但机体需要时，如大出血或溶血，肝、脾重新恢复造血，称为髓外造血。

血液由血细胞和血浆组成，血细胞包括红细胞、白细胞及血小板。红细胞进入血液循环后的平均寿命约120天，中性粒细胞平均寿命2～3天，嗜酸性粒细胞8～12天，嗜碱性粒细胞12～15天，血小板7～14天。

2. **血液病常见症状**

（1）贫血：是血液病最常见的症状之一。血红蛋白浓度是反映贫血最重要的检查指标。在海平面地区，成年男性 Hb ＜ 120g/L，女性 Hb ＜ 110g/L 即可诊断为贫血。常见原因：红细胞生成减少（造血祖细胞异常、造血调节异常、造血原料不足或利用障碍），红细胞破坏过多，失血。

（2）继发感染的常见原因：急性白血病、再生障碍性贫血、淋巴瘤等血液病引起白细胞数减少和功能缺陷，免疫抑制药的应用及贫血或营养不良等。

（3）出血或出血倾向：由止血和凝血功能障碍而引起自发性出血或轻微创伤后出血不止的一种症状。常见原因：血小板数量减少或功能异常，血管脆性增加，凝血因子缺乏，血液中抗凝血物质增加。

二、贫　血

（一）缺铁性贫血

缺铁性贫血是体内储存铁缺乏，导致血红蛋白合成减少而引起的一种小细胞低色素性贫血，是最常见的贫血。

1. **铁代谢**

（1）铁的来源：造血所需的铁主要来自衰老破坏的红细胞。食物也是铁的重要来源。

（2）铁的吸收：吸收铁的主要部位是十二指肠及空肠上段。

2. **病因与发病机制**

（1）铁摄入不足：是妇女、小儿缺铁性贫血的主要原因。多见于婴幼儿、青少年、妊娠期和哺乳期妇女。

（2）铁吸收不良：由胃酸分泌不足或肠道功能紊乱影响铁的吸收。常见于胃大部切除、慢性胃肠道疾病等。

（3）铁丢失过多：慢性失血是成年人缺铁性贫血最常见和最重要的病因，如消化性溃疡出血、痔出血、月经过多等。

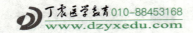
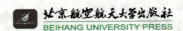

3．辅助检查

（1）血象：**典型血象为小细胞低色素性贫血，血红蛋白降低较红细胞更明显，白细胞、血小板正常或减低。**

（2）骨髓象：增生活跃或明显活跃，以中、晚幼红细胞为主，骨髓铁染色可反映体内储存铁情况，可作为诊断缺铁的金指标。

（3）其他：血清铁和铁蛋白降低，血清铁蛋白检查能早期诊断储存铁缺乏，血清可溶性转铁蛋白受体测定是目前反映缺铁性红细胞生成的最佳指标。

（二）巨幼细胞性贫血

1．**病因**　**多由维生素 B_{12}、叶酸缺乏所致**。叶酸缺乏的主要原因是需要量增加或摄入不足，**长期羊乳喂养、牛乳类制品在加工过程中叶酸被破坏可导致叶酸摄入不足。**维生素 B_{12} 缺乏常与胃肠功能紊乱所致的吸收障碍有关，如自身免疫性胃炎、胃大部切除术等。

2．辅助检查

（1）典型血象呈大细胞性贫血，血红细胞数下降较血红蛋白量更明显。血小板一般减低。

（2）骨髓增生活跃，红系增生明显，可见各阶段巨幼红细胞。

（3）血清维生素 B_{12} 和叶酸低于正常。

（三）再生障碍性贫血

1．病因与发病机制

（1）**药物及化学物质**：是最常见的致病因素。氯霉素、磺胺药、四环素、链霉素、异烟肼、保泰松、吲哚美辛、阿司匹林、抗惊厥药、抗甲状腺药、抗肿瘤药等均可导致再生障碍性贫血（再障）。**以氯霉素最多见，其致病作用与剂量无关，但与个人敏感有关。**

（2）物理因素：长期接触各种电离辐射。

（3）**病毒感染**：病毒性肝炎与再障的关系较明确，EB 病毒、流感病毒、风疹病毒等也可引起再障。

2．辅助检查

（1）血象：**呈正细胞正色素性贫血，全血细胞减少**，但三系细胞减少的程度不同。网织红细胞绝对值低于正常。白细胞计数减少，以中性粒细胞减少为主。血小板减少。

（2）骨髓象：为确诊再障的主要依据，骨髓颗粒极少，脂肪滴增多。

三、出血性疾病

（一）特发性血小板减少性紫癜

特发性血小板减少性紫癜（ITP）是一种由免疫介导的血小板过度破坏所致的出血性疾病，是最常见的血小板减少性疾病，临床上以自发性皮肤、黏膜及内脏出血为主要表现。

1．病因与发病机制

（1）**免疫因素**：是 ITP 发病的重要原因，血小板自身抗体形成导致血小板破坏。

（2）感染：多数急性 ITP 患者，**在发病前 2 周左右有上呼吸道感染史。**慢性 ITP 患者常因感染而使病情加重。

（3）肝、脾与骨髓因素：以脾脏最为重要。

（4）**雌激素**：**慢性型多见于年轻女性，可能与体内雌激素水平较高有关。**

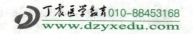
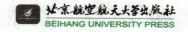

2. 辅助检查

（1）血象：血小板减少，功能一般正常。红细胞和血红蛋白下降，白细胞多正常。

（2）骨髓象：巨核细胞数量正常或增加，有血小板形成的巨核细胞显著减少，粒、红两系正常。

（3）其他：束臂试验阳性，出血时间延长，血块回缩不良。

（二）过敏性紫癜

过敏性紫癜是一种常见的血管变态反应性出血性疾病。

1. 病因与发病机制

（1）感染：是最常见的、易引起疾病复发的因素。

（2）食物：鱼、虾、蟹、蛋、鸡、牛奶等。

（3）药物：抗生素、解热镇痛药等。

（4）其他：疫苗接种、寒冷刺激、花粉、蚊虫叮咬等。

2. 辅助检查 血小板计数、出凝血时间和凝血试验均正常，可有束臂试验阳性。肾穿刺活组织检查有助于肾型的临床诊断、病情和预后的判断及指导治疗。

四、白血病

白血病是一类造血干细胞的恶性克隆性疾病，其克隆的白血病细胞因自我更新增强、增殖失控、分化障碍、凋亡受阻，而滞留在细胞发育的不同阶段，使正常造血受抑制并广泛浸润其他组织和器官。

（一）分类及病因

1. 分类

（1）根据病程和白血病细胞成熟程度，可分为急性和慢性两类。急性白血病（AL）起病急，进展快，病程短，仅为数月，以原始细胞及早期幼稚细胞为主。慢性白血病（CL）起病缓，进展慢，病程长，可达数年，以较成熟的幼稚细胞和成熟细胞为主。

（2）按照主要受累的细胞系列，急性白血病分为急性淋巴细胞白血病（ALL）和急性髓系白血病（AML）；慢性白血病分为慢性髓系白血病、慢性淋巴细胞白血病及少见类型的白血病。我国急性白血病比慢性白血病多见，男性偏多。**成人以急性粒细胞白血病最多见，儿童以急性淋巴细胞白血病多见。**

2. 病因与发病机制 病因尚不明确，可能与以下因素有关：

（1）**生物因素**：病毒感染和免疫功能异常，如人类T淋巴细胞病毒感染。

（2）**物理因素**：电离辐射。

（3）**化学因素**：苯及含苯的有机溶剂、氯霉素、保泰松、抗肿瘤药物均可致白血病。

（4）**遗传因素**：与染色体异常有关。

（5）**其他血液病**：淋巴瘤、多发性骨髓瘤等。

（二）急性白血病

辅助检查

（1）血象：多数患者白细胞计数增多，少数白细胞数正常或减少。**血涂片检查数量不等的原始和幼稚白细胞是血象检查的主要特点。**有不同程度的正常细胞性贫血。早期血小板轻度减少或正常，晚期极度减少。当血小板计数 $< 20 \times 10^9/L$ 时应警惕颅内出血。

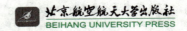

（2）骨髓象：是确诊白血病的主要依据和必做检查，对临床分型、指导治疗、疗效判断和预后评估等意义重大。多数患者骨髓象增生明显活跃或极度活跃，以原始细胞和幼稚细胞为主，正常较成熟的细胞显著减少。

（3）其他：细胞化学、免疫学等检查有助于确定白血病的类型。

（三）慢性髓系白血病

慢性髓系白血病也称为慢性粒细胞白血病，简称慢粒，是一种发生在多能造血干细胞的恶性骨髓增生性肿瘤，主要涉及髓系。

辅助检查

（1）血象：白细胞数显著增加，各阶段中性粒细胞均增多，以中幼、晚幼、杆状核粒细胞为主。晚期血红蛋白和血小板明显降低。

（2）骨髓象：增生明显或极度活跃。以粒细胞为主，中幼、晚幼粒细胞明显增多，原始粒细胞＜10%。巨核细胞正常或增多，晚期减少。

（3）染色体检查及其他：绝大多数慢粒患者血细胞中出现 Ph 染色体。少数患者 Ph 染色体呈阴性，预后较差。

第六节　内分泌与代谢性疾病

一、概　述

1. 解剖生理　内分泌系统是机体的重要调节系统，与神经系统相辅相成，共同调节机体的物质代谢和生长发育，维持机体内环境的平衡与稳定，调控和影响生殖行为。内分泌系统由内分泌腺、内分泌组织和散在的内分泌细胞组成。常见的内分泌腺或内分泌组织包括下丘脑、垂体、甲状腺、甲状旁腺、肾上腺、胰岛、性腺等。

（1）下丘脑：位于背侧丘脑前下方，由前向后包括视交叉、灰结节和乳头体，灰结节向下延伸为漏斗，漏斗下端连接垂体。下丘脑是神经内分泌中心，通过与垂体的密切联系，将神经调节和体液调节融为一体。下丘脑合成释放激素和抑制激素，调节相关靶腺合成各类激素，构成一个神经内分泌轴。靶腺素又对垂体和下丘脑进行反馈，保持动态平衡。下丘脑也是皮质下调节内脏活动的高级中枢，对机体体温、摄食、生殖、水盐平衡和内分泌活动等进行广泛调节。下丘脑还可通过与边缘系统的联系，调节情绪活动。视交叉上核参与人体的昼夜节律的调节。

（2）垂体：位于颅底蝶骨的垂体窝内，借漏斗柄悬吊于下丘脑下方，是机体最重要的内分泌腺，可分为腺垂体和神经垂体两部分。腺垂体可分泌生长激素、催乳素、促甲状腺激素、促肾上腺皮质激素、黄体生成激素、卵泡刺激素、促黑激素。其中，生长激素可促进骨和软组织生长，分泌缺乏可致侏儒症（儿童期发病），分泌亢进可致巨人症（儿童期发病）或肢端肥大症（成年期发病）。神经垂体为下丘脑的延伸结构，不含腺细胞，但有丰富的毛细血管，能储存和释放下丘脑合成的抗利尿激素（血管加压素）和催产素。

（3）甲状腺：是人体最大的内分泌腺，位于颈下部、气管上部的双侧和前方，呈"H"形，分为左右两叶，中间以峡部相连。甲状腺腺体被结缔组织分割成许多小叶，每个小叶均由许多滤泡构成，滤泡是甲状腺结构和分泌的功能单位，产生并分泌甲状腺素（T_4）和小部分三碘甲状腺原氨酸（T_3）。

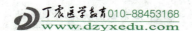 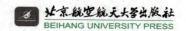

甲状腺激素是体内唯一储存在细胞外的内分泌激素，能促进机体的新陈代谢和生长发育，特别对脑和骨骼的正常发育和功能有重要的作用。甲状腺激素分泌不足可引起婴幼儿的呆小症、成人的黏液性水肿，分泌过多可致甲状腺功能亢进。滤泡旁细胞分泌的降钙素有促进成骨的作用，并有对抗甲状旁腺素的作用，使血钙浓度降低。

（4）甲状旁腺：常位于甲状腺两叶背侧，上、下各 1 对。甲状旁腺分泌甲状旁腺素，能升高血钙，调节钙、磷代谢，与降钙素共同维持血钙稳定。如甲状腺手术时不慎误切，可引起血钙下降，手足抽搐。

（5）肾上腺：位于腹膜后隙内脊柱的两侧，左、右肾上端。肾上腺实质由皮质和髓质构成。

①皮质：位于外周，由外向内依次分为球状带、束状带和网状带。球状带细胞分泌盐皮质激素，主要是醛固酮，能促进肾远曲小管和集合管重吸收水、钠，排出钾，维持有效血容量。束状带分泌糖皮质激素，主要是皮质醇，能升高血糖，抑制蛋白质合成，促进脂肪重新分布，并参与应激反应。网状带分泌雄激素及少量雌激素和糖皮质激素。雄激素可使生长加速，促使外生殖器发育及第二性征出现。

②髓质：分泌肾上腺素和去甲肾上腺素，能参与物质代谢和应激反应。肾上腺素使心率加快，冠状动脉和骨骼肌血管扩张，皮肤、黏膜、肾血管和平滑肌收缩，加强肌糖原和脂肪分解，促进糖异生。去甲肾上腺素使冠状动脉舒张，其他血管均收缩，血压升高。

（6）胰岛：为胰腺的内分泌部，是散在分布于外分泌腺泡之间的内分泌细胞团，有多种可分泌不同激素的细胞，其中最重要的有 A 细胞和 B 细胞。B 细胞分泌胰岛素，是促进物质合成代谢、维持血糖水平稳态的关键激素，可促进全身各组织尤其是肝细胞和肌细胞摄取葡萄糖，促进葡萄糖储存和利用，促进脂肪、蛋白质合成，抑制分解，对机体能源物质的储存和生长发育具有重要作用。A 细胞分泌胰高血糖素，其生物学作用与胰岛素相反，能促进肝脏糖原分解和葡萄糖异生，使血糖明显升高；还可促进脂肪分解，使酮体增多。此外，D 细胞可分泌生长抑素，H 细胞分泌血管活性肠肽，PP 细胞分泌胰多肽。

二、甲状腺功能亢进症

甲状腺毒症是指血循环中甲状腺激素过多，引起以神经、循环、消化等系统兴奋性增高和代谢亢进为主要表现的一组临床综合征。其中由于甲状腺腺体本身功能亢进，合成和分泌甲状腺激素增加所导致的甲状腺毒症称为甲状腺功能亢进症，简称甲亢。

1. 病因　可分为 Graves 病、多结节性甲状腺肿伴甲亢、甲状腺自主性高功能腺瘤、碘甲亢等，其中以 Graves 病最为常见，属自身免疫性甲状腺疾病，有遗传倾向。此外，细菌感染、性激素、应激、精神刺激和锂剂等环境因素对本病有促发作用。

2. 辅助检查

（1）血清促甲状腺素（TSH）：是诊断甲亢的首选指标，可作为单一指标进行甲亢筛查。

（2）血清甲状腺激素测定：血清 T_3、T_4 增高是甲亢最有意义的检查。血清游离 T_4（FT_4）和游离 T_3（FT_3）能更准确地反映甲状腺的功能状态。

（3）基础代谢率（BMR）测定：基础代谢率% ＝（脉压 ＋ 脉率）－ 111。正常值为 ±10%，+20% ～ +30% 为轻度甲亢，+30% ～ +60% 为中度甲亢，+60% 以上为重度甲亢。测定应在禁食 12 小时、睡眠 8 小时以上，静卧空腹状态下进行。

（4）三碘甲状腺原氨酸抑制试验（T_3 抑制试验）：用于鉴别单纯性甲状腺肿和甲亢。也可作为抗甲状腺药物治疗甲亢的停药指标。

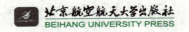

三、皮质醇增多症

皮质醇增多症是各种原因引起肾上腺皮质分泌过多糖皮质激素（主要是皮质醇）所致病症的总称，又称库欣综合征。

1. 病因与发病机制　ACTH 分泌过多造成肾上腺皮质增生。垂体多有微腺瘤。垂体以外最常见的是肺癌。

2. 辅助检查

（1）皮质醇测定：血皮质醇水平增高且昼夜节律消失，24 小时尿 17- 羟皮质类固醇、尿游离皮质醇增高。

（2）地塞米松抑制试验：血皮质醇不受地塞米松抑制。

（3）ACTH 试验：原发性肾上腺皮质肿瘤大多无反应。

（4）影像学检查：诊断病变部位。

四、糖尿病

糖尿病是一组由多病因引起的以慢性高血糖为特征的代谢性疾病，由胰岛素分泌和（或）作用缺陷引起。

1. 病因与发病机制　糖尿病分为 4 型，包括 1 型糖尿病、2 型糖尿病、其他特殊类型糖尿病和妊娠糖尿病，其中以 2 型糖尿病为主。

（1）1 型糖尿病：多于儿童或青少年起病，胰岛 B 细胞被破坏而导致胰岛素绝对缺乏，具有酮症倾向，需胰岛素终身治疗。

（2）2 型糖尿病：主要与遗传有关，有家族史，多见于 40 岁以上成人，多数为超重者，从胰岛素抵抗为主伴相对胰岛素缺乏，逐渐发展为胰岛素缺乏为主伴胰岛素抵抗。

2. 辅助检查

（1）尿糖测定：尿糖阳性是诊断糖尿病的重要线索。但尿糖阳性只提示血糖值超过肾糖阈（大约 10mmol/L），尿糖阴性不能排除糖尿病可能。

（2）血糖测定：空腹及餐后 2 小时血糖升高是诊断糖尿病的主要依据，是判断糖尿病病情和控制情况的主要指标（表 1-30）。

（3）口服葡萄糖耐量试验（OGTT）：适用于血糖高于正常范围而又未达到诊断糖尿病标准者。OGTT 在无任何热量摄入 8 小时后，清晨空腹进行，成人口服 75g 葡萄糖，溶于水，5 ～ 10 分钟饮完，2 小时后测静脉血浆葡萄糖（表 1-8）。注意 OGTT 受试者不喝茶及咖啡，不吸烟，不做剧烈运动，以免影响测定的准确性。

表1-8　糖尿病血糖测定标准（mmol/L）

	正常血糖	糖尿病前期	诊断糖尿病
空腹血糖	3.9～6.0	6.1～6.9	≥7.0
OGTT或餐后2小时血糖	<7.8	7.8～11.0	≥11.1
诊断糖尿病的标准	有糖尿病症状加空腹血糖≥7.0 或随机血糖≥11.1 或OGTT、餐后2小时血糖≥11.1		

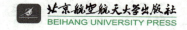

（4）糖化血红蛋白（HbA1c）测定：可反映取血前 8 ～ 12 周血糖的总水平，可稳定而可靠地反映患者的预后。HbA1c ≥ 6.5% 可作为诊断糖尿病的参考。

（5）血浆胰岛素和 C 肽测定：主要用于胰岛 B 细胞功能（包括储备功能）的评价。

（6）尿蛋白测定：已确诊的糖尿病患者，均应密切随访尿蛋白，尤其尿微量白蛋白，是诊断糖尿病肾病的标志，尿微量白蛋白排泄率（UAER）是早期诊断糖尿病肾病最有价值的检查。血肌酐常不能准确反映糖尿病患者的肾功能状态，因糖尿病患者营养不良和肌容量减少，肌酐产生量下降。

第七节　风湿性疾病

一、概　述

1. 关节疼痛与肿胀　关节疼痛是关节受累最常见的首发症状，也是患者就诊的主要原因。不同风湿性疾病常见的关节疼痛特点（表1-9）。

表1-9　不同风湿性疾病常见的关节疼痛特点

疾　病	疼痛部位、性质	伴随症状	预　后
风湿热	游走性	红、肿、热	预后好，无关节破坏
类风湿关节炎	腕、掌指、近端指关节，活动后减轻	发热、乏力	关节损伤，甚至畸形
骨关节炎	累及远端指间关节，膝关节痛于活动后减轻	行走失衡、活动受限	
系统性红斑狼疮	近端指关节、腕、足、膝、踝	多脏器损害	关节畸形

2. 多器官系统损害　可累及皮肤、肺、肾、心脏等各个器官系统。如系统性红斑狼疮可有肾脏、神经、消化、心血管等系统损害。

二、系统性红斑狼疮

系统性红斑狼疮（SLE）是一种具有多系统、多脏器损害表现，有明显免疫紊乱的慢性自身免疫性结缔组织疾病，血清中存在以抗核抗体为代表的多种致病性自身抗体。

1. 病因与发病机制　病因尚不明确，可能与遗传、雌激素、日光（紫外线使皮肤上皮细胞凋亡，新细胞暴露而成为自身抗原）、食物（芹菜、香菜、无花果、蘑菇及烟熏食物等）、药物（氯丙嗪、普鲁卡因胺、异烟肼、青霉胺、甲基多巴等）、病原微生物和精神刺激等因素有关。发病机制主要为免疫复合物的形成及沉积。外来抗原促发异常的免疫应答，持续产生大量的免疫复合物和致病性自身抗体，造成组织损伤。

2. 病理　主要病理改变为血管炎。受损器官的特征性改变包括：

（1）狼疮小体（苏木紫小体）：是细胞核受抗体作用变性为嗜酸性团块，是诊断 SLE 的特征性依据。

（2）"洋葱皮样"病变：指小动脉周围有显著向心性纤维增生，以脾中央动脉最明显。

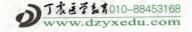
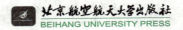

3. 辅助检查

（1）一般检查：呈正色素性正细胞性贫血，白细胞和血小板减少。活动期血沉增快，C反应蛋白升高。蛋白尿、血尿及管型尿，肝肾功能异常等。

（2）免疫学检查：血清中可查到多种自身抗体，其临床意义是SLE诊断的标记、疾病活动性的指标及提示可能出现的临床亚型。

①抗核抗体：可见于几乎所有的SLE患者，是SLE首选的筛选检查，但特异性低。

②抗Sm抗体：特异性高达99%，是SLE的标志抗体之一，与活动性无关，有助于早期和不典型患者的诊断或回顾性诊断。

③抗双链DNA抗体：特异性高达95%，是SLE的标志抗体之一，多见于活动期，其滴度与疾病活动性密切相关，与疾病预后有关。

（3）其他：CT、X线等影像学检查有助于早期发现器官损害。肾病理对狼疮肾炎的诊断、治疗和估计预后均有意义。关于类风湿关节炎与系统性红斑狼疮鉴别见表1-10。

表1-10　类风湿关节炎与系统性红斑狼疮鉴别

	类风湿关节炎	系统性红斑狼疮
病　因	免疫因素	
诱　因	寒冷潮湿	阳光照射
好发人群	年轻女性	
病　理	滑膜炎和血管炎	血管炎
关节痛	对称分布（晨僵是活动性指标）	对称分布
关节畸形	有（致残）	无
肾脏损害	无	有（常见死亡原因）
皮肤表现	类风湿结节	蝶形红斑
贫　血	有（正色素性正细胞性贫血）	
免疫学检查	类风湿因子（活动性和严重性成正比）	抗核抗体筛选，抗Sm抗体特异
首选药物	阿司匹林	糖皮质激素

三、类风湿关节炎

类风湿关节炎是以慢性侵蚀性、对称性多关节炎为主要表现的异质性、全身性自身免疫性疾病，是导致成年人丧失劳动力及致残的主要病因之一。

1. 病因与发病机制　可能与遗传、环境、感染、代谢障碍、营养不良及不良心理社会因素等有关。常见的诱发因素有创伤、寒冷潮湿、性激素紊乱、吸烟和饮用咖啡等。免疫紊乱是类风湿关节炎主要的发病机制。抗原进入人体后，与细胞膜的HLA-DR分子结合形成复合物，并引起一系列免疫反应。

2. 病理　基本病理改变是滑膜炎和血管炎，滑膜炎是关节表现的基础，血管炎是关节外表现的基础，炎症破坏软骨和骨质，最终可致关节畸形和功能丧失。

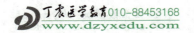
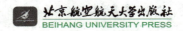

3．辅助检查

（1）血液检查：轻、中度贫血，白细胞计数及分类多正常。活动期血小板增高。血沉增快、C反应蛋白增高，与本病的活动性相关。

（2）免疫学检查：类风湿因子的滴度与本病活动性和严重性成正比，临床主要检测的类风湿因子的抗体类型为IgM。还可检查抗角蛋白抗体谱和免疫复合物。

（3）关节滑液检查：正常人关节腔内的滑液量≤3.5ml。关节有炎症时滑液量增多，黏稠度差，滑液中白细胞明显升高，以中性粒细胞为主。

（4）X线检查：有助于诊断类风湿关节炎、监测疾病进展和判断疾病分期，以手指及腕关节的X线平片最有价值。

（5）类风湿结节活检：有助于本病的诊断。

第八节　理化因素所致疾病

一、中毒概述

急性中毒是指有毒的化学物质短时间内或一次超量进入人体而造成组织、器官器质性或功能性损害。根据毒物的毒性、量和时间，将毒物分为急性中毒和慢性中毒。急性中毒发病急、病情重、变化快，如不及时救治，常危及生命。慢性中毒起病缓慢、病程长、缺乏特异性的临床表现。

二、有机磷农药中毒

1．分类　有机磷农药属于有机磷酸酯或硫代磷酸酯类化合物，有大蒜臭味，除敌百虫外，一般难溶于水，在碱性环境中易分解失效。根据有机磷农药毒性大小，可分为4类。剧毒类：甲拌磷（3911）、内吸磷（1059）、对硫磷（1605）、丙氟磷。高毒类：甲基对硫磷、甲胺磷、氧化乐果、敌敌畏。中度毒类：乐果、美曲磷酯（敌百虫）、乙硫磷（碘依可酯）。低毒类：马拉硫磷、辛硫磷和氧硫磷等。

2．病因

（1）职业性中毒：主要发生于杀虫药精制、出料和包装过程。

（2）使用性中毒：多发生于施药人员喷洒期间。

（3）生活性中毒：多由于误服、误用或自杀等原因。

3．发病机制　有机磷农药的主要中毒机制是抑制体内胆碱酯酶的活性。有机磷农药能与体内胆碱酯酶迅速结合成稳定的磷酰化胆碱酯酶，使胆碱酯酶丧失分解能力，导致大量乙酰胆碱蓄积，引起毒蕈碱样、烟碱样和中枢神经系统症状和体征，严重者可因呼吸衰竭而死亡。

4．辅助检查

（1）全血胆碱酯酶活力测定：是诊断有机磷农药中毒的特异性指标，对判断中毒程度、疗效和预后极为重要。胆碱酯酶活性降至正常人的70%以下即可诊断。

（2）尿中有机磷代谢产物测定。

（3）血、胃内容物、粪便中有机磷测定。

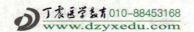
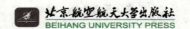

三、急性一氧化碳中毒

1. 病因

（1）职业性中毒：如炼钢、炼焦等生产过程中炉门关闭不严、煤气管道漏气或煤矿瓦斯爆炸。

（2）生活性中毒：以家庭煤炉取暖及煤气泄漏最常见。

2. 发病机制　主要引起氧输送和氧利用障碍。一氧化碳（CO）可与血红蛋白（Hb）结合，形成稳定的碳氧血红蛋白（COHb）。CO 与 Hb 的亲和力比氧与 Hb 亲和力大 240 倍，COHb 不能携氧且不易解离，发生组织和细胞缺氧。大脑对缺氧最敏感，故最先受累。

3. 辅助检查

（1）血液 COHb 测定是诊断 CO 中毒的特异性指标，需在脱离中毒现场 8 小时内采集标本。

（2）脑电图检查可见缺氧性脑病波形。

四、中　暑

中暑是指在高温、湿度大及无风的环境中，因体温调节中枢功能障碍、汗腺功能衰竭和水、电解质丧失过多，导致以中枢神经系统和心血管功能障碍为主要表现的热损伤性疾病。

1. 病因

（1）环境温度过高：高温环境作业、室温 > 32℃、烈日曝晒环境下。

（2）产热增加：重体力劳动、发热、甲亢及应用某些药物（苯丙胺、阿托品等）。

（3）散热障碍：湿度大（> 60%）、肥胖、穿透气不良衣服或通风不良等。

（4）汗腺功能障碍：人体主要通过汗腺散热，硬皮病、广泛皮肤瘢痕、先天性汗腺缺乏症、使用抗胆碱药物或滥用毒品可抑制排汗。

（5）诱发因素：年老体弱、产妇、营养不良、慢性疾病、睡眠不足、工作时间过长、劳动强度过大、过度疲劳等易诱发中暑。

2. 发病机制　正常人通过下丘脑体温调节中枢控制产热和散热，以维持体温的相对稳定。当外界环境温度超过体表时，辐射、传导和对流散热受限，以蒸发为主要的散热方式，可引起机体散热绝对或相对不足，汗腺疲劳，继而导致体温调节中枢功能障碍，造成体温急剧升高。

3. 辅助检查　血常规白细胞计数增高，以中性粒细胞为主，血小板减少，凝血功能异常。尿常规可见尿蛋白及管型，血尿素氮、乳酸脱氢酶等增高。严重患者可出现肝、肾、胰腺和横纹肌损害。

第九节　传染病

一、病毒性肝炎

病毒性肝炎简称肝炎，是由多种肝炎病毒引起的、以肝脏病变为主的一组传染性疾病。甲型、戊型为急性肝炎，经粪 - 口途径传播。而乙型、丙型及丁型为慢性感染，可发展为肝硬化，甚至肝癌，以血液 - 体液途径传播为主。丁型肝炎病毒为缺陷病毒，其复制需乙型肝炎病毒（HBV）或其他嗜肝DNA 病毒的存在。

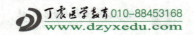
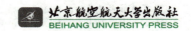

（一）甲型病毒性肝炎

1. 病原与流行病学

（1）病原：甲型肝炎病毒（HAV）。

（2）流行病学

①传染源：急性期患者或隐性感染者。

②传播途径：消化道粪 - 口传播，污染的水和食物可导致流行，日常生活接触多为散发性发病。

③易感人群：学龄前儿童发病率最高，其次为青年人。感染后免疫力可持续终身。

④流行特征：散发性发病或流行暴发。秋、冬季好发。

2. 辅助检查

（1）血清抗 -HAV-IgM：是 HAV 近期感染的指标，是确诊甲型肝炎最简便可靠的标记物。

（2）血清抗 -HAV-IgG：为保护性抗体，阳性提示疫苗接种后或既往感染 HAV 的患者，一般用于流行病学调查。

（3）丙氨酸氨基转移酶（ALT）：在肝功能检测中最为常用，是判断肝细胞损害的重要指标。

（4）天冬氨酸氨基转移酶（AST）：AST 增高提示肝细胞线粒体损伤，是病情严重的表现，AST/ALT 比值越高，预后越差。

（二）乙型病毒性肝炎

1. 病原 乙型肝炎病毒（HBV）。

2. 流行病学

（1）传染源：慢性患者和病毒携带者是最主要的传染源。

（2）传播途径：血液 - 体液传播是主要传播方式，其次是生活密切接触传播和母婴传播。

（3）易感人群：HBsAg 阴性者均易感，多见于婴幼儿及青少年。

（4）流行特征：男性偏多，无明显季节性，散发性发病，有家庭聚集现象。

3. 辅助检查

（1）丙氨酸氨基转移酶（ALT）持续或反复升高。白蛋白降低，球蛋白增高，白蛋白／球蛋白降低。血清胆红素升高。

（2）肝炎病毒病原学监测

①病毒标志物检测（表 1-11）。

表1-11　乙型肝炎病毒标志物及其临床意义

肝炎病毒标志物	临床意义
HBsAg	阳性见于HBV感染者
抗HBs	保护性抗体，阳性提示接种过乙肝疫苗或感染乙型肝炎病毒后产生免疫力
HBeAg	阳性提示HBV复制活跃，传染性强
抗HBe	阳性提示两种可能：病毒复制减少或静止，传染性降低；仍复制活跃，甚至病情加重
抗HBc	抗HBc IgM阳性提示急性期或慢性肝炎急性发作期；抗HBc IgG阳性提示过去感染或近期低水平感染

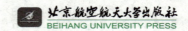

②乙型肝炎病毒脱氧核糖核酸（HBV-DNA）是反映 HBV 感染最直接、最特异和最灵敏的指标。

二、流行性乙型脑炎

流行性乙型脑炎简称乙脑，是由乙型脑炎病毒引起的急性传染病。

1. 病原与流行病学

（1）病原：乙型脑炎病毒。

（2）流行病学

①传染源：感染后出现病毒血症的动物和人，其中感染的猪（仔猪）是最主要的传染源。

②传播途径：通过蚊虫叮咬传播，主要传播媒介是三带喙库蚊。

③易感人群：普遍易感，以隐性感染最为常见。患者主要集中在 10 岁以下儿童。

④流行特征：农村发病高于城市，在亚热带地区有严格的季节性，多集中在 7 ～ 9 月份。

2. 辅助检查

（1）血常规：白细胞计数增高，一般在 $10 \sim 20 \times 10^9/L$，中性粒细胞达 0.80 以上。

（2）脑脊液：为无菌性脑膜炎改变，外观无色透明或微浊，压力增高。

（3）血清学检查：特异性 IgM 抗体测定可作为早期诊断。补体结合试验用于回顾性诊断或流行病学调查。血凝抑制试验同补体结合试验，但可出现假阳性。

（4）病原学检查：体液中通过 PCR 检测乙脑病毒抗原或核酸。

三、艾滋病

获得性免疫缺陷综合征（艾滋病）是由人免疫缺陷病毒（HIV）所引起的以免疫功能严重损害为特征的慢性传染病。

1. 病原与流行病学

（1）病原：HIV 对热、酸和常用消毒剂均敏感，56℃ 30 分钟即可灭活，能被 75% 乙醇、0.2% 次氯酸钠及漂白粉灭活。但 0.1% 甲醛、紫外线和 γ 射线均不能灭活 HIV。

（2）流行病学

①传染源：HIV 感染者和艾滋病患者，无症状而血清 HIV 抗体阳性的 HIV 感染者，是具有重要意义的传染源。

②传播途径

a. 性接触传播：为主要的传播途径，同性、异性性接触均可传播。

b. 血液传播：共用针具静脉吸毒、输入被 HIV 污染的血制品及介入医疗操作等。

c. 母婴传播：通过胎盘、阴道分娩、产后血性分泌物和哺乳等传播。

③易感人群：人群普遍易感，高危人群有男性同性恋、多位性伴侣、静脉用药成瘾者及多次接受输血或血制品者。

2. 辅助检查

（1）血常规检查：白细胞、血红蛋白、红细胞及血小板计数均降低，红细胞沉降率加快。

（2）免疫学检查：$CD4^+T$ 淋巴细胞是 HIV 感染最主要的靶细胞，HIV 感染后，出现 $CD4^+$ 淋巴细胞进行性减少，$CD4^+/CD8^+$ 值 < 1.0，比值倒置，表明细胞免疫功能受损，故 $CD4^+/CD8^+$ 值有助于判断治疗效果及预后。

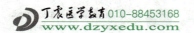 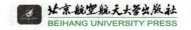

（3）血清学检查：HIV-1/HIV-2 抗体检查是 HIV 感染诊断的金标准，阳性即可确诊。

（4）HIV-RNA 检测：有助于诊断，并可判断治疗效果及预后。

四、狂犬病

狂犬病（恐水症）是由狂犬病毒引起的，**以侵犯中枢神经系统为主的急性人畜共患传染病。**

1. 病原与流行病学

（1）病原：狂犬病毒。

（2）流行病学

①传染源：主要为携带狂犬病毒的病犬。

②传播途径：**主要通过咬伤、抓伤、舔伤人体的皮肤或黏膜侵入人体内，为直接接触传播。**

③易感人群：人群普遍易感，动物饲养者、兽医、动物实验员等是本病的高危人群。

2. 辅助检查

（1）血常规及脑脊液检查：白细胞总数及中性粒细胞增多，脑脊液呈非化脓性改变。

（2）病毒分离：唾液、脑脊液、泪液、颈背部皮肤活检物接种于鼠脑分离到病毒，可明确诊断。

（3）抗体检查：ELISA 法用于检测早期的 IgM，病后 8 天 50% 为阳性，15 天时全部为阳性。血清中和抗体于病后 6 天测得。

五、流行性出血热

流行性出血热也称肾综合征出血热，是由汉坦病毒引起的自然疫源性传染病。

1. 病原与流行病学

（1）病原：汉坦病毒。

（2）流行病学

①传染源：主要为鼠类。

②传播途径

a. 呼吸道传播：含病毒的鼠类排泄物污染尘埃后形成的气溶胶颗粒通过呼吸道而感染人体。

b. 消化道传播：进食被含病毒鼠类排泄物污染的食物而感染。

c. 接触传播：被鼠咬伤或经皮肤伤口接触带病毒的鼠类血液或排泄物可致感染。

d. 母婴传播：孕妇感染本病后，病毒经胎盘感染胎儿。

③易感人群：人群普遍易感。

2. 辅助检查

（1）血常规：白细胞可升高达（15 ~ 30）×10^9/L，可见异型淋巴细胞。

（2）尿常规：尿蛋白一般＋~＋＋＋＋，随病情加重而增加，少尿期达高峰。部分患者尿中可出现膜状物。

六、伤　寒

伤寒是由伤寒杆菌引起的急性传染病，**主要病理改变为全身单核 - 吞噬细胞系统的增生性反应，尤以回肠下段淋巴组织病变最明显。**

1. 病原与流行病学

（1）病原：伤寒杆菌。

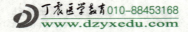
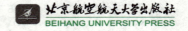

（2）流行病学

①传染源：为患者和带菌者。

②传播途径：消化道传播，水源污染是传播本病的重要途径。

③易感人群：人群普遍易感。

2．辅助检查

（1）血常规：白细胞总数及中性粒细胞减少，嗜酸性粒细胞减少或消失。

（2）细菌培养：血培养是确诊的依据，病程早期即可阳性；骨髓培养阳性率高于血培养，适用于已用抗生素治疗、血培养阴性的患者；粪便培养常用于判断患者带菌情况。

（3）肥达反应（伤寒血清凝集反应）：应用伤寒杆菌"O"和"H"抗原，通过凝集反应检测患者血清中的相应抗体，对伤寒有辅助诊断价值。每 5 ～ 7 天复查 1 次，效价逐渐上升者较有诊断价值。

七、细菌性痢疾

细菌性痢疾简称菌痢，是由痢疾杆菌引起的肠道传染病。中毒型细菌性痢疾是急性细菌性痢疾的危重型，病死率高，必须积极抢救。

1．病因与发病机制　病原菌为痢疾杆菌，属志贺菌属，革兰阴性。该菌抵抗力弱，加热至 60℃时 10 分钟可灭活，对酸和一般消毒剂均敏感。

2．流行病学

（1）传染源：菌痢患者及带菌者均为传染源。

（2）传播途径：通过粪 - 口途径传播。

（3）易感人群：普遍易感，5 岁以下儿童病死率高。病后免疫力短暂而不稳定，且不同菌群和血清型之间无交叉免疫，故易多次复发和重复感染。

（4）流行特征：夏、秋季发病率高。

3．辅助检查　病初大便可正常，以后出现黏液脓血便，镜检可见大量脓细胞、少数红细胞，如有巨噬细胞有助于诊断。粪便培养出痢疾杆菌是确诊的最直接依据。送检标本应注意做到尽早、新鲜，选取黏液脓血部分多次送检。

八、流行性脑脊髓膜炎

1．病原学　脑膜炎奈瑟菌，又称脑膜炎球菌，属革兰阴性菌。人感染后可对本菌群产生持久的免疫力，各菌群间有交叉免疫，但不持久。人群感染后仅 1% 出现典型临床表现，60% ～ 70% 为无症状带菌者，约 30% 为上呼吸道感染型和出血点型。

2．流行病学

（1）传染源：为带菌者和患者，隐性感染率高。

（2）传播途径：呼吸道飞沫传播。

（3）易感人群：普遍易感，5 岁以下儿童尤其是 6 个月～ 2 岁的婴幼儿发病率最高。

（4）流行特征：冬、春季节多发，可呈周期性流行。

3．辅助检查

（1）脑脊液检查：是确诊的方法，外观混浊，压力增高，白细胞计数及中性粒细胞比例明显升高，蛋白质含量明显升高，糖含量明显下降。临床上表现为脑膜炎时，脑脊液检查应是影像学检查之前的

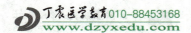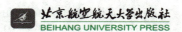

选择。

（2）细菌学检查：检出脑膜炎球菌是确诊的重要手段。包括皮肤瘀点处的组织液或脑脊液做染色涂片，血液、皮肤瘀点刺出液或脑脊液做细菌培养。

（3）血清免疫学检查：敏感性高，特异性强。

第十节　神经系统疾病

一、神经系统的结构与功能

1．周围神经系统

（1）脑神经：共有12对，依次为Ⅰ嗅神经，Ⅱ视神经，Ⅲ动眼神经，Ⅳ滑车神经，Ⅴ三叉神经，Ⅵ展神经，Ⅶ面神经，Ⅷ位听神经，Ⅸ舌咽神经，Ⅹ迷走神经，Ⅺ副神经，Ⅻ舌下神经。其中Ⅰ、Ⅱ、Ⅷ3对为感觉神经；Ⅲ、Ⅳ、Ⅵ、Ⅺ、Ⅻ5对为运动神经；Ⅴ、Ⅶ、Ⅸ、Ⅹ4对为混合神经。

（2）脊神经：共31对，其中颈段8对，胸段12对，腰段5对，骶段5对，尾神经1对。临床上根据不同部位的感觉障碍水平，判断脊髓病变的平面，对定位诊断具有重要意义，如乳头线为胸4，剑突为胸6，肋弓下缘为胸8，脐孔为胸10，腹股沟为腰1。

2．中枢神经系统　脑分为大脑、间脑、脑干和小脑

（1）大脑：大脑半球各脑叶的功能为：额叶与躯体运动、语言及高级思维活动有关；颞叶与听觉、语言和记忆有关；顶叶与躯体感觉、味觉、语言等有关；枕叶与视觉信息的整合有关；岛叶与内脏感觉有关；边缘叶与情绪、行为和内脏活动有关。

（2）间脑：位于大脑半球与中脑之间，病变时可影响疼痛、体温、性功能、内分泌等功能的调节。

（3）脑干：由中脑、脑桥、延髓组成，与呼吸中枢、呕吐中枢、血管运动中枢等生命中枢相互关联，尤其延髓损害时可导致呼吸、心脏骤停。

（4）小脑：与运动的平衡、协调有关。

二、急性炎症性脱髓鞘性多发性神经病

急性炎症性脱髓鞘性多发性神经病又称吉兰-巴雷综合征，是一种自身免疫介导的周围神经病，主要损害多数脊神经根和周围神经，也常累及脑神经。其病因尚未完全明确，可能与空肠弯曲菌感染有关，也可能与病毒感染有关。

辅助检查　典型的脑脊液检查为细胞数正常而蛋白质明显增高，称蛋白-细胞分离现象。血清免疫球蛋白 IgM 显著增高。

三、癫　痫

癫痫是指多种原因导致的大脑神经元高度同步化异常放电所引起的短暂大脑功能失调的临床综合征。

1．病因　癫痫不是独立的疾病，引起癫痫的病因非常复杂，根据病因不同分为以下3类。

（1）特发性癫痫：可能与遗传因素有关，多数患者在儿童或青年期首次发病。

（2）症状性癫痫：由各种明确的中枢神经系统结构损伤或功能异常，如颅脑外伤、感染、颅内肿瘤、

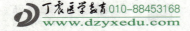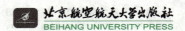

脑血管病和遗传代谢性疾病引起。

（3）隐源性癫痫：病因不明，但临床提示为症状性癫痫。

2. 辅助检查

（1）脑电图：是诊断癫痫最重要的检查方法，对发作性症状的诊断有很大价值，有助于明确癫痫的诊断、分型和确定特殊综合征。

（2）头部 CT、MRI 检查：可确定脑结构异常或病变，对癫痫及癫痫综合征诊断和分类有帮助。

（3）脑血管造影：可发现颅内血管畸形和动脉瘤、血管狭窄或闭塞，颅内占位性病变。

四、脑血管疾病

（一）概述

1. 病因 脑血管疾病多为全身血管和血液系统疾病的表现，病因为血管本身原因（如动脉粥样硬化、外伤、发育异常等）；血液成分改变（血液黏滞度增高）；血流动力学改变等。

2. 危险因素 多数学者一致认为：高血压、心脏病、糖尿病和短暂性缺血发作是脑血管疾病发生的最重要的危险因素。另外还有年龄、性别、遗传因素等无法干预的因素。

3. 脑血管疾病的三级预防

（1）一级预防：指发病前的预防，是三级预防中最关键的一环。主要为积极治疗相关疾病。

（2）二级预防：是在一级预防的基础上所进行的早期诊断、早期治疗。

（3）三级预防：对已出现脑卒中的患者进行干预，防治并发症，减轻残疾程度，提高患者的生活质量，预防复发。

（二）短暂性脑缺血发作

病因与发病机制 短暂性脑缺血发作（TIA）是由颅内动脉病变致脑动脉一过性供血不足引起的短暂性、局灶性脑或视网膜功能障碍。主要病因是动脉粥样硬化。

（三）脑梗死

1. 病因与发病机制 脑血栓形成是脑梗死最常见的类型，脑动脉粥样硬化是最常见和基本的病因，常伴有高血压。高血糖、高血脂、肥胖可加速脑动脉硬化的进程。

2. 辅助检查

（1）头颅 CT：是最常用的检查，早期多无改变，24 小时后出现低密度灶脑梗死区。

（2）脑血管造影：是脑血管病变检查的金标准，可显示血栓形成的部位、程度及侧支循环。

（四）脑栓塞

1. 病因与发病机制 各种栓子随血流进入颅内动脉，使血管腔急性闭塞或严重狭窄引起脑缺血坏死及功能障碍。心源性栓子为脑栓塞最常见的病因，其中又以风湿性心瓣膜病患者房颤时附壁血栓脱落最多见。

2. 辅助检查

（1）头颅 CT：早期多无改变，24 ~ 48 小时后出现低密度灶脑梗死区。

（2）脑血管造影：可显示脑栓塞的部位、程度及侧支循环。

（3）心电图检查：作为确定心肌梗死和心律失常的依据。

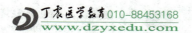
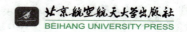

（五）脑出血

1. **病因** 高血压并发细小动脉硬化（最常见）；颅内动脉瘤；脑动静脉畸形；其他如脑淀粉样血管病、血液病、抗凝及溶栓治疗等。

2. **发病机制** 动脉硬化或产生小动脉瘤，当血压骤然升高时易造成血管破裂。高血压脑出血好发部位为基底节区，此处豆纹动脉从大脑中动脉近端呈直角发出，受高压血流冲击最大，最易破裂出血。

3. **辅助检查**

（1）影像学检查：CT 检查是诊断脑出血的首选方法，具有确诊价值。MRI 和脑血管造影能检出更细微病变。

（2）脑脊液检查：血性脑脊液，压力增高。一般不主张行腰穿检查，防止诱发脑疝。如需排除颅内感染或蛛网膜下腔出血，可谨慎进行。

（六）蛛网膜下腔出血

1. **病因与发病机制** 先天性脑动脉瘤是最常见病因，其次为动静脉畸形、颅内肿瘤、血液疾病等。用力、情绪激动、酗酒等为常见诱因。

2. **辅助检查**

（1）头颅 CT：是首选的检查方法，蛛网膜下腔显示高密度影像。

（2）脑血管造影：是确诊病因的最有价值和最具定位意义的检查。

（3）腰椎穿刺：是最具诊断价值和特征性的检查，脑脊液呈均匀一致血性，压力增高。

五、帕金森病

帕金森病又称震颤麻痹，是一种常见于中老年的神经系统变性疾病，临床上以静止性震颤、运动迟缓、肌强直和姿势平衡障碍为主要特征。

病因与发病机制

（1）环境因素：甲苯基四氢吡啶在化学结构上与某些杀虫剂相似，环境中结构类似的化学物质可能是帕金森病的病因。

（2）遗传因素：部分患者有家族史，绝大多数患者为散发性。

六、重症肌无力

1. **病因** 本病是一种与胸腺异常有关的获得性自身免疫性疾病，可能与某些遗传因素有关。

2. **辅助检查**

（1）疲劳试验：嘱患者用力眨眼后眼裂明显变小或两臂持续平举后出现上臂下垂，休息后又恢复正常者为阳性。

（2）新斯的明试验：肌内注射新斯的明 0.5～1mg，10～20 分钟后症状明显减轻者为阳性。

（3）重复电刺激：停用新斯的明 24 小时后，以重复低频电刺激尺神经、面神经或腋神经，记录远端诱发电位及衰减程度，递减程度在 10%～15% 以上者称为阳性。

（4）AChR-Ab 测定：常用放射免疫法和酶联免疫吸附试验进行测定，80% 以上的病例 AChR 抗体滴度增高。

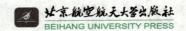

第二章　外科护理学

第一节　水、电解质及酸碱平衡紊乱

一、正常体液平衡

1. 水平衡

（1）体液的含量与分布：人体内体液总量与性别、年龄及体重有关。肌肉组织含水量较多，脂肪细胞不含水分。由于男性的体脂含量比女性少，因此成年男性的体液量约为体重的60%，成年女性约为50%，婴幼儿为70%～80%。体液可分为细胞内液和细胞外液，男性细胞内液占体重的40%，女性占35%。细胞外液分为血浆和组织间液两部分，男、女性细胞外液均占体重的20%，组织间液为15%，血浆为5%；小儿间质液的比例较成人高。

（2）24小时液体出入量的平衡：显性失水为尿、粪和失血等的总和，不显性失水为皮肤和呼吸道挥发的水分，一般为600～1000ml/d。内生水为体内代谢所产生的水分，约300ml/d。肾功能正常时尿液浓缩后可含溶质1200mmol/L，要排出全部溶质每天至少需排尿500ml。

（3）体液平衡的调节：体液的正常渗透压通过下丘脑-神经垂体-抗利尿激素系统来恢复和维持，血容量的恢复和维持是通过肾素-醛固酮系统。

2. 电解质平衡

（1）Na^+的平衡：Na^+是细胞外液的主要阳离子，正常值为135～145mmol/L。钠的主要生理功能是维持细胞外液的渗透压及神经肌肉的兴奋性。

（2）K^+的平衡：体内K^+总含量98%存在于细胞内，是细胞内液主要的阳离子。血清K^+正常值为3.5～5.5mmol/L。K^+的作用极其重要，可参与、维持细胞的正常代谢，维持细胞内液的渗透压和酸碱平衡，维持神经肌肉组织的兴奋性，以及维持心肌正常功能等。

（3）Cl^-和HCO_3^-：Cl^-、HCO_3^-和蛋白质是细胞外液中的主要阴离子，二者含量有互补作用，以维持细胞外液阴离子的平衡。

（4）Ca^{2+}的平衡：血清Ca^{2+}浓度为2.25～2.75mmol/L。Ca^{2+}的生理功能包括：是构成骨髓和牙齿的重要成分；调节心脏和神经的传导以及肌肉的收缩；参与凝血过程；是多种酶的激活剂；降低毛细血管和细胞膜的通透性。

（5）磷的平衡：血清磷正常值为1.1～1.3mmol/L。磷是核酸、磷脂及高能磷酸键的基本成分，此外，磷还参与蛋白质的磷酸化、参与细胞膜的组成，以及参与酸碱平衡等。

（6）Mg^{2+}的平衡：Mg^{2+}是细胞内的主要阳离子，正常血清Mg^{2+}浓度为0.75～1.25mmol/L。Mg^{2+}可影响神经活动的控制、神经肌肉兴奋性的传递、肌肉收缩及心脏激动性。

3. 酸碱平衡　人体代谢过程中不断产生的酸性和碱性物质，必须通过体内缓冲系统及肺、肾的调节作用使pH稳定在正常范围。

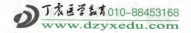
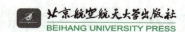

（1）血液缓冲系统：最重要的是 HCO_3^-/H_2CO_3，正常比值为 20：1，对于维持细胞外液的 pH 起决定作用。

（2）肺：通过呼吸，肺将 CO_2 排出，使血中 $PaCO_2$ 下降，调节血中的 H_2CO_3。

（3）肾：是调节酸碱平衡的重要器官。肾脏通过改变排出固定酸及保留碱性物质的量，来维持正常的血浆 HCO_3^- 浓度，保持血浆 pH 稳定。

二、水和钠代谢紊乱

临床将水、钠代谢紊乱分为 4 种类型：等渗性脱水、低渗性脱水、高渗性脱水和水中毒。外科最常见的为等渗性缺水。

不同性质脱水的临床特点及治疗　见表 2-1。

表2-1　不同性质脱水的临床特点及治疗

	等渗性	低渗性	高渗性	水中毒
血钠（mmol/L）	135～150	轻度<135 中度<130 重度<120	>150	
病因	消化液或体液急性丧失，如大量呕吐、肠瘘、肠梗阻、烧伤等	消化液持续丢失，长期胃肠减压失钠；限盐的肾脏、心脏疾病反复利尿；大面积烧伤慢性渗液；等渗性脱水补水过多等	摄入水分不足，如食管癌吞咽困难鼻饲高浓度营养液；高热大量出汗；大面积烧伤暴露疗法等	机体水分摄入量超过排出量，如肾功能不全；各种原因导致的抗利尿激素分泌过多；大量摄入不含电解质的液体或静脉补充水分过多等
水、钠丢失比例	水、钠等比例丢失	失钠多于失水	失水多于失钠	
主要丧失液区	细胞外液	细胞外液	细胞内液	
临床表现	恶心、乏力、少尿，但不口渴；眼窝凹陷，皮肤干燥；体液丢失达体重5%，可有脉速、肢冷等血容量不足表现，体液丢失达体重的6%～7%可有严重休克	初期无口渴，恶心、视物模糊、乏力、尿量正常或略增多；中度可出现脉搏细速、血压下降、站立性晕倒，尿量减少；严重者神志不清，肌痉挛性抽痛，腱反射消失，昏迷，休克；尿钠、氯低，尿比重低	体液丢失达体重2%～4%为轻度，口渴明显，无其他症状；4%～6%为中度，极度口渴，烦躁，乏力，眼窝凹陷，尿少，尿比重高；重度缺水者除上述症状外，出现躁狂、幻觉、错乱、瞻望、抽搐、昏迷甚至死亡	急性水中毒起病急骤，可出现神经、精神症状，重者发生脑疝；慢性水中毒发病缓慢，易被原发疾病掩盖，出现体重增加、软弱无力、恶心、呕吐、嗜睡等表现

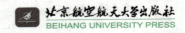

（续　表）

	等渗性	低渗性	高渗性	水中毒
治疗原则	消除病因是关键，补液选择平衡盐溶液或等渗盐水。平衡盐溶液更为安全合理，等渗盐水的Cl^-含量高于血清Cl^-含量，大量补充有导致高氯性酸中毒的危险	轻症者仅静脉输注高渗盐水；休克者首先补充血容量，先晶（复方乳酸氯化钠、等渗盐水）后胶（羟乙基淀粉、右旋糖酐或血浆），再补高渗盐水（5%氯化钠）	鼓励患者饮水和静注5%葡萄糖或0.45%氯化钠溶液	立即停止水分摄入，进行脱水治疗，如甘露醇、呋塞米（速尿）等

三、钾代谢异常

正常人体内约90%的钾存贮于细胞内，K^+是细胞内液主要的阳离子。血钾正常值为3.5～5.5mmol/L，但钾的作用极其重要，可参与、维持细胞的正常代谢，维持细胞内液的渗透压和酸碱平衡，维持神经肌肉组织的兴奋性，以及维持心肌正常功能等。钾代谢紊乱的临床特点及治疗见表2-2。

表2-2　钾代谢紊乱的临床特点及治疗

	低钾血症	高钾血症
血钾浓度	<3.5mmol/L	>5.5mmol/L
病　因	①长期进食不足 ②丢失过多：严重呕吐、腹泻，持续胃肠减压，肠瘘，长期使用排钾利尿药（呋塞米等）、盐皮质激素（醛固酮），急性肾衰多尿期等 ③钾向细胞内转移：大量注射葡萄糖和胰岛素、代谢性或呼吸性碱中毒、纠正酸中毒的过程中	①排钾减少：急性肾衰竭、长期使用保钾利尿药（螺内酯） ②补钾过多：补过量、过快、浓度过高，输入大量库存血 ③钾向细胞外转移：严重组织损伤、溶血、缺氧、休克、代谢性酸中毒等
临床表现	①骨骼肌：肌无力最早出现，一般先出现四肢软弱无力，后累及躯干和四肢。严重时腱反射迟钝或消失，呼吸肌受累致呼吸困难或窒息 ②心脏：心肌收缩无力，心音低钝，心动过速，室颤，心衰，猝死 ③胃肠道及泌尿道平滑肌：恶心，食欲缺乏，肠蠕动减弱，腹胀，肠鸣音减弱，便秘，肠麻痹，尿潴留 ④泌尿系统：因低钾、低氯性碱中毒，出现反常性酸性尿 ⑤神经系统：表情淡漠，反应迟钝，定向力差，昏睡、昏迷	①心脏：抑制心脏传导系统，抑制心肌收缩，心动过缓，房室传导阻滞，心脏停搏 ②骨骼肌：四肢软弱无力，腱反射迟钝或消失，严重者呈弛缓性瘫痪 ③神经系统：精神萎靡，嗜睡

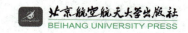

（续　表）

	低钾血症	高钾血症
心电图	T波低平，ST段下降，QT间期延长，出现u波	T波高尖，PR间期延长，P波下降或消失，QRS波群增宽，ST段升高
治疗原则及护理	①轻度缺钾首选口服补钾，最安全，一般用量3～6g/d，即可使血钾浓度升高1.0～1.5mmol/L ②中度、重度缺钾需静脉补钾，静滴浓度<0.3%（40mmol/L） ③严重低钾者每天补钾<15g，速度<20mmol/h，滴速<60滴/分 ④尿量>40ml/h方可补钾（特别重要） ⑤禁止静脉推注补钾，补钾浓度过高会抑制心肌致停搏，刺激静脉致疼痛	①立即停止口服和静脉补钾，避免进食水果等含钾高的食物，停用保钾利尿药及含钾的药物 ②静脉缓慢推注10%葡萄糖酸钙或5%氯化钙，对抗钾离子对心肌的抑制作用 ③促进钾向细胞内转移：5%碳酸氢钠碱化细胞外液，快速静滴；葡萄糖加胰岛素快速静滴 ④加速排钾：排钾利尿药呋塞米，阳离子交换树脂，腹腔或血液透析

四、钙、镁、磷代谢异常

1. 钙代谢异常　血清钙浓度正常值为2.25～2.75mmol/L。低钙血症血清钙浓度<2.25mmol/L；高钙血症>2.75mmol/L。

（1）低钙血症：见于急性重症胰腺炎、坏死性筋膜炎、肾功能衰竭和甲状腺手术误伤或颈部放射影响使甲状旁腺功能受损等。

（2）高钙血症：多见于甲状旁腺功能亢进症，其次是骨转移性癌。

2. 镁代谢异常　正常血清镁浓度为0.75～1.25mmol/L。低镁血症血清镁浓度<0.75mmol/L；高镁血症>1.25mmol/L。钾、钙、镁三种离子的相互作用、表现及护理见图2-1。

（1）低镁血症：饥饿、长时期的胃肠道消化液丧失（如肠瘘），以及长期静脉输液中不含镁等。

（2）高镁血症：主要发生于肾功能不全时，偶见于应用硫酸镁治疗子痫的过程中。

3. 磷代谢异常　正常血清磷浓度为1.1～1.3mmol/L。低磷血症血清磷浓度<0.8mmol/L；高磷血症>1.6mmol/L。

（1）低磷血症：可见于甲状旁腺功能亢进症、严重烧伤或感染、大量葡萄糖及胰岛素输入使磷进入细胞内，以及长期肠外营养未补充磷制剂等。

（2）高磷血症：临床少见，可见于急性肾衰竭、甲状腺功能减退、挤压伤等。

五、酸碱平衡失调

正常血液的pH为7.35～7.45，pH<7.35为酸中毒，pH>7.45为碱中毒。怀疑患者酸碱平衡失调时，作血气分析可明确诊断，具体对比见表2-3。

1. 代谢性酸中毒　是最常见的酸碱平衡紊乱，主要由细胞外液的H^+增加或HCO_3^-丢失导致。

常见病因

①碱性物质从消化道或肾脏丢失：如腹泻，肠瘘，小肠、胆管引流，肾小管酸中毒等。

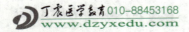 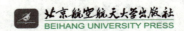

Ca²⁺ 对抗 K⁺ 对心肌的抑制作用，治疗高钾血症　　Ca²⁺ 竞争性拮抗 Mg²⁺，治疗硫酸镁中毒

Ca²⁺　高钙心律失常，心动过缓；增强心肌收缩力③

高钾肌无力，膝腱反射消①
失、呼吸抑制、心跳骤停　　　抑制心脏传导，心动徐缓③　　高钾肌无力，膝腱反射消失、①
　　　　　　　　　　　　　　　心电图 T 波高而尖　　　　　　呼吸抑制、心跳骤停

高 K⁺　　　　　　　　　　　　　　　　　　　　　　　　　　　　**Mg²⁺ 高**

低 K⁺　　对神经肌肉的作用是相反的　　**Ca²⁺**　　对神经肌肉的作用是相同的　　**Mg²⁺ 低**

低钾肌无力，腱反射迟钝或消失 ①　　低钙手足抽搐，腱反射亢进 ②　　低镁与低钙很相似，②
肠蠕动减弱，便秘，腹胀　　　　　　口周、指尖麻木及针刺感　　　　肌震颤，手足抽搐

低钾使心肌兴奋，心动过速；④　钾剂只可静滴（最危险），钙剂可静滴和静推（次危险），
心电图出现 u 波　　　　　　　　而镁剂不仅可静滴、静推，还可以深层肌内注射

临床表现	K⁺	Ca²⁺	Mg²⁺
①腱反射迟钝或消失，肌无力	低钾／高钾	—	高镁
②腱发射亢进，手足搐搦，肌震颤	—	低钙	低镁
③心动过缓	高钾	高钙	高镁
④心动过速	低钾	—	低镁

慢

钾：静滴浓度 < 0.3%（40mmol/L），一般用量 3 ~ 6g/d，严重低钾者每天补钾 < 15g，速度 < 20mmol/h，尿量 > 40ml/h 方可补钾

钙：静推 > 10 分钟，心率 < 80 次／分应停用

镁：静滴速度以 1 ~ 2g/h，呼吸 < 16 次／分、尿量 < 400ml/d 或 17ml/h、膝腱反射消失应停药

图2-1　钾、钙、镁三种离子的相互作用、表现及护理

表2-3　酸碱代谢紊乱血气分析对比

		pH	PaCO₂	HCO₃⁻	BE（碱剩余）
正常值	——	7.35~7.45	35~45mmHg（4.67~6.0kPa）	22~27mmol/L	−3~+3mmol/L
代谢性酸中毒	代偿期	正常	正常	稍降低	负值增大
	失代偿期	下降	正常或稍降低	明显降低	负值增大
代谢性碱中毒	代偿期	正常	正常	稍升高	正值增大
	失代偿期	升高	正常或稍升高	明显增高	正值增大
呼吸性酸中毒	——	下降	升高	正常或稍升高	正常
呼吸性碱中毒		升高	降低	代偿降低	正常
代酸 + 呼碱		可正常	降低	——	负值增大
代酸 + 代碱		——	变化不大，据临床资料判断		
呼酸 + 代碱		可正常	升高	——	正值增大
混合型酸碱中毒	代酸＋呼酸	明显下降	升高	降低	负值增大
	代碱＋呼碱	明显升高	降低	升高	正值增大

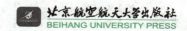

②摄入过多的酸性物质：如氯化钙、氯化镁等，静脉输入过多不含 HCO_3^- 的含钠液。

③酸性代谢产物堆积：是代谢性酸中毒最主要的原因。如摄入热量不足使体内脂肪氧化增加，产生酮体；血容量减少，组织缺氧，乳酸堆积等；糖尿病酮症酸中毒。

2. 代谢性碱中毒

常见病因

①胃液丢失过多：外科代谢性碱中毒最常见的原因。如幽门梗阻或高位肠梗阻严重呕吐或长期胃肠减压。

②碱性物质摄入过多：如大量输入库存血，抗凝剂入血后转化为 HCO_3^-。

③低钾血症：使细胞内的 K^+ 和细胞外的 Na^+、H^+ 交换，引起细胞外碱中毒。呋塞米等排钾利尿药可导致低钾低氯性碱中毒。

3. 呼吸性酸中毒的常见病因

（1）呼吸系统抑制：应用麻醉药或镇静药、颅内损伤、脑血管意外等。

（2）气道梗阻或肺实质病变：慢性阻塞性肺疾病、哮喘等。

（3）人工呼吸机使用不当：呼吸机参数调整不当。

（4）胸廓、胸膜病变：气胸、血胸、胸腔积液等。

4. 呼吸性碱中毒的常见病因：主要为通气过度。癔症、疼痛、发热、创伤、呼吸机辅助过度通气等。

第二节　外科休克

休克是机体受到强烈的致病因素侵袭后，引起有效循环血容量锐减、组织灌注不足、细胞代谢紊乱和功能受损为特征的病理性综合征。氧供给不足和需求增加是休克的本质，产生炎症介质是休克的特征。

1. 病因与分类　根据病因分类可分为 5 类（表 2-4）。低血容量性休克和感染性休克在外科最常见。

表2-4　休克的病因与分类

分　类	病　因
低血容量性休克	失血性、创伤性休克：消化道大出血，严重损伤，骨折，肝、脾破裂出血等
心源性休克	心排出量急剧减少所致，如大面积急性心梗、严重心律失常等
感染性休克	细菌及毒素作用所致，如严重胆道感染、急性化脓性腹膜炎、脓毒症等
过敏性休克	药物、血清制剂或疫苗等过敏所致
神经源性休克	剧烈疼痛、高危脊髓麻醉或损伤引起血管运动中枢抑制

2. 病理生理　有效循环血量锐减、组织灌注不足及产生炎症介质是各类休克共同的病理生理

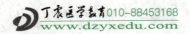
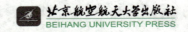

基础。

（1）微循环的变化

①微循环收缩期：又称为缺血缺氧期，机体通过一系列代偿机制调节和矫正病理变化。毛细血管前括约肌收缩，后括约肌相对开放，大量真毛细血管网关闭，同时直捷通路和动静脉间短路开放，回心血量增加，血液重新分布，以保证心、脑等重要器官血供。微循环处于"只出不进"的低灌注状态。

②微循环扩张期：又称为淤血缺氧期，毛细血管前括约肌舒张，后括约肌收缩，微循环处于"只进不出"的再灌注状态，血液滞留，进一步减少回心血量。

③微循环衰竭期：又称为不可逆休克期，血液浓缩、高凝，形成微血栓，甚至发生 DIC，微循环处于"不进不出"的停滞状态。凝血因子大量消耗和纤维蛋白溶解系统激活，易导致严重出血倾向。由于细胞严重缺氧，细胞自溶、死亡，最终引起广泛组织损害，甚至多器官功能受损。多系统器官功能障碍（MODS）是休克患者主要的死亡原因。

（2）代谢改变

①能量代谢障碍：由于组织灌注不足和细胞缺氧，体内的葡萄糖以无氧酵解为主，产生的能量较少，造成机体能量严重不足。创伤和感染使机体处于应激状态，使机体儿茶酚胺和肾上腺皮质激素明显升高，抑制蛋白合成、促进蛋白分解，以便为机体提供能量和合成急性期蛋白的原料，同时胰岛素分泌减少、胰高血糖素分泌增多，促进糖异生、抑制糖降解，导致血糖水平升高。

②代谢性酸中毒：葡萄糖无氧酵解增强，乳酸生成增多。肝脏对乳酸的代谢能力下降，使乳酸堆积，出现代谢性酸中毒。

（3）内脏器官的继发性损害

①肺：休克引起 MODS 时最常累及。低灌注和缺氧状态下可损伤肺毛细血管的内皮细胞和肺泡上皮细胞，血管壁通透性增加，导致肺间质水肿。肺泡表面活性物质生成减少，肺泡表面张力升高，可继发肺泡萎陷，出现局限性肺不张，进而出现急性呼吸窘迫综合征（ARDS）。

②肾：休克时儿茶酚胺、血管升压素和醛固酮分泌增加，肾血管收缩、血流量减少，肾小球滤过率降低，尿量减少。同时肾内血流重新分布，使血流主要转向髓质，滤过尿量减少，肾皮质肾小管发生缺血坏死，引起急性肾衰竭。

③心：休克早期一般无心功能异常。休克加重后，可出现心肌坏死和心力衰竭。

④脑：休克早期脑的血液供应基本能够保证。随着休克的发展，脑灌注压下降和血流量减少，导致脑缺氧。可继发脑水肿严重者形成脑疝。

⑤胃肠道：胃肠道最早发生缺血和酸中毒，胃肠道黏膜发生糜烂、出血或应激性溃疡。

⑥肝：休克时肝血流量减少，肝细胞因缺血、缺氧而明显受损。肝脏的解毒和代谢能力下降，可发生内毒素血症，严重时出现肝性脑病和肝衰竭。

3. 外科常见的休克

（1）低血容量性休克：短时间内大量出血及体液丢失所致，多见于上消化道大出血、异位妊娠破裂、腹部实质脏器破裂、大血管破裂等。

（2）创伤性休克：多由严重外伤导致血液和体液同时丢失所致，如严重烧伤、挤压伤、大面积撕脱伤等。

（3）感染性休克：常继发于各种感染，主要为革兰阴性菌感染，又称内毒素休克。可分为冷休克和暖休克。冷休克外周血管收缩，阻力增高，血容量和心排量减少，为低动力性；暖休克外周血管扩张，阻力降低，心排量正常，为高动力型。

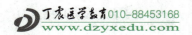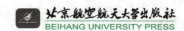

第三节　多器官功能障碍综合征

一、概　述

在急性危重病情况下，出现两个或者两个以上器官或系统同时或先后发生功能不全或衰竭，称为多器官功能不全综合征（MODS）。

严重的损伤感染、心脏骤停复苏后、重症胰腺炎、各种原因引起的休克、原有基础疾病加重以及免疫功能低下均可引起 MODS。输血、输液、用药或呼吸机使用不当也可引起 MODS。肺脏是多器官功能障碍最常见的器官，同时也是最常见的首发器官。其次是肾、肝、心、中枢神经系统、胃肠、免疫系统以及凝血系统。

二、急性呼吸窘迫综合征

急性呼吸窘迫综合征（ARDS）是指由肺内、肺外因素导致的急性弥漫性肺损伤，以及由此而发展的急性呼吸衰竭。急性肺损伤（ALI）和 ARDS 为同一疾病过程的两个阶段，ALI 代表早期和病情相对较轻的阶段，ARDS 代表后期病情较严重的阶段。

1. **病因与发病机制**　可分为肺内因素（直接损伤）和肺外因素（间接损伤）两类。ARDS 的本质是肺部炎症反应，即系统性炎症反应综合征（SIRS）的肺部表现。常见的危险因素包括肺炎、大面积创伤、吸入性肺损伤、非心源性休克、药物过量、输血相关急性肺损伤、溺水等。

2. **病理**　弥漫性肺泡损伤是 ARDS 的病理改变。病理过程的 3 个阶段（渗出期、增生期和纤维化期）常重叠存在。

（1）渗出期：肺泡和（或）肺血管内皮受损，血管通透性增高，肺泡渗出液中富含蛋白质，导致肺间质和肺泡水肿，肺泡内透明膜形成，炎症细胞浸润，常伴肺泡出血。大体表现为暗红或紫红肝样变，有"湿肺"之称。肺水肿和肺泡萎陷，导致功能残气量和肺泡数量相对减少，称为"小肺"。以上变化导致严重的通气／血流比例失调、肺内分流和弥散障碍，从而造成顽固性低氧血症和呼吸窘迫。

（2）增生期和纤维化期：1～3 周后可见 II 型肺泡上皮细胞、成纤维细胞增生；部分肺泡透明膜经吸收而消散，也有部分形成肺泡纤维化。

3. **辅助检查**

（1）X 线胸片：类似肺水肿的特点，快速多变。早期无异常，肺纹理可增多；进展期 X 线胸片有广泛性点、片状阴影。

（2）动脉血气分析：是疾病诊断与病情判断的重要检查。PaO_2 降低、$PaCO_2$ 降低、pH 升高是典型的变化。氧合指数（PaO_2/FiO_2）是指在吸入某一氧浓度（FiO_2）时的 PaO_2 与该 FiO_2 的比值，$PaO_2/FiO_2 \leq 300mmHg$ 是 ARDS 诊断的必备条件，$PaO_2/FiO_2 \leq 300mmHg$ 为轻度低氧血症，$PaO_2/FiO_2 \leq 200mmHg$ 为中度，$PaO_2/FiO_2 \leq 100mmHg$ 为重度。

（3）肺功能监测：肺顺应性降低，无效腔通气量比例增加。

三、急性肾衰竭

急性肾衰竭又称急性肾损伤，是指由各种原因引起的短时间内肾功能急剧下降而出现的临床综

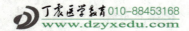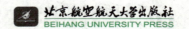

合征。

病因、病理　根据病变发生的解剖部位不同，可分为肾前性、肾后性和肾性 3 种（表 2-5）。挤压伤是最常见的急性肾衰竭，横纹肌溶解，肌红蛋白堵塞肾小管，致其坏死所致。

表2-5　急性肾衰竭的病因与发病机制

	肾前性肾衰	肾性肾衰	肾后性肾衰
发病机制	肾血流灌注不足，导致肾小球滤过率降低	肾实质损伤	急性尿路梗阻
常见疾病	血容量不足：大量脱水、出血；心输出量减少：严重心脏疾病；周围血管扩张：降压过快、感染性休克；肾血管阻力增加：使用去甲肾上腺素等	急性肾小管坏死：如挤压伤，是最常见的急性肾衰竭类型；急性间质性肾炎；肾小球或肾微血管疾病；肾大血管疾病；庆大霉素、链霉素等肾毒性药物；蛇毒、鱼胆等生物毒素	前列腺增生、肿瘤、输尿管结石、腹膜后肿瘤压迫

四、弥散性血管内凝血

弥散性血管内凝血（DIC）是以微血管体系损伤为病理基础，凝血及纤溶系统被激活，导致机体弥散性微血栓形成、凝血因子大量消耗并继发纤溶亢进，从而引起全身性出血和微循环障碍的临床综合征。

1. 病因与发病机制

（1）严重感染：最多见，包括细菌、病毒、立克次体等。

（2）严重创伤与恶性肿瘤：休克、急性白血病、淋巴瘤、前列腺癌、胰腺癌、大面积烧伤、严重挤压伤、大手术等。

（3）其他：严重疾病、中毒、产科意外、输血反应、移植排斥等。

2. 病理

（1）高凝期：血液呈高凝状态，循环血液中有血栓形成。护士抽血取化验标本时发现血液不易抽出、易凝固，重者皮肤出现瘀点或紫斑。血液凝血时间缩短，血小板黏附性增高。

（2）消耗性低凝期：血管内凝血消耗大量的凝血因子和血小板，使血液转入低凝状态。以出血为主要表现，全身各个部位均可发生。实验室检查表现为出、凝血时间和凝血酶原时间延长，凝血因子减少。

（3）继发性纤溶期：由于大量纤溶酶与纤维蛋白（原）降解产物的纤溶和抗纤凝作用，此期血液凝固性更低，出血倾向更为明显，表现为严重出血和渗血、休克等。实验室检查见血浆鱼精蛋白副凝固试验（3P 试验）阳性。

第四节　外科感染

一、概　述

外科感染是指需要外科干预治疗的感染，包括与创伤、烧伤以及与手术相关的感染。

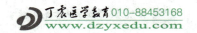
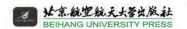

1. 分类

（1）按致病菌种类和病变性质分类

①非特异性感染：又称化脓性或一般性感染，如疖、痈、急性淋巴结炎、急性阑尾炎等。

②特异性感染：指由一些特殊的病菌、真菌等引起的感染。如结核、破伤风、气性坏疽、念珠菌病等，可引起较为独特的病变。

（2）按病变进程分类：分为急性感染、亚急性感染与慢性感染3种。病程在3周之内为急性感染，超过2个月为慢性感染，介于两者之间为亚急性感染。

2. 病因与发病机制　外科感染发生的原因包括2个方面，即病原菌的致病因素和机体的易感因素。病原菌的数量和毒力直接影响了外科感染的病程及程度。正常情况下，人体天然免疫和获得性免疫共同参与抗感染的防御机制，当某些局部因素或全身因素导致防御机制受损时，就可能引起感染。常见致病菌包括革兰阴性杆菌、革兰阳性球菌、无芽胞厌氧菌、真菌等。

3. 辅助检查

（1）实验室检查：血常规可见白细胞计数增加；做细菌培养可确定致病菌；深部的感染灶可行穿刺取得脓液进行培养；必要时可重复培养。

（2）影像学检查：B超、X线、CT和MRI。

4. 浅部组织化脓感染

（1）疖：指单个毛囊及其周围组织的化脓性感染，多由金黄色球菌感染所致，局部表现为早期为红、肿、热、痛的小硬结，直径＜2cm。后期硬结中央出现脓栓，一般无全身症状。面疖，尤其是危险三角区，即上唇、鼻、鼻唇沟的疖，被挤压时，易致颅内化脓性海绵状静脉。

（2）痈：指相邻多个毛囊及其周围组织的急性细菌性化脓性感染，好发于颈部、背部。局部暗红硬肿，其中可有多个脓点。

（3）急性淋巴管炎：可分为网状淋巴管炎（丹毒）和管状淋巴管炎。丹毒好发于下肢和面部，患者皮肤出现鲜红色片状红疹、略隆起，红肿区可有水疱，下肢丹毒反复发作可发展为橡皮肿。浅层急性淋巴管炎会在表皮下形成红色线条，很少发生化脓。自原发病灶向近心端延伸，质硬、有压痛。深层淋巴管炎皮肤无红线，但患肢肿胀，沿淋巴管有压痛。

（4）急性蜂窝织炎：是发生在皮下、筋膜下、肌间隙或深部结缔组织的一种急性弥漫性化脓性感染。多由A组β溶血性链球菌、金黄色葡萄球菌所致。首选青霉素或磺胺类药物，合并厌氧菌感染用甲硝唑。

二、全身性感染

全身性感染是指致病菌侵入人体血液循环，并在体内生长繁殖或产生毒素而引起的严重的全身性感染中毒症状。全身性外科感染主要包括脓毒症和菌血症。

1. 病因　全身性外科感染常继发于严重创伤后的感染或各种化脓性感染，感染的发生与致病菌数量、毒力和（或）机体抗感染能力低下有关。

2. 病理病生

（1）革兰阴性杆菌感染：最常见，主要有大肠埃希菌、铜绿假单胞菌、变形杆菌。革兰阴性杆菌所致的脓毒症一般较严重，此类细菌的主要毒性在于内毒素。可出现"三低"现象（低温、低白细胞、低血压），早期即可发生感染性休克。

（2）革兰阳性球菌感染：较常见的有金黄色葡萄球菌、表皮葡萄球菌、肠球菌。其外毒素能使周围血管麻痹、扩张，易经血液播散，可在体内形成转移性脓肿，感染性休克出现较晚。金黄色葡萄

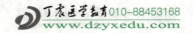
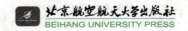

球菌可产生血浆凝固酶，使感染局限化和形成血栓，常不发生全身感染。

（3）无芽胞厌氧菌感染：易被忽略。厌氧菌感染有 2/3 同时有需氧菌。两类细菌有协同作用，能使坏死组织增多，形成脓肿。脓液可有粪臭样恶臭。常见的无芽胞厌氧菌包括拟杆菌、梭状杆菌、厌氧葡萄球菌和厌氧链球菌。

（4）真菌：可经血性播散，常同细菌感染混合存在，临床不易区别，容易漏诊、误诊。

3. **辅助检查**　血白细胞计数显著增高或降低，中性粒细胞核左移、幼稚型增多，出现中毒颗粒。寒战、高热时做血液细菌或真菌培养，血培养找到致病菌是诊断菌血症最重要、最可靠依据。

三、破伤风

破伤风是由破伤风梭菌经皮肤或黏膜伤口侵入人体，在缺氧环境中生长繁殖所导致的特异性感染，常继发于创伤后，尤其是窄而深的伤口，伤口分泌物无恶臭。

病因、病理生理　破伤风梭菌为专性厌氧菌，革兰染色阳性。其发病的主要因素是缺氧环境，致病因素主要是外毒素（痉挛毒素和溶血毒素）。其中痉挛毒素是引起临床症状的主要毒素，可致全身横纹肌持续性收缩与阵发性痉挛，血压升高、心率加快、发热、大汗等。而溶血毒素可引起局部组织坏死和心肌损害。

第五节　损　伤

一、概　述

损伤是指各类致伤因素对人体所造成的组织结构完整性的破坏或功能障碍。

1. **分类**　按皮肤完整性，可分为闭合性损伤和开放性损伤。

（1）闭合性损伤：损伤部位的皮肤黏膜完整，多由钝性暴力所致。具体类型及表现见表 2-6。

表2-6　闭合性损伤的常见类型和表现

分　类	发生原因	表　现
挫　伤	最常见的软组织损伤，钝性暴力引起	局部肿胀、触痛，皮肤红或青紫
挤压伤	肌肉丰富部位受重物长时间挤压	挤压综合征，出现高钾血症和急性肾衰竭
扭　伤	间接暴力使关节超出生理活动范围	
爆震伤（冲击伤）	爆炸产生的强烈冲击波造成	体表无明显损伤，但脏器或鼓膜可出血、破裂或水肿

（2）开放性损伤：损伤部位的皮肤黏膜破损，深部组织经伤口与外界相通。具体类型及表现见表2-7。

2. **病理生理**

（1）局部反应：主要表现为局部创伤性炎症反应，与一般炎症基本相同。

（2）全身反应：是非特异性应激反应，表现为发热、神经内分泌反应、分解代谢增强、免疫力下降。

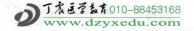
59
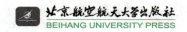

表2-7　开放性损伤的常见类型和表现

分　类	发生原因	表　现
擦　伤	与表面较粗糙的物体快速摩擦造成	创面有擦痕、小出血点和浆液渗出
切割伤	锐利器械切割	创缘平整，创口小、深，易造成血管、神经、肌腱等深部组织损伤
刺　伤	尖锐物体刺入组织	伤口深而细小，可伤及深部器官
撕脱伤	浅表和深部组织撕脱、断裂	组织破坏较严重，出血多，易休克和感染。最严重的头皮损伤是头皮撕脱伤
裂　伤	钝器打击造成皮肤及皮下组织断裂	伤口不规则，创缘多不整齐
火器伤	枪弹或弹片所致	贯通或盲管伤，损伤范围大，坏死组织多，病情复杂，易感染

3. 创伤的修复　组织修复的过程分为炎症反应阶段、组织增生和肉芽形成阶段及组织塑形阶段。愈合类型有一期愈合和二期愈合。

（1）一期愈合：又称原发愈合。组织修复以原来细胞为主，仅含少量纤维组织，伤口边缘整齐、严密、呈线状，组织结构和功能修复良好。

（2）二期愈合：又称瘢痕愈合。以纤维组织修复为主，修复较慢，瘢痕明显，愈合后对局部构和功能有不同程度的影响。

（3）影响创伤愈合的因素

①局部因素：以伤口感染最常见。

②全身性因素：包括老年、营养不良、大量使用细胞增生抑制剂、免疫功能低下、慢性疾病及全身严重并发症等。

二、烧　伤

烧伤是指由火焰、热液、高温气体、激光、炽热金属液体或固体等所引起的组织损害。

病理生理

（1）急性体液渗出期（休克期）：体液渗出在6～12小时内最快，持续24～36小时，严重烧伤可延迟至48小时。休克是烧伤后48小时内最大的危险，也是导致患者死亡的最主要原因。大面积烧伤使毛细血管通透性增加，大量血浆外渗至组织间隙及创面，引起有效循环血量锐减，而发生低血容量性休克。

（2）急性感染期：严重烧伤由于皮肤、黏膜屏障功能受损，机体免疫功能受抑制，抵抗力降低，易感性增加，易发生全身性感染。

（3）创面修复期：创面的修复与烧伤的深度、面积及感染的程度密切相关。

（4）康复期：进行锻炼、工疗、体疗和整形以促进恢复。

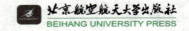

第六节 肿 瘤

肿瘤是各种始动与促进因素引起组织细胞异常增生和分化而形成的新生物。其生长不受正常生理调节，可破坏正常组织与器官。

1. **分类** 按肿瘤的形态和对机体的影响，可分为良性肿瘤和恶性肿瘤两大类（表2-8）。良性肿瘤一般称为"瘤"。恶性肿瘤来自上皮组织称为"癌"，来自间叶组织称为"肉瘤"。此外，少数肿瘤形态上属良性，但浸润性生长，易复发，甚至转移，称为交界性肿瘤；癌变细胞局限于上皮层，未突破基底膜的早期癌为原位癌。

表2-8 良性肿瘤和恶性肿瘤鉴别

	良性肿瘤	恶性肿瘤
细胞分化程度（根本区别）	高，成熟	低，不成熟
生长速度	缓慢	较快
生长方式	膨胀性生长有包膜，与周围组织分界清楚，能推动；外生性生长	浸润性生长无包膜，与周围组织分界不清，不能推动；外生性生长常伴侵袭性生长
继发改变	很少发生坏死、出血	常发生出血、坏死、溃疡
转 移	无	常有
复 发	很少	容易
对机体影响	局部压迫或阻塞	局部压迫、阻塞，破坏原发处和转移处组织，造成恶病质和死亡

2. **病因、病理**

（1）致癌因素（外源性因素）：环境因素，包括化学、物理、生物因素等；不良生活方式；慢性刺激和炎症。

（2）促癌因素（内源性因素）：遗传因素，内分泌因素，免疫因素，心理社会因素。

（3）转移途径：肿瘤的转移途径包括直接蔓延、淋巴转移、血行转移、种植性转移，其中最常见的转移途径为淋巴转移。常见病理类型、转移途径及部位见表2-9。

3. **辅助检查** 病理检查是确定肿瘤直接而可靠的方法。包括细胞学检查和组织学检查。

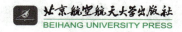

表2-9　恶性肿瘤的常见病理类型、转移途径及转移部位

肿　瘤	常见病理类型	转移途径	转移部位
甲状腺癌	乳头癌	淋巴途径	颈部淋巴结
食管癌	鳞癌	淋巴途径	颈部、左锁骨上、纵隔、膈下、胃周及肺门淋巴结
胃　癌	腺癌	淋巴途径主要 血行途径	胃旁、胸导管、左锁骨上淋巴结 肝
原发性肝癌	大体：结节型 组织：肝细胞型	门静脉系统血行途径 肝外血行途径	肝内转移 肺、骨、脑
胰腺癌	导管细胞腺癌	淋巴途径 血行途径	锁骨上淋巴结（晚期） 肝
大肠癌	大体：溃疡型 组织：腺癌	淋巴途径主要 血行途径	肠系膜血管周围淋巴结 肝
肾　癌	成人：肾细胞癌（腺癌） 小儿：肾母细胞瘤	淋巴途径 血行途径	肾蒂淋巴结 肺
膀胱癌	上皮性肿瘤	淋巴途径最主要 血行途径（晚期）	盆腔淋巴结 肝
子宫颈癌	大体：外生型 组织：鳞癌	直接浸润（最常见） 淋巴途径 血行途径极少见	阴道壁 子宫旁及子宫颈旁 —
子宫内膜癌	内膜样腺癌	直接浸润 淋巴途径主要	输卵管、宫颈管及阴道 腹主动脉旁、腹股沟淋巴结
卵巢癌	上皮性肿瘤	直接浸润、腹腔种植 淋巴途径	盆、腹腔内广泛转移灶 —
侵蚀性葡萄胎、绒毛膜癌	滋养细胞肿瘤	血行途径	最常见肺转移 最主要的死亡原因是脑转移
乳腺癌	导管上皮癌	淋巴途径最主要 早期已有血行转移	同侧腋窝淋巴结 骨、肺、肝
骨肿瘤	骨肉瘤	血行途径	肺
支气管肺癌	鳞癌、腺癌	淋巴途径 血行途径	同侧颈部、右锁骨上淋巴结 骨、脑、肝

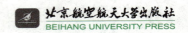

第七节 颈部疾病

一、解剖生理概要

1. 解剖

（1）甲状腺：甲状腺是人体最大的内分泌腺，位于颈下部、气管上部的双侧和前方，呈"H"形，分为左右两叶，中间以峡部相连，借外层被膜固定于气管和环状软骨上。成人约重 30g。甲状旁腺常位于甲状腺两叶背侧，上、下各 1 对。甲状腺的血液供应主要来自两侧的甲状腺上动脉和甲状腺下动脉。甲状腺有 3 条主要静脉，即甲状腺上、中、下静脉。在甲状腺两叶背面一般附有 4 个甲状旁腺。

（2）喉返神经和喉上神经：喉返神经来自迷走神经，支配声带运动；喉上神经也来自迷走神经，可分为内支和外支。内支支配声门上方咽部的感觉；外支支配环甲肌，使声带紧张。

2. 生理

（1）甲状腺：可合成、贮存和分泌甲状腺素，滤泡是其基本结构单位。产生并分泌甲状腺素（T_4）和小部分三碘甲状腺原氨酸（T_3）。甲状腺激素是体内唯一储存在细胞外的内分泌激素，能促进机体的新陈代谢和生长发育，特别对脑和骨骼的正常发育和功能有重要的作用。滤泡旁细胞分泌的降钙素有促进成骨的作用，并有对抗甲状旁腺素的作用，使血钙浓度降低。

（2）甲状旁腺：分泌甲状旁腺素，能升高血钙，调节钙、磷代谢，与降钙素共同维持血钙稳定。如甲状腺手术时不慎误切，可引起血钙下降，手足抽搐。

二、甲状腺功能亢进症

甲状腺腺体本身功能亢进，合成和分泌甲状腺激素增加所导致的甲状腺毒症称为甲状腺功能亢进症，简称甲亢。

1. 病因 可分为 Graves 病、多结节性甲状腺肿伴甲亢、甲状腺自主性高功能腺瘤、碘甲亢等，其中以 Graves 病最为常见，属自身免疫性甲状腺疾病，有遗传倾向。此外，细菌感染、性激素、应激、精神刺激和锂剂等环境因素对本病有促发作用。

2. 分类

（1）原发性甲亢：是一种自身免疫性疾病。在甲状腺肿大的同时，出现功能亢进症状。患者年龄多在 20 ～ 40 岁之间。表现为腺体弥漫性、两侧对称肿大，常伴有眼球突出，又称"突眼性甲状腺肿"。

（2）继发性甲亢：较少见，如继发于结节性甲状腺肿的甲亢。发病年龄多在 40 岁以上。腺体呈结节状肿大，两侧多不对称，无突眼，易发生心肌损害。

（3）高功能腺瘤：少见，甲状腺内有单或多个自主性高功能结节，无突眼，结节周围的甲状腺组织呈萎缩改变。

3. 辅助检查

（1）基础代谢率（BMR）测定：基础代谢率 % ＝（脉压＋脉率）－ 111。正常值为 ±10%，＋20% ～＋30% 为轻度甲亢，＋30% ～＋60% 为中度甲亢，＋60% 以上为重度甲亢。测定应在禁食12 小时、睡眠 8 小时以上，静卧空腹状态下进行。

（2）血清促甲状腺素（TSH）：是诊断甲亢最敏感的指标，对甲状腺激素尚正常的亚临床甲亢有诊断筛查，可作为单一指标进行甲亢筛查。

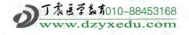
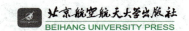

（3）血清甲腺激素测定：血清 T_3、T_4 增高是甲亢最有意义的检查。血清游离 T_4（FT_4）和游离 T_3（FT_3）能更准确地反映甲状腺的功能状态。

（4）三碘甲状腺原氨酸抑制试验（T_3 抑制试验）：用于鉴别单纯性甲状腺肿和甲亢。也可作为抗甲状腺药物治疗甲亢的停药指标。

（5）甲状腺摄 ^{131}I 率测定：正常 24 小时为 ^{131}I 量的 30%～40%，若 2 小时内摄 ^{131}I 量超过 25%，或 24 小时内超过 50%，并且吸 ^{131}I 高峰提前出现，均可诊断甲亢，但不反映甲亢的严重程度。

三、甲状腺肿瘤

1. **概述**　与甲状腺有关的肿瘤区别于其他颈部肿块的特点是随吞咽上下移动。

（1）甲状腺腺瘤：是最常见的甲状腺良性肿瘤。多见于 40 岁以下的妇女。按形态可分为滤泡状和乳状囊性腺瘤两种，滤泡状腺瘤多见。颈部出现圆形或椭圆形结节，多为单发，稍硬，表面光滑，无压痛，随吞咽上下移动。大部分患者无任何症状，腺瘤生长缓慢。当乳头状囊性腺瘤因囊壁血管破裂发生囊内出血时，肿瘤可在短期内迅速增大，局部出现胀痛。

（2）甲状腺癌：是最常见的甲状腺恶性肿瘤。组织学分型主要包括乳头状癌、滤泡状、未分化癌及髓样癌 4 类。

①乳头状癌：最常见。30～45 岁女性多见，生长缓慢，低度恶性，较早出现颈部淋巴结转移，但预后较好。

②滤泡状癌：50 岁左右女性多见，中度恶性，有侵犯血管倾向，常有血行转移，预后较乳头状癌差。

③未分化癌：70 岁左右老年人多见，高度恶性，50% 早期发生颈淋巴结转移，也常血行转移至肺、骨等处，预后最差。

④髓样癌：来源于滤泡旁细胞，恶性程度中等，较早发生淋巴和血行转移，预后较乳头状癌及滤泡状癌差，但较未分化癌好。

2. **辅助检查**　超声检查是分化型腺癌的首选诊断方法；细针穿刺细胞学检查是术前诊断甲状腺癌诊断率最高的方法。

四、其他常见颈部肿块

1. **甲状腺舌管囊肿**　是与甲状腺发育有关的先天性畸形，多见于 15 岁以下儿童，男性为女性的 2 倍。表现为颈前区中线、舌骨下方直径 1～2cm 边界清晰的光滑圆形肿块，无压痛，有囊性感，并随吞咽或伸、缩舌而上下移动。需彻底切除囊肿及残余的管状结构。

2. **颈部淋巴结结核**　多见于儿童和青年。表现为颈部一侧或双侧出现多个大小不等的肿大淋巴结，一般位于胸锁乳突肌的前、后缘。少数患者可有低热、盗汗等全身中毒症状。实验室检查血红细胞沉降率加快，淋巴结穿刺或切片病理学检查有助于诊断。

3. **慢性淋巴结炎**　多继发于头、面、颈部的炎性病灶。肿大的淋巴结分散在颈侧区或颌下、颏下区。黄豆大小、较扁平，质软或中等，表面光滑、活动，可有或无压痛需与恶性病变鉴别，必要时应切除肿大淋巴结作病理检查。

4. **恶性淋巴瘤**　包括霍奇金病和非霍奇金淋巴瘤，是来源于淋巴组织恶性增生的实体瘤，多见于男性青壮年。肿大的淋巴结可表现单侧或双侧可粘连成团，生长迅速，伴腋窝、腹股沟等全身淋巴结肿大，肝脾肿大，发热。淋巴结组织学病理检查可确诊。

5. **转移性肿瘤**　发病率仅次于慢性淋巴结炎和甲状腺疾病。以鼻咽癌和甲状腺癌转移最为多见。

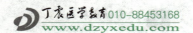
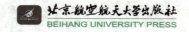

肿大的淋巴结坚硬，表面不平、固定。锁骨上窝转移性淋巴结的原发灶多在胸腹部，胃肠道、胰腺、妇科恶性肿瘤多经胸导管转移至左锁骨上淋巴结。

第八节　乳房疾病

一、解剖生理概要

1. **乳房的解剖**　成年女性乳房是两个半球形的性征器官，位于胸大肌浅面，约在第 2～6 肋骨水平的浅筋膜浅、深层之间。乳头位于乳房的中心，周围的色素沉着区为乳晕。乳腺有 15～20 个腺叶，每一腺叶分成很多腺小叶，腺小叶由小乳管和腺泡组成，是乳腺的基本单位。每一腺叶有其单独的导管（乳管），腺叶和乳管均以乳头为中心呈放射状排列。小乳管汇至乳管，乳管开口于乳头，乳管靠近开口的 1/3 段略为膨大，为输乳管窦，是乳管内乳头状瘤的好发部位。腺叶、小叶和腺泡间有结缔组织间隔，腺叶间还有与皮肤垂直的纤维束，上连浅筋膜浅层，下连浅筋膜深层，称 Cooper 韧带。

2. **乳腺的生理**　乳腺是许多内分泌腺的靶器官，其生理活动受腺垂体、卵巢及肾上腺皮质等分泌的激素影响。妊娠及哺乳时乳腺明显增生，腺管延长，腺泡分泌乳汁。哺乳期后，乳腺又处于相对静止状态。平时，育龄期妇女在月经周期的不同阶段，乳腺的生理状态在各激素影响下呈周期性变化。绝经后腺体渐萎缩，为脂肪组织所替代。乳房的淋巴网甚为丰富，其淋巴液输出有 4 个途径。

（1）乳房大部分淋巴液经胸大肌外侧缘淋巴管回流至腋窝淋巴结，再流向锁骨下淋巴结。部分乳房上部淋巴液可经胸大、小肌间淋巴结，直接到达锁骨下淋巴结。通过锁骨下淋巴结后，淋巴液继续流向锁骨上淋巴结。

（2）部分乳房内侧的淋巴液通过肋间淋巴管流向胸骨旁淋巴结。

（3）两侧乳房间皮下有交通淋巴管，一侧乳房的淋巴液可流向另一侧。

（4）乳房深部淋巴网可沿腹直肌鞘和肝镰状韧带通向肝。

二、乳腺癌

乳腺癌是主要由乳腺导管上皮发生的恶性肿瘤，是女性最常见的恶性肿瘤之一，也是女性最常见的肿瘤死亡原因。

1. **病因**

（1）遗传因素：有家族聚集的特征。

（2）激素分泌紊乱：雌激素（雌酮和雌二醇）对乳腺癌的发病有直接关系。

（3）月经婚育史：月经初潮早（< 12 岁）、绝经期晚（> 52 岁）、不孕或初次足月产迟（> 35 岁）均与乳腺癌发病有关。

（4）乳腺良性疾病。

（5）饮食与营养：营养过剩、肥胖、高脂饮食。

（6）环境和生活方式。

2. **病理**　分为非浸润性癌、早期浸润癌、浸润性特殊性癌和浸润性非特殊癌。其中，浸润性非特殊癌最常见，分化低，预后差。转移途径有直接浸润、淋巴转移和血行转移。淋巴转移为主要的转移方式，最易累及患侧腋窝淋巴结。血行转移最常见的转移部位依次为骨、肺、肝。

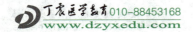

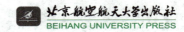

三、乳房良性肿块

常见乳房良性肿块及其对比见表2-10。

表2-10　常见乳房良性肿块

疾病	病因病理	好发部位	临床特点
乳腺纤维腺瘤	可能与纤维细胞所含雌激素受体的量或质的异常有关。好发于20～25岁青年女性	乳房外上象限	无痛肿块，圆形或扁圆形，质坚韧，表面光滑或结节状，分界清楚，活动度大
乳腺囊性增生病	女性激素代谢障碍，特别是雌、孕激素比例失调；部分乳腺实质成分中女性激素受体的质和量异常。好发于中年妇女	乳房外上象限或分散于整个乳房	肿块大小与质地可随月经周期变化，增厚区与周围组织分界不明显。周期性乳房胀痛，月经前疼痛加重，月经来潮后减轻或消失
乳管内乳头状瘤	与癌的发生有一定的关系，是乳腺癌发生的危险因素之一。好发于40～50岁的经产妇	大乳管近乳头的壶腹部	瘤体很小，常不可触及，带蒂，有绒毛，血管壁薄，易出血。乳头溢液为血性、暗棕色或黄色液体

第九节　腹外疝

腹外疝是由腹腔内的脏器或组织连同壁腹膜，经腹壁薄弱点或孔隙向体表突出而形成的。

1. **病因**　腹壁强度降低和腹内压力增高是腹外疝的两个主要原因。

（1）腹壁强度降低：某些组织穿过腹壁部位的自然通道；腹白线发育不全；腹部手术切口愈合不良、腹壁外伤、感染等引起腹壁缺损；老年、久病、过度肥胖导致腹肌萎缩。

（2）腹内压力增高：慢性咳嗽、长期便秘、排尿困难、腹水、妊娠、搬运重物、婴儿经常啼哭等。

2. **病理**　典型的腹外疝由疝囊、疝内容物和疝外被盖组成。

（1）疝囊：是壁腹膜经疝环向外突出的憩室样或囊袋状物，疝囊颈是疝囊比较狭窄的部分，疝环即在此部位，疝环是疝内容物突向体表的门户，是腹壁的薄弱或缺损处。

（2）疝内容物：是进入疝囊的腹内脏器或组织，以小肠最多见，其次是大网膜。

（3）疝外被盖：是覆盖在疝囊外的各层组织，多由筋膜、皮下组织和皮肤等组成。

3. **分类**　分为易复性疝、难复性疝、嵌顿性疝和绞窄性疝。

（1）易复性疝：疝内容物在患者站立、行走、腹内压增高时突出进入疝囊，平卧、休息或用手轻推即可回纳腹腔者。

（2）难复性疝：疝内容物不能或不能完全回纳腹腔内，但不引起严重症状的疝。疝内容物多为大网膜，多因疝内容物反复突出致损伤粘连、疝内容物多和滑动性疝引起。病程长、疝环大的腹外疝，因疝内容物进入疝囊时产生的下坠力量，导致盲肠、乙状结肠、膀胱等随腹膜滑入疝囊，并成为疝囊壁的一部分，即为滑动性疝。

（3）嵌顿性疝：疝环较小而腹内压突然增高时，疝内容物强行扩张囊颈而进入疝囊，因疝囊颈的弹性收缩，将内容物卡住，使其不能回纳。可有某些临床症状，如腹痛和消化道梗阻等表现，但尚

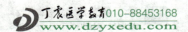
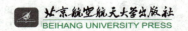

未发生血运障碍。若不能及时解除嵌顿，终将发展成为绞窄性疝。

（4）绞窄性疝：嵌顿时间过久，肠管及其系膜受压程度不断加重可使动脉血流减少，甚至完全阻断，疝内容物缺血坏死，导致绞窄性疝。若处理不及时，可发生肠穿孔、腹膜炎等严重并发症。继发感染还可引起疝外被盖组织的急性蜂窝织炎，甚至脓毒症。

第十节　急性化脓性腹膜炎

一、急性化脓性腹膜炎

急性化脓性腹膜炎是一种常见的急腹症，可由细菌感染、化学性、物理性损伤等引起。按病因可分为细菌性和非细菌性两类；按发病机制可分为原发性和继发性两类，其主要区别是腹腔内有无原发病灶；按临床经过可分为急性、亚急性和慢性三类；按累及的范围可分为弥漫性和局限性两类。

1. **病因与发病机制**

（1）继发性化脓性腹膜炎：是最常见的化脓性腹膜炎。腹腔内空腔脏器穿孔、损伤引起的腹壁或内脏破裂是最常见的病因，其中，急性阑尾炎坏疽穿孔最常见，胃、十二指肠急性穿孔次之。引起腹膜炎的细菌主要是胃肠道内的常住菌群，其中以大肠埃希菌最为多见，其次为厌氧拟杆菌、链球菌、变形杆菌等。一般都是混合性感染，故毒血症状严重。

（2）原发性腹膜炎：又称自发性腹膜炎，腹腔内无原发病灶，多为单一细菌感染，致病菌多为溶血性链球菌、肺炎链球菌或大肠埃希菌。其发生往往与原有疾病密切相关，细菌经血行播散、直接扩散、来自女性生殖道的细菌上行感染、肠道细菌移位、淋巴途径引起感染。

2. **病理生理**

腹膜炎的结局依赖两方面，一方面是患者全身和局部的免疫能力，另一方面是污染细菌的性质、数量和时间。细菌及其产物（内毒素）刺激患者的细胞免疫机制，激活许多炎性介质，这些炎性介质在腹腔渗出液中浓度更高，早期对细菌和毒素的破坏作用占主导。在疾病后期，腹腔内细胞因子具有损害器官的作用，能阻断三羧酸循环而致细胞氧化供能过程停止，并会导致多器官功能衰竭甚至死亡。此外，腹内脏器浸泡在大量脓液中，将吸收大量有毒物质，腹膜严重充血、水肿并大量渗液，引起有效血容量减少、水电解质紊乱、血浆蛋白降低以及贫血。肠管因麻痹而扩张、胀气，可使膈肌抬高而影响心肺功能，使血液循环和气体交换受到影响，加重休克，进而导致死亡。

3. **辅助检查**

（1）常规检查：白细胞计数及中性粒细胞比例增高。

（2）腹部立位平片：小肠普遍胀气，且有多个小液平面的肠麻痹征象。

（3）超声检查：可显示腹内有不等量的液体，但不能鉴别液体的性质，可协助诊断。

（4）CT检查：对腹腔内实质性脏器病变的诊断帮助较大，对评估腹腔内渗液量有一定帮助。

二、腹腔脓肿

（一）膈下脓肿

1. **病理病生**　患者平卧时膈下部位最低，急性腹膜炎时腹腔内的脓液易积聚此处。

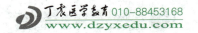
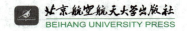

2．辅助检查

（1）X线透视：可见患侧膈肌升高，随呼吸活动度受限或消失，肋膈角模糊，积液。

（2）X线平片：显示胸膜反应、胸腔积液、肺下叶部分不张等，膈下可见占位阴影。

（3）超声检查或CT检查：对膈下脓肿的诊断及鉴别诊断帮助较大。

（二）盆腔脓肿

盆腔脓肿是急性腹膜炎治疗过程中最常见的残余脓肿。因盆腔腹膜面积小，吸收毒素能力较低，故盆腔脓肿时全身中毒症状较轻。

1．**病理病生**　盆腔处于腹腔最低位，腹内炎性渗出物或腹膜炎的脓液易积聚于此而形成脓肿。

2．**辅助检查**

（1）直肠指检：对疑有盆腔脓肿者可首先进行检查。可发现肛管括约肌松弛，在直肠前壁触及直肠腔内膨出，有触痛，偶有波动感。

（2）阴道检查：适用于已婚妇女，盆腔炎性肿块或脓肿，可通过后穹窿穿刺抽脓有助于诊断。

（3）超声检查或CT检查：有助于进一步明确诊断。

第十一节　腹部损伤

1．**分类与病因**　分为开放性和闭合性两大类（表2-11）。腹部内脏中最容易受伤的器官是脾，其次是肝。

表2-11　腹部损伤的分类与病因

	病　因	受损内脏
开放性损伤	利器或火器伤	肝、小肠、胃、结肠、大血管等
闭合性损伤	钝性暴力	脾、肾、小肠、肝、肠系膜等

2．**辅助检查**

（1）实验室检查：实质脏器损伤时，红细胞、血红蛋白、血细胞比容进行性下降。空腔脏器损伤时，白细胞、中性粒细胞明显升高。

（2）影像学检查：X线检查显示腹腔内游离气体是胃肠道破裂的主要证据。B超、CT检查主要用于诊断实质脏器损伤。

（3）诊断性腹腔穿刺和灌洗术：对疑有腹部损伤的患者，诊断性腹腔穿刺是最有意义的检查。抽到不凝血，提示为实质性器官或血管破裂所致的内出血。抽到血液迅速凝固，提示误入血管或血肿。穿刺液中淀粉酶含量增高，提示胰腺或胃十二指肠受损。下消化道损伤腹穿可有粪臭味。

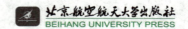

第十二节 胃、十二指肠疾病

一、解剖生理概要

1. **胃的解剖生理** 在中等程度充盈时，大部分位于左季肋区，小部分位于腹上区。胃分为贲门、胃底、胃体和幽门4部分，主要功能是暂时储存食物，排空时间为4～6小时。胃与食管连接处为贲门，与十二指肠连接处为幽门。幽门窦位于胃的最低部，胃溃疡和胃癌多发生于胃的幽门窦近胃小弯处。幽门括约肌的功能是控制胃内容物进入十二指肠的速度并阻止其反流入胃。胃壁分为黏膜、黏膜下层、肌层和浆膜层。胃的泌酸腺主要分布在胃底和胃体，包括3种细胞。

（1）壁细胞：分泌盐酸和内因子，盐酸可激活胃蛋白酶原，使其转变为具有消化活性的胃蛋白酶，还能杀灭进入胃内的细菌。内因子可促进维生素 B_{12} 的吸收。

（2）主细胞：分泌胃蛋白酶原，被盐酸激活为胃蛋白酶，参与蛋白的消化。

（3）黏液细胞：分泌碱性黏液，可中和胃酸，保护胃黏膜。

2. **十二指肠的解剖生理** 十二指肠呈C形包绕胰头部，长约25cm，上接幽门，下续空肠，分为上部、降部、水平部和升部4段。十二指肠球部，是十二指肠溃疡及穿孔的好发部位。降部内后侧壁有一圆形隆起，称十二指肠乳头，是胆总管和胰管汇合的共同开口处，距切牙约75cm。

二、胃、十二指肠溃疡的外科治疗

1. **病因与发病机制** 消化性溃疡发生的基本机制是对胃和十二指肠黏膜有损害作用的侵袭因素与黏膜自身的防御修复因素之间失去平衡。胃酸是消化性溃疡发生的决定性因素。

（1）幽门螺杆菌（Hp）：幽门螺杆菌感染是消化性溃疡的主要原因。

（2）胃酸分泌异常：胃酸过多激活胃蛋白酶可使胃十二指肠黏膜发生"自我消化"。

（3）胃黏膜屏障受损：阿司匹林、布洛芬、吲哚美辛等非甾体抗炎药及糖皮质激素、酒精、咖啡因、化疗药等均可破坏胃黏膜屏障，造成氢离子逆流入黏膜细胞，引起胃黏膜水肿、糜烂甚至溃疡。

（4）其他：遗传、吸烟、饮食、心理因素、胃、十二指肠运动异常等。

2. **辅助检查**

（1）幽门螺杆菌检测。

（2）胃镜及活组织检查：胃镜检查是消化性溃疡最可靠的首选诊断方法，也是最可靠和最有价值的检查方法。

（3）X线钡剂检查：龛影是溃疡的直接征象，是诊断溃疡较可靠的依据。

（4）大便隐血试验：隐血试验阳性提示溃疡有活动。

三、胃 癌

1. **病因** 胃癌的病因未完全清楚，可能与下列因素有关：地域环境、饮食生活因素、胃幽门螺杆菌感染、慢性疾病和癌前病变、遗传因素等。

2. **病理**

（1）大体分型：早期胃癌是指癌组织浸润仅限于黏膜或黏膜下层。进展期胃癌是指癌组织浸润深

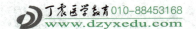
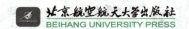

度已超过黏膜下层到达肌层或更远。胃癌好发部位以胃窦部为主，其次为贲门部。

（2）组织学分型：乳头状腺癌、管状腺癌、低分化腺癌、黏液腺癌、印戒细胞癌、未分化癌及特殊类型癌。以腺癌多见。

（3）转移途径：有直接浸润、淋巴转移、血行转移和腹腔种植4种途径。淋巴转移是主要的转移途径，终末期胃癌可经胸导管向左锁骨上淋巴结转移。血行转移多发生在晚期，以肝转移最常见。

3. 辅助检查

（1）X线钡剂检查：中晚期胃癌不规则充盈缺损或腔内壁龛影。

（2）纤维胃镜检查：镜下取活组织做病理学检查，可有效诊断早期胃癌，是目前最可靠、最有价值、最有意义的检查手段。

第十三节　肠疾病

一、解剖生理概要

1. **小肠**　分为十二指肠、空肠、回肠3部分。小肠是消化吸收的主要场所，小肠内的胰液、胆汁和小肠液对食物进行全面化学性消化，食物经过小肠后消化过程基本完成，未被消化的食物残渣进入大肠。空肠多位于左腰区和脐区，回肠多位于脐区、右腹股区和盆腔内，末端连接盲肠。机体水分的吸收主要在空肠。回肠末端是小肠最窄部分，易因异物或病变而发生梗阻。

2. **大肠**　分为盲肠、阑尾、结肠、直肠和肛管5部分。大肠的主要功能是吸收水分和电解质，暂时贮存食物残渣，形成粪便后排出体外。盲肠是大肠的起始部，位于右髂窝内。结肠分为升结肠、横结肠、降结肠和乙状结肠4部分。升结肠在右髂窝起始于盲肠，向上至肝右叶下方左曲，移行于横结肠；横结肠向左横行至脾下方，下折续于降结肠；降结肠沿左侧腹后壁向下，至左髂嵴处移行于乙状结肠。大肠在空腹时最常见的运动形式是袋状往返运动。

3. **阑尾**　位于右髂窝，根部连接于盲肠后内侧壁，体表投影在脐与右髂前上棘连线中外1/3交点处，称为麦氏点。阑尾动脉系回结肠动脉的分支，为无侧支的终末动脉，当血运障碍时易导致阑尾坏死。

二、急性阑尾炎

急性阑尾炎是外科最常见的急腹症。致病菌多为肠道内的各种革兰阴性杆菌和厌氧菌。

1. **病因**　阑尾管腔阻塞是急性阑尾炎最常见的病因。引起阻塞的主要原因是淋巴滤泡增生，其次是粪石，异物、炎性狭窄、蛔虫、食物残渣等原因，较少见。在已发生阻塞的基础上，存留于阑尾管腔的细菌繁殖，是阑尾炎发病的另一个重要原因。

2. **病理**

（1）急性单纯性阑尾炎：病变只局限于黏膜和黏膜下层，阑尾黏膜和黏膜下层充血、水肿，小溃疡和出血点，临床症状和体征较轻。

（2）急性化脓性阑尾炎：病变累及到阑尾壁的全层，阑尾明显肿胀，浆膜高度充血，表面覆以脓性渗出物，腔内有积脓，临床症状和体征较重。

（3）坏疽性及穿孔性阑尾炎：阑尾管壁坏死或部分坏死，阑尾管壁缺血呈紫色或黑色，是急性阑

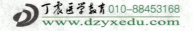
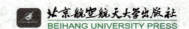

尾炎最严重的类型。

（4）阑尾周围脓肿：急性阑尾炎穿孔进程较慢时，穿孔的阑尾被大网膜及邻近肠管包绕，形成阑尾周围脓肿。

3．辅助检查

（1）直肠指检：盆腔位阑尾炎常在直肠右前方有触痛，阑尾穿孔时可有直肠前壁广泛疼痛，形成脓肿时可触及痛性肿块。

（2）实验室检查：血白细胞计数和中性粒细胞比例增高，核左移。

（3）影像学检查：腹部 X 线平片可见盲肠扩张和气液平面，超声检查可见肿大的阑尾或脓肿。

三、肠梗阻

任何原因引起肠内容物通过障碍，并有腹胀、腹痛等临床表现时，称为肠梗阻，是外科常见急腹症之一。

1．分类及病因

（1）按基本病因分类

①机械性肠梗阻：是临床最常见类型，是由于机械性因素导致肠腔狭小，肠内容物不能通过所致。粘连性肠梗阻是最常见的类型。其余原因还包括肿瘤压迫、嵌顿疝等；肠壁有肠套叠、肠扭转等；肠腔内有蛔虫、异物、粪石堵塞等。

②动力性肠梗阻：又分为麻痹性和痉挛性两类。肠腔并无器质性狭窄，梗阻是由于神经抑制或毒素刺激引起肠壁肌运动紊乱所致。麻痹性肠梗阻多见于腹部手术、创伤或弥漫性腹膜炎后，常与低钾血症有关。痉挛性肠梗阻少见，可发生于急性肠炎、肠道功能紊乱或慢性铅中毒患者。

③血运性肠梗阻：由于肠系膜血管栓塞或血栓形成，肠管血供障碍所致。肠腔虽无狭小或阻塞，但肠迅速发生坏死，失去蠕动能力。

（2）按肠壁血供有无障碍分类：分为单纯性和绞窄性两类。单纯性肠管无血供障碍，而绞窄性伴有血供障碍。

（3）按梗阻发生部位分类：分为高位小肠（空肠）梗阻、低位小肠（回肠）梗阻和结肠梗阻。结肠梗阻由于回盲瓣的作用，肠内容物不可从结肠反流至回肠，形成完全阻塞；小肠扭转时肠袢两端也完全阻塞，称为闭袢性肠梗阻。

（4）按梗阻程度分类：分为完全性和不完全性两类。

（5）按病程发展快慢分类：分为急性和慢性两类。

2．病理生理

（1）局部变化：单纯性机械性肠梗阻发生后，梗阻以上肠蠕动增强，以克服阻塞的障碍，肠腔积气、积液，肠管膨胀；梗阻以下肠管则塌陷、空虚或仅存少量粪便。梗阻部位越低，时间越长，腹胀越明显。液体主要来自于胃肠道分泌液；气体大部分来自咽下的空气。急性完全性梗阻时，肠管迅速膨胀，肠壁变薄，肠腔内压力不断升高，使肠壁静脉回流受阻，肠壁充血、水肿，液体外渗；肠壁及毛细血管通透性增加，血性渗出液进入肠腔和腹腔。如不及时解除梗阻，出现动脉血运受阻，肠壁失去活力，变为紫黑色，肠管缺血坏死，肠内容物和大量细菌渗入腹腔，引起腹膜炎。

（2）全身变化

①脱水：肠梗阻后，吸收功能障碍致胃肠道液体积存于肠腔，肠壁液体向腹腔渗出；且高位肠梗阻有剧烈呕吐，常导致脱水。

②代谢性碱中毒：高位肠梗阻呕吐丢失大量胃酸和氯离子，致代谢性碱中毒。

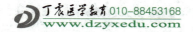
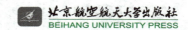

③代谢性酸中毒：低位小肠梗阻会有大量碱性消化液丢失，加之组织缺氧，代谢产物积聚，可导致代谢性酸中毒。

④血容量下降及休克：大量液体渗入肠腔和腹腔，发生绞窄还可使大量血浆和血液丢失，血容量下降。肠腔细菌渗入腹腔及肠壁坏死穿孔，导致弥漫性腹膜炎及全身感染。引起严重的低血容量性休克和感染性休克。

3. 辅助检查

（1）实验室检查：单纯性肠梗阻早期无明显改变。随着病情进展，因脱水和血液浓缩，白细胞计数、血红蛋白和血细胞比容升高，尿比重增高。高位肠梗阻因呕吐频繁可发生低钾、低氯血症和代谢性碱中毒。低位肠梗阻可发生代谢性酸中毒。绞窄性肠梗阻可有血象和血生化的明显改变。

（2）X线检查（表2-12）：对鉴别和诊断诊断最有价值。一般梗阻4～6小时后，腹部X线可见多个气液平面。麻痹性肠梗阻X线可见肠祥充气扩张。钡灌肠可显示结肠梗阻的部位与性质；但小肠梗阻尤其疑有肠穿孔时禁用钡灌肠，以免加重病情。

表2-12　单纯性肠梗阻与绞窄性肠梗阻鉴别

	单纯性肠梗阻	绞窄性肠梗阻
发　病	较缓慢	急骤，发展迅速
腹痛特点	阵发性绞痛	持续性剧烈绞痛
腹　胀	均匀全腹胀	不对称，有局部隆起的肿块
压　痛	轻，部位不固定	腹膜刺激征：固定压痛，反跳痛，腹肌紧张
全身情况	尚好	全身中毒症状及感染性休克
腹腔穿刺	无特殊	可见血性液体或炎性渗出液
血性粪便	无	可有
腹部X线检查	小肠祥扩张呈鱼骨刺状、梯形排列，结肠显示结肠袋	孤立扩大的肠祥
治疗原则	先行非手术治疗	手术治疗

四、肠　瘘

肠瘘是指肠管与其他脏器、体腔或体表之间存在病理性通道，肠内容物经此通道进入其他脏器、体腔或至体外，引起严重感染、体液失衡等改变。

1. 分类及病因　先天性畸形；腹部损伤；腹腔感染、肠道疾病或腹腔脏器恶性病变。

2. 病理　可分为高位瘘和低位瘘。高位瘘水、电解质紊乱及营养丢失较严重；低位瘘继发性感染较明显。如以胃液丢失为主，丧失的电解质主要为 H^+、Cl^-、K^+，患者可出现低钾低氯性碱中毒；而伴随肠液丢失的电解质主要为 N^+、K^+、HCO_3^-，患者表现为代谢性酸中毒及低钠、低钾血症。

3. 辅助检查

（1）实验室检查：血常规显示血红蛋白、红细胞计数下降。伴感染时白细胞及中性粒细胞比值增高。

（2）特殊检查：口服染料或药用炭，简单实用；瘘管组织活检及病理学检查。

（3）影像学检查：超声及CT检查、瘘管造影等。

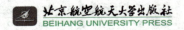

五、大肠癌

1. 病因　在我国，直肠癌最多见，好发于直肠中下段，其次为乙状结肠癌。大肠癌的病因尚未明确，可能与以下因素有关。

（1）饮食与运动：高脂肪、高蛋白和低纤维素饮食，缺乏适度的体力活动。

（2）遗传因素。

（3）癌前病变：以绒毛状腺瘤及家族性肠息肉病癌变率最高。

2. 病理　按大体形态分为肿块型、溃疡型、浸润型，以溃疡型最常见。按组织学类型分为腺癌、腺鳞癌和未分化癌，以腺癌为主，未分化癌预后最差。淋巴转移是最常见的转移途径，血行转移多见于肝，其次为肺、骨等。也可直接浸润邻近器官，如子宫、膀胱，还可经腹膜种植转移。

3. 辅助检查

（1）直肠指检：是诊断直肠癌最重要、最简单有效的检查方法，可了解癌肿的部位，距肛缘的距离，癌肿的大小、范围、固定程度及与周围脏器的关系等。

（2）大便隐血试验：可作为普查或高危人群的初筛手段。

（3）纤维结肠镜：加病理可确诊，是最可靠的检查方法。

（4）血清癌胚抗原（CEA）和 CA19-9：是目前公认是结直肠癌诊断和术后监测有意义的肿瘤标志物，主要用于预测大肠癌的预后和监测复发。

（5）其他：X 线钡剂灌肠、B 超和 CT 检查。

第十四节　直肠肛管疾病

一、直肠肛管的解剖生理

1. 直肠　位于盆腔的后部，上接乙状结肠，向下移行为肛管，长 10～14cm，是粪便暂存的部位。直肠内面有 3 个直肠横襞，其中，中间的横襞大而明显，距肛门 7cm，相当于直肠前壁腹膜返折的水平，是乙状结肠镜检查的标志（图 2-2）。

2. 肛管　上界为直肠穿过盆膈的平面，下界为肛门，长约 4cm，被肛提肌和肛门括约肌包绕，有控制排便的作用。肛窦为开口向上的隐窝，底部有肛腺的开口，容易积存粪便，感染后可形成肛周脓肿或瘘。肛管内面有 6～8 条纵行的黏膜皱襞称肛柱。

齿状线以上为单层柱状上皮，血供来源于直肠上、下动脉，回流至肝门静脉，淋巴引流至肠系膜下淋巴结和髂内淋巴结，受内脏神经支配，无疼痛感；齿状线以下为复层扁平上皮，血供来源于肛

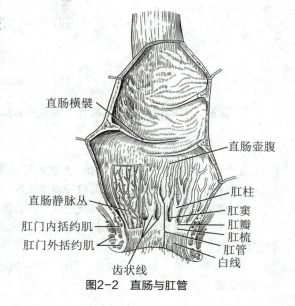

图2-2　直肠与肛管

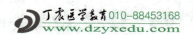
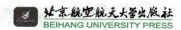

门动脉，回流至下腔静脉，淋巴引流至腹股沟浅淋巴结，受躯体神经支配，痛觉敏锐。发生在齿状线以上的痔为内痔，以下的为外痔。

直肠内层的环肌在直肠下端增厚而成为肛门内括约肌，受内脏神经支配，可协助排便，但无括约肛门的功能。肛门外括约肌为骨骼肌，位于肛管平滑肌之外，分为皮下部、浅部和深部，受意识支配，有较强的控制排便功能。由肛门外括约肌的浅部和深部、肛门内括约肌、直肠纵肌的下部和肛提肌共同组成的肛管直肠环，对肛管起着极重要的括约作用，若手术损伤将引起大便失禁。

在直肠与肛管周围有数个间隙，充满脂肪结缔组织，是感染的常见部位。常见的有骨盆直肠间隙、坐骨肛管间隙（坐骨直肠间隙）和肛门周围间隙。

二、常见直肠肛管疾病

（一）直肠肛管周围脓肿

直肠肛管周围脓肿是指直肠肛管周围软组织或其周围间隙内的急性化脓性感染，并形成脓肿。

1. 病因　主要原因为肛腺感染，也可由肛周皮肤感染、损伤、肛裂、内痔、药物注射等引起。常见的致病菌有大肠埃希菌、金黄色葡萄球菌、链球菌和铜绿假单胞菌，偶有厌氧性细菌和结核杆菌，常是多种病原菌混合感染。

2. 病理　肛腺形成脓肿后，可蔓延至直肠肛管周围间隙的疏松结缔组织，感染极易蔓延、扩散，形成不同部位的脓肿（图2-3）。

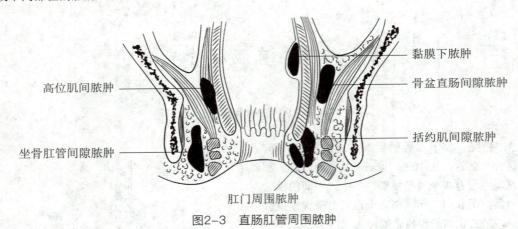

图2-3　直肠肛管周围脓肿

高位肌间脓肿

坐骨肛管间隙脓肿

黏膜下脓肿

骨盆直肠间隙脓肿

括约肌间隙脓肿

肛门周围脓肿

3. 诊断　直肠指检对直肠肛管周围脓肿有重要意义。局部穿刺抽出脓液即可确诊。

（二）肛　瘘

肛瘘是指直肠远端或肛管与肛周皮肤间形成的肉芽肿性管道。

1. 病因　主要的病因是直肠肛管周围脓肿；少数因结核、外伤感染等引起。

2. 病理　肛瘘由内口、外口及瘘管3部分组成。

（1）按瘘管位置高低，可分为低位肛瘘（位于外括约肌深部以下）和高位肛瘘（位于外括约肌深部以上）。

（2）根据瘘口与瘘管的数目，可分为单纯性肛瘘（只存在单一瘘管）和复杂性肛瘘（存在多个瘘口和瘘管）。

（三）肛裂

肛裂是指齿状线以下的肛管皮肤裂伤后所形成的小溃疡。

病因、病理　直接原因多为长期便秘、粪便干结引起排便时机械性损伤。慢性裂口上端的肛瓣和肛乳头水肿，形成肥大乳头；下端皮肤水肿，静脉、淋巴回流受阻，形成突出的袋状皮垂，称为前哨痔。肛裂、肛乳头肥大和前哨痔合称肛裂三联症。

（四）痔

痔是肛垫的支持结构病理性肥大和移位，直肠下端黏膜下和（或）肛管皮肤下的静脉丛淤血、扩张和纡曲所形成的局部团块，是最常见的直肠肛管疾病。

1. **病因与发病机制**　肛垫下移学说和静脉曲张学说。
2. **病理**　按痔所在部位分为内痔、外痔和混合痔 3 种。

第十五节　门静脉高压症

门静脉高压症是指门静脉的血流受阻、血液淤滞，引起门静脉系统压力增高，继而造成脾大、脾功能亢进，食管 - 胃底静脉曲张及破裂出血、腹水等一系列临床表现的疾病。门静脉高压症时，压力大都增至 25 ～ 50cmH₂O。

1. **解剖生理**　门静脉压力的正常值范围为 13 ～ 24cmH₂O。门静脉系与腔静脉系之间有 4 个主要交通支：胃底 - 食管下段交通支，直肠下端 - 肛管交通支，前腹壁交通支（附脐静脉）和腹膜后交通支，其中胃底 - 食管下段交通支是最重要的交通支。

2. **病因**　在我国，以肝炎后肝硬化导致的肝内型门静脉高压症最常见。肝外门静脉血栓形成、门静脉先天性畸形、上腹部肿瘤压迫、血吸虫、缩窄性心包炎及严重右心衰竭等也可引起门静脉高压症。

3. **病理生理**　门静脉系统无瓣膜，肝硬化后假小叶形成，肝窦变窄或闭塞，门静脉回流受阻，导致门静脉压力增高。血吸虫性肝硬化引起门静脉阻塞的部位在窦前，窦前阻塞继续发展，引起干细胞营养不良和肝小叶萎缩。典型的病理变化包括 3 方面，有脾大、脾功能亢进，静脉交通支扩张和腹水。充血性脾大最先出现，脾组织增生，继发不同程度的脾功能亢进。门静脉回流受阻后，门静脉压力增加，交通支逐渐扩张，其中，胃冠状静脉 - 胃短静脉通过食管静脉丛与奇静脉、半奇静脉相吻合，血液流入上腔静脉，形成胃底 - 食管下段静脉曲张，其破裂出血是引起上消化道大出血的主要原因之一。

4. **辅助检查**

（1）血常规检查：脾功能亢进时，"三系"血细胞减少，白细胞计数 < 3×10^9/L、血小板 < （70 ～ 80）× 10^9/L。

（2）肝功能检查：白蛋白降低，球蛋白增高，白 / 球蛋白比例倒置。凝血酶原时间延长。

（3）食管吞钡 X 线检查：钡剂充盈时，食管轮廓呈虫蚀状改变；排空时，曲张静脉呈蚯蚓样或串珠状负影。

（4）其他：肝脏 B 超、CT 检查，腹腔动脉造影，纤维镜检查。

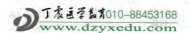
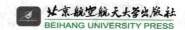

第十六节　肝脏疾病

一、解剖生理概要

1. 解剖　肝是人体最大的实质性脏器，成人肝重约 1200～1500g，肝的血供 25%～30% 来自肝动脉，70%～75% 来自门静脉。肝脏位于右上腹，隐藏在右侧膈下和肋骨深面，大部分为肋弓所覆盖。肝上界在右侧锁骨中线第 5 肋间，相当于叩诊的相对浊音界。肝下界与右肋弓一致，如在肋弓以下触及肝脏，则多为病理性肝肿大。幼儿的肝下缘位置较低，可在肋弓下触及。肝的显微结构为肝小叶，系肝结构和功能的基本单位。

2. 生理

（1）糖、脂肪、蛋白质、维生素的物质代谢均需要肝脏参与。

（2）肝脏每天分泌 600～1000ml 胆汁，是一种重要的消化液，其中的胆盐和胆固醇可作为乳化剂，促使脂肪裂解，有助于脂肪类食物及脂溶性维生素的消化和吸收，但胆汁中不含消化酶。

（3）肝脏是人体主要的解毒器官，外来的毒素、细菌、血氨及化学药物均需肝脏分解后排出；雌激素、抗利尿激素等多种激素可经肝脏灭活。

（4）肝脏是白蛋白及部分凝血因子合成的唯一场所，也是多种维生素贮存和代谢的主要场所。

二、原发性肝癌

1. 病因　肝癌是发生于肝细胞与肝内胆管上皮细胞的癌。

（1）病毒性肝炎：在我国，肝癌最常见的病因是乙型肝炎及其导致的肝硬化。

（2）其他：黄曲霉毒素、亚硝胺类化合物、饮酒、饮水污染、遗传因素、毒物、寄生虫等。

2. 病理　按大体病理类型可分为结节型、巨块型和弥漫型 3 类，以结节型多见。病理学和内科学教材将单个结节或相邻两个结节之和直径 < 3cm 者称为早期肝癌（小肝癌）；外科学教材将直径 ≤ 2cm 者划分为微小肝癌，2cm < 直径 ≤ 5cm 为小肝癌，5cm < 直径 ≤ 10cm 为大肝癌，直径 > 10cm 为巨大肝癌。肝癌按组织学分型可分为肝细胞癌、胆管细胞癌和混合型肝癌 3 类，以肝细胞癌为主。原发性肝癌常先有肝内转移，再出现肝外转移。经门静脉系统的肝内转移是最常见的途径。肝外血行转移常见于肺，其次为骨、脑等。淋巴转移较少见，可达到肝门淋巴结，其次为胰周、腹膜后、主动脉旁及锁骨上淋巴结。中晚期可直接浸润邻近脏器或腹腔种植转移。

3. 辅助检查

（1）甲胎蛋白（AFP）：是诊断肝癌的特异性指标，是肝癌的定性检查，有助于诊断早期肝癌，广泛用于普查、诊断、判断治疗效果及预测复发。

（2）B 超检查：是肝癌筛查和早期定位的首选检查。

（3）CT 和 MRI：具有较高的分辨率，可提高直径 < 1.0cm 小肝癌的检出率。

（4）选择性肝动脉造影：是创伤性检查，必要时才采用。

（5）肝穿刺或组织检查：细针穿刺行组织学检查是确诊肝癌最可靠的方法。

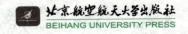

三、肝脓肿

（一）细菌性肝脓肿

细菌性肝脓肿是指由细菌侵入肝脏而形成的肝内化脓性感染疾病。

1. 病因

（1）入侵途径：胆道是最主要的入侵途径，胆道蛔虫病、胆管结石等并发化脓性胆管炎时，细菌沿胆管上行。其他途径还有肝动脉、门静脉、淋巴系统、肝外伤、隐匿性感染等。

（2）致病菌：胆管源性或门静脉播散者以大肠埃希菌最常见；肝动脉播散或隐源性感染者，以金黄色葡萄球菌最常见。

2. 辅助检查

（1）实验室检查：白细胞计数、中性粒细胞增高，有明显核左移。血清转氨酶升高。

（2）影像学检查：B超检查可明确肝脓肿的部位和大小，是首选的检查方法。X线检查显示肝影增大，右叶脓肿可见右膈肌升高，局限性隆起及运动受限。必要时行CT检查。

（3）诊断性肝穿刺：在B超定位下或肝区压痛最剧烈处穿刺，抽出脓液即可确诊，并可行脓液细菌培养。

（二）阿米巴肝脓肿

阿米巴肝脓肿由溶组织内阿米巴通过门静脉到达肝脏，引起细胞坏死，从而形成脓肿，其主要继发于肠道阿米巴病，也可在没有阿米巴痢疾的患者中发生。

病因　肠壁的溶组织内阿米巴滋养体经门静脉、淋巴管或直接蔓延侵入肝内。少数存活并繁殖，在肝门静脉内引起栓塞，使肝组织坏死形成脓肿。

第十七节　胆道疾病

一、解剖生理概要

1. 解剖

（1）胆囊：呈梨形，位于肝下的胆囊窝内，分底、体、颈、管4部分。胆囊底的体表投影在右腹直肌外缘或右锁骨中线与右肋弓的交点处。胆囊结石或炎症时，该处可有压痛。

（2）肝管与肝总管：胆道系统从毛细胆管开始，逐渐汇集为小叶间肝管和左、右肝管，出肝门合成为肝总管。肝总管下行，与胆囊管以锐角结合成为胆总管。肝总管、胆囊管与肝下缘构成的三角形区域称胆囊三角（Calot三角），内有胆囊动脉通过，是寻找胆囊动脉的标志，也是手术中易发生误伤的危险区。

（3）胆总管：胆总管在十二指肠降部中段的十二指肠后内侧壁与胰管汇合成膨大的共同管道，称Vater壶腹或肝胰壶腹，开口于十二指肠乳头。在肝胰壶腹周围有Oddi括约肌包绕，Oddi括约肌具有调节胆囊充盈，控制胆汁、胰液流入十二指肠、阻止十二指肠液反流的功能，也是胰腺和胆道疾病相互关联的解剖学基础（图2-4）。

2. 生理

胆汁胆道系统主要的生理功能是输送和调节肝脏分泌的胆汁进入十二指肠。

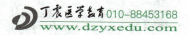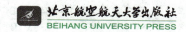

（1）胆汁的分泌和贮存：肝脏连续不断地分泌胆汁，但只有在消化食物时，胆汁才排入十二指肠。在空腹状态，胆汁流入胆囊，胆囊黏膜吸收水和电解质的功能很强，可将胆汁浓缩 5～10 倍而储存于胆囊内。

（2）胆汁的功能：水解和乳化食物中的脂肪，促进胆固醇和各种脂溶性维生素的吸收；刺激胰脂肪酶的分泌并使之激活；中和胃酸，刺激肠蠕动，抑制肠道内致病菌生长繁殖等。

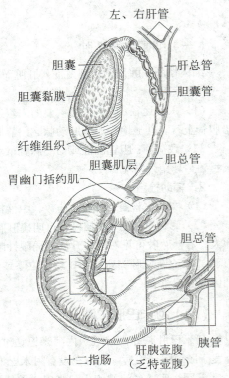

图2-4　胆道系统、十二指肠与胰管

二、胆石症和胆道感染

（一）概述

1. 胆固醇类结石　占结石种类比例较高，大多发生于胆囊。外观呈白黄、灰黄或黄色，质硬，表面多光滑。主要原因是胆汁成分改变、胆固醇过饱和析出；胆汁中成核过程异常；胆囊功能异常。

2. 胆色素类结石　占结石种类比例较低，大多发生于胆管。主要发生在肝内、外胆管内。胆道感染和胆汁淤滞是胆色素结石形成的主要因素。

3. 其他结石　碳酸钙、磷酸钙等为主要成分，少见。

（二）胆囊结石及急性胆囊炎

1. 病因

（1）胆囊结石：主要为胆固醇结石或以胆固醇为主的混合性结石，常见于 40 岁后女性。

（2）急性胆囊炎：是胆囊管梗阻和细菌感染引起的炎症。胆囊结石堵塞胆囊管是急性胆囊炎的主要病因。细菌感染以大肠埃希菌最常见。

2. 辅助检查　首选 B 超检查，可见胆囊增大，胆囊壁增厚，囊内显示强回声，其后有结石声影即可确诊。

（三）胆管结石及急性胆管炎

1. 病因

（1）原发性结石：多为胆色素结石，与胆道感染、胆汁淤积、胆管节段性扩张及胆道异物（胆道蛔虫、华支睾吸虫等）有关。

（2）继发性结石：以胆固醇结石为主，多为胆囊结石排进胆管并停留在胆总管内。

2. 病理　胆总管结石所引起的病理变化主要取决于结石的部位、大小及有无继发性感染的发生。胆管结石可导致胆道梗阻，造成急、慢性胆管炎，全身感染，肝损害，胆源性胰腺炎等。

3. 辅助检查　白细胞计数及中性粒细胞比例增高，血清胆红素升高，转氨酶、碱性磷酸酶升高。B 超作为首选检查，可发现胆总管增粗，内有结石影像。CT、MRI 可显示梗阻部位、程度及结石大小、数量等。也可进行 PTC、ERCP 等有创性检查，可清晰显示结石及部位。

（四）急性梗阻性化脓性胆管炎

1. 病因 主要由急性胆管梗阻和化脓性感染引起。

（1）胆管梗阻：最常见的原因是肝内、外胆管结石，其次为胆道寄生虫和胆管狭窄。

（2）细菌感染：致病菌多为大肠埃希菌、克雷伯杆菌等肠道细菌。

2. 辅助检查

（1）实验室检查：白细胞计数及中性粒细胞比例增高，可出现肝功能损害，凝血酶原时间延长及血培养阳性。

（2）影像学检查：B 超可显示梗阻的部位和性质。

三、胆道肿瘤

辅助检查

（1）胆囊息肉：首选 B 超，但很难分辨良恶性。确诊需行组织学检查。

（2）胆囊癌：B 超、CT 检查可见胆囊壁增厚或显示胆囊内新生物，亦可发现肝转移和淋巴结肿大。腹部超声穿刺活检可明确诊断。

（3）胆管癌：血清胆红素、APK、ALP 显著升高。首选 B 超，可见肝内、外胆管扩张或胆管肿瘤。MRCP 能清楚显示肝内、外胆管的影像，显示病变部位的效果优于腹部超声检查、CT 和 MRI。

第十八节　胰腺疾病

一、解剖生理概要

1. 解剖 是人体第二大消化腺，形态狭长，为头、颈、体、尾 4 部分。胰的前面隔网膜囊与胃相邻，后方有下腔静脉、胆总管及肝门静脉等重要结构，右端（胰头）被十二指肠包绕，左端（胰尾）抵达脾门，上缘和下缘各在脐上约 10cm 和 5cm 处。胰的位置较深，病变早期的腹壁体征往往不明显。胰管位于胰实质内，走行与胰的长轴一致，从胰尾经胰体走向胰头，最后在十二指肠降部的后内侧壁内与胆总管汇合成肝胰壶腹，常共同开口于十二指肠乳头。

2. 生理 胰具有外分泌和内分泌两种功能。胰腺的外分泌液为胰液，每天分泌量为 750～1500ml，其中的消化酶主要有胰淀粉酶、胰脂肪酶、胰蛋白酶和糜蛋白酶，分别水解淀粉、脂肪和蛋白质。胰腺内的胰岛细胞承担内分泌功能，分泌胰岛素、胰高血糖素等物质。

二、急性胰腺炎

急性胰腺炎是由多种病因导致胰酶在胰腺内被激活，引起胰腺及其周围组织水肿、出血甚至坏死等炎性损伤。

1. 病因 在我国，胆道疾病是最常见的病因，西方国家多由大量饮酒导致。

（1）胆道疾病（胆道梗阻）：胆石症、胆道感染或胆道蛔虫是急性胰腺炎的主要病因，其中以胆石症最多见。

（2）酗酒和暴饮暴食：大量饮酒和暴饮暴食均引起胰液分泌增加，并刺激 Oddi 括约肌痉挛，造

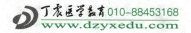
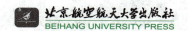

成胰管内压增高，损伤腺泡细胞，是急性胰腺炎的第二位病因和重要诱因，也是导致其反复发作的主要原因。

（3）胰管阻塞：常见病因是胰管结石，其次胰管狭窄、蛔虫及肿瘤均可引起胰管阻塞，胰管内压过高。

（4）十二指肠液反流：球后穿透溃疡、十二指肠憩室、胃大部切除术后输入袢梗阻等可引起十二指肠内压力增高，十二指肠液向胰管内反流。

（5）其他：手术创伤、内分泌与代谢障碍、药物、感染。

2. 病理　基本病理改变为胰腺水肿、充血、出血及坏死。

3. 辅助检查

（1）血常规检查：白细胞计数和中性粒细胞明显增高，核左移。

（2）淀粉酶测定：是胰腺炎早期最常用和最有价值的检查方法。血清淀粉酶在发病后 2 ～ 12 小时开始升高，8 ～ 12 小时标本最有价值，24 小时达高峰，持续 4 ～ 5 天后恢复正常。血清淀粉酶超过正常值 3 倍即可诊断。尿淀粉酶于 24 小时才开始升高，48 小时达高峰后缓慢下降，1 ～ 2 周后逐渐降至正常。淀粉酶升高的幅度和病情严重程度不成正比。

（3）血清脂肪酶测定：血清脂肪酶常在发病后 24 ～ 72 小时开始升高，持续 7 ～ 10 天。脂肪酶超过正常值 3 倍即可诊断。

（4）C 反应蛋白（CRP）：是组织损伤和炎症的非特异标志物，发病 48 小时 > 150mg/L 提示病情较重。

（5）其他生化检查：持续空腹血糖 > 10mmol/L 提示可能有胰腺坏死，预后不良。血钙降低程度与病情严重程度成正比，< 1.5mmol/L 提示预后不良。

（6）影像学检查：腹部超声为常规初筛检查，腹部 X 线片显示"哨兵袢"和"结肠切割征"为胰腺炎的间接指征。增强 CT 扫描是最具诊断价值的影像学检查，能鉴别是否合并胰腺组织坏死。

三、胰腺癌和壶腹部癌

（一）胰腺癌

1. 病因

（1）吸烟是胰腺癌发病的主要危险因素。

（2）饮酒和高蛋白、高脂肪饮食。

（3）糖尿病、慢性胰腺炎和胃大部切除术后等。

2. 病理　按部位可分为胰头癌、胰体尾癌，以胰头癌为主。组织学类型以导管细胞腺癌最多见，黏液性囊腺癌和腺泡细胞癌较少。转移途径主要是局部浸润和淋巴转移，晚期可累及锁骨上淋巴结。血行转移可至肝、肺、骨等，也可发生腹腔种植。恶性程度高、不宜早期发现、切除率低、预后差，早期即可直接浸润门静脉、肠系膜上动静脉等。

3. 辅助检查

（1）实验室检查：胆道梗阻者血清胆红素明显增高，碱性磷酸酶升高。血清中 CEA、CA19-9 等肿瘤标记物可能升高。其中 CA19-9 最常用于辅助诊断、疗效判断、监测复发和评估预后。

（2）B 超检查：是首选的检查方法。

（3）逆行胰胆管造影（ERCP）：显示胰胆管狭窄、扩张情况，并可引流胆汁减轻黄疸。

（4）经皮肝胆管造影（PTC）：对判定梗阻部位和胆管扩张程度具有重要价值。

（二）壶腹周围癌

壶腹周围癌是指发生于距十二指肠乳头 2cm 以内的肿瘤，主要包括壶腹癌、胆总管下端癌和

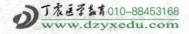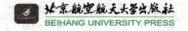

十二指肠腺癌。病理以腺癌最多见，其次为乳头状癌、黏液癌。

1. **病因** 吸烟是已被证实的致病因素。可能的致病因素包括脂肪和蛋白质摄入过多、大量饮用浓咖啡、饮酒、糖尿病、慢性胰腺炎、恶性贫血、胆石病及腹部手术史等。

2. **辅助检查** 同胰腺癌。CT 和 MRI 是壶腹周围癌的首选检查方法，ERCP 检查因可直接观察十二指肠乳头部病变，且可作活检，同时作胆胰管造影和减压，对明确诊断有十分重要的价值。

四、胰岛素瘤

胰岛素瘤是来源于胰岛 β 细胞的一种胰腺内分泌肿瘤。高发于 40 ～ 50 岁，多为单发良性。

辅助检查

（1）定性诊断

① Whipple 三联征：对诊断具有重要意义。空腹或运动后低血糖；发作时血糖低于 2.8mmol/L；进食或静脉注射葡萄糖后症状缓解。

② 72 小时快速饥饿试验：是最简单可靠的诊断方法。

（2）定位诊断：超声、CT 和 MRI 定位阳性率较低。胰腺薄层扫描增强 CT 及三维重建可对绝大多数胰岛素瘤进行准确定位。动脉造影诊断率可高达 80%。术中探查、触诊结合术中超声检查能有效发现 95% ～ 100% 的胰岛素瘤。

第十九节　急腹症

急腹症是一组起病急、变化多、进展快、病情重，以急性腹痛为主要特征，需要紧急处理的腹部病症。

1. **病因** 见表 2-13。

表2-13　急腹症的病因

病因分类		常见疾病
空腔脏器	穿孔	胃十二指肠溃疡穿孔、阑尾穿孔等
	梗阻	幽门梗阻、肠套叠、胃肠道肿瘤导致的梗阻等
	感染	急性阑尾炎、急性胆囊炎等
	出血	胃癌或结肠、直肠癌伴出血等
实质性脏器	破裂出血	肝癌破裂，肝或（和）脾创伤性破裂，异位妊娠等
	炎症感染	急性胰腺炎、肝脓肿等
血　管	腹主动脉瘤破裂	
	肠系膜血管血栓形成或栓塞	
	其他原因引起的器官血供障碍，如绞窄痛、肠扭转	

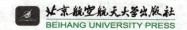

2. 病理生理

（1）内脏痛：由内脏神经感觉纤维传入的疼痛，感受胃肠道膨胀等机械和化学刺激。其特点为疼痛定位模糊，范围大，不准确。对切、刺、割、灼等刺激迟钝，对牵拉、膨胀、痉挛、缺血及炎症刺激敏感。常伴有恶心、呕吐等消化道症状。

（2）躯体痛：由躯体神经痛觉纤维传入的疼痛，感受壁层和脏层腹膜的刺激。其特点为感觉敏锐、定位准确。

（3）牵涉痛：又称放射痛，是指内脏病变产生的感觉信号被定位于远离该内脏的身体其他部位而引起疼痛。

3. 辅助检查

（1）实验室检查：白细胞计数和分类提示有无炎症感染。红细胞、血红蛋白和红细胞比容连续测定有助于评估有无出血及出血速度。

（2）影像学检查：X 线检查是最常用的检查方法，有助于诊断消化道穿孔、肠梗阻及泌尿系结石。B 超、CT 或 MRI 检查可诊断腹腔实质脏器损伤、破裂和占位。内镜检查可诊断胃肠疾病。

（3）诊断性腹腔穿刺：对疑有腹部损伤的患者，诊断性腹腔穿刺是最有意义的检查。

第二十节 周围血管疾病

一、深静脉血栓形成

深静脉血栓形成是指血液在深静脉内不正常凝固，阻塞回流和引起静脉壁的炎症性改变。是常见的血栓类疾病。最常见于下肢。

1. 病因 静脉炎、骨折碎片损伤等导致静脉壁损伤；手术、肢体制动、长期卧床或久坐等导致血流缓慢；肿瘤、产后、长期服用避孕药、创伤等所致的血液高凝状态。

2. 病理 静脉血栓以红血栓（凝固血栓）最常见。主要病理改变是静脉回流障碍。阻塞远端静脉压升高、毛细血管淤血、通透性增加，阻塞远端肢体出现肿胀。同时静脉交通支扩张开放，浅静脉扩张，血栓向远端延伸。血栓碎块可脱落，随血液回流入心脏，最终引起肺栓塞。

3. 辅助检查

（1）放射性同位素检查：操作简便，无创伤，正确率高，进而发现较小静脉隐匿型血栓。

（2）多普勒超声检查：可显示下肢深静脉血栓及其部位。

（3）静脉造影：为最准确的检查方法。

二、血栓闭塞性脉管炎

血栓闭塞性脉管炎是一种主要累及四肢远端中小动、静脉的慢性、节段性、周期性发作的血管炎性病变，又称 Buerger 病，简称脉管炎。

1. 病因 外来因素主要与吸烟、寒冷潮湿、慢性损伤、感染等因素有关；内在因素主要与自身免疫功能紊乱、男性激素和前列腺素失调及遗传等有关。其中，主动或被动吸烟是本病发生和发展的重要环节，烟碱可使血管收缩；免疫功能紊乱是发病的重要机制。好发于男性青壮年。

2. 病理 病变呈节段性分布，主要侵及四肢中、小动静脉，尤其是下肢的小动脉，如胫前动脉、

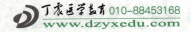
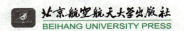

胫后动脉、足背动脉等，由远端向近端发展。

3．**辅助检查**

（1）B超检查：可了解病变部位及缺血的程度。

（2）血管造影检查：是一种有创性检查，对于诊断血栓闭塞性脉管炎的价值最确切。有磁共振血管造影、螺旋CT血管造影及数字减影血管造影等。可显示患肢动、静脉的节段性病变及狭窄程度。患肢中、小动脉多节段狭窄或闭塞是典型的X线表现。数字减影血管造影还可显示闭塞血管周围有无侧支循环。

（3）其他检查

①皮肤温度检查：若双侧肢体对应部位皮肤温度相差＞2℃，提示皮温降低侧动脉血流减少。

②跛行距离和时间检查。

③肢体抬高试验：患者平卧，患肢抬高45°，3分钟后如出现麻木、疼痛，足部皮肤苍白、蜡黄为阳性，提示动脉供血不足。再让患者坐起，患肢自然下垂于床沿下，正常人皮肤色泽可以10秒内恢复，若超过45秒足部皮肤色泽仍不均匀或出现潮红或斑片状发绀，提示患肢有严重的血供障碍。

第二十一节　颅内压增高

一、颅内压增高

颅内压增高是指在病理状态下，颅腔内容物体积增加或颅腔容积减小，超出颅腔可代偿调节的范围，导致颅内压力超过200mmH$_2$O（2.0kPa），常以头痛、呕吐、视神经乳头水肿为三大主症，是颅内多种疾病所共有的临床综合征。

1．**病因**　脑组织体积增大（脑水肿）、脑脊液增多（脑积水）、颅内血容量增多、颅内占位性病变、先天性颅腔畸形等。

2．**病理生理**　正常成人颅内压为70～200mmH$_2$O，儿童为50～100mmH$_2$O。颅腔内容物体积增大或颅腔容量缩减可导致颅内压增高。颅腔内容物主要包括脑组织、血液和脑脊液。脑脊液是这3种内容物中最容易改变的成分，颅内压的调节主要依靠脑脊液量的增减来实现。

3．**辅助检查**

（1）CT或MRI：首选CT进行定位和定性诊断，在CT不能确认时进一步行MRI。

（2）脑血管造影或数字减影血管造影：判断脑血管是否有畸形。

（3）头颅X线摄片：慢性颅内压增高时可见脑回压迹增多、加深，蝶鞍扩大，颅骨局部破坏或增生。小儿可见颅缝分离。

（4）腰椎穿刺：可直接测出颅内压。有明显颅内压增高者禁止腰穿，以免引起枕骨大孔疝。

二、急性脑疝

由于颅内压增高导致脑组织从高压区向低压区移位，部分脑组织被挤入颅内生理空间或裂隙，当移位超过一定的解剖界限时，产生相应的临床症状，称为脑疝。脑疝是颅内压增高的严重后果。脑疝是神经系统疾病最严重的症状之一，可直接危及生命。

解剖概要　颅腔有3个彼此相通的分腔，被大脑镰、小脑幕分隔。小脑幕上腔容纳大脑，被大

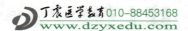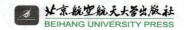

脑镰分为大脑左、右半球，小脑幕下腔容纳小脑、脑桥、延髓。颅腔与脊髓相连处的出口为枕骨大孔，延髓经此孔与脊髓相连，小脑扁桃体位于延髓下端的背侧，其下与枕骨大孔后缘相对。

第二十二节　颅脑损伤

一、颅骨骨折

颅骨骨折是指颅骨受暴力作用引起颅骨结构的改变。其严重性并不在于骨折本身，而在于可能同时并发的脑、脑膜、颅内血管和脑神经的损伤。

1. **骨折机制**　按骨折部位分为颅盖骨折和颅底骨折。按骨折是否与外界相通分为开放性骨折和闭合性骨折。按骨折形态分为线形骨折和凹陷性骨折。

2. **辅助检查**　颅盖骨折主要依靠 X 线确诊，诊断颅底骨折最可靠的是有脑脊液漏的临床表现。颅底骨折 X 线价值不大，查体检查有助于了解有无合并脑损伤。

二、脑损伤

按损伤后脑组织是否与外界相通，脑损伤分为开放性脑损伤和闭合性脑损伤。开放性脑损伤主要表现为头皮裂伤、颅骨骨折、硬脑膜破裂、脑脊液漏等。以下主要介绍闭合性脑损伤。

（一）脑震荡

辅助检查　神经系统检查无阳性体征，脑脊液中无红细胞，CT 检查颅内无异常，无明显器质性改变。

（二）脑挫裂伤

辅助检查　CT 或 MRI 检查可了解脑挫裂伤的部位、范围，脑水肿的程度，有无脑室受压及中线结构移位。腰椎穿刺检查脑脊液是否含血，可与脑震荡相鉴别，但颅内压明显增高者，禁忌腰穿。

（三）颅内血肿

颅内血肿是颅脑损伤中最常见、最严重的继发病变。按血肿的来源和部位，分为硬膜外血肿、硬膜下血肿和脑内血肿。按血肿引起颅内压增高或早期脑疝所需时间分型，分为急性型（72 小时以内）、亚急性型（3 天至 3 周）和慢性型（3 周以上）。

辅助检查

（1）硬膜外血肿：CT 示颅骨内板与脑表面间双凸镜形或弓形高密度影。

（2）硬膜下血肿：CT 示颅骨内板下新月形或半月形高密度、等密度或混合密度影。

（3）脑内血肿：CT 示脑挫裂伤灶附近或脑深部白质圆形或不规则形高密度影，周围有低密度水肿区。

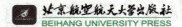

第二十三节　常见颅脑疾病

一、颅内肿瘤

颅内肿瘤又称脑瘤，好发于大脑半球，以 20 ～ 50 岁多见。神经上皮组织肿瘤，又称胶质瘤是颅内最常见的恶性肿瘤。脑转移性肿瘤多来自肺、乳腺、甲状腺、消化道等部位的恶性肿瘤。

二、颅内动脉瘤

颅内动脉瘤是颅内动脉壁的囊性膨出，极易破裂出血，是蛛网膜下隙出血最常见的原因，以 40 ～ 60 岁多见。

三、颅内动静脉畸形

颅内动静脉畸形是由发育异常动脉、静脉形成的病理性血管团，属于先天性中枢神经系统血管发育异常。多在 40 岁前发病，男性稍多于女性。

四、脑卒中的外科治疗

脑卒中是各种原因引起的脑的供应动脉狭窄或闭塞及非外伤性的脑实质性出血。包括缺血性脑卒中及出血性脑卒中，缺血性脑卒中约占 60% ～ 70%。

（一）缺血性脑卒中

辅助检查：脑血管造影可发现病变部位、性质、范围及程度。发病 24 ～ 48 小时后，CT 出现低密度灶脑梗死区，MRI 较 CT 敏感。

（二）出血性脑卒中

多见于 50 岁以上的高血压动脉硬化患者。男性多见，常因血压突然升高诱发粟粒状微动脉瘤破裂出血，是高血压病死亡主要原因。出血多位于基底核壳部。

第二十四节　胸部损伤

一、解剖生理概要

1. **解剖**　胸部的骨性胸廓支撑保护胸内脏器，参与呼吸功能，由胸壁、胸膜及胸腔内脏器组成。胸壁由胸椎、胸骨和肋骨组成的骨性胸廓以及附着在其外面的肌群、软组织和皮肤组成。胸部的上

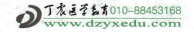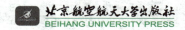

口由胸骨上缘和第 1 肋组成，下口为膈所封闭。

2. **生理** 胸膜是附着于胸壁内面和覆盖于肺表面的浆膜。脏胸膜被覆在肺的表面，与肺紧密结合，伸入叶间裂内。壁胸膜贴附于胸内筋膜内面、膈上面和纵隔侧面，向上突至颈根部。胸膜腔为脏、壁胸膜在肺根处相互延续共同围成左、右各一的密闭窄隙，腔内为负压，并有少量浆液，起润滑作用。腔内保持－0.78～－0.98kPa（－8～－10cmH$_2$O）的压力，吸气时负压增大，呼气时减小；稳定的负压可以维持正常的呼吸，且能防止肺萎缩。

二、肋骨骨折

1. **病因、病理** 肋骨骨折的病因有外来暴力和病理因素，是最常见的胸部损伤。

（1）肋骨骨折的特点：因第 4～7 肋骨长而薄，最易折断，故第 4～7 肋骨骨折最多见。第 1～3 肋短粗，且被锁骨保护，不易骨折。第 8～10 对假肋及第 11、12 对浮肋的弹性大，也不易骨折。

（2）连枷胸：单根或多根肋骨单处骨折时对呼吸影响不大，若刺破壁胸膜、肺组织和肋间血管可出现明显症状。相邻多根、多处肋骨骨折使局部胸壁失去完整肋骨的支撑而软化，可导致连枷胸，是最严重的肋骨骨折。患者常发生吸气时软化区胸壁内陷，呼气时外突，这种现象称为反常呼吸运动。若软化区范围较大，可致呼吸时双侧胸腔内压力不平衡，造成纵隔左右摆动，影响换气和静脉血回流，重者可出现呼吸和循环衰竭。

2. **辅助检查** 胸部 X 线和 CT 检查可见肋骨骨折断裂线、断端错位及血气胸等，但不能显示前胸肋软骨骨折。

三、气 胸

胸膜腔内积气称为气胸。多由利器或肋骨断端刺破胸膜、肺及支气管后，胸膜腔与外界沟通，外界空气进入所致。根据胸膜腔内压力情况，气胸分为闭合性气胸、开放性气胸和张力性气胸。

1. **病理生理**

（1）闭合性气胸：胸膜腔内压低于大气压。空气通过胸壁或肺的伤口进入胸膜腔后，伤口立即闭合，患侧肺组织部分受压。

（2）开放性气胸：胸膜腔内压几乎等于大气压。胸壁存在开放性伤口，患侧胸膜腔与大气直接相通，空气自由进入胸膜腔，胸膜腔内负压消失，肺组织萎陷。由于呼吸时两侧胸膜腔的压力发生变化，可出现吸气时纵隔向健侧移位，呼气时又移回患侧，导致纵隔位置随呼吸而左右摆动，称为纵隔扑动。

（3）张力性气胸：胸膜腔内压高于大气压。较大的肺泡或支气管破裂、肺裂伤等形成的裂口所产生的单向活瓣与胸膜腔相通，吸气时开启，呼气时关闭，使胸膜腔内积气不断增加、患侧胸膜腔内压力进行性增高，纵隔向健侧移位，患侧肺严重萎陷，从而使呼吸和循环功能发生严重障碍。同时也会造成皮下气肿等。

2. **辅助检查** X 线检查是诊断气胸的主要方法。

（1）闭合性气胸：胸部 X 线检查可显示不同程度的肺萎陷和胸膜腔积气，有时伴有少量胸腔积液。

（2）开放性气胸：胸部 X 线检查示患侧肺明显萎缩，患侧胸壁大量积气，气管、心脏及纵隔明显移位。

（3）张力性气胸：胸部 X 线检查示胸膜腔严重积气，患侧肺完全萎缩，伴有纵隔和皮下气肿。胸膜腔穿刺有高压气体外推针筒活塞，气管和心脏向健侧移位。

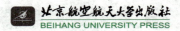

四、血　胸

胸膜腔内积血称为血胸。血胸与气胸同时存在，称为血气胸。

1. **病因、病理**　胸膜腔积血多来源于心脏、胸内大血管及其分支、肺组织和胸壁、膈肌等出血。肺裂伤出血多能自行停止；肋间血管、胸廓内血管或动脉出血不易自行停止；心脏和大血管受损出血易造成循环衰竭。血胸的发生可引起循环功能障碍，压迫肺组织，使呼吸面积减少。纵隔因血胸偏移向健侧，可导致健侧肺受压，静脉回流受阻。

2. **辅助检查**

（1）血常规：可见血红蛋白和血细胞比容下降。

（2）胸部 X 线检查：小量血胸肋膈角消失，大量血胸可见胸膜腔有大片积液阴影，纵隔可向健侧移位。

（3）胸腔穿刺：抽得血性液体即可确诊。

五、心脏损伤

心脏损伤分为钝性心脏损伤和穿透性心脏损伤。

（一）钝性心脏损伤

1. **病因**　多因胸前区撞击、减速、挤压、高处坠落、冲击等暴力所致，在等容收缩期遭受钝性暴力打击最易致伤。分为心肌挫伤和心脏破裂，心肌挫伤最常见。

2. **辅助检查**　心电图可见 ST 段抬高、T 波低平或倒置，房性、室性早搏等心律失常。超声心动图可显示心脏结构和功能改变。肌酸激酶同工酶和心肌肌钙蛋白 I 或 T 升高。

（二）穿透性心脏损伤

1. **病因**　多由锐器、火器或刀器所致。穿透性心脏损伤好发的部位依次为右心室、左心室、右心房和左心房。

2. **辅助检查**　心包穿刺抽得血液可确诊。胸部 X 线有助于诊断，超声心动图可明确有无心包积血及积血量。

第二十五节　脓　胸

一、急性脓胸

1. **病因**　多为继发性感染，最主要的原发病灶是肺部感染，常见的致病菌为金黄色葡萄球，其他如肺炎双球菌、链球菌、大肠埃希菌、真菌、结核杆菌和厌氧菌等。

2. **病理生理**

（1）浆液性渗出期：感染侵犯胸膜后，引起大量炎性胸水渗出。若排尽脓液，肺能完全膨胀。

（2）脓性渗出期：随着病程进展，脓细胞及纤维蛋白增多，渗出液逐渐由浆液性转为脓性，纤维蛋白沉积于脏、壁胸膜表面。病变局限者为局限性脓胸；病变广泛，脓液布满全胸膜时为全脓胸。

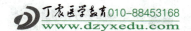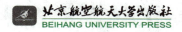

（3）脓腔形成期：初期纤维素膜附着不牢固，易脱落，随着纤维素层的不断加厚，韧性增强而易粘连，使脓液局限，形成局限性或包裹性脓胸。脓液被分割为多个脓腔时称多房脓胸；若伴有气管、食管瘘，脓腔内有气体，出现液平面，形成脓气胸。脓胸穿破胸壁，成为自溃性脓胸或外穿性脓胸。

3. 辅助检查

（1）影像学：X线检查可见患侧胸腔呈均匀一致的密度增高影、CT有助于判断脓腔大小、部位。超声检查可确定胸腔积液部位及范围，有助于脓胸穿刺定位。

（2）胸腔穿刺：抽出脓液可确立诊断。

二、慢性脓胸

一般急性脓胸的病程超过3个月，即进入慢性脓胸期。

1. 病因 急性脓胸引流不及时，引流部位不当，或过早拔出引流管，脓液未能排尽；异物存留于胸膜腔内；伴有支气管胸膜瘘或食管瘘；出现结核、真菌及寄生虫等感染；邻近组织有慢性感染，如肋骨骨髓炎、膈下脓肿、肝脓肿等。

2. 病理生理 在急性脓胸的基础上发展而来，毛细血管及炎性细胞形成肉芽组织，纤维蛋白沉着机化并在脏、壁胸膜上形成韧厚致密的纤维板，构成脓腔壁。纤维板日益增厚，可使纵隔向患侧移位，并限制胸廓的活动，降低呼吸功能。

3. 辅助检查

（1）X线：见胸膜增厚，肋间隙变窄及大片密度增强模糊阴影，膈肌升高，纵隔移向患侧。

（2）胸腔穿刺：脓腔穿刺行化验检查，做细菌培养及药敏试验。

（3）脓腔造影或瘘管造影：明确脓腔范围和部位，支气管胸膜瘘者慎用或禁忌。

第二十六节　肺部疾病外科治疗

一、解剖生理概要

肺位于胸腔内，膈的上方，纵隔的两侧。左肺狭长，被斜裂分为上、下两叶；右肺宽短，被斜裂和右肺水平裂分为上、中、下三叶。在肺叶内，肺叶支气管又依支气管和血管分支再分为肺段。气管隆突的位置相当于胸骨角水平，气管在隆突处分为左右两主支气管，是支气管镜检时判断气管分叉的重要定位标记。呼吸系统通过肺通气和肺换气功能与外界环境之间进行气体交换，摄取新陈代谢需要的 O_2，排出代谢产生的 CO_2。

二、肺结核

肺结核是由结核分支杆菌引起的慢性传染性肺部疾病。大多数患者经内科治疗可痊愈，少数经内科治疗无效者才需外科手术治疗。

临床表现及诊断 患者出现午后低热、乏力、盗汗等全身症状和咳嗽、咳痰、咯血、胸痛等呼吸系统症状。痰结核菌检查阳性。胸部X线可早期发现肺结核。胸部CT可发现微小或隐蔽性病变。

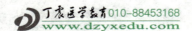 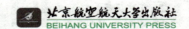

三、肺　癌

肺癌多数起源于支气管黏膜上皮，又称支气管肺癌。

1. **病因**　肺癌的病因尚未完全明确，吸烟是最重要的危险因素。其他危险因素包括职业因素（长期接触石棉、砷、煤烟、焦油和石油等）、空气污染、电离辐射、饮食与营养、某些慢性肺部疾病等。

2. **分类及病理**

（1）按解剖学部位分类：中央型肺癌多为鳞癌和小细胞癌；周围型肺癌多为腺癌。分布以右肺多于左肺，上叶多于下叶。

（2）按组织学分类：鳞癌以中央型肺癌为主，多见于老年男性，与吸烟关系最密切；腺癌目前发病率上升，已成为最常见的类型，女性多见，以周围型肺癌为主，对化疗、放疗敏感性较差；大细胞癌恶性程度较高；小细胞癌 40 岁左右吸烟男性多见，恶性程度最高。

（3）转移途径：有直接扩散、淋巴转移及血行转移 3 种转移方式。淋巴转移最常见，常转移至同侧颈部、右锁骨上淋巴结。晚期可发生血行转移，累及骨、脑、肝等。

3. **辅助检查**

（1）影像学检查：是最基本、最主要、应用最广泛的检查方法。

①胸部 X 线：是常用的筛查方法，可发现大部分肺内病灶。

② CT：可发现 X 线检查隐藏区的早期肺癌病变，可作为制定中心型肺癌的手术或非手术治疗方案的重要依据。

（2）痰脱落细胞检查：是简易有效的普查和早期诊断方法。

（3）纤维支气管镜检查：是诊断肺癌最可靠的手段。

第二十七节　食管癌

一、解剖生理概要

食管是连接咽和胃的细长肌性管道，功能是把食物和唾液等运送到胃内。成年人食管长约25cm，切牙距食管起点约 15cm。食管壁由黏膜、黏膜下层和肌层组成，没有浆膜层，故食管癌等病变易扩散至纵隔。

二、食管癌

1. **病因**　吸烟与重度饮酒是重要原因；亚硝胺及真菌；遗传因素；营养不良及微量元素缺乏；不良饮食习惯，食物过烫或过硬，进食过快；食管炎症及黏膜损伤等。

2. **病理**　食管癌以鳞癌为主，好发于胸中段食管，下段次之，上段较少。按病理形态可分为髓质型、蕈伞型、溃疡型、缩窄型，以髓质型最常见，恶性程度高。可通过直接扩散、淋巴、血行 3条途径转移，其中淋巴转移最主要，血行转移较晚。

3. **辅助检查**

（1）脱落细胞学检查：为我国首创，适用于普查。

（2）食管吞钡造影：出现皱襞粗糙或中断，充盈缺损、管腔狭窄等。

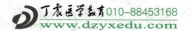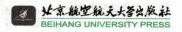

（3）纤维食管镜检查：合并病理学检查，有确诊价值。

（4）CT：能显示食管癌侵犯的范围及淋巴结转移情况。

第二十八节　心脏疾病

一、概　述

1．解剖生理　心脏是血液循环的射血器官，具有泵的功能。似倒置的圆锥体，有4个腔：左心房、右心房、左心室和右心室。心脏是血液循环的动力装置，它将来自静脉系统未氧合的血液经右心室泵入肺，再流回左心房，形成肺循环；并将已氧合的血液经左心室泵入全身组织器官（包括心肌），最终返回右心房，形成体循环，从而供应全身组织代谢所需的氧和营养素，以保证人体新陈代谢的正常进行，维持生命活动和血压。

（1）心壁：由内向外可分为心内膜、心肌层和心外膜3层。心外膜与心包壁层形成心包腔，心包腔内液体有15～50ml，可起到润滑的生理作用。

（2）心的血管：心脏自身的血液供应主要来自于冠状动脉，有左、右冠状动脉两支。

（3）心传导系：窦房结是心的正常起搏点，窦房结产生的节律性兴奋依次传至结间束、房室结区、房室束、左右术支和浦肯野纤维，调节心脏的舒缩活动。

（4）心音

①第一心音：产生主要是由于二尖瓣和三尖瓣瓣膜关闭（即房室瓣关闭），瓣叶突然紧张产生振动而发出声音。标志心室收缩期的开始，与心尖搏动同时出现，在心尖部听诊最响。

②第二心音：主要由于主动脉瓣和肺动脉瓣的关闭引起瓣膜振动所致。标志心室舒张期的开始，在心底部听诊最响。

③第三心音：由于心室射血引起心室壁、腱索和乳头肌的振动所致。

④第四心音：由于心房收缩震动所致。正常情况不可闻及，属病理性。

2．心脏疾病的特殊检查方法

（1）心导管检查术：目的是明确诊断心脏和大血管病变的部位与性质、病变是否引起了血流动力学改变及其程度，为采用介入性治疗或外科手术提供依据。可以发现心内畸形；测量心血管各部位的压力；在各部位采血标本测量氧饱和度，明确异常分流；做心血管造影、描记心内心电图、计算心排出量等。方法：局麻后自股静脉、上肢贵要静脉或锁骨下静脉（右心导管术）或股动脉（左心导管术）插入导管到达相应部位。连续测量并记录压力，必要时采血行血气分析。

（2）心导管造影术：可检查心脏和大血管的形态及缺损。根据不同的检查目的，选择左心室、右心室、肺动脉、升主动脉及其分支进行造影。

（3）冠状动脉造影术：可以提供冠状动脉病变的部位、性质、范围、侧支循环状况等的准确资料，有助于选择最佳治疗方案，是诊断冠心病最可靠的方法。

（4）以上各项心内检查，尤其是冠状动脉造影术，均可能引起各种并发症，甚至死亡。故做好术前、术后的护理措施十分重要。

①操作前备好心肺复苏术及各种抢救所需要的药品、物品与器械。

②目前常用碘造影剂，过敏反应为常见的不良反应，重者可出现过敏性休克和惊厥，故用前应进行过敏试验。

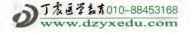
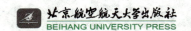

③术中严密观察病情，极少数患者注入造影剂后出现皮疹、寒战，地塞米松可缓解，应警惕因造影剂过敏而发生过敏性休克。

④术后用沙袋压迫穿刺部位并妥善固定，以防出血。观察局部渗血情况，出现异常时及时报告医师。

⑤术后常规静脉滴注抗生素，预防心内膜感染。

⑥术后卧床时间：右心检查后 6～12 小时；左心检查后 12～24 小时。

二、后天性心脏病的外科治疗

心脏瓣膜病是成人主要的后天性心脏病之一。最常见的是风湿热所致的风湿性瓣膜病。其中，二尖瓣最常受累，其次为主动脉瓣。最常见的联合瓣膜病是二尖瓣狭窄合并主动脉瓣关闭不全。

（一）二尖瓣狭窄

发病率女性多于男性，在儿童和青年期发作风湿热后，多在 20～30 岁后才出现临床症状。

辅助检查

（1）超声心动图：是明确诊断瓣膜病最可靠的方法，可评估二尖瓣的病理改变和狭窄的严重程度，还可提供房室大小、心室功能、室壁厚度和运动、肺动脉压等方面的信息。

（2）心电图检查：中、重度二尖瓣狭窄患者可出现二尖瓣型 P 波，P 波宽度 > 0.12 秒，伴切迹。病程长者可见房颤。

（3）X 线检查：左心缘变直，左心房增大，肺动脉段隆起，主动脉结缩小，间质性肺水肿。左心房、右心室显著增大时，心影呈梨形（二尖瓣型心脏）。

（二）二尖瓣关闭不全

主要由风湿性炎症累及二尖瓣所致，常合并二尖瓣狭窄。

辅助检查　心电图轻者正常，较重者可出现电轴左偏、二尖瓣型 P 波、左心室肥大和劳损。胸部 X 线可见左心房、左心室扩大和肺淤血。超声心动图可发现左心房、左心室扩大，二尖瓣活动度大且关闭不全。

（三）主动脉瓣狭窄

单纯主动脉瓣狭窄少见，常合并主动脉瓣关闭不全和二尖瓣病变。

辅助检查　超声心动图可见主动脉瓣叶开放振幅减小、主动脉瓣增厚、变形或钙化等征象。胸部 X 线早期患者心影可无改变，后期呈现左心室增大，心脏左缘向左向下延长，升主动脉显示狭窄后扩大。心电图可见电轴左偏、左室肥大伴劳损，T 波倒置，部分患者可出现左束支传导阻滞。

（四）主动脉瓣关闭不全

辅助检查　超声心动图可显示主动脉瓣关闭不全的原因和瓣膜形态，了解血液反流的严重程度。X 线检查可见左心室明显增大，向左下方延长，主动脉结隆起，升主动脉和弓部增宽。心电图检查可出现电轴左偏和左心室肥大、劳损。

三、冠状动脉粥样硬化性心脏病

1. 病因　主要危险因素包括年龄（> 40 岁）、血脂异常、高血压、吸烟、糖尿病或糖耐量异常、

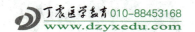
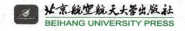

肥胖、家族遗传。其他危险因素还包括 A 型性格、口服避孕药、性别、缺少体力活动、饮食不当等。

2. **病理病生** 冠状动脉血流量是影响心肌供氧最主要的因素。当冠状动脉粥样硬化使管腔狭窄时，冠状动脉血流量减少，心肌供氧和需氧失去平衡，此时心肌需氧量增加，但冠状动脉供血量不能相应增加，临床上呈现心肌缺血的症状。长时间心肌缺血可导致心肌细胞坏死。

3. **辅助检查**

（1）冠状动脉造影术：是临床诊断冠心病的"黄金标准"，有助于选择最佳治疗方案及判断预后。

（2）超声心动图：可提供冠状动脉、心肌、心腔结构及血管、心脏的血流动力学检查结果。

第二十九节　泌尿、男性生殖系统疾病的辅助检查

1. **实验室检查**

（1）尿液检查

①尿液收集：尿常规检查是诊断泌尿系统疾病最基本的方法，以清晨第 1 次尿最佳。

②尿细菌学检查：可用于泌尿系感染的诊断和临床用药指导。尿培养以清晨第 1 次清洁中段尿为宜，耻骨上膀胱穿刺留取标本最为准确。

③尿脱落细胞学检查：用于膀胱肿瘤初筛或肿瘤切除术后的随访。需连续 3 天留取新鲜尿进行沉渣涂片检查，阳性结果可提示泌尿系肿瘤。

④尿三杯试验：用于判断镜下血尿或脓尿的来源和病变部位。以排尿初期的 5～10ml 尿为第 1 杯，排尿最后的 5～10ml 为第 3 杯，中间部分为第 2 杯。若第 1 杯尿液异常，提示病变在尿道；第 3 杯尿液异常提示病变在膀胱颈部或后尿道；若 3 杯尿液均异常，提示病变在膀胱或上尿路。

（2）肾功能检查

①尿比重测定：是最简单的肾功能测定方法。正常人尿比重为 1.015～1.025，尿比重持续固定在 1.010 左右，提示肾浓缩功能严重损害。

②血肌酐和血尿素氮测定：有助于判断肾功能损害的程度。

③内生肌酐清除率：是评价肾小球滤过功能最常用的方法，24 小时内生肌酐清除率正常为 80～120ml/min，<80ml/min 提示肾小球滤过功能下降，<10ml/min 提示已进入尿毒症期。

（3）血清前列腺特异性抗原（PSA）：是目前最常用的前列腺癌生物标记。健康男性血清 PSA 为 0～4ng/ml，如血清 PSA>10ng/ml 应高度怀疑有前列腺癌的可能。

（4）精液检查：有助于男性不育征的诊断。精液检查前应禁欲至少 3 天，但不超过 7 天。

2. **影像学检查**

（1）B 超检查：方便、无创，不影响肾功能，广泛用于筛选、诊断、治疗和随访。

（2）X 线检查

①尿路平片：是泌尿系统常用的初检方法，摄片前应做充分的肠道准备。

②排泄性尿路造影：可显示尿路形态，有无扩张、推移、受压和充盈缺损等，同时可了解双侧肾功能。由于需静脉注射有机碘造影剂，造影前应做碘过敏试验。造影前日口服泻药排空肠道，禁食、禁水 6～12 小时，以增加尿路造影剂浓度。妊娠，甲亢，严重肝、肾、心血管病及造影剂过敏为禁忌证。

③逆行肾盂造影：能显示尿路形态，有无扩张、推移、受压和充盈缺损等，同时可了解双侧肾功能。经膀胱镜行输尿管插管注入造影剂，检查前可不做碘过敏试验。禁用于急性尿路感染及尿道狭窄。

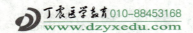 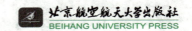

严格无菌操作，动作轻柔，检查后多饮水、多排尿，遵医嘱应用抗生素，防止尿路感染。

④膀胱造影：经导尿管注入造影剂，可显示膀胱形态和病变。

⑤血管造影：禁用于有出血倾向、碘过敏、妊娠及肾功能不全者。造影后穿刺局部加压包扎，平卧 24 小时。造影后多饮水，必要时静脉输液，促进造影剂排出。

3. 器械检查

（1）导尿：诊断性导尿主要用于监测尿量、膀胱尿道造影以及尿动力学检查。

（2）尿道探条检查：用于探查尿道是否通畅及尿道狭窄的部位和程度，亦可用于扩张狭窄尿道。**两次尿道扩张间隔时间至少是 3 天。**

（3）尿道膀胱镜检查：是膀胱肿瘤和尿道肿瘤的确诊方法，也可用于经其他各项检查不能确诊的下尿路疾病。

第三十节　泌尿系损伤

一、肾损伤

1. 病因

（1）开放性损伤：常因弹片、枪弹、刀刃等锐器致伤，常伴其他组织器官损伤。

（2）闭合性损伤：因直接暴力（撞击、跌打、挤压、肋骨或横突骨折等）或间接暴力（对冲伤、暴力扭转等）所致。

2. 病理

（1）肾挫伤：大多数患者属此类损伤，**症状轻微，可自愈。**损伤局限于部分肾实质，表现为肾瘀斑和（或）包膜下血肿。

（2）肾部分裂伤：肾实质部分裂伤伴肾包膜破裂及肾周血肿，通常不需手术，可自行愈合，但需绝对卧床。

（3）肾全层裂伤：症状严重，常有肾周血肿、严重的血尿，需手术治疗。肾横断或破裂时，可导致远端肾组织缺血坏死。

（4）肾蒂损伤：**少见但最严重，肾蒂或肾段血管部分或完全撕裂引起大出血、休克，常来不及就诊即死亡。**

3. 辅助检查

（1）实验室检查：**血尿是诊断肾损伤最重要的依据。**尿常规检查可见大量红细胞。若血红蛋白与血细胞持续降低提示有活动性出血。血白细胞增多应注意有无继发感染。

（2）CT 检查：为首选检查，可清晰显示肾损伤程度。B 超能提示肾损伤的部位和程度。

（3）排泄性尿路造影和动脉造影检查：可评价肾损伤的范围和程度。

二、膀胱损伤

1. 病因

（1）开放性损伤：如火器或锐器致伤，常合并直肠、阴道损伤。

（2）闭合性损伤：分为直接暴力损伤和间接暴力损伤。直接暴力多发生于膀胱充盈状态下的下腹

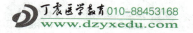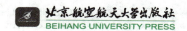

部损伤，如拳击、踢伤、碰撞伤等；间接暴力常发生于骨盆骨折时，骨折断端或游离骨片可刺伤膀胱，多由交通事故引起。

（3）医源性损伤：多由膀胱镜检查、盆腔手术、腹股沟手术、阴道手术等伤及膀胱。

2. 病理

（1）挫伤：伤及膀胱黏膜或肌层但未穿破膀胱壁，无尿液外渗，但可有血尿。

（2）膀胱破裂

①腹膜外型：膀胱壁破裂但腹膜完整，尿液外渗至膀胱周围间隙，多由膀胱前壁损伤所致。

②腹膜内型：膀胱破裂伴腹膜破裂，尿液流入腹腔，引起腹膜炎。

3. 辅助检查　尿常规检查可见镜下及肉眼血尿。膀胱造影见造影剂漏至膀胱外。导尿试验是确定膀胱破裂简单有效的检查方法。膀胱损伤时，导尿管可顺利插入膀胱（尿道损伤常不易插入），但仅流出少量血尿或无尿液流出。X 线检查可发现骨盆骨折。

三、尿道损伤

1. 病因　尿道损伤在泌尿系统损伤中最常见，尿道损伤分为开放性、闭合性和医源性 3 类。开放性损伤多因火器、锐器所伤，常有阴囊、阴茎、会阴部贯通伤。闭合性损伤多为挫伤、撕裂伤，会阴部骑跨伤可引起尿道球部损伤，骨盆骨折可引起膜部尿道撕裂。医源性损伤为腔内器械直接损伤。

2. 病理　尿道损伤多见于男性，以尿生殖膈为界，可分为前尿道（球部、阴茎部）损伤和后尿道（前列腺部、膜部）损伤。其中球部和膜部的损伤最为常见。

（1）前尿道损伤可有挫伤、裂伤及断裂。

（2）后尿道损伤时，骨折及盆腔血管丛的损伤引起大出血，在前列腺和膀胱周围形成大血肿。后尿道断裂后，尿液外渗至耻骨后间隙和膀胱周围，但当尿生殖膈撕裂时，会阴、阴囊部也会出现血肿及尿外渗。

3. 辅助检查

（1）导尿可检查尿道是否连续、完整。若能顺利插入导尿管，说明尿道连续且完整。若一次插入困难，不可勉强反复试插，以免加重创伤和导致感染。

（2）X 线检查骨盆前后位片显示骨盆骨折。尿道造影可显示尿道损伤部位及程度。尿道断裂可有造影剂外渗，尿道挫伤则无外渗征象。

第三十一节　泌尿系结石

一、概　述

1. 病因　尿路结石是泌尿外科常见病，以男性多发。大多数结石成因不清，其主要因素是尿中存在呈超饱和状态的结石晶体。可分为上尿路结石和下尿路结石。上尿路（肾、输尿管）结石以草酸钙结石多见，下尿路（膀胱、尿道）结石以磷酸镁胺结石常见，上尿路结石较下尿路结石更常见。

（1）流行病学因素：年龄、性别、种族、职业、饮食、水分摄入、代谢、气候、遗传等。

（2）尿液因素

①形成结石的物质增加，如骨质脱钙、甲状旁腺功能亢进等造成钙、草酸或尿酸排出量增加。

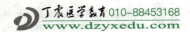
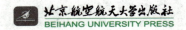

②尿 pH 改变，碱性尿中易形成磷酸钙及磷酸镁铵沉淀，酸性尿中易形成尿酸和胱氨酸结晶。

③尿液浓缩及尿中抑制晶体形成物质减少。

④尿路感染使尿基质增加，晶体易黏附。

（3）泌尿系统解剖因素：尿路狭窄、梗阻、憩室。

（4）遗传性疾病。

2. **病理**　尿路结石在肾和膀胱内形成，多数输尿管、尿道结石是结石排出过程中停留该处所致。结石可损伤泌尿系统并引起感染、梗阻，甚至恶变。

二、上尿路结石

辅助检查

（1）实验室检查：尿常规检查有肉眼或镜下血尿，伴感染时表现为脓尿。

（2）影像学检查

①X 线检查：泌尿系统 X 线平片能发现 95% 以上的结石。

②排泄性尿路造影：充盈缺损提示有 X 线透光的尿酸结石可能。

③逆行肾盂造影：少用，通常在其他方法不能确诊时采用。

④B 超：可显示结石的特殊声影，发现 X 线平片不能显示的小结石和透 X 线结石，还能显示肾积水及萎缩。

⑤CT 检查：虽能显示较小结石，但很少作为首选的诊断方法。

（3）内镜检查：包括肾镜、输尿管镜和膀胱镜。适用于其他方法不能确诊时。

三、膀胱结石

辅助检查　X 线检查能发现绝大多数结石。B 超能显示结石声影，同时可发现膀胱憩室、前列腺增生。膀胱镜检查可直视结石，并发现膀胱病因，最可靠。直肠指检较大的结石可经直肠腹壁双合诊被扪及。

第三十二节　泌尿、男性生殖系统结核

一、肾结核

肾结核为最常见的泌尿系结核，通常发生于肺部感染结核后。

1. **病因**　血行感染最常见。常发生于 20 ～ 40 岁的青壮年，绝大多数为单侧性。

2. **病理**　早期病变主要是肾皮质内多发性结核结节，中央常为干酪样物质，边缘为纤维组织增生。随着病变发展，结核结节彼此融合，形成干酪样脓肿，逐渐扩大蔓延累及全肾。肾盏颈或肾盂出口因纤维化发生狭窄，可形成局限的闭合性脓肿或结核性脓肾。

（1）病理性肾结核：患者免疫状况良好，感染细菌数量较少或毒力较小，使早期微小病灶自行愈合，不出现临床症状，仅尿中检测到结核分枝杆菌。

（2）临床肾结核：患者免疫低下，感染细菌数量较多或毒力较强，结核病灶逐渐扩大，穿破肾乳

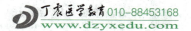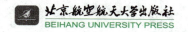

头到达肾盂、肾盏，出现临床症状和影像学改变。

二、男性生殖系统结核

男性生殖系统结核多继发于肾结核。前列腺、精囊结核临床表现不明显而不易被发现。附睾结核易被发现。多见于 20 ～ 40 岁青壮年。

（一）附睾结核

病理　主要病理改变为结核肉芽肿、干酪样变、空洞形成和纤维化。一般从头部开始，最终可破坏整个附睾。病变可蔓延至睾丸。

（二）前列腺、精囊结核

病理　病变早期一般在前列腺，精囊结核常由其扩展而来。病理改变与其他器官相似、纤维化较重。前列腺结核和精囊结核一般同时存在。

第三十三节　泌尿系统梗阻

一、概　述

泌尿系统是由肾小管、集合管、肾盏、肾盂、输尿管、膀胱和尿道组成的管道系统，主要功能是将肾脏产生的尿液排出体外。泌尿系统任何部位出现梗阻，都将影响尿液的排出，导致肾积水、肾功能损害，甚至肾衰竭。

1. **病因**　肾和输尿管的结石、肿瘤、某些先天性疾病均可引起梗阻。
2. **病理**　泌尿系梗阻引起的基本病理改变是梗阻以上的尿路扩张。膀胱以上梗阻，发生肾积水较快。膀胱以下梗阻，由于下尿道的缓冲作用，对肾的影响较慢，后期因输尿管膀胱连接部活瓣作用丧失，尿液自膀胱逆流至输尿管，可发生双侧肾积水。

二、良性前列腺增生

良性前列腺增生简称前列腺增生，也称前列腺肥大，是最常见的引起老年男性排尿障碍的疾病。

1. **病因**　与老龄、性激素平衡失调等有关。主要病理改变为细胞增生，增生组织挤压外周的腺体，使前列腺尿道伸长、受压变窄，尿道阻力增加，引起排尿困难。
2. **病理**　前列腺分为外周区，中央区，移行区和尿道周围腺体区。增生起始于围绕尿道精阜部位的移行区，而前列腺癌多起源于外周区。
3. **辅助检查**
（1）直肠指检：是诊断前列腺增生最重要、最简单易行的方法，多数患者可触到增大的前列腺，表面光滑，边缘清楚，质地柔软有弹性。
（2）超声检查：可经腹壁、直肠或尿道途径进行，直接测出前列腺的大小及测量残余尿量。
（3）尿流率检查：可确定患者的尿道梗阻程度。最大尿流率 ≥ 15ml/s 属正常，15 ～ 10ml/s 者表

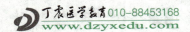
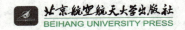

明排尿不畅，＜10ml/s 者则梗阻严重，是手术的指征。

（4）前列腺特异抗原（PSA）测定：是鉴别前列腺增生和前列腺癌的重要指标，敏感性高但特异性有限。

三、急性尿潴留

急性尿潴留是一种因突发无法排尿导致尿液滞留于膀胱内而产生的综合征。可由下尿路梗阻，膀胱神经受损和（或）膀胱逼尿肌功能受损引发。是泌尿外科最常见的急症之一。

病因和分类

（1）机械性梗阻：任何导致膀胱颈部及尿路梗阻的病变，如前列腺增生、尿道损伤、尿道狭窄、膀胱尿道结石、异物和肿瘤等。

（2）动力性梗阻：膀胱出口、尿道无器质性梗阻病变，尿潴留系排尿动力障碍所致。最常见的原因为中枢或周围神经系统病变，如脊髓或马尾损伤、肿瘤、糖尿病等。

第三十四节 泌尿、男性生殖系统肿瘤

一、肾 癌

1. **病因** 病因尚不明确，与吸烟、肥胖、环境污染、职业暴露、遗传因素等有关。居于泌尿系肿瘤第 2 位。

2. **病理** 肾肿瘤包括肾癌、肾母细胞瘤和肾盂癌。肾癌以透明细胞癌为主，是成人最常见的类型。肾母细胞瘤是小儿最常见的类型。肾癌可直接扩散到肾静脉、腔静脉形成癌栓，还经血行和淋巴途径转移。血行途径最常见的转移部位是肺、肝、骨、脑等。淋巴途径最先累及肾蒂淋巴结。肾癌具有内分泌功能，肾癌时肾素值升高，常伴高血压。

3. **辅助检查**

（1）实验室检查：尿脱落细胞检查具有决定性意义。

（2）影像学检查：B 超检查有助于准确的区分肿瘤和囊肿，是普查肾肿瘤的方法。静脉肾盂造影（IVP）可见肾盏肾盂不规则变形、狭窄拉长、移位或充盈缺损。CT 是目前诊断肾癌最可靠的影像学方法。肾动脉造影。

（3）输尿管肾镜：对可疑组织活检，可明确诊断。

二、膀胱癌

1. **病因** 居于泌尿系肿瘤首位，发病与以下因素有关。

（1）长期接触致癌物质。

（2）吸烟是最常见的致癌因素。

（3）膀胱慢性感染与异物长期刺激。

（4）其他：长期大量服用镇痛药、盆腔肿瘤术后放疗等。

2. **病理** 膀胱癌多见于膀胱侧壁、后壁，其次是三角区和顶部。组织类型多为上皮性肿瘤，以移行细胞乳头状癌为主，还有鳞癌和腺癌。肿瘤可向膀胱壁内浸润。淋巴途径最主要，常侵袭盆腔

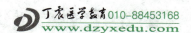
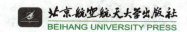

淋巴结。血行途径多在晚期，到达肝、肺、肾上腺和小肠等处。

3. 辅助检查

（1）尿脱落细胞学检查：简便易行，可作为血尿的初步筛选和肿瘤治疗效果的评价。

（2）膀胱镜检查：是诊断膀胱癌最直接、重要的方法，可以显示肿瘤的数目、大小、形态和部位。膀胱镜观察到肿瘤后应获取组织做病理检查。

（3）影像学检查：膀胱镜下取活组织做病理检查是最直接和重要的检查手段，是最可靠的检查方法。膀胱造影和静脉肾盂造影可见充盈缺损。B超、CT和MRI检查。

三、前列腺癌

1. 病因　尚不清楚，可能与年龄、遗传、种族、饮食、环境污染、癌前病变有关，好发于65岁以上男性。

2. 病理　前列腺癌常从腺体外周带发生，很少单纯发生于中心区域。前列腺癌转移常直接向精囊，和膀胱底部浸润。血行转移主要转移至骨，以脊椎骨最为常见，其次为股骨近端、盆骨和肋骨。多采用TNM分期系统。根据肿瘤侵犯范围不同，分为4期。

3. 辅助检查

（1）直肠指诊：可触及硬性前列腺结节，质地坚硬，表面不光滑。

（2）实验室检查：前列腺特异性抗原（PSA）是目前诊断前列腺癌、评估各种治疗效果和预测预后的重要肿瘤标志物。前列腺癌者血清PSA常升高，有转移病灶者血清PSA可显著升高。

（3）影像学检查：经直肠B型超声、MRI、CT；全身核素骨显像检查。

（4）前列腺穿刺检查：经直肠超声引导前列腺穿刺活检可确诊前列腺癌。

第三十五节　男性性功能障碍

男性性功能包括性欲、阴茎勃起、性交、射精和性高潮等方面，其中任何环节发生改变而影响正常性生活，即称为男性性功能障碍。

辅助检查

（1）实验室检查：包括肝肾功能、睾酮、促性腺激素（LH、FSH）、血糖等。

（2）特殊检查：包括夜间阴茎胀大试验、彩色多普勒双功能超声、阴茎海绵体静脉造影等。

第三十六节　肾上腺疾病外科治疗

肾上腺组织结构分为皮质和髓质，其中皮质占90%。皮质由外向内分为由球状带、束状带和网状带。皮质分泌类固醇激素，其球状带分泌盐皮质激素，主要是醛固酮，调节水盐代谢；束状带分泌糖皮质激素，主要是皮质醇，调节糖、蛋白质和脂肪代谢；网状带分泌主要分泌雄激素。肾上腺髓质主要分泌儿茶酚胺类激素，包括肾上腺素、去甲肾上腺素和少量多巴胺，以肾上腺素居多。皮质功能亢进可出现醛固酮症、皮质醇症及性征异常等，髓质功能亢进可引起儿茶酚胺症。

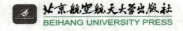

一、皮质醇症

皮质醇症，亦称库欣综合征，是机体组织长期暴露于异常增高糖皮质激素引起的一系列临床症状和体征。以垂体促肾上腺皮质激素（ACTH）分泌亢进最多见，即库欣病。

1. 病因与发病机制

（1）ACTH 依赖性：垂体瘤或下丘脑 - 垂体功能紊乱所致腺垂体分泌过量 ACTH，约占本病 70%；异位 ACTH 综合征最常见的为小细胞肺癌。

（2）非 ACTH 依赖性：肾上腺皮质腺瘤和皮质癌、肾上腺结节和腺瘤样增生等自主分泌大量皮质醇，但 ACTH 不高且肿瘤以外的肾上腺萎缩。

2. 辅助检查

（1）实验室检查

①皮质醇测定：血皮质醇水平增高且昼夜节律消失，24 小时尿 17- 羟皮质类固醇、尿游离皮质醇增高。

②血浆 ACTH 持续＞ 3.3pmol/L，提示为 ACTH 依赖性疾病，如 2 次 ACTH ＜ 1.1pmol/L，提示为 ACTH 非依赖性疾病。

（2）地塞米松抑制试验

①小剂量地塞米松试验：可定性诊断，鉴别皮质醇增多症和单纯性肥胖症，皮质醇症的血皮质醇不受抑制。

②大剂量地塞米松试验：用于判断病因，可鉴别肾上腺皮质肿瘤引起的库欣综合征与库欣病。肾上腺皮质肿瘤或异位 ACTH 综合征血皮质醇不被抑制。

（3）影像学检查：诊断病变部位。

二、原发性醛固酮增多症

原发性醛固酮增多症（原醛症、Conn 综合征）是肾上腺皮质分泌过量的醛固酮激素，引起以高血压、低血钾、高血钠、低血浆肾素活性和碱中毒为主要表现的临床综合征，30 ～ 50 岁多见。

1. 病因与分类
特发性醛固酮增多症最常见，症状多不典型，约占 60%；肾上腺皮质腺瘤次之，约 40% ～ 50%，临床表现典型，单侧多见。其余病因还包括单侧肾上腺增生、肾上腺皮质腺癌、糖皮质激素可抑制性醛固酮增多症等。

2. 辅助检查
实验室检查可明确病因，影像学检查可定位诊断。

（1）实验室检查：血钾低，肾素活性降低，尿钾高。血浆醛固酮 / 肾素浓度比值（ARR）是高血压患者中筛选原醛症最可靠的方法。体位试验和 18- 皮质酮（18-OHB）测定可区别特发性皮质增生和皮质腺瘤。

（2）影像学检查：超声检查能显示直径＞ 1cm 的肾上腺肿瘤；CT 为肾上腺肿瘤首选检查手段，肾上腺 CT 平扫加增强可检出直径＞ 5mm 的肾上腺肿瘤；MRI 仅用于 CT 造影过敏者。

三、儿茶酚胺症

儿茶酚胺增多症是嗜铬细胞瘤和肾上腺髓质增生的总称，其共同特点是肿瘤或肾上腺髓质的嗜铬细胞分泌过量的儿茶酚胺，而引起高血压、高代谢、高血糖等临床症状。嗜铬细胞瘤好发于 30 ～ 50 岁。

辅助检查

（1）实验室检查：定性诊断。血浆肾上腺素、去甲肾上腺素和多巴胺测定是诊断嗜铬细胞瘤最敏

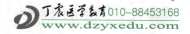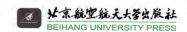

感的方法，尿液儿茶酚胺、香草扁桃酸（VMA）检测适用于低危人群的筛选，药物试验则适用于临床可疑而儿茶酚胺不高的患者。

（2）影像学检查：定位诊断。超声检查和 CT 能清楚显示肾上腺部位的肿瘤，是首选的检查方法。^{131}I- 间位碘苄胍（^{131}I-MIBG）扫描诊断较准确，除可诊断还可治疗。

第三十七节　骨与关节损伤

一、骨折概述

1. 定义、病因与分类
（1）定义：骨的完整性和连续性中断即为骨折。
（2）病因：骨折可由创伤和骨疾病（如骨髓炎、骨结核、骨肿瘤等）所致。受轻微外力即发生的骨折为病理性骨折。

①直接暴力：暴力直接作用使受伤部位发生骨折，常伴不同程度的软组织损伤，如小腿受撞击发生胫腓骨骨干骨折。

②间接暴力：暴力通过传导、杠杆、旋转和肌收缩使受力部位的远处发生骨折，如跌倒时以手掌撑地，暴力向上传导致桡骨远端或肱骨髁上骨折。

③疲劳性骨折：骨质持续受到长期、反复、轻度劳损引起的骨折，如远距离行军致第2、3跖骨骨折及腓骨下 1/3 骨干骨折，也称应力性骨折。

（3）分类
①根据骨折处皮肤、筋膜或骨膜的完整性：分为闭合性骨折和开放性骨折。开放性骨折的骨折端与外界相通，易引起感染。

②根据骨折的程度及形态：分为不完全骨折和完全骨折。不完全骨折骨的完整性和连续性部分中断，按其形态又分为青枝骨折、裂缝骨折。完全骨折骨的完整性和连续性全部中断，按骨折线方向及其形态又分为横形骨折、斜形骨折、螺旋形骨折、粉碎性骨折、嵌插骨折、压缩性骨折、骨骺损伤等。

③根据骨折端稳定程度：分为稳定性骨折和不稳定性骨折。前者为在生理外力作用下骨折端不易移位的骨折，如不完全性骨折及横形骨折、压缩性骨折、嵌插骨折等。后者为在生理外力作用下骨折端易移位的骨折，如斜形骨折、螺旋形骨折、粉碎性骨折等。

（4）骨折移位：由于暴力作用、肌肉牵拉以及不恰当的搬运等原因，大多数完全骨折均有不同程度的移位。常见移位有 5 种（可同时存在），包括成角移位、侧方移位、缩短移位、分离移位、旋转移位。

2. 骨折体征　畸形、异常活动、骨擦音或骨擦感。具备以上 3 个体征之一者，即可诊断为骨折。其中，畸形为骨折与脱位共有的体征，骨擦音或骨擦感为骨折的特征性体征。

3. 辅助检查　X 线检查是诊断骨折最可靠的、必不可少的检查，可明确诊断并了解骨折类型及移位情况。CT 检查、MRI 检查等。

二、常见的四肢骨折患者的病因

（一）锁骨骨折

病因　主要由间接暴力所致，多发生在儿童及青壮年。常见受伤机制是侧方摔倒，肩部着地，

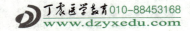
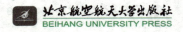

力传导至锁骨，发生斜形骨折。

（二）肱骨干骨折

病因 肱骨外科颈下 1～2cm 至肱骨髁上 2cm 段内的骨折。直接暴力常由外侧打击肱骨干中部导致横形或粉碎性骨折。间接暴力多由手部或肘部着地产生的剪式应力引起，多出现中下 1/3 骨折。

（三）肱骨髁上骨折

病因 多由间接暴力所致，多发生于儿童，分为伸直型骨折和屈曲型骨折。伸直型较常见，易合并肱动静脉及正中神经、桡神经、尺神经损伤。屈曲型少有合并神经血管损伤。

（四）桡骨远端伸直型骨折（Colles 骨折）

病因 由间接暴力所致，多为腕关节处于背伸位、手掌着地、前臂旋前时受伤。

（五）股骨颈骨折

病因 多发生于中、老年女性。按骨折线部位分为股骨颈头下骨折、股骨颈骨折、股骨颈基底骨折。前两类骨折易引起股骨头血供中断，导致股骨头坏死或骨折不愈合。

（六）股骨干骨折

病因 多发生于青壮年，重物直接打击、车轮碾轧等直接暴力作用引起股骨干横形或粉碎性骨折，伴有广泛软组织损伤。高处坠落伤、机器扭转伤等间接暴力常致股骨干斜形或螺旋形骨折，周围软组织损伤较轻。可分为上 1/3 段骨折、中 1/3 段骨折、下 1/3 段骨折。

（七）胫腓骨干骨折

病因 多见于青壮年和儿童。直接暴力引起胫腓骨同一平面的横形、短斜形或粉碎性骨折，如合并软组织开放伤，成为开放性骨折。胫腓骨干骨折是长骨骨折中最多发的一种，易出现骨筋膜室综合征。

三、脊柱骨折

（一）脊椎骨折

1. **病因、病理** 多由间接暴力引起，常并发脊髓或马尾神经损伤，易严重致残或致命。以胸腰段骨折最多见。

2. **辅助检查** X 线、CT、MRI。

（二）脊髓损伤

1. **病因、病理** 脊髓损伤是脊椎骨折、脱位的严重并发症。胸腰段脊髓损伤出现下肢感觉和运动障碍，称截瘫。颈段脊髓损伤，出现四肢神经功能障碍，称四肢瘫痪或四瘫。

2. **辅助检查** X 线、CT 检查是最常规的影像学检查。MRI 检查对于有脊髓和神经损伤者为重要检查手段，可了解椎骨、椎间盘对脊髓的压迫，脊髓损伤后的血肿、液化和变性等。

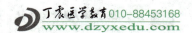

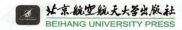

四、骨盆骨折

1. **病因、病理**　多有强大暴力外伤史，年轻人常见于交通事故、高空坠落和工业意外。老年人最常见的原因是摔倒。

2. **辅助检查**　X线、CT检查可显示骨折类型及移位情况。

五、关节脱位

（一）概　述

由于直接或间接暴力，使组成关节的各骨面失去正常的对合关系。

1. 病因

（1）创伤性脱位：由外界暴力引起的脱位，青壮年多见，是脱位的最常见病因。

（2）先天性脱位：胚胎发育异常，骨关节结构缺陷，出生后已发生脱位且逐渐加重。

（3）病理性脱位：关节结核、类风湿关节炎等疾病，破坏骨端，难以维持关节面正常的对合关系。

（4）习惯性脱位：习惯性脱位常与初次脱位治疗不当有关。

2. 分类

（1）按脱位的程度，分为全脱位和半脱位。

（2）按远侧骨端关节面移位方向，分为前脱位、后脱位、侧方脱位和中央脱位。

（3）按脱位发生的时间，分为新鲜性脱位（脱位时间在2周以内）和陈旧性脱位（脱位时间超过2周）。

（4）按脱位后关节腔是否与外界相通，分为闭合性脱位和开放性脱位。

3. 辅助检查　X线检查对确定脱位的方向、程度、有无合并骨折、有无骨化性肌炎或缺血性骨坏死等有重要作用。

（二）常见关节脱位

关节脱位以肩关节和肘关节脱位最常见，其次为髋关节。常见关节脱位鉴别见表2-14。

表2-14　常见关节脱位鉴别

	肩关节脱位	肘关节脱位	髋关节脱位
病因病理	间接暴力所致，前脱位多见	间接暴力所致，后脱位常见，易致神经血管损伤	强大暴力所致，后脱位最常见，严重时可致股骨头坏死
临床表现	三角肌塌陷，呈"方肩"畸形，关节盂处空虚，可触及肱骨头，杜加试验阳性	明显畸形，肘部弹性固定在半屈位，肘后三角关系失常	患肢短缩，髋关节呈屈曲、内收、内旋，臀部可触及股骨头
功能锻炼	固定时活动腕部与手指。解除固定后行肩关节各方向的主动活动	固定时做伸掌、握拳、手指屈伸及肩、腕关节活动。解除固定后练习肘关节屈伸和前臂旋转活动	固定时患肢股四头肌的等长收缩锻炼，3周后开始活动关节，4周后可扶拐下地，3个月内患肢不能负重

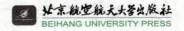

六、断肢（指）再植

肢（指）体离断多由外伤所致，包括完全或不完全性离断的肢（指）体。断肢（指）再植是对离断的肢（指）体，采用显微外科技术对其进行清创、血管吻合、骨骼固定以及修复肌腱和神经，将肢（指）体重新缝合到原位，使其完全存活并恢复一定功能的精细手术。

病因、病理　按照病因病理，可分为切割伤、碾压伤和撕裂伤。

第三十八节　骨与关节感染

一、化脓性骨髓炎

化脓性骨髓炎是由化脓性细菌感染引起的骨膜、骨密质、骨松质及骨髓组织的炎症，可分为急性和慢性骨髓炎两类。

1. 病因、病理

（1）急性血源性骨髓炎：最常见的致病菌是金黄色葡萄球菌，其次为 β 溶血性链球菌。好发于 12 岁以下骨骼生长快的儿童，男性居多，因儿童干骺端骨滋养血管为终末血管，血流缓慢，容易使细菌滞留，引发急性感染。本病早期以骨质破坏为主，晚期以死骨形成为主。好发部位为胫骨、股骨、肱骨等长骨的干骺端，感染途径以血源性播散为主。

（2）慢性血源性骨髓炎：多因急性骨髓炎未能彻底控制而反复发作所致。致病菌以金黄色葡萄球菌多见，但多数为混合感染。病理特点是死骨、骨性包壳、无效腔和窦道。

2. 辅助检查

（1）急性骨髓炎

①实验室检查：血白细胞及中性粒细胞显著增高，血沉加快，C 反应蛋白增高。

②X 线检查：早期无异常，起病 2 周后显示干骺端稀疏，散在虫蚀样骨破坏。

③局部分层穿刺：抽出脓液可以确诊。

（2）慢性骨髓炎：X 线检查平片显示骨骼失去正常形态，增粗变形，骨质硬化，骨髓腔不规则。

二、化脓性关节炎

1. 病因、病理　金黄色葡萄球菌是最常见的致病菌。血源性传播或直接蔓延至关节腔是最常见的感染途径。多见于儿童，尤其是营养不良小儿，男性居多。好发部位为髋关节和膝关节。

2. 辅助检查　血白细胞和中性粒细胞增高，血沉加快。关节腔穿刺抽脓，细菌培养可发现致病菌。X 线检查显示骨质疏松、关节间隙进行性变窄和虫蚀样改变，严重者骨性强直。

三、骨与关节结核

（一）概　述

骨与关节结核是由结核分枝杆菌侵入骨或关节而引起的一种继发性结核病。好发于儿童和青少年，脊柱结核多见，其次为膝关节结核和髋关节结核。

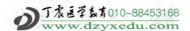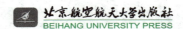

1. **病因** 骨关节结核绝大部分由肺结核引起。

2. **病理** 最初的病理变化是单纯性骨结核或单纯性滑膜结核。发病初期表现为关节腔积液。病变进一步发展可形成全关节结核，出现结核性浸润、肉芽增生、干酪样坏死、寒性脓肿和窦道。

3. **辅助检查**

（1）实验室检查：可有轻度贫血，少数患者白细胞计数升高。脓肿穿刺或病变部位的组织学检查可确诊。

（2）影像学检查：X线、CT和MRI。

（二）脊柱结核

1. **病理** 中心型多见于儿童，好发于胸椎。边缘型多见于成人，好发于腰椎。

2. **辅助检查** X线检查可见骨质破坏和椎间隙狭窄，CT对腰大肌脓肿有独特价值，MRI可见脊髓有无受压，有早期诊断价值。

（三）髋关节结核

1. **病理** 以单纯滑膜结核多见、其次为单纯骨结核和晚期全关节结核。

2. **辅助检查** X线检查早期病变可见骨质疏松，关节囊肿胀，后期出现死骨、空洞、股骨头破坏或消失，可伴病理性脱位。CT、MRI可发现X线检查不能显示的病灶。关节镜检查具有早期诊断价值，可同时行关节液培养、组织活检等。

（四）膝关节结核

1. **病理** 早期滑膜结核多见，病变发展缓慢，以炎性浸润和渗出为主，表现为膝关节肿胀和积液，进一步发展形成全关节结核。易发生寒性脓肿破溃，并发混合感染形成慢性窦道。

2. **辅助检查**

（1）X线检查：早期病变可见关节囊肿胀、骨质疏松，后期出现死骨、空洞，关节间隙消失，可伴病理性脱位。

（2）其他：CT、MRI等。在诊断有疑问时，应做滑膜活检病理切片检查。

第三十九节　腰腿痛及颈肩痛

一、腰椎间盘突出症

腰椎间盘突出症是指腰椎间盘退行性变后，外力作用下纤维环破裂和髓核、软骨终板突出，刺激、压迫神经根或马尾神经而引起的以腰腿痛为主要症状的综合征，是腰腿痛最常见的原因。

1. **病因、病理**

（1）病因：腰椎间盘退行性变是腰椎间盘突出症的基本病因。积累损伤是椎间盘退变的主要原因，最易由反复弯腰、扭转等动作引起。此外也与长期震动、过度负荷、外伤、遗传、妊娠、发育异常、吸烟和糖尿病等有关。

（2）病理：好发部位主要为脊柱活动大，承重较大或活动较多处，以腰4～5和腰5至骶1最易发生。其病理分型包括膨出型、突出型、脱出型、游离型、Schmorl结节及胫骨突出型。

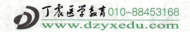
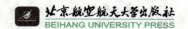

2. **辅助检查** X线正位片显示腰椎侧弯，侧位片显示生理前凸减少或消失，椎间隙狭窄。CT和MRI检查可显示椎管形态、椎间盘突出的程度和位置。

二、腰椎管狭窄症

腰椎管狭窄症指腰椎管发生骨性或纤维性结构异常，引起1处或多处管腔狭窄，压迫马尾神经或神经根而造成的综合征。

1. **病因、病理** 先天性椎管狭窄病多因骨发育不良。后天性椎管狭窄常由椎管退行性变所致。椎管退行性病变后纤维环破裂、髓核突出，神经根受压或充血、水肿出现相应压迫症状。

2. **辅助检查** X线检查可显示腰椎间隙狭窄，骨质增生。椎管造影、CT和MRI有较高的辅助诊断价值。

三、颈椎病

颈椎病是指因颈椎间盘退变及其继发性改变，刺激或压迫相邻脊髓、神经、血管和食管等组织，并引起相应的症状和体征。

1. **病因、病理** 颈椎间盘退行性变，是最基本的病因；损伤，使原已退变的颈椎和椎间盘损害加重，如长期伏案工作或不良睡眠姿势；颈椎先天性椎管狭窄，50岁以上男性多见，好发部位为颈5～6、颈6～7。

2. **辅助检查** X线检查显示颈椎生理前凸减少或消失，椎间隙狭窄或增生，椎间孔变窄等。CT或MRI显示颈椎间盘突出，椎管和神经根管狭窄，脊髓、脊神经受压。

第四十节 骨肿瘤

1. **分类和病理**

（1）分类：按肿瘤来源分为原发性和继发性，原发性骨肿瘤以良性多见。良性骨肿瘤中以骨软骨瘤常见，恶性骨肿瘤中以骨肉瘤发病率最高，均以男性居多。

（2）病理：根据外科分级（G）、肿瘤区域（T）及转移（M）情况进行外科分期。G（grade）表示病理分级，共分3级：G_0为良性，G_1为低度恶性，G_2为高度恶性。T表示肿瘤解剖定位，M表示远处转移。

2. **辅助检查**

（1）X线表现：良性肿瘤界限清楚、密度均匀，无骨膜反应。骨肉瘤表现为成骨性、溶骨性或混合性骨质破坏，边界不清，肿瘤生长顶起骨外膜，骨膜下产生新骨，表现为三角状骨膜反应阴影，称Codman三角。"葱皮样"现象常见于尤因肉瘤。"日光射线"影像多见于生长迅速的恶性肿瘤。

（2）实验室检查：血清碱性磷酸酶、乳酸脱氢酶升高，与肿瘤细胞成骨活动有关，如骨肉瘤。男性酸性磷酸酶增高，提示骨肿瘤来自晚期前列腺癌。

（3）病理检查：是确诊骨肿瘤的唯一可靠检查。

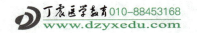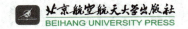

第三章　妇产科护理学

第一节　女性生殖系统解剖与生理

一、外生殖器

1. 外生殖器的范围　外生殖器又称外阴，是女性生殖器官的外露部分，位于耻骨两股内侧间，前为耻骨联合，后为会阴。

2. 外生殖器　由阴阜、大阴唇、小阴唇、阴蒂、阴道前庭组成。解剖结构见图3-1。

（1）阴阜：青春期阴阜上开始生长呈倒三角形的阴毛，为女性第二性征之一。

（2）大阴唇：含有丰富的血管、淋巴管和神经，故外阴受伤易形成血肿。

（3）小阴唇：位于大阴唇内侧的一对薄皱襞，表面湿润无毛，富含神经末梢，极敏感。

（4）阴蒂：位于两侧小阴唇顶端的联合处，有勃起功能，富含神经末梢，最为敏感。

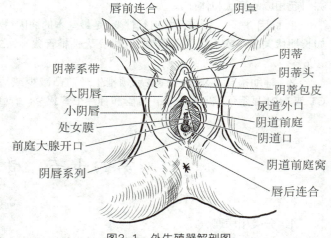

图3-1　外生殖器解剖图

（5）阴道前庭：为两侧小阴唇间的菱形区域，前为阴蒂，后为阴唇系带。

①前庭球：又称球海绵体，位于前庭两侧，有勃起性。

②前庭大腺（巴氏腺）：位于大阴唇后部，向内开口于阴道前庭后方小阴唇与处女膜之间的沟内。性兴奋时可分泌黏液润滑阴道。正常情况下不可触及，感染时易致腺管口闭塞，形成脓肿或囊肿。

③尿道口：尿道后壁有一对尿道旁腺，有分泌润滑尿道口的作用，此处常为细菌潜伏之处。

④阴道口及处女膜：阴道口位于前庭后部、尿道口下方。阴道口处覆盖有一层黏膜，为处女膜，在初次性交时会破裂，阴道分娩时会进一步破损。

⑤舟状窝：位于阴道口和阴唇系带之间，分娩后此窝会消失。

3. 会阴　会阴又称会阴体，是指阴道口与肛门之间的楔形软组织，由皮肤、皮下脂肪、筋膜、部分肛提肌和会阴中心腱组成，厚3～4cm。妊娠后期可变软，有利于分娩。分娩时注意保护会阴，防止裂伤。如行会阴切开术，需剪开的肌肉由外向内分别是球海绵体肌、会阴深横肌和耻尾肌。

二、内生殖器

女性内生殖器位于真骨盆内，包括阴道、子宫、输卵管和卵巢。

1. **阴道**　位于真骨盆腔内，上宽下窄，后壁较前壁长，为性交器官，也是月经血排出及胎儿娩出的通道。后壁与直肠贴近，前壁与膀胱、尿道相邻，下端开口于阴道前庭，上端环绕子宫颈形成阴道穹窿。阴道后穹窿最深，其顶端为直肠子宫陷凹，是盆腔最低点。当盆腔积液或积血，经后穹窿穿刺或引流可诊断和治疗疾病。阴道壁由黏膜、肌层和纤维构成，伸展性大，受性激素影响，有周期性变化。阴道壁富有静脉丛，损伤后易出血或形成血肿。阴道黏膜上皮为复层鳞状上皮（复层扁平上皮）。

2. **子宫**　位于盆腔中央，呈倒置梨形，站立时呈前倾前屈位，前与膀胱，后与直肠为邻，可发生周期性变化，能孕育胚胎、胎儿和产生月经。长7～8cm，宽4～5cm，厚2～3cm，重50g，容量为5ml。解剖结构见图3-2。

（1）宫体及宫颈：子宫上部较宽，称子宫体，其隆起顶部称子宫底。子宫下部较窄部分为子宫颈，成人子宫体与子宫颈比例为2∶1，婴儿比例为1∶2。

（2）子宫峡部：子宫体与子宫颈之间的最狭窄部分为子宫峡部，在非孕时长1cm，其上端因解剖上较狭窄，称为解剖学内口，下端宫腔内膜开始转变为宫颈黏膜，称为组织学内口。

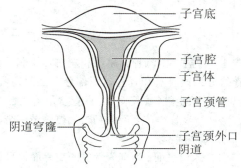

图3-2　子宫解剖图

（3）上皮组织：子宫内膜受性激素影响可发生周期性变化，其上皮为单层柱状上皮。宫颈黏膜无周期性剥落，其上皮为单层高柱状上皮。宫颈阴道部为复层鳞状上皮覆盖。宫颈外口鳞状上皮与柱状上皮交界处是宫颈癌的好发部位。

（4）韧带：子宫的正常位置依靠4对子宫韧带维持，分别是圆韧带、阔韧带、主韧带及宫骶韧带。韧带位置见图3-3。圆韧带呈圆索状，起于两侧子宫角前面输卵管的稍下方，向前外侧延伸达两侧骨盆壁，越过腹股沟管终止于大阴唇前端。阔韧带为子宫体两侧的一对翼形双层腹膜皱襞，从子宫体两侧起向外延伸达骨盆壁而成。主韧带又称子宫颈横韧带，位于阔韧带的下部，横行于宫颈两侧和骨盆侧壁之间。宫骶韧带从子宫颈两侧起，绕过直肠达第2、3骶椎处。其作用见表3-1。

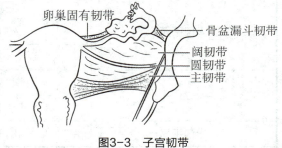

图3-3　子宫韧带

3. **输卵管**　长8～14cm，为一对细长弯曲的肌性管道，内侧与子宫角相连，外侧游离，是精子、卵子相遇受精的部位，也是运送卵子、精子、受精卵的通道。由外向内分为伞部、壶腹部（正常受精的部位）、峡部及间质部。

4. **卵巢**　位于子宫两侧，输卵管的后下方，借卵巢系膜与阔韧带相连，是产生、排出卵子和分泌性激素的性器官。青春期前表面光滑，青春期开始排卵后，表面逐渐凹凸不平。育龄期大小约4cm×3cm×1cm，重5～6g。绝经后萎缩变小、

表3-1　子宫韧带的作用

子宫韧带	作　用
圆韧带	直接维持子宫前倾位
阔韧带	维持子宫在盆腔正中位
主韧带	固定子宫颈，防止子宫下垂
宫骶韧带	向后上方牵引子宫颈间接维持子宫前倾位

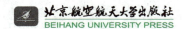

变硬。卵巢覆盖单层立方上皮，表面无腹膜，利于排卵，但卵巢癌易扩散。外层为皮质，内层为髓质。

5. **邻近器官** 与尿道、膀胱、输尿管、直肠及阑尾相邻。

（1）尿道：位于阴道前、耻骨联合后，开口于阴道前庭。

（2）膀胱：位于子宫与耻骨联合之间。充盈的膀胱影响妇科检查，手术时易误伤，因此妇科检查和手术前必须排空膀胱。

（3）输尿管：从肾盂开始下行，距子宫颈旁约2cm处从子宫动脉后方穿过，向前进入膀胱。施行子宫及附件切除术时应避免损伤输尿管。

（4）直肠：前为子宫与阴道，后为骶骨。

（5）阑尾：位于右髂窝内，其位置、长短及粗细变异较大，下端有时可达右侧输卵管及卵巢位置。

三、骨 盆

1. **骨盆** 由骶骨、尾骨和左右2块髋骨组成。以耻骨联合上缘、髂耻缘及骶岬上缘连线为界，将骨盆分为假骨盆和真骨盆两部分。上部为假骨盆（大骨盆），下部为真骨盆（小骨盆）。真骨盆的标记有骶岬、坐骨棘、耻骨弓。真骨盆是胎儿娩出的骨产道。在骨盆关节与耻骨联合周围均有韧带附着，骶、尾骨与坐骨结节之间的韧带为骶结节韧带，骶、尾骨与坐骨棘之间的韧带为骶棘韧带。

2. **骨盆平面**

（1）入口平面：为真假骨盆的交界面，呈横椭圆形，前方为耻骨联合上缘，两侧为髂耻缘，后面为骶岬上缘。其平面径线见表3-2。入口前后径是决定胎先露进入骨盆入口的重要径线。

（2）中骨盆平面：最狭窄，呈纵椭圆形，前为耻骨联合下缘，两侧为坐骨棘，后为骶骨下部。

表3-2 骨盆各平面径线

骨盆平面	平面径线	径线值
入口平面	入口前后径	11cm
	入口横径	13cm
	入口斜径（左、右各一）	12.75cm
中骨盆平面	中骨盆前后径	11.5cm
	中骨盆横径	10cm
出口平面	出口横径	9cm

（3）出口平面：由两个不在同一平面的三角形组成，其共同底边为坐骨结节间径，前三角顶点为耻骨联合下缘，两侧为耻骨弓，后三角平面顶点为骶尾关节，两侧为骶结节韧带。若出口横径稍短，但出口横径与出口后矢状径之和＞15cm，仍可阴道分娩。

3. **骨盆轴及骨盆倾斜度** 连接骨盆各平面中心点的假想轴线，称为骨盆轴（产轴）。此轴上段向下向后，中段向下，下段向下向前。骨盆倾斜度指妇女站立时骨盆入口平面与地平面形成的角度，一般为60°。骨盆倾斜度过大，常影响胎头衔接和娩出。

四、血管、淋巴及神经

1. **血管** 女性生殖器的血液供应来源于卵巢动脉、子宫动脉、阴道动脉及阴部内动脉，静脉与

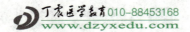
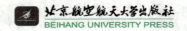

动脉伴行。其中卵巢动脉自腹主动脉分出，进入卵巢门前分出分支供应输卵管；右侧卵巢静脉汇合回流至下腔静脉，左侧回流至左肾静脉。

2. **淋巴** 女性生殖器官淋巴主要分为外生殖器淋巴组和盆腔淋巴组，淋巴管多伴动脉而行，淋巴回流依次汇入髂动脉各淋巴结、腹主动脉周围腰淋巴结、第2腰椎前方的乳糜池。

3. **神经**

（1）外生殖器：主要来源于阴部神经，由第Ⅱ、Ⅲ、Ⅳ骶神经的分支组成，属于躯体神经，分布于会阴、阴唇及肛门周围。

（2）内生殖器：由交感神经和副交感神经组成。交感神经由腹主动脉前神经丛分出，分为卵巢神经丛和骶前神经丛；其中卵巢神经丛分布于卵巢和输卵管，骶前神经丛分布于子宫体、子宫颈、膀胱上部等。子宫平滑肌有自主节律性，切除其神经后仍有节律收缩。

五、骨盆底

1. **解剖特点** 骨盆底有3层组织，外层由球海绵体肌、坐骨海绵体肌、会阴浅横肌和肛门外括约肌组成；中层由上、下两层筋膜及其间的一对会阴深横肌与尿道括约肌组成，内层即盆膈，为最坚韧的一层，由肛提肌及其筋膜组成，其中肛提肌由耻尾肌、髂尾肌和坐尾肌组成。

2. **生理特点** 骨盆底组织能够封闭骨盆出口，保持、承托盆腔脏器于正常位置，其中以肛提肌的托力为主。

六、妇女一生各阶段的生理特点

女性一生各阶段的生理特点见表3-3。

表3-3 女性各阶段的生理特点

女性各阶段	划分时间	生理特点
新生儿期	生后4周内	有泌乳、假月经等特殊生理变化，短期会自然消退
儿童期	出生4周~12岁	8岁前主要为身体生长发育 8岁后乳房和内、外生殖器开始发育
青春期	10~19岁	月经初潮是青春期的标志 第一性征有所变化，卵巢增大、阴阜隆起、色素沉着、宫体宫颈比例变为2：1、已初步具有生育能力 第二性征开始出现，思想、情绪非常不稳定、胸和肩部皮下脂肪增多、骨盆变宽、阴毛和腋毛开始出现、声调变高、乳房发育是第二性征的最初特征
性成熟期	18岁开始，历时30年左右	有周期性排卵和行经，生育活动最旺盛
绝经过渡期	40岁开始，短至1~2年，长至10~20年	卵巢功能逐渐减退，失去周期性排卵能力，月经开始不规则，直至绝经，生殖器官开始萎缩
绝经后期	60岁以后进入老年期	卵巢功能进一步衰退、老化，易出现萎缩性阴道炎、骨质疏松等

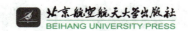

七、卵巢的周期性变化及内分泌功能

1. **卵巢的周期性变化** 表现为卵泡的发育和成熟、排卵、黄体形成及黄体萎缩。女性一生仅有400～500个卵泡发育成熟并排卵，进入青春期后，每个月经周期一般只有1个卵泡发育成熟。成熟卵泡逐渐向卵巢表面移动，破裂而出现排卵。排卵多发生在下次月经来潮前14天左右。排卵后，卵泡壁塌陷，卵泡颗粒细胞和内膜细胞向内侵入，由卵泡外膜包围，共同形成黄体。若卵子未受精，黄体会在排卵后9～10天开始萎缩，成为白体。若卵子受精，黄体则转变为妊娠黄体，至妊娠3个月末才退化。

2. **卵巢分泌的激素** 雌激素孕激素的生理作用，见表3-4。

（1）雌激素：在排卵前达到高峰，排卵后稍减少，之后随黄体发育又逐渐增加，在排卵后7～8天达到第二高峰，随后雌激素水平急剧下降，在月经前达最低水平。其能促进和维持子宫发育。

（2）孕激素：在排卵后7～8天黄体成熟时，分泌量达最高峰，以后逐渐下降，至月经来潮时恢复到排卵前水平。具有生物活性的最主要孕激素是孕酮。

（3）雄激素：促使阴蒂、阴唇及阴阜的发育，促进阴毛、腋毛的生长。对雌激素有拮抗作用，可促进非优势卵泡闭锁，提高性欲。能促进蛋白质合成、肌肉生长、骨骼发育。促进骨髓中红细胞增生。促进水、钠重吸收并保留钙质。

表3-4 雌激素与孕激素的生理作用

作用部位	雌激素	孕激素
子宫内膜	↑增殖变厚，异常增殖可引起子宫出血	↑由增生期转变为分泌期，利于受精卵着床
子宫平滑肌	↑对缩宫素的敏感性增强	↓对缩宫素的敏感性下降
宫颈黏液	↑促进分泌，变稀薄，利于精子穿透	↓分泌减少变黏稠，形成黏液栓，减少精子进入
阴道上皮	↑细胞增生角化，糖原增多，酸度增强	↓细胞角化消失，脱落加快
输卵管	↑促进肌层发育、上皮分泌和纤毛生长	↓抑制节律性收缩和纤毛生长
排 卵	↑小剂量刺激促性腺激素，促进排卵 ↓大剂量减少促性腺激素，抑制排卵	↓抑制垂体黄体生成素，抑制排卵，可避孕
乳 腺	↑小剂量促进腺管增生，乳头、乳晕着色 ↓大剂量抑制催乳素，减少乳汁分泌	↑促进腺泡发育，为哺乳作准备
神经系统	促进神经细胞生长、分化、存活及再生，促进乙酰胆碱等神经递质合成	调节体温中枢，影响散热，基础体温升高0.3～0.5℃；中枢抑制和催眠；增加通气，降低$PaCO_2$
代 谢	水钠潴留，升高血压 增加骨骼钙盐沉着，促进骨骺愈合 升高甘油三酯，降低胆固醇和低密度脂蛋白，增加高密度脂蛋白，降低糖耐量	促进水钠排泄 促进蛋白质分解，增加尿素氮排泄 增加低密度脂蛋白 诱导肝药酶，促进药物代谢

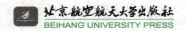

八、月经周期的调节及临床表现

1. **月经的周期性调节**　通过下丘脑、垂体和卵巢的相互调节、相互影响，形成一个完整、协调的神经内分泌系统，称为下丘脑 - 垂体 - 卵巢轴。同时，雌、孕激素对下丘脑 - 垂体产生正、负反馈作用。下丘脑主要分泌促性腺激素释放激素（GnRH），调节垂体合成和分泌促性腺激素，包括促卵泡激素（FSH）和黄体生成素（LH）调节月经周期。腺垂体还能分泌催乳激素（PRL）以促进乳汁合成。

2. **月经的临床表现**　月经指随卵巢周期性变化而出现的子宫内膜周期性脱落及出血。规律月经的出现是生殖功能成熟的重要标志。月经第一次来潮称初潮，两次月经第 1 天的间隔天数为月经周期，一般为 21 ～ 35 天，平均 28 天。每次月经持续时间称经期，一般为 2 ～ 8 天，平均 4 ～ 6 天。正常月经量为 20 ～ 60ml，超过 80ml 为月经量过多。月经血呈暗红色、不凝。月经初潮年龄多在 13 ～ 15 岁，也可早至 11 岁、晚至 16 岁，若 16 岁后仍未来潮，应及时就诊。经期一般无特殊症状，偶尔会出现腰骶部酸胀不适、尿频、头痛失眠、精神忧郁、食欲缺乏、恶心呕吐等，不影响正常学习、生活和工作。

九、生殖器官的周期性变化

1. **子宫内膜的周期性变化**　以一个正常周期 28 天为例，子宫内膜变化可分为 3 期。子宫内膜分为功能层和基底层。

（1）增生期：月经周期的第 5 ～ 14 天，子宫内膜的增生与修复在月经期已开始。

（2）分泌期：月经周期的第 15 ～ 28 天，与卵巢周期中的黄体期对应，是最适于受精卵着床的时期。其中月经周期的第 24 ～ 28 天为月经前期，子宫内膜可厚达 10mm，呈海绵状。

（3）月经期：月经周期的第 1 ～ 4 天，是雌激素、孕激素撤退的最后结果。表现为子宫内膜螺旋小动脉出现节律性、阵发性收缩、痉挛，继而发生缺血、缺氧并坏死脱落。

2. **宫颈黏液的周期性变化**　宫颈黏液受雌激素影响，会分泌增多、黏液变稀薄而透明，在排卵前黏液可拉丝长达 10cm 以上，在显微镜下可见羊齿植物叶状结晶。排卵后，黏液受孕激素影响，分泌减少、浑浊黏稠、拉丝易断，显微镜下可见成行排列的椭圆体。

3. **输卵管的周期性变化**　雌激素能促使输卵管黏膜上皮纤毛细胞生长、非纤毛细胞的分泌增加、输卵管发育及增强输卵管收缩振幅。孕激素能抑制输卵管收缩振幅，抑制纤毛细胞的生长，减少黏液分泌。雌孕激素协同作用能使受精卵顺利移至子宫腔。

4. **阴道黏膜的周期性变化**　阴道上段黏膜受雌孕激素的影响最明显。雌激素能使黏膜上皮增生，表层细胞角化，糖原分解增加、以保持阴道酸性环境。孕激素能使黏膜上皮大量脱落，可通过阴道脱落细胞的检查，了解雌孕激素变化。

第二节　妊娠期

一、妊娠生理

1. **妊娠**　成熟卵子受精是实际妊娠的开始，胎儿及其附属物自母体排出是妊娠的终止，一般为 40 周。

2. **受精与着床**　精子与卵子相遇于输卵管，结合形成受精卵的过程称为受精。受精发生在排卵后 12 小时内，整个受精过程约需 24 小时。受精后 72 小时分裂为 16 个细胞的实小胚，称为桑椹胚；受精后第 4 天早期胚胎进入宫腔。晚期囊胚种植于子宫内膜的过程称受精卵着床。着床时间约在受

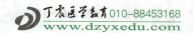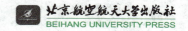

精后第 6 ～ 7 天开始，第 11 ～ 12 天结束，需经过定位、黏附和侵入三个阶段。

3. 胎儿附属物形成与功能 胎儿附属物指胎儿以外的组织，包括胎盘、胎膜、脐带和羊水，对维持胎儿生命和生长发育起重要作用。

（1）胎盘

①组织结构：胎盘是母儿唯一的结合体，由胎儿部分的羊膜、叶状绒毛膜和母体部分的底蜕膜共同构成，是母体与胎儿间进行物质交换的重要器官，于妊娠 6 ～ 7 周至 12 周末形成。其中叶状绒毛膜能构成胎盘的胎儿部分，是胎盘的主要部分。

②胎盘功能：有物质交换、防御、合成及免疫等功能，胎盘合体滋养细胞能合成多种激素、酶和细胞因子，对维持正常妊娠期具有重要作用。激素主要有蛋白、多肽和甾体激素。蛋白质激素有人绒毛膜促性腺激素（hCG）和人胎盘生乳素（HPL）。甾体激素有雌激素和孕激素。一般 hCG 在妊娠第 8 ～ 10 周达到分泌高峰，持续 1 ～ 2 周迅速下降；HPL 在妊娠 5 ～ 6 周开始分泌，至妊娠 34 ～ 36 周达到高峰。

（2）胎膜：由绒毛膜（外层）和羊膜（内层）组成。绒毛膜发育过程中退化成平滑绒毛膜，妊娠晚期与羊膜紧贴，但可完全分开。胎膜可保持羊膜腔的完整性，具有保护胎儿、预防宫腔感染的作用，并参与维持羊水平衡和分娩的发动。

（3）脐带：是连接胎儿与胎盘的条索状组织，胚胎及胎儿借助脐带悬浮于羊水中。妊娠足月的脐带长 30 ～ 100cm，平均长 55cm。脐带内的血管包括 2 条脐动脉、1 条脐静脉。脐带是母体与胎儿气体交换、营养物质供应和代谢产物排出的重要通道。

（4）羊水：为充满于羊膜腔内的液体。

①羊水性质：妊娠早期羊水来源于母体血清透析液，中期以后羊水主要来源于胎儿尿液。妊娠早期羊水为无色澄清液体，足月时羊水略浑浊，内含胎脂、上皮细胞及大量激素和酶。妊娠时羊水量会逐渐增加，足月时约 800 ～ 1000ml。

②羊水功能

a. 保护胎儿，使胎儿能够自由活动，避免受到挤压或发生粘连。

b. 保护母体，减少胎动所致的母体不适感。

c. 通过羊水检查可监测胎儿成熟度、性别及某些遗传性疾病。

d. 临产后前羊水囊扩张子宫颈口及阴道。

e. 破膜后羊水冲洗和润滑产道，减少感染的机会。

4. 胎儿的发育 以 4 周为一个孕龄单位。受精后 8 周的人胚称胚胎，为主要器官结构完全分化的时期。从受精第 9 周起称胎儿，为各器官进一步发育成熟的时期。胎儿发育的特征见表 3-5。

妊娠 20 周前：估算胎儿身长（cm）＝妊娠月数^2　估算胎儿体重（g）＝妊娠月数^3×2

妊娠 20 周后：估算胎儿身长（cm）＝妊娠月数×5　估算胎儿体重（g）＝妊娠月数^3×3

5. 胎儿的生理特点

（1）循环系统：来自胎盘的血液经胎儿腹前壁进入体内。进入右心房的下腔静脉血是混合血，有来自脐静脉含氧较高的血，也有来自下肢及腹、盆腔脏器的静脉血，以前者为主。

（2）血液系统：在受精后 3 周末，主要由卵黄囊生成红细胞。妊娠 10 周肝脏是红细胞的主要生成器官，以后骨髓、脾逐渐有造血功能。妊娠足月时，约 90% 红细胞由骨髓产生。

（3）呼吸系统：是由母儿血液在胎盘进行气体交换完成的，胎盘代替了肺脏功能。

（4）消化系统：妊娠 11 周小肠有蠕动，妊娠 16 周胃肠功能已建立，胎儿能吞咽羊水，吸收水分、葡萄糖、氨基酸等可溶性营养物质。

（5）泌尿系统：妊娠 11 ～ 14 周胎儿肾已有排尿功能。

（6）内分泌系统：甲状腺是胎儿最早发育的内分泌腺，于妊娠第 6 周开始发育。

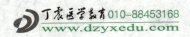

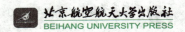

表3-5　胎儿发育的特征

胎龄（周）	外形特征	大约身长（cm）	大约体重（g）
8周末	初具人形，内脏器官基本形成，B超可见胎心搏动		
12周末	胎儿外生殖器已发育，部分可辨出性别，多普勒胎心听诊仪监测胎心音	9	20
16周末	部分孕妇可自觉胎动，外生殖器已可确定性别	16	110
20周末	18～20周临床可用听诊器在腹壁听到胎心音，出生后有心搏、呼吸、排尿及吞咽动作	25	320
28周末	出生后能啼哭及吞咽，但生活力弱。20～28周娩出者称有生机儿	35	1000
36周末	指甲已达指端，出生后能啼哭及吸吮，基本可成活	45	2500
40周末	外观丰满，皮肤粉红色。男性胎儿睾丸降至阴囊，女性胎儿大、小阴唇发育良好。出生后哭声响亮，吸吮能力强，能很好成活	50	3400

二、妊娠期母体变化

1. 生理变化

（1）生殖系统变化：包括子宫、输卵管、卵巢、阴道及外阴变化。

①子宫：是妊娠期变化最大的器官。妊娠后，子宫体增大变软，妊娠12周超出盆腔，在耻骨联合上方可触及宫底。妊娠晚期由于盆腔左侧有乙状结肠占位，会出现不同程度的子宫右旋。妊娠晚期宫腔容量增加到约5000ml。妊娠12～14周起出现Braxton Hicks收缩，表现为稀发、不规律不对称、腹部可触及的无痛性收缩。

②其他器官：子宫峡部在妊娠后逐渐拉长变薄，形成子宫下段，成为软产道的一部分。子宫颈在早期充血、水肿、变软，呈紫蓝色。宫颈黏液分泌增多，形成黏液栓，保护宫腔免受外来致病菌侵袭。输卵管伸长。卵巢略增大，停止排卵。阴道黏膜变软着色、皱襞增多，伸展性增加，阴道脱落细胞及分泌物增多。外阴充血，大、小阴唇着色，结缔组织松软，伸展性增加。

（2）乳腺：妊娠早期乳房开始增大、充血，孕妇自觉乳房胀痛。乳头、乳晕着色。乳晕处皮脂腺肥大隆起，称蒙氏结节。妊娠晚期挤压乳房时，可有少量黄色液体溢出，称初乳。

（3）循环系统：妊娠期血容量于6～8周开始增加，至妊娠32～34周达高峰，增加40%～45%，约1450ml。心搏出量约在妊娠10周开始增加，心脏容量在妊娠末期约增加10%，心率每分钟增加约10～15次。血沉增快，血浆增加多于红细胞增加，血液相对稀释，出现生理性贫血。妊娠时收缩压无明显变化，舒张压会略降低。在妊娠32～34周、分娩期及产褥期最初3天，因心脏负荷较重，易发生心力衰竭。妊娠末期易出现下肢及外阴静脉曲张、仰卧位低血压综合征。

（4）血液成分：妊娠时白细胞稍增加，主要为中性粒细胞增加。凝血因子增加，使血液处于高凝状态，血沉加快。血浆蛋白降低，主要表现为白蛋白减少。由于血液稀释，红细胞比容下降，易出现缺铁性贫血。

（5）泌尿系统：妊娠早期膀胱受增大子宫的压迫，可出现尿频。妊娠12周后，子宫体高出盆腔，

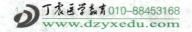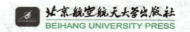

尿频症状消失。妊娠晚期胎头入盆后，孕妇会再次出现尿频甚至尿失禁。妊娠期受孕激素影响，泌尿系统平滑肌张力降低，肾盂及输尿管轻度扩张，且右侧输尿管常受右旋妊娠子宫的压迫，可致肾盂积水。**因此孕妇易患急性肾盂肾炎，并以右侧居多。**

（6）呼吸系统：妊娠早期，孕妇的胸廓横径、周径增大，呼吸时膈肌活动幅度增加。妊娠中期，孕妇有过度通气现象，有利于提供孕妇和胎儿所需的氧气。妊娠后期，孕妇以胸式呼吸为主，气体交换保持不减。妊娠期呼吸道黏膜会轻度充血、水肿，易发生上呼吸道感染；在妊娠后期孕妇平躺时，横膈上升会有呼吸困难感。

（7）体重：妊娠 13 周后平均每周增加 350g，至足月时平均增加 12.5kg。

2. **心理变化** 孕妇常见的心理反应有惊讶和震惊、矛盾接受、情绪波动及内省，可出现筑巢反应。妊娠期良好的心理适应有利于产后亲子关系的建立及母亲角色的完善。

三、妊娠诊断

根据妊娠不同时期的特点，临床上将妊娠分为 3 个时期。妊娠 13 周末以前为早期妊娠，妊娠第 14 ～ 27 周末为中期妊娠，妊娠第 28 周及其以后为晚期妊娠。

1. **早期妊娠诊断**

（1）停经：孕龄期有性生活史的健康妇女，平时月经周期规则，一旦月经过期，应考虑妊娠。停经是最早、最重要的症状，但不是妊娠的特有症状。

（2）早孕反应：约半数妇女在停经 6 周左右有困倦、择食、恶心等早孕反应，一般于妊娠 12 周左右自行消失。

（3）尿频：前倾增大的子宫在盆腔内压迫膀胱所致，妊娠 12 周后消失。

（4）乳房变化：乳房增大，乳头乳晕着色。

（5）妇科检查：阴道黏膜和宫颈阴道部充血呈紫蓝色。停经 6 ～ 8 周时，双合诊检查子宫峡部极软，感觉宫颈与宫体之间似不相连，称为黑加征。子宫逐渐增大变软，呈球形。

（6）辅助检查

①妊娠试验：受精后 10 天即可测定血、尿 hCG（绒毛膜促性腺激素），阳性可协助诊断。

②超声检查：主要目的是确定宫内妊娠、排除异位妊娠和滋养细胞疾病，估计孕龄。妊娠 6 周时，可见到胚芽和原始心管搏动。

③宫颈黏液检查：宫颈黏液量少、黏稠、拉丝度差，涂片干燥后光镜下仅见排列成行的椭圆体，不见羊齿植物叶状结晶，则早孕的可能性大。

④基础体温测定：双相型基础体温的已婚妇女，高温持续 18 天不见下降者，早期妊娠的可能性大。

2. **中、晚期妊娠诊断**

（1）胎动：妊娠 18 ～ 20 周时，孕妇可自觉胎动，约 3 ～ 5 次／小时，若 12 小时内胎动次数小于 10 次或逐日下降＞ 50% 不能恢复者，应及时就诊。

（2）胎心：妊娠 18 ～ 20 周时，一般胎背上部听诊胎心最清，胎心率为 110 ～ 160 次／分。

（3）胎体：妊娠 20 周以后，经腹壁可触及子宫内的胎体。不同妊娠周数的子宫底高度及子宫长度见表 3-6。子宫底位置可见图 3-4。

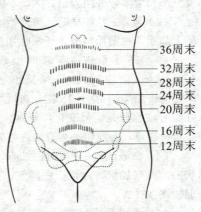

图3-4 孕周与子宫底高度

表3-6　不同妊娠周数的子宫底高度及子宫长度

妊娠周数	手测子宫底高度	尺测耻上子宫底高度（cm）
满12周	耻骨联合上2～3横指	
满16周	脐耻之间	
满20周	脐下1横指	18（15.3～21.4）
满24周	脐上1横指	24（22.0～25.1）
满28周	脐上3横指	26（22.4～29.0）
满32周	脐与剑突之间	29（25.3～32.0）
满36周	剑突下2横指	32（29.8～34.5）
满40周	脐与剑突之间或略高	33（30.0～35.3）

四、胎产式、胎先露、胎方位

1．**胎产式**　胎体纵轴与母体纵轴的关系称胎产式。两轴平行称为纵产式，约有99.75%；两轴垂直称为横产式，约有0.25%；两者交叉称为斜产式，分娩时可转为纵产式。正常胎产式为纵产式。

2．**胎先露**　最先进入骨盆入口的胎儿部分称胎先露。纵产式有头先露、臀先露，横产式有肩先露。头先露因胎头屈伸程度不同分为枕先露、前囟先露、额先露及面先露，以枕先露最常见。

3．**胎方位**　胎儿先露部的指示点与母体骨盆间的关系称为胎方位，简称胎位。枕先露以枕骨、面先露以颏骨、臀先露以骶骨、肩先露以肩胛骨为指示点。根据指示点与母体骨盆入口左、右、前、后、横的关系而有不同的胎位。其中，枕左前位和枕右前位为正常胎方位，枕左前位最常见。若有胎位不正，多在妊娠30周后进行矫正。

五、产前检查及健康指导

1．**产前检查频率**　妊娠6～13周末、14～19周末各查1次；妊娠20～36周，每4周检查1次；37～41周，每周查1次；有高危因素者，酌情增加检查次数。

2．**推算预产期**　自末次月经第1天算起，月数减3（或加9），日数加7（农历日数加15）。

3．**全身检查**　观察发育、营养、精神状态、身高及步态；测量体重和血压；检查乳房、心肺功能等。

4．**产科检查方法**

（1）腹部检查

①视诊：观察腹部外形、大小及皮肤情况。

②触诊：孕妇平卧于检查床上，腹部暴露，双腿屈曲，检查者站在孕妇右侧。测量前要求排空膀胱。宫底高度是从宫底到耻骨联合上缘中点的弧形长度。腹围是平脐或腹最膨隆处绕腹一周的长度。运用四步触诊法，了解胎先露、胎方位、胎儿大小及胎先露是否衔接等情况。

③听诊：胎心音多在孕妇腹壁的胎背侧听得最清楚。枕先露时在脐下方右（左）侧，臀先露时在脐上方右（左）侧，肩先露时在靠近脐部下方。见图3-5。

（2）骨盆外测量：可间接判断骨盆大小及形态。

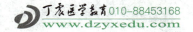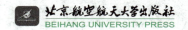

①髂棘间径：是测量两侧髂前上棘外缘的距离，正常值为 23 ～ 26cm。

②髂嵴间径：是测量两髂嵴外缘最宽的距离，为 25 ～ 28cm。

③骶耻外径：是测量第五腰椎棘突下凹陷处（即腰骶部米氏菱形窝的上角）至耻骨联合上缘中点的距离，正常值为 18 ～ 20cm。

④坐骨结节间径：即出口横径，是测量两坐骨结节内缘间距离，正常值为 8.5 ～ 9.5cm。

⑤耻骨弓角度：正常为 90°，小于 80° 为异常。

⑥出口后矢状径：是测量坐骨结节间径中点到骶骨尖的距离，正常值为 8 ～ 9cm。一般出口横径与出口后矢状径之和大于 15cm 者，可正常分娩。

（3）骨盆内测量：对角径（骶耻内径，12.5 ～ 13cm，减去 1.5 ～ 2cm 即为入口前后径）、坐骨棘间径（中骨盆横径，10cm）、坐骨切迹宽度（一般能容 3 指，约 5.5 ～ 6.0cm）。

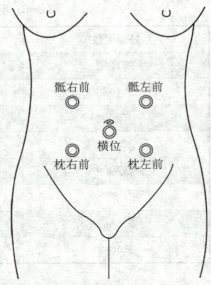

图3-5　胎心听诊判断胎方位示意图

（4）绘制妊娠图：包括血压、体重、宫高、腹围、胎位、胎心率等值，以宫高为最重要曲线。

5. 高危因素评估　产前检查的重要任务是筛查高危妊娠并加强监护，高危因素有：年龄＜ 18 岁或≥ 35 岁；异常孕产史，如流产、异位妊娠、早产、难产、畸胎等；妊娠并发症，如妊娠期高血压疾病、前置胎盘、胎盘早剥、羊水异常、胎儿宫内发育迟缓等；妊娠合并症，如心脏病、糖尿病、肝病等；残疾；遗传性疾病史；妊娠早期大量放射线、毒物接触史等。

6. 健康教育

（1）休息指导：28 周后宜适当减轻工作量，避免长时间站立或重体力劳动，坚持适量运动。每天保证 8 小时睡眠，午休 1 ～ 2 小时。妊娠中晚期取左侧卧位休息。

（2）营养指导：定期测量体重，给予高蛋白、高维生素、高矿物质、适量脂肪、糖类和低盐的易消化、无刺激性饮食。

（3）清洁和舒适指导：注意清洁卫生，避免盆浴。衣着宽松、柔软，不穿紧身衣，宜穿轻便舒适的低跟鞋。

（4）乳房保健指导：妊娠 7 个月后用湿毛巾擦洗乳头，每天 1 次。

（5）用药指导：囊胚着床后至妊娠 12 周是药物的致畸期，用药需谨慎。

（6）性生活指导：妊娠的前 3 个月和末 3 个月禁止性生活，以防流产、早产、感染及胎膜早破。

（7）自我监护指导：每天早、中、晚各数 1 小时胎动，每小时胎动计数应≥ 3 次，12 小时内胎动累计数≥ 10 次，否则应及时就诊。

（8）生活指导：保持环境安静清洁，定期通风，避免接触毒物和病毒感染。

（9）胎教指导：自妊娠 4 个月起，对胎儿进行抚摸、音乐训练。

（10）异常症状的识别：孕妇出现阴道出血，妊娠 3 个月后仍存在持续呕吐、寒战发热、腹痛、胸闷、胎动减少等异常情况，应及时就诊。

（11）先兆临产的识别：妊娠晚期出现阴道血性分泌物、规律宫缩（间歇 5 ～ 6 分钟，持续 30 秒）则为临产，应尽快就诊。如阴道突然大量液体流出则为胎膜早破，应平卧就诊。

六、妊娠期常见症状及其护理

1. 临床表现

（1）恶心、呕吐：约半数妇女在停经 6 周左右有困倦、择食、恶心等早孕反应，一般于妊娠 12 周左右自行消失。

（2）尿频、尿急：常发生于妊娠初 3 个月和妊娠末 3 个月，属于正常生理变化。

（3）白带增多：于妊娠初 3 个月和妊娠末 3 个月明显，是妊娠期正常的生理变化。

（4）下肢、外阴静脉曲张及水肿：孕妇在妊娠后期易发生下肢水肿，经休息后可消退。

（5）便秘：妊娠前既有便秘者易出现。

（6）腰背痛：妊娠期间由于关节韧带松弛，增大的子宫前突，重心后移，腰椎处于持续紧张状态，常出现轻微腰背痛。

（7）下肢痉挛：发生于小腿腓肠肌，于妊娠后期多见，是孕妇缺钙的表现。

（8）仰卧位低血压综合征：孕妇较长时间取仰卧姿势，导致增大的子宫压迫下腔静脉使回心血量及心排出量骤减，出现低血压反应。

（9）贫血：妊娠期血容量增加，血浆增加多于红细胞增加，血液相对稀释，出现生理性贫血。

（10）失眠。

2. 护理措施

（1）恶心、呕吐：避免空腹，少量多餐。食用清淡易消化的食物，避免油炸、难以消化或引起不适气味的食物。若妊娠 12 周以后仍继续呕吐甚至影响孕妇营养时，需住院治疗。

（2）尿频、尿急：孕妇无需减少液体摄入量，有尿意时及时排空，此现象产后可逐渐消失。

（3）白带增多：应排除假丝酵母菌、滴虫、淋菌、衣原体感染。嘱孕妇每天清洗外阴，保持清洁干燥，但严禁阴道冲洗。穿棉质内裤，经常更换、清洗。

（4）水肿：若下肢明显凹陷性水肿且休息后不消退，应及时诊治，并警惕妊娠期高血压的发生。嘱患者左侧卧位，下肢稍垫高，避免长时间保持同一姿势，适当限制盐的摄入，不必限制水分。

（5）下肢、外阴静脉曲张：指导孕妇穿弹力袜、避免穿妨碍血液回流的紧身衣裤，会阴部有静脉曲张者可抬高髋部休息。

（6）便秘：嘱孕妇养成定时排便的习惯，多吃富含纤维素的食物，适当运动，并加大饮水量。

（7）腰背痛：指导孕妇穿低跟鞋，少弯腰，尽量保持上身直立。疼痛严重者应卧床休息（硬板床），局部热敷。

（8）下肢痉挛：增加饮食中钙的摄入，避免腿部疲劳，受凉，走路时脚跟先着地。发生下肢肌肉痉挛时应伸展痉挛的肌肉，或局部热敷，直至痉挛消失。

（9）仰卧位低血压综合征：取左侧卧位症状即可自然消失。左侧卧位时能减少子宫收缩频率，降低子宫内压，改善子宫 - 胎盘循环，增加胎儿血氧分压，降低胎儿窘迫发生率。

（10）贫血：可增加含铁食物的摄入如动物内脏、瘦肉、蛋黄等。需要补充铁剂时，可用果汁送服或与维生素 C 同服以促进铁的吸收。宜在餐后 20 分钟服用。

（11）失眠：睡前温水洗脚或喝热牛奶等有助睡眠。

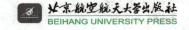

第三节　分娩期

一、影响分娩的因素

1. **产力**　包括子宫收缩力、腹肌和膈肌收缩力及肛提肌收缩力。产力的作用时间和特点见表3-7。其中子宫收缩力是临产后的主要产力，又称宫缩。宫腔内压力会随产程进展而增强，间歇时仅为 6～12mmHg，临产初期升至 25～30mmHg，第一产程末增至 40～60mmHg，第二产程末高达100～150mmHg。

表3-7　产力的作用时间和特点

产　力	作用时间	特　点
子宫收缩力	贯穿于分娩的全程	临产后节律性、对称性、极性及缩复作用
腹肌和膈肌收缩力	第二产程	为重要辅助力
	第三产程	促使胎盘娩出
肛提肌收缩力	第二产程	协助胎先露在骨盆腔内完成内旋转及仰伸
	第三产程	协助胎盘娩出

（1）节律性：持续 30 秒以上，间歇 5～6 分钟，是临产的重要标志之一。

（2）对称性：从两侧宫角发动宫缩的同时向内腔扩散。

（3）极性：宫缩以宫底最强、最持久，子宫下段最弱。

（4）缩复作用：宫缩时肌纤维缩短变宽，舒张时不恢复到原状。

2. **产道**

（1）骨产道：指真骨盆，在分娩过程中几乎无变化，但其大小、形状与分娩是否顺利关系密切。

（2）软产道：是由子宫下段、子宫颈、阴道及骨盆底软组织组成的弯曲通道。子宫下段形成生理缩复环，自腹部不易见到。宫颈管消失，宫口扩张。阴道外口开向前上方，腔道加宽，肛提肌变薄，分娩时如会阴保护不当，容易造成裂伤。

3. **胎儿**

（1）胎儿大小：胎头是胎体最大部分，也是胎儿通过产道最困难的部分。胎头由额骨、顶骨、颞骨各 2 块及枕骨 1 块构成。胎头径线包括双顶径（9.3cm，胎头最大横径）、枕下前囟径（9.5cm）、枕额径（11.3cm）、枕颏径（13.3cm）。可通过超声检查双顶径的长短判断胎儿发育大小。

（2）胎位：头先露时矢状缝和囟门是确定胎位的重要标志。胎儿颅骨间膜状缝隙为颅缝，两颅缝交界处的较大空隙称为囟门，胎头前方的菱形囟门称前囟（大囟门），胎头后方的三角形囟门称后囟（小囟门）。

（3）胎儿畸形：胎儿某一部分发育异常，如脑积水、连体儿等。

4. **精神心理状态**　分娩对产妇是一种持久而强烈的应激源。产妇的情绪变化会使机体产生一系列变化，如心率加快、呼吸急促、肺内气体交换不足，致使宫缩乏力、产程延长、胎儿窘迫。在分娩过程中，医护人员应耐心安慰产妇，告知其分娩是生理过程，缓解产妇焦虑和恐惧情绪，顺利

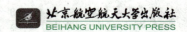

进行分娩。

二、正常分娩护理

1. **枕先露的分娩机制**　指胎儿先露部随骨盆各平面的不同形态,被动地进行一系列适应性转动,以其最小径线通过产道的过程。临床以枕左前位最常见,故以枕左前位为例阐述分娩机制。

（1）衔接:胎头双顶径进入骨盆入口平面,胎头最低点接近或达到坐骨棘水平,称为衔接。初产妇多在预产期前 1 ～ 2 周、经产妇多在分娩开始后胎头衔接。

（2）下降:是胎儿娩出的首要条件,贯穿于分娩的全过程。临床上将胎头下降程度作为判断产程进展的重要标志。

（3）俯屈:胎头遇到肛提肌的阻力,由枕额径变成枕下前囟径。

（4）内旋转:胎头为适应中骨盆,枕部向前旋转45°,使矢状缝与中骨盆及骨盆出口前后径相一致,于第一产程末完成。

（5）仰伸:胎头枕骨下部到达耻骨联合下缘时,以耻骨弓为支点,胎头逐渐仰伸。

（6）复位:胎头娩出后,枕部顺时针旋转45°以恢复与胎肩的正常关系。

（7）外旋转:胎儿双肩径转成与出口前后径相一致的方向,胎头枕部在外随之顺时针旋转45°,以保持头肩的正常关系。

（8）胎儿娩出。

2. **先兆临产**

（1）胎儿下降感:自觉上腹部较前舒适,呼吸轻快,食量增加,系胎先露部进入骨盆入口所致。

（2）假临产:宫缩不规律,强度不增,宫颈管不短缩,宫口不扩张,常于夜间出现,强镇静药可抑制。

（3）见红:正式临产前24 ～ 48 小时,经阴道排出少量血性分泌物,是即将临产最可靠的征象。

3. **临产诊断**　临产开始的标志是有规律且逐渐增强的宫缩,持续时间30秒以上,间歇5 ～ 6 分钟,伴进行性宫颈管消失、宫口扩张和胎先露下降。用强镇静药不能抑制宫缩。

4. **总产程及产程分期**　总产程即分娩全过程,指从开始规律宫缩直到胎儿胎盘娩出的全过程,可分为 3 个产程（表 3-8）。总产程超过 24 小时为滞产。

表3-8　产程分期

产　程	划分标准	初产妇所需时间	经产妇所需时间	临床表现
第一产程 （宫颈扩张期）	从规律宫缩开始到宫口开全	11～12小时	6～8小时	规律宫缩 宫口扩张 胎头下降 胎膜破裂
第二产程 （胎儿娩出期）	从宫口开全到胎儿娩出	1～2小时	数分钟至1小时	宫缩增强 有排便感 胎头拨露 胎头着冠
第三产程 （胎盘娩出期）	从胎儿娩出到胎盘娩出	5～15分钟,不应超过30分钟		子宫收缩 胎盘剥离 胎盘娩出 阴道出血

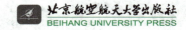

5. 第一产程

（1）临床表现

①规律宫缩：开始时宫缩持续时间较短（30秒）且弱，间歇期较长（5～6分钟）。随产程进展，持续时间渐长（50～60秒）且强度增加，间歇期渐短（1～2分钟）。

②宫口扩张：临产后的宫颈管长2～3cm，临产后规律宫缩可使宫颈管缩短、消失。临产前初产妇的宫颈外口仅能容一指尖，经产妇能容一指，临产后宫颈口逐渐扩张，当宫口开全，足月胎头方可通过。

a. 潜伏期：宫口扩张0～3cm，此期宫颈口扩张较慢，平均每2～3小时扩张1cm，约需8小时，超过16小时为潜伏期延长。

b. 活跃期：宫口扩张3～10cm，此期宫颈口扩张速度明显加快，约需4小时，超过8小时为活跃期延长。加速期：宫颈扩张3～4cm，约1.5小时。最大加速：宫口扩张4～9cm，约2小时。减速：宫口扩张9～10cm，约0.5小时。

③胎头下降：是决定能否经阴道分娩的重要观察项目。胎头颅骨最低点平坐骨棘平面记为"0"，在坐骨棘平面上1cm记为"－1"，在坐骨棘平面下1cm记为"＋1"，依此类推。

④胎膜破裂：简称破膜，胎头衔接后将羊水阻断为前、后两部分，前羊水约100ml，当羊膜腔内压力增加到一定程度时，胎膜自然破裂。正常破膜多发生在宫口近开全时，即第一产程的活跃期。

（2）护理措施

①一般护理

a. 环境：保持待产室安静，减少刺激。

b. 休息活动护理：宫缩不强且未破膜时，产妇可在病室内走动，有助于加速产程进展。若宫缩强或胎膜破裂，应卧床休息，取左侧卧位。

c. 饮食护理：鼓励产妇少食多餐，给予高热量、易消化的清淡食物，注意补充足够水分，必要时可静脉补液支持。

d. 排尿与排便：鼓励产妇每2～4小时排尿一次，以免膀胱充盈影响胎先露下降和宫缩。过去认为在临产初期为孕妇行温肥皂水灌肠可促进产程进展，现已被证实为无效操作。阴道出血、胎膜早破、胎头未衔接、胎位异常、有剖宫产史、胎儿窘迫、宫缩强估计1小时内分娩及患严重心脏病者禁止灌肠。

e. 预防感染：大小便后及时冲洗会阴，破膜产妇每天冲洗会阴3次，预防感染。

②观察产程

a. 观察宫缩：潜伏期应每隔2～4小时观察一次，活跃期应每1～2小时观察一次，连续观察至少3次。产程进展较差的孕妇，若未破膜，可行人工破膜，使胎先露充分压迫宫口，促进宫缩；已破膜且宫缩欠佳者，可静滴缩宫素，浓度为5%葡萄糖500ml加催产素2.5U。

b. 听胎心：潜伏期每小时听胎心音一次，活跃期宫缩频繁时应每15～30分钟听一次，每次听诊1分钟。听胎心和测血压均应在宫缩间歇期进行。若宫缩后胎心不能恢复、胎心＞160次/分或＜110次/分提示胎儿窘迫，应立即给产妇吸氧，左侧卧位，并报告医生。

c. 宫口扩张和胎先露下降：肛查或阴道检查。记录胎头下降程度。

d. 胎膜破裂：破膜后立即听胎心，观察羊水颜色、性状及流出量，同时记录破膜时间。羊水黄绿色应立即行阴道检查。破膜超过12小时给予抗生素预防感染。

e. 绘制产程图：产程图是动态监测产妇产程进展和识别难产的重要手段。

f. 肛门检查：宫缩时每4小时肛查1次。但有异常阴道出血或怀疑有前置胎盘时，应禁止肛查，以免诱发出血。

g．阴道检查：应在严密消毒外阴后进行，戴无菌手套。

6．第二产程

（1）临床表现

①宫缩增强：持续时间长，间歇时间短，产力最强。宫口开全后，若仍未破膜，常影响胎头下降，应立即人工破膜。

②有排便感：胎头降至骨盆出口并压迫骨盆底组织，产妇宫缩时有排便感，不自主向下屏气用力。

③胎头拨露：宫缩时胎头显露于阴道口，间歇时又缩回阴道内。

④胎头着冠：胎头双顶径通过骨盆出口，宫缩间歇时胎头不再回缩。

（2）护理措施

①补充体力：及时给产妇准备供能食物如巧克力。

②指导产妇屏气：娩出胎儿是第二产程的首要护理目标，正确使用腹压是缩短第二产程的关键。指导产妇宫缩时深吸气屏气，如排便样向下用力增加腹压；宫缩间歇时，嘱产妇呼气并尽量放松，以保存体力。

③胎心监测：每5～10分钟听一次胎心，有条件时应用胎心监护仪。

④接产准备：初产妇宫口开全、经产妇宫口扩张4cm，应护送产妇上产床。以大阴唇、小阴唇、阴阜、大腿内上1/3、会阴及肛门周围的顺序消毒外阴。胎头拨露使阴唇后连合膨胀时，应注意保护会阴。

⑤胎头娩出：会阴过紧、会阴水肿、耻骨弓过低、胎儿娩出过快及胎头过大者易引起会阴撕裂，或母儿有病理情况急需结束分娩者，应行会阴切开术。胎头娩出后，不要急于娩出胎肩，应首先挤出胎儿口鼻内的黏液和羊水，再协助胎儿复位及外旋转。有产后出血史或易出现宫缩乏力者，在胎肩娩出时静滴缩宫素10～20U，或胎肩娩出后肌注缩宫素10U。

7．第三产程

（1）临床表现

①子宫收缩：胎儿娩出后，宫底降至脐平，宫缩暂停数分钟后再现。

②胎盘剥离：宫底上升至脐上，子宫变硬呈球形；阴道有少量流血；阴道口外露的脐带自行延长；在耻骨联合上方轻压子宫下段时，宫体上升而外露的脐带不回缩。

③胎盘娩出及阴道出血。

（2）产妇护理措施

①协助胎盘娩出：确定胎盘完全剥离后，左手按压宫底，右手轻拉脐带，协助胎盘娩出。按摩子宫刺激宫缩，减少出血。胎盘未完全剥离前，勿用力按揉、下压宫底或牵拉脐带，以免造成胎盘部分剥离而出血或拉断脐带，甚至导致子宫内翻。

②检查胎盘胎膜、软产道：如有副胎盘、胎盘残留（胎儿娩出后30分钟仍未剥离）或大部分胎膜残留，应在无菌操作下徒手入宫腔取出。

③预防产后出血：第三产程中及分娩后孕妇在产房的观察中，最重要的产妇评估项目是宫缩情况、阴道出血的量和颜色。产后应在产房留观2小时，每15～30分钟测量一次血压、脉搏。正常分娩出血量一般不超过300ml。对有产后出血高危因素的产妇，可在胎儿前肩娩出时使用缩宫素。胎盘娩出后出血多时，可经下腹部直接在宫体肌壁内或肌内注射麦角新碱，使用麦角新碱时应注意观察血压变化。

（3）新生儿护理措施

①清理呼吸道：是处理新生儿的首要任务。应迅速擦拭新生儿面部，吸出口、鼻中的黏液和羊水。新生儿大声啼哭表示呼吸道已通畅，呼吸建立。

②阿普加（Apgar）评分：用于判断有无新生儿窒息及窒息的严重程度，以出生后1分钟内的心率、

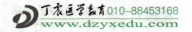 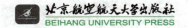

呼吸、肌张力、弹足底或插鼻管反应、皮肤颜色5项体征为依据进行评分。其中，以呼吸评估为基础指标，以皮肤颜色为最灵敏指标，以心率为最终消失的指标。每项0～2分，满分10分。8～10分正常；4～7分为轻度窒息，经处理后常可恢复；0～3分为重度窒息，须紧急抢救，行气管插管。出生后5分钟、10分钟再次评分，反映复苏效果，与预后密切相关。

③脐带处理：用75%乙醇消毒脐带根部及其周围，结扎。75%乙醇或5%聚维酮碘消毒脐带断端。注意消毒药液不可触及新生儿皮肤，以免灼伤。

④一般护理：注意保暖，检查新生儿有无畸形。出生30分钟内吸吮乳房，促进泌乳，预防产后出血。

三、分娩镇痛

1. 病因　产生疼痛的因素有宫颈扩张刺激盆壁神经，引起后下背疼痛；腹部肌张力增高；子宫血管收缩引起的子宫缺氧；会阴部受压、被动伸展；会阴切开或裂伤；膀胱、尿道及直肠受压；出现害怕-紧张-疼痛综合征。

2. 临床表现　分娩疼痛源于宫缩，有独特性，多为痉挛性、压榨性、撕裂样疼痛；疼痛从轻开始，随宫缩的增强而加剧；疼痛会放射到腰骶、盆腔及大腿根部。

3. 护理措施

（1）一般护理：提供温馨舒适、安全的产房环境，采取舒适体位，减少不必要的检查和刺激。

（2）非药物镇痛

①呼吸技术：使用呼吸技术，可在第一产程增加腹腔容量、减少子宫和腹壁的摩擦，在第二产程增加腹压，利于分娩。

②集中和想象：诱导产妇将注意力集中至其他事物上，或诱导联想其他愉悦的事情。

③音乐疗法：聆听熟悉、愉悦的音乐，引导产妇全身放松。

④导乐陪伴分娩：提供家属、受过培训的专职人员的陪伴，传授其分娩经验、给予帮助支持。

⑤水中分娩：适宜的水温能减少疼痛信号的传导，水的浮力支撑作用能使肌肉放松、减轻会阴部的压迫，在水中便于产妇变换体位。

⑥经皮神经电刺激疗法：持续刺激胸椎和骶椎的两侧，使痛阈提高，达到镇痛的目的。

（3）药物镇痛

①镇痛原则：不良作用小、起效快且给药方便、对产程无影响或加快产程、产妇应处于清醒状态。

②常用方法：吸入法、硬膜外镇痛、腰麻-硬膜外联合阻滞、连续腰麻镇痛。

③注意事项：注意观察有无麻醉后呼吸抑制、硬膜外感染、神经根损伤等发生，一旦发生，应立即终止镇痛并对症治疗。

第四节　产褥期

一、产褥期母体变化

从胎盘娩出至产妇全身各器官（除乳腺外）恢复或接近正常未孕状态所需的一段时间，称产褥期，一般为6周（42天）。

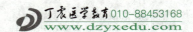
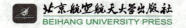

1. **生殖系统变化**　产褥期生殖系统的改变最显著，其中又以子宫变化最大（表3-9）。子宫在分娩结束时约1000g重，产后1周约500g，产后2周约300g，产后6周恢复正常约50～70g。

表3-9　产褥期生殖系统变化

部　位		生理变化
子　宫	子宫体肌纤维缩复	肌纤维不断缩复，子宫体逐渐缩小，产后10天子宫降至骨盆腔内，产后6周恢复正常
	子宫内膜再生	胎盘附着部位完全修复需6周，未附着部位需3周
	子宫颈复原及子宫下段	产后2～3天宫颈口可通过2指，产后1周宫口关闭、宫颈管复原，产后4周宫颈恢复至未孕形态
阴　道		产后3周阴道黏膜皱襞复现，但6周不能恢复到未孕状态
外　阴		产后外阴轻度水肿，2～3天可自行消退
盆底组织		坚持产后健身操，盆底组织有可能恢复或接近未孕状态

2. **乳房变化**　主要变化是泌乳。产后7天内分泌的乳汁称初乳，富含蛋白质。产后7～14天分泌的乳汁称过渡乳。产后14天以后分泌的乳汁称成熟乳，蛋白质含量减少，脂肪和乳糖增多。母乳中含有大量免疫蛋白，其中，IgA可保护新生儿的胃肠系统。

3. **循环系统**　产后72小时内，尤其是产后24小时，循环血量增加15%～25%，心脏负担加重，心脏病产妇易诱发心力衰竭。产后2～3周血容量恢复至未孕状态。产褥早期血液仍处于高凝状态，以减少产后出血。

4. **消化系统**　产后1～2天常口渴，食欲缺乏。因缺少运动，肠蠕动减慢，易发生便秘和肠胀气。

5. **泌尿系统**　分娩中膀胱受压，肌张力下降，会阴疼痛，不习惯床上排尿等，易致尿潴留。

6. **内分泌系统**　不哺乳者产后6～10周月经复潮，产后10周恢复排卵。哺乳者月经复潮延迟，产后4～6个月恢复排卵。但哺乳者首次月经来潮前多有排卵，故未见月经来潮，却有受孕的可能。

（1）雌孕激素：在产后1周可降至未孕水平。

（2）胎盘生乳素：在产后6小时已测不出。

（3）人绒毛膜促性腺激素：在产后2周下降至消失。

（4）催乳素：若产妇不哺乳，催乳素在产后2周降至非孕水平；若需哺乳，催乳素虽降低，但仍高于非孕水平。

7. **腹壁**　妊娠期下腹正中线色素沉着消退，紫红色妊娠纹变为银白色。腹壁紧张度需6～8周恢复。

二、产褥期护理

1. **临床表现**

（1）生命体征：产后24小时内体温稍高，但不超过38℃。产后3～4天可出现泌乳热，体温多为37.8～39℃，一般持续4～16小时即可下降，不属病态。产后脉搏略慢、约60～70次/分，呼吸深慢、约14～16次/分，血压正常平稳。

（2）子宫复旧：由于肌浆中蛋白质分解排出，使细胞质减少，从而导致肌细胞缩小、子宫减小复旧。

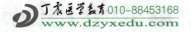
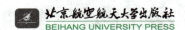

胎盘娩出后，子宫圆且硬，宫底脐下 1 指，产后第 1 天稍上升平脐，以后每天下降 1 ～ 2cm，产后 10 天降入骨盆腔内，于耻骨联合上方不能扪及。

（3）产后宫缩痛：产后 1 ～ 2 天出现宫缩导致的阵发性剧烈腹痛，持续 2 ～ 3 天自然消失，多见于经产妇及哺乳者，不需要特殊用药治疗。

（4）恶露：产后子宫蜕膜脱落，血液、坏死的蜕膜组织排出形成恶露，可分为 3 类（表 3-10）。正常恶露有腥味，无臭味，持续 4 ～ 6 周，总量 250 ～ 500ml。

（5）褥汗：产后 1 周内排出大量汗液，睡眠和初醒时明显，不属病态。

（6）会阴伤口水肿或疼痛：产后 3 天内出现局部水肿、疼痛，拆线后自然缓解。

（7）尿潴留及便秘：分娩时膀胱受压不易恢复，易发生尿潴留。产后卧床多活动少，易发生便秘。

（8）乳房胀痛或乳头皲裂：未及时哺乳或排空乳房可造成乳房胀痛。哺乳姿势不正确或于胀痛时哺乳可引起乳头皲裂。

（9）产后压抑：产后 2 ～ 3 天表现为易哭、易激惹、焦虑不安、睡眠不佳和食欲减退。

表 3-10　恶露分类及表现

	持续时间	颜色	成　分
血性恶露	3 天	鲜红色	大量红细胞、坏死蜕膜组织和少量胎膜
浆液恶露	10 天左右	淡红色	较多的坏死蜕膜组织、宫颈黏液及细菌
白色恶露	3 周左右	白色	大量白细胞、坏死蜕膜组织、表皮细胞及细菌

2. 护理措施

（1）休息活动护理：保持室温 22 ～ 24℃，湿度 55% ～ 65%，通风良好。产后 24 小时内充分休息，自然分娩者在产后 6 ～ 12 小时即可下床轻微活动，产后第 2 天可在室内随意走动；会阴切开或剖宫产者适当延后活动时间；剖宫产分娩的产妇应推迟至 48 小时后下床活动。避免长时间站立及蹲位，2 周后方可从事少量家务劳动。产后第 2 天即可开始做产后健身操，直至产后 6 周。注意休息，至少 3 周以后才能进行全部家务劳动。由于产妇产后腹壁、盆底肌肉松弛，过早劳动会引起尿失禁、阴道壁膨出和子宫脱垂。

（2）饮食护理：产后 1 小时进流食或清淡半流食，以后提供高蛋白、高维生素、含铁丰富的汤汁食物。遵医嘱补充铁剂 3 个月。

（3）病情观察：产后 2 小时极易发生产后出血、心力衰竭、子痫及羊水栓塞，应严密观察生命体征、阴道出血量、子宫收缩情况、宫底高度、膀胱充盈度及是否有肛门坠胀感，分别于 15、30、60、90、120 分钟各检查一次。每天在同一时间、产妇排尿后评估宫底高度和恶露的颜色、气味及量。子宫复旧不全者给予宫缩药。恶露有臭味常合并感染，应及时应用抗生素。产后当天禁用热水袋减轻宫缩痛，以免出血增多。

（4）会阴护理：每天用 0.05% 聚维酮碘液擦洗会阴 2 ～ 3 次，及时更换会阴垫，保持会阴干燥、清洁。有侧切伤口者健侧卧位，避免伤口污染。

①会阴水肿：有会阴水肿者局部用 50% 硫酸镁湿热敷，产后 24 小时后可用红外线照射，每次照射 20 ～ 30 分钟，有会阴伤口时需特别注意严格执行无菌操作。

②会阴伤口：会阴伤口缝线一般在产后 3 ～ 5 天拆线，若产后切口愈合不良或有感染脓肿发生，可提前拆线并换药，产后 7 ～ 10 天用 1 ：5000 高锰酸钾坐浴。

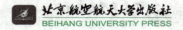

③伤口硬结：有会阴伤口硬结时可用大黄、芒硝外敷或用 95% 乙醇湿热敷。

④会阴血肿：若有肛门坠胀感，可能有出血发生。有会阴小血肿时，可在产后 24 小时后湿热敷或用远红外线照射；若有大血肿应行切开处理。

（5）排尿护理：产后 4 小时未排尿或第一次排尿量少，应注意有无尿潴留的发生。因充盈的膀胱可影响子宫收缩复旧，易引起产后出血，故分娩后 4～6 小时内应鼓励产妇排尿。如发生尿潴留，可采取蹲位、温开水冲洗外阴、听流水声音及按摩下腹部等方式诱导排尿，必要时肌内注射新斯的明。以上方法均无效者可留置导尿 1～2 天。

（6）排便护理：鼓励产妇尽早下床活动，多饮水，多吃水果蔬菜。必要时给予缓泻药或开塞露。

（7）产褥感染：产后应注意观察，若出现发热、疼痛和异常恶露，可能有产褥感染的发生。

3．健康教育

（1）计划生育指导：产褥期内禁止性生活。一般哺乳者宜选择工具避孕，不哺乳者可药物避孕。要求绝育且无禁忌证者产后 24 小时内行输卵管结扎术。

（2）产后复查：指导产妇产后 6 周（42 天）携婴儿来院进行产后健康检查。

（3）产后访视：在产妇出院后第 3 天、14 天、28 天时应由社区医疗保健人员对其做 3 次产后访视，内容包括了解产妇饮食、睡眠及心理状况；观察子宫复旧及恶露；检查乳房，了解哺乳情况；观察会阴伤口或剖宫产腹部伤口情况；了解新生儿健康状况，发现异常给予及时指导。

三、母乳喂养

1．纯母乳喂养　6 个月内除母乳之外不给任何食物及饮料，包括水，称纯母乳喂养。但允许婴儿服用药物、维生素、矿物质滴剂和糖浆。应按需哺乳，以便能及时排空乳房，排空乳房是维持泌乳的重要条件。婴儿吸吮时，感觉信号能抑制下丘脑分泌多巴胺及其他催乳素抑制因子，使腺垂体释放催乳素，神经垂体释放缩宫素，能够促进乳汁分泌和宫缩。所以婴儿吸吮是促进乳汁分泌的最有效措施。

2．母乳　产后 7 天内分泌的乳汁称为初乳，富含蛋白质，产后 7～14 天分泌的乳汁称过渡乳，产后 14 天以后分泌的乳汁称为成熟乳，蛋白质含量少，脂肪和乳糖含量增多。

3．母婴同室　产后半小时内行母婴同室，并开始吸吮以促进开乳。母亲与新生儿应 24 小时在一起，分开不超过 1 小时。

4．常见哺乳异常情况处理

（1）乳房胀痛：多因乳房过度充盈及乳腺管阻塞造成。应尽早哺乳，让新生儿多吸吮，于产后半小时内开始哺乳。哺乳完毕后将多余乳汁挤出。在哺乳前热敷乳房或按摩乳房（从乳房边缘向乳头中心按摩），促进乳腺管畅通，必要时可用吸奶器将乳汁一次全部吸出，以减轻胀痛症状。可口服维生素 B_6 或散结通乳的中药，常用方剂为柴胡（炒）、当归、王不留行、木通等。

（2）乳腺炎：多见于乳汁淤积及乳头损伤者。患侧乳房应暂停哺乳，热敷，抗生素治疗。初产哺乳妇女经验少，易发生急性乳腺炎。

（3）催乳：调整饮食，指导正确哺乳，按需哺乳，夜间哺乳。

（4）退乳：停止哺乳，不排空乳房，限进汤汁。遵医嘱给予生麦芽水煎服，芒硝敷于两乳房并包扎，维生素 B_6 口服。不再推荐使用雌激素或溴隐亭退乳。

（5）乳头皲裂：最常见原因为哺乳姿势不当。哺乳时乳母一手呈"C"字型托起乳房，使婴儿口含住乳头及大部分乳晕。轻者可继续哺乳，哺乳前湿敷乳房 3～5 分钟，增加哺乳次数，缩短哺乳时间，先喂健侧乳房，再喂患侧。哺乳后挤出乳汁涂在乳头、乳晕上，起抑菌和修复表皮作用。也可涂抗

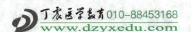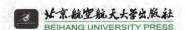

生素软膏或复方苯甲酸酊。喂奶结束时，母亲轻轻向下按压婴儿下颌，避免在口腔负压情况下拉出乳头而引起损伤。重者停止哺乳，用吸乳器吸出或用乳头罩喂婴儿。

第五节　新生儿保健

一、正常新生儿的特点与护理

正常足月新生儿是指胎龄 ≥ 37 周并 < 42 周，出生体重 ≥ 2500 并 < 4000g 无畸形或疾病的活产婴儿。新生儿期是从胎儿出生后到满 28 天的一段时间。

1. 新生儿生理特点

（1）循环系统：新生儿出生后 15 小时内会发生动脉导管功能性关闭，出生后 2 ～ 3 个月会完全闭锁为动脉韧带。卵圆孔在出生数小时后功能性关闭，数月后永久关闭。新生儿红细胞、白细胞较高，血红蛋白约 150 ～ 200g/ml，之后逐渐下降。血液多集中在内脏、躯干，能触及肝脾，四肢易发冷。

（2）呼吸系统：呈腹式呼吸，出生 2 天后呼吸降至 20 ～ 40 次 / 分。

（3）消化系统：新生儿胃容量小约 30 ～ 60ml，1 ～ 3 个月时约 90 ～ 150ml，1 岁时约 250 ～ 300ml。胃呈水平状，贲门括约肌不发达，易发生溢乳。消化蛋白能力强，但消化淀粉能力较差。

（4）泌尿系统：肾小球滤过功能差，易发生水电解质紊乱，若有呕吐、腹泻等，易发生脱水。输尿管较长，易受压发生尿潴留或泌尿系统感染。

（5）神经系统：新生儿有吸吮、吞咽、觅食、握持、拥抱等先天性反射活动，在神经系统发育成熟后，部分反射会随之消失。

（6）免疫系统：新生儿在胎儿期通过胎盘获取 IgG，出生后有一定免疫力，但免疫系统发育尚不完善。常缺乏 IgA，易患消化道、呼吸道感染；若自身产生 IgM 不足，易引起败血症。

（7）生理表现

①出生后 2 ～ 4 天，因尿液、粪便的排出，新生儿会出现体重生理性下降，下降一般不超过10%，7 ～ 10 天恢复正常。

②足月儿出生后 2 ～ 3 天出现生理性黄疸，持续 4 ～ 10 天消退。

③受母体雌孕激素影响，出生后 3 ～ 4 天会出现乳腺肿胀，2 ～ 3 周后消失，女婴在出生后 1 周内可有假月经出现，持续 1 ～ 2 天自然消失。

④新生儿体温调节中枢发育不完善，皮下脂肪少，体温受外界环境影响大。

⑤新生儿两面颊部有厚脂肪垫，可帮助吸吮；硬上腭中线两旁的上皮珠、齿龈上的牙龈粟粒点为生理性表现，数周后可消失，应避免挑破发生感染。

2. 新生儿护理

（1）娩出后的护理

①新生儿娩出后，开始呼吸前应迅速清除口、鼻部的黏液及羊水，保持呼吸道通畅，防止吸入性肺炎。

②娩出后 1 ～ 2 分钟结扎脐带，消毒处理好残端。出生后轻轻擦拭血迹和胎脂，擦干身体后，用温暖的包被包裹婴儿。

③新生儿室应阳光充足、空气流通，室温保持在 22 ～ 24℃，湿度以 55% ～ 65% 为宜。

（2）保持呼吸道通畅

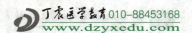 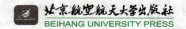

①保持舒适体位，仰卧时避免颈部前屈或过度后仰，俯卧时头偏向一侧。

②专人看护，经常检查新生儿鼻孔是否通畅，清除鼻孔内分泌物。

③喂乳后应竖抱婴儿，轻拍背部，排出空气，并以右侧卧位为宜，防止溢乳。

（3）喂养：出生后半小时内抱至母亲处给予吸吮，鼓励按需哺乳。若产妇有妊娠期糖尿病，胎儿在脱离母体高血糖环境后，血中高胰岛素却仍存在，不及时补充糖分易引起低血糖；产后母亲无法哺乳，新生儿未及时摄入糖分，也易发生低血糖。所以可先试喂10%葡萄糖水，预防低血糖，避免发生新生儿抽搐。无法母乳喂养，且新生儿无消化道畸形、吸吮吞咽功能良好，可提供配方奶。

（4）保暖：生后应注意保暖，每4～6小时监测体温一次。包被不可过厚、过紧，以免影响散热。

（5）预防感染：接触新生儿前后均应洗手，护理时严格执行无菌操作。每天行紫外线空气消毒。

（6）皮肤护理：体温稳定后，每天沐浴一次，在喂奶前进行。室温26～28℃，水温39～41℃，注意保暖。勤换尿布，每次大便后用温水清洗会阴及臀部。

（7）脐部护理：保持脐部清洁、干燥，脐带脱落前应密切观察有无渗血，保证脐部不被污染。脐带残端一般于生后1周脱落。脐窝有分泌物者可先用3%过氧化氢消毒，再用0.2%～0.5%的碘伏消毒。有肉芽组织者可用硝酸银局部烧灼。

（8）预防接种：出生后24小时内接种乙肝疫苗，以后1个月、6个月各接种一次。出生时接种卡介苗。

二、婴儿抚触

婴儿抚触是抚触者用双手有技巧地对婴儿皮肤各部位进行的有序抚摸。

1．婴儿抚触的目的

（1）促进胃液的释放，加快婴儿对食物的消化、吸收。

（2）促进新生儿神经系统的发育。

（3）增加和改善婴儿的睡眠，稳定情绪。

（4）促进婴儿血液循环及皮肤的新陈代谢。

（5）促进婴儿免疫系统的完善，提高免疫力。

（6）促进母子感情交流。

2．抚触手法

（1）头面部：两拇指指腹从新生儿眉间向两侧推；两拇指从下颌部中央向两侧以上滑行，让上下唇形成微笑状；一手托头，用另一手的指腹从前额发际抚向脑后，最后示、中指分别在耳后乳突部轻压一下；换手同法抚触另半部。

（2）胸部：两手分别从新生儿胸部的外下方（两侧肋下缘）向对侧上方交叉推进至两侧肩部，在胸部划一个大的交叉，避开新生儿的乳腺。

（3）腹部：示、中指依次从新生儿的右下腹至上腹向下腹移动，呈顺时针方向划半圆，避开新生儿的脐部和膀胱。

（4）四肢：两手交替抓住新生儿的一侧上肢从上臂至手腕轻轻滑行，然后在滑行的过程中从近端向远端分段轻轻挤捏。对侧及双下肢方法相同。

（5）手和足：用拇指指腹从婴儿掌面、脚跟向手指、脚趾方向推进，并抚触每个手指、脚趾。

（6）背部：以脊椎为中分线，双手分别平行放在新生儿脊椎两侧，往相反方向重复移动双手；从背部上端开始逐步向下渐至臀部，最后由头顶沿脊椎摸至骶部、臀部。

3．抚触的注意事项

（1）抚触在出生后24小时开始，时间选择在沐浴后及哺乳间为宜。每次抚触10～15分钟，每

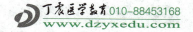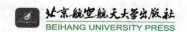

天 2 ～ 3 次。室温应在 28℃ 以上，全裸时可使用调温的操作台，温度为 36℃ 左右。抚触前保持双手温暖清洁，抚触时可播放柔和的音乐，抚触过程中要与婴儿进行语言和情感交流。

（2）抚触时要注意观察婴儿的反应，若有哭闹，肌张力提高，神经质，活动兴奋性增加，肤色出现变化或呕吐等，应立即停止对该部位的抚触，如持续 1 分钟以上，应完全停止抚触。

第六节　高危妊娠

一、高危妊娠及监护

高危妊娠是指妊娠期具有的各种危险因素，可能危害孕妇、胎儿及新生儿健康或导致难产。

1. 高危因素

（1）环境及个人因素：孕妇年龄＜ 16 岁或≥ 35 岁、妊娠前体重过轻或过重、身高＜ 145cm，收入低、生活条件差，营养不良等。

（2）疾病因素

①有异常妊娠史：如复发性自然流产、异位妊娠、早产、死胎、难产、新生儿死亡、新生儿溶血性黄疸、新生儿畸形、新生儿先天性或遗传性疾病等。

②有妊娠合并症：如心脏病、糖尿病、高血压、肾脏病、肝炎、血液病、精神异常等。

③有妊娠并发症：如妊娠期高血压疾病、前置胎盘、胎盘早期剥离、羊水过多或过少、胎儿发育迟缓、母儿血型不合等。

④可能发生难产者：如胎位异常、巨大儿、多胎妊娠、骨盆异常等。

⑤其他因素：如胎盘功能异常、妊娠早期接触大量放射线或化学性毒物、曾有子宫或盆腔手术史者。

（3）心理因素：过度焦虑、抑郁、恐惧等。

2. 诊断鉴别　询问孕妇病史，根据 Nesbitt 评分指标对孕妇进行高危妊娠评分，低于 70 分则属于高危妊娠。

3. 监护措施

（1）人工监护：根据末次月经、早孕反应及胎动出现的时间、B 型超声推算胎龄；监测宫高及腹围，估计胎儿发育情况；进行胎动计数，判断胎儿宫内情况。

（2）绘制妊娠图：包括血压、体重、宫高、腹围、胎位、胎心率等值，以宫高为最重要曲线。

（3）仪器监护

①B 型超声：能显示出胎儿数目、胎位、有无胎心搏动、胎盘位置及功能，能测量出胎儿大小，包括胎头双顶径、腹围及股骨长。能观察羊水性状、评估羊水量，观察脐带是否有打结、绕颈等异常。

②胎心听诊：通过听诊胎心率的变化，可以判断胎儿宫内状况。

③电子胎儿监护：能连续记录胎心率（FHR）的动态变化，还能了解胎动、宫缩与胎心的关系，是判断胎儿安危的重要指标。胎心率基线是指在无宫缩、无胎动时，持续观察 10 分钟以上的胎心率平均值，一般为 110 ～ 160 次 / 分。在受到胎动、宫缩等刺激时，胎心率会出现一过性变化，包括加速和减速两种情况。

a. 加速：指受到刺激时，胎心率会加速≥ 15 次 / 分，持续时间≥ 15 秒，可能为胎儿躯干局部和脐静脉暂时受压。短暂的加速是胎儿情况良好的表现，若持续受压，胎心率会发展为减速。

b. 减速：可分为 3 种情况。

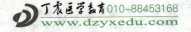
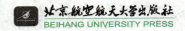

早期减速：一般发生在第一产程后期，不随孕妇体位变化和吸氧改变，可能为胎头受压引起。表现为胎心率下降＜ 50 次 / 分，持续时间＜ 15 秒，与子宫收缩几乎同时发生，在子宫收缩后迅速恢复正常。

变异减速：指胎心率减速与宫缩无固定关系，可能为脐带受压引起。表现为胎心率下降＞ 70 次 / 分，下降迅速，恢复易迅速，持续时间长短不一。

晚期减速：指胎心率减速在宫缩高峰后开始，时间差多为 30 ～ 60 秒，可能为胎盘功能不良。表现为胎心率下降小于 50 次 / 分，但恢复所需时间长。

（4）预测胎儿宫内储备能力：胎心率基线在振幅和频率上出现波动被称为胎心率基线变异或基线摆动，有变异则说明胎儿有一定宫内储备能力。正常的振幅变动范围为 6 ～ 25 次 / 分，摆动频率即波动次数，应≥ 6 次 / 分。预测胎儿储备能力的试验有以下两种。

①无应激试验（NST）：指在无任何刺激下进行胎心率和宫缩的监测、记录，一般用于产前监护。一般监护 20 分钟，在监护时间内若出现 2 次或以上的胎心加速，称为 NST 有反应型，若超过 40 分钟没有足够的胎心加速称为 NST 无反应型。

②宫缩应激试验（CST）：包括用于产时监护的 CST 试验，和用于产前监护及引产时胎盘功能评价的缩宫素激惹试验（OCT）。OCT 试验指通过给予缩宫素诱导宫缩，同时使用电子胎心监护，诱导的宫缩应达到≥ 3 次 /10 分钟，每次持续≥ 40 秒。若多次宫缩后连续重复出现晚期减速，胎心率基线变异减少，胎动后无胎心率增快，为 OCT 阳性，提示胎儿有缺氧；相反则为 OCT 阴性，提示胎盘功能良好。

（5）胎盘功能检查

①进行雌三醇（E_3）测定：24 小时尿雌三醇含量＞ 15mg 为正常，若多次测得＜ 10mg，表示胎盘功能低下。足月妊娠时孕妇血清游离雌三醇为 40nmol/L，若测得其持续缓慢下降应有过期妊娠发生，较快下降可能有胎儿发育迟缓，急骤下降或下降＞ 50% 时胎儿有宫内死亡危险。

②进行孕妇血清人胎盘生乳素（HPL）测定：足月妊娠时应为 4 ～ 11mg/L，若＜ 4mg/L 或突然降低 50%，则有胎盘功能低下。

③进行血清妊娠特异性 β_1 糖蛋白测定：足月妊娠时若＜ 100mg/L，提示有胎盘功能障碍。

④进行脐动脉血流 S/D 值测定：即妊娠晚期脐动脉收缩末期峰值（S）和舒张末期峰值（D）的比值，正常 S/D 值为＜ 3，若 S/D 值≥ 3 为异常，需及时处理。

（6）胎儿成熟度检查：除测量宫高和腹围、B 超测量胎头双顶径外，还可进行羊水穿刺检测。

①卵磷脂 / 鞘磷脂（L/S）值＞ 2 时提示肺成熟。磷脂酰甘油（PG）测定值＞ 3% 时提示肺成熟。进行泡沫试验或震荡试验，若两管羊水液面均有完整泡沫环，则提示胎儿肺成熟。

②羊水中肌酐值的测定能检查胎儿肾的成熟度。

③胆红素类物质含量的测定能检查出胎儿肝的成熟度。

④淀粉酶值的测定能检查胎儿唾液腺的成熟度。

⑤脂肪细胞出现率可用于胎儿皮肤成熟度的检查。

（7）胎儿畸形检查：有高风险遗传缺陷患儿应进行产前诊断，了解胎儿的发育情况，诊断有无先天性或遗传性疾病。有非侵袭性和侵袭性检查，前者包括孕妇血尿成分检测、B 超、X 线、CT、磁共振等，后者包括羊膜腔穿刺术、绒毛穿刺取样、经皮脐血穿刺术、胎儿组织活检。

（8）胎儿缺氧程度检查：可进行胎儿头皮血 pH 测定，正常值为 7.25 ～ 7.35，当 pH ≤ 7.20 提示有酸中毒。也可进行血氧饱和度测定，其＜ 30% 时，可能有胎儿窘迫或新生儿酸中毒的发生，应立即进行干预。

（9）羊膜腔穿刺术：羊水穿刺一般在妊娠 16 ～ 22 周进行，判断出胎儿异常后引产也宜在妊娠

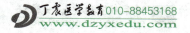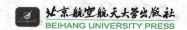

16～26 周进行。该检查可用于：

①有染色体、基因遗传病及先天性代谢异常的产前诊断，有无母儿血型不合。

②孕早期应用致畸药物或接触大量放射线、怀疑胎儿有异常时。

③了解宫内胎儿成熟度、胎盘功能、胎儿血型及胎儿神经管缺陷。

④通过染色体或细胞学检查确定胎儿性别。

二、高危妊娠的治疗原则及护理

1. 处理原则　高危妊娠的处理原则以预防为主，积极治疗病因因素。

（1）一般处理

①增加营养：孕妇贫血或营养不良会影响胎儿发育，应及时给予高蛋白、高能量饮食，补充维生素及微量元素，预防孕妇出现营养不良。

②卧位休息：一般采取左侧卧位休息，能够改善子宫 - 胎盘血液循环、增加胎儿血含氧量。当孕妇合并有心脏病、胎膜早破等，必要时应绝对卧床休息。

（2）病因处理：以预防为主，积极治疗并控制病因。有遗传病史者，应密切观察，及时处理。有妊娠并发症及合并症者应增加产检次数，加强孕期保健，指导休息与营养饮食，必要时终止妊娠。

（3）预防处理

①提高胎儿的缺氧耐受力：可静滴 10% 的葡萄糖 500ml 加维生素 C 2g。

②间歇吸氧：每天 2 次，每次 30 分钟，提高胎儿血氧含量。

③预防早产：孕妇应避免剧烈运动、精神紧张，预防胎膜早破和感染等。

④终止妊娠：必要时可行引产或剖宫产终止妊娠，胎儿成熟度差者，可使用糖皮质激素促胎肺成熟。

⑤分娩护理：产时密切观察产程进展和胎心变化，给予吸氧，做好新生儿的抢救准备，加强产后监护。

2. 护理措施

（1）病情观察：评估孕妇一般情况，监测心率、血压、宫高、胎心率、胎动变化等。观察有无阴道流血、高血压、水肿等。一般妊娠期高血压疾病、胎盘早剥、妊娠合并心脏病、妊娠合并贫血等均在孕 20 周以后发生或处于负担最重时期，所以从孕中期开始，要进行妊娠并发症的筛查。

（2）一般护理：加强孕妇营养以满足胎儿发育需求，补充维生素、微量元素，若胎儿生长发育过快则应限制饮食。休息时采取左侧卧位，可提高胎儿血氧含量。保持会阴清洁干净，避免感染。

（3）健康教育：指导孕妇自我监测，学习胎动计数，每天早、中、晚各数 1 小时胎动，每小时胎动计数应≥3 次，12 小时内胎动累计数≥10 次，否则应及时就诊。

（4）心理护理：讲解相关知识，缓解孕妇焦虑，鼓励家人参与和支持保健活动，有利于孕妇倾诉和放松。

（5）分娩期护理：严密观察产程、胎心率及羊水情况，必要时进行电子胎心监护，做好新生儿抢救准备，备好暖箱。

三、胎儿窘迫及新生儿窒息

（一）胎儿窘迫

胎儿宫内窘迫是指胎儿在子宫内有缺氧征象，危及胎儿健康和生命的综合症状。可分为急性和慢性两种。急性的主要发生在分娩期，慢性的多发生在妊娠后期。

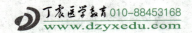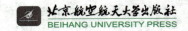

1. **病因** 母体因素（母体缺氧）、胎儿因素及脐带胎盘因素。

2. **病理** 胎儿宫内窘迫的基本病理变化是缺血、缺氧引起的一系列表现。缺氧早期机体通过减少胎盘和自身耗氧量代偿，胎儿通过减少对肾与下肢供血等方式来保证心、脑血流量，胎心监护会出现短暂且重复的晚期减速。若持续缺氧，由于乳酸堆积，会加重胎儿脑及心肌的损害。缺氧严重还会引起吸入性肺炎等严重并发症。

3. **临床表现** 主要表现为胎心音改变、胎动异常及羊水胎粪污染或羊水过少。

（1）急性胎儿窘迫

①胎心率异常：产时胎心率改变是急性胎儿窘迫最明显的临床征象。缺氧早期胎心率加快，＞160 次 / 分；缺氧严重时，胎心率＜ 110 次 / 分，提示胎儿严重缺氧，可随时胎死宫内。

②羊水胎粪污染：胎儿缺氧时，迷走神经兴奋使肛门括约肌松弛，胎粪排入羊水中，导致羊水粪染。胎粪污染并不是胎儿窘迫特有的征象，如果胎心监护正常，不需要特殊处理；但如果胎心监护异常，可引起胎粪吸入综合征，结局不良。污染分度：Ⅰ度呈浅绿色，Ⅱ度呈黄绿色且浑浊，Ⅲ度呈棕黄色、稠厚。

③胎动异常：缺氧早期胎动频繁，若缺氧未纠正或加重，则胎动减弱，次数减少甚至消失。

（2）慢性胎儿窘迫：多因妊娠期高血压疾病、胎盘功能不全或过期妊娠等导致，胎动减少是胎儿窘迫的重要表现，胎动消失后 24 小时胎心随之消失。

4. **辅助检查**

（1）胎盘功能检查：多次检查尿雌三醇＜ 10mg/24h 或者急剧减少 30% ～ 40%。

（2）胎心监测：出现晚期减速或变异减速等。

（3）胎儿头皮血血气分析，pH ＜ 7.20（酸中毒）。

5. **治疗与护理措施**

（1）急性胎儿窘迫：应采取果断措施，改善胎儿缺氧。严密监测胎心、胎动，每 15 分钟听一次胎心，必要时行胎盘功能检查。寻找病因并及时纠正，停用催产素，给予高流量吸氧，取左侧卧位。经一般干预无法纠正者，应尽快终止妊娠。宫口开全，胎头双顶径已达坐骨棘平面以下，应尽快经阴道助娩；否则应立即行剖宫产。发生急性胎儿窘迫时可静脉为产妇注射新三联（50% 葡萄糖、维生素 C、维生素 K_1），加强胎儿对缺氧的耐受性，预防新生儿颅内出血，改善胎儿窘迫后的新生儿情况。

（2）慢性胎儿窘迫：根据病因、孕周、胎儿成熟度及窘迫程度等因素决定治疗方案。

①一般处理：主诉胎动减少者，应全面检查评估母儿情况，嘱产妇左侧卧位，定时吸氧，积极治疗妊娠合并症和并发症。

②期待疗法：若孕周小，尽量保守治疗延长胎龄，促胎肺成熟后，及时终止妊娠。

③终止妊娠：在妊娠接近足月或胎儿已成熟的情况下，出现胎动减少、胎盘功能减退者，应及时行剖宫产术终止妊娠。

6. **健康教育** 教会孕妇从妊娠 28 周起自数胎动。如自觉胎动过频或胎动过分剧烈，提示胎儿在宫内严重缺氧，有胎死宫内的危险。

（二）新生儿窒息

新生儿窒息是指胎儿娩出后 1 分钟仅有心搏，无自主呼吸或未建立规律呼吸的缺氧状态，而导致低氧血症、高碳酸血症、代谢性酸中毒及全身多脏器损伤，是新生儿死亡及伤残的重要原因之一。

1. **病因**

（1）母体因素：慢性或严重疾病，妊娠并发症，孕母吸毒、吸烟，年龄＞ 35 岁或＜ 16 岁。

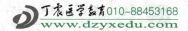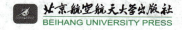

（2）胎盘因素：前置胎盘、胎盘早剥、胎盘老化等。

（3）脐带因素：脐带脱垂、绕颈、打结等。

（4）胎儿因素：早产儿，巨大儿，先天性畸形，宫内感染，呼吸道阻塞如吸入羊水、胎粪等。

（5）分娩因素：难产，产钳术，产程中药物使用不当等。

2. 临床表现　可分为轻度窒息和重度窒息两种情况。Apgar（阿普加）评分见表4-16，分别于出生后1分钟、5分钟、10分钟进行评估，1分钟评分可反映窒息的严重程度，是复苏的依据；5分钟评分可反映复苏的效果，有助于判断预后，如评分值＜3分，新生儿死亡率及脑部后遗症的几率明显增加。

表3-11　新生儿Apgar（阿普加）评分法

体　征	各项体征评分标准		
	0分	1分	2分
皮肤颜色	青紫或苍白	躯干红，四肢青紫	全身红
呼　吸	无	浅慢，不规则	正常，哭声响亮
心率（次/分）	无	＜100	≥100
弹足底或插鼻管后反应	无反应	有些动作，如皱眉	哭，喷嚏
肌张力	松弛	四肢稍屈	四肢活动好

（1）轻度窒息：Apgar（阿普加）评分4～7分：表现为躯干红、四肢青紫，呼吸表浅或不规则，心搏规则有力，心率减慢，多为80～120次/分，弹足底或插鼻管有动作，肌张力好，四肢稍屈。

（2）重度窒息：Apgar（阿普加）评分0～3分。表现为全身皮肤苍白、口唇青紫，无呼吸或微弱呼吸，心搏不规则，心率＜80次/分且弱，弹足底或插鼻管无反应，肌张力松弛。

3. 治疗要点　以预防为主，一旦发生窒息应立即按A（清理呼吸道）、B（建立呼吸，增加通气）、C（维持正常循环）、D（药物治疗）、E（评价和保温）步骤进行复苏。其中ABC三步最重要，A是根本，B是关键，评价和保温贯穿于整个复苏过程。呼吸、心率和血氧饱和度是窒息复苏评估的三大指标。

4. 护理措施

（1）清理呼吸道：是抢救新生儿窒息的首要措施。

（2）建立自主呼吸：清理呼吸道后如仍无呼吸，可轻拍或轻弹足底，或摩擦背部以诱发自主呼吸。触觉刺激效果不佳，无自主呼吸建立或心率＜100次/分，立即用气囊面罩或气管插管正压通气。一般维持呼吸40～60次/分（胸外按压时为30次/分），吸呼之比为1∶2。

（3）恢复循环：如充分正压通气30秒后心率持续＜60次/分，应在继续正压通气的条件下，立即加做胸外心脏按压，按压部位为胸骨体下1/3处，下压1.5～2cm，频率为120次/分，按压通气比为3∶1，深度为胸廓1/3前后径。持续30秒后评估心率恢复情况。

（4）用药护理：快速开放静脉通道，胸外心脏按压30秒仍然不能恢复正常循环时，应遵医嘱给予1∶10 000肾上腺素静脉或气管内注入。血容量不足时给予扩容，疑似或证实代谢性酸中毒时给予5%碳酸氢钠。

（5）预防感染：严格执行无菌操作，遵医嘱给予抗生素。

（6）保暖：整个抢救过程中注意保暖，在远红外辐射床上进行抢救，维持肛温36.5～37℃。

（7）复苏后护理：延迟哺乳，以静脉补液维持营养。

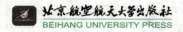

第七节　妊娠期并发症

一、流　产

妊娠不足28周，胎儿体重不足1000g而终止妊娠者，称为流产。发生在妊娠12周前者为早期流产；发生在12周至不足28周者为晚期流产。

1. 病因、病理

（1）胚胎因素：基因异常（染色体异常）是早期流产最常见的原因。

（2）母体因素：全身性疾病、生殖器官异常、内分泌异常、免疫功能异常、强烈应激及不良习惯等。

（3）胎盘因素：滋养细胞发育和功能不全、前置胎盘、胎盘早剥等。

（4）环境因素：过多接触放射性和有害化学物质。

2. 临床表现与处理原则　停经后腹痛及阴道出血是流产的主要临床症状。早期流产先阴道流血，后腹痛。晚期流产先腹痛，后阴道流血。各型流产的临床表现及处理原则见表3-12。

表3-12　各型流产的临床表现及处理原则

类　型	病　史				妇科检查		处理原则
	出血量	下腹痛	胎膜	组织排出	宫颈口	子宫大小与孕周	
先兆流产	少量	无或轻	未破	无	未开	相符	卧床休息，减少刺激，保胎治疗
难免流产	较多	剧烈	破裂	无	扩张，有时组织物堵塞	相符或略小	流产不可避免，确诊后尽早使妊娠物完全排出，及时行清宫术
不全流产	流血不止	减轻	破裂	部分排出	扩张，组织物堵塞	小于	确诊后立即行刮宫术，清除宫腔内残留组织
完全流产	逐渐停止	消失	破裂	全部排出	关闭	接近非孕期	不需要特殊处理
稽留流产	无或少量	无或轻	未破	无	未开	小于	促使妊娠物尽早排出。易导致DIC，查凝血功能，做输血准备

（1）先兆流产：停经后有少量阴道出血，常为暗红色或血性白带，伴轻微下腹痛。查体子宫大小与孕周相符，其宫颈口未开，胎膜未破，无妊娠物排出，经休息和治疗后，有希望继续妊娠。治疗原则是卧床休息、避免刺激、禁止性生活，必要时给予危害小的镇静药。行对症治疗，若孕妇黄体功能不足，则每天肌注黄体酮。

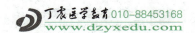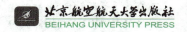

（2）难免流产：阴道流血增多，阵发性下腹痛加剧，或出现胎膜破裂。查体子宫大小与孕周相符或略小，宫颈口已扩张，有时可见胎囊或胚胎组织堵塞于宫颈口内。超声检查仅见胚囊而无胚胎，或有胚胎而无心管搏动，流产已不可避免。治疗原则为一旦确诊，应尽早协助妊娠物排出或清宫，以防止出血和感染。

（3）不全流产：部分妊娠物已排出宫腔，或胎儿排出后胎盘仍残留在宫腔或嵌顿在宫颈口，影响宫缩者可致流血不止。查体子宫小于孕周，宫颈口扩张。治疗原则为确诊后及时行吸宫术、钳刮术等刮宫术。

（4）完全流产：妊娠物已全部排出，阴道出血逐渐停止，腹痛消失。查体子宫大小接近正常大小，宫颈口关闭。处理原则是若无感染发生，一般无需特殊处理。

（5）稽留流产：胚胎或胎儿死亡后未及时排出。有早孕的表现，先兆流产的症状可有可无，随着停经时间的延长，子宫不再增大或反而缩小。胎盘组织稽留时间过长，易发生凝血机制障碍，导致DIC。查体宫口未开，子宫＜孕周。处理原则为及时促进胎儿排出，处理前应进行凝血功能检查。

（6）复发性流产：指同一性伴侣连续自然流产3次或以上者。处理原则为明确病因、针对病因行个性化治疗，保胎成功的胎儿应注意发育监测和缺陷筛查。早期流产原因为染色体异常或免疫因素异常；晚期流产原因为子宫解剖异常，如宫颈口松弛等。

3. 辅助检查

（1）妇科检查：了解宫颈口是否扩张，羊膜囊是否膨出，有无妊娠物堵塞于宫颈口内，子宫大小与孕周是否相符，有无压痛，双侧附件有无肿块、增厚及包块等。

（2）B超检查：显示有无胎囊、胎动及胎心，以确定胎儿是否成活，协助确诊流产类型。

（3）实验室检查：连续测定血hCG、血孕酮的动态变化，有助于妊娠诊断和预后判断。

4. 护理措施

（1）先兆流产的护理：提供心理支持，说明病情，稳定孕妇情绪。卧床休息，补充营养，禁止性生活及灌肠，减少刺激。遵医嘱给予镇静药、孕激素等。

（2）不能继续妊娠者的护理：做好终止妊娠的准备工作，协助医生完成手术，及时抢救休克。严密监测孕妇的生命体征、腹痛和阴道出血情况。

（3）预防感染：每天消毒会阴2次，保持会阴部清洁。监测体温、血象及阴道分泌物的颜色、性状和气味。严格无菌操作，遵医嘱给予抗生素治疗。流产术后1个月内禁止性生活和盆浴。

（4）流产合并感染的护理：治疗原则为迅速控制感染，尽快清除宫内残留物。如为轻度感染或出血较多，可在静脉滴注抗生素同时进行刮宫，以达到止血目的；感染较严重而出血不多时，可用高效广谱抗生素控制感染后再行刮宫。刮宫时可用卵圆钳夹出残留组织，忌用刮匙全面搔刮，以免感染扩散。严重感染性流产必要时切除子宫以去除感染源。

二、异位妊娠

受精卵在子宫体腔以外着床发育称异位妊娠，习称宫外孕。根据受精卵种植部位的不同，可分为输卵管妊娠、卵巢妊娠、腹腔妊娠、阔韧带妊娠及宫颈妊娠，以输卵管妊娠最常见，约占95%。

1. 病因、病理

（1）病因：输卵管炎症是引起输卵管妊娠的主要原因。还包括输卵管发育不良或功能异常；输卵管妊娠史或手术史；辅助生殖技术；避孕失败；其他：输卵管周围肿瘤，盆腔子宫内膜异位等。

（2）输卵管妊娠的特点：输卵管妊娠的发病部位以壶腹部最多见，约占78%，其次为峡部、伞部，间质部较少见。

①输卵管妊娠流产：多见于妊娠8～12周的壶腹部妊娠。胚泡常向管腔内突出，突破包膜与管

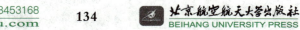

壁分离后，妊娠物经由伞端排入腹腔。其出血的量及持续时间与输卵管壁上的残留滋养细胞多少有关。

②输卵管妊娠破裂：多见于妊娠 6 周左右的峡部妊娠。绒毛侵蚀管壁的肌层及浆膜，最终导致输卵管破裂。可发生大量腹腔内出血，造成休克。也可反复出血，形成积血和血肿，见图 3-6。

③陈旧性宫外孕：输卵管妊娠破裂或流产后未及时治疗，内出血逐渐停止，较长时间后盆腔血肿机化变硬，与周围组织粘连。

④继发性腹腔妊娠：输卵管妊娠破裂或流产后，偶尔有排入盆腔的胚胎继续发育，形成继发性腹腔妊娠或阔韧带妊娠。

⑤持续性异位妊娠：手术未完全清除妊娠物，残留滋养细胞继续生长。

（3）子宫的变化：停经，子宫增大变软，子宫内膜发生蜕膜样变。

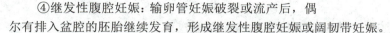

图3-6　异位妊娠破裂

2. 临床表现　与受精卵着床部位、有无流产或破裂、出血量多少和持续时间长短有关。在发生输卵管妊娠流产或破裂前，孕妇常无明显异常。其典型表现见表 3-13。

表3-13　异位妊娠的典型表现

症状或体征	特　点
停　经	6～8周停经史
腹　痛	腹痛是就诊的最主要症状。未破裂前表现为一侧下腹隐痛或酸胀感。流产或破裂时，突感下腹撕裂样疼痛
阴道流血	不规则阴道流血，暗红色，量少呈点滴状，淋漓不净
晕厥及休克	因于大量腹腔内出血及剧烈腹痛。休克程度与腹腔内出血的量和速度有关，与阴道流血量不成正比
腹部包块	流产或破裂后形成的血肿时间过长，与周围器官粘连而形成包块

3. 辅助检查

（1）hCG 测定：是早期诊断异位妊娠的主要方法。

（2）超声检查：宫腔内无妊娠产物，宫旁有低回声区，内有胚囊或胎心搏动，可确诊异位妊娠。

（3）阴道后穹窿穿刺：是简单可靠的诊断方法，直肠子宫陷凹抽出暗红色不凝血。若抽出较红血液，可静置 10 分钟，血液凝固则表明误入血管。当无内出血、血肿位置较高或直肠凹陷处有粘连时，可能抽不出血液。

（4）腹腔镜检查：是异位妊娠诊断的金标准，并可同时行镜下手术治疗。

（5）子宫内膜病理检查：仅适用于阴道出血量较多者。宫腔内容物病理检查见到绒毛，可诊断为宫内妊娠。仅见蜕膜未见绒毛，有助于诊断异位妊娠。

4. 治疗要点　以手术治疗为主，其次为药物治疗。

（1）手术治疗：在积极纠正休克的同时行手术治疗。腹腔镜手术是治疗异位妊娠的主要方法。

（2）药物治疗：适用于早期输卵管妊娠、要求保存生育能力的年轻孕妇。

（3）预防处理：保持良好卫生习惯，预防并积极处理盆腔感染。输卵管妊娠有 10% 的复发可能，

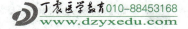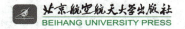

有该病史者再次妊娠时应及时就医检查。

5. 护理措施

（1）手术治疗的护理：立即去枕平卧，吸氧，开放静脉。配血、输血或输液，维持血容量。监测并记录生命体征、液体出入量及出血量。其他同妇科腹部手术护理。

（2）非手术治疗的护理

①卧床休息，避免增加腹压的动作，保持大便通畅。

②摄入含铁丰富的食物，如动物肝、鱼肉、绿叶蔬菜及木耳等。

③严密监测生命体征、腹痛及阴道流血情况。

④注意观察药物疗效及不良反应。

三、妊娠期高血压疾病

妊娠期高血压疾病是妊娠 20 周以后出现以高血压、水肿、蛋白尿为特征性临床表现的综合征，分娩后随即消失。

1. 病因

初产妇、年龄 ≤ 18 岁或年龄 ≥ 35 岁的孕妇，中枢神经系统功能紊乱者，气温变化较大的环境，有慢性高血压、糖尿病、肾炎等病史，有贫血低蛋白等营养不良者，体重指数 > 24 者，子宫张力过高，家族有高血压史者易发妊娠期高血压疾病。

2. 病理生理

基本病变为全身小动脉痉挛。动脉痉挛会导致管腔狭窄、周围阻力增大，会出现组织器官缺血、缺氧等损害，严重时会出现脑、心、肝、肾及胎盘损害，如抽搐、脑水肿、心肾衰竭、肺水肿、肝损害等。

3. 临床表现

高血压、水肿、蛋白尿是妊娠期高血压疾病的三大临床表现。血压升高较蛋白尿出现早。若没有蛋白尿，但出现高血压，合并血小板减少、肝功能损害、肾功能损害、肺水肿、脑功能或视觉障碍中任一个病变时，也可诊断为子痫前期。其临床分类及表现见表 3-14。

4. 辅助检查

（1）常规检查：首选尿常规蛋白定量确定病情严重程度，根据镜检管型判断肾功能受损情况。

（2）特殊检查

①眼底检查：出现眼底小动脉痉挛，视网膜水肿、渗出及出血。是反映妊娠期高血压疾病严重程度的重要参考指标。

②凝血功能检查：了解有无凝血功能异常。

③其他检查：B 超及其他影像学检查，电解质检查，心功能测定，脐动脉血流等。

5. 治疗要点

（1）轻度子痫前期：以休息、饮食调节为主，必要时给镇静药物，加强孕期保健。

（2）重度子痫前期：住院治疗，遵医嘱解痉、降压、镇静、合理扩容，并适时终止妊娠，减少子痫及并发症的发生。妊娠 28 ～ 34 周重症者，经积极治疗 24 ～ 48 小时病情仍加重，促胎肺成熟后终止妊娠。妊娠 34 周者胎肺成熟后终止妊娠。妊娠 37 周后的重度子痫前期者终止妊娠。

（3）子痫：以控制抽搐、纠正缺氧和酸中毒、控制血压、抽搐控制后终止妊娠为原则。

①控制抽搐：是首要任务，首选硫酸镁。

②控制血压：脑血管意外是主要致死原因。

③适时终止妊娠：病情控制后仍未临产者，可在孕妇清醒后 24 ～ 48 小时内引产，或在药物控制后 6 ～ 12 小时终止妊娠。分娩方式应根据母儿情形而定。

（4）常用药物：见表 3-15。

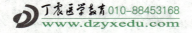
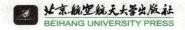

表3-14　妊娠期高血压疾病的临床分类及表现

分　类	血　压	其他表现
妊娠期高血压	≥140和（或）90mmHg（两次测定间隔>4小时）	尿蛋白（－），可伴有上腹部不适或血小板减少
轻度子痫前期	≥140和（或）90mmHg	尿蛋白≥0.3g/24h或（＋），尿蛋白/肌酐≥0.3，伴头痛及上腹不适等症状，无子痫前期的严重表现
重度子痫前期	≥160和（或）110mmHg（卧床休息，两次测定间隔>4小时）	持续性头痛或视觉障碍；持续性上腹部疼痛；血ALT或AST升高；蛋白尿≥5.0g/24h或随机蛋白尿≥（＋＋＋），血肌酐≥106μmol/L，少尿；低蛋白血症伴胸水、腹水或心包积液；血小板持续下降，<100×10⁹/L，出现微血管溶血；心功能衰竭，肺水肿；胎儿生长受限、胎盘早剥等
子　痫	≥160和（或）110mmHg	在子痫前期的基础上出现抽搐发作，或伴昏迷。典型表现为眼球固定，瞳孔放大，头歪向一侧，牙关紧闭，继而口角及面部肌肉颤动，数秒后全身及四肢肌肉强直，双手紧握，双臂伸直。抽搐时呼吸暂停，面色青紫。持续1分钟左右，抽搐强度减弱，全身肌肉松弛，随即深长吸气，发出鼾声并恢复呼吸
慢性高血压并发子痫前期	血压进一步升高，20周以后尿蛋白≥0.3g/24h（妊娠20周以前有高血压但无蛋白尿）	
妊娠合并慢性高血压	妊娠前血压≥140/90mmHg，但妊娠期无明显加重；或妊娠20周后首次诊断高血压并持续到产后12周后	

表3-15　妊娠期高血压疾病的常用药物

种　类	常用药物	药理作用	适用情况	注意事项
解痉药	25%硫酸镁	松弛骨骼肌，缓解血管痉挛，抑制宫缩，改善氧代谢	预防和控制子痫发作的首选药	血镁过高时可出现呼吸、循环抑制等中毒表现；血镁过低时，出现类似于低钙血症表现
镇静药	地西泮、冬眠合剂	镇静催眠，松弛骨骼肌	对硫酸镁有禁忌或疗效不明显时	分娩时慎用，以免药物通过胎盘导致对胎儿的抑制作用
降压药	拉贝洛尔、硝苯地平	阻断β受体降压抑制Ca²⁺内流降压	预防子痫、心脑血管意外和胎盘早剥等严重母胎并发症	血压≥160/110mmHg必须降压，血压≥140/90mmHg者可以降压

①解痉药：25%硫酸镁为预防和控制子痫发作的首选药物。

②镇静药：适用于用硫酸镁有禁忌或疗效不明显时，分娩时应慎用。主要用药有地西泮和冬眠合剂。

③降压药：舒张压≥110mmHg或平均动脉压≥140mmHg者，可应用降压药。常用药物有拉贝

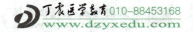
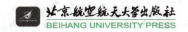

洛尔、硝苯地平等钙通道阻滞剂，还可使用肼屈嗪、酚妥拉明等。

④扩容药：扩容应在解痉的基础上进行。扩容治疗时，应严密观察脉搏、呼吸、血压及尿量，防止肺水肿和心力衰竭的发生。常用的扩容药有人血白蛋白、全血、平衡盐溶液和低分子右旋糖酐。

⑤利尿药：仅用于全身性水肿、急性心力衰竭、肺水肿、脑水肿、血容量过高且伴有潜在水肿者。常用药物有呋塞米、甘露醇。

6. 并发症 产前的严重并发症有脑水肿、抽搐、心肾衰竭、肺水肿等。最常见并发症为胎盘早剥。有严重肝损害时会出现 HEELP 综合征，表现为血管内溶血、肝酶升高和血小板减少，即胆红素 $\geq 20.5\mu mmol/L$，$ALT \geq 40U/L$ 或 $AST \geq 70U/L$，血小板减少为 $PLT < 100 \times 10^9/L$。

7. 护理措施

（1）一般护理

①休息活动护理：保证充分睡眠，每天不少于 10 小时，间断吸氧，改善子宫胎盘血供。

②饮食护理：给予高蛋白、高纤维素、高维生素饮食，从妊娠 20 周开始补充钙剂。食盐不必严格限制，但全身水肿者应给予低盐饮食。

③产前检查：患有妊娠期高血压疾病孕妇属于高危妊娠，应增加产检次数。

（2）降压药护理：为防止血液浓缩和高凝倾向，妊娠期一般不使用利尿药降压。禁止使用血管紧张素转换酶抑制剂（ACEI）和血管紧张素Ⅱ受体拮抗剂（ARB）降压。可选择的降压药除 β 受体阻滞剂和钙通道阻滞剂外，还可选择甲基多巴、酚妥拉明、硝酸甘油等。

（3）硫酸镁用药护理

①用药方法：静脉缓慢注射或滴注。

②毒性作用：硫酸镁的治疗剂量和中毒剂量接近，因此在治疗期间应严密观察其毒性作用。硫酸镁过量会降低神经、肌肉的兴奋性，抑制呼吸和心肌收缩，中毒最早表现膝反射消失。

③注意事项

a. 使用硫酸镁有 3 个必备条件：膝腱反射存在，呼吸 ≥ 16 次／分，尿量 $\geq 400ml/24h$ 或 $17ml/h$。

b. 控制子痫时首次剂量 2.5～5g，用 10% 葡萄糖注射液 20ml 稀释后缓慢静脉推注（15～20 分钟）。静脉滴注维持治疗以 1～2g/h 为宜，24 小时用量为 15～20g。疗程 24～48 小时。

c. 如出现硫酸镁中毒，可遵医嘱给予 10% 的葡萄糖酸钙 10ml 解救，在 5～10 分钟内静脉缓慢推注完毕。

（4）轻度子痫前期的护理

①卧床休息，以左侧卧位为宜，避免平卧位。

②病情观察，有无头晕、头痛等症状，警惕子痫的发生。

（5）重度子痫前期与子痫护理

①将孕妇安排于单间暗室，保持绝对安静，治疗、护理活动尽量集中，避免噪声、强光等一切不必要的刺激。

②保持呼吸道通畅：子痫发生后，立即吸氧，用开口器或将缠好纱布的压舌板置于上下臼齿间，用舌钳固定，取头低侧卧位，以防窒息或吸入性肺炎。

③病情观察：监测生命体征、瞳孔变化、肺部啰音、四肢运动、膝腱反射及有无宫缩，及早发现脑出血、肺水肿、肾功能不全等并发症，判断是否临产。

④安全护理：取出义齿。加用床栏防止坠床，必要时用约束带。

（6）产时护理

①经阴道分娩，应加强各产程护理。密切监测生命体征、胎心及子宫收缩情况，避免产妇用力，尽量缩短第二产程，行会阴侧切并阴道助产。在胎儿前肩娩出后立即静脉推注缩宫素预防产后出血，

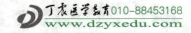
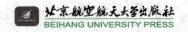

但禁用麦角新碱。及时娩出胎盘并按摩宫底，做好抢救准备。

②监测血压，迅速建立静脉通道。病情较重者，应于分娩开始即开放静脉，胎儿娩出后按时监测血压。

（7）产后护理

①监测血压：产后48小时内应至少每4小时观察1次血压。

②持续硫酸镁治疗：重症产妇继续治疗24～48小时。

③观察子宫情况：大量使用硫酸镁易出现宫缩乏力，应密切观察，防止产后出血。

四、前置胎盘

孕28周后若胎盘附着于子宫下段，下缘达到或覆盖宫颈内口，其位置低于胎先露部，称前置胎盘。前置胎盘是妊娠晚期阴道出血最常见的原因，多见于经产妇及多产妇。

1. 病因　多次流产刮宫、高龄孕产导致子宫内膜病变或损伤，胎盘面积过大或形状异常，受精卵滋养层发育迟缓，宫腔形态异常。

2. 临床表现

（1）症状：典型症状为妊娠晚期或临产时发生无诱因、无痛性反复阴道出血。不同类型前置胎盘的表现见表3-16。

表3-16　前置胎盘的临床表现

	完全性前置胎盘	部分性前置胎盘	边缘性前置胎盘
胎盘与宫颈内口的关系	宫颈内口完全被胎盘组织覆盖	宫颈内口部分被胎盘组织覆盖	边缘达到但未覆盖宫颈内口
出血时间	出血时间早，妊娠28周左右	介于两者之间	出血时间晚，妊娠37～40周或临产后
出血量	量多，可导致休克	介于两者之间	量少
出血次数	次数频繁	介于两者之间	次数少

（2）体征：反复或大量出血，孕妇可出现血压下降、脉搏细速等休克征象。腹部检查显示子宫软，无压痛，大小与孕周相符，胎方位清楚，先露高浮，易并发胎位异常，胎心可正常，也可因为孕妇失血过多导致胎心异常或消失。

3. 辅助检查

（1）超声检查：是最安全、有效的首选检查，可清楚显示子宫壁、胎头、宫颈及胎盘的位置，确定前置胎盘的类型。

（2）阴道检查：阴道检查有可能扩大前置胎盘剥离面导致阴道大出血，危及生命，一般不主张采用。

4. 治疗要点　以抑制宫缩、止血、纠正贫血及防治感染为原则。

（1）期待疗法：适用于妊娠＜34周、胎儿体重＜2000g、胎儿存活、阴道流血量不多及一般情况良好的孕妇。

（2）终止妊娠：适用于反复发生大量出血甚至休克者；妊娠36周以上者；妊娠34～36周者，发生胎儿窘迫，促胎肺成熟后；胎儿死亡或难以存活。剖宫产是目前处理前置胎盘的主要手段。

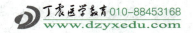
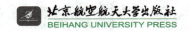

5．护理措施

（1）终止妊娠孕妇的护理：开放静脉通路，配血，做好输血准备。抗休克的同时行术前准备。

（2）期待疗法孕妇的护理

①休息活动护理：绝对卧床休息，左侧卧位，阴道出血停止后可轻微活动。间断吸氧，每天 3 次，每次 30 分钟。禁止性生活，禁做阴道检查及肛查，减少刺激以免诱发出血。

②饮食护理：提供高蛋白、含铁丰富的食物。

③病情观察：严密监测并记录孕妇生命体征变化，观察阴道出血的量、颜色及出血时间。注意胎心变化，指导孕妇自测胎动。

④用药护理：遵医嘱给予铁剂、镇静药、止血药及抑制宫缩药物，必要时输血。

（3）预防产后出血和感染：胎儿娩出后应及时使用宫缩药，以防产后大出血。及时更换会阴垫，保持会阴部清洁、干燥。

五、胎盘早期剥离

妊娠 20 周后或分娩期，正常位置的胎盘在胎儿娩出前，部分或全部从子宫壁剥离，称为胎盘早期剥离，简称胎盘早剥。

1．病因 妊娠期高血压疾病最常见，宫腔内压力骤减如胎膜早破，机械性因素如腹部外伤、脐带缠绕，高龄孕妇、经产妇、吸烟及子宫肌瘤等。

2．病理 主要病理改变是底蜕膜层出血并形成血肿，使胎盘自附着处分离。剥离有 3 种类型，即显性剥离或外出血、隐性剥离或内出血、混合性出血。内出血严重时，血液向子宫肌层浸润，使肌纤维分离、断裂、变性，称为子宫胎盘卒中，表现为子宫表面出现紫蓝色瘀斑，以胎盘附着处最明显。

3．临床表现 突发性持续性腹部疼痛，伴或不伴阴道出血。其严重程度与剥离面大小及剥离的位置有关，可分为轻型和重型（表 3-17）。

表3-17　胎盘早剥的分型

	轻　型	重　型
发病时间	分娩期	妊娠中、晚期
剥离面积	＜1/3	≥1/3
腹　痛	无或轻微	突发持续性腹痛、腰酸及腰痛
出血类型	外出血	内出血
阴道出血	量多，色暗红，贫血不显著	量少或无，贫血程度与外出血量不符
腹部检查	子宫软，压痛不明显	子宫硬如板状，压痛明显，子宫大于孕周，胎位触不清

4．并发症 最常见并发症为孕妇凝血功能障碍，还可出现羊水栓塞、急性肾功能衰竭、产后出血、胎儿及新生儿死亡。

5．辅助检查

（1）超声检查：胎盘与子宫壁之间有液性低回声区，提示胎盘后血肿。

（2）实验室检查：主要了解贫血程度及凝血功能，防止发生 DIC 和产后出血。重型应检查肾功

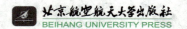

能和二氧化碳结合力。

6. 治疗要点 以早期识别、纠正休克、<u>及时终止妊娠</u>、防治并发症为原则。

（1）纠正休克：迅速建立静脉通道，补充血容量，改善血液循环。

（2）及时终止妊娠：<u>胎盘早剥患者一旦确诊，应及时终止妊娠。</u>胎儿分娩后，立即注射宫缩药物，按摩子宫促进子宫收缩，预防产后出血。发现子宫胎盘卒中，经按摩子宫和注射宫缩药物无效，应做好切除子宫的准备。

①阴道分娩：轻型胎盘早剥且无胎儿宫内窘迫，短时间可结束分娩者，可经阴道分娩。

②剖宫产：重型胎盘早剥且短期内不能分娩者；轻型胎盘早剥合并宫内窘迫者，有剖宫产指征者，病情危及生命时可采用剖宫产。

7. 护理措施

（1）纠正休克和凝血功能障碍。

（2）病情观察：严密观察病情变化，预防并发症。皮下、黏膜或注射部位出血、子宫出血不凝，提示凝血功能障碍。尿少或无尿提示急性肾衰竭。

（3）避免长时间仰卧位、腹部外伤或行外倒转术纠正胎位等诱因。

六、早　产

<u>早产指妊娠满 28 周至不足 37 周之间分娩者或新生儿出生体重 1000 ～ 2499 克。</u>

1. 病因

（1）孕妇因素：孕妇合并子宫畸形、急慢性疾病、妊娠并发症、不良行为及精神刺激等。

（2）胎儿及胎盘因素：胎膜早破、绒毛膜羊膜炎最常见。此外，前置胎盘、胎盘早剥、胎儿畸形、羊水过多及多胎妊娠等也可致早产。

2. 临床表现

（1）先兆早产：妊娠 28 ～ 37 周时出现明显的规律宫缩（至少 1 次 /10 分钟），伴宫颈管缩短。

（2）早产临产：妊娠 28 ～ 37 周时出现规律宫缩（20 分钟 ≥ 4 次且每次持续 ≥ 30 秒），伴随宫颈管缩短 ≥ 75%，宫颈扩张 > 2cm。

3. 治疗要点

（1）继续妊娠：<u>先兆早产，胎儿存活，无明显畸形，若无胎儿窘迫及胎膜早破，通过休息和药物治疗控制宫缩，可明显延长孕周。</u>常用的抑制宫缩药物有 $β_2$ 肾上腺素受体激动剂（利托君）、硫酸镁、钙通道阻滞剂（硝苯地平）及前列腺素合成酶抑制剂（吲哚美辛）。

（2）终止妊娠：早产临产，胎膜已破，早产不可避免，应尽量预防新生儿合并症，提高早产儿存活率。

（3）促进胎肺成熟：孕 35 周以内，应用糖皮质激素促进胎儿肺成熟。

4. 护理措施

（1）预防早产：做好孕期保健，避免诱发宫缩的活动，禁止抬重物及性生活。保持情绪平静，加强营养，<u>应多采取左侧卧位休息，慎做肛查及阴道检查。</u>

（2）休息活动护理：宫缩较频繁，但无宫颈改变，不必卧床和住院，只需要减少活动、避免长时间站立；<u>宫颈已有改变的先兆早产者，应住院并卧床休息；</u>早产临产者，应绝对卧床休息。

（3）用药护理：β 肾上腺素受体激动剂的主要不良反应是心率增快、血糖升高、水钠潴留、血钾降低等，严重者可出现肺水肿，孕妇心率 > 120 次 / 分应减慢输液速度；> 140 次 / 分应停药。吲哚美辛可促进动脉导管关闭，还可抑制胎尿形成，仅可在 32 周前短时间（1 周内）选用。未足月胎膜早破者，必须预防性使用抗生素。

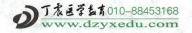
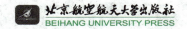

（4）预防新生儿合并症：每天进行胎心监护，教会孕妇自数胎动。

（5）分娩护理：尽早决定合理的分娩方式。产程中给产妇吸氧，慎用镇静药，避免新生儿呼吸抑制。经阴道分娩者，缩短第二产程。做好早产儿保暖和复苏准备。

七、过期妊娠

平时月经规律，妊娠达到或超过 42 周（≥ 294 天）尚未分娩者为过期妊娠，是胎儿宫内窘迫、胎粪吸入综合征、新生儿窒息、成熟障碍综合征、巨大儿及难产等的重要原因。

1. 病因　雌、孕激素比例失调；子宫收缩刺激机制反射减弱，如头盆不对称、胎儿过大及胎位异常等；胎儿畸形；遗传因素。

2. 病理

（1）胎盘及胎儿：胎盘功能正常，仅重量略有增加，维持胎儿正常生长，部分发育成巨大儿。胎盘功能减退，胎儿发育停滞，出现胎儿过熟综合征，生长受限。

（2）羊水：迅速减少，污染率明显增高。

3. 辅助检查

（1）胎动计数：12 小时 < 10 次或逐日下降 50%，提示胎儿宫内缺氧。

（2）胎心监护：NST（无应激试验）无反应，OCT 试验（缩宫素激惹试验）多次反复出现晚期减速，提示胎盘功能减退。

（3）B 超检查：观察胎盘成熟度、羊水量及胎儿宫内情况。

（4）羊膜镜检查：观察羊水颜色，了解有无胎粪污染。

4. 治疗与护理措施

（1）加强产前检查，准确核实预产期，妊娠 41 周后应考虑终止妊娠，避免过期妊娠。确诊过期妊娠者应根据胎儿安危状况、胎儿大小及宫颈成熟度选择恰当的分娩方式。

（2）预防并发症

①协助孕妇左侧卧位，吸氧，监测胎心。

②协助医生终止妊娠，发现胎心异常或羊水浑浊及时报告，做好剖宫产及抢救新生儿窒息的准备。

（3）分娩方式：促宫颈成熟、引产术、剖宫产术。进入产程后，孕妇取左侧卧位、吸氧，行胎心监测和胎儿头皮血 pH 测量。

八、羊水量异常

（一）羊水过多

妊娠期间羊水量超过 2000ml，称为羊水过多。

1. 病因　胎儿疾病，如胎儿畸形（神经系统和消化道畸形最多见）、胎儿肿瘤、代谢性疾病等；多胎妊娠；脐带胎盘病变；妊娠合并症，如妊娠期糖尿病、母儿血型不合、妊娠期高血压疾病及严重贫血等；特发性羊水过多。其中以胎儿畸形最多见，约 18% ～ 40% 的羊水过多合并胎儿畸形。

2. 临床表现　一般羊水量超过 3000ml 才出现症状。

（1）急性羊水过多：多发生在妊娠 20 ～ 24 周。因羊水量急剧增多，子宫迅速增大，孕妇出现呼吸困难、不能平卧只能侧卧、下肢水肿等压迫症状。查体可见子宫明显大于妊娠周数，胎位不清，胎心遥远或听不清。

（2）慢性羊水过多：常见于妊娠晚期，羊水在数周内缓慢增多，压迫症状较轻。

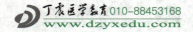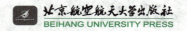

3. **并发症**　孕妇易并发妊娠期高血压疾病、胎膜早破、早产、胎盘早剥、子宫收缩乏力、产后出血、产褥感染等。胎儿可出现胎位异常、胎儿窘迫、脐带脱垂。

4. **辅助检查**　羊水指数是以脐为中心的四个象限，各象限最大羊水暗区垂直径之和。B 超检查显示羊水最大暗区垂直深度（AFV）≥ 8cm，羊水指数（AFI）≥ 25cm，即可诊断为羊水过多。当AFV 为 8 ～ 11cm 时为轻度羊水过多，12 ～ 15cm 为中度，> 15cm 为重度；AFI 为 25 ～ 35cm 为轻度羊水过多，36 ～ 45cm 为中度，> 45cm 为重度。

5. **治疗要点**

（1）羊水过多合并胎儿畸形：及时终止妊娠。

（2）羊水过多合并正常胎儿：应寻找病因，积极治疗母体疾病。

①症状严重者（胎龄不足 37 周）穿刺放羊水，严格执行无菌操作。放羊水时避免速度过快，每小时约 500ml，一次不超过 1500ml。放羊水后腹部放置沙袋或腹带包扎，以防腹压骤降而发生休克。

②羊水反复增多、症状严重者，若妊娠 ≥ 34 周且胎肺成熟，可终止妊娠。如胎肺未成熟，可用地塞米松促胎肺成熟，24 ～ 48 小时后再考虑引产。

6. **护理措施**

（1）一般护理：取左侧卧位，抬高下肢，减少增加腹压的动作，以免胎膜早破。给予吸氧。

（2）防治并发症：密切观察生命体征，胎心、胎动及宫缩情况。羊水过多者在破膜后极易发生脐带脱垂。一旦破膜抬高臀部，取头低足高位，防止羊水流出过多或脐带脱垂。

7. **健康教育**　确诊孕妇应定期随访，每 1 ～ 2 周做一次 B 超检查，每 2 周做一次无应激试验。进食低钠饮食，多食蔬菜水果，防止便秘。

（二）羊水过少

妊娠晚期至足月时羊水量少于 300ml，称为羊水过少。

1. **病因**　胎儿畸形，以泌尿系统畸形多见；胎盘功能减退；羊膜病变；母体因素；胎膜早破。

2. **临床表现**　临床症状多不典型。妊娠早期易发生胎膜、胎体粘连。妊娠中、晚期易发生肌肉骨骼畸形。

3. **辅助检查**　B 超检查妊娠晚期羊水最大暗区垂直深度 ≤ 2cm 为羊水过少，≤ 1cm 为严重羊水过少；羊水指数 ≤ 5cm 为羊水过少，≤ 8cm 为羊水偏少。

4. **治疗要点**

（1）羊水过少合并胎儿畸形：应尽早终止妊娠。

（2）羊水过少合并正常胎儿：寻找病因，增加补液量，改善胎盘功能，抗感染。妊娠足月，胎儿可存活者，应尽快终止妊娠。

5. **护理措施**

（1）一般护理：取左侧卧位，指导孕妇自我检测的方法。

（2）病情观察：密切观察孕妇和胎儿情况，B 超动态监测羊水量。出生后胎儿应全面评估、识别畸形。

（3）治疗护理：终止妊娠者做好阴道助产或剖宫产准备。羊膜腔灌注者严格执行无菌操作，遵医嘱抗感染。

九、多胎妊娠

一次妊娠宫腔内同时有两个或两个以上胎儿时称为多胎妊娠。

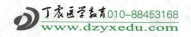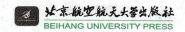

1．双胎分类及特点

（1）双卵双胎：约占双胎妊娠的 2/3。是由两个卵子分别受精形成，双胎有各自的胎盘和胎囊，血液不通。两个胎儿基因不同，性别、血型可相同或不同。其发生率受年龄、孕产次、种族、促排卵药物和辅助生育技术等因素影响，有家族遗传倾向。

（2）单卵双胎：由一个受精卵分裂形成，两个胎儿性别、血型、基因均一致。有双羊膜囊双绒毛膜单卵双胎、双羊膜囊单绒毛膜单卵双胎、单羊膜囊单绒毛膜单卵双胎、联体双胎四种类型。双羊膜囊双绒毛膜的单卵双胎在受精后 72 小时内的桑椹期前分裂成两个胚胎。双羊膜囊、单绒毛膜的单卵双胎于受精后 72 小时至 6～8 天分裂。单羊膜囊单绒毛膜单卵双胎于受精后 8～12 天分裂。联体双胎于受精 13 天以后分裂，导致联体。

2．临床表现　早孕反应重，子宫大于孕周，妊娠中、晚期体重增加迅速。妊娠晚期受子宫压迫，会出现呼吸困难、胃部胀满、食欲下降、下肢水肿、静脉曲张、极度疲劳和腰背痛等。

3．并发症

（1）孕妇：常出现贫血、妊娠期高血压疾病、羊水过多及胎膜早破、胎盘早剥、宫缩乏力、产后出血。

（2）胎儿：易出现早产、脐带异常、胎儿畸形、胎儿生长发育不一致、双胎输血综合症，分娩时易出现胎头交锁及胎头碰撞。

4．辅助检查　B 超可见宫腔内有两个妊娠囊或胎儿。胎心听诊可听到两个胎心音，且心率每分钟相差 10 次以上。电子监护时若两胎心率同时发生加速或相差在 15 秒内，称为同步加速，证明胎儿宫内状态良好。

5．处理原则　增加孕妇产前检查次数，积极预防并发症，提前住院待产，监测胎儿发育情况及胎位变化。若有双胎胎位异常，一般不给予纠正。多数双胎能经阴道分娩，分娩时应密切观察并做好产后出血准备。

6．护理措施

（1）营养指导：进食高蛋白、高维生素、含必需脂肪酸食物，注意补充铁、钙、叶酸等。

（2）病情观察：动态监测胎儿生长发育、胎心和胎位。加强病情观察。

（3）分娩护理：保证孕妇睡眠及摄入量，做好产后出血和新生儿抢救准备。第一个胎儿娩出后，应夹紧胎盘侧脐带避免第二个胎儿失血。一般在间隔 20 分钟左右，第二个胎儿会娩出，若超过 15 分钟无宫缩，可人工破膜或静滴缩宫素等。

第八节　妊娠期合并症

一、心脏病

妊娠期、分娩期及产褥期均可使心脏病患者的心脏负担加重而诱发心力衰竭。妊娠合并心脏病孕妇的主要死亡原因是发生心功能衰竭与感染。妊娠 32～34 周、分娩期及产后 3 天是心脏负担最重的时间，极易诱发心力衰竭和心律失常。

1．心脏病与妊娠的相互影响

（1）妊娠期对心脏病的影响：妊娠 6 周后血容量逐渐增加，至 32～34 周达高峰，心排血量增加，心率增快，易导致心力衰竭。

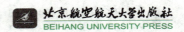

（2）分娩期对心脏病的影响：产妇血流动力学变化最显著，热量及氧消耗增加，是心脏负担最重的时期（表3-18）。

表3-18　分娩期对心脏病的影响

产　程	血流动力学变化	对心脏病的影响
第一产程	宫缩使血液挤入周围循环，增加外周阻力和回心血量，增加心排血量	加重心脏负担
第二产程	宫缩加强，产妇屏气，腹压升高，能使内脏血液涌入心脏，肺循环压力增加	心脏负担最重，最易发生心力衰竭
第三产程	胎儿娩出后，腹压骤减，大量血液流向内脏，回心血量急剧减少； 胎盘娩出后，胎盘循环停止，子宫进一步收缩使大量血液进入体循环，回心血量急剧增加	易发生心力衰竭

（3）产褥期对心脏病的影响：产后3天内，子宫收缩使大量血液进入体循环，妊娠期组织间隙内潴留的大量液体也回到体循环，仍应警惕心力衰竭的发生。

（4）心脏病对妊娠的影响：心脏病不影响受孕。但心功能不全者早产、流产、宫内发育迟缓、胎儿宫内窘迫、胎死宫内及新生儿窒息的发生率明显增高。

2. 临床表现

（1）症状：多于妊娠前已诊断器质性心脏病。常表现为胸闷、气短、心悸、头晕等。左心衰竭最早出现劳累后心悸，以呼吸困难为主要症状。右心衰竭以体循环淤血引起的消化道症状最常见。

（2）体征：发绀，水肿，颈静脉怒张，心脏听诊有舒张期Ⅱ级以上或粗糙全收缩期Ⅲ级以上杂音。夜间不能平卧，端坐呼吸，休息时心率＞110次/分，呼吸＞20次/分，肺底有少量持续性湿啰音。

（3）心功能分级：心功能Ⅰ级为体力活动不受限，日常活动不会引起明显气促等；Ⅱ级为体力活动轻度受限，休息时无症状，日常活动会出现气促等；Ⅲ级为体力活动明显受限，稍微活动便出现显著气促、心悸等；Ⅳ级为体力活动重度受限，休息时也有气促等。

3. 辅助检查　心电图显示严重心律失常，X线检查显示心脏显著扩大，超声心动图显示心肌肥厚、瓣膜运动异常或心内结构畸形。

4. 治疗与护理措施

（1）孕前咨询：主要根据心功能级别、心脏病种类、病变程度等决定能否妊娠。心功能Ⅰ～Ⅱ级、既往无心力衰竭史者可以妊娠；心功能Ⅲ～Ⅳ级、既往有心衰史、肺动脉高压、先心病、严重心律失常、年龄35岁以上等，妊娠期极易发生心力衰竭，不宜妊娠。

（2）妊娠期

①加强孕期保健：不宜妊娠者，应于妊娠12周前行人工流产，12周后终止妊娠的危险性大。继续妊娠者，定期产检，妊娠20周前每2周一次；妊娠20周后每周一次，重点评估心功能和胎儿情况，发现早期心力衰竭表现应立即住院。妊娠36～38周提前住院待产。

②休息活动护理：保证充分休息，每天至少10小时睡眠且中午休息2小时，取左侧卧位或半卧位，避免劳累和情绪激动。

③饮食护理：限制过度营养，以每月体重增加不超过0.5kg，整个妊娠期不超过12kg为宜。摄

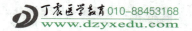
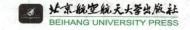

取高蛋白、高维生素、低盐、低脂、富含矿物质的饮食。妊娠 16 周后限盐，< 5g/d，20 周后预防性应用铁剂。少食多餐，多食水果蔬菜，防止便秘。

④消除诱发因素：注意保暖，预防感染，纠正贫血，治疗心律失常和妊娠期高血压疾病。

⑤急性心力衰竭紧急处理：应立即取坐位、使双腿下垂；给予高流量吸氧，氧流量为 6 ～ 8L/min，且用 20% ～ 30% 的乙醇湿化；使用阿片类药物镇静，使用强心药、利尿药、血管扩张药、非洋地黄类正性肌力药和血管收缩药。

（3）分娩期：心功能Ⅰ～Ⅱ级、胎儿不大、胎位正常、宫颈条件良好者，可在严密监护下，给予阴道助产。心功能Ⅲ～Ⅳ级的初产妇或有产科指征者，均应择期行剖宫产，连续硬膜外阻滞麻醉。分娩中应采取半卧位，臀部抬高、下肢放低。

①第一产程：专人护理，每 15 分钟监测生命体征，每 30 分钟听胎心。取左侧半卧位休息，吸氧。尽量减少肛查次数，以免诱发心力衰竭。保持外阴清洁，预防性应用抗生素。

②第二产程：尽量缩短第二产程，避免用力屏气，每 10 分钟监测生命体征及胎心。

③第三产程：胎儿娩出后，立即腹部放置沙袋 24 小时，以防腹压骤减诱发心力衰竭。按摩子宫同时注射缩宫素以减少出血，但禁用麦角新碱，以免静脉压升高。产房观察 4 小时。

（4）产褥期

①休息活动护理：产后 24 小时绝对卧床，半卧位或左侧卧位。在心脏功能允许的情况下，鼓励早期下床活动。

②病情观察：产后 72 小时严密观察生命体征，心功能Ⅰ～Ⅱ级者每 4 小时一次，心功能Ⅲ～Ⅳ级者每 2 小时一次。

③哺乳护理：心功能Ⅰ～Ⅱ级者，鼓励母乳喂养；心功能Ⅲ～Ⅳ者不宜哺乳，指导退乳及人工喂养的方法。

④预防感染：抗生素预防感染直至产后 1 周。保持外阴清洁，及时更换会阴垫，观察体温、伤口、子宫复旧和恶露变化。

⑤计划生育指导：心功能Ⅲ～Ⅳ级不宜妊娠者，剖宫产的同时行输卵管结扎术，或在产后 1 周行绝育手术。

⑥心功能Ⅰ～Ⅱ级者可在产后 10 天出院，心功能Ⅲ～Ⅳ者应该延迟出院时间。

二、病毒性肝炎

病毒性肝炎是由多种病毒引起的以肝脏病变为主的传染性疾病。乙型病毒性肝炎在妊娠期更容易进展为重型肝炎，是我国孕产妇死亡的主要原因之一。

1. 病毒性肝炎与妊娠的相互影响

（1）妊娠对肝炎的影响

①妊娠本身不增加对肝炎病毒的易感性，但因妊娠期基础代谢率高，营养物质消耗增多，肝内糖原储备降低，体内营养物质相对不足，蛋白质缺乏，使肝脏抗病能力降低。

②妊娠期有大量雌激素需在肝内灭活；胎儿代谢产物需经母体肝内解毒；分娩时体力消耗、缺氧、酸性代谢物质产生增多以及产后失血等因素可使肝脏的负担增加，导致病毒性肝炎病情加重、复杂。

（2）肝炎对妊娠的影响：孕妇常出现凝血功能障碍、并发 DIC，妊娠期高血压疾病、产后出血率增高，合并重症肝炎后死亡率高达 60%。急性病毒性肝炎患者最好在痊愈 2 年后计划妊娠。

（3）母婴传播：该病毒可通过垂直传播、产时传播、产后传播使胎儿感染，使早产率增高，胎儿畸形率增加。

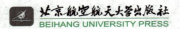

2. 临床表现 孕妇常出现不明原因的食欲减退、恶心、呕吐、腹胀、乏力、肝区叩击痛等消化系统症状；合并重症肝炎时表现为起病急、病情重，多发生于妊娠末期，畏寒发热，皮肤巩膜黄染、尿色深黄，频繁呕吐、腹水、肝臭味、肝脏进行性缩小，还可合并急性肾衰及肝性脑病。

3. 辅助检查

（1）肝功能检查：血清中 ALT 增高。血清胆红素＞17μmol/L。尿胆红素阳性、凝血酶原时间延长。

（2）血清病原学检测及意义

①甲型肝炎：检测血清中抗 HAV 抗体，发病第 1 周即可阳性，特异性高，有助于早期诊断。

②乙型肝炎：特异性标志为 HBsAg 阳性。

4. 治疗与护理措施

（1）妊娠期

①一般护理：保证休息，避免体力劳动。给予优质蛋白、高维生素、富含糖类、低脂肪食物，保持大便通畅。注意传染控制，患者接触物应严格消毒。

②定期检查：定期进行肝功能、肝炎病毒血清病原学标志物检查。

③用药护理：积极进行保肝治疗，避免应用可能损害肝的药物，注意预防感染，并遵医嘱应用广谱抗生素，以防感染诱发肝性脑病。有黄疸应立即住院，按重症肝炎处理。合并重型肝炎时积极防治肝性脑病，给予各种保肝药物，严格限制蛋白质摄入量，每天应＜0.5g/kg。严禁肥皂水灌肠。应用肝素治疗时，观察有无出血倾向。

（2）分娩期

①一般护理：密切观察产程，避免不良刺激。

②预防 DIC：于分娩前 1 周应用维生素 K_1，观察产妇有无出血倾向。分娩时应严密监测凝血功能。

③预防产后出血：缩短第二产程，可使用阴道助产。

④预防感染：应用广谱抗生素预防其他感染。

（3）产褥期

①病情观察：观察子宫收缩情况，可使用缩宫素预防产后出血。

②母乳喂养：新生儿于出生 12 小时内注射乙型肝炎免疫球蛋白和乙肝疫苗后，可接受 HBsAg 阳性母亲哺乳。不宜哺乳者，指导产妇退乳方法和人工喂养的知识与技能，可口服生麦芽冲剂或乳房外敷芒硝退乳，因雌激素对肝脏有损害，所以不宜用于退乳。

三、糖尿病

妊娠合并糖尿病可分为两种类型：糖尿病合并妊娠，即已确诊糖尿病的基础上合并妊娠。妊娠期糖尿病，即妊娠前糖代谢正常，妊娠期首次出现糖尿病。

1. 糖尿病与妊娠的相互影响 见表 3-19。

2. 辅助检查 妊娠期糖尿病患者通常无症状，故所有孕 24～28 周的孕妇均应做糖筛查试验。

（1）妊娠前未进行过血糖测定的孕妇，达到以下任何一项标准可诊断为孕前糖尿病（PGDM）。

①空腹血糖（FPG）：测量≥7.0mmol/L（126mg/dl）。

②有高血糖症状或危象者：随机血糖≥11.1mmol/L（200mg/dl）。

③糖化血红蛋白：测量≥6.5%。

④ 75g 口服葡萄糖耐量试验：服糖后 2 小时血糖≥11.1mmol/L（200mg/dl）。

（2）妊娠期糖尿病（GDM）的测定

表3-19　糖尿病与妊娠的相互影响

妊娠、分娩对糖尿病的影响	妊娠期	受孕率基本不受影响、易发生酮症酸中毒
	分娩期	易发生低血糖和诱发酮症酸中毒
	产褥期	易发生低血糖症
糖尿病对妊娠、分娩的影响	母　体	易引起自然流产、妊娠期高血压疾病、感染、羊水过多、子宫收缩乏力、产程延长及产后出血
	胎　儿	极易发生巨大儿、易发生畸形儿、早产及胎儿生长受限，围生儿死亡率增高，处于高血糖状态
	新生儿	新生儿呼吸窘迫综合征、新生儿低血糖、低钙血症及低镁血症

① 75g 口服葡萄糖耐量试验（OGTT）：测量前 3 天正常活动，每天碳水化合物摄入量不少于 150g，检查前 1 天晚餐后开始禁食至少 8 小时，之后摄入 75g 葡萄糖。测量空腹及服糖后 1、2 小时的血糖应为 5.1mmol/L（92mg/dl）、10.0mmol/L（180mg/dl）、8.5mmol/L（153mg/dl），任何一次测量值超过该标准可诊断为妊娠期糖尿病。

② 空腹血糖：在有糖尿病高危因素时，测量 FPG ≥ 5.1mmol/L 可直接诊断为糖尿病。FPG ≥ 4.4mmol/L 者尽早行 OGTT。

3. 治疗要点

（1）饮食控制：是糖尿病治疗的基础。

（2）药物治疗：多数孕妇经合理饮食控制和适当运动治疗，能控制血糖在满意范围。若血糖控制不理想，应用胰岛素调节血糖水平。不宜使用口服降糖药治疗，防止对胎儿产生毒性反应。

（3）孕期母儿监护：加强产前检查，妊娠早期每周检查一次至 10 周，妊娠中期每两周检查一次，妊娠 32 周后每周检查一次，注意血糖变化、胎儿发育等。

（4）妊娠前糖尿病和需胰岛素治疗的妊娠期糖尿病孕妇，若血糖控制良好，可选择妊娠 38 ～ 39 周终止妊娠。有母儿并发症，血糖控制不满意者，应促进胎肺成熟，适时终止妊娠。

4. 护理措施

（1）妊娠期

①加强孕妇监护，预防感染。

②控制饮食，合理分配，少量多餐。不宜食用各种糖、蜜饯等，宜选择血糖生成指数低的食物。睡前适当加餐可避免夜间酮症发生。

③适量运动。

④遵医嘱准确使用胰岛素，防止低血糖反应。指导孕妇掌握胰岛素的用法。

（2）分娩期

①陪伴分娩，加强心理支持，鼓励进食，保证充足热量。

②严密监测产程进展和胎儿情况，促进产程进展，控制产程时间不超过 12 小时。及时调整胰岛素用量，预防低血糖。

③遵医嘱在胎肩娩出时注射宫缩药，如缩宫素或麦角新碱，预防产后出血。做好术前准备，助产器械准备和新生儿抢救准备。

（3）产褥期

①产后遵医嘱调整胰岛素用量并监测血糖变化。分娩后 24 小时内胰岛素减至原用量的 1/2，48

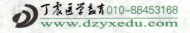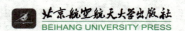

小时减少到原用量的 1/3。

②注意观察产妇有无疲乏、心慌、出冷汗、脉速、恶心、呕吐等低血糖表现。一旦发生，及时通知医生，并给予口服糖水或静脉注射 5% 葡萄糖。

③注意子宫收缩和恶露情况，遵医嘱适当应用抗生素，预防感染。

④接受胰岛素治疗的产妇鼓励母乳喂养，按需哺乳。

⑤无论体重大小，都应按早产儿护理，注意保暖、吸氧。

⑥出生后取脐血测血糖，30 分钟后定时喂 25% 葡萄糖溶液，预防新生儿低血糖的发生。

⑦糖尿病产妇产后应使用避孕套或输卵管结扎术长期避孕，不宜使用避孕药和宫内节育器。

⑧轻症糖尿病产妇尽早母乳喂养，按需哺乳；重症妊娠合并糖尿病的产妇不宜哺乳，给予退乳。

四、急性肾盂肾炎

急性肾盂肾炎是妊娠期最常见的泌尿系统合并症。

1. **病因**　妊娠期雌孕激素增多，能造成输尿管平滑肌松弛、膀胱对张力不敏感、排尿不全，利于细菌繁殖。胎头压迫膀胱，使排尿不畅，尿液返流入输尿管。妊娠期还可有生理性糖尿，利于细菌生长。增大的子宫压迫输尿管，使肾盂扩张。致病菌以大肠埃希菌最常见。

2. **临床表现**　起病急，会突发寒战、高热，可高达 40℃ 以上，也可为低热，伴头痛、全身酸痛、恶心、呕吐、腰痛、尿频、尿急、尿痛等膀胱刺激征。排尿时会有下腹痛，肋腰点压痛。

3. **辅助检查**　血液检查可见白细胞增多，尿中可见白细胞或脓细胞，尿培养为阳性。

4. **治疗原则**　一旦确诊应住院治疗，行支持疗法，抗感染和防止中毒性休克。需保持泌尿道通畅。

5. **护理措施**　嘱孕妇取侧卧位，减轻对输尿管的压迫。保证营养的摄入，多饮水以冲刷尿管。每天监测尿量，保证在 2000ml 以上。遵医嘱使用抗生素。

五、贫　血

贫血是妊娠期常见的合并症，以缺铁性贫血最常见。巨幼细胞贫血主要是由叶酸和维生素 B_{12} 缺乏引起。

1. **贫血与妊娠的相互影响**

（1）对母体的影响：妊娠可使原有贫血加重，而贫血易导致孕妇发生贫血性心脏病、产后出血、产褥感染等并发症。

（2）对胎儿的影响：母体过度缺铁时，造成胎盘供氧和营养不足而致胎儿发育受限、胎儿宫内窘迫、早产，甚至死胎。

2. **临床表现**

（1）轻度贫血：多无明显症状，或有皮肤、口唇黏膜和睑结膜苍白。

（2）重度贫血：可出现头晕、耳鸣、心悸、面色苍白、食欲缺乏、腹胀等，还可出现贫血性心脏病、妊娠期高血压疾病性心脏病、胎儿生长受限、胎儿窘迫、早产死胎等。血红蛋白 $\leq 60g/L$。

（3）体征：黏膜苍白、毛发干燥易脱落、指（趾）甲扁干易脆、易出现反甲，可伴发口腔炎、舌炎等，部分孕妇会出现轻度脾脏肿大。

3. **辅助检查**

（1）血常规检查：呈小细胞低色素性贫血，血红蛋白 $< 110g/L$，血细胞比容 < 0.33 或红细胞计

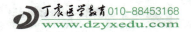
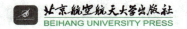

数＜ 3.5×10^{12} /L，可诊断为妊娠期贫血。

（2）血清铁测定：能更敏锐地反映缺铁状况，血清铁＜ $6.5 \mu mol/L$ 即可诊断缺铁性贫血。

4. 治疗要点 轻度贫血应调整饮食，或给予硫酸亚铁或琥珀酸亚铁口服，同服维生素以促进铁的吸收。重度贫血且接近预产期或短期内需行剖宫产者，应多次少量输红细胞悬液或全血，警惕发生急性左心衰竭。

5. 护理措施

（1）妊娠期：增加营养，多摄入高蛋白、富含铁和维生素 C 的食物，如瘦肉、动物肝、蛋类及绿叶蔬菜。妊娠 4 个月后，遵医嘱正确服用铁剂，应从小剂量开始，于两餐之间服用。可与维生素 C 或各种果汁同服，避免与茶、咖啡、牛奶等同服，以免影响铁吸收。其最常见的不良反应是恶心、呕吐、胃部不适和黑便等胃肠道反应。

（2）分娩及产褥期

①中、重度贫血孕妇临产前遵医嘱应用止血药，如维生素 K_1、卡巴克络等，备好新鲜血和新生儿急救的物品。

②严密观察产程进展，监测母儿状态，必要时第二产程行阴道助产。胎肩娩出后，及时使用宫缩药，防止产后出血。给予广谱抗生素预防感染。

③极度贫血或有严重并发症者不宜哺乳，应指导退奶。

第九节 异常分娩

一、产力异常

1. 病因

（1）子宫收缩乏力：多与头盆不称或胎位异常、子宫因素、精神因素、内分泌失调、药物影响等因素有关。

（2）子宫收缩过强：主要原因有经产妇软产道阻力小、使用宫缩药不当、精神过度紧张、极度疲劳、胎膜早破、过多粗暴的阴道检查及宫腔操作刺激等。

2. 临床表现

（1）协调性宫缩乏力（低张性子宫收缩乏力）：是最常见的产力异常类型。子宫收缩具有正常的节律性、对称性和极性，但子宫收缩力弱，持续时间短，间歇期长且不规律，宫缩＜ 2 次 /10 分钟。有原发性和继发性两种。以继发性宫缩乏力多见，常见于第一产程活跃期后期或第二产程时宫缩减弱，可出现产程进展慢、甚至停滞。

（2）不协调性宫缩乏力：子宫收缩的极性倒置，宫缩来自子宫下段某处或宫体多处，频率高，节律不协调，属无效宫缩。宫缩时子宫下段强，间歇时子宫壁也不能完全松弛，孕妇自觉宫缩强、持续腹痛、拒按、精神紧张、烦躁不安等，产程延长或停滞，严重时会出现脱水、电解质紊乱、尿潴留，胎儿窘迫等。

（3）协调性子宫收缩过强：子宫收缩的节律性、对称性和极性均正常，但子宫收缩力过强、过频，宫腔压力≥ 60mmHg，宫口扩张速度初产妇≥ 5cm/h、经产妇≥ 10cm/h。易发生急产，即总产程＜ 3 小时，常见于经产妇。可出现子宫破裂，产妇有痛苦面容，易出现产道损伤、胎儿窘迫、新生儿出血及外伤等。

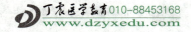 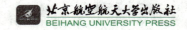

（4）不协调性子宫收缩过强

①强直性子宫收缩：子宫强烈收缩，宫缩间歇期短或无间歇。产妇烦躁不安，持续性腹痛，拒按。胎位触不清，胎心听不清，可有先兆子宫破裂征象，即脐下或平脐处见一环状凹陷，称为病理性缩复环。

②子宫痉挛性狭窄环：子宫局部平滑肌呈痉挛性不协调性收缩形成环状狭窄，持续不放松。可发生在宫颈、宫体的任何部分（胎儿较细的部位，以胎颈、胎腰多见），多在子宫上下段交界处，阴道检查可触及不随宫缩上升的狭窄环。

（5）产程曲线异常：宫缩乏力导致的产程曲线异常包括8种类型（表3-20）。

表3-20　产程曲线异常的常见类型

类　型	特　点
潜伏期延长	潜伏期（规律宫缩开始至宫口开大3cm）超过16小时
活跃期延长	活跃期（宫口开大3cm开始至宫口开全）超过8小时
活跃期停滞	进入活跃期后，宫口不再扩张超过2小时
第二产程延长	第二产程初产妇超过2小时，经产妇超过1小时尚未分娩
第二产程停滞	第二产程达1小时胎头下降无进展
胎头下降延缓	活跃期晚期至宫口扩张9～10cm的，胎头下降速度，初产妇<1cm/h，经产妇<2cm/h
胎头下降停滞	活跃期晚期胎头停留在原处不下降超过1小时
滞　产	总产程超过24小时

3. 对母儿的影响

（1）子宫收缩乏力：产程延长，易引起产后出血、生殖道瘘、产褥感染、胎儿窘迫，甚至胎死宫内、新生儿窒息等。

（2）子宫收缩过强：可导致急产，造成初产妇软产道撕裂伤、子宫破裂、产褥感染、胎儿窘迫、新生儿窒息及新生儿颅内出血等。

4. 治疗与护理措施

（1）协调性宫缩乏力

①有明显头盆不称和胎位异常者，应及时行剖宫产术。

②估计能经阴道分娩者，应加强宫缩，人工破膜，静脉滴注缩宫素。缩宫素适用于协调性宫缩乏力、宫口扩张≥3cm、胎心良好、胎位正常、头盆相称者。用药的原则是以最小浓度获得最佳宫缩。缩宫素2.5U加入0.9%氯化钠溶液500ml内，每滴含缩宫素0.33mU，从4～5滴/分（1～2mU/min）开始，根据宫缩强弱进行调整，调整间隔15～30分钟，每次增加4～5滴/分，最快给药速度不超过60滴/分，使宫腔内压力达到60mmHg，宫缩间隔2～3分钟，持续40～60秒。若10分钟内宫缩≥5次、每次宫缩>1分钟或胎心率异常，应立即停用缩宫素。

③密切监测胎心、宫缩情况及产程进展，做好阴道助产和剖宫产准备。宫口扩张缓慢、宫颈水肿者，可加用地西泮，地西泮能使子宫颈平滑肌松弛、软化宫颈、促进宫口扩张。

④第二产程双顶径通过坐骨棘平面后，可给予阴道助产。

⑤第三产程应预防产后出血。

（2）不协调性宫缩乏力：处理原则是调节子宫收缩，恢复正常宫缩的节律性和极性。给予镇静药

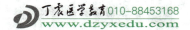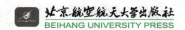

哌替啶、吗啡肌内注射或地西泮静脉注射，使宫缩恢复为协调性宫缩，严禁使用缩宫素。不协调性宫缩未能纠正，出现胎儿宫内窘迫或病理性缩复环者，应行剖宫产。

（3）协调性宫缩过强：以预防为主，慎用宫缩药及其他促进宫缩的方法，提前做好急产后的抢救准备。

（4）不协调性宫缩过强：立即停用缩宫素，停止阴道内操作。给予镇静药和宫缩抑制药，常用25%硫酸镁缓慢静脉注射。若仍不缓解或出现胎儿宫内窘迫，应立即行剖宫产术。

（5）预防急产：有急产史的产妇应提前2周住院待产，住院后不宜远离病房或独自行动。以左侧卧位休息为主。

（6）产后处理：产后及时检查软产道和新生儿。急产者应严格消毒后结扎脐带、缝合裂伤。新生儿遵医嘱给予维生素 K_1，预防颅内出血。

二、产道异常

产道异常包括骨产道异常及软产道异常，临床上以骨产道异常多见。产道异常可使胎儿娩出受阻。

1. 临床表现

（1）骨盆入口平面狭窄：常见于扁平骨盆，以骨盆入口平面前后径狭窄为主，导致妊娠末期或临产后胎头衔接受阻，不能衔接。骨盆绝对性狭窄，常发生梗阻性难产，可出现病理缩复环，甚至子宫破裂。产妇还可出现腹痛拒按、尿潴留、宫颈水肿、泌尿生殖道瘘、胎头颅骨骨折等。

（2）中骨盆平面狭窄：若中骨盆平面狭窄合并出口平面狭窄，称为漏斗骨盆。内旋转会受阻，可出现持续性枕横（后）位。

（3）三个平面均狭窄（均小骨盆）：骨盆各平面径线均＜平均值2cm或以上。

（4）畸形骨盆：骨盆形态异常，失去对称性，如骨软化症骨盆和偏斜骨盆，较少见。

（5）软产道异常：软产道包括子宫下段、宫颈、阴道及外阴。

2. 护理措施

（1）观察产程情况：产程开始即进展缓慢，且伴有胎先露衔接障碍，多为骨盆入口狭窄所致。产程开始正常，进入中期停滞，多为中骨盆狭窄所致。同时应密切注意胎儿宫内状况。

（2）有明显头盆不称，不能阴道分娩者，做好剖宫产的准备。有轻度头盆不称，在严密监护下可以试产。试产中的护理要点为：专人守护，密切观察胎儿情况及产程进展。若胎儿窘迫、子宫先兆破裂或试产2～4小时胎头仍未入盆者停止试产，并做好剖宫产的术前准备。若出口横径与后矢状径之和≤15cm，则足月胎儿不易阴道分娩，应行剖宫产。

（3）漏斗骨盆者遵医嘱做好阴道手术助产和剖宫产的术前准备。

（4）防治并发症：严密观察宫缩、胎心、羊水及产程进展，一旦出现胎儿窘迫征象，及时吸氧，取左侧卧位，通知医生并配合处理。产程中减少肛查及阴道检查。助产手术时严格执行无菌操作，保持外阴清洁、干燥。检查子宫复旧及恶露有无异常，遵医嘱应用抗生素。

（5）新生儿护理：胎头在产道压迫时间过长或经手术助产的新生儿，应按产伤处理，严密观察有无颅内出血或其他损伤的表现。

三、胎位、胎儿发育异常

（一）胎位异常

分娩时除枕前位为正常胎位外，其余均为异常胎位。胎位异常是造成难产的原因之一。胎位异

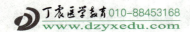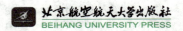

常时，若骨盆无异常、胎儿不大，可试产；若合并骨盆异常等，应剖宫产结束妊娠。

1. 持续性枕后位、枕横位的临床表现　在分娩过程中，胎头枕骨持续不能转向前方，直至临产后仍位于母体骨盆后方或侧方，致分娩发生困难者，称为持续性枕后位或持续性枕横位。一般枕后位在宫缩作用下可转为枕前位，应严密观察，不可过早干预。枕后位的产妇自觉肛门坠胀及排便感，致使宫口尚未开全时过早使用腹压，发生宫颈前唇水肿和产妇疲劳，影响产程进展使第二产程延长；常需手术助产，易发生软产道损伤，增加产后出血及感染的机会；由于第二产程延长，常出现胎儿窘迫和新生儿窒息，围生儿死亡率高。

2. 臀先露的临床表现　臀先露是最常见的异常胎位，约占 3%～4%，以单臀先露最常见。表现为孕妇常感肋下或上腹部有圆而硬的胎头，脐左（右）上方可听到响亮胎心。由于胎臀不能紧贴子宫下段及宫颈，常导致子宫收缩乏力，产程延长。腹部检查可见子宫为纵椭圆形，在宫底部可触及硬而圆、有浮球感的胎头。易出现胎膜早破、脐带脱垂、胎儿窘迫、新生儿产伤。

3. 其他胎位

（1）胎头高直位：胎头不屈不仰进入骨盆，矢状缝与入口前后径一致，分为高直前位（枕耻位）和高直后位（枕骶位）。

（2）前不均倾位：指枕横位的胎头前顶骨先入盆，需行剖宫产。

（3）面先露：指胎头以颜面为先露，常由额先露继续仰伸形成，可引起宫缩乏力或子宫破裂。

（4）肩先露：常出现宫缩乏力和胎膜早破，甚至导致胎儿窘迫甚至死亡。

（5）复合先露：常见一手或一前臂沿胎头脱出。

4. 治疗要点　定期产前检查，妊娠 30 周前顺其自然。胎位异常者于妊娠 30 周前多能自行转为头先露；30 周后仍不正者，可根据情况采取膝胸卧位进行胎位矫治。膝胸卧位时排空膀胱，松解裤带。腹壁松弛孕妇，可在妊娠 32～34 周后进行外转胎位术。若矫治失败，临产前提前 1 周住院，根据产妇及胎儿具体情况分析，以对产妇和胎儿造成最小的损伤为原则决定分娩方式。在脐部娩出后 8 分钟内结束分娩，避免脐带受压缺血致死。

（二）胎儿发育异常

1. 巨大胎儿　指出生体重≥4000g 者，多见于父母身材高大、孕妇患轻型糖尿病、过期妊娠等。临床表现为子宫增大过快，妊娠后期孕妇可出现呼吸困难、自觉腹痛等。

2. 胎儿畸形　主要为脑积水和连体儿。脑积水指胎头颅腔内、脑室内外有大量脑脊液潴留，临床表现为明显头盆不称，若处理不及时可致子宫破裂。

第十节　分娩期并发症

一、胎膜早破

胎膜早破指在临产前胎膜自然破裂，是常见的分娩期并发症。

1. 病因　缺乏维生素 C、锌及铜等营养，使胎膜抗张能力下降；下生殖道感染；羊膜腔压力增高，如多胎妊娠、羊水过多、巨大儿等；胎膜受力不均如头盆不称；宫颈内口松弛；机械性刺激，如创伤或者晚期性交等。在妊娠满 37 周后为足月胎膜早破，发生率 8%～10%；在 37 周前为未足月胎膜早破，其单胎妊娠早破发生率为 2%～4%，双胎发生率为 7%～20%。

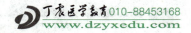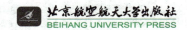

2. **临床表现** 孕妇突感有较多液体自阴道流出，继而有少量间断性排出，咳嗽、打喷嚏、负重时流液增多，可无腹痛。肛诊将胎先露部上推，见阴道流液量增加。可并发早产、脐带脱垂、胎儿窘迫等。

3. **辅助检查**

（1）正常阴道液 pH 值为 4.5～5.5，羊水 pH 值为 7.0～7.5，阴道液 pH ≥ 6.5 提示有胎膜早破。

（2）阴道液涂片检查可见羊齿植物叶状结晶。

（3）羊膜镜检查可直视胎先露，看不见前羊膜囊。

（4）超声检查显示羊水量减少。

4. **治疗要点**

（1）期待疗法：适用于妊娠 28～35 周胎膜早破且不伴感染者，密切观察产妇生命体征，经一般处理后，预防性使用抗生素和子宫收缩抑制药，给予糖皮质激素促进胎肺成熟，如地塞米松。绝对卧床，防止感染，适时终止妊娠。注意胎儿宫内情况，避免不必要的肛查和阴道检查。

（2）终止妊娠：妊娠 < 24 周发生胎膜早破者应终止妊娠。妊娠 35 周以上分娩发动且胎肺成熟，可自然分娩。若孕龄 < 37 周但已临产，或孕龄达 37 周，在破膜 12 小时后尚未临产者，应采取措施尽快终止妊娠。

5. **护理措施**

（1）严密观察胎儿情况：监测胎心率的变化，嘱孕妇自数胎动。定时观察羊水性状、颜色、气味及量等。若羊水混有胎粪，提示胎儿宫内缺氧，应立即给氧。

（2）积极预防感染：保持外阴清洁，每天用 0.1% 苯扎溴铵冲洗会阴 2 次，勤换会阴垫和内衣裤。严密观察产妇的生命体征，及时发现感染征象。破膜超过 24 小时，感染率会增加 5～10 倍。胎膜破裂超过 12 小时遵医嘱应用抗生素。

（3）脐带脱垂的预防及护理：胎膜早破、胎先露未衔接者，绝对卧床休息，取左侧卧位并抬高臀部或取头低足高位，防止脐带脱垂引起胎儿缺氧或宫内窘迫。严密监测胎心变化，如有脐带先露或脐带脱垂，应在数分钟内终止妊娠。避免一切不必要的刺激，保持大便通畅，禁忌灌肠。

（4）心理护理：向孕妇和家属说明胎膜早破的危害和治疗方案，给予同情、安慰，消除其焦虑情绪。

6. **健康教育**

（1）加强妊娠期宣教，重视妊娠期卫生保健，预防胎膜早破和下生殖道感染。

（2）妊娠 32 周后禁止性生活，避免负重及腹部受压，保持大便通畅。

（3）宫颈内口松弛者，应卧床休息，并于妊娠 14～16 周行宫颈环扎术，环扎部位应尽量靠近宫颈内口水平。

（4）指导补充足量的维生素及钙、铁、锌、铜等营养素。

（5）告知孕妇及家属胎膜破裂的表现，如发生胎膜早破及时入院，避免脐带脱垂和感染。

二、产后出血

产后出血指胎儿娩出后 24 小时内失血量超过 500ml，是分娩期严重并发症，在我国居产妇死亡原因的首位。

1. **病因** 子宫收缩乏力是最常见原因。胎盘因素：胎盘滞留、胎盘粘连或植入、胎盘部分残留；软产道损伤；凝血功能障碍。

2. **临床表现** 主要表现为胎儿娩出后阴道出血及失血引起的休克、严重贫血等相应症状。产妇出现面色苍白、心慌、头晕、皮肤湿冷、脉搏细速及血压下降等。若有长时间的失血性休克，会使垂体前叶组织缺氧、变性坏死，继而纤维化，最终导致垂体前叶功能减退，称为席汉综合征。不同原因所致产后出血的临床表现和处理原则见表3-21。

表3-21　产后出血的临床表现及处理原则

出血原因	阴道出血特点	身体检查	处理原则
子宫收缩乏力	胎盘娩出后间歇性阴道流血，量较多	宫底升高，子宫质软、轮廓不清	按摩子宫，应用宫缩药
胎盘因素	胎儿娩出数分钟后，色暗红	胎盘、胎膜是否完整	及时取出胎盘，做好刮宫准备
软产道损伤	胎儿娩出后立即出现，色鲜红	宫颈、阴道及会阴处是否有裂伤	及时准确地修复缝合
凝血功能障碍	胎儿娩出后持续流血，血液不凝	全身多部位出血或有瘀斑	尽快输新鲜全血，补充血小板等

3．治疗要点　针对出血原因，迅速止血。补充血容量，纠正失血性休克，防治感染。

（1）子宫收缩乏力：常用腹壁单手按摩宫底，还可用腹壁双手按摩、腹壁-阴道双手按摩。根据孕妇情况可使用缩宫素、前列腺素类药物缩宫。按摩和缩宫素等无效时，可行宫腔纱条填塞法。必要时可结扎盆腔血管，行髂内动脉或子宫动脉栓塞术，危及孕妇生命时可切除子宫。

（2）胎盘因素：首先检查胎盘、胎膜是否完整，有残留或粘连者可在麻醉后徒手协助娩出，或行刮宫术。若为胎盘植入，则行子宫切除术。

（3）软产道损伤：首先检查宫颈、阴道等确认损伤，按解剖层次逐层缝合，彻底止血。宫颈裂伤＜1cm且无活动性出血时无需缝合，裂伤＞1cm且有活动性出血时需缝合，缝合时第一针需超过裂口顶端0.5cm，避免止血不彻底。

（4）凝血功能障碍：首先确定出血原因，尽快输入新鲜血，补充血小板。

4．护理措施

（1）预防产后出血

①妊娠期：加强孕期保健，定期产前检查，高危孕妇提前入院。

②分娩期：第一产程密切观察产程进展，防止产程延长。第二产程正确使用腹压，适时、适度做会阴侧切，胎肩娩出后立即给予缩宫素，减少出血。第三产程胎盘未剥离前不可过早牵拉脐带或按压子宫。

③产褥期：80%以上的产后出血发生在产后2小时内，所以产后2小时内应在产房严密监护，观察血压、脉搏、宫缩及阴道出血，预防休克。

（2）出血量评估：产后应保留使用后的会阴垫，可通过称重法估算产妇出血量。阴道分娩时可通过收集便器中血液评估出血量。

（3）止血的护理：针对不同原因，迅速止血。宫腔纱布填塞适用于子宫松弛无力、虽经按摩及宫缩药等处理仍无效者。24小时后取出纱布条，取出前应先使用宫缩药，并给予抗生素预防感染。由于宫腔内填塞纱布条可增加感染的机会，只有在缺乏输血条件，病情危急时考虑使用。

（4）失血性休克的护理：积极纠正休克，补充血容量。若大量失血，及时输新鲜血或行扩容治疗。取平卧位，给予吸氧、保暖。严密观察产妇的意识状态、生命体征、尿量及皮肤情况。观察子宫收

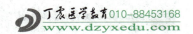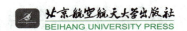

缩及会阴伤口情况，遵医嘱给予抗生素控制感染。

（5）预防感染：应保持床单位和环境清洁卫生，每天行会阴冲洗，保持外阴清洁。若有外阴切开伤口者，应注意无菌操作。遵医嘱给予抗生素防治感染。

5. 健康教育

（1）耐心倾听产妇的心理感受，提供心理支持。

（2）提供营养丰富、易消化饮食，多食富含铁、蛋白质和维生素的食物，少量多餐。

（3）指导正确母乳喂养的方法，教会产妇观察子宫收缩和恶露情况，发现异常及时就诊。

（4）保持会阴清洁，提供避孕指导。产褥期禁止盆浴和性生活，产后6周复查。

三、子宫破裂

子宫破裂是指子宫体部或子宫下段于妊娠晚期或分娩期发生的破裂，是直接危及产妇和胎儿的严重并发症。

1. 分类　根据发生的时间分为妊娠期破裂和分娩期破裂。根据部位分为子宫体部破裂和子宫下段破裂。根据程度分为完全性破裂和不完全性破裂。根据破裂原因分为自然破裂和损伤性破裂。

2. 病因　瘢痕子宫最常见。还有梗阻性难产，如头盆不称、骨盆狭窄、胎位异常、胎儿畸形等；子宫收缩药使用不当；手术损伤。

3. 临床表现

（1）先兆子宫破裂

①下腹部压痛：产妇烦躁不安，呼吸、心率加快，下腹剧痛难忍，出现少量阴道流血。

②子宫病理缩复环形成：因胎先露部下降受阻，子宫强制性或痉挛性过强收缩，子宫体及下段之间出现病理缩复环。

③血尿：膀胱受压充血，出现排尿困难及血尿。

④胎心率改变：因宫缩过强、过频，胎儿触不清，胎心率加快或减慢或听不清。

（2）子宫破裂：产妇突然感到下腹部撕裂样疼痛。

①不完全性子宫破裂：多见于子宫下段的瘢痕破裂，仅破裂处有压痛，无先兆破裂症状，体征不明显。累及子宫动脉会出现急性大出血或阔韧带内血肿，此时可出现胎心率异常、腹部包块。

②完全性子宫破裂：继先兆破裂症状后，孕妇突发下腹部撕裂样剧痛，宫缩骤停，随后腹痛可稍缓解。待羊水、血液进入腹腔，会出现面色苍白、出冷汗、脉搏细速、呼吸加快、血压下降等休克现象。全腹有压痛、反跳痛，可触及胎体，胎心、胎动消失，胎儿进入腹腔。

妊娠晚期的常见阴道流血／流液疾病鉴别见表3-22。

4. 治疗要点

（1）先兆子宫破裂：应立即抑制宫缩，肌内注射哌替啶，立即行剖宫产术。

（2）子宫破裂：在积极抢救休克的同时，无论胎儿存活与否，迅速行剖宫产术，手术方式视情况而定。术中、术后遵医嘱给予抗生素控制感染。

5. 护理措施

（1）预防子宫破裂：严格掌握子宫收缩药使用指征和方法。

（2）缓解疼痛：密切观察病情，及时发现病情变化，做好术前准备。密切观察产程进展，注意胎心率的变化，为产妇提供舒适的环境，给予生活上的照顾。

（3）心理护理：向产妇解释病情，取得治疗和护理的配合，给予心理安抚，帮助产妇调整情绪。

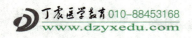 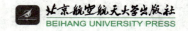

表3-22 妊娠晚期的常见阴道流血/流液疾病

疾 病	胎盘早剥	前置胎盘	胎膜早破	子宫破裂
发生时间	妊娠20周后或分娩期	妊娠28周后	临产前	分娩期或妊娠晚期
腹 痛	突发性持续性	无	无	撕裂样剧痛
阴道流血/流液	伴或不伴；贫血程度与外出血量不符	反复；贫血程度与出血量成正比	咳嗽、打喷嚏、负重、肛查时流液量增加	可多可少
子宫收缩	子宫硬如板状	子宫软，大小与停经月份一致	正常	强直性或痉挛性收缩，病理缩复环
胎儿情况	胎位触摸不清，胎心音消失	胎方位清楚，先露高浮，胎心可正常或异常	正常或心率增快	胎心、胎动消失，在腹壁可扪及胎体

6. 健康教育

（1）宣传孕妇保健知识，加强产前检查。对有剖宫产史或有子宫手术史的孕妇，应在预产期前2周住院待产。

（2）指导产妇及家属制订产后康复计划，减少流产次数。对行剖宫产或子宫修补术的产妇，如需再孕，应指导其避孕2年。

（3）对胎儿已死亡的产妇，应帮助其度过悲伤阶段，允许其表达悲伤情绪。同情、理解产妇，倾听产妇诉说内心感受，嘱其家属增加心理支持。

（4）产后注意休息，加强营养，以更好地恢复体力。

四、羊水栓塞

羊水栓塞指在分娩过程中羊水突然进入母体血液循环引起急性肺栓塞、过敏性休克、DIC、肾衰竭等一系列病理改变的严重分娩并发症。

1. 病因 子宫收缩过强，将羊水挤入破损的微血管，羊膜腔压力可高达 $100 \sim 175$ mmHg。分娩时宫颈裂伤、子宫破裂、胎盘早剥等会使血窦开放，羊水可从此进入血液循环。胎膜破裂，羊水从蜕膜破损小血管处进入血液循环。

2. 病理

（1）肺动脉高压：羊水中有形成分可进入肺循环形成栓子，堵塞小血管，引起肺小血管痉挛，羊水物质还可激活凝血过程，形成广泛血栓，可导致急性右心衰竭、呼吸衰竭、休克等。

（2）过敏性休克：羊水中有形成分可成为过敏原，引起变态反应，出现血压骤降、过敏性休克。

（3）弥散性血管内凝血：羊水中有大量促凝物质，可广泛形成小血栓，引起 DIC；羊水中还有纤溶激活酶，纤溶系统和凝血物质的消耗使产妇血转为难凝状态，易引起失血性休克。母体肾脏可发生急性缺血，导致肾衰竭。

3. 临床表现 起病急骤、临床表现复杂是其特点。多发生于分娩过程中，尤其是胎儿娩出前后的短时间内。

（1）典型症状：常有烦躁不安、恶心、呕吐、气急等先兆症状，随之出现呛咳、呼吸困难、发绀，

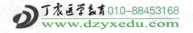
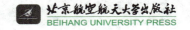

迅速出现休克或昏迷，严重者可在数分钟内迅速死亡。未死亡者可表现为出血不止，凝血障碍，常有皮肤、黏膜、胃肠道或肾脏出血，并伴有少尿、无尿、尿毒症等肾衰竭的表现。其临床阶段可分为休克期→出血期→肾功能衰竭期。

（2）不典型症状：部分产妇病情发展慢，症状隐匿，缺乏急性呼吸系统和循环系统症状或症状较轻。

（3）并发症：急性肺栓塞、休克、DIC、急性肾衰竭。

4. 治疗要点

（1）紧急处理：一旦怀疑羊水栓塞，立刻抢救。注射肾上腺糖皮质激素抗过敏，抗休克，早期抗凝，及时纠正电解质紊乱，行利尿，使用氨茶碱纠正呼吸，改善低氧血症，防止 DIC 和肾衰竭的发生，预防感染。

（2）产科处理

①若发生于胎儿娩出前，应积极改善呼吸、循环功能，防止 DIC，抢救休克，待病情好转后迅速结束分娩。

②第一产程发病者，应立即考虑行剖宫产术结束分娩，以去除病因。

③第二产程发病者可根据情况经阴道助产结束分娩。

④若无法控制子宫出血可考虑同时行子宫切除术，以减少胎盘剥离面开放的血窦出血。

⑤临产后出现羊水栓塞先兆，立即停用缩宫素。

5. 护理措施

（1）预防护理：加强产前检查，严密观察产程，严格掌握破膜时间，不在宫缩时破膜。中期引产者行羊膜穿刺术，不应超过 3 次。

（2）对症护理：取半卧位，加压给氧，必要时行气管插管或气管切开，遵医嘱给予静脉补液和药物治疗。

（3）病情观察：监测产妇生命体征、产程进展、宫缩强度及胎儿情况。观察出血量、血凝情况，必要时做好子宫切除术的术前准备。

（4）心理护理：关心、鼓励产妇，使其增强信心，以取得配合。

6. 健康教育

（1）加强产前检查，注意诱发因素，早发现，早诊断，降低羊水栓塞的病死率。

（2）理解和安慰家属的恐惧情绪，适当允许家属陪伴，待其病情稳定后共同制订康复计划。

（3）指导产后康复，注意休息，增加营养，产后 6 周复查。

第十一节 产后并发症妇女的护理

一、产褥感染

产褥感染是指产褥期生殖道受病原体侵袭，引起局部或全身的炎症变化。产褥病率是指分娩 24 小时以后的 10 天之内，用口表每天测量体温 4 次，间隔 4 小时，有 2 次≥38℃。产褥病率常由产褥感染引起，但也可由生殖道以外感染引起。产褥感染与产后出血、妊娠合并心脏病、严重的妊娠期高血压疾病是导致孕产妇死亡的四大原因。

1. 病因

（1）病原体：以需氧性链球菌属为主，其中 β - 溶血性链球菌致病性最强；还有大肠埃希菌、葡

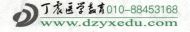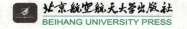

萄球菌、厌氧菌、支原体和衣原体等。

（2）感染途径

①内源性感染：寄生于正常孕妇生殖道或其他部位的病原体，当出现感染诱因时可致病。

②外源性感染：由外界的病原体侵入生殖道而引起的感染。常由被污染的衣物、用具、手术器械等途径感染。

（3）诱发因素：任何削弱产妇防御能力的因素，如胎膜早破，羊膜腔感染，产前、产后出血，孕妇贫血等。

2. 临床表现　发热、疼痛、异常恶露是产褥感染的三大主要症状。轻者体温逐渐上升，达38℃左右。重者体温可达39℃以上，伴有脉速、头痛、虚弱等全身中毒症状，甚至引起菌血症、脓毒症及中毒性休克。

（1）急性外阴、阴道、宫颈炎：分娩时会阴部损伤或手术导致感染。主要表现为会阴局部灼热、疼痛及坐位困难。检查可见局部创口红肿、硬结，脓性分泌物流出，压痛明显，甚至创口裂开，伴有低热。阴道、宫颈感染表现为黏膜充血、溃疡及脓性分泌物增多。

（2）子宫感染：包括急性子宫内膜炎、子宫肌炎。轻型者表现为恶露量多，浑浊有臭味，下腹疼痛，宫底压痛，子宫质软伴低热。重型者表现寒战、高热、头痛，心率增快，白细胞增多，下腹压痛，恶露增多有臭味。

（3）急性盆腔结缔组织炎、急性输卵管炎：病原体蔓延至宫旁组织，出现急性炎性反应而引起急性盆腔结缔组织炎，累及输卵管时可引起输卵管炎。产妇表现为高热、寒战、脉速、头痛等全身症状，子宫复旧差，出现单侧或双侧下腹部疼痛和压痛。结缔组织增厚严重时可形成冰冻骨盆。

（4）急性盆腔腹膜炎及弥漫性腹膜炎：炎症进一步扩散至腹膜引起。全身中毒症状明显，出现高热、恶心、呕吐、腹胀，查体可见下腹部压痛、反跳痛。脓肿累及肠管与膀胱可有里急后重、腹泻和排尿困难。

（5）血栓性静脉炎：来自胎盘剥离处的感染性栓子，经血行播散引起盆腔血栓性静脉炎，病变常呈单侧性。产后1～2周多见，表现为寒战、高热并反复发作，持续数周。会出现下肢水肿、皮肤发白和疼痛，称为股白肿。

（6）脓毒症及菌血症：感染血栓脱落进入血液循环所致，可并发感染性休克和严重全身症状，危及生命。

3. 治疗要点　支持疗法，加强营养，纠正水、电解质紊乱。清除感染灶，会阴伤口出现感染及时切开引流，清除宫腔残留物，及时应用抗生素。发生血栓静脉炎者，可加用肝素，并口服双香豆素、阿司匹林，也可用活血化瘀中药治疗。严重感染者应及时行子宫切除术。

4. 辅助检查　血液检查可见白细胞增多，以中性白细胞增多为主，血沉加快，血清C-反应蛋白＞8mg/L。进行宫腔分泌物、脓肿及后穹窿穿刺物的细菌培养。超声、核磁、CT等可对脓肿做出定位和定性诊断。

5. 护理措施

（1）采取半卧位，促进恶露引流，炎症局限，防止感染扩散。禁止阴道冲洗、盆浴和性交。

（2）遵医嘱正确应用抗生素。

（3）严密监测生命体征，做好病情观察与记录。

（4）进食高热量、高蛋白、高维生素、易消化的食物，提高机体抵抗力。

（5）保持会阴清洁，及时更换会阴垫。

（6）心理护理。

6. 健康教育

（1）指导产妇注意休息，增加营养和适当运动。

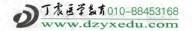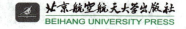

（2）讲解产褥感染的原因及预防措施。保持会阴清洁、干燥，注意用物消毒。

（3）教会产妇自我观察产褥感染的征象，出现恶露异常、腹痛、发热等异常表现应及时就诊。

（4）指导母乳喂养的正确方法，协助暂停哺乳的产妇热敷乳房，排出乳汁，保持乳腺管通畅。

二、晚期产后出血

晚期产后出血是指分娩 24 小时后，在产褥期内发生的子宫大量出血。

1. 病因　胎盘、胎膜残留最常见。还有蜕膜残留，子宫胎盘附着面复旧不全，感染，剖宫产术后子宫切口裂开，其他：产后子宫滋养细胞肿瘤、子宫黏膜下肌瘤等。

2. 临床表现　以产后 1～2 周最常见。

（1）胎盘、胎膜残留者：表现为恶露持续时间延长，反复阴道出血或突然大量流血，妇科检查子宫大而软，宫口松弛，有时可触及残留组织，多发生于产后 10 天左右。

（2）子宫复旧不全者：表现为突然大量阴道流血，阴道及宫口有血块堵塞。多发生在产后 5～6 周。

（3）术后切口裂开者：多见于子宫下段剖宫产横切口两端，会出现大量阴道流血，甚至休克，多发生在术后 2～3 周。切口离阴道口过近、阴道检查频繁或无菌操作不规范会引起切口感染。切口过低，血液供应差，愈合能力差；切口过高时，切口上下子宫组织厚薄相差大，不易对齐，愈合差。

（4）感染：产妇可继发贫血，伴腹痛和发热；常合并感染，出现恶露增加并有臭味。产后出血与晚期产后出血鉴别见表 3-23。

表3-23　产后出血与晚期产后出血鉴别

	产后出血	晚期产后出血
出血时间	胎儿娩出24小时内	分娩24小时后，产后1～2周最常见
主要病因	子宫收缩乏力	胎盘、胎膜残留
发　热	少	多
体　征	不同原因，不同体征	子宫增大、变软，宫口松弛

3. 治疗要点　针对晚期产后出血的原因进行治疗，以止血、抢救休克、预防感染为治疗原则。疑有宫内残留或胎盘附着部位复旧不全者，静脉输液、备血并给予刮宫，操作应轻柔，以防子宫穿孔。刮出物应送病理检查。疑有剖宫产术子宫切口裂开，密切观察病情变化，若大量阴道出血，可做开腹探查。

4. 护理措施

（1）预防休克：仔细评估出血量及失血性休克表现，备好急救物品和药品，协助产妇平卧、保暖、给氧，给予补液、补血治疗，并协助医生止血。

（2）预防感染：各项操作严格无菌，做好外阴护理，定时监测体温，观察恶露，如有异常及时通知医生，遵医嘱应用抗生素。

（3）心理护理：与产妇及家属及时有效沟通，耐心解释病情变化及治疗方案，鼓励产妇积极配合治疗和护理，帮助其保持良好的心理状态。

5. 健康教育

（1）教会产妇自我监测，如产褥期出现子宫复旧不良、恶露异常、腹痛、发热等表现，应及

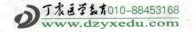
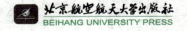

时就诊。

（2）产褥期注意休息和睡眠，给予高蛋白、高维生素、含铁丰富的食物，保持外阴清洁，禁止性生活及盆浴。

三、泌尿系统感染

约有 2% ～ 4% 的产妇在产后会发生泌尿系统感染，以大肠埃希菌感染多见。一般细菌从尿道外口侵入，上行感染膀胱，继而沿输尿管感染肾盂、肾盏。

1. **病因**

（1）分娩时，膀胱受压引起黏膜充血、水肿，且会阴伤口疼痛，易出现尿潴留和膀胱炎等。

（2）分娩时会常规插尿管，尿道无尿液冲刷易出现感染，过多的阴道检查会增加感染几率。

（3）女性尿道短直，尿道口离肛门近，产妇产后抵抗力差，产后恶露等分泌物较多，易感染。

2. **临床表现**

（1）膀胱炎：一般在产后第 2 ～ 3 天出现。产妇有尿频、尿急、尿痛等膀胱刺激征，排尿时有烧灼感或排尿困难，也可有尿潴留发生，可有下腹部胀痛或膀胱部压痛，可伴低热，一般无全身症状。

（2）肾盂肾炎：一般在产后第 2 ～ 3 天出现，也可发生在产后 3 周。感染较常发生在右侧，表现为单侧或双侧腰部疼痛、高热、寒战、恶心、呕吐、全身酸痛等，还可有尿频、尿急、尿痛、排尿不尽感等膀胱刺激征。

3. **治疗要点**　卧床休息，多饮水，保持尿液通畅，每天尿量应达 2000ml 以上。常规使用抗生素抗感染。可给予泻火、利水等中药。

4. **护理措施**

（1）产后 4 ～ 6 小时后应及时帮助产妇自主排尿，让产妇听流水声，用温水冲洗会阴，行针灸疗法刺激排尿。每天擦洗会阴、更换会阴垫，保持会阴部清洁干燥，观察恶露情况。

（2）发生急性感染时，鼓励多饮水，每天可饮水 3000 ～ 4000ml，以冲洗膀胱。保证能量摄入，提高产妇抵抗力。

（3）遵医嘱使用敏感有效的抗生素抗感染，至复查尿常规或行尿培养确定无菌后方可停药。

（4）对症处理，发热患者行降温处理，必要时可使用抗痉挛药和止痛药，减轻不适。

四、产后心理障碍

产褥期妇女精神疾病的发病率明显高于其他时期，尤其以产后抑郁症较常见，是一组非精神病性的抑郁综合征。还包括产后沮丧、产后精神病。

1. **病因**　病因不明。受社会因素、心理因素、遗传因素、内分泌因素及妊娠分娩因素影响。其中遗传因素是产后心理障碍的潜在因素。

2. **临床表现**

（1）产后抑郁：主要表现是抑郁，多在产后 2 周内发病，产后 4 ～ 6 周症状明显。主要表现为心情压抑、情绪淡漠，有时表现为孤独或伤心、流泪。或与丈夫及其他家庭成员关系不协调，对身边的人充满敌意。对生活缺乏信心，出现厌食、睡眠障碍，严重者出现绝望、自杀或杀婴倾向，可出现社会退缩行为。

（2）产后沮丧：主要表现为情绪不稳定、易哭、情绪低落、感觉孤独、焦虑、疲劳、易忘、失眠等。

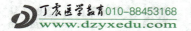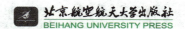

发病率约为 50%～70%，通常在产后 3～4 天出现，产后 5～14 天为高峰期，可持续数小时、数天至 2～3 周。

（3）产后精神病：有变化快、短期预后好、多见于产后 6 周内等特点，常表现为心境紊乱，可出现行为紊乱、乱语、幻觉、自杀行为、思维散漫等。

3. 治疗要点 心理治疗为产后抑郁的主要治疗方法。中度抑郁症辅以药物治疗，首选 5- 羟色胺再吸收抑制剂，如盐酸帕罗西汀、盐酸舍曲林。

4. 护理措施

（1）充分休息，保证足够的睡眠，入睡前喝热牛奶、洗热水澡。安排合理饮食，保证营养摄入。必要时陪伴。

（2）心理护理：使产妇感到被支持、尊重、理解，建立与他人良好的交流能力。护理人员应当具备温和、接受的态度，鼓励产妇宣泄、抒发自身感受，耐心倾听，做好疏通工作。让家人给予更多地关心与爱护，避免不良刺激。

（3）指导产妇与婴儿进行交流，参与照顾，培养产妇自信心。

（4）注意安全保护，防止产妇自杀、自伤等行为。

（5）药物治疗：是产后抑郁症的重要治疗手段，应在专科医生指导下正确应用，并注意观察药物疗效及不良反应。

第十二节　遗传咨询与产前诊断

一、遗传咨询

1. 遗传异常

（1）染色体：染色体是遗传信息的载体，人类细胞中有 23 对染色体，其中有 22 对常染色体，1 对性染色体。能互相配对的两条染色体叫做同源染色体，分别来自父亲和母亲。常见的染色体异常包括数目异常及结构异常。人类最早认识、最为常见的染色体畸变是 21 三体综合征。染色体异常可引起死胎、流产、死产、畸形儿等。

（2）基因：基因是带有遗传信息的 DNA 片段，成对排列，是生物遗传信息的基本单位。能控制蛋白质和酶的合成，控制个体发育。基因异常多由基因突变引起，包括单基因和多基因病。

2. 遗传咨询的对象

（1）35 岁以上的高龄孕妇。

（2）家庭成员或夫妇中有人具有遗传病或先天出生缺陷。

（3）已生育有先天出生缺陷儿或遗传病儿的夫妇。

（4）已确定或可能为遗传病致病基因携带者。

（5）具有染色体平衡易位或倒位等的携带者。

（6）具有不明原因的不孕、习惯性流产、早产、死产、死胎史等的夫妇或家庭。

（7）夫妇或其血缘亲属有先天性智能低下。

（8）具有致畸物质或放射性物质接触史或病毒感染史的夫妇。

（9）具有三代内近亲婚配史的夫妇。

（10）生育过母儿血型不合而引起胆红素脑病患儿的夫妇。

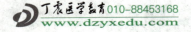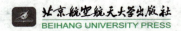

3. 遗传咨询的方法　包括回顾性遗传咨询、前瞻性遗传咨询、负遗传咨询。

4. 遗传咨询的内容

（1）一般资料：询问夫妇及其亲属的病史、家族史等一般资料，行体格检查和实验室检查。

（2）遗传方式：不同类疾病有不同的遗传方式，确定疾病可能的遗传方式。包括染色体病、单基因病、多基因病。

（3）再发率估计

①染色体病

a. 夫妇正常但曾分娩过异常患儿者，再发率等于群体突变率。

b. 夫妇一方有同源罗伯逊易位、整臂易位、相互易位或为携带者，不能生育正常后代。

c. 夫妇一方为非同源罗伯逊易位、整臂易位、相互易位或携带者，其后代染色体有 1/4 为正常、1/4 为携带者、1/2 为部分三体或单体。

d. 夫妇一方为臂间或臂内侧倒位携带者，其后代染色体 1/4 为正常、1/4 为携带者、1/2 为部分缺失或重复。

②单基因病

a. 常染色体显性遗传病：其后代男女受累机会相同。

b. 常染色体隐性病：其后代男女发病率相同。

c. X 连锁显性疾病：致病基因在性 X 染色体上，若为男性患者，其女性后代全部发病，男性正常；若为女性患者，其后代男女发病率均为 50%。

d. X 连锁隐性疾病：若为男性患者，其后代女性均为携带者，男性正常；若为女性携带者和正常配偶，其后代男性再发率为 50%，女性不发病，但女性有 50% 几率为携带者。

③多基因病：随着亲属级别的降低，该病再发率可迅速降低。若病情严重，再发率也会增高。

二、环境因素与出生缺陷

出生缺陷是指胎儿在宫内就存在的发育异常，包括先天畸形和生理功能障碍。多受自然环境（原生环境）和人为环境影响，胎儿缺陷可导致胚胎死亡、胎儿畸形、胎儿生长发育迟缓、新生儿生理功能缺陷和行为异常。

1. 自然环境与出生缺陷

（1）碘缺乏：成人每天需碘量为 $100 \sim 150\mu g$，孕妇每天应添加 $50\mu g$，碘缺乏最严重损伤为脑发育落后。

①胚胎期缺碘：可导致早产、死产及先天畸形。可出现地方性克汀病，在确诊后即使补充碘，脑损伤也不可逆转。发育迟缓、神经运动功能落后。

②新生儿期缺碘：可出现甲状腺功能减退、甲状腺肿。

（2）高氟：饮水中氟含量超过 1mg/L 为高氟区，氟过量会使全身组织、器官受累。

①氟中毒：表现为氟斑牙和氟骨病。

②先天性氟中毒：表现为乳齿氟斑牙和幼儿氟骨病。

（3）水质软硬度：水质较软时，可能有钙摄入不足，易出现新生儿死亡及中枢神经系统畸形。

（4）高放射活性：在高放射地区畸形率会增加。

（5）气候：气压骤变、季节变化大、高原地区都可导致畸形。

2. 人为环境与出生缺陷

（1）化学因素

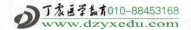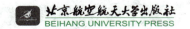

①铅：铅可在人体内蓄积，可通过胎盘屏障，能引起胎儿死亡、畸形，还可影响胎儿生长发育，尤其是神经系统。

②甲基汞：可导致先天性水俣，表现为严重精神迟钝、共济失调、生长发育不良、肌肉萎缩、发作性癫痫、斜视等。

③有机溶剂：可致胎儿畸形。

（2）物理因素

①核辐射：可导致小头病、神经发育迟缓。

②极低频电磁场：可导致先天性心脏病、面部畸形、流产、发育迟缓。

③医源性放射线：出现各种出生缺陷。

④噪声：噪声达 85 分贝时，胎儿听觉受损；达 100 分贝时，会智力低下。

⑤高热：易出现流产、死产、智力低下。

三、产前诊断

产前诊断是指在胎儿期用各种检测方法，诊断胎儿有无明显畸形、染色体或基因疾病。近年一些国家已不再对这类孕妇常规侵入性产前诊断，而是先筛查，计算风险后决定是否侵入性产前诊断。

1. 产前诊断对象

（1）有异常生育者：生育过染色体异常胎儿的孕妇。生育过开放性神经管缺陷、唇裂、腭裂、先天性心脏病儿者。有反复原因不明的流产、死产、畸形胎和有新生儿死亡史的孕妇。本次妊娠羊水过多、疑有畸胎的孕妇。

（2）夫妇有异常因素：夫妇一方为染色体平衡易位者。产前筛查确定的高风险人群。X 连锁隐性遗传病基因携带者。夫妇一方有先天性代谢疾病，或已生育过病儿的孕妇。有遗传病家族史的孕妇。≥ 35 岁的高龄孕妇。

（3）有环境影响因素：在妊娠早期接受较大剂量化学毒物、辐射或严重病毒感染的孕妇。

2. 产前诊断方法

（1）超声影像：能够观察胎儿结构，检测出明显畸形胎儿。

（2）染色体检测：利用绒毛、羊水或胎儿血细胞培养，检测染色体。

（3）基因检测：通过 DNA 探针进行基因检测。

（4）基因产物检测：利用羊水、绒毛、胎儿血液测定特定蛋白质、酶和代谢产物，可检查胎儿代谢疾病。

3. 染色体病　包括数目和结构异常，常出现多倍体、非整倍体、缺失、重复、倒位、易位。可表现为流产、体格与智力发育异常。常通过细胞遗传学方法检测。

（1）羊水细胞制备：最佳穿刺时间为妊娠 17 ～ 21 周，此时羊水量多、活细胞占比大，易成功培养。

（2）绒毛制备：采样最佳时间为妊娠 9 ～ 12 周，培养时间较短。

（3）胎儿血细胞培养制备：常在妊娠晚期进行，可检测胎儿血红蛋白病。

4. 性连锁遗传病　以 X 连锁隐性遗传病居多。以前需通过确定胎儿性别决定是否妊娠，现可通过高通量测序计数分析疾病基因，产前诊断水平提高。

5. 基因病　可导致先天性代谢缺陷等，多数无有效治疗法，少数疾病如苯丙酮尿症、先天性甲状腺功能减退，可通过饮食控制或药物治疗使其不发病。可利用胎儿细胞扩增目的基因行 DNA 序列分析。

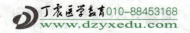
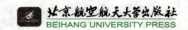

6. **胎儿结构畸形**　包括全身各器官结构异常，如先天性心脏病、唇腭裂、开放性神经管缺陷及骨骼异常等。主要通过超声、彩色多普勒、磁共振、胎儿镜进行检查。

第十三节　妇科护理病历

1. **病史采集方法**　护理评估是护理程序的基础，是指全面收集有关护理对象的资料，并加以整理、综合、判断的过程。妇产科护理评估可以通过观察、会谈、对护理对象进行身体检查、心理测试等方法获得护理对象生理、心理、社会、精神和文化等各方面的资料。

2. **病史内容**

（1）一般项目：询问护理对象的姓名、年龄、婚姻、籍贯、职业、民族、教育程度、宗教信仰、家庭住址等，观察患者的入院方式。

（2）主诉：了解患者就医的主要问题、主要症状（或体征）、出现的时间、持续时间和患者的应对方式。妇科患者常有下腹部不适，子宫、卵巢肿瘤，阴道分泌物异常，不规则阴道流血等。

（3）现病史：围绕主诉了解发病的时间、发病的原因及可能的诱因、病情发展经过、就医经过、采取的护理措施及效果。

（4）月经史：询问初潮年龄、月经周期、经期持续时间。了解经量多少、有无血块、经前期有无不适、有无痛经和疼痛部位、性质、程度、起始时间和消失时间，月经异常时，还应询问再前次月经起始日期。绝经后患者应询问绝经年龄、绝经后有无阴道出血、分泌物情况或其他不适。

（5）婚育史：包括结婚年龄、婚次、男方健康情况、是否近亲结婚（直系血亲及3代旁系）、同居情况、双方性功能、性病史。生育情况包括足月产、早产、流产次数以及现存子女数，以4个阿拉伯数字顺序表示，可简写为：足—早—流—存，如足月产1次，无早产，流产1次，现存子女1人，可记录为1-0-1-1。也可以用孕×产×方式表示，可记录为孕2产1（G_2P_1）。

（6）既往史：询问既往健康状况，曾患过何种疾病，特别是妇科疾病。同时应询问食物过敏史、药物过敏史。

（7）个人史：询问患者的生活和居住情况、出生地和曾居住地区、个人特殊嗜好等。

（8）家族史：了解患者的家庭成员身体状况，有无遗传性疾病以及可能与遗传有关的疾病。

3. **身体评估**　主要包括全身检查、腹部检查和盆腔检查。若为男医生检查必须有女医务人员在场，检查者态度应严肃认真，语言亲切，做好解释工作，做到一人一巾，避免交叉感染。

（1）全身体格检查：测量体温、脉搏、呼吸、血压、身高、体重；观察精神状态、全身发育、毛发分布、皮肤、淋巴结、头部器官、颈、乳房、心、肺、脊柱及四肢。

（2）腹部检查：是妇产科体格检查的重要组成部分，应在盆腔检查前进行。

（3）盆腔检查：盆腔检查为妇科特有的检查，又称为妇科检查，检查内容和记录顺序为外阴、阴道、宫颈、宫体及双侧附件。检查方法有以下5种。

①外阴部检查：可观察外阴发育及阴毛情况，皮肤有无溃疡、赘生物等，处女膜是否完整，有无裂伤瘢痕等，有无阴道前后壁膨出、子宫脱垂、压力性尿失禁等。

②阴道窥器：选择适合大小的窥器，观察阴道有无破溃、赘生物、囊肿、阴道隔、双阴道等，阴道分泌物的量、性质、气味。还可观察宫颈颜色、大小、外口形状，有无上皮异常、息肉等。

③双合诊：检查者一手手指放入阴道，一手在腹部配合检查，可检查子宫大小、形状等，了解有

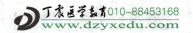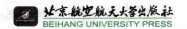

无盆腔肿块、癌肿浸润范围等，检查附件：正常输卵管不能触及，卵巢偶可触及。检查方法见图3-7。

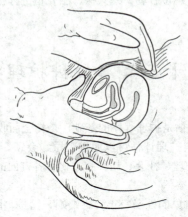

图3-7　双合诊检查方法

④三合诊：即腹部、阴道、直肠联合检查，能了解后倾子宫大小，检查子宫后壁、直肠子宫凹陷或宫骶韧带有无病变，估计病变范围。

⑤直肠-腹部诊：适用于无性生活史、阴道闭锁或其他原因不宜行双合诊者。

第十四节　女性生殖系统炎症

一、概　述

1. 女性生殖系统自然防御功能　女性生殖器的解剖特点和生理特点具有较完善的自然防御功能。

（1）解剖特点：大阴唇自然合拢，遮盖尿道口、阴道口；阴道前后壁紧贴且呈酸性环境；宫颈内口闭合，形成"黏液栓"堵塞；内膜周期性剥落，还可分泌溶菌酶；输卵管纤毛的摆动及输卵管的蠕动；生殖道黏膜有散在的淋巴组织和细胞，有一定免疫功能；均有助于防止病原体入侵。

（2）生理特点：雌激素使阴道上皮发生周期性的增生变厚及糖原含量增多，糖原经阴道乳杆菌分解为乳酸，可维持阴道正常酸性环境（pH ≤ 4.5，多在 3.8 ～ 4.4），抑制弱碱性环境中繁殖的病原体，称为自净作用。同时，子宫内膜的周期性脱落也可消除宫腔感染。

但女性外阴与尿道、肛门相邻，易受污染。且外阴和阴道由于性交、分娩和宫腔操作，易受损伤和外界病原体感染。尤其在月经期、妊娠期、分娩期和产褥期，容易造成病原体的繁殖，引起生殖道的炎症。

2. 病原体　多为混合感染，常见病原体为细菌，以化脓菌多见，如葡萄球菌、链球菌、大肠埃希菌、厌氧菌、淋病奈瑟菌、结核杆菌等。其他病原体还包括原虫、真菌、病毒、螺旋体、衣原体等。

3. 传播途径

（1）沿生殖器黏膜上行：多发生在非妊娠期、非产褥期，常见病原体为淋病奈瑟菌、沙眼衣原体及葡萄球菌。

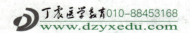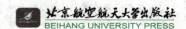

（2）沿血液循环：是结核菌感染的主要途径。

（3）经淋巴系统：多发生在产褥期、流产后或放置宫内节育器后，常见病原体为链球菌、大肠埃希菌、厌氧菌。

（4）直接蔓延：腹腔其他脏器的感染直接蔓延，如阑尾炎能引起右侧输卵管炎。

4．感染特点

（1）葡萄球菌：属于革兰阳性球菌，以金黄色葡萄球菌致病力最强。常见于产后、手术后炎症，伤口感染。

（2）结核分枝杆菌：其感染称为生殖器结核，又称结核性盆腔炎。多见于 20～40 岁妇女及绝经后老年妇女。以输卵管结核最多见，是引起不孕的主要原因之一。

二、外阴部炎症

（一）外阴炎

1．病因　主要指外阴部皮肤与黏膜的炎症，常见于大、小阴唇。诱发因素主要有阴道分泌物、经血、尿液、粪便等刺激；不注意皮肤清洁；长期穿化纤内裤，月经垫通透性差；局部潮湿等。因此，诱因评估时应重点了解患者的卫生习惯。

2．临床表现　外阴皮肤瘙痒、疼痛、红肿、烧灼感，于活动、性交、排尿及排便时加重。慢性炎症可使皮肤增厚、粗糙、苔藓样变。

3．治疗要点　消除病因，保持局部清洁、干燥，应用抗生素。可用 0.1% 聚维酮碘或 1∶5000 高锰酸钾坐浴。高锰酸钾具有防腐、消毒、除臭及解毒作用，其治疗外阴炎的原理是通过氧化菌体的活性基团，发挥杀菌作用。坐浴后涂抗生素软膏或紫草油。

4．护理措施　可用 1∶5000 的高锰酸钾溶液坐浴，水温 40℃，每天 2 次，每次 15～30 分钟。会阴部浸没于溶液中，月经期停止坐浴。保持外阴清洁干燥，避免搔抓皮肤，禁止使用刺激性药物或肥皂擦洗。

（二）前庭大腺炎

1．病因　前庭大腺位于两侧大阴唇后部 1/3 深处，开口于小阴唇与处女膜之间的沟内。在性交、流产、分娩或其他情况污染外阴部，炎症侵入腺管时可发生前庭大腺炎。腺管开口阻塞，脓液不能外流，易形成前庭大腺囊肿。多见于育龄妇女。

2．临床表现　炎症多发于一侧，局部皮肤红肿、灼热、压痛明显。脓肿形成时，疼痛加剧，可触及波动感。严重时可有行走不便、大小便困难。囊肿多为单侧，也可为双侧，囊肿小时无明显自觉症状，囊肿大时可有外阴坠胀感或性交不适。

3．治疗要点　根据病原体选择敏感抗生素控制感染。也可应用中药热敷或坐浴。脓肿形成时行切开引流并行造口术是治疗前庭大腺囊肿最简单有效的方法。

4．护理措施

（1）急性期卧床休息，局部保持清洁干燥，按医嘱应用镇痛药或抗生素。

（2）造口术后每天更换引流条。常规擦洗外阴，每天 2 次，伤口愈合后改坐浴，每天 2 次。

（3）注意外阴清洁卫生，月经期、产褥期禁止性交。纠正不良生活习惯，避免辛辣刺激性食物。

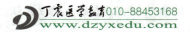
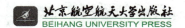

三、阴道炎症

（一）滴虫阴道炎

1. **病因与发病机制** 由阴道毛滴虫引起。滴虫适宜在 pH 为 5.2 ~ 6.6、温度为 25 ~ 40℃ 的潮湿环境中生长，在 pH5.0 以下或 7.5 以上的环境中不生长。阴道滴虫炎患者阴道 pH 一般为 5.0 ~ 6.5，多 > 6.0。传播方式以性交直接传播为主，也可经浴池、浴巾、污染的器械等间接传播。

2. **临床表现** 潜伏期为 4 ~ 28 天，多表现为大量稀薄泡沫状的阴道分泌物及外阴瘙痒。合并尿道感染可有尿频、尿痛，偶见血尿。阴道毛滴虫吞噬精子，可造成不孕。妇科检查见阴道黏膜充血，严重者有散在出血斑点，可累及宫颈而形成"草莓样"宫颈。

3. **辅助检查** 检查滴虫最简单的方法是生理盐水悬滴法，属阴道分泌物检查，在阴道分泌物中找到滴虫即可确诊。

4. **治疗要点** 切断传播途径，杀灭阴道毛滴虫，恢复阴道正常 pH 值。

（1）全身用药：甲硝唑连用 7 天。甲硝唑具有强大的抗厌氧菌和抗原虫的作用，是治疗阴道滴虫病的首选药，也可治疗厌氧菌、阿米巴原虫感染等。该病可经性交传播，性伴侣应同时治疗，患者及性伴侣治愈前应避免无保护性生活。无症状带虫者也应进行治疗。

（2）局部用药：每晚用酸性药液，如 1% 乳酸或 0.1% ~ 0.5% 醋酸溶液冲洗阴道，再用甲硝唑塞入阴道，连用 7 天。

5. **护理措施**

（1）注意个人卫生，保持外阴清洁干燥，避免搔抓外阴部。内裤和洗涤用物煮沸消毒 5 ~ 10 分钟。治疗期间禁止性生活。

（2）取送检分泌物前不做双合诊，窥器不涂润滑剂，检查前 24 ~ 48 小时禁止性交、阴道灌洗或局部用药。

（3）指导患者遵医嘱正确用药，注意观察疗效和不良反应。甲硝唑应餐后服用，主要不良反应有消化道反应，如食欲缺乏、恶心、呕吐等。此外，偶见头痛、皮疹、白细胞减少等，一旦发现应停药。甲硝唑用药期间及停药 24 小时内、替硝唑用药期间及停药 72 小时内禁止饮酒。因甲硝唑可通过胎盘，妊娠 20 周前及哺乳期妇女禁用。

（4）滴虫阴道炎常于月经后复发，因此治疗后检查滴虫阴性者，于月经干净后复查 1 次阴道分泌物，连续复查 3 个月均阴性者方为治愈。

（二）外阴阴道假丝酵母菌病

1. **病因与发病机制** 由假丝酵母菌引起，也称念珠菌性阴道炎。酸性环境适宜假丝酵母菌生长，感染后阴道 pH 多为 4.0 ~ 4.7，通常 < 4.5。对日光、干燥、紫外线及化学制剂的抵抗力强，但不耐热，加热至 60℃ 1 小时即死亡。假丝酵母菌为机会致病菌，内源性感染为主要传播途径，机体抵抗力降低和环境条件适宜时可发病。常见的诱发因素有：妊娠、肥胖、糖尿病、大量应用免疫抑制药及广谱抗生素、大量雌激素治疗、穿紧身化纤内裤等。

2. **临床表现** 主要表现为外阴瘙痒（奇痒）、灼痛、性交痛，伴尿频、尿痛。典型阴道分泌物呈白色稠厚凝乳状或豆渣样，妇科检查见外阴红斑、水肿，常伴抓痕，阴道黏膜、小阴唇内侧附有白色块状物，擦除后露出红肿黏膜面。阴道分娩时新生儿易传染为鹅口疮。

3. **辅助检查** 可用生理盐水悬滴法，10%KOH 悬滴法或革兰染色检查分泌物中的芽胞和假菌丝。pH 测定 < 4.5 为单纯感染，pH > 4.5 可能存在混合感染。

4. **治疗要点** 消除诱因，2% ~ 4% 碳酸氢钠液冲洗阴道或坐浴。以局部药物治疗为主，可选用咪康唑栓剂、制霉菌素栓剂等阴道给药。

5. 护理措施　基本同滴虫阴道炎。

（1）妊娠合并感染者禁口服，坚持局部用药，以 7 日疗法效果为佳。性伴侣无须常规治疗，但有症状男性应进行假丝酵母菌检查及治疗。

（2）养成良好的卫生习惯。保持外阴清洁，避免搔抓外阴局部皮肤。内裤应煮沸消毒，勤更换。

（3）阴道用药者应在晚上睡前，洗手后戴手套放置。

（4）假丝酵母菌阴道炎常在月经前复发，治疗后应在月经前复查阴道分泌物。

（三）萎缩性阴道炎

1. 病因与发病机制　旧称为老年性阴道炎。多见于绝经妇女及卵巢去势后妇女，产后闭经或药物假绝经治疗等也可引起。雌激素水平低，阴道壁萎缩，黏膜变薄，上皮细胞糖原减少，阴道 pH 增高，达到 5.0 ～ 7.0，局部抵抗力降低，病菌易入侵繁殖。

2. 临床表现　多表现为外阴灼热、瘙痒及阴道分泌物增多。阴道分泌物稀薄，淡黄色，严重者呈脓血性白带。妇科检查可见阴道黏膜充血伴散在出血点，有时可见浅表溃疡。常见阴道炎症鉴别见表 3-24。

表3-24　常见阴道炎鉴别

	滴虫阴道炎	阴道假丝酵母菌病	萎缩性阴道炎
病　因	阴道毛滴虫	假丝酵母菌	雌激素水平低
阴道分泌物	稀薄泡沫状	白色稠厚呈凝乳或豆腐渣样	稀薄，淡黄色
阴道黏膜	充血或散在出血斑点	白色膜状物	上皮皱襞消失、萎缩、菲薄
治疗方法	甲硝唑，1％乳酸或0.1％～0.5％醋酸	咪康唑、制霉菌素栓剂、2％～4％碳酸氢钠	雌激素，1％乳酸或0.1％～0.5％醋酸

3. 治疗要点　治疗原则为补充雌激素，增加阴道抵抗力，应用抗生素抑制细菌生长。补充雌激素为主要的治疗方法，全身或局部用药。阴道局部应用抗生素甲硝唑或诺氟沙星。

4. 护理措施

（1）注意保持外阴清洁，勤换内裤，穿纯棉内裤，减少刺激。

（2）可用 1％乳酸液或 0.1％～ 0.5％醋酸液冲洗阴道，抑制细菌生长。冲洗后阴道局部使用抗生素。

（3）对卵巢切除、放疗患者给予雌激素替代治疗指导。

四、子宫颈炎症

1. 病因　包括子宫颈阴道部炎症和子宫颈管黏膜炎症。以急性子宫颈管黏膜炎多见，若急性子宫颈炎未及时治疗或病原体持续存在，可发展为慢性子宫颈炎症。急性宫颈炎的主要病原体为淋病奈瑟菌、沙眼衣原体等，常见于性传播疾病的高危人群。慢性宫颈炎的病原体有葡萄球菌、链球菌、大肠埃希菌、淋菌或沙眼衣原体等。

2. 病理

（1）宫颈糜烂：曾被认为是慢性子宫颈炎最常见的病理改变。但目前已明确子宫颈糜烂样改变只

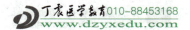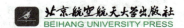

是一个临床征象，可为生理性改变，也可为病理性改变。

（2）宫颈肥大：长期炎症刺激导致宫颈组织充血、水肿、腺体及间质增生，宫颈肥大，但表面光滑，硬度增加。

（3）宫颈息肉：慢性炎症长期刺激使宫颈局部黏膜增生，并向子宫颈外口突出形成息肉。常为单个，也可为多个，色红质脆易出血。

（4）宫颈腺囊肿：多数为生理性变化，不需处理。

（5）宫颈黏膜炎。

3. 临床表现　多数患者无症状。有症状者可表现为阴道分泌物增多，呈乳白色黏液状、淡黄色脓性或血性。妇科检查可见子宫颈充血、水肿、黏膜外翻，子宫颈管黏膜质脆，易出血。

4. 治疗要点　急性子宫颈炎主要采取抗生素治疗。慢性子宫颈炎以局部治疗为主，物理治疗是最常用的有效治疗方法。糜烂样改变无症状者无须治疗，常规做细胞学检查即可。糜烂样改变伴有分泌物增多、乳头状增生或接触性出血者，可给予激光、冷冻、微波等物理治疗。将宫颈糜烂面的单层柱状上皮破坏，形成新的鳞状上皮覆盖。糜烂面小、炎症浸润较浅者，可采用药物治疗，给予康妇特栓剂连续 7～10 天。

5. 护理措施

（1）物理治疗护理

①治疗前做常规宫颈刮片检查，排除子宫颈癌。

②急性生殖器炎症者禁忌，避免炎症扩散。

③治疗时间以月经干净后 3～7 天为宜。

④物理治疗后创面恢复需要 3～4 周，病变较深者需要 6～8 周。

⑤每天清洗外阴 2 次，禁性交、盆浴和阴道冲洗 4～8 周。

⑥治疗后阴道分泌物增多，有大量黄水流出，1～2 周脱痂时可有少许出血。

⑦一般于两次月经干净后 3～7 天复查，注意有无子宫颈管狭窄。

（2）加强会阴部护理，保持外阴清洁干燥，给予高热量、高蛋白、高维生素饮食，适当休息。

五、盆腔炎症

盆腔炎症是指女性上生殖道的一组感染性疾病，包括子宫内膜炎、输卵管炎、输卵管卵巢脓肿、盆腔腹膜炎。

（一）急性盆腔炎

1. 病因

（1）感染因素：外源性病原体主要为性传播疾病的病原体，如沙眼衣原体、淋病奈瑟菌等。内源性病原体主要为寄居于阴道内的微生物群，包括需氧菌（金黄色葡萄球菌等）及厌氧菌（脆弱类杆菌等）。

（2）高危因素：年龄，年轻妇女易发病；有不良性行为；产后或流产后感染；宫腔内手术操作后感染；经期卫生不良；感染性传播疾病；邻近器官炎症蔓延；盆腔炎性疾病再次急性发作。

2. 临床表现

（1）轻者无症状或症状轻微，多表现为持续性下腹痛、阴道分泌物增多，伴发热，活动或性交后加重。严重者出现寒战、高热、头痛、食欲缺乏，可有腹胀及腹膜刺激症状。

（2）盆腔检查可见阴道充血，大量脓性臭味分泌物，穹隆触痛明显，宫颈充血、水肿、举痛明显，宫体活动受限，附件区增厚，明显压痛。有脓肿形成时可触及包块且有波动感。

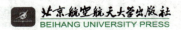

（3）血常规可见白细胞增多，血沉加快。后穹窿穿刺可抽出脓液。

3. **治疗要点**　主要为经验性、广谱、及时及个体化的抗生素治疗，必要时手术治疗。

（1）以抗生素治疗为主，临床症状改善后继续静脉给药24小时，之后改为口服药，持续用药14天。

（2）如为厌氧菌感染，治疗首选甲硝唑，甲硝唑具有强大的抗厌氧菌和抗原虫的作用，是治疗阴道滴虫病的首选药，对阿米巴原虫也有杀灭作用；还可以预防和治疗厌氧菌引起的感染，如产后盆腔炎，呼吸道、消化道、皮肤软组织、口腔的厌氧菌感染。

（3）在盆腔炎性疾病诊断48小时内及时用药，可明显减少后遗症的发生。

4. **护理措施**　急性期卧床休息，取半卧位，促进炎症局限。加强营养，给予高热量、高蛋白、高维生素的流食或半流食。高热时给予物理降温，腹胀者行胃肠减压，避免不必要的盆腔检查。遵医嘱给予抗生素，必要时应用镇静、镇痛药。严格执行无菌操作，为手术患者做好术前准备、术中配合、术后护理。

5. **健康教育**

（1）向患者及家属讲解盆腔炎性疾病的病因、治疗、护理及预防的相关知识。

（2）教会患者清洁会阴的正确方法，即遵循由前向后，从尿道到阴道，最后肛门的原则。保持会阴部清洁干燥，勤换内裤，穿纯棉内裤。

（3）经期、孕期、产褥期加强个人卫生，经期避免性交，注意预防性传播疾病。下生殖道感染者应积极治疗，防止加重病情。

（4）抗生素治疗者应在72小时内随访，注意观察疗效。沙眼衣原体和淋病奈瑟菌感染者，可在治疗后4～6周复查病原体。

（5）指导患者安排好日常生活，避免过度疲劳，适当增加体育锻炼，如慢跑、散步、打太极拳等，增强免疫力。

（二）慢性盆腔炎

1. **病因病理**　急性盆腔炎性疾病如未得到及时治疗，可转变为盆腔炎性疾病后遗症，即慢性盆腔炎。主要病理改变为组织破坏、广泛粘连、增生及瘢痕形成，导致输卵管阻塞、增粗、积水或输卵管卵巢肿块、囊肿。盆腔结缔组织病变广泛，可使子宫固定而形成"冰冻骨盆"。

2. **临床表现**

（1）全身症状不明显，可有低热、乏力等。

（2）慢性盆腔痛，下腹部坠胀、隐痛及腰骶部酸痛，常在月经前后、劳累后、性交后加重。

（3）输卵管粘连闭塞导致不孕或异位妊娠。子宫常呈后位、活动受限、有触痛。

（4）盆腔炎性疾病反复发作。

3. **治疗要点**

（1）物理治疗：常用短波、超短波、微波、离子透入等，可促进局部血液循环，改善组织营养状态，利于炎症吸收。

（2）中药治疗：以清热利湿、活血化瘀或温经散寒、行气活血治疗为主，可行中药灌肠。

（3）西药治疗：应用抗生素，同时加用 α- 糜蛋白酶或透明质酸酶，预防粘连、利于炎症吸收。

（4）手术：出现输卵管积水、卵巢囊肿，药物治疗48～72小时后体温持续不降，患者中毒症状加重或肿块增大者，肿块久治无效或脓肿破裂者需行手术治疗。

（5）不孕妇女根据个人情况选择生育技术。

4. **护理措施**

（1）加强经期、孕期、产褥期个人卫生，避免经期性交，教会患者会阴清洁方法。

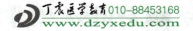
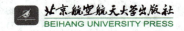

（2）指导患者加强锻炼、增加营养、提高机体免疫力。

（3）遵医嘱使用药物，抗生素不宜长期使用，治疗后及时复查。

（4）腹痛时注意增加休息，必要时可使用镇痛药。

（5）需手术者常规做好术前术后护理。

六、尖锐湿疣

1. 病因与传播途径　尖锐湿疣是由人乳头瘤病毒感染引起的鳞状上皮增生性疣状病变，其中 90% 与低危型 HPV6 型和 11 型有关。危险因素有：过早性交、多个性伴侣、免疫力低下、高性激素水平、吸烟等。主要经性交直接传播，也可通过污染的物品间接传播。

2. 临床表现　潜伏期为 3 周～8 个月，平均 3 个月，以 20～29 岁年轻妇女多见。临床症状不明显，多以外阴赘生物就诊。病变多发生在外阴处、性交易受损部位，如舟状窝、阴道前庭、尿道口等。初期为散在簇状增生的粉色或白色顶端尖锐的小乳头状疣，质软，随着病情发展，可呈菜花状或鸡冠状。

3. 辅助检查　一般肉眼见赘生物便可确诊。体征不明显者可行细胞学检查、醋酸试验、阴道镜检查和 HPV 核酸检测。取湿疣组织做巴氏染色检查，可见挖空细胞及角化不良细胞。

4. 治疗要点　尚无根除方法，主要采取局部药物治疗和物理治疗，改善症状和体征。局部药物治疗可外用 0.5% 足叶草毒素酊、三氯醋酸等。物理治疗包括微波、激光、冷冻、光动力等。干扰素可作为辅助用药，具有抗病毒及调节免疫作用。病灶较大可行手术切除。

5. 护理措施

（1）保持外阴清洁卫生，杜绝混乱的性关系。及时消毒生活用物，预防交叉感染。

（2）尊重患者的人格、隐私，了解患者的思想顾虑，鼓励患者积极接受治疗。

（3）一般治疗率高但有复发可能，患者应遵医嘱随访接受指导，合理护理用药等。

七、淋　病

1. 病因与传播途径　淋病是由淋病奈瑟菌引起的泌尿生殖系统化脓性感染，也可导致眼、咽、直肠感染和散播性淋病奈瑟菌感染。发病率占我国性传播疾病首位，一般消毒剂和肥皂等便可使其灭活。人是淋病奈瑟菌的唯一天然宿主，因此，淋病患者和淋病奈瑟菌携带者是淋病主要传染源。成人主要通过性接触传染极少经间接传染，淋病奈瑟菌可通过黏膜上行感染。

2. 病理特点　潜伏期 1～10 天，平均 3～5 天。最初多无症状，好发于子宫颈、尿道、前庭大腺等下泌尿生殖道；若未治疗，淋病奈瑟菌可上行感染引起子宫内膜炎、输卵管炎、输卵管积脓、盆腔腹膜炎、输卵管卵巢脓肿、盆腔脓肿等，导致淋菌性盆腔炎。若治疗不当，迁延不愈或反复发作，可导致不孕或输卵管妊娠。

3. 临床表现

（1）急性淋病：在感染后 1～14 天出现尿频、尿急、尿痛，白带增多呈黄色、脓性，外阴红肿、有烧灼感，继而出现前庭大腺炎等。若上行至盆腔感染，可出现发热、寒战、恶心、呕吐等。

（2）慢性淋病：由未治疗或治疗不全的急性淋病发展而来，表现为慢性尿道炎、尿道旁腺炎、前庭大腺炎等。可长期潜伏在深处，引起反复急性发作。

4. 对妊娠、胎儿、及新生儿的影响

（1）对母体的影响：妊娠期任何阶段感染淋菌对妊娠预后均有不良影响。妊娠早期可致感染性流

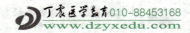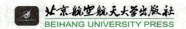

产和人工流产后感染；妊娠中晚期易发生绒毛膜羊膜炎、胎膜早破。分娩后产妇抵抗力低下，易发生产褥感染。

（2）对胎儿及新生儿的影响：易出现早产和胎儿宫内感染。新生儿在通过软产道时易感染淋菌，发生新生儿结膜炎、肺炎等，使围生儿死亡率增加。

5. **治疗要点**　及时、足量、规范用药。首选第三代头孢菌素（如头孢曲松等），无并发症时给予头孢曲松钠250mg，单次肌内注射；有并发症时给予500mg肌内注射，每天1次，连用10天。部分淋病患者同时合并沙眼衣原体感染，可同时使用抗衣原体药物。妊娠期禁用喹诺酮类及四环类药物。对阴道分泌物进行革兰染色，可见中性粒细胞内有革兰阴性双球菌，或进行核酸扩增试验、淋病奈瑟菌培养也可确诊该病。

6. **护理措施**

（1）急性期卧床休息，做好床边隔离，用过的物品要严格消毒，防止交叉感染。

（2）所有淋病娩出的新生儿应尽快使用红霉素眼膏，预防淋菌性眼炎。

（3）治疗期间严格禁止性交，性伴侣应同时治疗。

（4）尊重患者，给予其关心、安慰，解除顾虑，积极接受治疗。

（5）在无性接触下，患者临床症状和体征全部消失，且在治疗后4～7天时做宫颈分泌物检查，每月1次、连续3次均为阴性可确定为痊愈。

八、梅　毒

1. **病因与传播途径**　梅毒是由苍白密螺旋体引起的侵犯多系统的慢性性传播疾病。病变范围广泛，临床表现复杂，危害极大。主要通过性接触传播，未经治疗的患者在感染后1年内最具传染性。病期即使超过4年，仍可通过胎盘感染胎儿，为先天性梅毒。少数患者可因医源性途径、接触、哺乳等途径感染梅毒。

2. **临床表现**　潜伏期约2～4周。临床上获得性梅毒可分早期梅毒和晚期梅毒。早期梅毒病程在2年以内，包括一期梅毒、二期梅毒和早期潜伏梅毒，主要为皮肤黏膜损害；晚期梅毒病程在2年以上，包括三期梅毒和晚期潜伏梅毒，病程长，可侵犯心血管、中枢神经系统。

（1）一期梅毒：表现为硬下疳及硬化性淋巴结炎，一般无明显全身症状。若未治疗可在3～8周内自然消失，不留痕迹或仅留轻度萎缩。

（2）二期梅毒：表现为皮肤黏膜损害。皮肤梅毒疹为典型表现。常于一期梅毒后6～8周出现。

（3）三期梅毒：表现为永久性皮肤黏膜损害，可侵犯多种组织器官，严重可危及生命。

3. **对胎儿及婴幼儿的影响**　患梅毒孕妇能通过胎盘将螺旋体传给胎儿，引起晚期流产、早产、死产。先天梅毒儿早期表现有皮疹、鼻炎、肝脾肿大等；晚期表现为楔状齿、鞍鼻、骨膜炎、神经性耳聋等，病死率及致残率高。

4. **治疗要点**　以青霉素治疗为主，尽早、足量、规范用药。

5. **护理措施**

（1）建议所有孕妇在初次产科检查时做梅毒血清学筛查，确诊患者应积极配合治疗。血清检查可用于筛查疾病、疗效观察、判断有无复发和再感染。

（2）治疗期间严格禁止性交，性伴侣应同时治疗。

（3）经充分治疗后，应随访2～3年，第一年每3个月复查一次，以后每半年复查一次。治疗失败或再感染，应加倍治疗剂量，并同时行脑脊液检查，观察有无神经性梅毒。

（4）尊重患者，帮助其建立治愈的信心和生活的勇气。

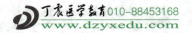

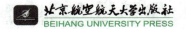

九、获得性免疫缺陷综合征

获得性免疫缺陷综合征（艾滋病）是由人免疫缺陷病毒（HIV）所引起的以免疫功能严重损害为特征的慢性传染病。

1. **病因与传播途径**

（1）传染源为 HIV 感染者和艾滋病患者。

（2）传播途径

①**性接触传播**：为主要的传播途径，同性、异性性接触均可传播。

②**血液传播**：共用针具静脉吸毒、输入被 HIV 污染的血制品及介入医疗操作等。

③**母婴传播**：通过胎盘、阴道分娩、产后血性分泌物和哺乳等传播。

（3）易感人群：人群普遍易感，高危人群有男性同性恋、多位性伴侣、静脉用药成瘾者及多次接受输血或血制品者。

2. **临床表现**　详见内科第九节艾滋病。

3. **辅助检查**　详见内科第九节艾滋病。

4. **治疗要点**　早期高效抗反转录病毒是治疗的关键，至今无特效药。目的是最大限度地抑制病毒复制，重建或维持免疫功能。齐多夫定为治疗艾滋病的首选药，药物可通过血-脑脊液屏障，逆转 HIV 所致痴呆，尤其针对儿童的治疗。还需行免疫重建，治疗机会性感染和肿瘤，对症治疗，行预防性治疗。

5. **预防**　宣传教育和综合治理是预防的重点措施。加强对群众自我防护的宣传，尤其应加强性道德的教育。严格管理血液及血制品。严格无菌操作，推广使用一次性注射用品。加强对高危人群的疫情监测。

6. **护理措施**

（1）休息活动护理：详见内科第九节艾滋病。

（2）饮食护理：详见内科第九节艾滋病。

（3）用药护理：详见内科第九节艾滋病。

（4）卫生护理：加强口腔护理和皮肤清洁。

（5）心理护理：了解患者的心理状态，关心、体谅患者，给予理解、尊重，不歧视，提供生活及精神上的帮助。

（6）预防母婴传播：在妊娠 3 个月后每个月注射一剂 HIV 特异免疫球蛋白，婴儿出生后 12 个小时内注射一剂 HIV 特异免疫球蛋白。

7. **健康教育**

（1）疾病预防指导：广泛开展宣传教育和综合治理，介绍艾滋病的传播途径及危害性。保障安全的血液供应，提倡义务献血。注意个人卫生，不要与他人共用注射器、指甲刀、剃须刀、牙刷等。大力提倡禁毒，杜绝不洁注射。告知群众一般的社交活动如握手、共同进餐、礼节性的接吻、昆虫叮咬等不会传播艾滋病。

（2）疾病知识指导：指导患者及家属艾滋病预防和治疗的相关知识，教会患者保护他人和自我健康监测的方法。讲解应用含氯消毒剂或漂白粉等消毒液对血液、排泄物和分泌物消毒的方法，可用 0.2% 次氯酸钠或漂白粉等进行消毒。定期进行访视及医学观察。

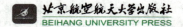

第十五节　月经失调

一、异常子宫出血

排卵障碍性异常子宫出血是由于生殖内分泌轴功能紊乱引起的异常子宫出血，但全身及内外生殖器官无明显器质性病变，可发生在月经初潮至绝经的任何年龄。

1．病因与发病机制

（1）无排卵性异常子宫出血：最常见，以青春期和围绝经期多见，但育龄期也可出现。

①青春期：下丘脑‐垂体‐卵巢轴调节未成熟，对雌激素的正反馈作用异常。

②围绝经期：卵巢功能衰退，对促性腺激素反应低下，导致卵泡发育受阻。

③育龄期：应激等因素引起短暂的无排卵。

（2）黄体功能异常：好发于育龄期妇女。由于黄体功能不足；黄体发育良好，但萎缩过程延长，造成子宫内膜不能如期完整脱落；排卵前后激素水平波动出现异常子宫出血。

2．临床表现

（1）无排卵性异常子宫出血：最常见的症状是子宫不规则出血，表现为月经周期紊乱、经期长短不一、流血量时多时少，甚至大量出血。出血期一般无腹痛或不适。出血量多或时间长者常伴有贫血，甚至休克。

（2）黄体功能异常：月经周期规律，经期正常，但经量增多。月经间期出血可分为黄体功能异常和围排卵期出血。

①黄体功能不足：使孕激素减少、子宫内膜分泌不良。可表现为月经周期缩短，月经频发，即月经周期＜21天。易并发不孕或妊娠早期流产史。

②子宫内膜不规则脱落（黄体萎缩不全）：多为月经周期正常，经期延长达9～10天，经量可多可少，好发于产后或流产后。

3．辅助检查

（1）诊断性刮宫：可同时达到止血和明确诊断的目的。多于月经前3～7天或月经来潮6小时（不超过12小时）内刮宫确定排卵和黄体功能。黄体功能异常者在月经期第5～6天刮宫，增生期和分泌期内膜共存可确诊子宫内膜不规则脱落。不规则出血者可随时刮宫。

（2）基础体温测定：是判断排卵简易可行的方法。单相型提示无排卵。双相型但高体温持续时间短，提示黄体功能不足；双相型但体温下降缓慢，提示子宫内膜不规则脱落。

（3）宫颈黏液结晶检查：经前羊齿状结晶提示无排卵，经前有卵圆体提示有排卵。

4．治疗要点

（1）无排卵性异常子宫出血：青春期及育龄期以止血、调整周期、促进排卵为原则。围绝经期以止血、调整周期、减少经量、预防子宫内膜病变为原则。

①止血：大量出血者，性激素治疗要求8小时见效，24～48小时出血基本停止。

a．性激素：是首选的止血方法。性激素联合用药效果较单一用药效果好，一般采用含孕激素和少量雌激素的口服避孕药。单纯雌激素也称子宫内膜修复法，适用于急性大量出血患者。单纯孕激素称为子宫内膜脱落法或药物刮宫，适用于体内有一定雌激素、血红蛋白＞80g/L、生命体征稳定患者。

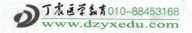
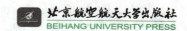

b. 刮宫术：可立即有效止血，并了解子宫内膜病理。适用于急性大出血、有子宫内膜癌高危因素者、病程较长、绝经过渡期患者。

c. 辅助治疗：一般止血药、雄激素等。

②调整月经周期：应用雌孕激素序贯疗法、雌孕激素联合疗法或后半周期疗法。

③手术治疗：子宫内膜切除术，子宫切除术等。

（2）黄体功能异常

①月经过多：应用止血药或宫腔放置左炔诺孕酮缓释系统等。

②黄体功能不足：出血前补充孕激素或 hCG，卵泡期应用低剂量雌激素或氯米芬。

③子宫内膜不规则脱落：排卵后第 1～2 天或下次月经前 10～14 天开始补充孕激素。也可应用 hCG，促进黄体功能。

5. 护理措施

（1）一般护理：保证充足的睡眠和休息，加强营养，给予高蛋白、高维生素及含铁丰富的食物。

（2）维持正常血容量：出血多者卧床休息，减少出血量，避免劳累和剧烈活动。密切观察并记录生命体征、出入量，准确评估出血量。配合医生做好配血、输血及止血处理。

（3）预防感染：注意观察患者体温、脉搏及子宫体压痛。保持外阴清洁干燥，出血期间禁止盆浴和性生活，遵医嘱应用抗生素。

（4）用药护理：遵医嘱正确使用性激素。

①按时按量服用，不得随意漏服或停服。大量雌激素可能引起恶心、呕吐、头晕、乏力等，宜在睡前服用，可服用维生素 B_6 缓解症状。

②药物减量在止血后 3 天开始，3 天减量 1 次，每次减量不超过原剂量的 1/3，直到维持量。

③雌激素仅适用于青春期功血，育龄期和围绝经期不宜使用。

④按停药后发生撤退性出血的时间确定维持量服用时间。

⑤治疗期间出现不规则阴道出血，应及时就诊。

6. 健康教育　教会患者测量基础体温的正确方法，每晚临睡前将体温计甩至 35℃ 以下，放在醒来后伸手可及的地方。早晨清醒后，立即将体温表放在舌下或腋下 5 分钟后，读数并记录。测量体温前禁止起床及从事一切活动，不可进食、说话。

二、闭　经

病理性闭经分为两类：原发性闭经和继发性闭经。原发性闭经是指女性年逾 16 岁，虽有第二性征发育但无月经来潮，或年逾 14 岁，尚无第二性征发育及月经。继发性闭经为月经来潮后停止 3 个周期或 6 个月以上。

1. 病因

（1）原发性闭经：较少见，多数由于遗传因素或先天性发育异常所致。可分为第二性征存在和第二性征缺乏两类。

（2）继发性闭经：发生率明显高于原发性闭经，按生殖轴病变和功能失调的部位分为下丘脑性闭经、垂体性闭经、卵巢性闭经、子宫性闭经以及其他内分泌功能异常引起的闭经。

①下丘脑性闭经：最常见。病因包括精神应激如环境改变、过度紧张等；肥胖；药物性闭经如口服避孕药等；长期剧烈运动引起体脂下降等；下丘脑肿瘤压迫等。

②垂体性闭经：垂体肿瘤；垂体梗死；空蝶鞍综合征等。

③卵巢性闭经：子宫内膜不发生周期性变化。常见于卵巢早衰；卵巢功能性肿瘤等。

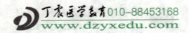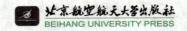

④子宫性闭经：由感染、创伤导致的宫腔粘连引起。如 Asherman 综合征，即人工流产或流产后过度清宫、放疗引起的内膜损伤。

⑤其他：雄激素增高的疾病如多囊卵巢综合征、先天性肾上腺皮质增生症等；甲状腺疾病如为桥本氏病及 Graves 病等。

2. 辅助检查

（1）功能、激素测定如药物撤退试验（孕激素实验、雌孕激素序贯试验）、垂体兴奋试验、血清激素测定等。

（2）影像学检查如盆腔超声检查、CT、静脉肾盂造影等。

（3）腹腔、宫腔镜检查。

（4）染色体检查，可鉴别性腺发育不良。

（5）其他如基础体温测定、子宫内膜取样等。

3. 治疗要点　确定病因后，根据病因治疗。

4. 护理措施

（1）指导合理用药，说明性激素的作用，并严格遵医嘱用药，不可擅自停服、漏服、更改剂量。

（2）缓解心理压力，鼓励患者表达自己的感受，消除闭经的诱发因素。

三、痛　经

痛经指经期或月经前后，出现下腹疼痛、坠胀、腰酸及其他不适，影响工作或生活质量者，可分为原发性和继发性两类。

1. 病因与发病机制

（1）原发性痛经：最常见，其发生与月经期子宫内膜前列腺素升高有关。生殖器官无器质性病变，好发于青少年期，多于初潮后 1～2 年发病。

（2）继发性痛经：因盆腔器质性病变所致，最常见为子宫内膜异位症。

2. 临床表现　主要症状是月经期下腹痛，以坠胀痛为主，严重者呈痉挛痛，最早出现于经前12 小时，行经第 1 天最剧烈，持续 2～3 天后可缓解。疼痛多位于下腹正中，可放射到外阴、腰骶部，伴恶心、呕吐、头晕、出冷汗、面色苍白等。

3. 治疗要点　避免精神刺激和过度疲劳，以对症治疗为主。有避孕需求者可口服避孕药，抑制排卵、子宫内膜生长，降低前列腺素水平，缓解疼痛。不要求避孕或避孕药效果不佳者，使用前列腺素合成酶抑制剂，可防止子宫过强收缩和痉挛，减轻疼痛，常用药物有布洛芬、酮洛芬、双氯酚酸等。未婚少女可用雌孕激素序贯疗法减轻症状。

4. 护理措施

（1）护理评估：了解患者的年龄、月经史与婚育史，询问诱发痛经的相关因素，疼痛与月经的关系，疼痛发生的时间、部位、性质及程度，是否服用止痛药、用药量及持续时间，疼痛时伴随的症状以及自觉最能缓解疼痛的方法。

（2）心理护理：是痛经护理的重要环节。告知患者痛经是生理反应，减轻经期恐惧，教会患者有效分散注意力的方法。

（3）一般护理：保证充足的休息与睡眠，避免经期劳累和剧烈活动，加强营养。

（4）疼痛护理：疼痛时可热敷、按摩下腹部或进食热饮料，必要时给予镇痛、镇静、解痉药，但要注意防止成瘾。指导患者放松身体。使用避孕药或前列腺素合成酶抑制剂。

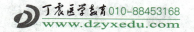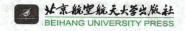

四、绝经综合征

绝经指卵巢功能停止所致永久性无月经的状态。停经后 12 个月随访可判定绝经。绝经综合征指妇女绝经前后因性激素波动或减少所引起的一系列躯体和精神心理症状。

1. **病因与发病机制**　其发病主要与内分泌因素、神经递质因素、种族因素、遗传因素等有关。

2. **临床表现**　绝经综合征多发于 45 ～ 55 岁，可持续 2 ～ 3 年或 5 ～ 10 年。围绝经期最早的变化是卵巢功能的衰退，随后为下丘脑 - 垂体功能退化。

（1）近期症状：易发生无排卵型功血。月经紊乱为常见症状，多表现为月经周期不规则、月经频发、月经稀发及经量增多或减少。潮热为雌激素减少的特征性症状。常出现自主神经失调症状，如心悸、头痛、失眠等。也可见激动、易怒、抑郁、焦虑、记忆力减退等精神神经症状。

（2）远期症状：可出现泌尿生殖道萎缩症状、骨质疏松、阿尔茨海默病、心血管疾病及皮肤和毛发改变。

3. **治疗要点**　心理治疗配合对症治疗或激素治疗。激素治疗以补充雌激素为关键，以生理性补充、个体化治疗为原则。雌激素治疗还可阻止骨流失，预防骨质疏松。出现无排卵型功血时，优先选择刮宫术。

4. **护理措施**

（1）一般护理：加强营养，增加钙和维生素 D 的摄入，适当体育锻炼，延缓骨质疏松的发生。多食豆制品，其内含有类雌激素物质。保证休息和睡眠时间，必要时给予镇静药。大出血时应取平卧位或仰卧位。大部分围绝经期妇女可通过自我调节缓解绝经综合症状，达到平衡。

（2）用药护理：遵医嘱给予性激素治疗，用药期间注意观察有无异常阴道出血、乳房胀痛、白带增多、头痛、水肿或色素沉着等。

①适应证

a. 有绝经相关症状：月经紊乱、潮热出汗、睡眠障碍、易激动、情绪低落等。

b. 有泌尿生殖道萎缩相关问题：阴道干涩、疼痛、排尿困难、性交痛、反复阴道炎或泌尿系感染、夜尿多等。

c. 低骨量及骨质疏松症：由于雌激素水平降低引起的绝经后骨质疏松症，或有骨质疏松的危险因素。

②禁忌证：已知或可疑有妊娠、乳腺癌、性激素依赖性恶性肿瘤者，有不明原因的阴道流血，近 6 月来有活动性血栓栓塞性疾病，严重肝肾功能障碍，脑膜瘤等禁用。有子宫肌瘤、内膜异位症、内膜增生史、未控制的高血压和糖尿病、有血栓形成倾向、胆囊疾病、癫痫、哮喘、系统性红斑狼疮、乳腺疾病等慎用。

③不良反应：雌激素易引起乳房胀、白带多、水肿、色素沉着等，孕激素可引起抑郁、易怒、乳房痛和水肿。可增加患者子宫内膜癌、卵巢癌、乳腺癌、血栓疾病等的发生率。应按时复诊。

第十六节　妊娠滋养细胞疾病

一、葡萄胎

妊娠后胎盘绒毛滋养细胞增生，间质水肿，形成大小不等的水泡，水泡间借蒂相连成串，形如葡萄，称为葡萄胎。葡萄胎是滋养细胞的良性病变，可发生在任何年龄的生育期妇女，分为完全性葡萄胎

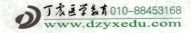 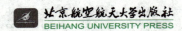

和部分性葡萄胎两类，以前者多见。

1. 病因

（1）完全性葡萄胎：地区因素；营养状况和社会经济因素，如维生素 A、胡萝卜素和动物脂肪缺乏等；>35 岁或<20 岁妊娠妇女多见；有既往葡萄胎史；遗传因素：染色体核型为二倍体，均来自父系；有流产和不孕史等。恶变的高危因素有：hCG>100 000U/L、子宫明显大于相应孕周、卵巢黄素化囊肿直径>6cm、年龄>40 岁和重复葡萄胎。

（2）部分性葡萄胎：可能与不规则月经和口服避孕药有关，与饮食和年龄无关。

2. 病理

病变一般局限于宫腔内，不侵袭肌层，无远处转移。完全性葡萄胎仍有 15% 可能发生局部侵犯、4% 可能发生远处转移。滋养细胞可穿破血管、侵蚀周围组织、直接从母体血管获取营养。镜下可见滋养细胞不同程度增生，绒毛间质水肿且体积增大，间质内血管稀少或消失。

3. 临床表现

（1）停经后阴道流血：停经 8～12 周左右不规则阴道流血是最常见的症状。

（2）子宫异常增大：多数患者子宫大于停经月份，质地变软。滋养细胞能够分泌绒毛膜促性腺激素，血清 hCG 水平异常升高，血 β-hCG 超过 100kU/L 甚至达 1500～2000kU/L。无胎体、胎心、胎动。

（3）妊娠呕吐：出现早，症状重，持续时间长。

（4）妊娠期高血压疾病征象：妊娠 24 周前甚至妊娠早期，出现高血压、蛋白尿和水肿，易发展为子痫前期，但子痫罕见。

（5）腹痛：阵发性下腹痛，可忍受，常发生于阴道流血之前。卵巢黄素化囊肿扭转或破裂时可有急性腹痛。

4. 辅助检查

（1）B 超：是诊断葡萄胎的可靠和敏感的检查方法，无胎心搏动或妊娠囊，呈落雪状改变。

（2）hCG 测定：明显高于正常孕周的相应值，而且在停经 8～10 周以后继续持续上升。

（3）组织送检：清宫术时取临近宫壁种植部位、无坏死的组织送检。

5. 治疗要点

（1）清除宫腔内容物：葡萄胎一旦确诊，及时清宫。一般选择吸刮术，即先用大号吸管吸出大部分葡萄胎组织，子宫明显缩小后改用刮匙轻柔刮宫。一次未刮净时可于 1 周后行第 2 次刮宫。在充分扩张宫颈管和开始吸宫后，使用缩宫素减少出血和子宫穿孔。但出现严重并发症时，应先对症处理，稳定病情。清宫在手术室进行，开放静脉通路。

（2）卵巢黄素化囊肿的处理：发生坏死应切除患侧附件。

（3）预防性化疗：适用于>40 岁、刮宫后 hCG 无进行性下降、子宫明显大于相应孕周、黄素化囊肿直径>6cm、滋养细胞有高度或不典型增生、有可疑转移灶或无条件随访等患者。应在葡萄胎排空前或排空时实施。

6. 护理措施

（1）一般护理：给予高蛋白、高维生素、易消化饮食，注意补充维生素 A、胡萝卜素及动物脂肪。

（2）病情观察：密切观察生命体征和阴道流血的量、颜色和性质。注意有无咳嗽、咯血及转移灶症状，早期发现肺转移。葡萄胎排空后，血清 hCG 稳定下降，首次降至正常的时间约为 9 周，一般不超过 14 周。若持续异常可考虑有滋养细胞肿瘤。

（3）预防感染：每次清宫术后 1 个月禁止盆浴和性生活。保持外阴清洁干燥，每天清洗外阴，勤换会阴垫。

（4）用药护理：按照体重计算和调整化疗药物剂量，在每个疗程的用药前及用药中各测量 1 次。

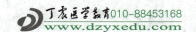
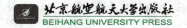

7. 健康教育

（1）避孕指导：随访期间严格避孕 1 年，hCG 下降缓慢者，延长避孕时间。首选安全套避孕，也可口服避孕药，但不选用宫内节育器，以免混淆子宫出血的原因或穿孔。

（2）随访指导：坚持正规治疗和随访是根治葡萄胎的基础。hCG 定量测定是随访最重要的项目。葡萄胎清宫后每周 1 次，直到连续 3 次阴性，随后每个月 1 次共 6 个月，再每 2 个月 1 次共 6 个月，自第 1 次阴性后共计 1 年。

二、侵蚀性葡萄胎

侵蚀性葡萄胎是滋养细胞的恶性病变，全部继发于葡萄胎。葡萄胎排空后半年内恶变者多为侵蚀性葡萄胎，恶性程度低，预后好。

1. **病理**　病灶侵入子宫肌层或转移至子宫外。镜下可见水泡状组织，绒毛结构及滋养细胞增生和分化不良，绒毛结构也可退化，仅见绒毛阴影。恶性程度一般不高，多数仅局部侵犯。病灶侵犯子宫浆膜层时，子宫表面有紫蓝色结节。

2. 临床表现

（1）不规则阴道流血：多见于葡萄胎排空后，为最常见症状。

（2）子宫复旧不全：葡萄胎排空后 4～6 周子宫仍未恢复正常大小，质软。

（3）假孕症状：与 hCG 及雌、孕激素的作用有关。

（4）病灶转移：最常见的转移部位依次是肺（80%），其次是阴道（30%）、盆腔（20%）、脑（10%）、肝（10%）等。

3. 辅助检查

（1）血 hCG 测定：是主要的诊断依据，葡萄胎排空 9 周以上，血、尿 hCG 仍持续高水平，或一度下降后又上升。

（2）B 超检查：是诊断子宫原发病灶的最常用方法。

（3）组织学检查：子宫肌层内或子宫外转移灶组织中可见绒毛或退化的绒毛阴影。

（4）其他：X 线胸片、CT、MRI 等。

4. **治疗原则**　以化疗为主，手术和放疗为辅的综合治疗。详见本节绒毛膜癌的治疗。

5. 护理措施

（1）心理护理：鼓励患者倾诉内心感受，纠正其消极的应对方式。

（2）一般护理：给予高蛋白、高维生素、营养丰富的易消化饮食。发生转移患者尽量卧床休息，保持外阴清洁。

（3）病情观察：密切观察患者生命体征、腹痛及阴道出血情况，记录出血量。

（4）其他护理：详见本节绒毛膜癌护理。

三、绒毛膜癌

绒毛膜癌属于滋养细胞的恶性病变，可继发于葡萄胎妊娠，也可继发于流产、足月妊娠、异位妊娠。葡萄胎排空后 1 年以上恶变者多为绒毛膜癌，半年至 1 年者可为绒毛膜癌也可为侵蚀性葡萄胎，时间间隔越长，绒毛膜癌的可能性越大。绒毛膜癌的恶性程度极高，发生转移早而广泛，在有效化学治疗问世前，病死率高达 90% 以上。

1. **病理**　水泡状组织与周围组织分界清，质软而脆，无固定形态，呈单个或多个，可突向宫腔或穿破浆膜，恶性程度极高，发生转移早而广泛。镜下滋养细胞极度不规则增生，绒毛或水泡状结构消失，周围有大片出血、坏死。

2. 临床表现

（1）不规则阴道流血：多见于葡萄胎排空、流产或足月产后，为主要症状。

（2）子宫复旧不全：葡萄胎排空后4～6周子宫仍未恢复正常大小。

（3）卵巢黄素化囊肿：大量hCG刺激生成，多为双侧性，也可单侧增生，并持续存在。

（4）腹痛：一般无腹痛，肿瘤穿破浆膜层或黄素化囊肿扭转时出现急性腹痛。

（5）假孕症状：与hCG及雌、孕激素的作用有关。

（6）转移灶表现：绒毛膜癌易早期血行转移，其转移部位的共同特点是局部出血。最常见的转移部位依次是肺（80%），其次是阴道（30%）、盆腔（20%）、脑（10%）、肝（10%）等。

①肺转移：最常见，表现为咳嗽、咯血、胸痛和呼吸困难。

②阴道转移：局部可见紫蓝色结节。

③肝转移：常有上腹部或肝区疼痛。

④脑转移：最主要的死亡原因，可经历瘤栓期、脑瘤期和脑疝期。

3. 辅助检查

（1）血hCG测定：是主要的诊断依据，葡萄胎排空9周以上或足月产、流产、异位妊娠4周以上，血、尿hCG仍持续高水平，或一度下降后又上升。

（2）B超检查：是诊断子宫原发病灶的最常用方法。

（3）其他：X线胸片、CT、MRI、组织学检查等。

4. 治疗原则　以化疗为主，手术和放疗为辅的综合治疗。不得已切除子宫者仍可保留正常卵巢。几乎全部无转移和低危转移患者均可治愈，但尚有20%左右的高危转移病例出现耐药和复发，并最终死亡。出现转移灶症状时，应尽快开始化疗。减少耐药复发的策略有：治疗前作准确的分期评估及评分，给予规范的化疗方案；采用由有效二线化疗药物组成的联合化疗方案等。

5. 护理措施

（1）心理护理：鼓励患者倾诉内心感受，纠正其消极的应对方式。

（2）一般护理：给予高蛋白、高维生素、营养丰富的易消化饮食。发生转移患者尽量卧床休息，保持外阴清洁。

（3）病情观察：密切观察患者生命体征、腹痛及阴道出血情况，记录出血量。

（4）转移护理

①肺转移的护理：呼吸困难者取半卧位并吸氧，大量咯血时应立即取头低患侧卧位，保持呼吸道通畅，轻击背部排出积血，并通知医生配合抢救。

②脑转移的护理：尽量卧床休息，起床时有人陪伴。抽搐时保持呼吸道通畅。严格控制补液总量和速度，防止颅内压升高，入液量应限制在每天2000～3000ml。遵医嘱给予止血、脱水药。

③阴道转移的护理：注意外阴清洁，保持大便通畅，避免增加腹压，避免性生活和不必要的阴道、盆腔检查，严禁阴道冲洗。结节破溃大出血，立即通知医生配合抢救，用长纱条填塞压迫止血，填塞纱布应于24～48小时如数取出。遵医嘱应用抗生素预防感染。

（5）化疗护理：顺铂、甲氨蝶呤等有肾毒性，应观察尿量、监测肾功能。根据体重计算和调整药量，一般在每个疗程用药前及用药中各测一次体重。有计划地穿刺血管，用药前先注入少量生理盐水，确认针头在静脉中后再注入化疗药物。怀疑或发现药物外渗应重新穿刺，局部刺激较强的药物，需局部冷敷，同时用生理盐水或普鲁卡因局部封闭。

（6）健康教育

①疾病知识指导：解释妊娠滋养细胞肿瘤预防和治疗的相关知识，教会患者化疗时自我护理的方

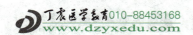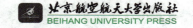

法。注意休息，加强营养，保持外阴清洁，预防感染。

②随访指导：治疗结束后严密随访 5 年，第 1 次在出院后 3 个月，然后每 6 个月 1 次至 3 年，此后每年 1 次至 5 年，以后每 2 年 1 次。随访期间严格避孕，化疗停止 12 个月后才可考虑妊娠。

第十七节　妇科恶性肿瘤化疗

一、常用药物

目前化疗已成为恶性肿瘤的主要治疗方法之一。分为全身给药和局部给药。滋养细胞疾病是所有肿瘤中对化疗最为敏感的一种。

1. **常用药物的种类**　常用化疗药分类及主要不良反应详见外科第十三节概述。其中长春新碱、羟基喜树碱和紫杉醇属于抗肿瘤植物药，即生物碱类。

2. **常见的化疗毒性反应**　化疗药物的常见毒性反应详见外科第十三节肿瘤护理。其中骨髓抑制是最常见及最严重不良反应，骨髓抑制最强时间为化疗后 7～14 天。白细胞常在用药 1 周左右开始下降，于停药 8～9 天达最低点，维持 2～3 天开始回升，7～10 天后可恢复至正常；血小板一般下降稍晚，但下降速度快，恢复也快。

二、化疗患者护理

1. **化疗前准备**

（1）准确测量并记录体重：化疗时应根据体重来正确计算和调整药量，一般在每个疗程的用药前及用药中各测一次体重，应在早上、空腹、排空大小便后进行测量，酌情减去衣服重量。

（2）正确使用药物：根据医嘱严格三查七对，正确溶解和稀释药物，卡铂等药物多用 5% 葡萄糖溶解，并做到现配现用，一般常温下不超过 1 小时。如果联合用药应根据药物的性质排出先后顺序，如卡铂和紫杉醇连用，应优先滴注紫杉醇，紫杉醇应在 3 小时滴完。顺铂、甲氨蝶呤等由肾脏排泄，大剂量应用时其代谢产物溶解性差，尤其在酸性环境中易形成沉淀物，堵塞肾小管，对肾脏损害严重。顺铂需在给药前后给予水化，同时鼓励患者多饮水并监测尿量，保持尿量每天超过 2500ml。

①需要避光的药物：放线菌素 D、顺铂。

②需快速推注的药物：环磷酰胺。

③缓慢给药：氟尿嘧啶、阿霉素。

（3）合理使用静脉血管并注意保护：遵循长期补液保护血管的原则，有计划地穿刺，用药前先注入少量生理盐水，确认针头在静脉中后再注入化疗药物。一旦怀疑或发现药物外渗应重新穿刺，遇到局部刺激较强的药物，如氮芥、长春新碱、放线菌素 D（更生霉素）等外渗，需立即停止滴入并给予局部冷敷，同时用生理盐水或 0.4% 普鲁卡因局部封闭，以后用金黄散外敷，防止局部组织坏死、减轻疼痛和肿胀。化疗结束前用生理盐水冲管，以降低穿刺部位拔针后的残留浓度，起到保护血管的作用。

2. **化疗中的护理**　经常巡视，及时发现不良反应，并即刻报告医师。

（1）出血倾向：牙龈出血、鼻出血、皮下淤血或阴道活动性出血。

（2）肝脏损害：上腹疼痛、恶心、腹泻等。

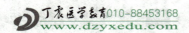

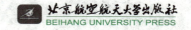

（3）消化道反应：腹痛、腹泻等。出现严重腹泻时应暂停化疗，密切观察血常规。

（4）膀胱炎：尿频、尿急、血尿。

（5）皮肤反应：皮疹。

（6）神经系统反应：肢体麻木、肌肉软弱、偏瘫等。

3. 化疗副反应的护理

（1）口腔护理：应保持口腔清洁，预防口腔炎症，常在用药后 7 ~ 8 天出现唇颊黏膜溃疡。若发现口腔黏膜充血疼痛，可局部喷射西瓜霜等粉剂；若有黏膜溃疡，则做溃疡面分泌物培养，根据药敏试验结果选用抗生素和维生素 B_{12} 液混合涂于溃疡面促进愈合，或先用 1% 的过氧化氢漱口，再用长棉签蘸 1.5% 过氧化氢擦洗口腔黏膜溃疡处；使用软毛牙刷刷牙或用清洁水漱口，进食前后用消毒溶液漱口，进食前可用 0.03% 的丁卡因喷口腔及咽部止疼；给予温凉的流食或软食，避免刺激性食物。

（2）止吐护理：在化疗前后给予镇吐剂，合理安排用药时间以减少化疗所致的恶心、呕吐；鼓励进食清淡、易消化、高热量、高蛋白、富含维生素饮食，少吃甜食和油腻食物，少量多餐，同时避免在化疗前后 2 小时内进食、创造良好的进餐环境等；患者呕吐严重时应补充液体，以防电解质紊乱。

（3）骨髓抑制的护理：按医嘱定期测定白细胞计数，若低于 $3.5×10^9/L$，应与医师联系考虑停药，低于 $1.0×10^9/L$，则需进行保护性隔离。血小板计数 $< 50×10^9/L$，可引起皮肤或黏膜出血，应减少活动，增加卧床休息时间；血小板计数 $< 20×10^9/L$ 有自发性出血可能，必须绝对卧床休息，遵医嘱输入血小板浓缩液。放疗时每周检查 1 次白细胞和血小板，白细胞降至 $3×10^9/L$ 或血小板降至 $80×10^9/L$ 时，应暂停放疗。

①Ⅰ度骨髓抑制一般不予以处理，复测血常规。

②Ⅱ度和Ⅲ度骨髓抑制需进行治疗，遵医嘱皮下注射粒细胞集落刺激因子。

③Ⅳ度骨髓抑制除给予升白细胞治疗，还需使用抗生素预防感染，同时给予保护性隔离，尽量谢绝探视。

（4）动脉化疗并发症的护理：动脉灌注化疗后有些患者可出现穿刺局部血肿甚至大出血，主要是穿刺损伤动脉壁或患者凝血机制异常所造成。术后应密切观察穿刺点有无渗血及皮下淤血或大出血。用沙袋压迫穿刺部位 6 小时，穿刺肢体制动 8 小时，卧床休息 24 小时。若有渗出应及时更换敷料，出现血肿或大出血者立即对症处理。

第十八节　妇科腹部手术

一、妇科腹部手术患者的一般护理

1. 腹部手术种类　按手术急缓分为择期手术、限期手术和急诊手术。按手术范围分为剖腹探查术、全子宫切除术、次全子宫切除术、全子宫及附件切除术等。

2. 手术前准备

（1）皮肤准备：术前 1 天进行，备皮范围上自剑突下，下达外阴及两大腿上 1/3 处，两侧至腋中线。注意消毒脐窝。

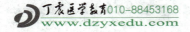
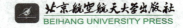

（2）阴道准备:适用于有性生活,经腹全子宫切除者,术前1天用1∶5000高锰酸钾、1∶1000苯扎溴铵或0.05%碘伏冲洗阴道,后穹窿处放入甲硝唑,冲洗2次,术日晨再次阴道消毒。若为子宫全切术,需擦干后用甲紫标记宫颈口及阴道穹窿部。

（3）消化道准备:在术前1～3天开始,术前1天需灌肠1～2次,或口服缓泻药,排便3次以上。术前2小时彻底禁食禁饮;6小时开始禁清淡饮食,可进食少量清淡流质;8小时开始禁食肉类、油炸和高脂饮食,需清淡饮食。若有腹部手术史、子宫内膜异位症或有妇科恶性肿瘤,预计手术涉及肠道者,术前3天进无渣半流质饮食,并给予肠道抑菌药物,术前1天行清洁灌肠。

（4）其他:做好药物过敏试验,交叉配血。术前1晚视情况适当使用镇静药。练习床上大小便及有效咳嗽等。

3. **手术当日护理** 测量生命体征,取下活动性义齿、发夹、首饰及贵重物品,交家属保管。常规留置尿管并保持引流通畅。术前30分钟按医嘱给基础麻醉药物。与手术室护士交接患者,核对无误后签字。

4. **手术后护理**

（1）体位护理:全身麻醉未清醒者去枕平卧,头偏一侧。蛛网膜下腔阻滞麻醉者,应去枕平卧4～6小时。硬膜外阻滞麻醉者,术后可软枕平卧4～6小时。病情稳定者,次日晨改半坐卧位,有利于引流,促使腹肌松弛,减轻疼痛,并有利于呼吸及排痰。

（2）饮食护理:一般腹部手术后6～8小时可进流质饮食,避免产气和刺激性食物,肛门排气后可进半流质,逐渐过渡到普食。胃肠减压者应禁食。

（3）病情观察:术后每15～30分钟监测并记录生命体征,直至平稳后改为每4小时1次。持续24小时后,改为每天测生命体征4次,直至正常后3天。注意观察切口有无渗血、渗液,保持敷料清洁干燥。术后患者每小时尿量至少50ml以上,若每小时<30ml且有血压下降、脉搏加快、烦躁不安、肛门坠胀感等,应考虑有腹腔内出血可能。督促足踝运动、鼓励早下床,预防下肢深静脉血栓。

（4）留置尿管的护理:保持尿管通畅,注意观察尿液量、颜色及性质。常规妇科手术于术后24～48小时拔除,宫颈癌根治术加盆腔淋巴结清扫术后,留置导尿7～14天。留置尿管期间,每天擦洗外阴2次,每周更换集尿袋1～2次,严格无菌操作,同时多饮水,预防泌尿系感染。在拔除尿管的3天前,每2～4小时开放1次,训练膀胱功能。尿管拔除后4～6小时督促患者自行排尿,以免尿潴留。

（5）引流管的护理:术后多置阴道引流和（或）腹腔引流,应保持引流管通畅和周围皮肤清洁,观察并记录引流液的量、颜色及性质,术后24小时>100ml/h并鲜红色,应考虑有内出血,立即报告医生,开放静脉通路。一般留置2～3天,也可在24小时引流液<10ml且患者体温正常时拔除引流管。

（6）疼痛和腹胀的护理:通常术后24小时内疼痛最明显,可适当应用镇静、镇痛药物。术后鼓励早期下床活动,腹胀者可热敷腹部、针灸等刺激肠蠕动。术后48小时多可排气。若术后3天仍未排气者,可采取生理盐水灌肠。

（7）切口护理:术后用腹带包扎,必要时用1～2kg沙袋压迫伤口6～8小时,减轻疼痛、防止出血。一般术后7天拆线,伤口愈合差者,可延长拆线时间。

（8）健康教育:术后2个月内避免提重物、剧烈活动,全子宫切除术3个月内禁止盆浴和性生活,有阴道出血、异常分泌物时及时复查就诊。

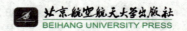

二、子宫颈癌

1. **病因**　子宫颈癌是最常见的妇科恶性肿瘤。发病因素有不良性行为和孕育史：过早性生活（＜16岁）、早育、多产、密产。人乳头瘤病毒感染。其他：吸烟、长期口服避孕药、种族、经济状况和地理环境等。

2. **病理**　宫颈癌发展程度经历不典型增生→原位癌→浸润癌3个阶段。

（1）宫颈上皮内瘤变：宫颈癌的癌前病变称为宫颈上皮内瘤样变（CIN），分类见表3-25。一般从宫颈上皮内病变发展为浸润癌需10～15年，但约25%患者在5年内能发展为浸润癌。

表3-25　宫颈上皮内瘤样变分类

2014WHO分类	2003WHO分类	表现
低度鳞状上皮内病变（LSIL）	CIN I 级（轻度不典型增生）	上皮下1/3层细胞核增大，核色稍深，核分裂象少，极性正常
高度鳞状上皮内病变（HSIL）是真正意义的宫颈癌前病变	CIN II 级（中度不典型增生）	上皮下1/3～2/3层细胞核明显增大，核深染，分裂象较多，极性尚存在
	CIN III级（重度不典型增生和原位癌）	病变细胞几乎全部占据上皮全层，分裂象多，排列紊乱，极性消失；原位癌仅限于上皮内，基底膜完整，无间质浸润

（2）宫颈癌：组织学类型以鳞癌为主，其次为腺癌。子宫颈癌的主要转移途径为直接浸润和淋巴转移。直接浸润最常见，常向下累及阴道壁。血行转移极少见。

①鳞癌：占宫颈癌75%～80%，好发于鳞-柱状上皮交界处。肉眼见外生型，有向阴道突出的菜花样赘生物，质脆易出血；内生型，宫颈肥大、质硬，或宫颈段膨大如桶状；溃疡型，有溃疡或空洞形成；颈管型，癌灶侵入宫颈管、子宫峡部或盆腔淋巴。

②腺癌：占宫颈癌20%～25%。发生于宫颈管内，向外生长侵犯宫旁组织；向内生长使宫颈管膨大如桶状。

③其他：腺鳞癌，少见，占3%～5%，内含有腺癌和鳞癌。还有神经内分泌癌、未分化癌等。

3. **临床分期**　取决于肿瘤侵犯范围。

（1）I期：癌灶局限于宫颈，包括累及宫体。

① I A：肉眼未见病变，仅在显微镜下可见浸润癌。 I A1期指间质浸润深度≤3mm，宽度≤7mm。 I A2期指间质浸润深度＞3mm且＜5mm，宽度≤7mm。

② I B：肉眼可见癌灶局限于宫颈，或显微镜下可见病变大于 I A2期。 I B1期指肉眼可见癌灶最大直径≤4cm。 I B2期指肉眼可见癌灶最大直径＞4cm。

（2）II期：癌灶已超出宫颈，但未达骨盆壁，癌累及阴道，但未达阴道下1/3。

①II A：癌灶侵犯阴道上2/3，无宫旁浸润。 II A1期指肉眼可见癌灶最大直径≤4cm。 II A2指肉眼可见癌灶最大直径＞4cm。

②II B：有宫旁浸润，但未达盆壁。

（3）III期：癌灶扩展到骨盆壁和（或）累及阴道下1/3，致肾盂积水或无功能肾。

①III A：累及阴道下1/3，但未达盆壁。

②III B：癌已达骨盆壁和（或）引起肾盂积水或无功能肾。

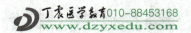
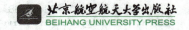

（4）Ⅳ期：癌播散超出真骨盆，癌浸润膀胱黏膜或直肠黏膜。易形成冰冻骨盆。

①ⅣA：癌灶侵犯临近的盆腔器官。

②ⅣB：癌有远处转移。

4. 临床表现　患病年龄分布呈双峰状。原位癌以 30～35 岁高发，浸润癌以 50～55 岁高发。早期无明显症状和体征，病情进展后，表现为阴道流血、阴道排液及疼痛。

（1）阴道流血：早期多为接触性出血（性交后或妇科检查后出血），在普查中易被早期发现，后期为不规则阴道出血。老年患者出现绝经后阴道不规则出血。

（2）阴道排液：多数有白色或血性、稀薄水样或米泔样排液，有腥臭味。晚期继发感染时有脓性或米泔样恶臭白带。

（3）疼痛：晚期多见，伴贫血、恶病质。

5. 辅助检查

（1）宫颈刮片细胞学检查：用于筛查子宫颈癌，是早期发现的主要方法。其结果采用巴氏分级：Ⅰ级正常；Ⅱ级炎症；Ⅲ级可疑癌；Ⅳ级高度可疑癌；Ⅴ级癌细胞阳性。

（2）宫颈和宫颈管活组织检查：是确诊宫颈癌前病变和宫颈癌最可靠的方法。正常宫颈阴道部鳞状上皮含丰富糖原，可被碘液染成棕色。宫颈管柱状上皮、瘢痕、宫颈糜烂部位及异常鳞状上皮区均无糖原，故不着色。采用碘试验或醋酸染色法，在碘不着色区或醋酸白区取材行活检，可提高诊断率。

（3）人乳头瘤病毒（HPV）检测：HPV 感染是宫颈癌的主要原因。

（4）碘试验：宫颈不能染色处可能缺乏糖原，有炎性病变。

（5）阴道镜检查：观察宫颈表面病变，选择可疑癌变区行活检，提高确诊率。

（6）宫颈锥切术：细胞检查学阳性、宫颈活检阴性，或活检为高度鳞状上皮内病变需确诊者，可行锥切术。

6. 治疗要点

（1）宫颈上皮内瘤变：60%CIN Ⅰ级会自然消退，仅观察随访，若持续存在 2 年需治疗。阴道镜检满意的 CIN Ⅱ级用物理治疗或子宫锥切术。阴道镜检不满意的 CIN Ⅱ级和 CIN Ⅲ级通常用锥切术，包括宫颈环行电切除术和冷刀锥切术。年龄大、无生育需求的 CIN Ⅲ级可行子宫全切术。

（2）宫颈癌：以手术和放疗为主，化疗为辅的综合治疗。手术治疗适用于ⅠA～ⅡA 的早期患者，放射治疗适用于部分ⅠB2 期和ⅡA2 期及ⅡB～ⅣA 期患者。放疗易并发放射性直肠炎、膀胱炎，应暂停放射，口服次碳酸铋或 10% 复方樟脑酊，观察大便形状，做粪便黏液涂片检查。

7. 护理措施　给予高蛋白、高热量、高维生素、易消化饮食，纠正不良的饮食习惯。术后 7～14 天拔除尿管，拔除前 3 天开始夹管，每 2 小时开放一次，拔尿管后 4～6 小时测残余尿量，超过 100ml 需留置尿管；少于 100ml 每天测 1 次，2～4 次均在 100ml 以内说明膀胱功能已恢复。

8. 健康教育

（1）疾病预防指导：普及防癌知识，积极治疗宫颈慢性病变，每 1～2 年行妇科检查 1 次，高危人群每半年检查 1 次，有接触性出血和绝经后出血应及时就诊。

（2）随访指导：术后随访时间为 6 年以上。出院后第 1 个月行首次随访；治疗后 2 年内每 3 个月复查 1 次；3～5 年内每半年复查 1 次；第 6 年之后，每年复查 1 次。

（3）性生活及盆浴指导：宫颈锥形切除术后伤口恢复需要 2 个月，应指导患者保持外阴清洁，2 个月内禁止性生活及盆浴。

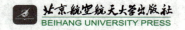

三、子宫肌瘤

子宫肌瘤是女性生殖器最常见的良性肿瘤，30～50岁女性高发，绝经后肌瘤萎缩或消失。

1. **病因**　发病可能与雌、孕激素水平过高或长期刺激有关。

2. **病理**　肌瘤单个或多个，大小不一，为实质性球形肿块，表面光滑，质地较子宫肌层硬，肿瘤外有被压缩的肌纤维束和结缔组织构成的假包膜覆盖。

（1）肌瘤变性：肌瘤失去原有典型结构为变性。

①玻璃样变：也叫透明变性，最常见。肌瘤的病变肌细胞变为均匀透明样、无结构物质。

②囊性变：为玻璃样变继续发展而来。肌细胞坏死液化，肌瘤变软，出现大小不等囊腔，腔内有无色液体或凝固胶状物。

③红色样变：多见于妊娠期或产褥期，可能与肌瘤内小血管发生退行性变引起血栓、溶血、血红蛋白渗入肌瘤有关。肌瘤增大，有压痛，呈暗红色、有腥臭味、质软、结构消失。患者可发生剧烈腹痛伴恶心呕吐、发热，白细胞计数增高。

④肉瘤样变：绝经后伴疼痛、出血患者可出现，肌瘤增大，脆软、呈灰黄色，与周围组织界限不清。

⑤钙化：多见于蒂部细小血供不足的浆膜下肌瘤及绝经后妇女。

（2）肌瘤分类：按肌瘤与子宫肌壁的关系分为肌壁间肌瘤、浆膜下肌瘤和黏膜下肌瘤，以肌壁间肌瘤最常见，发生率约60%～70%。按肌瘤生长部位可将子宫肌瘤分为子宫体部肌瘤和子宫颈部肌瘤，其中子宫体部肌瘤最常见，约占90%。

3. **临床表现**　症状与肌瘤的生长部位、有无变性有关，尤其是与肌瘤的生长部位关系最密切，与肌瘤的大小、数目关系不大。不同部位肌瘤的临床表现见表3-26。

表3-26　不同部位肌瘤的临床表现

	黏膜下肌瘤	肌壁间肌瘤	浆膜下肌瘤
生长方式	向宫腔方向生长，突出于宫腔	位于子宫肌壁间	向子宫浆膜面生长，突出于子宫表面
月经改变	多见	大肌瘤可见	少见
下腹包块	肿物脱出阴道外	大肌瘤可见	常见
白带增多	常有	常有	多无
腹　痛	肌瘤脱出时	多无	肌瘤蒂扭转时

（1）月经改变：为最常见的症状。多见于黏膜下肌瘤及较大的肌壁间肌瘤。表现为经量增多，经期延长。

（2）腹部肿块：是浆膜下肌瘤最常见的症状。当肌瘤增大使子宫超过妊娠3个月大小时，可从腹部触及肿块，不规则或均匀增大，质硬。

（3）白带增多：多见于黏膜下肌瘤和肌壁间肌瘤。合并感染时可有脓血性、恶臭阴道溢液。

（4）腰酸、腰痛及下腹坠胀：一般无腰痛，当浆膜下肌瘤发生蒂扭转时出现急性腹痛。肌瘤红色变性时，腹痛剧烈，伴呕吐、发热及局部压痛。

（5）压迫症状：可致尿频、尿急、尿潴留等。

（6）不孕及继发贫血：黏膜下肌瘤妨碍受精卵着床而导致不孕。

4. **辅助检查**　B型超声是最常用而简便的辅助检查，可确定肌瘤大小、数目及部位。还可进行

MRI、宫腔镜、子宫输卵管造影等检查。

5. 治疗要点 根据患者的年龄、症状、生育要求和肌瘤大小等全面考虑。

（1）观察随访：无症状者一般不需治疗，特别是近绝经期患者，每 3 ～ 6 个月随访 1 次。

（2）药物治疗：适用于肌瘤＜妊娠 2 个月大小、症状轻、近绝经年龄或全身情况不宜手术者。常用药物有雄激素，能减轻症状；米非司酮、大剂量连续或长期使用促性腺激素释放激素类似物，能缩小肌瘤体积。

（3）手术治疗：是目前主要的治疗方法。适用于肌瘤较大、症状明显或经保守治疗无效时，可行肌瘤切除术或子宫切除术。

6. 护理措施

（1）饮食护理：给予高蛋白、高热量、高维生素、含铁丰富的食物，禁食含雌激素的药物或食物。

（2）纠正贫血：阴道出血较多者，严密观察生命体征，遵医嘱给予止血药。适当补充铁剂，配血备用，必要时输血。

（3）保持大小便通畅：肌瘤压迫出现排尿困难时，遵医嘱给予导尿。排便不畅时，可给予缓泻药。

（4）预防感染：保持外阴清洁干燥，注意阴道分泌物情况。

（5）出院指导：手术患者 1 个月后门诊复查，术后 3 个月避免性生活和重体力劳动。避孕 2 年以上方可妊娠。

四、子宫内膜癌

1. 病因 子宫内膜癌是女性生殖器三大恶性肿瘤之一，其发病原因尚不明确，可能与无孕激素拮抗的雌激素长期刺激和遗传因素有关。多见于绝经后妇女，平均发病年龄为 60 岁。肥胖、高血压、糖尿病、不孕不育及绝经延迟是常见的高危因素。

2. 病理 子宫内膜癌以腺癌为主，大体分为弥漫型和局限型。多数子宫内膜癌生长缓慢，转移晚。少数特殊病理类型和低分化腺癌可早期转移。主要转移途径有直接浸润和淋巴转移，晚期有血行转移，以淋巴转移为最主要途径。

3. 分类

（1）病理分类

①内膜样腺癌：约占 80% ～ 90%。内膜腺体高度异常增生，上层呈复层和筛孔状结构，细胞异型明显，核分裂活跃，腺结构消失，为实性癌块。分为 3 级，Ⅰ级为高度分化癌，Ⅱ级为中度分化癌，Ⅲ级为低度分化癌，分级越高、恶性程度越高。

②浆液性腺癌：占 1% ～ 9%。细胞异型明显，为不规则复层排列，呈乳头状或簇状生长。恶性程度高，多有深肌层浸润和腹腔、淋巴、远处转移。

③黏液性癌：有大量黏液分泌，病理与内膜样癌相似，预后较好。

④透明细胞癌：多呈实性片状、腺管状或乳头状排列，细胞胞质丰富、透明，恶性程度高，易早期转移。

⑤其他：腺癌伴鳞状上皮分化，神经内分泌癌，混合细胞腺癌，未分化癌。

（2）转移分类

①Ⅰ期：癌肿局限于子宫体。其中ⅠA 指无或＜ 1/2 肌层浸润。ⅠB 指有≥ 1/2 肌层浸润。

②Ⅱ期：癌肿累及子宫颈间质，但未扩散至宫外。

③Ⅲ期：癌肿有局部和（或）区域扩散。其中ⅢA 指癌肿累及子宫体浆膜层和（或）附件。ⅢB 指累及阴道和（或）宫旁。ⅢC1 指转移至盆腔淋巴结；ⅢC2 指转移至腹主动脉旁淋巴结，有／

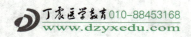
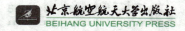

无盆腔淋巴结转移。

④Ⅳ期：癌肿累及膀胱和（或）肠黏膜，或远处转移。ⅣA指累及膀胱和（或）肠黏膜。ⅣB指有远处转移，包括腹腔转移及（或）腹股沟淋巴结转移。

4. 临床表现

（1）症状

①阴道流血：是最常见症状和就诊的主要原因，典型表现为绝经后出现持续或间歇性阴道流血，量不多；未绝经者经量增多、经期延长或经间期出血。

②阴道排液：早期多为浆液性分泌物，随着内膜增生，合并有血性液体排出。合并感染时有脓血性、恶臭味排液。

③疼痛：晚期肿瘤浸润周围组织或压迫神经时出现下腹及腰骶部疼痛。若癌肿累及宫腔内口，可出现宫腔积液、下腹胀痛及痉挛样疼痛。

（2）体征：早期妇科检查可无异常发现。晚期患者子宫增大，质软，饱满。

5. 辅助检查　分段诊断性刮宫是早期确诊最常用、最可靠的检查方法，可区分宫颈和宫腔的病变。吸取分泌物做细胞学检查可用于筛查。还可进行 B 超和宫腔镜等检查。

6. 治疗要点　早期以手术治疗为主，晚期采用手术、孕激素、放疗、化疗等综合治疗。手术为首选的治疗方法，根据病情选择全子宫及双侧附件切除术等手术方式。放疗是术后最主要的辅助治疗方法。

7. 护理措施

（1）心理护理：给予心理支持，缓解患者的紧张心理，以取得配合。

（2）一般护理：提供高蛋白、高热量、高维生素饮食，保证睡眠时间，加强会阴护理，预防感染。术后逐渐增加活动量，利于引流，预防静脉血栓。

（3）用药指导：注意药物疗效和不良反应。高效、大剂量、长期应用孕激素，至少服用 12 周以上方可评定疗效。

（4）放疗指导：接受盆腔内放疗者，治疗前灌肠并留置尿管。腔内置入放射源期间，保证患者绝对卧床，可进行床上肢体活动。取出放射源后，鼓励患者逐步下床活动。

8. 健康教育

（1）疾病预防指导：普及防癌知识，中老年妇女每年妇科检查 1 次。注意高危人群，围绝经期月经紊乱或绝经后阴道流血应警惕子宫内膜癌，需行诊断性刮宫检查。严格掌握孕激素的正确使用方法，加强用药后的监测及随访。

（2）随访指导：术后 2 年内每 3～6 个月复查 1 次。术后 3～5 年每 6～12 个月复查 1 次。5 年后每年复查 1 次。出现不适感觉，应及时就诊。

五、卵巢肿瘤

1. 病因　病因可能与初潮年龄早、绝经年龄晚、少育、不孕、激素替代治疗、高胆固醇饮食及遗传等有关，约 20%～25% 卵巢恶性肿瘤患者有家族史。恶性卵巢肿瘤是女性生殖器三大恶性肿瘤之一，可发生于任何年龄，病死率居妇科恶性肿瘤之首。

2. 病理　组织学分类主要包括上皮性肿瘤、性索间质肿瘤、生殖细胞肿瘤和转移性肿瘤。直接浸润、腹腔种植和淋巴转移是主要的转移途径，可出现盆腔、腹腔内广泛转移灶。血行转移较少见。

（1）卵巢上皮性肿瘤：是最常见的卵巢肿瘤，多见于中老年妇女。80% 患者血清 CA125 水平有升高。

①浆液性肿瘤

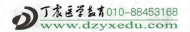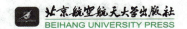

a．浆液性囊腺瘤：为良性肿瘤，多为单侧，大小不等，表面光滑。其中单纯性为单房；乳头状为多房，囊内有乳头状突起。

b．交界性浆液性囊腺瘤：中等大小，多为双侧，多向囊外生长，预后好。

c．浆液性囊腺癌：最常见的恶性肿瘤，多为双侧，体积大，半实质性，囊壁有乳头生长，囊液混浊，预后差。

②黏液性肿瘤

a．黏液性囊腺瘤：良性肿瘤，为单侧多房性，表面光滑，灰白色。

b．交界性黏液性囊腺瘤：一般大小，多为单侧多房。

c．黏液性囊腺癌：为恶性肿瘤，肿瘤较大，多为单侧。

③卵巢子宫内膜样肿瘤：多为恶性肿瘤，单侧多，中等大。

④透明细胞肿瘤：罕见良性，单侧多，呈囊实性。

（2）卵巢生殖细胞肿瘤

①畸胎瘤：肿瘤中可见牙齿、骨骼等。

a．成熟畸胎瘤：又称皮样囊肿，为最常见的生殖道良性肿瘤。多为单侧单房、实性囊肿。

b．未成熟畸胎瘤：是恶性肿瘤，多为单侧实性瘤。复发及转移率高，复发后可见未成熟肿瘤组织向成熟转化，恶性程度减小，应立即手术。

②无性细胞瘤：中等恶性实性肿瘤，多为右侧单侧，中等大小，对放疗敏感。

③卵黄囊瘤：又称内胚窦瘤，为高度恶性肿瘤，可产生甲胎蛋白（AFP），生长迅速，易早期转移，预后差，对化疗敏感。

（3）卵巢性索间质肿瘤

①颗粒细胞瘤：最常见的功能性肿瘤，属于低度恶性肿瘤，预后好，5 年生存率达 80% 以上，仍有复发倾向。可分泌雌激素，出现月经紊乱或绝经后阴道流血，常合并子宫内膜增生过长或发生癌变。

②卵泡膜细胞瘤：良性肿瘤，多为单侧，可分泌雌激素，有女性化作用。

③纤维瘤：良性肿瘤，多为单侧，表面光滑或有结节，偶见梅格斯综合征，即有腹水或胸腔积液。

④支持细胞 - 间质细胞瘤：也称睾丸母细胞瘤，高分化为良性，中低分化为恶性，多数具有男性化作用。

（4）卵巢转移性肿瘤：库肯勃瘤是原发于胃肠道、转移至卵巢的肿瘤，组织为典型印戒细胞。

3．瘤样病变　属于卵巢非赘生性肿瘤，包括滤泡囊肿、黄体囊肿、黄素囊肿、多囊卵巢、卵巢子宫内膜异位囊肿。其中黄素囊肿有滋养细胞增生，可产生大量 hCG，为双侧囊肿，表面光滑、呈黄色，一般无需手术。

4．临床表现

（1）症状：多无明显症状，常在妇科检查时偶然发现。随肿瘤进展，出现腹胀、腹部肿块、腹痛及其他消化道症状。晚期有贫血、恶病质等表现。

（2）体征：妇科检查时在子宫一侧或双侧触及囊性或实性肿块。

（3）卵巢良性、恶性肿瘤的区别见表 3-27。

（4）并发症

①蒂扭转：最常见，在体位突然改变或妊娠期、产褥期子宫大小、位置改变时发生，表现为突发一侧下腹剧痛，常伴恶心、呕吐甚至休克。静脉回流受阻，瘤体迅速增大，可发生破裂或感染。

②破裂：有外伤性和自发性破裂两种，应立即剖腹探查。轻者仅有轻度腹痛，重者有剧烈腹痛、恶心、呕吐，引起腹膜炎或休克，多有腹水征。

③感染：多由肿瘤扭转或破裂后与肠管粘连引起，也可来源于邻近器官感染扩散。有全身感染征

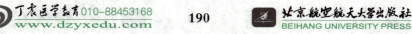

象，**优先使用抗生素控制感染，再进行手术。**

④恶变：肿瘤迅速生长且呈双侧性，多有恶变可能，应尽早手术。

表3-27　卵巢良性、恶性肿瘤的区别

	卵巢良性肿瘤	卵巢恶性肿瘤
生长速度	缓慢	迅速
症　状	腹胀、腹部包块、压迫症状	腹胀、腹部包块、腹水、转移症状、恶病质
肿块特点	单侧多，囊性，表面光滑，活动良好	双侧，实性或囊实性，表面不平，固定不动

5. 辅助检查　B超检查为诊断卵巢肿瘤的主要手段。此外，可行 CT 检查、肿瘤标志物、腹腔镜检查及细胞学检查等。

6. 治疗要点　若卵巢肿块直径小于5cm，疑为卵巢瘤样病变，短期观察或口服避孕药 2～3 个月，一般可自行消失。若肿块持续存在或增大，卵巢肿瘤的可能性较大。**一经确诊，首选手术治疗。**卵巢良性肿瘤行腹腔镜下手术，术后观察随访；而恶性肿瘤一般采用经腹手术，术后应综合化疗、放疗等辅助治疗。**发生卵巢肿瘤并发症时应立即手术。**

7. 护理措施

（1）饮食护理：给予高蛋白、高维生素饮食，避免高胆固醇饮食。

（2）放腹水的护理：**一次放腹水不宜超过 3000ml，以免腹压骤降，发生虚脱。**放腹水速度宜慢，放完后用腹带包扎腹部。放腹水过程中应密切观察并记录生命体征、腹水性质及不良反应。巨大肿瘤患者，放腹水前备好沙袋。

8. 健康教育　卵巢肿瘤治疗后易复发，应坚持长期随访。术后 1 年内每个月一次，术后第 2 年每 3 个月一次，3～5 年视病情 4～6 个月一次，5 年以上每年一次。

六、子宫内膜异位症

具有生长功能的子宫内膜组织出现在子宫腔被覆内膜及宫体肌层以外的部位时称为子宫内膜异位症。

1. 病因　病因与发病机制至今未明，有种植学说、体腔上皮化生学说、诱导学说，其中种植学说为目前较公认的学说。

2. 发病机制　异位内膜可侵犯全身任何部位，**但绝大多数位于盆腔脏器和壁腹膜，以卵巢最常见，其次为宫骶韧带。**发生于卵巢者，易形成卵巢子宫内膜异位囊肿，内含暗褐色、似巧克力黏糊状陈旧血，又称为卵巢巧克力囊肿。异位内膜在肌层弥漫性生长为子宫腺肌病。

3. 临床表现　好发于育龄期妇女，以 25～45 岁多见。

（1）症状

①**下腹痛和痛经，继发性、进行性加重的痛经是最典型症状。**疼痛在经前 1～2 天开始，位于下腹部、腰骶部，可放射到会阴部、肛门或大腿，与月经来潮同步，与病灶大小不成正比。

②月经异常，经量增多、经期延长或淋漓不净。

③性交不适，月经来潮前性交痛最明显。

④不孕率高达 40%。可能为盆腔内环境改变，影响精子与卵子结合；可能为盆腔粘连、子宫后倾、

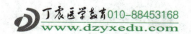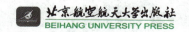

输卵管粘连闭锁或蠕动减弱。

⑤侵犯不同部位时可出现相应症状。肠道内膜异位症可有腹痛、腹泻甚至便血。异位内膜侵犯膀胱可引起经期尿痛、尿频。

（2）体征：子宫多后倾固定，盆腔内可扪及触痛性结节。一侧或双侧附件处可触及不活动的囊实性包块。病变累及直肠阴道隔，可在阴道后穹窿部扪及隆起的痛性小结节，甚至可见紫蓝色斑点。

4. 辅助检查

（1）腹腔镜：是目前诊断子宫内膜异位症的最佳方法，对不明原因不孕或腹痛者是首选的有效诊断方法。

（2）其他：B超检查、血清CA125。

5. 治疗要点　总目标是缩减和去除病灶，减轻和控制疼痛，治疗和促进生育，预防和减少复发。

（1）药物对症治疗：采用非甾体抗炎药缓解疼痛，但不能阻止病情进展。

（2）性激素抑制治疗：常用药物有口服避孕药、高效孕激素、雄激素衍生物等。口服避孕药抑制排卵，使异位内膜萎缩。孕激素如醋酸甲羟孕酮，直接作用于子宫内膜和异位内膜，使子宫内膜萎缩。雄激素衍生物有达那唑和孕三烯酮，抑制卵巢甾体激素生成并增加雌、孕激素代谢，导致子宫内膜萎缩、闭经。

（3）手术治疗：腹腔镜手术是首选的手术方法。腹腔镜确诊及手术＋药物治疗为子宫内膜异位症的金标准治疗。

6. 护理措施

（1）疼痛护理：经期避免生冷刺激性食物，注意休息，疼痛时局部热敷。

（2）用药护理：性激素抑制治疗的药物种类多，用药时间长，一般长达6个月，用药期间的注意事项复杂，应遵医嘱规范用药，注意观察药物疗效和不良反应。达那唑的不良反应主要表现为雄性化作用，如多毛、痤疮、头痛、性欲减退、体重增加及肝功能损害等。

（3）经期避免剧烈运动、性生活、盆腔检查及手术操作，避免重力挤压子宫，防止经血逆流。

第十九节　外阴、阴道手术

一、外阴、阴道手术患者的一般护理

1. 外阴、阴道手术的种类

（1）外阴手术：指女性外生殖器部位的手术，如外阴根治切除术等。

（2）阴道手术：指阴道局部及途经阴道的手术，如阴道成形术、阴道前后壁修补术等。

2. 手术前准备

（1）心理护理。

（2）皮肤准备：术前1天进行，备皮范围为上至耻骨联合上10cm，下至大腿内侧上1/3（包括外阴、肛门周围、臀部），两侧至腋中线。

（3）肠道准备：术前2小时彻底禁食禁饮；6小时开始禁清淡饮食，可进食少量清淡流质；8小时开始禁食肉类、油炸和高脂饮食，需清淡饮食。术前3天进无渣半流质饮食，并给予肠道抑菌药物，术前1天行清洁灌肠。

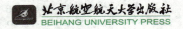

（4）阴道准备：术前 3 天开始阴道准备，行阴道冲洗或坐浴，每天 2 次。术日晨行宫颈阴道消毒。子宫全切术前行坐浴，术日晨阴道消毒后在宫颈和穹隆处涂甲紫标记，防误切。

（5）膀胱准备：进入手术室前排空膀胱，根据手术情况，在术中或术后留置尿管。

（6）特殊用物准备。

3. **手术后护理**　术后护理措施与腹部手术患者相似，但应特别注意以下几点。

（1）体位护理：处女膜闭锁及有子宫的先天无阴道者，术后取半卧位。外阴根治术后取平卧位，两腿外展屈膝，膝下垫枕，减少腹股沟及外阴部张力。阴道前后壁修补术或盆底修补术后取平卧位，禁止半卧位，可减少外阴、阴道张力。子宫脱垂阴式子宫切除术后避免早期半卧位。

（2）切口护理：外阴阴道肌肉少、张力大、伤口不易愈合。外阴包扎或阴道内纱条常于术后 12～24 小时取出，术后 3 天可局部理疗，促进血液循环，促进伤口愈合。大阴唇皮下有丰富血管，在外伤后易形成血肿。

（3）减轻疼痛：保持环境安静，减少对患者的刺激，避免增加腹压的动作，更换体位时减轻伤口的张力，遵医嘱应用镇痛药。

（4）会阴护理：保持会阴清洁干燥，每天擦洗外阴 2 次，勤换内裤和会阴垫。

（5）保持大小便通畅：根据病情留置尿管 2～10 天。会阴部手术患者为防止伤口牵拉、污染，应控制首次排便时间，排气后抑制肠蠕动，至术后第 5 天使用缓泻药软化大便，避免排便困难。

二、外阴癌

外阴恶性肿瘤包括外阴恶性黑色素瘤、外阴基底细胞瘤、外阴鳞状细胞癌，其中鳞状细胞癌最常见，占外阴恶性肿瘤 80%～90%，多见于绝经后妇女。

1. **病因**　病因尚不完全清楚，可能因素有人乳头瘤病毒（HPV）感染；慢性外阴非上皮内瘤变发展为外阴癌；淋巴肉芽肿、尖锐湿疣、淋病、梅毒等性传播疾病；5%～10% 外阴不典型增生者可发生癌变，包括外阴慢性单纯性苔藓、硬化性苔藓、扁平苔藓、贝赫切特病等。

2. **病理病生**　转移途径常见有直接浸润、淋巴转移，晚期可经血行扩散。

3. **临床表现**

（1）症状：最常见的症状为外阴瘙痒，局部肿块或溃疡，合并感染或较晚期癌可出现疼痛、渗液和出血。

（2）体征：大阴唇最多见。早期呈局部丘疹、结节或小溃疡；晚期有不规则肿块或呈乳头样肿物，癌灶转移至腹股沟淋巴结可扪及增大、质硬的淋巴结。常并发外阴色素减退。

4. **辅助检查**

（1）病理组织学检查：是确诊外阴癌的唯一方法。

（2）其他：有细胞学检查、超声、CT、膀胱镜检和直肠镜检。

5. **治疗要点**　手术治疗为主，晚期可辅以放射治疗及化学药物综合治疗。不能手术或需要缩小癌灶患者、术后局部残留癌灶及复发癌患者可进行放射治疗。

6. **护理措施**

（1）术前护理：外阴癌多为老年人，除常规阴部手术准备外，还应积极纠正内科合并症。

（2）术后护理

①一般护理：术后取平卧外展屈膝体位，并在腘窝垫软垫。保持引流管通畅，观察引流性状、颜色和量，鼓励多饮水。

②预防感染：观察切口有无渗血，皮肤有无红、肿、热、痛等感染征象。保持会阴清洁，每天行

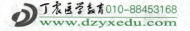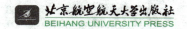

会阴擦洗，并遵医嘱给予抗生素。

③红外线照射：术后 2 天起，会阴部、腹股沟部可用红外线照射，每天 2 次，每次 20 分钟，促进切口愈合。

④伤口拆线：外阴切口在术后第 5 天开始间断拆线，腹股沟切口在术后第 7 天拆线。

⑤随访指导：第 1 年每 1～2 个月 1 次；第 2 年每 3 个月 1 次；第 3～4 年每半年 1 次；第 5 年及以后每年 1 次。

三、外阴、阴道创伤

1. 病因

（1）分娩是导致外阴、阴道创伤的主要原因，也可因外伤所致。

（2）创伤可伤及外阴、阴道或穿过阴道损伤尿道、膀胱或直肠。

（3）幼女遭到强暴可致软组织损伤。

（4）初次性交可致处女膜破裂，绝大多数可自行愈合，少数伤及小阴唇、阴道或穹窿引起大量阴道出血。

2. 临床表现

（1）疼痛：为主要症状，可从轻微疼痛至剧痛，甚至出现休克。

（2）局部肿胀：水肿或血肿，是常见的表现。

（3）外出血：由于血管破裂可导致少量或大量的鲜血自阴道流出。

（4）其他：根据出血量多少、急缓，患者可有头晕、乏力、心慌、出汗等贫血或失血性休克的症状；合并感染时可有体温升高和局部红、肿、热、痛等表现。

3. 治疗要点

处理原则为止血、止痛、防治感染和抗休克。血肿＜5cm 者，应立即冷敷，用丁字带等加压包扎；血肿过大应手术清除止血。

4. 护理措施

（1）一般护理：对于外出血量多或较大血肿伴面色苍白者立即使患者平卧、吸氧，开通静脉通路，做好血常规检查及配血输血准备。密切观察患者生命体征、尿量及神志的变化。有活动性出血者应按解剖关系迅速缝合止血。

（2）非手术护理：适用于血肿＜5cm 者。

①嘱患者采取正确的体位，保持外阴部的清洁、干燥，每天外阴冲洗 3 次，大便后及时清洁外阴。

②遵医嘱及时给予止血、止痛药物。

③注意观察血肿的变化，24 小时内冷敷，减轻患者的疼痛及不舒适感。可用棉垫、丁字带加压包扎，防止血肿扩大。

④24 小时后可以用 50% 硫酸镁溶液湿热敷或行外阴部烤灯，以促进水肿或血肿的吸收。

（3）手术前护理：外阴、阴道创伤较重的患者有急诊手术的可能，应作好配血、皮肤准备，嘱患者暂时禁食。

（4）术后护理

①外阴、阴道创伤手术后阴道内常填塞纱条、外阴加压包扎，患者疼痛明显，应积极止痛。

②阴道纱条取出或外阴包扎松解后应密切观察阴道及外阴伤口有无出血，患者有无进行性疼痛加剧或阴道、肛门坠胀等再次血肿的症状。

③保持外阴部清洁、干燥；遵医嘱给予抗生素防治感染。

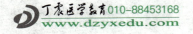
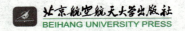

四、先天性无阴道

先天性无阴道是由于在胚胎时期，双侧副中肾管发育不全所导致。常合并发生先天性无子宫或只有始基子宫，卵巢功能多正常。

1. 临床表现　体格、第二性征及外阴发育正常，但无阴道口，或仅见一浅凹，偶见短浅阴道盲端。有先天性闭经和性交困难。极少有发育正常的子宫，表现为周期性下腹疼痛。部分患者伴有泌尿道发育异常，个别有脊椎异常。

2. 治疗要点　有短浅阴道者优先使用阴道模具进行机械扩张；不适宜机械扩张者可行人工阴道成形术，以乙状结肠阴道成形术效果最好。

3. 护理措施

（1）术前准备：根据患者年龄选取模具型号，消毒备用两个以上的阴道模具和丁字带；游离皮瓣成形术者，应选取一侧大腿中部皮肤，进行剃毛消毒，以备手术使用；乙状结肠成形术者需做好肠道准备；术前3天常规进行阴道及肠道准备，术前1天进行皮肤准备和清洁灌肠，手术当天需做好膀胱准备。部分患者会合并有泌尿系统的发育异常，为避免误伤周围组织，尤其是泌尿系统，术前应做泌尿系统造影显像。

（2）术后护理：术后取半卧位，行阴道手术后的常规护理；乙状结肠成形术者应控制首次排便时间，注意观察阴道血运情况、分泌物的量及性状，判断有无感染；术后7～10天拆线，并更换软阴道模型为硬模型，更换前半小时需使用镇痛药，之后每天更换并消毒模型，更换时行阴道冲洗1次，更换时间不能超过20分钟，预防出血和瘢痕挛缩。佩戴模型后使用丁字带预防模型脱出。模具放置不当会使阴道变窄、变浅，影响手术效果。

（3）机械扩张法指导：指导患者学习使用模具，应从小到大使用模具，逐渐进行加压扩张，加深阴道长度到满足性生活为止，一般于夜间放置、日间取出。

（4）心理护理：患者及家属在得知不能生育后，可能会出现自卑、抑郁等，可讲解相关知识，帮助建立信心。

（5）健康教育：指导模型的使用及消毒方法；青春期女性应使用至结婚有性生活为止；手术患者需在伤口完全愈合后进行性生活。

五、子宫脱垂

子宫脱垂是指子宫从正常位置沿阴道下降，宫颈外口达坐骨棘水平以下，甚至子宫全部脱出于阴道口以外。

1. 病因

（1）分娩损伤：为子宫脱垂的主要病因，如产褥期过早重体力劳动或多次分娩。

（2）长期腹压增加：如慢性咳嗽，习惯性便秘，经常蹲位或举重。

（3）盆底组织发育不良或退行性病变。

（4）医源性原因。

2. 临床表现

（1）症状：轻症患者多无不适，Ⅱ、Ⅲ度者可表现为下坠感和腰背酸痛，肿物自阴道脱出。

（2）体征：可见子宫不同程度的脱垂，伴有阴道壁与膀胱直肠膨出。以患者平卧用力向下屏气时子宫下降的最低点为标准，分为3度（表3-28）。子宫脱垂分度可见图3-8。

3. 治疗要点　轻度患者或不能耐受手术者，进行盆底肌肉锻炼和放置子宫托。非手术治疗无效

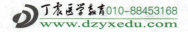
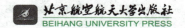

和Ⅱ、Ⅲ度患者采取手术治疗，根据患者年龄等情况选择手术方式。

4．护理措施

（1）一般护理：加强营养，卧床休息，教会患者做盆底、肛门肌肉运动锻炼的方法，积极治疗原发病。加强会阴护理，保护脱出阴道口的组织，减少走动和衣物摩擦。

（2）使用子宫托的护理

①子宫托大小以放置后不脱出、无不适感为宜。

②放置前排空大小便，洗净双手，取半卧位或蹲位。每天晨起放入，睡前取出并消毒，避免放置过久导致局部糜烂、溃疡。

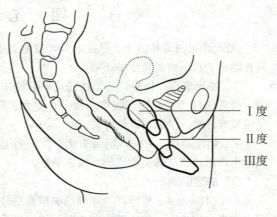

图3-8　子宫脱垂临床分度

表3-28　子宫脱垂的临床分度

临床分度	分　型	划分标准
Ⅰ　度	轻型	宫颈外口距离处女膜缘＜4cm，未达处女膜缘
	重型	宫颈外口已达处女膜缘，阴道口可见子宫颈
Ⅱ　度	轻型	宫颈脱出阴道口，宫体仍在阴道内
	重型	宫颈和部分宫体脱出阴道口
Ⅲ　度		宫颈及宫体全部脱出阴道口外

③妊娠期和月经期停止使用。

④放置前阴道内应有一定水平雌激素，绝经妇女在放置前4～6周开始长期使用阴道雌激素霜剂。

⑤上托后第1、3、6个月时到医院检查1次，以后每3～6个月到医院检查1次。

（3）术前护理：同妇科外阴阴道手术护理。术前5天开始阴道准备，Ⅰ度患者每天坐浴2次，为1：5000的高锰酸钾或0.2‰的碘伏液；Ⅱ、Ⅲ度患者、特别是有溃疡者，阴道冲洗后局部涂抗生素软膏，冲洗液一般为2‰的碘伏液。

（4）术后护理：术后取平卧位，卧床休息7～10天，禁止半卧位。留置尿管10～14天，避免增加腹压的动作，应用缓泻药预防便秘。每天进行外阴擦洗2次，保持外阴清洁干燥，预防感染发生。加强营养，卧床休息，进行盆底、肛门肌肉锻炼。

（5）出院指导：术后3个月内禁止盆浴及性生活，半年内避免重体力劳动，术后2、3个月到门诊复查，确认伤口完全愈合后方可性生活。

六、尿　瘘

尿瘘是指生殖道和泌尿道之间形成异常通道，尿液自阴道排出，不受控制。根据解剖位置，可分为膀胱阴道瘘、尿道阴道瘘、膀胱尿道阴道瘘、膀胱宫颈瘘、膀胱宫颈阴道瘘、输尿管阴道瘘及膀胱子宫瘘。膀胱阴道瘘最常见。

1．病因　常见病因为产伤和盆腔手术损伤。外伤、放射治疗后、膀胱结核、子宫托安放不当等

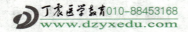

均能导致尿瘘。其中最主要的原因是产伤，约占 90%。

2．临床表现

（1）漏尿：为最主要症状。根据瘘孔位置，患者可表现为持续性漏尿、体位性漏尿、压力性尿失禁或膀胱充盈性漏尿等。坏死性尿瘘多在产后 3～7 天发生，产道软组织受压所致的坏死组织多在此时脱落，形成瘘孔。

（2）外阴不适：局部刺激、组织炎症增生及感染和尿液刺激及浸渍，可引起外阴部痒和烧灼痛，外阴呈湿疹、丘疹样皮炎改变。

（3）尿路感染：合并尿路感染者有尿频、尿急、尿痛等症状。

3．辅助检查

（1）亚甲蓝试验，用于鉴别膀胱阴道瘘、膀胱宫颈瘘或输尿管阴道瘘。

（2）靛胭脂试验，可确诊输尿管阴道瘘。

（3）其他：膀胱镜、输尿管镜检查、静脉肾盂造影等。

4．治疗要点　手术修补为主要治疗方法。

5．护理措施

（1）体位：指导患者保持正确体位，使小漏孔自行愈合。一般采取使漏孔高于尿液面的体位。某些妇科手术后致小漏孔的患者，术后应留置尿管。

（2）鼓励饮水：限制饮水会使尿液呈酸性，加重对皮肤的刺激。应鼓励患者多饮水，一般每天饮水量不少于 3000ml。

（3）术前护理：术前 3～5 天每天用 1∶5000 的高锰酸钾或 0.2‰ 的碘伏液坐浴，外阴部有湿疹者，可在坐浴后行红外线照射，然后涂氧化锌软膏。

（4）术后护理：术后留置尿管或耻骨上膀胱造瘘 7～14 天，保持引流通畅。使漏孔居于高位，每天补液不低于 3000ml，达到膀胱冲洗的目的。避免增加腹压的动作。

6．健康教育

（1）遵医嘱继续服用抗生素或雌激素药物。

（2）3 个月内禁止性生活及重体力劳动。

（3）减少外阴部皮肤的刺激，保持外阴清洁。

第二十节　不孕症

一、不孕症

凡婚后未避孕、有正常性生活、夫妇同居 1 年而未受孕者，称为不孕症。从未妊娠者称为原发不孕，有过妊娠而后不孕者称为继发不孕。

1．病因

（1）女性不孕因素：最主要因素为输卵管因素，其次为排卵障碍。其他因素：子宫因素、宫颈因素、免疫因素等。

（2）男性不孕因素：精子生成障碍、精子运送受阻、精子异常等。

（3）免疫因素：精子免疫、女性体液免疫异常等。

（4）男女双方因素：性生活障碍、缺乏性知识等。

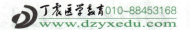
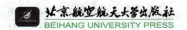

（5）其他：不明原因不孕。

2. 辅助检查

（1）女方检查

①体格检查：重点检查生殖器与第二性征的发育。

②超声影像学检查：是诊断不孕的常用手段，具有无损伤、方便、检出率和准确率高的优点。

③排卵及内分泌功能测定：包括基础体温测定、子宫内膜病理学检查、血激素水平测定。周期性连续基础体温测定可以大致反映排卵和黄体功能，排卵后基础体温平均上升 0.5℃。

④输卵管通畅度检查：包括输卵管通液术、子宫输卵管碘油造影、B 型超声下输卵管过氧化氢溶液通液术、腹腔镜直视下行输卵管通液（美蓝液）等。

⑤宫颈与子宫因素检查：可进行宫颈黏液评分。

⑥生殖免疫学检查：包括精子抗原、抗子宫内膜抗体等检查。

（2）男方检查

①体格检查：重点检查外生殖器是否畸形、发育情况等。

②精液检查：为不孕症夫妇的首选检查项目。正常精液量一般为 2 ～ 6ml，精子密度 $\geq 20 \times 10^6$/ml，总活动率 $\geq 40\%$，精子正常形态率 $\geq 4\%$，精子存活率为 58%，精液中一般含有灰白色凝块，在室温中放置 5 ～ 30 分钟会完全液化，变成半透明的稀薄黏液。正常精液 pH 值为 7.2 ～ 7.8。

3. 治疗要点 针对不同不孕因素对因治疗。免疫性不孕者可用避孕套隔绝、中断性交或体外排精法避孕 6 个月，避免女性继续产生抗体；或使用免疫抑制剂、人工授精受孕。

4. 护理措施

（1）指导患者服药，说明药物的作用及副作用，并在妊娠后立即停药。

（2）不孕症可引起患者一些不良心理反应，因情绪可影响受孕，护士应指导患者放松，调整情绪。

（3）教会患者提高妊娠率的方法

①保持健康状态，注重营养、减轻压力、纠正不良生活习惯如吸烟、酗酒。

②与伴侣进行沟通，谈论自己的希望与感受。

③不要把性生活单纯看作是为了妊娠而进行。

④性交前、中、后勿使用阴道润滑剂和阴道灌洗。

⑤性交后应抬高臀部持续 20 ～ 30 分钟，不要立即如厕。

⑥掌握性知识，预测排卵，在排卵期可以增加性交次数。

（4）协助选择人工辅助生殖技术。

二、辅助生殖技术及护理

目前，常用的辅助生殖技术有人工授精和体外受精 - 胚胎移植及其衍生技术两大类。

1. 辅助生殖技术

（1）人工授精：是用器械将精子通过非性交方式注入女性生殖道内，使其受孕的一种技术，直接将精液注射进阴道便可，若要注射到宫腔、宫颈管时，需用洗涤过的精子。可选择阴道内、宫颈管内或宫腔内注入，分为夫精人工授精（AIH）和供精人工授精（AID）技术。

①夫精人工授精：适用于男性少精、弱精、性功能障碍；宫颈因素不育；生殖道畸形或心理因素不育；免疫因素不育；不明原因不育。

②供精人工授精：适用于不可逆的无精子症、严重少精、弱精、畸精；输精管复通失败；射精障碍；男方家族有严重遗传性疾病；母儿血型不合，不能得到存活新生儿。

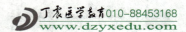
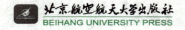

（2）体外受精－胚胎移植（试管婴儿 IVF-ET）及其衍生技术：包括从不孕妇女体内取出卵细胞，在体外与精子受精后培养至早期胚胎，然后移植回妇女的子宫，使其继续着床发育、生长成为胎儿的过程。主要适用于输卵管堵塞性不孕症。

（3）配子输卵管内移植：是直接将卵母细胞和洗涤后的精子移植到输卵管壶腹部的一种助孕技术。适用于原因不明的不孕症、男性不育、免疫不育、子宫内膜异位症等。

（4）卵细胞质内单精子注射：适用于严重的少、弱、畸精症，不可逆的梗阻性无精子症、生精功能障碍等。

（5）未成熟卵体外培养、植入前胚胎遗传学诊断等。

2. **常见并发症**　包括卵巢过度刺激综合征、卵巢反应不良、多胎妊娠、流产或早产，以及超排卵药物应用与卵巢和乳腺肿瘤的关系。

（1）卵巢过度刺激综合征（OHSS）：指诱导排卵药物刺激卵巢后，导致多个卵泡发育、雌激素水平过高及颗粒细胞的黄素化，引起全身血流动力学改变的病理情况。中度卵巢过度刺激综合征表现为明显下腹胀痛、恶心、呕吐或腹泻，有明显腹水，少量胸水，腹围增大，体重增加≥3kg，双侧卵巢增大、直径为 5～10cm。

（2）卵巢反应不足：表现为卵巢在诱发超排卵下卵泡发育不良，卵泡数量、大小或生长速率不能达到药物的要求。

（3）多胎妊娠：促排卵药物的使用或多个胚胎的移植可导致多胎妊娠的发生。多胎妊娠可导致多种妊娠并发症，对孕妇不利，可在孕早期施行选择性胚胎减灭术。

（4）其他并发症：临近器官损伤、出血、感染等。

3. **护理措施**

（1）预防 OHSS：注意超排卵药物的个体化法则严密监测卵泡的发育，根据卵泡数量适时减少或终止使用 HMG 和 hCG，提前取卵。

（2）预防卵巢反应不足：增加外源性 FSH 的剂量，提前使用 HMG 等。

（3）预防自然流产：合理用药，避免多胎妊娠。充分补充黄体功能，移植前进行胚胎染色体分析，防止异常胚胎的种植。

第二十一节　计划生育

一、计划生育

计划生育内容包括晚婚、晚育、节育、优生优育；女性法律规定结婚年龄为 20 岁，晚婚是指按法定年龄推迟 3 年及以上结婚，即 23 周岁；晚育是按法定年龄推迟 3 年及以上生育。计划生育措施主要包括避孕、绝育及避孕失败补救措施。

1. **护理评估**

（1）病史：询问现病史、既往史、月经史及婚育史等，了解是否符合各种措施的适应证，有无禁忌证等。

（2）身心状况：全面评估身体状况，有无发热、慢性疾病、感染和心理状况等。妇科检查外阴、阴道有无赘生物、破损等，宫颈有无炎症、糜烂、裂伤等，子宫大小、位置、活动度等，附件有无压痛、

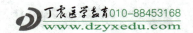
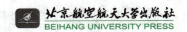

肿块等。

（3）诊断检查：检查血、尿常规，出凝血时间，阴道分泌物，心电图，肝肾功能及 B 超等。

2. 护理措施

（1）最佳生育措施的选择：向育龄夫妇进行生育措施的知识宣教，根据夫妇具体情况和实际需求，协助夫妇选择最佳生育措施。

①新婚夫妇：多采用简便、短效方法，即男用避孕套、短效口服避孕药或外用避孕栓、薄膜等，一般暂不选用宫内节育器。

②生育后夫妇：多采用长效、安全可靠方法，可选宫内节育器、男用避孕套、口服避孕药物、长期避孕针或缓释避孕药等，已生育两个或以上的妇女可采取绝育措施。

③哺乳期妇女：可选择男用避孕套、宫内节育器。不宜选择避孕药方法，可影响乳汁质量和婴儿健康。

④绝经过渡期妇女：仍有排卵可能，应首选男用避孕套，已放置有宫内节育器且无不良反应者可继续使用，至绝经后半年取出，年龄超过 45 岁的妇女一般不用口服避孕药或注射避孕针。

（2）减轻疼痛、预防感染：根据手术方式和术者情况，术后应卧床休息 2～24 小时，逐渐增加活动量。术后提供安静舒适的环境，密切观察受术者生命体征、阴道流血、伤口敷料及疼痛情况，按医嘱给予镇静、止痛药和抗生素，缓解疼痛、预防感染。

（3）健康教育：放置或取出宫内节育器者术后禁止性生活和盆浴 2 周。人工流产术后进行性生活及盆浴 1 个月，1 个月后门诊复查。输卵管结扎术后受术者休息 3～4 周，禁止性生活及盆浴 1 个月。有腹痛、阴道大量流血者，应随时就诊。进行避孕措施知识宣教，教会使用，观察副作用、并发症等。

二、避孕方法及护理

1. 工具避孕　工具避孕是指利用工具防止精子和卵子结合，或改变宫腔内环境，达到避孕目的。常用工具有阴茎套、女用避孕套和宫内节育器。宫内节育器安全、有效、简便、经济、可逆，是我国妇女的主要避孕方法。带铜节育器是目前我国临床最常用的节育器，包括 TCu-220（T 形，含铜表面积 220mm²）、TCu-380A、VCu-200 等，一般可放置 5 年。

（1）原理：阴茎套避孕可阻止精子进入宫腔，且能防止性疾病传播。宫内节育器可引起宫颈局部炎性反应，激活纤溶酶原，炎性反应刺激产生前列腺素，使精子不能获能；改变宫腔内环境，干扰受精卵着床达到避孕的目的。节育器带铜后能持续释放有生物活性的铜离子，有使精子头尾分离的毒性作用、使精子不能获能，铜离子还能进入细胞核和线粒体，干扰细胞正常代谢，避孕效果随铜的表面积增大而增强。

（2）宫内节育器放置术

①禁忌证：妊娠或可疑妊娠；生殖道急、慢性炎症；月经过多、过频或不规则出血；人工流产、分娩、剖宫产有妊娠组织残留或感染；生殖器官肿瘤；子宫畸形；宫颈口过松、重度陈旧性宫颈裂伤或子宫脱垂；严重全身性疾病；宫腔＜5.5cm 或＞9.0cm；对铜过敏者。

②放置时间：月经干净后 3～7 天，无性生活；产后 42 天，恶露已净，会阴伤口愈合，子宫恢复正常；剖宫产后半年；人工流产术后宫腔深度＜10cm；哺乳期排除早孕者。术前常规测体温，2 次测试超过 37.5℃暂不放置。

（3）宫内节育器取出术

①适应证：绝经 1 年者；改用其他避孕措施或绝育者；放置期限已满需更换者；带器妊娠者；计划再生育或已无性生活者；有并发症或不良反应治疗无效者；确诊节育器嵌顿或移位者。

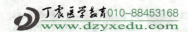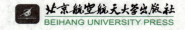

②禁忌证：生殖道炎症需治愈后再取出；全身情况不良或疾病的急性期，病情好转后再取出。

③取出时间：月经干净后 3～7 天；出血多者随时取出；带器早期妊娠于人工流产同时取出；带器异位妊娠术前诊断性刮宫时，或术后出院前取出。

（4）宫内节育器的不良反应：不规则阴道出血，表现为月经过多、经期延长或点滴出血；腰酸腹胀；白带增多。

（5）宫内节育器并发症：感染、节育器嵌顿或断裂、节育器异位或脱落、带器妊娠。

（6）健康教育：放置术后休息 3 天，取出术后休息 1 天。1 周内避免重体力劳动，2 周内禁止性生活及盆浴，3 个月内月经或排便时注意有无节育器排出。放置术后若有腹痛、发热、出血多等情况随时就诊。放置术后分别于 1、3、6、12 个月复查 1 次，以后每年 1 次，复查在月经干净后进行。不同类型的宫内节育器按规定时间到期应取出更换。

2. 药物避孕　药物避孕又称激素避孕，是应用甾体激素达到避孕效果。常用避孕药由雌激素和孕激素配伍构成。

（1）种类：口服避孕药（短效、长效）、长效避孕针、探亲避孕药、缓释避孕药、外用避孕药、紧急避孕药。

（2）避孕原理

①抑制排卵：外源性雌激素和孕激素通过负反馈作用抑制下丘脑促性腺激素释放激素的分泌，使促卵泡素分泌减少，抑制卵泡成熟和排卵。停药后可很快恢复排卵功能。

②抗着床作用：改变子宫内膜的功能和形态，使受精卵不易着床。

③影响受精：改变宫颈黏液性状，使黏稠度增加，不利于精子运行。

④改变输卵管功能：抑制子宫和输卵管平滑肌正常运动，使受精卵不能被输送至子宫内。

（3）禁忌证：严重心血管疾病；血液病或血栓性疾病；急、慢性肝炎或肾炎；内分泌疾病；恶性肿瘤、癌前病变、子宫或乳房肿块者；哺乳期、产后未满半年或月经未来潮者；精神疾病生活不能自理者；有偏头痛反复发作者；月经异常或年龄＞45 岁者；年龄＞35 岁吸烟者。

（4）短效口服避孕药：从月经第 5 天开始每晚服 1 片，连服 22 天，不能中断。如果漏服，应于次晨（12 小时内）补服。停药 7 天内发生撤药性出血即月经，若停药 7 天无出血，于当晚或第 2 天开始第 2 周期服药。

（5）不良反应与护理

①类早孕反应：表现为恶心、头晕、乏力、困倦、食欲缺乏、乳胀等，为雌激素刺激胃黏膜引起。轻症者不需特殊处理，服药数个周期后自然消失；症状严重者对症治疗或更换避孕药种类。

②月经紊乱

a. 突破性出血：服药期间发生不规则出血，多因漏服、迟服而引起的突破性出血。轻者点滴出血，不需处理；若出血量较多，可加服雌激素。出血似月经量或出血时间近月经期，应暂停服药，作为一次月经来潮，在出血的第 5 天开始再开始下一个周期的服药。即发生突破性出血并不需要停用避孕药。

b. 月经减少或停经：绝大多数停经或者月经减少者，在暂停服药后月经可自行恢复。如暂停用药后月经仍不来潮，应在停药第 7 天开始服下一个周期的服药，以免影响避孕效果。服用避孕药后连续 2 个月停经者，应考虑调换避孕药种类；调换药物种类后仍然停经或连续 3 个月停经者，应停用避孕药、观察，等待月经自然恢复。即只有连续停经 3 个月者才需要停用避孕药。

③体重增加：常见于口服短效避孕药。原因为孕激素兼有弱雄激素活性，可促进体内的合成代谢，且雌激素可促进水钠潴留。但这种体重增加不会导致肥胖，不影响健康。

④色素沉着：颜面部淡褐色色素沉着，停药后多可自行恢复。

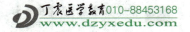
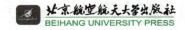

3. 其他避孕方法

（1）紧急避孕法：仅对一次无保护性生活有效，有效率较低，副作用大，不可代替常规避孕。宫内节育器在无保护性生活 5 天内放入，避孕药物在无保护性生活 72 小时内服用。

（2）安全期避孕法：又称自然避孕。排卵前后 4～5 天为易受孕期，其余时间视为安全期。但受环境和情绪等因素影响，排卵可能发生变化，导致受孕，故安全期避孕法是安全性最低的避孕方法。

（3）其他：外用避孕药、免疫避孕法等。

三、终止妊娠方法及护理

不愿生育、母体疾病、胎儿畸形等原因，利用人工方式终止妊娠是避孕失败的补救方法。

1. 方法 早期妊娠采取人工流产，包括手术流产和药物流产。中期妊娠采取引产术。见表 3-29。钳刮术前必须充分扩张宫颈管，可用橡皮导尿管扩张宫颈管，将无菌 16 号或 18 号导尿管于术前 12 小时插入宫颈管内，手术前取出。米非司酮是黄体酮受体拮抗剂，对子宫内膜孕激素受体的亲和力比黄体酮高 5 倍，能和黄体酮竞争结合蜕膜的孕激素受体，从而终止妊娠。

表3-29 人工终止妊娠的方法

方　法	适用时间	特　点
吸宫术	妊娠10周内	利用负压，通过吸管将妊娠物从宫腔内吸出
钳刮术	妊娠10～14周	扩张宫颈管后，用卵圆钳夹取妊娠物，再行刮宫、吸宫
药物流产	妊娠7周内	常用米非司酮和米索前列醇
依沙吖啶引产	妊娠13～28周	依沙吖啶是强力杀菌药，刺激子宫平滑肌收缩
水囊引产	妊娠13～28周	水囊置子宫壁和胎膜间，增加宫腔压力及机械刺激宫颈管

2. 并发症 手术流产的并发症有术中出血、子宫穿孔、吸宫不全、漏吸或空吸、人工流产综合征、术后感染、羊水栓塞等。药物流产和引产术后的并发症主要是子宫出血和感染。流产远期易发生宫颈粘连。

（1）人工流产综合征：受术者在术中或手术刚结束时，由于宫颈和子宫受到机械性刺激引起迷走神经兴奋，孕妇精神紧张、不能耐受宫颈管扩张、牵拉和过高的负压，出现恶心呕吐、血压下降、头晕、胸闷、大汗淋漓等症状。此时静脉注射阿托品 0.5～1mg，可迅速缓解症状。多数人在手术后会逐渐好转。

（2）子宫穿孔：器械进入宫腔探不到宫底或进入宫腔深度明显超过检查时宫腔深度，提示子宫穿孔。在术中突然感到小腹疼痛，术后可能出现血压降低、腹痛、阴道流血、肛门坠胀等。

（3）吸宫不全：术后阴道流血超过 10 天，血量过多，或流血停止后再现多量流血，均应考虑为吸宫不全。

（4）漏吸或空吸：已确诊为宫内妊娠，术时未能吸出胚胎或胎盘绒毛称为漏吸；误诊宫内妊娠而行人工流产负压吸引术，称为空吸。

3. 护理措施 人工流产术后在观察室休息 1 小时，注意观察腹痛及阴道出血，1 个月内禁止盆浴和性生活。吸宫术后休息 3 周，钳刮术后休息 4 周。有发热、腹痛、出血多或出血时间超过 10 天应随时就诊。引产术前 3 天禁止性生活，术后 6 周禁止性生活和盆浴。引产术后指导同足月分娩，采取退乳措施。产后 1 个月到医院随访，并提供避孕指导。人工流产后要及时检查排出物有无绒毛、胎儿组织等。

四、女性绝育方法及护理

绝育是以手术或药物方法阻止精子与卵子相遇以实现绝育目的节育措施，具有安全性和永久性。常用方法为经腹输卵管结扎和经腹腔镜输卵管绝育术。结扎的部位为输卵管峡部。

1. 经腹输卵管结扎术　是最常用的绝育手术。以手术方法封闭成熟卵子的通道，阻止精子与卵子相遇，以实现绝育。

（1）适应证：自愿接受绝育术且无禁忌证；严重全身性疾病或遗传性疾病不宜生育者。

（2）禁忌证：各种疾病急性期；腹部皮肤或急、慢性盆腔感染；全身状况不佳不能胜任手术者；严重的神经官能症，或缺少绝育的决心；24 小时内两次测量体温 ≥ 37.5℃者。

（3）手术时间：非孕者月经干净后 3～4 天；剖宫产和非炎症妇科手术时；人工流产或分娩后 48 小时内；自然流产后 1 个月；哺乳期或闭经者排除妊娠后行绝育手术。

（4）术后并发症：出血、血肿、感染、脏器损伤、绝育失败。

（5）护理：局部浸润麻醉者不需禁食，数小时后即可早下床活动。保持切口敷料清洁干燥，防止感染。密切观察有无腹痛、内出血及脏器损伤。鼓励患者及早排尿。术后休息 3～4 周，1 个月内禁止性生活。

2. 经腹腔镜输卵管绝育手术

（1）禁忌证：腹腔粘连、心肺功能不全、膈疝等，其余同输卵管结扎术。

（2）护理：术时取头低臀高仰卧位。术后静卧 4～6 小时后下床活动。

第二十二节　妇女保健

一、概　述

1. 妇女保健目的和意义　以保障生殖健康为目的，提供连续的生理、心理服务与管理，满足妇女实际健康需求，提高生活质量。是我国卫生保健事业的重要组成部分，能够维护和促进妇女身心健康，提高人口综合素质，增进家庭幸福，有效地落实计划生育基本国策。

2. 妇女保健方法　按照保健与临床相结合原则，根据服务人群优化服务流程，整合服务内容，做到群体保健与临床保健相结合，防与治相结合。

二、妇女保健工作范围

1. 妇女病普查普治与劳动保护

（1）健全妇女疾病及防癌保健网，定期对育龄妇女进行妇女疾病及恶性肿瘤的普查普治工作，35 岁以上每 1～2 年普查 1 次，中老年妇女以防癌为重点，做到早发现、早诊断及早治疗，降低发病率，提高治愈率，维护妇女健康。普查内容包括妇科检查、阴道分泌物检查、宫颈细胞学检查、超声检查。

（2）我国根据妇女的生理特点，制定一系列法规确保女职工在劳动中的安全和健康，《女职工劳动保护规定》、《女职工生育待遇若干问题的通知》、《中华人民共和国妇女权益保障法》、《母婴保

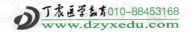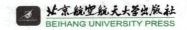

健法》等。

①月经期：连续负重时（每小时负重次数超过 6 次）单次负重不得超过 20kg，间断负重时每次负重不得超过 25kg。劳动分配应调干不调湿、调轻不调重。

②妊娠期：妊娠满 7 个月后，用人单位不得延长其劳动时间或者安排夜班。

③围生期：孕妇应有 98 天产假，难产应增加产假 15 天，若生育多胞胎，每多生育 1 个婴儿，增加产假 15 天；若妊娠未满 4 个月流产者，有 15 天产假；妊娠满 4 个月流产者，有 42 天产假。

④哺乳期：哺乳时间为 1 年，每天应有 2 次哺乳时间，每次 30 分钟，增加 1 个婴儿则 1 天增加 1 个小时。

2. 三级预防概念

（1）一级预防：也称病因学预防，主要针对无病期，目的是采取各种措施消除和控制危害健康的因素增进人群健康防止健康人群发病。

（2）二级预防：也称临床前期预防，即在疾病的临床前期作好早期发现、早期诊断、早期治疗的"三早"预防措施，以预防疾病的发展和恶化，防止复发和转变为慢性病。

（3）三级预防：又称临床预防，主要是对已患病者进行及时治疗，防止恶化，预防并发症和伤残，促进康复等恢复劳动和生活能力的预防措施。

3. 妇女各期保健

（1）青春期保健：分三级预防。一级预防为培养良好的健康行为，重点给予月经期卫生指导，乳房保健，青春期心理卫生和性知识教育及性道德培养。二级预防包括早期发现疾病和行为异常，以及减少或避免诱发因素，可通过定期体格检查，及早筛查健康和行为问题。三级预防是青春期女性疾病的治疗和康复。

（2）围婚期保健：婚前医学检查及婚前卫生指导。

（3）生育期保健：加强一级预防为重点，普及孕产期保健和计划生育指导；二级预防，加强疾病普查，做到早发现、早治疗；三级预防，及时诊治高危孕产妇。

（4）围生期保健

①孕前保健：健康教育与咨询、孕前医学检查、健康状况评估和健康指导。选择最佳时间受孕，女性生育年龄在 21 ～ 29 岁为佳，男性生育年龄在 23 ～ 30 岁为宜。

②孕期保健：加强母儿监护，预防和减少并发症，开展产前筛查和产前诊断。

③分娩期保健：确保分娩顺利，母儿安全。

④产褥期保健：预防产后并发症的发生，促进产妇生理功能恢复。

⑤哺乳期保健：保护、促进和支持母乳喂养，指导在哺乳期间合理用药及采取正确的避孕措施，如工具避孕或产后 3 ～ 6 个月放置宫内节育器，不宜采取药物避孕和延长哺乳期的方法。

（5）围绝经期保健：以提高围绝经期妇女的自我保健意识和生活质量为目的。

（6）老年期保健：60 岁以后为老年期，此时卵巢功能衰竭，易患各种身心疾病，应指导定期体检，适度参加社会活动，保持生活规律、合理饮食。

三、妇女保健统计

1. 孕产期保健质量指标

（1）产前检查率＝期内接受过 1 次及以上产前检查的产妇人数 / 同期活产数 ×100%。

（2）孕产妇系统管理率＝期内孕产妇系统管理人数 / 活产数 ×100%。

（3）高危妊娠管理率＝当年高危妊娠管理人数 / 当年高危妊娠人数 ×100%。

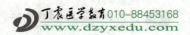
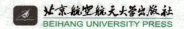

（4）新生儿死亡率＝期内新生儿死亡数/期内活产数 ×1000‰。

（5）围生儿死亡率＝（孕满 28 周或出生体重 ≥ 1000g 的死胎、死产数＋产后 7 天内新生儿死亡数）/（活产数＋孕满 28 周或出生体重 ≥ 1000g 的死胎、死产数）×1000‰。

（6）孕产妇死亡率＝期内孕产妇死亡数/期内孕产妇总数 ×10 万/10 万。

（7）新生儿访视率＝期内接受 1 次及以上访视的新生儿人数/期内活产数 ×100%。

2. **计划生育统计指标**

（1）人口出生率＝某年内出生人数/该年内平均人口数 ×1000‰。

（2）计划生育率＝符合计划生育要求的活胎数/同年活产数 ×100%。

（3）节育率＝落实节育措施的已婚育龄夫妇任一方人数/已婚育龄妇女数 ×100%。

3. **妇女病普查普治统计指标**

（1）妇女病检查率＝期内实际进行妇女病普查人数/期内 20 ～ 64 岁妇女数 ×100%。

（2）某种妇女病患病率＝期内查出某种妇女病患病人数/期内实查人数 ×100%。

（3）某种妇女病治疗率＝接受某种妇女病治疗人数/查出同种妇女病人数 ×100%。

第二十三节　妇产科常用护理技术

一、会阴擦洗与冲洗

会阴擦洗与冲洗是利用消毒液对会阴部进行擦洗与冲洗的技术。

1. **目的**　保持患者会阴及肛门部清洁，促进患者的舒适和会阴伤口的愈合，防止生殖系统、泌尿系统的逆行感染。

2. **适应证**

（1）妇科、产科手术后，留置导尿管者。

（2）会阴部手术术后患者。

（3）产后会阴有伤口或长期卧床、生活不能自理的患者。

（4）急性外阴炎患者。

3. **物品准备**　常用的会阴擦洗溶液有 0.02% 聚维酮碘（碘伏）溶液，0.1% 苯扎溴铵溶液，1∶5000 高锰酸钾溶液等。

4. **操作方法**　嘱患者排空膀胱，并取屈膝仰卧位，双腿略外展，暴露外阴。注意屏风遮挡。一般擦洗 3 遍，第一遍要求由外向内、自上而下、先对侧后近侧，按照阴阜→大腿内上 1/3 →大阴唇→小阴唇→会阴及肛门的顺序擦洗。第二遍与第三遍相同，原则为由内向外、自上而下、先对侧后近侧。

5. **护理措施**

（1）擦洗或冲洗时，注意会阴伤口周围组织有无红肿、分泌物及其性质和伤口愈合情况。

（2）产后及阴部手术患者，每次排便后均应擦洗会阴、预防感染。

（3）留置导尿患者注意观察引流情况。

（4）注意无菌操作，避免交叉感染。

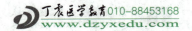
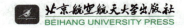

二、阴道灌洗

阴道灌洗是用消毒液对阴道进行清洗的技术。

1. **目的**　促进阴道血液循环，减少阴道分泌物，缓解局部充血，达到控制和治疗炎症的目的，使宫颈和阴道保持清洁。

2. **适应证**

（1）各种阴道炎、宫颈炎。

（2）子宫切除术前或阴道手术前的常规阴道准备。

3. **物品准备**　常用的阴道灌洗溶液有 0.02% 聚维酮碘（碘伏）溶液，0.1% 苯扎溴铵溶液，生理盐水，2% ～ 4% 碳酸氢钠溶液，1% 乳酸溶液，4% 硼酸溶液，0.5% 醋酸溶液，1 ：5000 高锰酸钾溶液等。

4. **护理措施**

（1）冲洗压力不宜过大，冲洗器灌洗筒的高度不应超过床沿 70cm。水流过速会使灌洗液进入子宫腔过快，灌洗液与局部作用的时间不足。

（2）根据患者病情配置灌洗液 500 ～ 1000ml，水温以 41 ～ 43℃为宜。

（3）灌洗头插入不宜过深，灌洗过程中动作要轻柔。

（4）产后 10 天或妇产科手术 2 周后，若合并黏膜感染、坏死，可行低位阴道灌洗，冲洗器灌洗筒的高度一般不超过床沿 30cm，避免损伤阴道残端伤口。

（5）未婚妇女可用导尿管进行阴道灌洗，不能使用窥阴器。月经期、产后或人工流产术后子宫颈口未闭，或有阴道出血的患者不宜行阴道灌洗，以防上行性感染。宫颈癌有活动性出血者，禁止阴道灌洗，可行外阴擦洗。

三、会阴热敷

会阴湿热敷是应用热原理和药物化学反应，利用热敷溶液促进血液循环，增强局部白细胞的吞噬作用和组织活力的一种护理技术。

1. **目的**　促进局部血液循环，改善组织营养，增强局部白细胞的吞噬作用，加速组织再生和消炎、止痛；促进水肿吸收，使陈旧性血肿局限；促进外阴伤口的愈合。

2. **适应证**

（1）会阴水肿及血肿的吸收期。

（2）会阴硬结及早期感染者。

3. **物品准备**　常用的会阴热敷溶液有 50% 硫酸镁，95% 乙醇等。

4. **操作方法**

（1）热敷部位在热敷前用棉签涂一层凡士林，轻轻敷上浸有热敷溶液的温纱布，外面盖上棉垫保温。

（2）一般每 3 ～ 5 分钟更换热敷垫一次，热敷时间约 15 ～ 30 分钟。

5. **护理措施**

（1）会阴湿热敷应当在会阴擦洗、污垢清洁后进行。

（2）湿热敷温度一般为 41 ～ 46℃。湿热敷面积为病损范围的 2 倍。

（3）定期检查热源的完好性，防止烫伤。

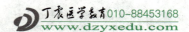
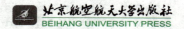

四、阴道、宫颈上药

阴道或宫颈上药是将治疗性药物涂抹到阴道壁或宫颈黏膜上，达到局部治疗作用的一项操作，在妇科护理中应用广泛。

1. **目的**　治疗各种阴道炎和子宫颈炎。

2. **适应证**　各种阴道炎、子宫颈炎或术后阴道残端炎。

3. **物品准备**

（1）阴道后穹窿塞药：常用药物有甲硝唑、制霉菌素等。

（2）局部非腐蚀性药：常用 1% 甲紫治疗阴道假丝酵母菌病；新霉素或氯霉素等治疗急性或亚急性子宫颈炎或阴道炎。

（3）局部腐蚀性药：常用 20% ～ 50% 硝酸银溶液等，治疗宫颈糜烂样改变。用长棉棍蘸少许涂于糜烂面，插入颈管内约 0.5cm，随后用生理盐水棉球擦去表面残余药液，最后用干棉球吸干。

（4）宫颈棉球上药：止血药、抗生素等。嘱患者放药 12 ～ 24 小时后自行牵拉棉球尾线取出。

（5）喷雾器上药：常用有土霉素、磺胺嘧啶、呋喃西林等。

4. **护理措施**

（1）应用腐蚀性药物时，注意保护阴道内正常组织。

（2）阴道栓剂最好于晚上或休息时上药。上药后避免将棉球落入阴道内。

（3）经期或子宫出血者不宜阴道给药。

（4）用药期间禁止性生活。

第二十四节　妇产科诊疗及手术

一、阴道及宫颈细胞学检查

女性生殖道上皮细胞受卵巢激素的影响出现周期性变化，因此临床上既可通过检查生殖道脱落上皮细胞（包括阴道上段、宫颈阴道部、宫颈管、子宫、输卵管及腹腔的上皮细胞）反应体内性激素水平变化，又可协助诊断不同部位的恶性病变，是一种简便、经济、实用的辅助诊断方法。

1. **适应证**　不明原因闭经；功能失调性子宫出血；流产；生殖道感染性疾病；妇科肿瘤的筛查；宫颈细胞学检查是 CIN 及早期宫颈癌筛查的基本方法。

2. **禁忌证**　生殖器急性炎症；月经期、妊娠期或有不规则出血时；有出血倾向者。

3. **操作方法**

（1）阴道涂片：主要目的是了解卵巢或胎盘功能，检测下生殖道感染的病原体。用生理盐水做润滑剂取标，已婚者用木质小刮板在阴道侧壁 1/3 处轻轻刮取；无性生活妇女应签署知情同意书后，用浸湿的棉签伸入阴道，紧贴阴道侧壁卷取，薄而均匀地涂于玻片上，立即将其置于 95% 乙醇中固定。

（2）子宫颈刮片法：是筛查早期子宫颈癌的重要方法。应在宫颈外口鳞 - 柱状上皮交界处，用木质刮板以宫颈外口为圆心，轻刮一周，均匀涂于玻片上，避免损伤组织引起出血而影响检查结果。若受检者白带过多，应先用无菌干棉球轻轻擦净黏液，再刮取标本。

（3）宫颈管涂片：用于筛查宫颈管内病变。先将宫颈表面分泌物拭净，用小型木质刮板进入宫颈管内，轻轻刮取一周做涂片。

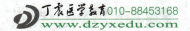
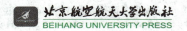

（4）宫颈吸片：用于筛查宫腔内恶性病变，较阴道涂片及诊刮阳性率高。将无菌塑料管一端连接注射器，另一端送入子宫腔内达宫底部，上下左右转动抽吸。

4. 宫颈细胞学诊断标准及检查意义 生殖脱落细胞学诊断采用巴氏5级分类。

（1）巴氏Ⅰ级：未见不典型或异常细胞，为正常阴道细胞涂片。

（2）巴氏Ⅱ级：发现不典型细胞，但无恶性特征细胞，属于良性改变或炎症。

（3）巴氏Ⅲ级：发现可疑恶性细胞，为可疑癌。

（4）巴氏Ⅳ级：发现不典型癌细胞，待证实，为高度可疑癌。

（5）巴氏Ⅴ级：发现多量典型癌细胞。

二、子宫颈活体组织检查

宫颈活组织检查简称活检，取材方法是自病变部位或可疑部位取小部分组织进行病理检查，结果常可作为宫颈癌等的诊断依据。

（一）局部活组织检查

1. 适应证

（1）宫颈脱落细胞学涂片检查巴氏Ⅲ级及以上者，宫颈脱落细胞学涂片检查巴氏Ⅱ级经反复治疗无效者。

（2）TBS分类鳞状上皮细胞异常低度鳞状上皮内病变及以上者。

（3）阴道镜检查反复出现可疑阳性或阳性者。

（4）可疑宫颈恶性病变或宫颈特异性感染，需进一步明确诊断者。

2. 禁忌证 生殖道患有急性或亚急性炎症者；妊娠期、月经期或有不规则子宫出血者；患血液病有出血倾向者。

3. 操作方法 一般在月经干净后3～7天进行，在宫颈外口鳞-柱状上皮交界处钳取适当大小组织。临床明确为宫颈癌，只为确定病理类型或浸润程度者可单点取材；可疑宫颈癌者，应按时钟位置3、6、9、12点四处取材。可在宫颈阴道部涂以复方碘溶液，在碘不着色区域取材。

4. 护理措施

（1）患者术后用带线纱球压迫止血，在术后24小时自行取出棉球。

（2）术后1个月禁止性生活及盆浴。

（二）锥形切除法

1. 适应证

（1）宫颈细胞学检查多次阳性，而宫颈活检阴性者。

（2）宫颈活检为高级别上皮内病变需确诊者。

（3）可疑为早期浸润癌，为明确病变累及程度及确定手术范围者。

2. 禁忌证 同宫颈活检。

3. 操作方法 以宫颈钳夹宫颈前唇向外牵引，在病灶外0.5cm处，以尖刀在宫颈表面做环形切口。于切除标本的12点位置处做一标志，以10%甲醛溶液固定，送病理检查。将行子宫切除者，手术最好在锥切术后48小时内进行。

4. 护理措施

（1）术后留置尿管24小时，休息3天，2个月内禁止性生活及盆浴。

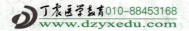
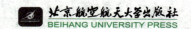

（2）6周后门诊复查，探查宫颈管有无狭窄。

三、诊断性刮宫术

诊断性刮宫术是刮取宫腔内容物行病理学检查的一种诊断方法、简称诊刮，刮取组织一般为子宫内膜。

1．适应证

（1）异常子宫出血，或阴道排液患者需进一步诊断者。

（2）排卵障碍性子宫出血、闭经、不孕症患者进一步了解子宫内膜变化、有无排卵等。

（3）怀疑同时有宫颈病变时，应行分段诊刮。

（4）宫腔内残留组织的清除。

2．禁忌证　急性生殖器官炎症；体温超过 37.5℃。

3．操作方法

（1）诊断性刮宫：用宫颈钳夹宫颈前唇，用探针探测宫腔深度，用刮匙刮取宫腔前、后、侧壁及宫底和两侧宫角部。疑结核性子宫内膜炎进行刮宫时，应重点刮取子宫角部。

（2）分段诊刮：先不探及宫腔，先用小刮匙刮取宫颈内口及以下的宫颈管组织，再刮取宫腔内膜组织。

4．护理措施

（1）一般在月经前 3～7 天或月经来潮 6 小时内（不超过 12 小时）进行刮宫能确定排卵和黄体功能。子宫有异常出血怀疑癌变者，随时可进行诊刮。

（2）术前 5 天禁止性生活，术后 2 周内禁止性生活及盆浴。

（3）有结核者诊刮前 3 天及术后 3 天每天肌内注射链霉素 0.75g 及异烟肼 0.3g 口服，以防诊刮引起结核病灶扩散。

四、输卵管畅通术

输卵管通畅检查的主要目的是检查输卵管是否畅通，了解子宫和输卵管腔的形态及输卵管的阻塞部位。包括通液术和通气术，通液术最常用；通气时速度不宜过快，一般以 60ml/min 为宜，最高气体压力一般不超过 200mmHg，以免输卵管壁受伤或破裂，甚至引起内出血。

1．适应证

（1）疑有输卵管阻塞的不孕症患者。

（2）检验和评价输卵管绝育术、输卵管再通术或输卵管成形术的效果。

（3）对轻度输卵管粘连有疏通作用。

2．禁忌证

（1）内外生殖器炎症急性或亚急性发作。

（2）月经期或有不规则子宫出血者。

（3）可疑妊娠者。

（4）严重的全身性疾病及手术不能耐受者。

（5）体温高于 37.5℃者。

3．物品准备　常用液体有生理盐水，抗生素溶液（庆大霉素 8 万 U、地塞米松 5mg、透明质酸酶 1500U，注射用水 20～50ml），可加用 0.5% 的利多卡因 2ml 以减少输卵管痉挛。

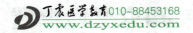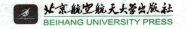

4. 护理措施

（1）检查时间应在月经干净后 3 ～ 7 天进行，术前 3 天禁止性生活。

（2）检查前半小时可肌内注射阿托品 0.5mg，解除痉挛。

（3）术后 2 周内禁止性生活及盆浴。

五、阴道后穹窿穿刺术

阴道后穹窿穿刺术是用穿刺针经阴道后穹窿中点进针约 2cm，刺入直肠子宫陷凹处，抽取积血、积液、积脓进行肉眼观察及生物化学、微生物学和病理检查的方法。若抽出暗红色不凝血考虑有腹腔出血；如抽出血液较红，放置 10 分钟内凝固，表明误入血管。

1. 适应证

（1）疑有异位妊娠或黄体破裂导致的腹腔出血时，可协助诊断。

（2）疑盆腔内有积液、积脓时，穿刺抽液了解积液性质，还可通过穿刺引流注入广谱抗生素。

（3）进行穿刺抽吸或行活检可明确诊断位于直肠子宫陷凹的肿块。

（4）B 超引导下行注药治疗、穿刺取卵等。

2. 禁忌证

（1）盆腔严重粘连、占据直肠子宫陷凹或疑有子宫后壁与肠管粘连。

（2）异位妊娠采取非手术治疗者；高度怀疑恶性肿瘤者。

3. 护理措施 观察患者出血情况，及时将抽出液体送检。

六、内窥镜检查术

内镜检查是利用连接于摄像系统和冷光源的内镜窥察人体体腔及脏器的一种诊疗技术。妇产科常用的内镜检查有阴道镜、宫腔镜和腹腔镜。

（一）阴道镜检查

1. 适应证

（1）宫颈细胞学检查巴氏 II 级以上，妇科检查怀疑宫颈病变、有接触性出血、或可疑癌变者。

（2）宫颈锥切术前确定切除范围。

（3）对可疑外阴、阴道、宫颈病变处进行指导性活检。

（4）对外阴、阴道和宫颈病变的诊断、治疗和效果评估。

2. 禁忌证 无绝对禁忌证。

3. 护理措施

（1）检查前 24 小时避免性交及宫腔、阴道操作，术前 48 小时禁止阴道宫颈上药，宜在月经干净后 3 ～ 4 天进行。

（2）填塞纱布于术后 24 小时自行取出，术后 2 周内禁止性生活及盆浴。

（二）宫腔镜检查

1. 适应证 异常子宫出血者；不明原因的不孕症或反复流产者；宫腔镜引导下输卵管通液等。

2. 禁忌证 严重心肺功能不全者；严重血液系统疾病；急性、亚急性生殖道感染；近 3 个月有子宫手术或有子宫穿孔史者。

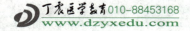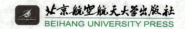

3. 护理措施

（1）术后评估有无腹痛、阴道流血情况及其他并发症等。

（2）术后 2 周内禁止性生活及盆浴。

（三）腹腔镜检查

1. 适应证　不明原因的腹痛与盆腔痛；妇科某些器质病变的诊断与治疗；计划生育手术及并发症的治疗等。

2. 禁忌证　严重心肺功能不全者；腹腔内大出血；弥漫性腹膜炎或怀疑盆腔内广泛粘连者；大的腹壁疝或膈疝者；凝血功能障碍者。

3. 并发症　大血管损伤、腹壁血管损伤、术中出血、脏器损伤；皮下气肿、术后上腹部不适、肩痛等与二氧化碳有关的并发症；穿刺口不愈合、尿潴留、切口疝等。

4. 护理措施

（1）评估患者有无与气腹相关的并发症，如皮下气肿、上腹不适、肩痛等。

（2）术后平卧 24～48 小时，可在床上翻身活动，并常规留置导尿 24 小时。

七、会阴切开缝合术

会阴切开术分会阴侧切和会阴正中切开两种，会阴侧切较常用。

1. 适应证

（1）估计会阴裂伤不可避免，如会阴坚韧、水肿或有瘢痕等。

（2）持续性枕后位、耻骨弓狭窄等。

（3）需阴道助产或需要缩短第二产程时。

（4）预防早产儿因会阴阻力引起的产后出血。

2. 操作方法　会阴侧切是在会阴后联合向左后方与正中线成 45° 处，在宫缩时剪开。会阴部一般采用碘伏进行消毒，切开前在切口部位用 0.5% 普鲁卡因进行局部麻醉；分娩结束后协助术者缝合，缝合线应超过切口顶端上方 0.5～1.0cm，注意逐层缝合、对合整齐。

3. 护理措施

（1）会阴左后 - 侧切开者嘱产妇右侧卧位，即健侧卧位。

（2）会阴后 - 侧切伤口于术后第 5 天拆线，正中切开于术后第 3 天拆线。会阴切口有感染时可提前拆线。

（3）外阴伤口肿胀者，24 小时内可用 95% 乙醇湿冷敷，24 小时后可用 50% 硫酸镁湿热敷，或用红外线照射。

八、胎头吸引术

胎头吸引术是利用负压吸引原理，将胎头吸引器置于胎头顶部，按分娩机制牵引胎头，配合产力，协助胎儿娩出的一项助产技术。

1. 适应证

（1）胎儿窘迫、妊娠合并心脏病、妊娠高血压疾病子痫前期等需要缩短第二产程者。

（2）子宫收缩乏力导致第二产程延长，或胎头已拨露达半小时仍不能娩出者。

（3）有剖宫产史或瘢痕子宫，不宜屏气加压的孕妇。

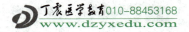
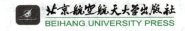

2. 禁忌证

（1）严重头盆不称、产道阻塞或畸形不能经阴道分娩者。

（2）胎位异常（面先露、横位、臀位）。

（3）胎头位置高或宫口未开全者。

3. **操作方法**　一般牵引负压控制在 280 ～ 350mmHg，按分娩机制缓慢牵引。牵引过程中随时监测胎心率的变化，待胎头双顶径超过骨盆出口时，协助术者解除负压，取下胎头吸引器。

九、人工剥离胎盘术

人工剥离胎盘术是指胎儿娩出后，用人工的方法使胎盘剥离并取出的手术。

1. **适应证**　胎儿经阴道娩出 30 分钟后，胎盘尚未娩出者；剖宫产胎儿娩出 5 ～ 10 分钟后，胎盘尚未娩出者；胎盘部分剥离，引起子宫大出血者。

2. **操作方法**

（1）术者五指并拢，沿脐带伸入宫腔，找到胎盘边缘，掌心向上，以手掌尺侧缘钝性剥离胎盘，另一手在腹壁协助按压子宫底。待胎盘全部剥离，手握胎盘取出，若无法剥离，应考虑胎盘植入，切忌强行或暴力剥离。

（2）胎盘取出后应仔细检查是否完整，若有缺损应再次徒手伸入宫腔清除残留胎盘及胎膜，必要时行刮宫术。取出后遵医嘱给予止血剂。

3. **护理措施**　评估产妇子宫收缩及出血情况，宫缩不佳时应按摩子宫，遵医嘱给予缩宫素或麦角新碱等，使用麦角新碱时注意监测血压变化。

十、产钳术

1. **适应证**　同胎头吸引术。胎头吸引术失败者；臀先露胎头娩出困难者；剖宫产娩出胎头困难者。

2. **禁忌证**　同胎头吸引术。有明显头盆不称者；严重胎儿窘迫、短时间胎儿不能结束分娩者；畸形儿、死胎等，应以不损伤产道为原则。

3. **护理措施**　同胎头吸引术。中位产钳是指胎头双顶径已过骨盆入口，但胎头还没有低于坐骨棘下 2cm 处。

十一、剖宫产术

1. **术式**

（1）子宫下段剖宫产术：最常用。伤口愈合较好，瘢痕组织少，大网、肠管粘连较少见。

（2）子宫体部剖宫产术：术中出血较多，切口容易与大网膜、肠管、腹壁腹膜粘连，再次妊娠易发生子宫破裂，仅用于胎盘前置不能做子宫下段剖宫产术者。

（3）腹膜外剖宫产术：较费时。可减少术后腹腔感染的危险，适用于有宫腔感染者。

2. **适应证**

（1）产力异常、骨盆狭窄、软产道异常、头盆不称、巨大儿、珍贵儿、胎位异常如横位、臀位。

（2）妊娠并发症与妊娠合并症不宜经阴道分娩者。

（3）脐带脱垂、胎儿宫内窘迫者。

3. **禁忌证**　死胎或胎儿畸形，应以不损伤母体为原则。

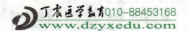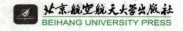

4. 护理措施

（1）术前准备同一般开腹手术。

（2）术前禁用呼吸抑制剂（如吗啡），以防发生新生儿窒息。

（3）密切观察产妇生命体征变化。

（4）早期下床活动，6 小时后可进流食。

（5）术后 24 小时取半卧位，以利恶露排出。

（6）常规留置导尿 24 小时。

（7）鼓励母乳喂养，指导避孕 2 年。

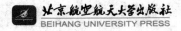

第四章　儿科护理学

第一节　生长发育

一、小儿生长发育及其影响因素

（一）小儿年龄阶段的划分及各期特点

1. **胎儿期**　从受精卵形成至小儿出生为止，共 40 周。

2. **新生儿期**　从出生脐带结扎到出生后满 28 天称为新生儿期。胎龄满 28 周（体重＞1000g）至出生后 7 足天，称围生期。此期在生长发育和疾病方面具有非常明显的特殊性，发病率高，死亡率高，特别是新生儿早期（出生后 1 周内）。

3. **婴儿期**　自出生到 1 周岁之前为婴儿期。此期为小儿体格、动作和认知能力生长发育最迅速的时期，对营养的需求量相对较高。此时，各系统器官的生长发育还不够成熟完善，尤其是消化系统，因此容易发生消化道功能紊乱。同时，婴儿体内来自母体的抗体逐渐减少，母体 IgM 不能通过胎盘，自身免疫功能尚未成熟，故小儿易患革兰阴性细菌感染。

4. **幼儿期**　自 1 岁至满 3 周岁之前。此期生长发育速度较前稍减慢，而智能发育迅速，活动范围渐广，接触社会事物渐多，但对危险的识别和自我保护能力有限，因此意外伤害发生率非常高，应格外注意监护。

5. **学龄前期**　从 3 周岁到 6 ～ 7 岁的小儿。此期生长发育速度已经减慢，智能发育更加迅速。接触同龄儿童和社会事物扩大，自理能力和初步社交能力得到锻炼，应注意培养小儿良好的道德品质和生活能力，为入学做准备。

6. **学龄期**　从入小学开始（6 ～ 7 岁）到青春期前为学龄期。此期除生殖系统外，各系统器官外形均已接近成年人，智能发育更加成熟，可以接受系统的科学文化教育。

7. **青春期**　从第二性征出现到生殖功能基本发育成熟、身高停止增长的时期称青春期。其年龄范围一般从 11 ～ 20 岁，青春期的开始和结束年龄存在较大的个体差异，相差 2 ～ 4 岁。女孩从 11 ～ 12 岁到 17 ～ 18 岁，男孩从 13 ～ 14 岁到 18 ～ 20 岁为青春期。此期体格生长发育再次加速，出现第二次高峰，同时生殖系统迅速发育，并逐渐成熟。

（1）女孩青春期性发育的顺序为：乳房发育，骨盆变宽，脂肪丰满，阴毛、外生殖器改变，月经来潮，腋毛出现。

（2）男孩性发育的顺序为：睾丸容积增大，阴茎增长增粗，出现阴毛、腋毛及声音低沉等。

（二）生长发育

1. **生长发育的规律**　小儿生长发育的模式不尽相同，但遵循共同的规律（表 4-1）。

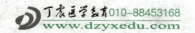
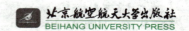

表4-1　生长发育的规律

生长发育规律	特　点
连续性和阶段性	第1年是第一个生长高峰，青春期是第二个生长高峰
不平衡性	神经系统发育先快后慢；生殖系统先慢后快；淋巴系统先快而后回缩；皮下脂肪年幼时较发达；肌肉组织到学龄期时才加速
顺序性	由上到下，由近到远，由粗到细，由简单到复杂，由低级到高级
个体差异性	在一定范围内受遗传、环境的影响，生长差异较大

2. **影响生长发育的因素**　遗传因素和环境因素是影响儿童生长发育的两个最基本因素。环境因素主要包括：

（1）营养：年龄越小，受营养因素的影响越大。

（2）疾病：急性感染常使体重减轻，慢性疾病影响体重和身高的增长，内分泌疾病对小儿生长发育影响最大。

（3）母亲情况。

（4）家庭环境和社会环境等。

二、小儿体格生长及评价

生长是机体量的变化，即各器官、系统以及身体形态、大小的变化，可以通过测量体格生长常用指标表达。

1. **体重**　为各器官、组织和体液的总重量，在体格生长指标中最易波动，是最易获得的反映儿童生长和营养状况的重要指标，常用于计算临床给药量和输液量。通常宜在清晨，空腹，排空大、小便后，只穿贴身衣裤，不穿鞋的情况下测量体重。不同年龄阶段的体重估计值及计算方法见表 4-2。

2. **身高（长）**　指头部、脊柱与下肢长度的总和，是反映骨骼发育的重要指标，应测量从头顶至足底的垂直长度。3 岁以下儿童仰卧位测量，3 岁以上立位测量。不同年龄阶段的身高（长）估计值及计算方法见表 4-3。上部量是从头顶至耻骨联合上缘，下部量是从耻骨联合上缘到足底。临床上通过测量上部量和下部量，以判断头、脊柱、下肢所占身高的比例。出生时上部量＞下部量，中点在脐部。随着下肢长骨增长，中点下移。12 岁时上部量与下部量相等，中点在耻骨联合上缘。

3. **坐高**　指头顶至坐骨结节的长度，反映头颅与脊柱的生长。

4. **头围**　指经眉弓上缘、枕后结节绕头一周的长度，反映颅骨与脑的发育。头围测量在 2 岁前最有价值。头围过小常提示脑发育不良，头围过大或增长过速则提示脑积水。不同年龄阶段的头围估计值见表 4-4。

5. **胸围**　指从乳头下缘，经肩胛角下缘绕胸一周的长度，反映胸廓和肺的发育。不同年龄阶段的胸围估计值及计算方法见表 4-5。

6. **腹围**　指平脐水平（小婴儿以剑突与脐之间的中点）绕腹 1 周的长度。小儿 2 岁前腹围与胸围大约相等，2 岁后腹围较胸围小。

7. **上臂围**　指沿肩峰与鹰嘴连线中点水平绕臂一周的长度，代表骨骼、肌肉、皮下脂肪和皮肤的发育。常用于筛查 1 ～ 5 岁小儿的营养状况。上臂围＞ 13.5cm 为营养良好；12.5 ～ 13.5cm 为营养中等；＜ 12.5cm 为营养不良。

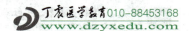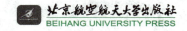

8. 牙　出生后 4～10 个月乳牙开始萌出，12 个月未出牙者为乳牙萌出延迟。不同年龄阶段的出牙情况及乳牙计算方法见表 4-6。

9. 囟门　可根据头围大小，骨缝及前、后囟闭合时间来评价颅骨的发育。前囟是位于两块额骨与两块顶骨间形成的菱形间隙，其大小是测量菱形对边中点连线的距离。婴儿出生时前囟为 1.5～2cm，最迟 2 岁闭合。前囟早闭、头围小，提示脑发育不良、小头畸形；前囟迟闭、过大见于佝偻病、先天性甲状腺功能减低症等。前囟饱满常提示颅内压增高，见于脑积水、脑膜炎、脑出血、脑肿瘤等。后囟出生时很小或闭合，最迟出生后 6～8 周闭合。骨缝 3～4 个月闭合。

表4-2　不同年龄阶段的体重估计值及计算方法

年龄阶段	体　重
出生时	3kg
出生后3个月	6kg（出生时的2倍）
1岁时	9kg（出生时的3倍）
2岁时	12kg（出生时的4倍）
1～6个月	出生体重（kg）＋月龄×0.7（kg）
7～12个月	6（kg）＋月龄×0.25（kg）
1～12岁	年龄×2＋8（kg）

表4-3　不同年龄阶段的身高（长）估计值及计算方法

年龄阶段	身　高（长）
出生时	50cm
6个月	65cm
1岁	75cm
2岁	87cm
2～12岁	年龄×7+75（cm）

表4-4　不同年龄阶段的头围估计值

年龄阶段	头　围
出生时	33～34cm
1岁	46cm
2岁	48cm
5岁	50cm

表4-5 不同年龄阶段的胸围估计值及计算方法

年龄阶段	胸 围	特 点
出生时	32cm	
1岁	46cm	头围与胸围大致相等
1岁至青春前期	＝头围＋小儿年龄－1	胸围大于头围

表4-6 不同年龄阶段的出牙情况及乳牙计算方法

年龄阶段	出牙情况
出生后4～10个月	乳牙开始萌出
3岁前	乳牙出齐
6岁	萌出第一颗恒牙
12岁	萌出第二恒磨牙
17～18岁	萌出第三恒磨牙（智齿）
乳牙	月龄－4（或6）

10. **长骨** 小儿出生时腕部无骨化中心,出生后逐渐出现头状骨、钩骨（3～4个月）、下桡骨骺(约1岁)、三角骨（2～2.5）、月骨（3岁左右）、大小多角骨（3.5～5岁）、舟骨（5～6岁）、下尺骨骺（6～8岁）、豆状骨（9～10岁）,10岁时出全,共10个。

11. **脊柱** 3个月左右形成颈曲为脊柱第1个弯曲；6个月后形成胸曲为脊柱第2个弯曲；1岁形成腰曲为脊柱第3个弯曲。

第二节 新生儿及新生儿疾病

一、足月新生儿的特点

1. **正常新生儿的特点**
（1）外观特点：正常新生儿与早产儿的特点鉴别见表 4-7。
（2）呼吸系统：呼吸节律不规则，较表浅，40～45 次／分，以腹式呼吸为主。
（3）循环系统：心率 100～150 次／分，波动范围较大。足月儿血压平均 70/50mmHg。因血液多分布于躯干和内脏，四肢易出现冰冷及发绀。
（4）消化系统：胃呈水平位，贲门括约肌松弛，幽门括约肌较紧张，易发生溢乳。出生后10～12 小时开始排出墨绿色胎粪,2～3 天可排完。若 24 小时仍不排胎便,应检查是否有消化道畸形。

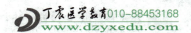

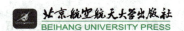

表4-7　正常足月儿与早产儿的外观特点鉴别

	正常足月儿	早产儿
哭　声	响亮	轻弱
皮　肤	红润，胎毛少	红嫩，胎毛多
头　发	分条清楚	细而乱
耳　廓	软骨发育好，轮廓清楚	软骨发育不好，轮廓不清
指（趾）甲	达到或超过指（趾）尖	未达到指（趾）尖
足　纹	遍及整个足底	足底纹少，足跟光滑
肌张力	四肢屈曲	颈肌软弱，四肢肌张力低下
乳　房	乳晕清晰，结节>4mm	乳晕不清，无结节或结节<4mm
外生殖器	男婴睾丸降至阴囊	

（5）血液系统：出生时红细胞数和血红蛋白量高，以后逐渐下降。白细胞计数较高，3天后明显下降。胎儿肝脏维生素 K 储存量少，凝血因子活性低，出生后需常规注射维生素 K_1。

（6）泌尿系统：出生后24小时内排尿，如生后48小时仍无尿，需要查找原因。肾小球滤过率低，易出现脱水或水肿。肾脏排磷功能较差，易致低钙血症。

（7）神经系统：新生儿脑相对大，大脑皮质兴奋性低，睡眠时间长。出生时已具有觅食反射、吸吮反射、握持反射、拥抱反射等原始反射。正常情况下，上述反射生后数月可自然消失。若新生儿期反射减弱、消失或数月后仍存在，提示有神经系统疾病。

（8）免疫系统

①特异性免疫能力不足，但可通过胎盘从母体获得 IgG，因此新生儿对一些传染病不易感染。

②IgA 和 IgM 不能通过胎盘，易患呼吸道、消化道等细菌感染。

③血脑屏障发育不完善，易感染细菌性脑膜炎。

④新生儿肠道面积大，肠壁薄，通透性高，胃酸胆酸少，杀菌力差。

⑤血浆中补体含量低。

（9）能量和体液代谢：新生儿基础热量消耗为105kJ/kg，每天总热量需418～502kJ/kg。液体需要量与体重、日龄有关。患病时易发生代谢性酸中毒，需及时纠正。

（10）体温调节：体温调节中枢发育不完善，皮下脂肪薄，体表面积相对较大，易散热。室温过低时依靠棕色脂肪产热，产热量相对不足，易发生低体温或寒冷损伤综合征。室温过高、进水少及散热不足，可致体温增高，引起脱水热。

2. 新生儿的特殊生理状态

（1）生理性黄疸：足月儿生后2～3天出现黄疸，4～5天达高峰，5～7天消退，最迟不超过2周。小儿一般情况良好，食欲正常。

（2）生理性体重下降：新生儿出生数日内，因失水较多和胎粪排出导致体重下降，出生后3～4天最低，但不超过10%（一般3%～9%），出生后10天左右恢复出生体重。

（3）假月经：少数女婴出生后5～7天有少量阴道血性分泌物，可持续1周，因出生后母体雌激素突然中断引起，一般无须处理。

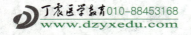
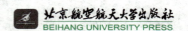

（4）乳腺肿大：男、女新生儿在出生后 4～7 天均可出现，如蚕豆或核桃大小，切勿挤压，防止感染。多于 2～3 周消退，无须特殊处理。

（5）"马牙"和"螳螂嘴"：新生儿上腭中线和牙龈切缘上常有黄白色、米粒大小的斑点，是上皮细胞堆积或黏液腺分泌物积留所致，称为"马牙"，出生后数周自行消退。新生儿两颊部有脂肪垫，称为"螳螂嘴"，对吸乳有利。两者均属正常现象，不可挑破，以免发生感染。

二、早产儿的特点

早产儿又称未成熟儿，是指出生时胎龄满 28 周，但未满 37 周，出生体重多不足 2500g 的活产婴儿。

（1）外观特点：见表 4-7。

（2）呼吸系统：早产儿呼吸中枢系统不成熟，呼吸表浅、不规则，甚至有呼吸暂停。肺部发育不成熟，肺泡表面活性物质缺乏，易发生肺透明膜病。

（3）循环系统：早产儿心率快，部分可有动脉导管未闭。

（4）消化系统：早产儿吸吮及吞咽能力差，易出现呛乳或乳汁吸入引起肺炎。胃容量小且贲门括约肌松弛，易发生胃食管反流和溢乳。消化酶不足，胆酸分泌少，消化吸收较差。缺血、缺氧或喂养不当可引起坏死性小肠结肠炎。肝脏不成熟，葡萄糖醛酸转移酶不足，故生理性黄疸程度重，持续时间长。因胎粪形成少及肠蠕动弱，常有胎粪排出延迟。

（5）血液系统：由于维生素 K 及维生素 D 贮存较足月儿少，更易发生出血和佝偻病。因红细胞生成素水平低下、先天储铁不足，生理性贫血出现早，程度重。

（6）泌尿系统：早产儿肾浓缩功能更差，葡萄糖阈值低，肾小管排酸能力差，更易发生低钠血症、糖尿和代谢性酸中毒。

（7）神经系统：早产儿神经系统成熟度与胎龄有关，胎龄越小，反射越差。早产儿易缺氧而致缺氧缺血性脑病。脑室管膜下存在发达的胚胎生发层组织，易致颅内出血。

（8）免疫系统：早产儿特异性和非特异性免疫发育不够完善，IgG 和补体水平较足月儿更低，特别是 SIgA 缺乏，极易发生感染。

（9）体温调节：早产儿体温调节功能更差，棕色脂肪少，产热能力差（早产儿体温过低主要原因），皮肤薄、体表面积大，体温易随环境温度改变而改变。寒冷时更易出现低体温，甚至寒冷损伤综合征（硬肿症）。

（10）生长发育：早产儿生长发育速度较足月儿快。易发生佝偻病。

三、新生儿窒息

新生儿窒息是指胎儿娩出后 1 分钟仅有心搏，无自主呼吸或未建立规律呼吸的缺氧状态，而导致低氧血症、高碳酸血症、代谢性酸中毒及全身多脏器损伤，是新生儿死亡及伤残的重要原因之一。

1. 病因

（1）母体因素：慢性或严重疾病，妊娠并发症，孕母吸毒、吸烟，年龄 > 35 岁或 < 16 岁。

（2）胎盘因素：前置胎盘、胎盘早剥、胎盘老化等。

（3）脐带因素：脐带脱垂、绕颈、打结等。

（4）胎儿因素：早产儿，巨大儿，先天性畸形，宫内感染，呼吸道阻塞如吸入羊水、胎粪等。

（5）分娩因素：难产，产钳术，产程中药物使用不当等。

2. 辅助检查　分析缺氧程度，宫内缺氧胎儿，胎头露出宫口时取头皮血进行血气分析；生后应

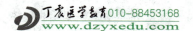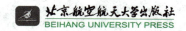

检测动脉血气，血糖、电解质、血尿素氮和肌酐等生化指标。

四、新生儿缺氧缺血性脑病

新生儿缺氧缺血性脑病是指各种围生期因素引起的部分或完全缺氧、脑血流减少或暂停而导致胎儿和新生儿的脑损伤，是新生儿窒息的严重并发症。

1. 病因　缺氧是本病发病的核心。

（1）围生期窒息是最主要原因，防治围生期窒息是预防本病的主要措施。

（2）反复呼吸暂停。

（3）严重的呼吸系统疾病。

（4）右向左分流型先天性心脏病。

（5）心脏骤停或严重循环系统疾病。

（6）颅内出血或脑水肿。

2. 发病机制　脑组织所需的能量主要来源于葡萄糖的氧化过程，脑缺氧后脑细胞氧化代谢受损，大量神经元死亡。

3. 辅助检查

（1）头颅 CT 检查：明确脑损伤的部位、范围、严重程度和评估预后。

（2）血清肌酸磷酸激酶同工酶（CPK-BB）：正常值 < 10U/L，脑组织受损时升高。

（3）神经元特异性烯醇化酶（NSE）：正常值 < 6μg/L 神经元受损时血浆中该酶活性升高。

（4）脑电图：生后 1 周内检查，有助于临床确定脑病变严重程度、判断预后和对惊厥的诊断。

五、新生儿颅内出血

新生儿颅内出血主要因缺氧或产伤引起，是新生儿期严重脑损伤的常见形式。早产儿发病率较高，预后较差，严重者常留有神经系统后遗症。

1. 病因与发病机制

（1）早产：胎龄 < 32 周的早产儿，仍留存胚胎生发基质。该结构脑血流缺乏自主调节功能，易破裂出血。

（2）缺血、缺氧：任何引起缺氧的原因均可导致颅内出血，以早产儿常见。

（3）产伤：头部受挤压是产伤性颅内出血的重要原因，足月儿居多。常见于急产、产程过长、胎头过大、头盆不称、高位产钳、胎头吸引器及臀牵引等。出血部位主要为硬脑膜下。

（4）其他：高渗液体快速输入、机械通气不当、气胸、肝功能不成熟、出血性疾病或脑血管畸形等。

2. 辅助检查　B 超对脑室周围 - 脑室内出血敏感，CT 对蛛网膜下腔、小脑和脑干出血敏感，B超为首选检查，若 B 超未确诊病灶部位应 CT 进一步明确。MRI 检查是确诊各型颅内出血、评估预后最敏感的检测手段。脑脊液检查急性期为均匀血性和皱缩红细胞，重症患者糖含量降低，5 ～ 10天乳糖降低最明显，但不能作为确诊检查。

六、新生儿黄疸

新生儿黄疸是指胆红素（以未结合胆红素为主）在体内积聚，而引起巩膜、皮肤或其他器官黄染，可分为生理性黄疸和病理性黄疸。新生儿血清总胆红素 > 5 ～ 7mg/dl（成人 > 2mg/dl）可出现肉眼

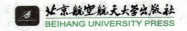

可见的黄疸。由于新生儿胆红素生成较多、转运胆红素能力不足、肝功能发育未完善、肠道内细菌含量少等特点，容易发生黄疸。

1. 病因与发病机制

（1）胆红素生成相对较多：如红细胞数量过多、寿命偏短等。

（2）血浆白蛋白联结胆红素的能力不足：游离的非结合胆红素为脂溶性，易透过血-脑屏障，进入中枢神经系统，引起胆红素脑病。

（3）肝细胞处理胆红素的能力差：生成结合胆红素量少。

（4）肝肠循环：肠蠕动差、肠道菌群尚未完全建立，致非结合胆红素水平升高。

（5）形成病理性黄疸的其他因素：感染、胆道闭锁、新生儿溶血、新生儿肝炎、母乳性黄疸、遗传性葡萄糖-6-磷酸脱氢酶（G-6-PD）缺陷等。

（6）新生儿溶血病：是指母婴血型不合，母血中血型抗体通过胎盘进入胎儿循环，导致胎儿、新生儿红细胞破坏而引起的溶血。ABO血型不合多为母亲O型，婴儿A型或B型；如母为AB型或婴儿为O型则均不会发生溶血。溶血的机制是A型或B型血型抗原通过胎盘进入母体，刺激母体产生相应的血型抗体，抗体进入胎儿血循环后，与胎儿红细胞的相应抗原结合，引起溶血。若母婴血型不合的胎儿红细胞在分娩时才进入母血，则母亲产生的抗体不使这一胎发病，而可能使下一胎血型相同的胎儿发病。

2. 辅助检查

（1）生理性黄疸与病理性黄疸鉴别：见表4-8。

表4-8 新生儿生理性黄疸与病理性黄疸鉴别

	生理性黄疸	病理性黄疸
血清胆红素	足月儿<221μmol/L（12.9mg/dl） 早产儿<256μmol/L（15mg/dl）	足月儿>221μmol/L（12.9mg/dl） 早产儿>256μmol/L（15mg/dl）
胆红素每天上升	<85μmol/L（5mg/dl）	>85μmol/L（5mg/dl）
结合胆红素	<34μmol/L（2mg/dl）	>34μmol/L（2mg/dl）
黄疸出现时间	足月儿出生后2～3天 早产儿出生后3～5天	出现早，在出生后24小时内
黄疸消退时间	足月儿2周 早产儿3～4周内	足月儿>2周 早产儿>4周
黄疸持续时间	短	长，或退而复现
伴随症状	一般情况良好 体温、食欲及大小便均正常	一般情况差 伴有原发疾病症状
治疗原则	注意黄疸变化，不需要特殊治疗	采取光照疗法，以蓝光最有效

（2）胆红素脑病：血清胆红素＞342μmol/L（20mg/dl）。

（3）血清特异性抗体检测：是新生儿溶血确诊实验。Rh和ABO溶血病一般均为阳性。

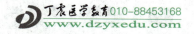
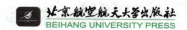

七、新生儿肺透明膜病

新生儿肺透明膜病又称新生儿呼吸窘迫综合征，多见于早产儿，由缺乏肺表面活性物质所致。

1. 病因与发病机制 肺表面活性物质的缺乏使肺泡壁表面张力增高，肺顺应性降低，呼气时肺泡容易萎缩，吸气时难以充分扩张，导致肺泡通气量较少，出现缺氧发绀等表现。

2. 辅助检查

（1）X线胸片：早期两肺野普遍透明度降低，内有散在细小颗粒和网状阴影，即毛玻璃样改变，以后可有支气管充气征。严重者可出现"白肺"，即双肺野均呈白色，肺肝界及肺心界均消失。

（2）动脉血气分析：pH值和PaO_2降低、$PaCO_2$升高。

（3）羊水检测：分娩前抽取羊水测磷脂和鞘磷脂的比值低于2∶1，提示胎儿肺发育不成熟。

八、新生儿肺炎

（一）胎粪吸入性肺炎

胎儿在宫内或娩出时吸入被胎粪污染的羊水，称胎粪吸入性肺炎，又称胎粪吸入综合征，病死率最高；吸入无污染羊水致肺炎，称羊水吸入性肺炎；乳汁吸入而致肺炎，称乳汁吸入性肺炎。

1. 病因与发病机制 当胎儿在宫内或分娩过程中缺氧，肠道及皮肤血流量减少，迷走神经兴奋，肠壁缺血，肠蠕动增快，导致肛门括约肌松弛而排出胎粪。缺氧使胎儿产生呼吸运动将胎粪吸入气管内或肺内，或在胎儿娩出建立有效呼吸后，将其吸入肺内。胎龄越大，发生率越高。

2. 辅助检查

（1）动脉血气分析：pH值下降，PaO_2降低等。

（2）X线检查、超声波检查：X线可见两侧肺纹理增粗并伴有肺气肿。

（二）感染性肺炎

细菌、病毒、衣原体都可引起新生儿感染性肺炎，可发生在出生前、出生时及出生后。是新生儿常见疾病，也是新生儿死亡的重要原因之一。

1. 病因与发病机制

（1）出生前感染：孕母受到感染，病原体通过胎盘经血行传给胎儿，引起感染，或吸入因胎膜早破等原因而污染的羊水而发生肺部感染。病原菌以革兰阴性杆菌为主（如大肠埃希菌等）。

（2）出生时感染：产时感染发生在分娩过程中，胎儿吸入母亲产道内细菌污染的分泌物所致。

（3）出生后感染：主要通过婴儿呼吸道、血行或医源性途径传播。

2. 辅助检查

（1）血液检查：细菌感染者白细胞数升高；病毒感染者白细胞数降低。

（2）X线检查：胸片可见肺纹理增粗。

九、新生儿败血症

新生儿败血症是细菌侵入血循环并生长繁殖，产生毒素而造成的全身感染。细菌从脐部侵入机体为新生儿败血症最常见的感染途径。出生后7天内出现症状者称为早发型败血症，7天以后出现者称为迟发型败血症。

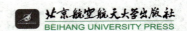

1. **病因与发病机制**

（1）自身因素：新生儿免疫系统功能不完善，屏障功能差，病原体入侵容易发生全身感染。胎龄越小、出生体重越轻，发病率及病死率越高。

（2）病原体：在我国，以葡萄球菌、大肠埃希菌为主。

（3）感染途径：感染可发生在产前、产时或产后。产前感染与孕妇有明显感染有关，产时感染与胎儿通过产道时被细菌感染有关，产前、产中感染发生在出生后 3 天内；产后感染与病原体从脐部、皮肤黏膜损伤处侵入有关，发生在出生 3 天后。

2. **辅助检查**

（1）细菌培养：使用抗生素前做血培养，查找致病菌以确诊。新生儿抵抗力低下，即使血中培养出机会致病菌也应予以重视，阴性结果不能排除败血症。部分患儿合并化脓性脑膜炎，可行脑脊液培养。做尿培养时，最宜在耻骨上膀胱穿取标本，避免污染。

（2）直接涂片：脑脊液直接涂片找细菌意义大。

（3）血常规：白细胞总数 $< 5.0 \times 10^9/L$ 或 $> 20 \times 10^9/L$，出现中毒颗粒或空泡、或血小板计数 $< 100 \times 10^9/L$ 有诊断价值。

十、新生儿寒冷损伤综合征

新生儿寒冷损伤综合征又称为新生儿硬肿症，是由多种原因引起的皮肤硬肿和低体温，重症可伴有多器官功能损害。

病因与发病机制 寒冷、早产、感染、低体重、窒息为主要病因。

（1）散热多：新生儿体温调节中枢发育不成熟，体表面积相对较大，皮肤薄，血管丰富，易散热。

（2）产热少：新生儿缺乏寒战反应，早产儿棕色脂肪含量少，导致产热能力更差。

（3）皮下脂肪特点：新生儿皮下脂肪中饱和脂肪酸较多，低体温时易凝固而硬化。

（4）其他：缺氧、酸中毒、休克、心力衰竭及严重感染时，增加热量的消耗。严重的颅脑疾病可抑制体温调节中枢。

十一、新生儿破伤风

新生儿破伤风是由破伤风梭菌经脐部侵入人体引起的急性感染性疾病，常 7 天左右发病。

病因、病理生理 破伤风梭菌为专性厌氧菌，革兰染色阳性。其致病因素主要是外毒素（痉挛毒素和溶血毒素）。其中痉挛毒素是引起临床症状的主要毒素，可致全身横纹肌持续性收缩与阵发性痉挛，血压升高、心率加快、发热、大汗等。而溶血毒素可引起局部组织坏死和心肌损害。

十二、新生儿胃–食管反流

小婴儿食管下端括约肌（LES）发育不成熟或功能障碍引起的胃内容物反流到食管甚至口咽部。

1. **病因与发病机制**

（1）阻止反流屏障功能障碍：正常情况下吞咽食物 LES 松弛，当食物进入胃内并胃内压力增高时，LES 缩进超过胃内压力，阻止食物反流；当因一些因素如 LES 压力降低、LES 周围组织缺陷时会使抗反流机制破坏，造成食管反流。婴儿 LES 压力降低是引起食管反流的主要原因。

（2）食管黏膜屏障破坏、蠕动功能低下、胃 - 十二指肠病变等均可引起胃 - 食管反流。

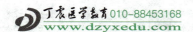
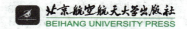

2. 辅助检查

（1）食管钡餐：钡剂反流、食管和胃连接处组织做出判断，还可判断是否存在食管裂孔疝等先天性疾病。

（2）食管动态 PH：是最可靠的诊断方法。可区分生理性或病理性疾病。

十三、新生儿低血糖

新生儿低血糖是指早产儿 3 天内全血血糖＜ 1.1mmol/L（20mg/dl），1 周后＜ 2.2mmol/L（40mg/dl），足月儿 3 天内全血血糖＜ 1.67mmol/L（30mg/dl），三天后＜ 2.2mmol/L（40mg/dl），现在认为全血血糖低于 2.2mmol/L（40mg/dl）即可诊断为新生儿低血糖。

病因与发病机制

（1）葡萄糖产生过少和需要量增加：早产儿、小于胎龄儿多见，主要与肝糖原、脂肪、蛋白不足和糖异生作用低下有关。其他疾病导致的低血糖，可与能量摄入不足、代谢率高等因素有关。

（2）葡萄糖消耗增加：多由高胰岛素血症所致，如婴儿胰岛细胞增生症、Rh 溶血、糖尿病母亲婴儿等。

第三节　营养性疾病

一、营养不良

营养不良是由于缺乏热量和（或）蛋白质引起的一种营养缺乏症。

1. 病因与发病机制

（1）摄入不足：喂养不当是最主要的原因。

（2）消化吸收不良：消化系统先天畸形、迁延性腹泻等。

（3）需要量增加：急慢性传染病恢复期、糖尿病、发热性疾病等。

2. 辅助检查　血清白蛋白降低为特征性改变。胰岛素样生长因子 1 较敏感，是早期诊断灵敏、可靠的指标。

二、小儿肥胖症

小儿肥胖症是由于长期能量摄入超过人体的消耗，使体内脂肪过度积聚、体重超过参考值范围的一种营养障碍性疾病。

1. 病因与发病机制

（1）能量摄入过多：为本病的主要原因。

（2）活动量过少：本病的重要因素。

（3）遗传因素：肥胖具有高度遗传性。肥胖双亲的后代发生肥胖的几率高达 70% ～ 80%。

（4）其他：饥饿中枢调节失衡、精神创伤及心理异常等因素。

2. 辅助检查　甘油三酯、胆固醇增高，严重者血清 β 白蛋白增高。肝脏超声可见脂肪肝。

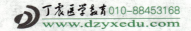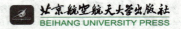

三、维生素D缺乏性佝偻病

维生素 D 缺乏性佝偻病是维生素 D 不足引起钙、磷代谢失常，产生的一种以骨骼病变为特征的全身慢性营养性疾病。

1. 病因

（1）围生期维生素 D 不足。

（2）日照不足：是主要的致病因素，体内维生素 D 的来源主要是皮肤中的 7- 脱氢胆固醇经光照合成。紫外线不能透过玻璃，婴幼儿缺乏户外活动，可致内源性维生素 D 不足。

（3）生长速度快，需要增加。

（4）维生素 D 摄入不足。

（5）疾病及药物影响。

2. 发病机制 本病可看作机体为维持血钙水平而对骨骼造成的损害。维生素 D 缺乏时，肠道吸收钙、磷减少，血钙水平降低，而刺激甲状旁腺素分泌增加，动员骨释放钙、磷，以维持血钙正常或接近正常。

3. 辅助检查

（1）初期（早期）：多见于 6 个月内，特别是 3 个月以内，主要为神经兴奋性增高的表现，如易激惹、烦躁，汗多刺激头皮，致婴儿摇头擦枕，出现枕秃。此期并无明显骨骼改变，骨骼 X 线可正常或钙化带稍模糊，血清 25-(OH) D_3 下降（是最可靠的诊断指标），一过性血钙下降，血磷降低，碱性磷酸酶正常或稍高。

（2）活动期（激期）：主要为骨骼改变和运动功能及智力发育迟缓。

①骨骼改变：6 个月以内以颅骨软化为主，重者有压乒乓球样的感觉。6 个月以上四肢出现手镯或足镯征。7 ～ 8 个月出现方颅，前囟闭合延迟，出牙迟，牙釉质缺乏，易患龋齿。会坐或站立后可发生脊柱后凸或侧凸畸形。1 岁左右可见胸廓畸形，胸部骨骼出现肋骨串珠，以第 7 ～ 10 肋最明显；膈肌附着处的肋骨内陷形成郝氏沟；胸骨突出形成鸡胸，内陷形成漏斗胸，影响呼吸功能。1 岁左右患儿由于行走负重，下肢弯曲，还可导致"O"形腿或"X"形腿。

②运动功能发育迟缓：全身肌肉松弛，肌张力减低，表现为头颈软弱无力，坐、立、行等运动功能落后，腹部膨隆如蛙腹。

③神经、精神发育迟缓：表情淡漠，语言发育落后，条件反射形成缓慢，免疫力低下，常伴感染及贫血。

④血生化：血清钙稍低，其余指标改变更加明显。X 线检查长骨钙化带消失，干骺端呈毛刷样、杯口状改变，骨密度减低，骨皮质变薄，可有骨干弯曲或青枝骨折。

（3）恢复期：临床症状和体征逐渐减轻或消失。血清钙、磷恢复正常，碱性磷酸酶开始下降，1 ～ 2 个月恢复正常。治疗 2 ～ 3 周后 X 线改变有所改善，出现不规则的钙化线。

（4）后遗症期：多见于 2 岁以后小儿。遗留不同程度的骨骼畸形，临床症状消失，血生化正常，X 线检查骨骼干骺端病变消失。

四、维生素D缺乏性手足搐搦症

维生素 D 缺乏性手足搐搦症是由于维生素 D 缺乏、血钙降低，而出现惊厥、喉痉挛或手足抽搐等神经肌肉兴奋性增高症状。

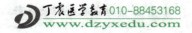
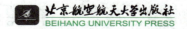

1. 病因与发病机制

（1）维生素 D 缺乏导致血钙降低是引起惊厥、喉痉挛、手足抽搐的直接原因。

（2）接受日照急骤增多或开始大量维生素 D 治疗时骨骼加速钙化，肠道吸收钙相对不足，导致血钙降低。

（3）发热、感染、饥饿时，组织细胞分解释放磷，使血磷增加，可致血钙下降。

2. 辅助检查 总血钙低于 1.75 ～ 1.88mmol/L，离子钙＜ 1.0mmol/L，血磷正常或偏高。

五、锌缺乏症

1. 病因 锌摄入不足，动物性食物含锌丰富，素食者易缺锌；吸收障碍，长期牛奶喂养、肠病性肢端皮炎；婴儿迅速发育需要量增加，若没有及时补充可发生缺锌；其他如失血、大面积烧伤、长期透析、外伤等均会引起锌丢失。

2. 辅助检查 血清锌浓度反应试验＞ 15%，血清锌浓度＜ 11.47μmol/L，提示缺锌。

第四节　消化系统疾病

一、小儿消化系统解剖生理特点

1. 口腔 足月新生儿出生时已具有较好吸吮和吞咽功能。新生儿及婴幼儿口腔黏膜薄嫩，血管丰富，唾液腺发育不够完善，易受损伤和感染。3 ～ 4 个月涎液分泌开始增加，5 ～ 6 个月显著增多，而婴儿口底浅，不能吞咽所分泌的全部唾液，常发生生理性流涎。

2. 食管 似漏斗状，弹力组织及肌层尚不发达，食管下段贲门括约肌发育不成熟，常发生胃 - 食管反流。吸奶时吞咽过多空气易发生溢乳。

3. 胃 略呈水平位，平滑肌发育尚未完善，在充满液体食物后易扩张。由于贲门和胃底部肌张力低，幽门括约肌发育较好，故易发生幽门痉挛而出现呕吐。为容量新生儿为 30 ～ 60ml，1 ～ 3 个月为 90 ～ 150ml，1 岁为 250 ～ 300ml，5 岁为 700 ～ 850ml。胃排空时间因食物种类不同而异：水 1.5 ～ 2 小时，母乳 2 ～ 3 小时，牛乳 3 ～ 4 小时。

4. 肠 婴儿肠道相对比成人长，一般为身长的 5 ～ 7 倍（成人 4 倍）。小肠是消化吸收的主要场所。肠系膜柔软而长，易患肠套叠及肠扭转。肠壁薄、通透性高、屏蔽功能差，肠内毒素、过敏原等易经肠黏膜进入体内，引起全身感染及过敏性疾病。肠乳糖酶活性低，易发生乳糖吸收不良。

5. 肝 小儿年龄越小，肝相对越大。正常情况下，婴幼儿肝脏在右肋缘下 1 ～ 2cm 可触及，6 岁后肋缘下即触不到。

6. 胰 胰液及其消化酶的分泌易受疾病影响，容易发生消化不良。新生儿和小婴儿胰蛋白酶和胰脂肪酶的活性较低，对蛋白质和脂肪的消化功能较差；胰淀粉酶的活性更低，故 3 个月以下的小儿不宜喂淀粉类食物。

7. 肠道细菌 受食物成分影响，母乳喂养者以双歧杆菌为主，人工喂养儿和混合喂养者大肠埃希菌、嗜酸杆菌、双歧杆菌及肠球菌所占比例基本相等。正常肠道菌群对入侵的致病菌有一定的抑制作用。

8. 健康小儿粪便 出生后 10 ～ 12 小时开始排出墨绿色胎粪，2 ～ 3 天可排完。若 24 小时仍

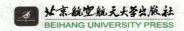

不排胎便，应检查是否有消化道畸形。**母乳喂养儿粪便呈金黄色、均匀糊状，偶有细小乳凝块，较稀薄，不臭，有酸味，每天 2～4 次。**牛乳、羊乳喂养儿粪便呈淡黄色或灰黄色，较稠，多成形，含乳凝块较多，较臭，每天 1～2 次，易发生便秘。混合喂养儿粪便与喂牛乳者相似，但质地较软、颜色较黄。添加谷类、蛋、肉及蔬菜等辅食后，粪便性状逐渐接近成人。

9. 异常小儿粪便　小儿排便呈灰白色提示胆道梗阻。若大便带血丝多由肛裂、直肠息肉所致。大便呈黑色系肠上部、胃出血或用铁剂药物所致。

二、小儿腹泻

小儿腹泻也称腹泻病，是一组由多病原、多因素引起的以大便次数增多和大便性状改变为特点的消化道综合征。是我国婴幼儿最常见的疾病之一。**6 个月～2 岁婴幼儿发病率高，也是造成婴幼儿营养不良、生长发育障碍甚至死亡的主要原因之一。**

1. 病因与发病机制

（1）感染因素：分为肠道内感染和肠道外感染。

①肠道内感染：可由细菌、病毒、真菌、寄生虫等引起。寒冷季节的婴幼儿腹泻绝大多数由病毒感染引起，主要病原为轮状病毒。细菌感染以大肠埃希菌常见。

②肠道外感染：如中耳炎、肺炎等疾病，可因发热及病原体释放的毒素作用而导致腹泻。

（2）非感染因素

①饮食不当，人工喂养不定时、饮食量不当、过早给予大量淀粉或脂肪类食物、过早添加辅食等。

②对牛奶蛋白、大豆蛋白过敏而引起腹泻。

③腹部受凉或天气过热等可诱发消化功能紊乱。

（3）易感因素

①小儿消化系统发育不完善：胃酸及消化酶分泌少、活性低，不能适应食物质和量的较大变化；婴儿对缺水的耐受力差，失水后容易发生体液紊乱。

②生长发育快：营养物质需求量相对较多，肠道负荷重。

③机体防御功能差：胃酸分泌水平低，对病原杀灭能力弱。血清免疫球蛋白、胃肠 SIgA 水平低。

④肠道菌群失调：新生儿尚未建立正常肠道菌群，或因滥用广谱抗生素使正常菌群平衡失调。

⑤人工喂养易受污染：与母乳相比，SIgA、乳铁蛋白等可抗感染的物质缺乏，或在加热中被破坏。

2. 辅助检查　见表4-9。

表4-9　几种常见类型肠炎及生理性腹泻的临床特点

	发病特点	胃肠道症状	腹痛	全身症状	水电解质紊乱	大便特点	大便检查
轮状病毒肠炎	又称秋季腹泻，是秋、冬季腹泻最常见的类型，6个月～2岁婴幼儿多见，粪-口传播为主	急性起病，病初呕吐，随后腹泻	腹痛、里急后重少见	常伴发热、上感症状，无明显感染中毒症状	常有	大便次数多、水分多、黄色水样或蛋花汤样便，带少量黏液，无腥臭味	偶见少量白细胞

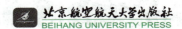

（续　表）

	发病特点	胃肠道症状	腹痛	全身症状	水电解质紊乱	大便特点	大便检查
诺如病毒肠炎	暴发流行易见于冬季和冬春季，是集体机构急性暴发性肠炎的主要致病原	急性起病，首发症状为腹痛、恶心、呕吐和腹泻	阵发性痉挛性腹痛	明显，有畏寒、发热、头痛、肌痛、乏力，有呼吸道症状	脱水、酸中毒、低钾	无特殊	无特殊
产毒性细菌肠炎	夏季多见	腹泻频繁，量多，伴呕吐	不明显	发热	常有	水样或蛋花汤样，混有黏液	无白细胞
侵袭性细菌肠炎	夏季多见，常见病原有侵袭性大肠埃希菌、空肠弯曲菌等	急性起病，腹泻频繁，恶心、呕吐	腹痛和里急后重明显。空肠弯曲菌腹痛剧烈	高热甚至惊厥，严重的中毒症状甚至休克	严重	黏液脓血便，有腥臭味	大量白细胞和红细胞，粪便培养找到致病菌
出血性大肠埃希菌肠炎	夏季多见	腹泻	常有	溶血尿毒综合征，血小板减少性紫癜	黄色水样便转为血水便，特殊臭味	大量红细胞，无白细胞
金黄色葡萄球菌肠炎	多继发于使用大量抗生素，菌群失调	呕吐、腹泻	不明显	发热，不同程度的中毒症状甚至休克	严重	暗绿色，量多带黏液，少数为血便	大量脓细胞，成簇革兰阳性细菌
真菌性肠炎	多继发于使用大量抗生素，白色念珠菌感染	大便次数增多	不明显	常并发鹅口疮	无	黄色稀便，泡沫较多，带黏液，豆腐渣样细块	真菌孢子和菌丝
生理性腹泻	多见6个月内婴儿，出生不久出现腹泻	大便次数增多	无	虚胖，湿疹，食欲、精神好，体重增长正常	无	添加辅食后，大便逐渐转为正常	无特殊

三、急性坏死性小肠结肠炎

1. 病因与发病机制　病因不明，可能是多因素共同作用所致。

（1）早产：由于肠道屏障功能不成熟、胃酸分泌少、胃肠道动力差、消化酶活力低、消化黏膜通透性高、消化吸收功能差，易出现肠黏膜损伤。最常受累回肠末端和近端升结肠。

（2）肠黏膜缺氧缺血、感染、肠道菌群异常、喂养方法不当等。

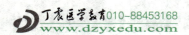 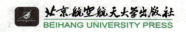

2. 辅助检查

（1）血象：血小板减少，血细菌培养阳性有助于诊断。

（2）腹部 X 线平片：肠壁积气和门静脉充气征为本病的特征性表现。

四、肠套叠

肠套叠是部分肠管及其肠系膜套入邻近肠腔内造成的一种绞窄性肠梗阻。多见于 1 岁内小儿，男孩发病多于女孩，比例为 4 : 1。

1. 病因与发病机制

（1）原发性：约 95%，多见于小儿，可能与小儿回盲部发育不成熟和活动度大有关。

（2）继发性：约 5%，多见于大龄儿童，可与肠道疾病如肿瘤、肠息肉等牵拉导致。

（3）其他：饮食不当、腹泻、感染等致肠蠕动正常节律紊乱是最主要原因，可发生绞窄，回结肠套叠最常见。根据套入部位不同分为回盲型、回结型、回回结型、小肠型、结肠型和多发型，其中回盲型最常见。

2. 辅助检查

（1）腹部 B 超：常用检查方法，可以通过肠套叠的特征性影像协助临床确定诊断。

（2）空气灌肠：杯口阴影，可同时复位治疗。

（3）钡餐灌肠：见杯口影、线条状或弹簧状阴影。适应于病程＜ 48 小时，便血＜ 24 小时。慢性肠套叠。

（4）其他：B 超下水压灌肠等。

五、先天性巨结肠

先天性巨结肠又称先天性无神经节细胞症，由于直肠或结肠远端的肠管持续痉挛导致粪便淤堵，造成近端结肠肥厚、扩张。遗传倾向发病。

病因与发病机制 与多基因遗传和环境共同作用有关。病变部位的肠壁肌间和缺乏神经节细胞导致该段肠管持续痉挛、收缩，形成梗阻。

第五节　呼吸系统疾病

一、小儿呼吸系统解剖生理特点

1. **解剖特点** 小儿呼吸系统的解剖、生理、免疫特点与小儿时期易患呼吸系统疾病有密切关系（表 4-10）。以环状软骨为界划分为上、下呼吸道。

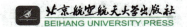

表4-10 小儿呼吸系统解剖生理特点

	解剖生理特点	临床意义
鼻	鼻腔相对短小，鼻道狭窄，无鼻毛，黏膜柔嫩，血管丰富	易感染、充血肿胀，导致呼吸困难、张口呼吸，影响吮乳
咽	咽鼓管相对宽、短、直，呈水平位	鼻咽部感染易致中耳炎
扁桃体	咽扁桃体生后6个月，腭扁桃体1岁末，4～10岁发育达高峰，14～15岁退化	扁桃体炎常见年长儿
喉	呈漏斗形，软骨柔软，喉腔及声门狭小，黏膜柔嫩，血管及淋巴丰富	喉部炎症易引起声嘶和吸气性呼吸困难
气管与支气管	管腔狭小，软骨柔软，黏液腺分泌不足；右主支气管较左侧直、短、粗	易感染、充血水肿，导致呼吸道不畅；异物易进入右主支气管
肺	弹力组织发育差，血管丰富，间质发育旺盛，肺含血量多而含气量少	易感染，且感染时易引起肺间质性炎症、肺不张和肺气肿等
胸廓	呈圆桶状，肋骨水平位，膈位置较高，呼吸肌发育差；胸腔小，纵隔宽大	胸廓活动范围小，肺不能充分换气，患病易缺氧、发绀；积液、气胸易致纵隔移位

2. 生理特点

（1）呼吸频率与节律：年龄越小，肺容量越小、潮气量越小，呼吸频率越快（表4-11）。婴儿呼吸中枢发育不完善，尤其是新生儿易出现呼吸节律不齐或暂停。

表4-11 不同年龄小儿的呼吸频率

年 龄	平均呼吸频率（次/分）
新生儿	40～44
1个月～1岁	30
1～3岁	24
4～7岁	22
8～14岁	20

（2）呼吸类型：婴幼儿呼吸肌发育不全，胸廓运动幅度小，主要靠膈肌运动，多呈腹式呼吸。小儿行走后膈肌下降，肋骨变斜位，可变为胸腹式呼吸。7岁后逐渐接近成人。

（3）呼吸功能：呼吸储备能力差，呼吸系统病变时易发生呼吸衰竭。

3. 免疫特点 小儿呼吸道的非特异性与特异性免疫功能均较差。咳嗽反射及纤毛运动功能差，难以有效清除吸入的尘埃和异物颗粒。由于婴幼儿分泌型 IgA、IgG 含量较低，肺泡巨噬细胞功能不足，易患呼吸道感染。

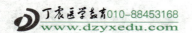
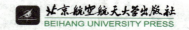

二、急性上呼吸道感染

急性上呼吸道感染简称上感，是指外鼻孔至环状软骨下缘，包括鼻腔、咽或喉部急性炎症的总称，是小儿最常见的疾病。

1. **病因**　各种病毒和细菌均可引起，90%以上为病毒，如鼻病毒、呼吸道合胞病毒、流感病毒等。病毒感染后可继发细菌感染，最常见的致病菌是溶血性链球菌，其次为肺炎链球菌、流感嗜血杆菌。淋雨、受凉、气候突变、过度劳累是重要诱因。

2. **辅助检查**

（1）病毒感染者白细胞计数正常或偏低，中性粒细胞比例降低，淋巴细胞比例增高。病毒分离和血清学检查可明确病原。

（2）细菌感染者白细胞计数和中性粒细胞比例增高，核左移。在使用抗菌药物前行咽拭子培养可发现致病菌。

三、急性感染性喉炎

急性感染性喉炎是喉黏膜的急性弥漫性炎症，以犬吠样咳嗽、声嘶、喉鸣和吸气性呼吸困难为特征。冬、春季多发，常见于婴幼儿。

1. **病因**

（1）病毒感染：常见病毒有副流感病毒、流感病毒和腺病毒等。

（2）细菌感染：金黄色葡萄球菌、溶血性链球菌等。

（3）解剖因素：由于小儿抵抗力低，喉腔狭小，黏膜下淋巴组织丰富，声门下组织疏松，炎症时易发生水肿，引起气道阻塞。

2. **辅助检查**

（1）间接喉镜：喉部、声带不同程度充血、水肿，发声时两侧声带不能闭紧。

（2）直接喉镜：喉部充血、肿胀，声门下区变窄。黏膜表面可见黏稠分泌物。

四、急性支气管炎

急性支气管炎是指由于各种致病原引起的支气管黏膜感染，常继发于上呼吸道感染，或为急性呼吸道传染病的一种临床表现。

1. **病因与发病机制**　病原为各种病毒或细菌，或为混合感染。特异性体质、免疫功能失调、营养障碍、佝偻病和支气管局部结构异常等均为本病的危险因素。气候变化、空气污染、化学因素的刺激也是本病的发病因素。好发于婴幼儿。

2. **辅助检查**　血常规显示白细胞正常或稍高，合并细菌感染时可明显增高。胸部X线检查无异常改变，或仅有肺纹理增粗。

五、小儿肺炎

1. **分类**

（1）病因分类：细菌性肺炎、病毒性肺炎、支原体肺炎、衣原体肺炎、真菌性肺炎等。

（2）病理分类：大叶性肺炎、支气管肺炎、间质性肺炎等。小儿以支气管肺炎最常见。

（3）病程分类：急性肺炎（病程＜1个月）、迁延性肺炎（病程1～3个月）、慢性肺炎（病程＞

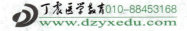
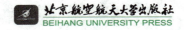

3 个月）。

（4）病情分类：轻症（以呼吸系统症状为主，无全身中毒症状）、重症（呼吸衰竭，其他系统也受累，全身中毒症状明显）。

（5）临床表现是否典型分类：典型肺炎（肺炎链球菌、金黄色葡萄球菌、肺炎克雷伯杆菌、流感嗜血杆菌、大肠埃希菌等导致的肺炎）和非典型肺炎（支原体、衣原体、病毒、军团菌等导致的肺炎）。

2. **病因**　常见病原体为细菌、病毒。发达国家以病毒为主，呼吸道合胞病毒最常见，其次为腺病毒、流感病毒、副流感病毒等。发展中国家以细菌为主，以肺炎链球菌多见，还有金黄色葡萄球菌、支原体、衣原体和流感嗜血杆菌等。多发生于营养不良、维生素 D 缺乏性佝偻病、先天性心脏病、低出生体重儿等的小儿。

3. **发病机制**　病原体入侵肺部后，引起支气管、肺泡炎症，而致通气和换气障碍，进而出现缺氧和 CO_2 潴留，造成心力衰竭、中毒性脑病、中毒性肠麻痹、消化道出血及酸碱平衡失调和水、电解质紊乱。

4. **几种不同病原体所致肺炎的特点**　见表 4-12，最常见为呼吸道合胞病毒肺炎。

表4-12　不同病原体所致肺炎的特点

	呼吸道合胞病毒肺炎	腺病毒肺炎	金黄色葡萄球菌肺炎	支原体肺炎
好发年龄	1岁以内婴幼儿	6个月～2岁	新生儿及婴幼儿	婴幼儿及年长儿
临床特点	起病急，喘憋为突出症状，呼气性呼吸困难	骤起稽留热，中毒症状重，咳嗽频繁，喘憋，呼吸困难，发绀	起病急，病情重，发展快，中毒症状明显，呈弛张热	起病缓慢，以刺激性干咳为突出症状
肺部体征	肺部听诊以喘鸣为主，可有细湿啰音	肺部体征出现较晚，多在发热3～7天出现肺部湿啰音	肺部体征出现早，双肺可闻及中、细湿啰音	体征不明显，体征与剧烈咳嗽及发热不平行
X线检查	小点片状、斑片状阴影	X线改变出现较体征早，大小不等的片状阴影或融合成大病灶	小片浸润阴影，可见脓肿、肺大疱、脓气胸等	均匀一致片状阴影；肺门阴影增浓
白细胞计数	正常或降低	正常或降低	明显增高，核左移	正常或偏高
药物治疗	抗病毒药物	抗病毒药物	甲氧西林或万古霉素	大环内酯类抗菌药

5. **辅助检查**

（1）实验室检查：病毒性肺炎白细胞计数正常或降低；细菌性肺炎白细胞计数和中性粒细胞比例增高。

（2）病原学检查：鼻咽分泌物病毒分离，气管分泌物、胸腔积液、脓液及血标本等细菌培养可确定病原体。病原特异性抗体和特异性抗原检测以及聚合酶链反应有助于快速诊断。

六、支气管哮喘

支气管哮喘简称哮喘，是由 T 淋巴细胞、肥大细胞和嗜酸性粒细胞等参与的气道慢性炎症性疾病。

1. **病因**　为多基因遗传病，与过敏体质有关，多数患儿伴有湿疹、过敏性鼻炎、食物过敏等。

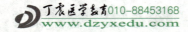
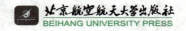

大多 5 岁前发病。呼吸道感染（常见合胞病毒）、尘螨、花粉、易致敏食物（如鱼、虾、奶等）、非甾体类抗炎药物（阿司匹林等）、环境寒冷、干燥、情绪方面等均可诱发哮喘发作。

2. **发病机制**　主要气道慢性炎症为哮喘的本质，肥大细胞激活、嗜酸细胞与活化 T 淋巴细胞浸润、许多炎性介质产生为特点。

3. **辅助检查**

（1）肺功能检测：是诊断哮喘的重要手段，适用于 5 岁以上患儿。1 秒用力呼气峰流速（PEF）及呼气量占肺活量的比值均降低。PEF 日间变异率是诊断哮喘和反应哮喘严重程度的重要指标。

（2）胸部 X 线：无特殊表现，急性发作期可有肺气肿或肺不张，两肺透亮度增加。

（3）血常规：嗜酸性粒细胞增高。

（4）过敏原诊断：是诊断变态反应的首要诊断。在皮肤上试验各种致敏原以明确过敏原。

第六节　循环系统疾病

一、小儿循环系统解剖生理特点

1. **心脏的胚胎发育**　心脏于胚胎第 2 周开始形成，第 3 周末在心房腔的前背部长出一镰状隔。约于第 4 周起有循环作用，至第 8 周房室间隔完全形成，成为四腔心脏。故胚胎发育的第 2 ～ 8 周为心脏胚胎发育的关键期，也是预防先天性心脏病的重要时期。

2. **心脏的大小和位置**　新生儿心脏重 20 ～ 25g，心脏重量与体重的比值比成人大，随着年龄的增长，相对比值逐渐下降，1 岁时为出生时的 2 倍。小儿心脏的位置随年龄的增长而改变，新生儿和 2 岁以下婴幼儿的心脏多呈横位，心尖搏动位于左侧锁骨中线外侧第 4 肋间，心尖部主要为右心室。3 ～ 7 岁心脏由横位转为斜位，心尖搏动位于左侧锁骨中线第 5 肋间，心尖部主要为左心室。7 岁以后心尖搏动逐渐移到左锁骨中线第 5 肋间内侧 0.5 ～ 1cm。

3. **胎儿血液循环的特点**　胎儿只有体循环，没有有效的肺循环。营养物质与气体交换是通过胎盘与脐血管来完成的。胎儿体内绝大部分是混合血。静脉导管、卵圆孔及动脉导管是胎儿血液循环的特殊通道。新生儿动、静脉内径比为 1：1。

4. **出生后血液循环的改变**　出生后，胎儿血液循环停止，肺循环建立，血液的气体交换场所由胎盘转换至肺。脐血管、卵圆孔及动脉导管随之关闭。出生后 3 ～ 4 个月约 80% 婴儿会形成动脉导管的解剖闭合；到 1 岁时会有约 95% 的婴儿形成动脉导管的解剖闭合。

5. **心率**　小儿新陈代谢旺盛和交感神经兴奋性较高，故心率较快，随着年龄增长而逐渐减慢。平均心率见表 4-13。进食、活动、哭闹、发热和情绪激动等可使心率加快，一般体温每升高 1℃，心率增加 10 ～ 15 次 / 分。入睡后心率减少 10 ～ 12 次 / 分。

6. **血压**　动脉血压的高低主要取决于心排血量和外周血管阻力。小儿年龄越小，动脉压力越低。新生儿收缩压平均为 60 ～ 70mmHg。1 ～ 2 岁婴儿的收缩压平均为 70 ～ 80mmHg，2 岁以后收缩压＝（年龄 ×2+80）mmHg，高于此标准 20mmHg 为高血压。舒张压约为收缩压的 2/3。小儿下肢血压通常比上肢血压高 20mmHg。

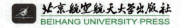

表4-13　小儿平均心率

年龄阶段	心率（次/分）
新生儿	120～140
1岁内（婴儿）	110～130
1～3岁（幼儿）	100～120
4～7岁（学龄前期）	80～100
8～14岁	70～90

二、先天性心脏病

先天性心脏病是在胎儿时期心脏及大血管发育异常所致的心血管畸形，是儿童最常见的心脏病。发病率为活产婴儿的 7～8‰左右。

1. **病因**　与遗传、母体和环境因素有关。

（1）遗传因素：多基因或单基因的遗传缺陷，染色体畸变。大多数为多基因遗传。

（2）母体和环境因素：早期宫内感染，特别是病毒感染，如风疹、流行性感冒、流行性腮腺炎和柯萨奇病毒感染等。孕妇接触大剂量放射线、服用抗肿瘤等药物、患有糖尿病等代谢性疾病、缺乏叶酸或妊娠早期饮酒、吸食毒品等。

2. **分类**　根据左、右两侧心腔及大血管之间有无分流和青紫，分为3类。

（1）左向右分流型（潜伏青紫型）：常见于房间隔缺损、室间隔缺损或动脉导管未闭。在左、右心之间或主动脉与肺动脉之间有异常通路。正常情况下，由于体循环压力高于肺循环，血液自左向右分流，不会出现青紫，当剧烈哭闹或屏气时，右心室压力增高，超过左心室，血液自右向左分流，可出现暂时性青紫。

（2）右向左分流型（青紫型）：常见于法洛四联症和大动脉转位。右室流出道狭窄等原因造成右心室压力增高并超过左心室时，血液从右向左分流；或因大动脉起源异常，使大量静脉血流入体循环，出现持续性青紫。

（3）无分流型（无青紫型）：常见肺动脉狭窄和主动脉缩窄。在心脏左、右两侧或动、静脉之间无异常通路或分流，故无青紫。

3. **辅助检查**

（1）实验室检查：法洛四联症患儿周围血红细胞增多，血红蛋白增高。

（2）X 线检查：先天性心脏病 X 线检查及主要体征鉴别见表 4-14。

（3）心电图：可提示房、室增大或肥厚，判断心律失常的类型。

（4）超声心动图：可准确地探查到室间隔或房间隔缺损的部位、大小、数目和类型及未闭合的动脉导管，多普勒彩色血流显像还可明确分流的方向和大小，且属无创检查，故超声心动图检查是先天性心脏病最有价值的辅助检查。

（5）其他检查：心导管检查、心血管造影是进一步明确诊断和手术前的有创性检查，可确定畸形的部位、性质，并可明确血流动力学的情况。

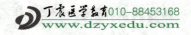 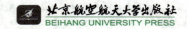

表4-14　先天性心脏病X线检查及主要体征鉴别

		室间隔缺损	房间隔缺损	动脉导管未闭	法洛四联症
X线检查	肺门舞蹈征	有	有	有	无
	肺动脉段	凸出	凸出	凸出	凹陷
	肺野	充血	充血	充血	清晰
	肺门阴影	增粗	增粗	增粗	缩小
	房室增大	左室（早）、右室（晚）	右房（早）、右室（晚）	左室、偶有左房	右室，靴形心
体征	杂音部位	胸骨左缘第3、4肋间	胸骨左缘第2、3肋间	胸骨左缘第2肋间	胸骨左缘第2～4肋间
	杂音性质	粗糙，全收缩期杂音	收缩期喷射性杂音	连续性机器样杂音	喷射性收缩期杂音
	P_2	亢进	亢进且固定分裂	亢进	减弱
	其他体征	艾森曼格综合征	艾森曼格综合征	周围血管征，差异性青紫	杵状指（趾），心前区隆起

注：①肺门舞蹈征：左向右分流先天性心脏病患儿，胸部透视下可见肺门肺动脉总干及分支随心脏搏动而一明一暗变化。

②靴形心：法洛四联症患儿，心尖圆钝上翘，肺动脉段凹陷，肺野清晰。

③艾森曼格综合征：室间隔缺损及房间隔缺损患儿，随着病情进展，严重的左向右分流使肺循环血量增加，导致肺动脉高压，右心室压力显著增高，逆转为右向左分流，出现持久性青紫。室间隔缺损患儿出现艾森曼格综合征时失去手术机会。

④周围血管征：动脉导管未闭患儿，由于主动脉血液不断流入肺动脉，使外周动脉舒张压下降，脉压增大，出现周围血管体征，如水冲脉、毛细血管搏动征。

⑤差异性青紫：动脉导管未闭患儿，晚期当肺动脉压力大于主动脉时，肺动脉血流逆向分流入降主动脉，出现差异性青紫，即下半身青紫，左上肢轻度青紫，而右上肢正常。

⑥杵状指（趾）：法洛四联症患儿，由于患儿缺氧，指（趾）端毛细血管扩张增生，局部软组织和骨组织随之增生肥大，指（趾）末端膨大如鼓槌状。

三、病毒性心肌炎

病毒性心肌炎是由病毒侵犯心肌引起的以心肌细胞的变性和坏死为病理特征的疾病。有时病变也可累及心包或心内膜。

1. **病因**　以肠道和呼吸道感染的病毒最常见，尤其是柯萨奇病毒 B 组，占发病的半数以上，其次为埃可病毒、脊髓灰质炎病毒、腺病毒、轮状病毒等。

2. **发病机制**　病毒直接对心肌的损害及病毒感染后产生的自身免疫反应。

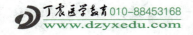
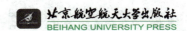

第七节　血液系统疾病

一、小儿造血和血液特点

1. **小儿造血特点**　小儿造血分为胚胎期造血和生后造血。

（1）胚胎期造血：胚胎第 3 周开始卵黄囊造血。卵黄囊退化后，肝脏自胚胎 6～8 周，脾脏自胚胎 8 周，开始参与造血，胎儿 5 个月造红细胞、粒细胞功能消失，造淋巴细胞功能维持终生。肝脏是胎儿中期主要的造血场所。胚胎 6 周出现骨髓，但至胎儿 4 个月开始造血，直至生后 2～5 周后成为唯一的造血器官。

（2）生后造血：主要是骨髓造血。婴幼儿因缺乏黄骨髓，造血潜力较差，容易出现骨髓外造血。婴幼儿时期，当严重感染或溶血性贫血等需要造血增加时，肝、脾和淋巴结可恢复到胎儿时期的造血状态。

2. **小儿血液特点**

（1）红细胞数和血红蛋白量：胎儿期处于相对缺氧状态，红细胞数和血红蛋白量较高。至 2～3 个月时，红细胞数和血红蛋白量下降，出现轻度贫血，称为"生理性贫血"。3 个月以后，红细胞数和血红蛋白量逐渐升高，12 岁达成年人水平。

（2）白细胞数与分类：出生时白细胞数较多，随后逐渐下降，8 岁后接近成人水平。中性粒细胞与淋巴细胞比例相等有两次时间交叉，分别是在出生后 4～6 天和在 4～6 岁，7 岁以后白细胞分类与成年人相似。

（3）血小板：血小板由骨髓造血组织中的巨核细胞产生，约为（150～250）×10^9/L，与成人相差不大。

（4）血容量：新生儿血容量占体重比例约为 10%，儿童约为 8%～10%，成人约为 6%～8%。

二、小儿贫血

（一）概　述

1. **诊断标准**　根据血红蛋白浓度可诊断贫血（表 4-15）。

表4-15　小儿贫血的诊断标准

年龄阶段	血红蛋白浓度（g/L）
新生儿	<145
1~4个月	<90
4~6个月	<100
6个月至6岁	<110
6~14岁	<120

2. 小儿贫血的分度及分类

（1）分度：根据外周血中血红蛋白浓度可将贫血分为 4 度。轻度＞ 90g/L，中度为 60 ～ 90g/L，重度为 30 ～ 59g/L，极重度＜ 30g/L。

（2）分类

①病因分类：临床最常用，主要依据贫血的原因和发病机制。

a. 红细胞和血红蛋白生成不足性贫血：造血物质缺乏，如营养性缺铁性贫血；骨髓造血功能障碍，如再生障碍性贫血；慢性感染、肾病伴发的贫血等。

b. 溶血性贫血：如遗传性球形红细胞增多症、新生儿溶血病等。

c. 失血性贫血：各种急性和慢性失血性贫血。

②形态学分类：根据红细胞平均容积、红细胞平均血红蛋白和红细胞平均血红蛋白浓度，可分为正细胞正色素性、大细胞性、单纯小细胞性及小细胞低色素性贫血。

（二）营养性缺铁性贫血

营养性缺铁性贫血是体内储存铁缺乏，导致血红蛋白合成减少而引起的一种小细胞低色素性贫血，是最常见的贫血。

1. 病因

（1）铁摄入不足：食品铁供应不足是小儿缺铁性贫血的主要原因。婴儿未及时添加辅食、儿童挑食或偏食、生长发育快（婴儿期和青春期最快）等均可引起贫血。

（2）铁储存不足：4 ～ 6 个月内婴儿铁主要来源于宫内储备，正常足月婴儿出生时从母亲获得的储备铁可足够维持生后 4 个月的生长发育需要。当孕母患缺铁性贫血时，可使胎儿先天铁储存不足而致病。

（3）铁丢失过多：牛奶蛋白过敏引起小肠出血为婴儿常见原因。

2. 辅助检查

（1）血象：典型血象为小细胞低色素性贫血，血红蛋白降低较红细胞更明显，白细胞、血小板正常或减低。

（2）骨髓象：增生活跃或明显活跃，以中、晚幼红细胞为主，粒细胞及巨核细胞无明显异常。骨髓铁染色检查可见细胞外铁减少或消失，铁粒细胞数＜ 15%，可作为诊断缺铁的金指标。

（3）血清铁、总铁结合力、转铁蛋白饱和度：血清铁＜ 10.7μmol/L，总铁结合力＞ 62.7μmol/L。转铁蛋白饱和度＜ 0.15。

（三）营养性巨幼细胞贫血

1. 病因　多由维生素 B_{12}、叶酸缺乏所致。叶酸缺乏的主要原因是需要量增加或摄入不足，长期羊乳喂养、牛乳类制品在加工过程中叶酸被破坏可导致叶酸摄入不足。维生素 B_{12} 缺乏常与胃肠功能紊乱所致的吸收障碍有关，如自身免疫性胃炎、胃大部切除术等。多见于 6 ～ 18 个月婴幼儿。

2. 辅助检查

（1）典型血象呈大细胞性贫血，中央淡染区不明显。血红细胞数下降较血红蛋白量更明显。血小板一般减低。中性粒细胞分叶过多。

（2）骨髓增生活跃，红系增生明显，可见各阶段巨幼红细胞。

（3）血清维生素 B_{12} 和叶酸低于正常。

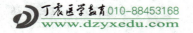
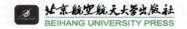

（四）其他贫血

1. **葡萄糖-6-磷酸脱氢酶缺乏症** 与遗传有关，常见于进食蚕豆或服药后出现黄疸、血红蛋白尿、贫血。G-6-PD活性下降，Hb、RBC减少，血清间接胆红素、网织红细胞增高。

2. **遗传性球形红细胞增多症** 常染色体遗传，红细胞膜缺陷。

3. **再生障碍性贫血** 原发或理化性等因素使骨髓造血功能受抑制。

4. **地中海贫血（海洋性贫血）** 与遗传有关，珠蛋白生成障碍。

三、特发性血小板减少性紫癜

是一种正常血小板被免疫性破坏的异质性自身免疫性疾病，又称为免疫性血小板减少症，包括体液免疫和细胞免疫紊乱，是小儿最常见的出血性疾病（占25%～20%）。

1. **病因与发病机制** 机体被病毒感染后产生抗体，一方面产生的抗体可与血小板发生交叉反应，使血小板受损，被单核-巨噬细胞系统清除，另一方面机体被感染后形成的抗原-抗体复合物黏附于血小板，使其被破坏清除，最终血小板的寿命缩短、减少。

2. **辅助检查**

（1）血常规：血小板减少至100×10^9/L以下，出血程度与血小板高低成正比，$< 50 \times 10^9$/L时自发出血，$< 20 \times 10^9$/L时出血明显，$< 10 \times 10^9$/L时出血严重。出血症状严重时可合并失血性贫血。

（2）骨髓象：巨核细胞成熟障碍。原巨核细胞和幼稚巨核细胞百分比正常或稍高。

（3）血小板抗体检查：抗血小板抗体增高。

四、血友病

血友病是遗传性凝血因子缺乏的出血性疾病。分为三种：血友病A，即FⅧ（抗血友病球蛋白）缺乏症。血友病B，即FⅨ（血浆凝血活酶成分）缺乏症。遗传性FⅪ缺乏症。以血友病A最常见。

病因 血友病A和血友病B为X连锁隐性遗传，由女性遗传，男性发病。遗传性FⅪ缺乏症为常染色体隐性遗传，男女均可发病，双亲均可遗传。

五、急性白血病

辅助检查

（1）血象：多数患者白细胞计数增多，少数白细胞数正常或减少。血涂片检查数量不等的原始和幼稚白细胞是血象检查的主要特点。有不同程度的正常细胞性贫血。早期血小板轻度减少或正常，晚期极度减少。当血小板计数$< 20 \times 10^9$/L时应警惕颅内出血。

（2）骨髓象：是确诊白血病的主要依据和必做检查，对临床分型、指导治疗、疗效判断和预后评估等意义重大。多数患者骨髓象增生明显活跃或极度活跃，以原始细胞和幼稚细胞为主，正常较成熟的细胞显著减少。

（3）其他：细胞化学、免疫学等检查有助于确定白血病的类型。

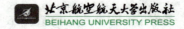

第八节　泌尿系统疾病

一、小儿泌尿系统解剖、生理特点

1. 解剖特点

（1）肾：小儿肾脏在 2 岁以后始达髂嵴以上。小儿年龄越小，肾相对越大。婴儿期肾位置较低，2 岁以下腹部触诊可扪及。

（2）肾盂和输尿管：婴儿肾盂和输尿管比较宽，管壁肌肉及弹力纤维发育不全，易扩张受压、扭曲而致梗阻，从而引起尿潴留和泌尿系感染。

（3）膀胱：婴儿膀胱位置相对较高，充盈时易在腹部触及。

（4）尿道：女婴尿道较短，外口暴露，且接近肛门，易受污染而引起上行感染。男婴尿道较长，但常因包茎，污垢积聚也易导致上行感染。

2. 生理特点

（1）肾功能：新生儿及婴幼儿的肾小球滤过率较低，重吸收、排泄、浓缩和稀释等功能均不成熟，表现为排尿次数增多，易发生水、电解质紊乱及酸中毒。小儿 1～1.5 岁时，肾功能达成年人水平。

（2）排尿特点：约 93% 的新生儿在出生后 24 小时内，99% 在 48 小时内开始排尿。3 岁左右小儿已经能控制排尿。在 1.5 岁～3 岁之间，儿童可以通过会阴肌和控制尿道外括约肌控制排尿。正常尿液为透明、淡黄色，尿量与液体入量、气温、湿度、食物种类、活动量及精神因素有关。小儿各年龄阶段正常尿量及少尿、无尿判别见表 4-16。

表4-16　小儿各年龄阶段正常尿量及少尿、无尿判别

年龄阶段	正常	少尿	无尿
新生儿	1～3ml/（kg·h）	<1ml/（kg·h）	<0.5ml/（kg·h）
婴儿期	400～500ml/d	<200ml/d	<50ml/d
幼儿期	500～600ml/d	<200ml/d	<50ml/d
学龄前期	600～800ml/d	<300ml/d	<50ml/d
学龄期	800～1400ml/d	<400ml/d	<50ml/d

二、急性肾小球肾炎

1. 病因与发病机制　绝大多数病例属急性溶血性链球菌感染后引起的免疫复合物性肾小球肾炎，常见致病菌为 A 组 β- 溶血性链球菌。多继发于上呼吸道感染、猩红热、皮肤感染后。免疫复合物沉积于肾小球基底膜并激活补体系统，导致免疫损伤和炎症，造成肾小球血流量减少，肾小球滤过率降低，水钠潴留及肾小球基底膜破坏，出现少尿、无尿，严重时发生急性肾衰竭。

2. 辅助检查　见内科第四节急性肾小球肾炎。

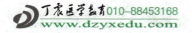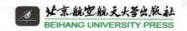

三、原发性肾病综合征

原发性肾病综合征是由各种肾疾病所致的，以大量蛋白尿（尿蛋白＞3.5g/d）、低白蛋白血症（血浆白蛋白＜30g/L）、水肿、高脂血症为临床表现的一组综合征。其中，前两项为诊断本病的必备条件。

1. **病因与发病机制**　见内科第四节原发性肾病综合征。
2. **病理生理**　见内科第四节原发性肾病综合征。
3. **分型**　可通过糖皮质激素反应判断。
（1）激素敏感型肾病：足量泼尼松治疗≤8周尿蛋白转阴。
（2）激素耐药型肾病：足量泼尼松治疗＞8周尿蛋白仍未阳性。
（3）激素依赖型肾病：连续2次减量或停药2周内复发，对激素敏感。
（4）肾病复发与频复发：复发是连续3天尿蛋白由阴性转阳性。频复发指半年内复发≥2次，或1年内复发≥3次。
4. **辅助检查**　见内科第四节原发性肾病综合征。

四、泌尿道感染

1. **病因**
（1）致病菌：大多数为肠道革兰阴性杆菌，以大肠埃希菌最常见。
（2）感染途径：上行感染最常见，其他有血行感染（多继发于新生儿及婴儿败血症、菌血症等）、淋巴感染和直接蔓延。
（3）易感因素
①小儿输尿管长而弯曲，管壁肌层发育不全，易因扩张引起尿潴留而利于细菌生长。
②小儿的机体免疫功能发育不全。
③小儿再发性和慢性泌尿系统感染常与先天畸形和膀胱、输尿管尿液反流有关。

2. **辅助检查**
（1）尿液检查：尿细菌培养及菌落计数是诊断尿道感染的主要依据。清洁中段尿离心沉渣镜检中白细胞＞10个/HP，即可怀疑为尿路感染，也可有血尿。尿细菌定量培养≥10^5/ml为真性菌尿，可确诊尿路感染。$10^4 \sim 10^5$/ml为可疑阳性，需复查。＜10^4/ml则可能是污染。
（2）影像学检查：有助于检查泌尿系统有无畸形、了解肾损害的病程等，包括B超、肾盂造影、排泄性膀胱造影、CT等。

第九节　内分泌系统疾病

一、生长激素缺乏症

生长激素缺乏症又称垂体性侏儒症，是由于垂体分泌生长素不足导致，造成患儿低于正常儿童平均身高2个标准差或低于正常儿童生长曲线3百分位以下。

病因
（1）原发性：遗传因素，Ⅰ型（常染色体隐性遗传）、Ⅱ型（常染色体显性遗传）、Ⅲ型（X连锁

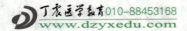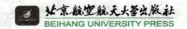

遗传）；特发性下丘脑、垂体功能障碍是生长激素缺乏的主要原因；发育异常。

（2）继发性：肿瘤、感染、放射性损伤或头部损伤。

（3）暂时性：心理、精神因素或外界不良因素刺激导致，可逐渐恢复。

二、先天性甲状腺功能减低症

先天性甲状腺功能减低症简称甲减，又称呆小症或克汀病，是由于甲状腺激素合成不足导致的患儿生长障碍、智能落后的一种疾病。

1. 病因与发病机制

（1）散发性先天性甲低：甲状腺不发育、发育不全或异位为最主要原因，占 90%；其次是甲状腺激素合成途径障碍；其他还包括激素缺乏、母亲在妊娠期服用抗甲状腺药物在成暂时性甲低、靶器官反应低下等有关。

（2）地方性先天性甲低：主要为胎儿期缺碘导致，造成不可逆的神经系统损害。

2. 病理生理　甲状腺主要生理作用是加速细胞内氧化过程，促进代谢，增高基础代谢率；促进蛋白质合成，增加酶活性；加速脂肪分解、氧化；提高糖的利用率；促进细胞、组织的分化、成熟；促进钙、磷在骨质中的合成代谢和骨、软骨生长；促进中枢神经系统的生长发育最为重要。甲状腺不足时会造成生长发育迟缓、智能低下、代谢障碍等。

3. 辅助检查

（1）甲状腺功能检查：T_4 降低、T_3 降低或正常、TSH 增高即可确诊。

（2）新生儿筛查：作为初筛，TSH $> 15 \sim 20$mU/L，再监测 T_4、TSH 以确诊。

（3）X 线：观察手腕、膝关节骨化中心出现及大小来测定骨龄。

（4）TRH 刺激试验：判断是垂体性还是下丘脑性甲低。

（5）甲状腺扫描：检查甲状腺先天缺如或异位。

（6）基础代谢率测定：基础代谢率低下。

三、儿童糖尿病

糖尿病是一组由多病因引起的以慢性高血糖为特征的代谢性疾病，由胰岛素分泌和（或）作用缺陷引起。

1. 病因与发病机制　糖尿病分为 4 型，包括 1 型糖尿病（胰岛素依赖型）、2 型糖尿病（非胰岛素依赖型）、其他特殊类型糖尿病和妊娠糖尿病。

（1）1 型糖尿病：占儿童糖尿病 98%，为多基因遗传病，胰岛 B 细胞被破坏而导致胰岛素绝对缺乏，具有酮症倾向，需胰岛素终身治疗。免疫系统对自身组织的攻击可认为是发生 1 型糖尿病的病理生理基础，病毒感染（风疹病毒、腮腺炎病毒、柯萨奇病毒等）、化学毒素（如亚硝胺、链尿菌素等）、饮食中某些成分（如牛奶蛋白）、胰腺遭到缺血损伤等因素均可触发。

（2）2 型糖尿病：儿童较少，近年来儿童肥胖症增多，15 岁之前发病患者也呈增加趋势。

2. 辅助检查

（1）尿糖测定：尿糖阳性是诊断糖尿病的重要线索。尿糖阴性不能排除糖尿病可能。糖尿病酮症酸中毒患儿尿糖呈强阳性（++++），当肾功能正常时尿酮体呈强阳性（++++）。

（2）血糖测定：空腹血糖及餐后 2 小时血糖升高是诊断糖尿病的主要依据，是判断糖尿病病情和控制情况的主要指标。有症状且空腹血糖 $\geqslant 7.0$mmol/L 或餐后 2 小时血糖 $\geqslant 11.0$mmol/L 即可确诊。

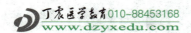

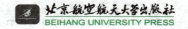

（3）口服葡萄糖耐量试验（OGTT）：适用于血糖高于正常范围而又未达到诊断糖尿病标准者。OGTT 在无任何热量摄入 8 小时后，清晨空腹进行，患儿口服 1.75/kg 葡萄糖，溶于 2.5ml 水，3～5 分钟饮完，糖尿病患儿血糖＞ 11.1mmol/L。

（4）糖化血红蛋白（HbA1c）测定：可反映取血前 8～12 周血糖的总水平，可稳定而可靠地反映患者的预后。HbA1c ≥ 6.5% 可作为诊断糖尿病的参考。

（5）血气分析：PH ＜ 7.30，HCO_3^- ＜ 15mmol/L，提示有酮症酸中毒。

第十节　神经系统疾病

一、小儿神经系统解剖生理特点

在小儿生长发育过程中，神经系统发育最早，且速度快。其解剖生理特点见表 4-17。

表4-17　小儿神经系统的解剖生理特点

部　位		特　点
脑		出生时脑相对重，神经细胞数目已与成人接近；神经纤维髓鞘不完善，对外来刺激反应缓慢且易泛化；对缺氧的耐受性较成年人差；随年龄增长，脑功能逐渐成熟与复杂化
脊　髓		新生儿脊髓下端在第2腰椎下，腰椎穿刺时位置要低，以第4～5腰椎间隙为宜
脑脊液		新生儿脑脊液量少、压力低，抽取困难；随年龄增长，脑脊液量逐渐增多
神经反射	出生时存在，终身不消失	角膜反射，瞳孔反射，结膜反射，吞咽反射
	出生时存在，2～7个月消失	觅食反射，吸吮反射，拥抱反射，握持反射，颈肢反射，迈步反射，支撑反射，交叉伸展反射
	出生时不存在，出现后永不消失	腹壁反射，降落伞反射，提睾反射及各种腱反射
	病理反射	2岁内出现巴宾斯基征属生理现象，单侧出现或2岁后异常
	脑膜刺激征	颈强直，凯尔尼格征，布鲁津斯基征阳性

二、化脓性脑膜炎

化脓性脑膜炎是由各种化脓性的细菌感染引起的脑膜炎症，部分患者病变累及脑实质，是小儿尤其是婴幼儿时期常见的中枢神经系统感染性疾病之一。

1. **病因**　**血行感染为最常见的途径，致病菌大多从呼吸道侵入**，也可通过感染邻近组织器官或因颅腔存在直接通道而侵入。**新生儿及 2～3 个月以的患儿以革兰阴性细菌（如大肠埃希菌、变形杆菌）、B 组溶血性链球菌和金黄色葡萄球菌为主**。2～3 个月至 4 岁小儿以流感嗜血杆菌为主。5 岁以上患儿以脑膜炎双球菌或肺炎链球菌为主。

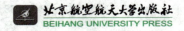

2. 辅助检查

（1）外周血象：白细胞明显增高，以中性粒细胞为主。

（2）脑脊液检查：是确诊本病的重要依据。脑脊液检查压力增高，外观浑浊或呈脓性，似米汤样。糖含量显著降低，蛋白质含量显著增高，氯化物含量下降。涂片或细菌培养可找到致病菌。

（3）皮肤瘀点、瘀斑涂片：是发现脑膜炎双球菌重要而简单的检查。

三、病毒性脑膜炎、脑炎

病毒性脑膜炎、脑炎是由多种病毒引起的颅内急性炎症，以发热、头痛、呕吐、精神异常及意识障碍为主要临床特征，多为自限性。

1. 病因 大多数病毒性脑膜炎、脑炎由肠道病毒引起，常见柯萨奇病毒、艾柯病毒等。

2. 辅助检查

（1）脑脊液检查：多数压力正常或增高，外观清亮，白细胞正常或轻度增高（$10 \sim 500$）$\times 10^6$/L，早期以中性粒细胞为主，晚期以淋巴细胞为主，蛋白含量正常或稍高，糖和氯化物正常。涂片和培养无细菌发现。

（2）病毒学检查：部分患儿病毒培养阳性及特异性抗体检测阳性。恢复期血清特异性抗体滴度高于急性期 4 倍以上有诊断价值。

（3）脑电图检查：以弥漫性或局限性异常慢波背景活动为特征，有助于早期诊断检查。某些患者脑电图可正常。

（4）其他：脑 CT 或磁共振在疾病早期可正常，随着病情进展，可出现基底核阴影增强、脑池密度增高、模糊、钙化、脑室扩大、脑水肿或早期局灶性梗死症。

四、急性炎症性脱髓鞘性多发性神经病

急性炎症性脱髓鞘性多发性神经病又称吉兰 - 巴雷综合征，是一种自身免疫介导的周围神经病，主要损害多数脊神经根和周围神经，也常累及脑神经。一年四季均可发病，7 ～ 9 月份为发病高峰。

1. 病因与发病机制 本病是免疫介导的迟发型超敏反应，而病毒感染可能对免疫反应起启动作用。详见内科护理学第十节神经系统疾病的相关内容。

2. 辅助检查

（1）脑脊液检查：典型的脑脊液检查为细胞数正常而蛋白质明显增高，称蛋白 - 细胞分离现象。

（2）血清免疫球蛋白：IgM 显著增高。

（3）神经肌电检查：神经传导速度减慢或正常，运动神经反应电位波幅明显减低。

五、脑性瘫痪

由于各种原因造成发育期胎儿或婴儿非进行性的脑损伤，简称脑瘫。

1. 病因与发病机制

（1）母亲妊娠情期情况异常：宫内感染、某些药物的摄入、接触放射线、缺氧、中毒、糖尿病、营养不良、多胎妊娠、先天遗传等因素引起脑发育异常。

（2）出生时的不良因素：早产、过期产、产伤、缺氧缺血性脑病、极低体重等。

（3）婴儿期感染或创伤：外伤、颅内出血、感染、胆红素脑病等。

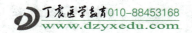
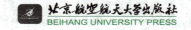

2. **辅助检查**　影像学及脑电图检查可确定脑损伤部位。MRI 应用最广泛，比 CT 更清楚。脑电图检查对伴有癫痫发作的患儿可明确发作类型。

六、注意缺陷多动障碍

智力正常或基本正常的儿童表现出与年龄不相符合的注意力不集中，不分场合的过多活动，情绪冲动并可有认知障碍或学习困难的综合征，也称多动症，是儿童最常见的发育行为问题之一。

病因与发病机制　尚不十分清楚，与生物因素、社会心理因素等协同作用有关。

第十一节　免疫缺陷和结缔组织疾病

一、小儿免疫特点

1. **非特异性免疫**
（1）屏障防御：皮肤 - 黏膜屏障、血 - 脑脊液屏障、血 - 胎盘屏障、淋巴过滤等，均发育不健全。
（2）吞噬功能：新生儿吞噬功能差。吞噬细胞细胞色素基因突变，导致慢性化脓性感染，易形成肉芽肿。
（3）补体作用：3 ～ 6 个月达成人水平。
2. **特异性免疫**　T 淋巴细胞主要担负细胞免疫功能。胸腺发育不全症是 T 细胞免疫缺陷病。

二、风湿热

风湿热是由咽喉部 A 组 β 溶血性链球菌感染后反复发作的全身结缔组织炎症，主要累及关节、心脏、皮肤和皮下组织。
1. **病因、病理**　与 A 组 β 溶血性链球菌咽峡炎引起的变态反应和自身免疫有关。寒冷和潮湿是重要的诱因，故冬春阴雨季节常发病。病变过程可分为渗出期、增生期和硬化期，各期可同时存在。基本病理特点为形成特征性的风湿小体，是诊断风湿热的病理依据，提示风湿活动。
2. **辅助检查**
（1）风湿热活动指标：血常规检查白细胞计数和中性粒细胞增高，血沉明显增快，C 反应蛋白和黏蛋白增高，能反映疾病的活动情况，但对诊断本病并无特异性。
（2）抗链球菌抗体测定：血清抗链球菌溶血素 O（ASO）增高、抗链球菌激酶增高、抗透明质酸酶增高、抗脱氧核糖核酸酶 B 增高，提示近期有过链球菌感染，即有风湿热可能，不说明风湿的活动。

三、幼年特发性关节炎

是一组原因不明，以慢性关节滑膜炎为主要特征的儿童时期常见的结缔组织疾病。
1. **病因**　至今尚未明确，一般认为可能与免疫遗传、感染、外伤有关。
2. **辅助检查**
（1）血液检查：白细胞数增高，以中性粒细胞增高为主，C 反应蛋白、黏蛋白大多增高。

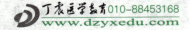

（2）免疫检测：IgG、IgA、IgM 均升高，补体 C_3 正常或升高，可见类风湿因子和抗核抗体为阳性。

（3）X 线检查：早期可见关节附近软组织肿胀、关节周围骨质疏松。晚期可见骨质疏松和破坏等征象。

四、过敏性紫癜

过敏性紫癜是一种常见的血管变态反应性出血性疾病。

1. 病因与发病机制

（1）感染：是最常见的、易引起疾病复发的因素。

（2）食物：鱼、虾、蟹、蛋、鸡、牛奶等。

（3）药物：抗生素、解热镇痛药等。

（4）其他：疫苗接种、寒冷刺激、花粉、蚊虫叮咬等。

2. 辅助检查　血清免疫学血清检查 IgA 升高，IgG、IgM 正常亦可轻度升高。血小板计数、出凝血时间和凝血试验均正常，可有束臂试验阳性。肾穿刺活组织检查有助于肾型的临床诊断、病情和预后的判断及指导治疗。

五、皮肤黏膜淋巴结综合征

是一种以全身血管炎为主要病变的急性发热出疹性小儿疾病，又称川崎病。

1. 病因与发病机制　病因尚未清楚，目前认为是机体受到病原体感染，触发免疫介导的全身血管炎。以全身性中、小动脉炎性病变为主要病理特征。

2. 辅助检查

（1）血液检查：白细胞数升高，中性粒细胞增高为主，可有轻度贫血，血沉增快。血小板早期正常，第 2～3 周增多。

（2）影像学检查：X 线检查可见肺纹理增多、模糊或片状阴影。冠状动脉造影是诊断冠状动脉病变最准确的方法。

（3）心电图：早期示窦性心动过速，非特异性 ST-T 变化；心包炎时可有广泛 ST 段抬高和低电压；心肌梗死时相应导联有 ST 段明显抬高，T 波倒置及异常 Q 波。

（4）超声心动图：急性期可见心包积液，左室内径增大，二尖瓣、主动脉瓣或三尖瓣反流。

第十二节　遗传性疾病

一、概　述

1. 遗传物质基础

（1）染色体：位于细胞核内，染色体的数目和形态相对稳定是遗传信息相对稳定的基础。正常人体有 23 对染色体，22 对男女相同，另外一对为性染色体，正常女性染色体为 22 对＋XX，正常男性染色体为 22 对＋XY。

（2）基因：是有功能的 DNA 序列，成对的位于染色体上。每个细胞含有 2 万～2.5 万个基因，

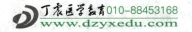
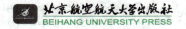

分为结构基因和调控基因。

2. 遗传病分类

（1）染色体病：染色体数目或结构异常引发机体畸形、智力低下、生长发育迟缓等。临床上常见21-三体综合征、18-三体综合征，Tuner综合征、XYY综合征等。发病原因与接触有害化学物质、放射线、孕期病毒感染、孕母年龄过大及父母携带异常染色体等因素有关。

（2）单基因遗传

①常染色体显性遗传：父母有一方患病，子女患病几率50%；若父母双方患病，子女患病几率为75%；父母无病，子女一般不会患病。如软骨发育不全、遗传性舞蹈病等。

②常染色体隐性遗传：父母无病，患者为纯合子，同胞25%发病，25%正常，50%为携带者，近亲结婚发病率高。如苯丙酮尿症、白化病等。

③X连锁显性遗传病：男性患者后代中女孩发病，男孩正常，女性患者后代中50%发病。如抗维生素D佝偻病等。

④X连锁隐性遗传病：男性患者与正常女性婚配，后代男性都正常，女性都是携带者；携带者女性与正常男性婚配，后代男性50%患病，女性50%为携带者。如血友病、进行性营养不良等。

⑤Y连锁遗传病：性反转症、外耳道多毛症。

（3）多基因遗传病：多种基因与环境共同作用的结果。如2型糖尿病、高血压、唇裂等。

3. 遗传病预防

（1）一级预防：携带者筛查，普遍开展生殖健康教育、遗传咨询、婚前检查及孕期保健，防止出生缺陷的发生。

（2）二级预防：产前诊断，对高危孕妇进行必要的产前诊断，及早确诊、及时处理，减少缺陷儿出生。

（3）三级预防：新生儿筛查，新生儿护理及疾病筛查、早期诊断和及时治疗，治疗出生时的缺陷。

二、21-三体综合征

21-三体综合征又称唐氏综合症，也称先天愚型。常染色体畸变疾病。第21号染色体呈三体型。发病率为1∶1000～1∶600，孕妇年龄越大，发病率越高。

辅助检查

（1）染色体核型分析：最具有确诊意义。

①标准型：体细胞染色体为47条，有一条额外的21号染色体，核型47，XX（XY），＋21。

②异位型：母方为D/G易位，则每一胎都有10%的风险率，如父方为D/G易位，则风险为4%，核型为46，XY（或XX），－41，＋t（41q21q）；G/G异位，核型为46，XY（或XX），－21，＋t（21q21q）。

③嵌合型：核型为46，XY（或XX）/47，XY（或XX），＋21。

（2）荧光原位杂交：可快速、准确地进行判断。本病患儿细胞中呈现3个21号染色体荧光信号。

三、苯丙酮尿症

苯丙酮尿症是由苯丙氨酸羟化酶基因突变所致的常染色体隐性遗传病。我国发病率为1∶11000。

1. 病因与发病机制

（1）典型病例：占99%，由于肝细胞缺乏苯丙氨酸氢化酶，使大量的苯丙氨酸在体内蓄积，导致脑损伤，毛发、皮肤色素减少。

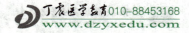
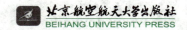

（2）非典型病例：由于四羟生物蝶呤缺乏，造成多巴胺等重要神经递质缺乏，加重神经损害。

2. 辅助检查

（1）新生儿疾病筛查：采婴儿足底血滴于采血滤纸上，晾干送检。苯丙氨酸浓度大于切割值，需进一步检查和确诊。

（2）**苯丙氨酸浓度测定：血清苯丙氨酸浓度明显升高（血游离氨基酸浓度增高）可明确诊断。** 正常浓度 < 120μmol/L（2mg/dl），典型 PKU > 1200μmol/L，轻度 HPA 为 120μmol/L ～ 360μmol/L，中度 PKU 为 360μmol/L ～ 1200μmol/L。

（3）尿蝶呤图谱分析：鉴定 BH_4 缺乏症。

（4）DNA 分析

第十三节 常见传染病

一、概 述

1. 感染过程 病原体侵入人体后就开始感染的过程。根据人体的防御功能和病原体数量及毒力的强弱，感染过程可产生 5 种不同的结果：显性感染、隐性感染、病原携带状态、潜伏性感染、清除病原体。

2. 传染病流行的基本条件 传染源、传播途径和易感人群为传染病流行的 3 个基本条件，必须同时存在。若切断任何一个环节，流行即可终止。

（1）传染源：是指体内已有病原体生长、繁殖并能将其排出体外的人和动物，包括患者、隐性感染者、病原携带者及感染动物。

（2）传播途径：是指病原体离开传染源后，到达另一个易感者体内所经历的途径。

（3）易感人群：是指对某一传染病缺乏特异性免疫力的人群。

3. 传染病基本特征 有病原体、有传染性、有流行性、有免疫性。

二、麻 疹

麻疹是由麻疹病毒引起的急性出疹性呼吸道传染病。

1. 病因与发病机制 麻疹的抗原体为麻疹病毒，属 RNA 病毒。不耐热，对阳光和一般消毒剂敏感，日光照射 20 分钟即可失去致病力。麻疹病毒侵入上呼吸道和眼结膜，大量复制后入血，引起第一次病毒血症。被单核细胞吞噬后大量增殖，再次侵入血液，引起第二次病毒血症，导致临床症状出现。

2. 流行病学

（1）传染源：麻疹患者是唯一的传染源。出疹前、后 5 天内均有传染性，有并发症者传染性可延至出疹后 10 天。

（2）传播途径：病毒经呼吸、咳嗽和说话等排出体外，通过呼吸道空气传播。

（3）易感人群：易感人群是未接种麻疹疫苗的人，以 6 个月～ 5 岁的小儿多见，病后可获得持久免疫。

（4）流行特征：发病季节以冬、春季为主。

3. 辅助检查 出疹前 2 天至出疹后 1 天，取鼻咽分泌物、痰、尿沉渣涂片，可见多核巨细胞或

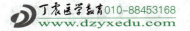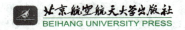

包涵体细胞；麻疹特异性 IgM 抗体检测有早期诊断价值。

三、水　痘

水痘是由水痘-带状疱疹病毒所引起的传染性极强的出疹性疾病。

1．**病因、病理**　水痘-带状疱疹病毒是病原体，人是该病毒唯一的宿主。该病毒在体外抵抗力弱，不耐酸和热，对有机溶剂敏感，不能在痂皮中存活，主要存在于上呼吸道鼻咽分泌物及疱疹液中。通过两次病毒血症，向全身扩散。由于病毒间歇性入血，导致皮疹分批出现，且不同性状的皮疹同时存在。皮肤病变局限于表皮棘细胞层，结痂脱落后不留痕迹。

2．**流行病学**

（1）传染源：水痘患者是唯一的传染源，出疹前 1～2 天至疱疹全部结痂均有传染性。

（2）传播途径：以呼吸道空气传播为主，也可直接接触传播或通过接触被污染的用具传播。

（3）易感人群：普遍易感，多见于 2～6 岁儿童。感染后可获得持久免疫，但以后可发生带状疱疹。

（4）流行特征：任何季节均可发生，以冬、春季高发。

3．**辅助检查**　白细胞多正常，继发感染时偏高。疱疹刮片可见多核巨细胞或核内包涵体。血清水痘病毒特异性 IgM 抗体检测有助于早期诊断。

四、猩红热

猩红热是由 A 组 β 链球菌引起的急性呼吸道传染病。

1．**病原学**　A 组 β 溶血性链球菌是本病的致病菌，具有较强的侵袭力，能产生致热性外毒素（红疹毒素）和溶血素。该菌在外界生活力较强，在痰液和脓液中可生存数周，但对热、干燥抵抗力不强。

2．**流行病学**

（1）传染源：患者及带菌者，尤其是咽峡炎患者是主要的传染源。

（2）传播途径：通过呼吸道飞沫传播。

（3）易感人群：普遍易感，但 3～7 岁儿童最为多见。

（4）流行特征：多在冬、春季节发病。

3．**辅助检查**　血白细胞计数明显增高，以中性粒细胞（＞0.80）为主。咽拭子或伤口分泌物涂片免疫荧光法检测可进行快速诊断。细菌培养发现溶血性链球菌。

五、百日咳

百日咳是由百日咳嗜血杆菌引起的急性呼吸道传染病。病程可迁延数月，故称"百日咳"。

1．**病因与发病机制**　百日咳杆菌为革兰阴性杆菌，寄生性，离开人体会很快死亡，对外界抵抗力差，不耐干燥，60℃ 15 分钟即死亡，对消毒剂和紫外线很敏感。百日咳杆菌进入呼吸道大量繁殖，侵入坏气管、支气管黏膜，阻碍分泌物排出，滞留的分泌物刺激引起痉挛性咳嗽，分泌物排出异常，易引起不同程度呼吸道阻塞，并发肺气肿、百日咳脑病及颅内出血等。

2．**流行病学**

（1）传染源：患者是唯一的传染源，发病第 1 周传染性最强。少见带菌者。

（2）传播途径：飞沫传播，易感者吸入带菌飞沫被感染，病菌体外生存力弱，间接传播可能性小。

（3）易感人群：普遍易感。5 岁以下儿童易感性最高。

（4）流行特征：冬、春季高发，全世界流行，病后持久免疫。

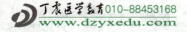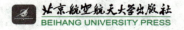

3. **辅助检查**　白细胞一般（20～40）×10^9/L，高达 $100×10^9$/L，淋巴细胞在 0.6 以上，最高可达 0.9。鼻咽拭培养法越早培养，阳性越高。血清学检查特异性 IgM 可作早期诊断。

六、流行性腮腺炎

流行性腮腺炎是由腮腺炎病毒引起的急性呼吸道传染病。

1. **病因与发病机制**　人是腮腺炎病毒的唯一宿主，病毒主要存在于唾液、血液、尿液及脑脊液中。病毒经口、鼻侵入人体后，扩散至多种腺体（腮腺、颌下腺、舌下腺、胰腺、性腺等）和中枢神经系统，引起非化脓性炎症。病毒抵抗力弱，紫外线、甲醛和 56℃温度均可使其灭活。

2. **流行病学**

（1）传染源：腮腺炎患者和隐性感染者均为传染源，在腮腺肿大前 7 天到肿大后 9 天均可排出病毒。

（2）传播途径：以呼吸道飞沫传播为主。

（3）易感人群：5～15 岁儿童和青少年多见。感染后可获较持久的免疫力。

（4）流行特征：任何季节均可发病，以冬、春季为主。

3. **辅助检查**　白细胞计数和尿常规多正常，血、尿淀粉酶增高。血脂肪酶增高有助于胰腺炎的诊断。血清或脑脊液中特异性 IgM 抗体增高。

七、中毒型细菌性痢疾

细菌性痢疾简称菌痢，是由痢疾杆菌引起的肠道传染病。中毒型细菌性痢疾是急性细菌性痢疾的危重型，病死率高，必须积极抢救。

1. **病因与发病机制**　病原菌为痢疾杆菌，属志贺菌属，革兰阴性。该菌抵抗力弱，加热至 60℃时 10 分钟可灭活，对酸和一般消毒剂均敏感。痢疾杆菌致病性很强，释放内毒素和外毒素。内毒素造成全身中毒症状，如发热、毒血症、休克等。外毒素具有细胞毒性、神经毒性和肠毒性，分别导致相应的临床症状。

2. **流行病学**

（1）传染源：菌痢患者及带菌者均为传染源。

（2）传播途径：通过粪 - 口途径传播。

（3）易感人群：普遍易感，5 岁以下儿童病死率高。

（4）流行特征：夏、秋季发病率高。

3. **辅助检查**　病初大便可正常，以后出现黏液脓血便，镜检可见大量脓细胞、少数红细胞，如有巨噬细胞有助于诊断。粪便培养出痢疾杆菌是确诊的最直接依据。送检标本应注意做到尽早、新鲜，选取黏液脓血部分多次送检。

第十四节　结核病

一、概　述

结核病是指由结核分枝杆菌引起的慢性感染性疾病，以肺结核最为常见。

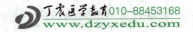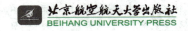

1. **病原**　主要为人型结核分枝杆菌，分枝杆菌细长稍弯，无芽胞、无鞭毛、不能活动，具有抗酸性，生长缓慢，对干燥、冷、酸、碱等抵抗力强，可在干燥痰内存活 6～8 个月，但对热、紫外线和乙醇等较敏感，75% 乙醇 2 分钟、烈日曝晒 2 小时或煮沸 1 分钟、湿热 68℃ 20 分钟即可使其灭活。

2. **流行病学**

（1）传染源：痰中带菌的肺结核患者。

（2）传播途径：以呼吸道传播为主，也可通过消化道传播、母婴传播或经皮肤伤口感染等。

（3）易感人群：普遍易感，以婴幼儿、青春后期及老年人多见。居住拥挤、营养不良、糖尿病、恶性肿瘤、过度劳累、妊娠及免疫抑制状态者易发病。

3. **发病机制**　大量毒力强的结核菌侵入机体而免疫力又下降时易发病。机体受到感染后，在 T 细胞介导下产生免疫力及变态反应。

（1）细胞介导的免疫反应：主要表现为淋巴细胞致敏和巨噬细胞功能增强，对初次感染结核者有保护作用。

（2）迟发型变态反应：结核杆菌侵入人体 4～8 周后，机体对结核杆菌及其代谢产物可产生Ⅳ型（迟发型）变态反应。有利于清除结核菌，但可引起细胞坏死及干酪样改变，形成空洞。

（3）原发感染与继发感染：感染结核菌后机体获得免疫力，大部分为终生不发病，少数免疫力低下者可当即发病，即为原发性肺结核。另有少数部分患者在日后免疫力低下时发病，即为继发性肺结核，是成人肺结核的主要类型。

4. **辅助检查**

（1）结核菌素（PPD）试验：患儿受感染 4～8 周后即呈阳性反应。

①注射方法：常用 PPD，在左前臂屈侧中部皮内注射 0.1ml（5U）的结核菌素。若患儿患结节性红斑、疱疹性结膜炎等疾病，用 1U 结核菌素做试验。

②观察结果：48～72 小时测量皮肤硬结直径（表 4-18）。

表4-18　结核菌素试验判断标准

硬结直径	判断标准
＜5mm	阴性（－）
5～9mm	阳性（+）
10～19mm	中度阳性（++），提示有结核菌感染
≥20mm（儿童≥15mm）	强阳性（+++），提示有活动性结核病的可能
除硬结外，还有水疱、破溃、淋巴管炎及双圈反应	极强阳性（++++）

③临床意义

a. 阴性、假阴性：除提示无结核菌感染外，还见于初染结核菌 4～8 周、应用糖皮质激素、营养不良、严重结核病、HIV 感染或老年人等。

b. 阳性：可见于接种卡介苗后；年长儿无明显临床症状阳性反应一般，表示感染过结核杆菌；3 岁以下尤其是 1 岁以下未接种卡介苗且阳性反应为中度者，表示体内有新的结核病灶，年龄越小，活动性结核可能性愈大；由阴性转阳性反应，或反应强度从原直径＜10mm 增大至＞10mm，且增幅超过 6mm 者，表示新近有感染。

（2）痰结核杆菌检查：痰中找到结核杆菌是确诊肺结核最特异的方法，也是制订化疗方案和判断

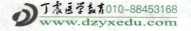

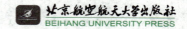

化疗效果的重要依据。

（3）X 线检查：是筛查儿童肺结核的重要手段。可早期发现肺结核。有助于明确诊断，判断分型，指导治疗及了解病情变化。

（4）纤维支气管镜检查：对诊断有重要价值。

（5）血液检查：血沉增快，可反应结核病的活动性。

（6）免疫学诊断及分子生物学诊断：酶联免疫吸附试验、聚合酶链反应等。

二、原发型肺结核

1. 病因与发病机制　由结核杆菌初次侵入肺部后发生的原发感染，是小儿肺结核的主要类型。原发型肺结核包括由肺原发病灶、局部淋巴结病变和两者相连的淋巴管炎组成的原发综合征和以胸腔内肿大淋巴结为主的支气管淋巴结结核。病理转归为吸收好转最常见（钙化或硬结）和进展、恶化。

2. 辅助检查

（1）原发综合征：年长儿 X 线检查多呈小圆形或小片状影；小儿 X 线胸片呈典型哑铃"双极影"少见，即一端为原发病灶（多位于胸膜下，肺上叶底部和下叶的上部），一端为肿大的肺门淋巴结、纵隔淋巴结。

（2）支气管淋巴结结核：在儿童原发型肺结核 X 线胸片最为常见，分炎症型和结节型。

（3）结核菌素试验：常用于结核感染的流行病学指标，也是卡介苗接种后效果的验证指标。对婴幼儿的诊断价值大于成年人，3 岁以下呈强阳性，提示新近感染的活动性结核病。

三、急性粟粒型肺结核

也称急性血行播散性肺结核，是结核分枝杆菌经血行播散而引起的肺结核，常是原发综合征发展的后果，主要见于小儿时期，尤其是婴幼儿。

1. 病因与发病机制　多于原发感染后 3 ～ 6 个月内发生。原发灶或淋巴结干酪样坏死破溃时，大量病原体入血引起粟粒型肺结核。年龄幼小、营养不良、机体免疫力低下易诱发本病。

2. 辅助检查　X 线检查对诊断起决定性作用。起病 2 ～ 3 周后可见大小一致、分布均匀的粟粒状阴影，密布于两侧肺野。

四、结核性脑膜炎

结核性脑膜炎简称结脑，是儿童结核病中最严重的类型。在结核原发感染后 1 年内、尤其在 3 ～ 6 个月最易发生，病死率和后遗症的发生率较高。

1. 病因与发病机制　常为急性粟粒性肺结核的一部分，婴幼儿血 - 脑屏障功能不完善，中枢神经系统发育不成熟，免疫力低下，结核菌易血行播散累及脑膜。结核菌使软脑膜弥漫充血、水肿、炎性渗出，并形成许多结核结节。大量炎性渗出物积聚于脑底部，易引起脑神经损害和脑脊液循环受阻。此外，还可发生脑部血管病变、脑实质病变、脑积水和室管膜炎等。

2. 辅助检查

（1）脑脊液：葡萄糖和氯化物含量同时降低是结核性脑膜炎的典型改变。常见脑炎、脑膜炎的脑脊液检查鉴别见表 4-19。

（2）其他：X 线胸片可有结核病改变。结核菌素试验可呈假阴性。结核菌抗原检测是敏感、快速诊断的辅助方法。脑脊液结核菌培养是诊断结核性脑膜炎的可靠依据。

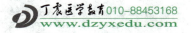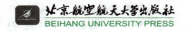

表4-19 常见脑炎、脑膜炎的脑脊液检查鉴别

	压 力	外 观	蛋白质	葡萄糖	氯化物	细胞计数
化脓性脑膜炎	显著增高	浑浊	显著增高	显著减低	稍低	中性粒细胞显著增加
结核性脑膜炎	增高	毛玻璃样	增高	减低	减低	淋巴细胞增加
病毒性脑膜炎	稍高	清晰或微浊	稍高	正常或稍高	正常	淋巴细胞增加
流行性乙型脑炎	稍高	清晰或微浊	增高	正常或稍高	正常	先中性粒细胞增加，后淋巴细胞增加

第十五节　寄生虫病

一、蛔虫病

似蚓蛔线虫简称蛔虫，是常见严重危害儿童健康发育的寄生虫病之一，儿童由于食入人感染期虫卵而被感染，寄生于小肠，异位寄生可导致肠梗阻、胆道蛔虫病等并发症。

1. **流行病学**

（1）传染源：蛔虫病患者为传染源。蛔虫每天产卵 20 多万只，在荫蔽环境可存活数月或更久。

（2）传播途径：虫卵经粪 - 口传播，被吞后虫卵中一部分被胃液杀死，一部分胚蚴破壳而出，侵入肠壁通过静脉、门静脉循环至肝，经右心入肺泡，沿支气管、气管道咽部再次经胃进入小肠，发育成成虫可向别处移行、钻孔，引起胆道蛔虫病、肠梗阻等。

（3）易感人群：人群普遍易感。儿童感染率最高。

（4）流行特征：农村高于城市，常年易感，我国春、夏为主。

2. **辅助检查**　粪便查出虫卵即可确诊。血中嗜酸性粒细胞增高有助于诊断。

二、蛲虫病

蛲虫又称蠕形住肠线虫，寄生于小肠末端、盲肠和结肠，是常见的寄生虫病，多见于幼儿。

1. **病因及流行病学**　乳白色线头状，雄虫 2～5mm，雌虫 8～13mm，寿命约 1 个月左右。雌虫于夜间宿主熟睡后从肛门爬出，大量排卵后死亡，少数会再进入肛门、阴道、尿道等处引起异位损害。虫卵 6 小时即可发育成为感染期虫卵，患儿被污染的手指，经口食入而自身感染。患儿是唯一感染源，经粪 - 口传播，人群普遍易感，儿童高于成人，城市高于农村。

2. **辅助检查**　患儿夜间入睡后 1～3 小时观察肛门周围有无白色线虫或用透明胶带纸紧压肛周粘取虫卵，多次检查提高阳性率。外周血象见嗜酸性粒细胞增多。

第十六节　急性中毒和常见急症患儿的护理

一、急性中毒

急性中毒是指某些毒性物质进入人体，破坏组织器官和正常生理机能，出现暂时性或永久性中毒症状，甚至危及生命。

中毒原因　小儿中毒主要原因是年幼无知，不能辨别有毒物质而误食。婴幼儿时期常误服药物中毒；学龄前期主要误服有毒物质中毒。如接触有毒食物，有毒动物、植物，工、农业的化学药品，医疗药物，生活中消毒防腐剂、杀虫剂和去污剂等，都可能发生中毒。

二、小儿惊厥

惊厥是全身或局部骨骼肌群突然发生不自主收缩，主要表现为强直性或阵挛性收缩，常伴意识障碍，是儿科常见的急症。

1. **病因与发病机制**

（1）感染性疾病：颅内感染多由各种细菌、病毒等引起的脑膜炎、脑炎，常表现为反复而严重的惊厥发作。颅外感染包括热性惊厥、感染中毒性脑病等。

（2）非感染性疾病：颅内疾病主要有颅内损伤与出血、先天性发育畸形、颅内占位性病变。颅外疾病包括缺氧缺血性脑病、中毒、水电解质紊乱等。

2. **辅助检查**　血生化、脑脊液、脑电图检查。

三、急性颅内压增高

颅内压增高是指在病理状态下，颅腔内容物体积增加或颅腔容积减小，超出颅腔可代偿调节的范围，导致颅内压力超过 200mmH$_2$O，常以头痛、呕吐、视神经乳头水肿为三大主症，是颅内多种疾病所共有的临床综合征。

1. **病因**　脑组织体积增大（脑水肿）、脑脊液增多（脑积水）、颅内血容量增多、颅内占位性病变、先天性颅腔畸形等。

2. **病理生理**　正常成人颅内压为 70 ～ 200mmH$_2$O，儿童为 50 ～ 100mmH$_2$O。颅腔内容物体积增大或颅腔容量缩减可导致颅内压增高。颅腔内容物主要包括脑组织、血液和脑脊液。脑脊液是这 3 种内容物中最容易改变的成分，颅内压的调节主要依靠脑脊液量的增减来实现。

3. **辅助检查**

（1）CT 或 MRI：首选 CT 进行定位和定性诊断，在 CT 不能确认时进一步行 MRI。

（2）脑血管造影或数字减影血管造影：判断脑血管是否有畸形。

（3）头颅 X 线摄片：慢性颅内压增高时可见脑回压迹增多、加深，蝶鞍扩大，颅骨局部破坏或增生。小儿可见颅缝分离。

（4）颅内压测定：有明显颅内压增高者禁止腰穿，以免引起枕骨大孔疝。侧脑室穿刺测压法最准确而又较安全。前囟未闭者可行前囟测压。

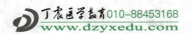
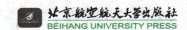

四、急性呼吸衰竭

急性呼吸衰竭是指由于多种突发的致病因素，导致肺通气和（或）换气功能迅速出现严重障碍，因缺氧和二氧化碳潴留导致低氧血症和高碳酸血症，短时间内即可发生的呼吸衰竭。

1. 病因

（1）呼吸系统疾病：导致肺通气和（或）换气功能障碍。

（2）急性颅内感染等脑部疾病：直接或间接抑制呼吸中枢。

（3）脊髓灰质炎、重症肌无力等：损伤神经-肌肉传导系统，引起肺通气不足，均可导致急性呼吸衰竭。

2. 辅助检查

（1）血气分析：可判断呼吸衰竭和酸碱平衡的严重程度。$PaCO_2$ 升高、pH 正常时为代偿性呼吸性酸中毒；$PaCO_2$ 升高、pH < 7.35 为失代偿性呼吸性酸中毒。

（2）肺功能检测：呼吸肌功能测试可反映呼吸肌无力的原因和严重程度。

五、充血性心力衰竭

由于心肌收缩或舒张功能下降使心排血量绝对或相对不足，不能满足全身组织代谢需要而引起的一系列临床症状及体征。

1. 病因 小儿时期以先天性心脏病引起者多见，儿童时期以风湿性心脏病和急性肾炎所致多见。根据病理生理变化，可将心衰病因分为心肌病变、心室压力负重过重、心室容量负荷过重，此外感染、心律失常、输液过速等均可诱发心衰。

2. 发病机制 心肌发生病损或心脏长期负荷过重时，心肌收缩逐渐减退，早期机体通过加快心率、心肌肥厚和心脏扩大进行代偿，使排血量增多来满足机体的需要，此阶段为心功能代偿期，心功能代偿期临床上没有明显症状。后期心功能逐渐减退，不能满足机体代谢的需要，而出现静脉回流受阻、体液潴留、脏器淤血等心衰表现。

3. 辅助检查

（1）X 线：心脏增大，左心衰时可见肺淤血、肺水肿。

（2）心电图：有助于病因诊断及洋地黄的应用指导。

（3）超声心动图：有助于病因的诊断，对治疗前后心功能评估有重要意义。

六、急性肾损伤

急性肾衰竭又称急性肾损伤，是由各种原因引起的短时间内肾功能急剧下降而出现的临床综合征。

1. 病因、病理 根据病变发生的解剖部位不同，可分为肾前性、肾后性和肾性 3 种（表 4-20）。

2. 辅助检查

（1）血液检查：轻、中度贫血，血尿素氮和肌酐进行性上升。血 pH < 7.35，血钾浓度 > 5.5mmol/L，血钠正常或偏低，血钙降低，血磷升高，血氯降低。

（2）尿液检查：外观浑浊，尿色深。尿蛋白多为 ± ～＋，以小分子蛋白为主，可见上皮细胞管型、颗粒管型及少许红细胞、白细胞等。尿比重低且固定，多在 1.015 以下。尿渗透压降低，尿钠增高。

 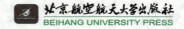

表4-20　急性肾衰竭的病因与发病机制

	肾前性肾衰	肾性肾衰	肾后性肾衰
发病机制	肾血流灌注不足，导致肾小球滤过率降低	肾实质损伤	急性尿路梗阻
常见疾病	血容量不足：大量脱水、出血；心输出量减少：严重心脏疾病；周围血管扩张：降压过快、感染性休克；肾血管阻力增加：使用去甲肾上腺素等	急性肾小管坏死：如挤压伤，是最常见的急性肾衰竭类型；急性间质性肾炎；肾小球或肾微血管疾病；肾大血管疾病	前列腺增生、肿瘤、输尿管结石、腹膜后肿瘤压迫

（3）影像学检查：首选尿路 B 超检查。

（4）肾活组织检查：是重要的诊断方法。

七、感染性休克

感染性休克是由于各种病原微生物及其内毒素侵入人体所引起的严重感染，导致的全身微循环，导致多系统、多器官功能衰竭。

病因及发病机制　细菌、真菌、病毒和立克次体感染均可引起感染性休克，以革兰阴性细菌感染多见。是多种因素互相作用、互为因果的综合结果。小儿疾病中以中毒性痢疾、重症肺炎、败血症、流脑等常见。全身免疫功能缺陷极易引发感染性休克。

八、心跳呼吸骤停

根据年龄阶段划分：出生后 28 天以内为新生儿，1 岁以内为婴儿，1～8 岁为小儿。8 岁以上儿童心肺复苏的程序和方法基本同成人。详见外科护理学第六章心肺脑复苏的相关内容。

心脏骤停的病因　院外的主要原因为外伤、溺水、中毒等；院内的主要原因为呼吸衰竭和休克。成人心脏骤停多因心脏原因所致，而小儿多由呼吸功能障碍继发，如肺炎、窒息、溺水、气管异物等。因此，对小儿心脏骤停，更注重呼吸支持，改善缺氧。心跳骤停后循环骤停，呼吸首先也就停止，由于脑细胞对缺血、缺氧最为敏感，一般 4 分钟就可发生不可逆的损害，10 分钟就可能发生脑死亡，所以心跳骤停后，应立即进行有效的人工呼吸和人工循环。

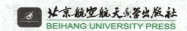

第五章　护理健康教育学

第一节　健康教育与健康促进

一、健康教育的基本概念

1. 健康教育的概念

（1）健康教育的定义：健康教育是通过信息传播和行为干预，将健康相关信息传达给学习者，从而把人类有关医学或健康科学的知识和技术转化为有益于人们健康的行为。它以调查研究为前提，以改善对象的健康相关行为为目标，以传播健康信息为主要措施，最终达到预防疾病、促进健康、提高生活质量的目的。1988 年第 13 届世界健康大会提出：健康教育是一门研究传播保健知识和技术，影响个体和群体行为，消除危险因素，预防疾病，促进健康的学科。

（2）健康教育与卫生宣教：卫生宣教是指向人们进行卫生知识宣传教育，目的是让人们了解基本的卫生常识，养成一些基本卫生习惯。它与健康教育的区别是：

①健康教育是既有调查研究又有计划、组织、评价的系统干预活动，它涉及多个层次和多个方面，并不是简单的、单一方向的信息传播。

②健康教育是以促进个体和群体改变不健康的行为方式为核心，从而预防疾病、促进健康，而不是作为一种辅助方法为卫生工作某时间的中心任务服务。

③健康教育通过对传播学、管理科学、行为科学、医学科学等学科的融合，初步建立了属于自己的理论和方法体系。

（3）健康教育的主要环节：包括教学者、健康相关的信息、教学活动、学习者、效果 5 个环节。健康教育应以学习者为中心，让学习者针对自身来发现问题，在讨论和辩论中澄清观念和树立正确的价值观，运用各种方法寻找问题的解决方法。在多种解决方案中明智作出选择，在亲身参与中实地体验和学会实践的技能。

2. 健康教育的研究领域

（1）按目标人群或场所分类

①学校健康教育：是指通过学校、家长等共同努力，向学生提供完整、积极的健康经验和知识结构，其对象包括学龄前儿童，中、小学生及大学生。

②职业人群健康教育：是指通过提供健康知识、技能、服务，促使职业人群自觉采纳益于健康的行为和生活方式。

③医院健康教育：针对到医院接受医疗保健服务的患者及其家属所实施的有目的、有计划、有系统的健康教育活动，它以患者为中心，其目的是防治疾病，促进身心康复。

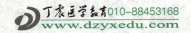
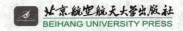

④社区健康教育：是以社区为基本单位、以社区人群为教育对象、以促进居民健康为目标，挖掘个人、家庭、社区以及社会的保健潜力，从而增进健康，减少残障。

（2）按教育目的或内容分类：可分为防治疾病的健康教育、营养健康教育、环境保护健康教育、生殖健康教育等。

二、健康促进的基本概念

1. **健康促进的定义**　WHO对健康促进的定义为"促使人们维护和提高他们自身健康的过程，是协调人类与环境的战略，并规定了个人与社会对健康各自所负的责任"。

2．**健康促进的领域**　《渥太华宪章》中指出，健康促进包括5大领域。

（1）制定促进健康的公共政策：将健康问题提到各级各部门的议事日程上，使之了解他们的决策对健康的影响并承担健康的责任。

（2）创造支持环境：健康促进通过创造安全、舒适、满意、愉快的工作和生活环境，促使人们提高增进健康的能力，同时保证环境对公众健康产生有利的影响。

（3）强化社区行动：发动社区力量，利用社区资源，增进自我帮助和社会支持，提高解决健康问题的能力。

（4）发展个人技能：通过健康教育，提升人们的健康素养和生活技能，同时支持个人和社会的发展，从而使人们有效地维护自身健康和生存环境。

（5）调整卫生服务方向：卫生服务应以人群和社区为中心，不仅要提供临床治疗服务，还应提供预防和健康促进服务。

3．**健康促进的基本策略**　《渥太华宣言》中指出健康促进的基本策略为：

（1）倡导：倡导政策支持、社会各界对健康措施的认同和卫生部门调整服务方向，激发社会的关注和群众的参与，从而创造有利健康的社会经济、文化与环境条件。

（2）赋权：是指通过增强人们控制健康决定因素的能力，从而获得保障人人享有卫生保健及资源的平等机会，提升人们在保护和促进健康方面的责任感、归属感，从而采取益于健康的决定和行动。

（3）协调：协调个人、家庭、社区、卫生机构、社会经济部门、政府和非政府组织等在健康促进中的利益和行动，组成强大的联盟与社会支持体系，共同努力实现健康目标。

第二节　人类行为与健康相关行为

一、人类行为的基本概念

1. **行为的定义及要素**

（1）行为的定义：行为是指在外界环境刺激下有机体所产生的反应，包括内在的生理和心理变化。根据此定义，美国心理学家伍得渥斯（Woodworth）提出了著名的行为表示式，即S（刺激）-O（有机体）-R（行为反应）。

（2）行为的构成要素

①行为主体：人。

②行为客体：人的行为所指向的目标。

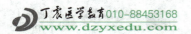
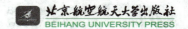

③行为环境：行为主体与行为客体发生联系的客观环境。

④行为手段：行为主体作用于行为客体时的方式方法和所应用的工具。

⑤行为结果：行为对行为客体所致的影响。

2. 人类行为的分类　人类的行为根据其生物性和社会性可分为本能行为和社会行为两大类。

（1）人类的本能行为：由人的生物性所决定，是人类的最基本行为，如好奇、睡眠、性行为、摄食行为、躲避行为等。

（2）人类的社会行为：由人的社会性所决定，其特点为获得性和可塑性、行为多样性、主动选择性、文化认可性。

3. 人类行为的特性

（1）目的性：是区别人类与动物行为的重要标志，也是开展健康教育的前提。

（2）可塑性：通过不断的学习及受环境的影响，人类的行为也在不断的发展变化。一般年纪越小，其行为的可塑性越大。

（3）差异性：因遗传因素、环境、学习经历的不同，人类的行为也具有较大的差异性。因此，健康教育的措施必须因人而异、因势利导。

4. 人类行为的适应形式

（1）反射：是指人体通过"反射弧"对外界刺激做出反应的方式，最基本的反射与本能行为相互联系。如当一个人看到突然飞来的物体，会立即产生躲避行为。反射为人类的适应行为奠定了基础。

（2）自我控制：当某种行为可出现正负两方面的结果时，个体常对自己的部分行为进行控制，以适应社会。

（3）调试：指个体与他人之间、群体与群体之间相互配合、相互适应的方式和过程。

（4）顺应：指个体与群体不断接受新的经验、改变自己行为方式，以适应客观环境的变化。

（5）应对：指个体为适应目前或长远的需要，决定是否采取某种行为的形式。

（6）应激：是个体对紧张刺激的一种非特异性的适应性反应。

5. 人类行为的发展过程　人在整个生命过程中的行为发展可分为4个阶段。

（1）被动发展阶段（0岁～3岁）：此阶段主要依靠遗传和本能的力量发展，如婴儿的吸吮、抓握、啼哭等行为。

（2）主动发展阶段（3岁～12岁）：此阶段的行为发展带有明显的主动性，多表现为爱探究、好攻击、易激惹、喜欢自我表现等。

（3）自主发展阶段（12岁～成年）：开始通过对自己、他人、环境、社会的综合认识，调整自己的行为。

（4）巩固发展阶段（成年之后）：此阶段行为基本已定型，但由于不断变化的环境、社会和个人状况，人们必须对自己的行为加以不断的调整、完善和充实。

二、影响行为的因素

1. 遗传因素　遗传因素与人类行为的形成和发展密不可分。基因影响行为并决定人的一系列行为性状和趋势，且基因的复杂性可导致人类行为的多样性。

2. 环境因素　人类行为发展的外在大环境包括自然环境和社会环境，如生态环境、人文地理、医疗卫生、风俗信仰、教育环境、制度与法规、经济基础、事物发展的规律及意外事件等，可间接的或潜在的影响人类行为。

3. 学习因素　学习是行为发展的促进条件，一般有3种学习方式，模仿是第1种。人们往往通过无意模仿获得日常生活行为，通过有意模仿获得自己崇拜、羡慕的行为（如演员的举止等），通过强迫模仿获得规定行为（如队列训练等）。

三、健康相关行为

健康相关行为是指人们进行与健康和疾病有关的行为，分为促进健康行为和危害健康行为两类。

1. **促进健康的行为**　简称健康行为，是指个体或群体的客观上有利于自身和他人健康的行为，其特点为：有利性、规律性、和谐性、一致性、适宜性。

2. **促进健康行为的类型**

（1）日常健康行为：指益于健康的日常行为，如合理营养、充足睡眠、适量运动等。

（2）避开有害环境行为：指避免将有害健康危险因素暴露于自然环境和社会环境中的行为，如离开污染环境、积极应对各种紧张生活事件等。

（3）戒除不良嗜好行为：指戒除不良嗜好的行为，如戒烟、不酗酒、不滥用药物等。

（4）预警行为：指对可能发生的危害健康事件的预防性行为及在事故发生后正确处置的行为，如驾车时使用安全带、事故发生后的自救和他救行为等。

（5）保健行为：指有效、合理地利用卫生资源，维护自身健康的行为，如定期体检、预防接种、患病后及时就医、遵从医嘱等行为。

3. **危害健康行为**　简称危险行为，指不利于自身和他人健康的行为。

（1）危害健康行为的特点为：危害性、明显和稳定性、习得性。

（2）危害健康行为的类型

① 日常危害健康行为：是对健康有害的日常行为习惯，如吸烟、酗酒、缺乏体育锻炼、不良饮食习惯等。

② 致病性行为模式：指可导致发生特异性疾病的行为模式。

a. A 型行为模式：是与冠心病的发生密切相关的行为模式。不耐烦和敌意是其核心行为，多表现为做事动作快、大声讲话、喜欢竞争、怀有敌意和戒心。

b. C 型行为模式：与肿瘤的发生有关。情绪压抑，性格自我克制，表面依顺、回避矛盾，内心却压抑怒火、生闷气是其核心行为表现。

③ 不良疾病行为：指在感知到自身患病到疾病康复的过程中，个体从所表现出的不利于疾病治疗和健康恢复的行为，如瞒病、恐病、讳疾忌医、不遵医嘱等。

④违规行为：指违反法律法规、道德规范并危害健康的行为，如药物滥用、性乱等。

四、健康教育相关行为改变理论

1. **知－信－行模式 (KABP、KAP)**　是改变人类健康相关行为的模式之一，"知 - 信 - 行模式"将人类的改变分为获取知识、产生信念和形成行为 3 个过程，即知识 - 信念 - 行为。其中知识是基础，信念是动力，行为的产生和改变是目标。通过学习，人们获得相关的健康知识和技能，逐渐形成健康的信念和态度，从而促成健康行为的产生。

2. **健康信念模式 (HBM)**　是将健康相关行为用社会心理的方法解释的理论模式。

（1）健康信念模式在采取某种促进健康行为或戒除某种危害健康行为时，必须具备：

①认识到某种疾病或危险因素的严重性和易感性。

②认识到采纳或戒除某种行为的困难及益处。

③对自身采纳或戒除某种行为能力的自信（效能期待或自我效能）即一个人对自己的行为能力

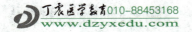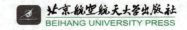

有正确的评价和判断，相信自己一定能通过努力，克服障碍，完成这种行动，达到预期效果。

（2）健康信念模式在采取某种促进健康行为或戒除某种危害健康行为，应遵循的步骤为：

①让人们认识到其危害健康行为的严重性。

②使他们坚信，一旦戒除这种危害行为、采取形影的促进健康行为会得到有价值的后果，同时也认识到行为改变中可能出现的困难。

③使他们充满改变行为的信心。

第三节　健康传播的方法与技巧

一、健康传播的基本概念

1. **传播的定义与要素**　传播是一种传递信息的社会性行为，是个体之间、集体之间以及个体与集体之间交换、传递新闻、事实、意见的信息过程。其要素包括：传播者（传播中的信息主动发出者）、受传者（信息的接受者和反应者）、信息与讯息（信息泛指传播的一切内容，讯息是由一组相关联的有完整意义的信息符号所构成的具体信息）、传播媒介（又称传播渠道，是讯息的载体）、传播效果。

2. **传播的分类**　按照传播的规模，可将人类传播活动分为5种类型。

（1）**人际传播（亲身传播）**：是指个体之间面对面直接的信息交流，它是人际关系的建立基础，也是共享信息的最基本传播形式。

（2）**群体传播**：是指非组织群体的传播活动。

（3）**大众传播**：是指职业性传播机构通过大众传播媒介（如广播、电视、报刊、书籍等）向范围广泛、为数众多的社会人群间接性传递信息的过程。其覆盖面广、传播速度快、时效性强。

（4）**组织传播**：是指有领导的在组织之间、组织内部成员之间的进行的一定规模的信息交流活动。现代社会中，组织传播已发展成为一个独立的研究领域，即公共关系学。

（5）**自我传播（人内传播）**：是指个体接受外界信息后，在头脑中进行信息加工处理的过程。

3. **健康传播的定义及特点**　健康传播是指通过各种渠道，运用各种传播媒介和方法，为维护和促进人类健康而收集、制作、传递、分享健康信息的过程。目的是改变个体和群体的知识、态度、行为，使其向利于健康的方向转化。特点为：

（1）健康传播传递的是健康信息。

（2）健康传播具有明确的目的性。

（3）健康传播的过程具有复合性。

（4）健康传播对传播者有特殊素质要求。

二、人际传播

1. **人际传播的特点**　包括全身心的传播、以个体化信息为主（情感信息的交流占重要地位）、反馈及时，其主要形式为面对面传播。

2. **常用的人际传播形式**

（1）**咨询**：解答咨询者提出的健康问题，帮助其明确观念，做出决策。

（2）**交谈**：通过与教育对象的直接交流，传递健康的信息、知识。

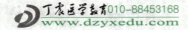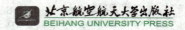

（3）劝服：解决教育对象存在的健康问题，说服其改变错误的健康态度、信念及行为习惯。

（4）指导：通过传授健康教育的相关知识和技术，使教育对象学会自我保健。

3．人际传播的技巧

（1）谈话技巧

①内容明确：一次谈话围绕一个主题，避免涉及内容过广。

②重点突出：适当重复重点内容，以加强对象的理解和记忆。

③语速适当：谈话速度要适中，适当停顿，给对象思考、提问的机会。

④注意反馈：交谈中，注意观察对象的表情、动作等非语言表现形式，以及时了解他的理解程度。

（2）提问技巧

① 封闭式提问：是将对方的应答限制在特定范围内的提问，对方回答问题的选择性很小，只要求回答"是"或"不是""有"或"没有"，适用于收集对方资料。

②开放式提问：问题范围较广，不限制对方的回答，常使用"为什么""能否"等提问词语，适用于获取真实资料。

③探索式提问（探究式提问）：多为追究原因的问题，以了解对方产生某一问题、认识或行为的原因，适用于对某问题的深入了解。

④偏向式提问（诱导式提问）：问题中包含着提问者的观点，以暗示对方做出提问者想要得到的答案，如"你今天感觉好多了吧？"，适用于提示对方注意某事的场合。

⑤复合式提问：是将两种或两种以上类型的问题结合在一起的类型，如"你是在哪里做的检查？检查结果如何？"此种方法应避免使用，以免对方感到困惑，不知如何回答。

（3）倾听技巧

①集中精力：在倾听过程中要与对方保持适当的距离（最佳距离1m左右），采取稍向对方倾斜的姿势，保持目光的接触，要专心，避免分散注意力的动作。

②及时反馈：使用语言和非语言行为给患者适时、恰当的反馈，如微笑、点头、轻声应答等。

（4）反馈技巧

①肯定性反馈：当表达对对方正确言行的认可和支持时，可以插肯定性语言，如"是"，也可以插入非语言形式，如点头，以在适当的时候肯定和鼓励他们。

②否定性反馈：当指出对方不正确的言行或存在的问题时，首先应肯定对方的积极一面，然后以建议的形式指出问题，使得对方保持心理平衡，并易于接受批评和建议。

③模糊性反馈：当需要暂时回避对方的敏感问题或难以回答的问题时，可采取模糊的态度和立场，如"是吗"、"哦"等。

（5）非语言传播技巧

①动态语言：通过无言的动作来表达感受，以面部表情最为常用，如通过注视对方的眼神表示专心倾听；通过点头来表达对对方的理解和同情；以及通过手势来强调某事的重要性等。

②静态语言：是指以空间环境，个人服饰、姿态等一些处在相对稳定状态下的非语言信息。如服饰的颜色艳丽、款式新颖表示情绪兴奋、情感美好。

③同类语言：通过适度地变化语音、语调、节奏及鼻音、喉音等辅助性发音，以引起对方的注意或调节气氛。

④时空语：是在人际交往中通过时间、环境、设施和交往气氛所产生的语义传递信息。

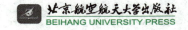

三、群体传播

1. 群体传播的特点

（1）信息传播是一种在小群体成员之间进行的双向性直接传播。

（2）群体传播在群体意识的形成中起重要作用。

（3）群体交流中形成的共识会产生群体倾向。这种群体压力会改变群体中个人的不同观点，从而产生从众行为。

（4）群体中的"舆论领袖"是开展健康传播的切入点。

2. 小组讨论的步骤与技巧

小组讨论是指一群人在主持人的领导下围绕某一主题进行讨论。确保小组讨论有效性的关键是选择合适的主持人、做好充分的准备、掌握小组讨论的技巧。

（1）小组讨论的步骤

①明确讨论主题：讨论前应拟定讨论提纲，包括讨论目的、讨论的问题、内容及预期达到的目标。

②组成小组：根据讨论的主题，选择相关的人员组成小组，小组人数一般为 6～10 人。

③选择时间和地点：根据讨论小组人员的特点及讨论时间的长短选择，时间以 1 小时左右为宜；讨论地点应舒适、方便。

④排列座位：座位应围成圆圈式或马蹄形，以利于参与者面对面地交谈。

（2）主持小组讨论的技巧

①热情接待：主持人应提前到达会场，欢迎所有前来参加小组讨论的人。

②说好"开场白"：主持人可以自我介绍、介绍讨论的目的和主题作为开场白，语言应通俗易懂、简单明了，使每一位参与者明确讨论的重要性及自身的作用。

③建立融洽的关系：开场白后，为增强参会者之间的了解，建立和谐、融洽的关系，可请每一位参会者进行自我介绍。

④鼓励发言：主持人应鼓励大家发言，对发言踊跃者给予适当的肯定性反馈。

⑤打破僵局：主持人可通过播放短小录像片、提出可引发争论的开放式问题，或以个别提问、点名等方式打破沉默不语的僵局。

⑥控制局面：当讨论偏离主题、辩论激烈或因某个人健谈而形成"一言堂"时，主持人应及时提醒、婉转引导、礼貌插话等方式控制讨论的局面。

⑦结束讨论：结束时，主持人应对讨论的问题进行小结，并向参会者表示感谢。

四、影响健康传播效果的因素及其相应对策

1. 传播者

是健康信息传播的主体，具有收集、产生与传播健康信息，处理反馈信息和评估传播效果等多种功能，因此，传播者的素质直接影响传播效果。为确保健康传播效果，传播者应注意：

（1）树立良好形象。

（2）收集、选择对受者有价值的信息。

（3）根据受者特点，选择正确的传播渠道。

（4）确保信息的准确、鲜明、生动、易懂、适用。

（5）及时了解受者对信息的反应及传播效果，不断调整传播行为。

2. 信息

健康信息是指与人健康有关的信息，泛指一切有关人的身体、心理、社会适应能力的知识、技术、观念和行为模式。健康信息是健康传播者传递的内容，同样直接影响传播效果。因此，健康信息应具有符号通用、易懂、科学性（是健康信息的生命，也是取得健康传播效果的根本保证）、

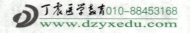 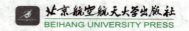

针对性、指导性的特点。

3. 传播途径 是指信息传递的方式和渠道。

（1）**常用的健康传播途径**

①口头传播：如演讲、报告、座谈、咨询等。

②文字传播：如报刊、杂志、书籍、传单等。

③形象传播：如图片、标本、食物、模型等。

④电子媒介传播：如电影、电视、广播、录像、幻灯、投影等。

（2）选择传播途径的原则：为保证传播效果，健康传播者应因人、因地、因时地选择传播途径，在选择时应遵循准确性、针对性、速度快、经济性原则。

4. 受者 指信息通过传播途径所到达并被接受的个人或群体，大量的受者也称为受众。社会人群是健康传播的受众，他们多因生理、心理等不同的特点，对健康信息和传播途径的要求也不同，故健康传播者在制定传播信息、选择传播途径时，应重点考虑受者的心理特点及动机。

（1）受者的心理特点：求真、求新、求短、求近。

（2）受者对信息的选择性

①选择性接受：受者一般选择接受与自己观念一致、自己需要、关心的信息。

②选择性理解：受者对信息的理解受他们固有态度和信仰的影响。

③选择性记忆：受者往往容易记住自己愿意、喜欢记忆的信息。

（3）受者的动机：主要为消遣、填充时间、寻找情报、解决疑难或满足社会心理需求。

5. 环境 健康传播的效果也受传自然环境和社会环境的影响。

（1）自然环境：如传播活动的地点、场所、距离、光线、温度、环境布置等。

（2）社会环境：如社会经济状况、文化习俗、社会规范、政策法规等。

第四节 健康教育的步骤

一、健康教育诊断

（一）健康教育诊断的概念

是指在面对人群健康问题时，通过系统地调查和测量收集各种相关事实资料，并对其进行分析、归纳、推理、判断，确定或推测与这一健康问题相关的行为和行为影响因素，获取健康教育资源，从而为确定健康教育干预目标、策略和措施提供基本依据。

（二）健康教育诊断的基本步骤

根据格林模式，健康教育诊断主要从 6 个方面进行诊断。

1. 社会诊断 社会诊断是生物 - 心理 - 社会医学模式的具体体现，其主要目的是从分析广泛的社会问题入手，了解社会问题与健康问题的相关性，重点包括社会环境和生活质量。

（1）社会环境：包括经济、文化、卫生服务、社会政策、社区资源等多方面情况及其历年变化情况。

①经济指标：人均国民生产总值、人均年收入水平、人均住房面积、人均绿化面积等。

②文化指标：入学率、文盲率、风俗习惯等。

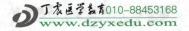
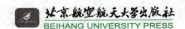

③卫生服务指标：医疗卫生服务机构的分布、人员的组成等。

④社会政策：卫生法规、政策的建立、执行情况。

⑤社区资源：主要指健康教育和健康促进可利用的资源，如健康教育机构的专业人员组成、设备条件等。

（2）生活质量：测量生活质量的指标包括主观指标（目标人群对生活满意程度的感受）和客观指标（目标人群生活环境的物理、经济、文化和疾病等状况）两个方面。

2. 流行病学诊断

（1）主要任务：要客观地确定目标人群的主要健康问题及引起健康问题的行为因素和环境因素。

（2）主要内容：描述人群的躯体健康问题、心理、社会健康问题以及相对应的各种危险因素的发生率、频率、强度等，以确定健康问题的相对重要性，并揭示健康问题随年龄、性别、种族、生活方式、住房条件和其他环境因素变化而变化的规律。尤其通过对与健康相关行为的危险因素发生、分布、强度、频率等研究所获取的信息，往往就是健康教育和健康促进项目的干预重点。

（3）流行病学诊断最终应回答 5 个问题

①威胁目标人群生命与健康的疾病或健康问题是什么？

②影响该疾病或健康问题的危险因素是什么？其中最重要的危险因素是什么？

③这些疾病或健康问题的受害者在性别、年龄、种族、职业上有何特征？

④这些疾病或健康问题在地区、季节、持续时间上有何规律？

⑤对哪些（哪个）问题进行干预可能最敏感？预期效果和效益可能最好？

3. 行为诊断　主要目的是确定导致目标人群疾病或健康问题发生的行为危险因素，其主要任务包括：

（1）区别引起疾病或健康问题的行为与非行为因素：分析导致已知疾病或健康问题因素是否为行为因素。

（2）区别重要行为与相对不重要行为：原则是行为与疾病或健康问题密切相关和经常发生的行为。

（3）区别高可变性行为与低可变性行为：高可变性与低可变性行为是指通过健康教育干预，某行为发生定向改变的难易程度。

①高可变性行为的具体标准

a. 正处在发展时期或刚刚形成的行为。

b. 与文化传统或传统的生活方式关系不大的行为。

c. 在其他计划中已有成功改变的实例的行为。

d. 社会不赞成的行为。

②低可变性行为的具体标准

a. 形成时间已久的行为。

b. 深深植根于文化传统或传统生活方式之中的行为。

c. 既往无成功改变实例的行为。

4. 环境诊断环境　环境诊断是为确定干预的环境目标奠定基础。

5. 教育诊断　行为主要受遗传因素、环境因素和学习因素的影响。格林模式将这些因素划分为倾向因素、强化因素和促成因素 3 类。

（1）倾向因素：是指产生某种行为的动机、愿望，或是诱发某行为的因素，包括知识、信念、态度和价值观。

（2）促成因素：是指使行为动机和意愿得以实现的因素，即实现或形成某行为所必需的技能、资源和社会条件。包括保健设施、医务人员、诊所、医疗费用、交通工具、个人保健技术及相应的政

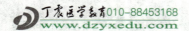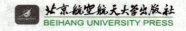

策法规等。

（3）**强化因素**：是指激励行为维持、发展或减弱的因素。主要来自社会的支持、同伴的影响和领导、亲属以及保健人员的劝告等。

6. **管理与政策诊断**　核心内容是组织评估和资源评估。其中组织评估包括组织内分析和组织间分析两个方面。

（1）组织内分析：指对健康教育与促进内部的分析，如有无实施健康教育和健康促进的机构、该机构是否为专业机构、对项目重视程度如何等问题。

（2）组织间分析：指分析主办健康教育和促进的组织外部环境对计划执行可能产生的影响。包括此健康教育项目与本地区卫生规划的关系、政府卫生行政部门对健康教育的重视程度和资源投入状况、社区群众接受和参与健康教育的意愿和现状、社区是否存在志愿者队伍等。

二、健康教育计划与干预

1. **确定优先项目**　在确定优先项目时，应遵循重要性（优先考虑对人群健康威胁严重，对经济社会发展、社区稳定影响较大的健康问题）和有效性原则（优先考虑通过健康教育干预能有效改善的健康问题）。

2. **确定计划目的与目标**　目的和目标是计划存在与效果评价的依据，优先项目一旦确定，便可确定项目的目的和目标。目的是指在执行某项计划后预期达到的最终结果，具有宏观性、远期性，一般用文字表述。目标是目的的具体体现，用指标描述，具有可测量性。

（1）计划目的：是健康教育项目最终利益的阐述。

（2）计划目标：是在计划目的的基础上，进一步回答对象、时间、什么或多少等问题。计划目标可分为总体目标和具体目标。

①总体目标：一般由三个"W"和两个"H"组成，即：Who（对象），What（实现什么变化），When（实现变化的期限），How much（变化的程度），How to measure（测量的方法）。

②具体目标：总体目标可分解为各方面、各阶段、各层次的具体目标。

3. **确定干预方案**　干预方案的内容包括目标人群、干预策略、干预活动的内容、方法、日程及人员培训、评价计划等。

三、健康教育评价

1. 评价的目的

（1）确定健康教育计划的先进性和合理性。

（2）确定健康教育计划的执行情况。

（3）确定健康教育预期目标的实现及持续性。

（4）总结健康教育的成功与不足之处，提出进一步的研究假设。

2. 评价的种类与内容

（1）形成评价：是对项目计划进行的评价活动，包括评价计划设计阶段进行目标人群选择、策略确定、方法设计等，是一个完善项目计划，避免工作失误的过程，其目的在于使计划符合实际情况。

①形成评价的具体内容

a. 目标人群的各种基本特征。

b. 目标人群对各种干预措施的看法。

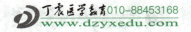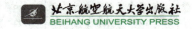

c．教育材料发放系统，包括生产、储存、批发、零售及发放渠道。

d．是否在最初的计划执行阶段出现问题，根据新情况、新问题对计划进行适度调整。

②形成评价的方法：主要有文献、档案、资料的回顾、专家咨询、专题小组讨论等。

（2）过程评价：起始于健康教育计划实施开始之时，贯穿于计划执行的全过程。

①过程评价的内容

a．针对个体的评价内容：哪些个体参与了健康教育项目？在项目中运用了哪些干预策略和活动？这些活动是否按计划进行？用何种方法了解目标人群的反应？等。

b．针对组织的评价内容：项目涉及哪些组织？各组织间如何沟通？项目档案、资料的完整性、准确性如何？等。

c．针对政策和环境的评价内容：项目涉及哪一级政府？具体涉及的部门？在项目执行过程中政策环境方面是否有变化？等。

②过程评价的方法：主要有查阅档案资料、目标人群调查和现场观察 3 种。

（3）效应评价：是对目标人群因健康教育项目所导致的相关行为及其影响因素的变化进行评价。与健康结局相比，健康相关行为的影响因素及行为本身较早发生改变，故又称近中期效果评价。效应评价的内容主要包括 4 个方面：

①倾向因素：目标人群的卫生保健知识、健康价值观、对某一健康相关行为或疾病的态度、对自身易感性、疾病潜在威胁的认识等。

②促成因素：卫生服务或实行健康行为的资源的可及性。

③强化因素：与目标人群关系密切者对健康相关行为或疾病的看法、目标人群采纳健康相关行为时获得的社会支持及采纳该行为前后自身的感受。

④健康相关行为：干预前后目标人群健康相关行为是否发生改变、改变程度及各种变化在人群中的分布。

（4）结局评价：提高目标人群的生活质量是健康教育的最终目的。结局评价正是着眼于健康教育项目实施后所导致目标人群健康状况及生活质量的变化。

（5）总结评价：是指形成评价、过程评价、效应评价和结局评价的综合以及对各方面资料做出总结性的概括，可全面反映健康教育项目的成功与不足，为今后的计划制定和项目决策提供依据。

3．影响评价的因素　在评价过程中，要特别注意防止偏倚因素的影响，常见的偏倚因素有：

（1）时间因素（历史因素）：是指在健康教育计划的执行和评价过程中发生的重大的、可能对目标人群产生影响的事件，如与健康相关的公共政策的颁布、重大生活条件的改变、自然灾害或社会灾害等。

（2）测试或观察因素：在评价过程中，测试者本身的态度、工作人员对有关知识和技能的熟练程度、测量工具的有效性和准确性及目标人群的成熟性对评价结果的正确性均有影响。

①测量者因素

a．暗示效应：测量者或评价者的言谈、态度、行为等使目标人群受到暗示，并按照测量者的希望进行表现的现象。其知识、态度、行为等表现是接受暗示的结果。

b．测量者成熟性：表现为使用同种工具测量同样的内容，早期与后期的测试结果也存在差异。

c．评定错误：项目取得预期效果、达到预定目标是测量者的主观愿望，健康教育项目实施后，这种愿望可能导致测试者在效果评价中放松对评价标准的掌握，使得展现出的项目效果偏离真实情况。

②测量工具因素：测量工具包括问卷、仪器、试剂等，其有效性和准确性也会直接影响对项目结果的准确评价。

③测量对象因素

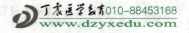

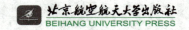

a. **测量对象成熟性**：在项目进行过程中，目标人群同样在不断成熟，更加了解并关注项目的内容，这可能导致测量结果与项目干预的真实结果出现差异。

b. **霍桑效应**：人们在得知自己正在被研究和观察而表现出的行为异乎寻常的现象称为霍桑效应。在健康教育项目评价中，霍桑效应也可能影响对项目效果的客观反映。

（3）**回归因素**：是指由于偶然因素，个别被测试对象的某特征水平过高或过低，但在以后的测试中可能又恢复到原有的实际水平的现象。在测试中，可采用重复测量的方法以减少回归因素对评价结果正确性的影响。

（4）**选择因素**：在评价阶段，如果干预组和对照组选择不均衡，可引起选择偏倚，从而影响观察结果的正确性。可通过随机化或配对选择的方法防止或减少选择这种影响。

（5）**失访**：是指在实施健康教育计划或评价过程中，目标人群由于各种原因而中断被干预或评价。

第五节 医院健康教育

一、医院健康教育的基本概念

1. **医院健康教育（临床健康教育或患者健康教育）的概念** 是以患者为中心，针对到医院接受医疗保健服务的患者个体及其家属所实施的有目的、有计划、有系统的健康教育活动，其目的是防治疾病，促进身心康复。

2. **医院健康教育的意义** 是医院工作的重要组成部分，对疾病的预防、治疗、护理、康复、管理等许多具体环节具有特殊的意义和作用。

（1）提高患者依从性。

（2）心理治疗。

（3）消除致病因素。

（4）密切医患关系。

（5）降低医疗成本。

二、患者健康教育

1. **患者健康教育的分类及内容**

（1）**门诊教育**：是指针对治疗过程中对门诊患者进行的健康教育，主要包括候诊教育、随诊教育、咨询教育和健康教育处方。

①候诊教育：指在患者候诊期间，针对候诊知识及该科的常见性疾病的防治所进行的健康教育。

②随诊教育：指在诊疗过程中，医护人员根据病情对患者进行的口头教育和指导。

③咨询教育：指医护人员对门诊患者或家属提出的有关疾病与健康的问题进行解答。

④健康教育处方：指在诊疗过程中，以医嘱的形式对患者的行为和生活方式给予指导。

（2）**住院教育**：是指在住院治疗期间对患者进行的健康教育，主要包括入院教育、病房教育和出院教育。

①入院教育：指医护人员对入院患者及其家属进行的教育。主要内容是医院的有关规章制度，如

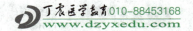
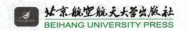

生活制度、探视制度、卫生制度等，以帮助患者及家属尽快熟悉住院环境，遵守住院制度，配合治疗。

②病房教育：指医护人员在患者住院期间进行的健康教育，主要包括患者所患疾病的病因、发病机制、症状、并发症、治疗原则、生活起居、饮食等知识，以提高患者的依从性。

（3）出院教育：指医护人员在患者出院时进行的教育，主要包括医疗效果、病情现状、继续用药、定期复查等注意事项，以帮助患者出院后继续巩固疗效、防止复发。

2. 患者健康教育的实施程序　是确保患者健康教育效果的重要保证，包括评估教育需求、确定教育目标、制定教育计划、实施教育计划和评价教育效果 5 个步骤。

（1）评估教育需求：是患者健康教育程序的第一步骤。通过调查分析评估教育需求，目的是了解教育对象需要学习的知识和掌握的技能，为确定教育目标、制定教育计划提供依据。

①评估内容

a. 患者对疾病或健康问题的知识水平。

b. 患者对健康教育的态度。

c. 患者的学习能力。

d. 患者的环境因素。

② 评估方法：主要包括直接评估（通过与患者的接触、谈话直接获得）和间接评估（通过阅读患者的病历、分析病史及其健康影响因素获得）。

（2）确定教育目标：目的是明确患者及其家属的教育目标，为制定教育计划奠定基础。

（3）制定教育计划：主要由教育时间、场所、内容、方法和工具及教育的人员 5 个部分组成。

（4）实施教育计划：信息的双向传播；适当重复重点内容；采取多种教育方法和方式；注重教育者的态度。

（5）评价教育效果：评价是教育的重要环节，目的是及时修正原有计划，改进工作，可通过评价教育需求、教学方法及教育目标的实现程度 3 个方面得以体现。

第六章　医院感染护理学

第一节　医院感染护理学绪论

一、医院感染的基本概念

1. **医院感染的定义**　医院感染又称医院获得性感染、医疗相关感染，《医院感染管理办法》（中华人民共和国卫生部令第 48 号，2006 年 9 月 1 日施行）中关于医院感染的定义为：住院患者在医院内获得的感染，包括在住院期间发生的感染和在医院内获得出院后发生的感染，但不包括入院前已存在或者入院时已处于潜伏期的感染。医院工作人员在医院内获得的感染也属医院感染。住院患者和医院工作人员是医院感染的主要研究对象。

2. **医院感染的发病机制**

（1）机体免疫功能下降：糖尿病、血液病、恶性肿瘤等基础疾病，创伤、手术及侵袭性诊疗措施引起的皮肤或黏膜损伤等都易造成个体自身的抵抗力下降。

（2）各种侵袭性诊疗措施：各种插管、留置尿管、手术、血管内留置尿管、各种内镜检查和人工呼吸等侵袭性操作损害了机体的防御系统，为病原微生物侵入机体创造了条件。

（3）抗菌药物使用不当：抗菌药物的不合理使用易破坏正常菌群，使其受到抑制削弱定植抵抗力，导致耐药菌株增加、菌群失调，从而引发医院感染。

3. **医院感染的发生条件**　感染源、传播途径、易感人群是医院感染发生的主要要素。

（1）感染源：医院环境中的任何环境都可能成为感染源，包括患者自身、已感染的患者及病原携带者或医院工作人员，也包括病原微生物自然生存和滋生的场所或环境。

（2）传播途径：指病原体从感染源传播到易感宿主的途径，主要包括：

①接触传播：可分为直接和间接接触传播。直接接触传播指病原微生物从患者或带菌者传播给宿主。间接接触传播指病原微生物通过媒介传播给宿主，污染的手是其传播的主要媒介。

②血液传播：多见于乙型肝炎病毒、丙型肝炎病毒、人类免疫缺陷病毒等的传播。

③呼吸道传播：以空气为媒介，随气流流动而传播。

④消化道传播：主要见于因水、食物被污染而引起的医院内肠道感染。

⑤共同媒介传播：主要见于药品、医疗器械和各种纤维内镜、各种导管插管等侵袭性诊疗设备受病原微生物污染所致。

（3）易感人群：幼儿及老年人；机体免疫功能严重受损者，如恶性肿瘤、糖尿病患者；烧伤、创伤或营养不良者；接受免疫抑制治疗、移植治疗、各种侵袭性操作者；不合理使用抗生素或污染手术者；手术时间长或住院时间长者。

4. **医院感染的判断标准**　医院感染的诊断主要依靠临床资料、实验室检查及其他检查和临床医生的判断。参照 WHO 及美国 CDC 的诊断标准，我国卫生部与 2001 年制定出我国的《医院感染诊断

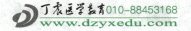
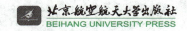

标准（试行）》。

（1）下列情况属于医院感染：

①患者在入院时不存在、也不处于潜伏期，而在医院内发生的感染，包括在医院内感染而出院后发病者。

②自入院时起超过平均潜伏期后发生的感染。

③无明显潜伏期的疾病，入院48小时后发生的感染。

④患者发生的感染直接与上次住院有关。

⑤在原有感染的基础上，培养出新的病原体，或出现新的不同部位的感染（除外脓毒血症迁徙灶）。

⑥新生儿在分娩过程中和产后获得的感染。

⑦由于诊疗措施激活的潜在性感染，如疱疹病毒、结核杆菌等的感染。

⑧医务人员在医院工作期间获得的感染。

（2）下列情况不属于医院感染：

①皮肤黏膜开放性创口或分泌物中培养出细菌，但无任何临床症状，为细菌定植。

②由物理性或化学性刺激引起的炎症反应。

③新生儿经胎盘获得的感染（出生后48小时内发病），如单纯疱疹病毒、水疹病毒、巨细胞病毒、弓形虫或水痘等。

④全身感染的迁徙性病灶或原有的慢性感染复发，不能证明确系医院内获得者。

⑤患者原有的慢性感染在医院内急性发作。

二、医院感染的分类与防治

医院感染按其病原体的来源可分为内源性感染和外源性感染；按其病原体的种类可分为细菌感染、真菌感染、病毒感染等；按其预防性可分为可预防性感染和难预防性感染；按其感染途径又可分为交叉感染、医源性感染和自身感染3类。其中按病原体的来源分类是最常用和最多见的分类方法。

1. 外源性感染及其防治　外源性感染，又称交叉感染，指患者在医院内遭受来自自身体外病原体的侵袭而发生的感染。病原体多来自体外，如其他患者、携带病原体的医务人员和探视者、污染的医疗用品及环境等。可通过消毒、灭菌、隔离等方法进行防治和控制。

2. 内源性感染及其防治　内源性感染，又称自身（医院）感染，指患者遭受自身体内或体表的正常菌群或条件致病菌的侵袭而发生的感染。病原体为患者自身某些部位（如皮肤、胃肠道、口腔、泌尿生殖道、呼吸道）的常居菌或暂居菌，一般不会对宿主造成伤害，但当宿主抵抗力下降或免疫功能受损时，对本身固有的细菌感受性增加，可导致菌群失调、菌群移位（易位），引发感染。可通过合理使用抗菌药物和免疫抑制类药物进行防治。

第二节　医院感染的微生物学原理

一、人体正常菌群的分布与作用

1. 人体正常菌群的分布　正常菌群是指寄居在人体内且对人体无害的微生物群的总称，它们大多分布于人体的体表和与外界相通的各种腔道（如口腔、泌尿生殖道、鼻咽腔、肠道）。其中厌氧菌

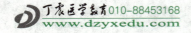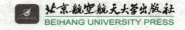

占正常菌群的绝大部分，与定植区的黏膜上皮有密切的关系。

2. 人体正常菌群的生理作用

（1）营养作用：正常菌群可对宿主所摄入的食物进行初步代谢、合成分解、物质转化，形成利于人体吸收和利用的物质，如肠道内的菌群可产生维生素K、维生素B族、叶酸和烟酸等。

（2）免疫作用：正常菌群可产生多种抗原物质，刺激免疫系统成熟与免疫应答。

（3）生物屏障作用：正常菌群在皮肤、黏膜表面特定部位的生长繁殖形成了生物屏障，利于抵抗致病菌的侵袭及定植。但菌群失调时也可导致感染，即医院感染的生态学病因。

（4）定植抵抗力作用：一定生存环境中的营养资源是有限的，正常菌群通过争夺营养物质和空间位置，产生代谢产物等来杀伤侵入的有害细菌，抑制病原微生物的生长繁殖。如口腔中唾液链球菌能产生过氧化氢，杀死白喉杆菌与脑膜炎球菌等。

（5）其他作用：研究表明，肠道内的菌群有降低胆固醇、抗衰老等作用。

二、微生态的平衡与失衡

1. 微生态的平衡　正常微生物群在数量及种类上达到一定的平衡，并与它们所存在的环境（即宿主）相互依存、相互制约。

2. 微生态的失衡　是指由于外界环境因素的影响（如宿主免疫、代谢功能低下，正常微生物群数量、种类、位置发生变化等）打破了微生态的平衡。失衡可表现为菌群失调和移位。

（1）原位菌群失调：是指在原有部位的正常菌群发生了数量和结构上变化，导致宿主发生不良反应。根据失调程度不同，原位菌群失调可分为3类。

①一度失调：又称可逆性失调，是指外环境、宿主患病或所采取的医疗措施等因素的作用，使得部分细菌受到抑制，另一部分则过度生长，导致部分正常菌群的结构和数量发生暂时性变动。细菌定量的检查可得到一度失调的反映。

②二度失调：又称比例失调，是指正常菌群的结构、比例失调呈相持状态，去除失调因素后菌群仍处于失调状态，不易恢复。多表现为慢性腹泻（肠炎）、肠功能紊乱及慢性咽喉炎、口腔炎、阴道炎等。

③三度失调：又称菌群交替症或二重感染，是指大部分正常菌群被抑制，只有少部分占决定优势。大量应用广谱抗菌药物，使得数菌群消失，引发暂居菌或外袭菌的大量繁殖，使其成为优势菌，从而导致三度失调。其主要表现为急性重病症状，如假膜性肠炎。

（2）移位菌群失调：又称定位转移或易位，是指正常菌群由原籍生境转移到外籍生境或原本无菌的部位定植或定居。其原因多为抗菌药物使用不当，外科手术、插管等侵入性诊疗，患者免疫力低下等。移位菌群失调表现为横向转移（如从下消化道向上消化道转移，从上呼吸道向下呼吸道转移）、纵向转移（如从皮肤及黏膜表层向深层转移，从肠腔向腹腔转移，经血循环或淋巴循环向远处转移）。

三、细菌定植与定植抵抗力

1. 细菌定植的概念　各种不同环境中的微生物或细菌落到人体，并在一定部位定居、生长繁殖并繁衍，称为"细菌定植"。它是一种在长期发展进化的过程中，机体与正常菌群或其他微生物所形成的共生关系。

2. 定植的条件

（1）必须具有黏附力：为了防止被分泌物、宿主的运动或其器官的蠕动冲击掉，细菌必须牢固地黏附在机体的上皮细胞上，这是细菌能在人体定植的关键。

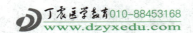
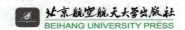

（2）必须环境适宜：定植部位的环境因素必须满足定植细菌的需要才能使其长期生存。

（3）必须数量相当：定制过程中，部分细菌会因黏附不牢脱落或随上皮细胞的代谢活动排出，因此在开始前必须有大量菌群才能保证定植的成功。

3. **定植抵抗力** 是指在特定部位定植的正常菌群所具有的可抑制其他细菌再定植的能力。

4. **去污染的概念** 是指人为地去除部分或全部机体的正常菌群或已定植的细菌。是一种防止感染的措施，一般可分为全部去污染和选择性去污染。

四、医院感染中常见的病原体

1. **医院感染常见病原体的特点** 医院感染中常见的病原体通常可分为细菌、病毒、真菌、弓形虫、肺孢子虫、衣原体和疟原虫等，其中以各种细菌最为常见。特点为：多为转移菌或条件致病菌，对某些环境有特殊适应性；有较强和较广的耐药性；常侵犯免疫功能低下的宿主。

2. **医院感染中常见的细菌**

（1）金黄色葡萄球菌：是革兰阳性球菌属，广泛分布于自然界、人的皮肤，人体与外界相通的腔道中，在人群中可有 15% 的人长期携带致病性金黄色葡萄球菌。可引起全身各系统感染性疾病，有活动性金黄色葡萄球菌感染或有大量该菌定植的患者是主要感染源。主要通过污染的手进行传播，是医院感染的主要感染源，其中耐药菌株耐甲氧西林金黄色葡萄球菌（MRSA）所引起的比例越来越大。治疗时应首选甲氧西林或万古霉素。

（2）铜绿假单胞菌：是革兰阴性杆菌属，广泛分布于医院的各种潮湿的地方及物品上，可引起泌尿道、伤口、皮肤与软组织等部位的感染。

（3）大肠埃希菌：是革兰阴性杆菌，广泛分布于自然界的水和土壤中，属正常菌群，是条件致病菌，可通过患者之间及医务人员与患者之间的接触或各种侵袭性操作引起泌尿道、腹腔、胆道等部位的感染。

（4）肺炎克雷伯菌：是革兰阴性杆菌，广泛分布于自然界的水和土壤中，属正常菌群，易在患者的上呼吸道定植，是 ICU 最常见的条件致病菌，常通过医务人员的手传播。

3. **医院感染中常见的其他病原体**

（1）真菌：以曲霉菌、热带念珠菌、白色念珠菌常见。

（2）病毒：多见于腺病毒、流感病毒、副流感病毒、柯萨奇病毒、单纯疱疹病毒、呼吸道合胞病毒、巨细胞病毒、HIV 等。

第三节 医院感染的监测

医院感染监测是用流行病学的方法对医院感染进行多方面的观察和检验，以长期、系统、连续地收集、分析医院感染在人群中的发生、分布及其影响因素，并将监测结果报送和反馈给有关部门和科室，为医院感染的管理和预防提供科学依据。

一、医院感染监测的类型

医院感染分为全面综合性监测和目标监测两类。

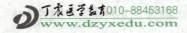
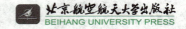

1. 全面综合性监测

（1）概念：是对所有住院患者及医务人员的医院感染及其相关因素（危险因素）进行连续地监测，以了解全院发生医院感染的情况，以及各科室的感染发生率、部位发生率、抗菌药物使用情况、各种危险因素、消毒灭菌效果和医务人员的不良习惯等，从而进行针对性的管理及预防。

（2）医院感染散发的报告与控制：当出现医院感染散发病例时，经治医师应及时向本科室医院感染监控小组负责人报告，并于24小时内填表报告医院感染管理科。经调查证实出现医院感染流行时，医院应于24小时之内报告当地卫生行政部门。医院应每年对监测资料进行评估，开展医院感染的漏报调查，调查样本量应不少于年监测患者数的10%，漏报率应低于20%。

2. 目标监测　是在全面综合监测的基础上，针对高危人群、高发感染部位等开展的医院感染及其危险因素的监测。《医院感染管理规范（试行）》中规定：

（1）省（市）级以上医院及其他有条件的医院每年开展1～2项目标性监测。

（2）每项目标监测开展的期限不应少于1年。

（3）监测目标应包括手术部位感染监测、成人及儿童重症监护病房（ICU）、医院感染监测、新生儿病房医院感染监测及细菌耐药物监测。

（4）县级以上医院和床位数≥300张的其他医院，应对医院感染病原体分布及其抗感染药物的耐药性进行监测。

（5）应定期对目标监测资料进行分析、反馈，对其效果进行评价及提出改进措施；年终应有总结报告；监测结束，应有终结报告。

二、医院感染监测方法

1. 资料收集　医院感染的专职人员宜采用主动收集的方法收集患者的基础资料和病原学资料，以此作为依据来判定是否为医院感染。

（1）患者基础资料：包括病例讨论，查房、医疗护理记录，实验室及影像学报告结果，抗菌药物使用记录，其他科室部门信息等。

（2）查阅病历　可采用前瞻性和回顾性调查两种方法。

①查阅对象：重点为细菌及真菌培养的患者、发热、老人、婴幼儿、器官移植、长期卧床、免疫力低下、长期使用免疫抑制剂或抗菌药物的患者及接受过手术或侵入性操作等易感患者。

②查阅内容：体温单，诊断、治疗、检查和病程记录，会诊、手术、护理、放射检查等资料。

（3）填写医院感染病例报告卡。

（4）编号建档。

2. 资料整理　定期系统地整理分析所收集的各种监测资料，可使其成为系统说明问题的有用信息，运用多方面的知识对资料进行分析、比较、归纳和总结，可从中找到医院感染的发生规律，利于制定有针对性的预防措施。100张病床以下、100～500张病床、500张病床以上的医院感染发病率应分别低于7%、8%和10%；Ⅰ类切口手术部位感染率应分别低于1%、0.5%和0.5%。医院监测的常用指标有：

（1）医院感染发生率：是指在一定时间和一定人群（通常为住院患者）中发生的医院感染新病例的频率。其计算公式为：

$$医院感染发病率 = \frac{同期住院患者发生医院感染新病例数}{观察期内住院患者总数} \times 100\%$$

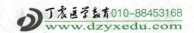 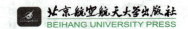

医院感染常有一个患者发生多次或多种感染，此时可用感染例次发生率表示，即在一定时期内，同期住院患者中新发生医院感染例次的频率。其计算公式为：

$$医院感染例次发生率 = \frac{同期住院患者发生医院感染新例次数}{观察期间住院患者总数} \times 100\%$$

（2）医院感染罹患率：用来统计处于危险人群中发生新医院感染的频率，常用于表示较短时间和小范围内感染的暴发或流行情况。其计算公式为：

$$医院感染罹患率 = \frac{观察期间医院感染病例数}{观察期间同期暴露于危险因素的人群数} \times 100\%$$

（3）医院感染部位发生率：用来统计处于特定部位感染的危险人群中新发生该部位医院感染的频率，其中分母必须是这个特定部位的易感（危险）人群数。其计算公式为：

$$医院感染部位发生率 = \frac{同期发生特定部位感染的新病例数}{同期处于该部位感染危险的人数} \times 100\%$$

（4）医院感染患病率：是指在一定的时间或时期内，医院感染总的病例数（新老医院感染例数）占同期危险人群（住院患者）总数的比例。其计算公式为：

$$医院感染患病率 = \frac{同期住院患者发生医院感染的总病例数}{观察期间住院患者总数} \times 100\%$$

（5）医院感染漏报率：可确保医院感染监测资料的准确性，漏报率调查一般以 1 年为期。其计算公式为：

$$医院感染漏报率 = \frac{医院感染漏报病例数}{已报病例数＋漏报病例数} \times 100\%$$

3. **资料分析**　应对收集的医院感染的资料进行分析和反馈，将分析结果作为有针对性预防医院感染措施的依据。其分析内容为医院感染发病率、不同科室医院感染率、不同部位医院感染率、医院感染流行趋势等。

4. **资料报告**　收集到的资料应进行总结并写出报告送交医院感染管理委员会，监测结果及报告均需按要求上报和分送有关医护人员。

三、医院感染暴发流行的调查

医院感染暴发是指在某医疗机构或其科室的患者中短时间内发生 3 例以上同种同源感染病例的现象。

1. **调查方法**　调查方法的基本原则和主要手段为边调查边采取措施，以争分夺秒的精神阻止感染进一步发展。当出现医院感染流行或暴发趋势时，应根据《医院感染管理规范（试行）》采取下列控制措施：

（1）临床科室必须及时查找原因，协助调查和执行控制措施。

（2）医院感染管理科必须及时进行流行病学调查处理，基本步骤为：

① 证实流行或暴发：对怀疑患有同类感染的病例进行确诊，计算其罹患率，若罹患率显著高于该科室或病房历年医院感染一般发病率水平，则证实有流行或暴发。

② 查找感染源：对感染患者、接触者、可疑传染源、环境、物品、医务人员及陪护人员等进行

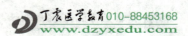
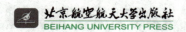

病原学检查。

　　③ 查找引起感染的因素：对感染患者及周围人群进行详细流行病学调查。

　　④ 制定和组织落实有效的控制措施：包括对患者作适当治疗，进行正确的消毒处理，必要时隔离患者甚至暂停接收新患者。

　　⑤ 分析调查资料：对病例的科室分布、人群分布和时间分布进行描述；分析流行或暴发的原因，推测可能的感染源、感染途径或感染因素，结合实验室检查结果和采取控制措施的效果综合做出判断。

　　⑥ 写出调查报告，总结经验，制定防范措施。

　　2. 医院感染暴发的报告

　　（1）《医院感染管理办法》和《医院感染暴发报告及处置管理规范》中规定，医疗机构经调查证实发生 5 例以上疑似医院感染暴发或 3 例以上医院感染暴发时，应当于 12 小时内向所在地县级地方人民政府卫生行政部门报告，并同时向所在地疾病预防控制机构报告。

　　（2）医疗机构发生以下情形时，应按照《国家突发公共卫生事件相关信息报告管理工作规范（试行）》的要求在 2 小时内进行报告：10 例以上的医院感染暴发事件；发生特殊病原体或者新发病原体的医院感染；可能造成重大公共影响或者严重后果的医院感染。

　　3. 调查分析　　根据调查得到的信息资料做好感染病例空间、人间和时间分布的描述及对暴发因素的分析判断。

　　4. 调查报告的形式　　可从本次暴发流行的性质、病原体、临床表现和罹患率等方面，感染来源的发展过程，传播方式及相关因素的判断，采取的措施及效果，导致暴发的原因，得到的经验与教训，需要改进的预防控制措施等几方面写医院感染暴发流行调查报告。

第四节　消毒与灭菌

一、消毒灭菌的概念

　　1. 概念

　　（1）清洁：清除物体表面的污垢、尘埃和有机物，去除和减少微生物。

　　（2）消毒：清除或杀灭芽胞以外的所有病原微生物。

　　（3）灭菌：杀灭所有微生物，包括细菌芽胞和真菌孢子。

　　2. 消毒灭菌基本原则

　　（1）重复作用的诊疗器械、器具和物品，使用后应先清洁，再进行消毒或灭菌。

　　（2）感染症患者用过的医疗器材和物品，应先消毒，彻底清洗干净，再消毒或灭菌。疑似或确诊朊病毒感染的患者应选用一次性诊疗器械、器具和物品。

　　（3）耐热、耐湿的手术器械，首选压力蒸汽灭菌。

　　（4）环境与物体表面，一般情况下先清洁，再消毒；当受到患者的血液、体液等污染时，先去除污染物，再清洁与消毒。

　　（5）医疗机构消毒工作中使用的消毒产品应经卫生行政部门批准或符合相应标准技术规范，并遵循批准使用的范围、方法和注意事项。

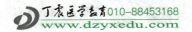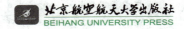

二、医用物品的消毒与灭菌

1. 消毒作用水平 根据消毒因子的浓度、强度、作用时间及对微生物的杀菌能力，可将消毒灭菌方法分为四个作用水平：

（1）灭菌法：杀灭一切微生物（包括细菌芽胞）以达到无菌保证水平的方法。

（2）高水平消毒方法：杀灭一切细菌繁殖体包括分枝杆菌、病毒、真菌及其孢子和绝大多数细菌芽胞的方法。

（3）中水平消毒法：杀灭除细菌芽胞以外的各种病原微生物包括分枝杆菌。

（4）低水平消毒方法：只能杀灭细菌繁殖体（分枝杆菌除外）和亲脂病毒的消毒方法。

2. 医院物品的危险性分类 根据医疗器械污染后使用所致感染的危险性大小及在患者使用前的消毒或灭菌要求，将医疗器械分为三类，又称斯伯尔丁分类法。

（1）高度危险性物品：进入人体无菌组织、器官、脉管系统，或有无菌体液从中流过的物品，或接触破损皮肤、破损黏膜的物品，一旦被微生物污染，具有极高感染风险。如手术器械、穿刺针、腹腔镜、活检钳、脏器移植物等。

（2）中度危险性物品：与完整黏膜相接触，而不进入人体无菌组织、器官和血流，也不接触破损皮肤、破损黏膜的物品。如胃肠道内镜、气管镜、喉镜、体温表、呼吸机管道、压舌板等。消毒后菌落总数应 ≤ 20CFU/ 件，不得检出致病性微生物（如乙型溶血性链球菌、金黄色葡萄球菌等）。

（3）低度危险性物品：与完整皮肤接触而不与黏膜接触的器材，包括生活卫生用品和患者、医务人员生活和工作环境中的物品。如听诊器、血压计等；病床围栏、床面以及床头柜、被褥；墙面、地面；痰盂和便器等。消毒后菌落总数应 ≤ 200CFU/ 件，不得检出致病性微生物（如乙型溶血性链球菌、金黄色葡萄球菌等）。

3. 选择消毒、灭菌方法的原则

（1）根据物品污染后导致感染的风险高低选择相应的消毒或灭菌方法

①高度危险性物品：应采用灭菌方法。

②中度危险性物品：应选择高水平或中水平消毒方法。重复使用的氧气湿化瓶、吸引瓶、婴儿暖箱水瓶以及加温加湿罐等宜采用高水平消毒。

③低度危险性物品：应选择低水平消毒法或保持清洁。

（2）根据物品上污染的微生物种类、数量选择消毒或灭菌方法

①对受到致病菌芽胞、真菌孢子、分枝杆菌和经血传播病原体污染的物品，采用高水平消毒法或灭菌。

②对受到真菌、亲水病毒、螺旋体、支原体、衣原体等病原微生物污染的物品，选用中水平以上的消毒法。

③对受到一般细菌和亲脂病毒等污染的物品，可选用中水平或低水平消毒法。

④杀灭被有机物保护的微生物时，或消毒物品上微生物污染特别严重时，应加大消毒剂的剂量和（或）延长消毒时间。

（3）根据消毒物品的性质选择消毒或灭菌方法：保护物品不被破坏的同时，也要保证消毒方法可发挥其作用。

①耐热、耐湿的诊疗器械、器具和物品，应首选压力蒸汽灭菌法；耐热的玻璃器材、油剂类和干粉类物品等应首选干热灭菌法。

②不耐热、不耐温的物品，宜采用低温灭菌法，如环氧乙烷、过氧化氢低温等离子体灭菌或低温甲醛蒸汽灭菌等。

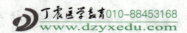
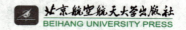

③金属器械的浸泡灭菌，应选择腐蚀性小的灭菌剂，同时注意防锈。

④ 物品表面消毒时，应考虑到表面性质，如光滑表面可选择紫外线消毒器近距离照射，或用化学消毒剂擦拭。

4. 物理消毒灭菌方法

（1）热力消毒灭菌方法：利用热力使微生物的蛋白质凝固、变性而导致其死亡，达到消毒灭菌的目的，是效果可靠、使用最广泛的方法。分为干热法和湿热法两种，相比之下，湿热法导热较快，需要的时间较短、温度较低。

①燃烧法：是一种简单、迅速、彻底的灭菌方法。常用于破伤风梭状杆菌、气性坏疽杆菌等特殊感染细菌的敷料处理；也适用于无保留价值的物品，如污染纸张、医用垃圾等的处理。急用耐高温的搪瓷类物品、金属器械时，在无其他灭菌条件时也可使用。贵重器械及锐利刀剪不宜采用燃烧法，以免损坏或使锋刃变钝。

②干烤法：将物品置于特制的密闭烤箱内灭菌，热力传播主要依靠空气对流和介质传导。适用于高温下不易变质、损坏和蒸发的物品，如粉剂、油剂、玻璃器皿及金属制品的灭菌；灭菌时间 160℃，2 小时；170℃，1 小时；180℃，30 分钟。

③煮沸法：适用于耐高温、耐潮湿物品，如金属、搪瓷、玻璃、橡胶等，但不能用于外科手术器械的灭菌。水沸后开始计时，5 ～ 10 分钟可杀灭细菌繁殖体，15 分钟可将多数芽胞杀灭。加入碳酸氢钠达到 1% ～ 2% 浓度时，水的沸点可达 105℃，既可增强杀菌效果，又可去污、防锈。煮沸前先将物品刷洗干净，完全浸没水中。物品体积不应超过容器的 2/3。若中途加入物品，则应从再次水沸后重新计时。海拔每增高 300m，消毒时间延长 2 分钟。

④压力蒸汽灭菌法：是物理灭菌法中应用最广、效果最可靠的首选灭菌方法。利用高压高温饱和蒸汽所释放的潜热杀灭所有微生物及其芽胞。适用于耐高温、耐高压、耐潮湿的物品，如各类器械、敷料、搪瓷、玻璃制品、橡胶及溶液的灭菌，不可用于凡士林等油剂和滑石粉等粉剂。

a. 下排气式压力蒸汽灭菌：压力 103 ～ 137kPa，温度 121 ～ 126℃，经 15 ～ 30 分钟达灭菌效果。

b. 预真空压力蒸汽灭菌：灭菌前先抽出灭菌器内的冷空气，使之形成负压，再输入蒸汽。在负压作用下，蒸汽能迅速穿透物品，压力达 206kPa，温度达 132℃，维持 4 ～ 5 分钟即可达到灭菌效果。

c. 灭菌前准备：灭菌时器械包重量不宜超过 7kg，敷料包重量不宜超 5kg。灭菌包体积要求为：下排气压力蒸汽灭菌器不宜超过 30cm×30cm×25cm；脉动预真空压力蒸汽灭菌器不宜超过 30cm×30 cm×50cm。

（2）辐射消毒法

①日光曝晒法：照射时间不少于 6 小时，定时翻动。常用于床垫、床褥、棉胎、枕芯、毛毯、衣服、书籍等物品的消毒。

②紫外线灯管消毒法：因其穿透力弱，主要适用于空气、物品表面和液体的消毒。能杀灭细菌繁殖体、真菌、病毒，并对芽胞有显著杀灭作用，与高效类化学消毒剂的效果相当。空气消毒首选紫外线灯管消毒法，不仅消毒效果可靠，而且可在室内有人时使用。杀菌作用最强的波段是 250 ～ 270nm。空气消毒有效照射距离不超过 2m，照射时间不少于 30 分钟；物品表面消毒有效照射距离为 25 ～ 60cm，消毒时间为 20 ～ 30 分钟。灯管使用时间超过 1000 小时、强度低于 $70\mu W/cm^2$ 时应更换。

③臭氧灭菌灯消毒法：利用臭氧的强氧化作用，杀灭细菌繁殖体、真菌、病毒，并对芽胞有显著杀灭作用，与高效类化学消毒剂的效果相当。主要用于空气、医疗污水、诊疗用水及物品表面的消毒。空气消毒要求时间不少于 15 分钟；物品表面消毒需要 60 ～ 120 分钟。臭氧对人体有毒，使用时关闭

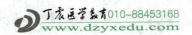
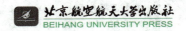

门窗，人员离开，消毒结束后 30 分钟方可进入；臭氧还可损坏物品，使金属生锈、橡胶老化、织物漂白褪色等。

（3）电离辐射灭菌法：主要是应用核素 60Co 发射的 γ 射线或电子加速器产生的 β 射线灭菌。特别适合不耐热的物品，如一次性医用塑料用品、金属、橡胶、食品、药品、精密医疗器械和生物学制品在常温下灭菌，灭菌均匀、彻底。

（4）微波消毒法：可杀灭各种微生物，包括细菌繁殖体、真菌、病毒、细菌芽胞及真菌孢子等。常用于食品、餐具的处理，医疗文件、药品及耐热非金属材料的消毒灭菌，但不能用于金属物品。

（5）过滤除菌：采用生物洁净技术，可除掉空气中 0.5 ～ 5μm 的尘埃，达到洁净空气的目的。常用于烧伤病房、手术室、器官移植病房等。

5. 化学消毒灭菌方法 某些不适用于物理消毒灭菌的物品，可选用化学消毒灭菌法，如患者皮肤、黏膜、排泄物，光学仪器，锐利金属器械及周围环境消毒等。

（1）常用方法

①浸泡法：用于耐湿、不耐热物品、器械的消毒，如锐利器械、精密仪器及化学纤维制品。

②喷雾法：用喷雾器将化学消毒剂均匀地喷洒在空气中或物品表面。

③擦拭法：用化学消毒剂擦拭物品表面或人体皮肤、黏膜。

④熏蒸法：常用于手术室、换药室或病室的空气消毒及某些物品消毒。空气消毒常用纯乳酸（0.12ml/m³）、食醋（5 ～ 10ml/m³）。密闭门窗后熏蒸 30 ～ 120 分钟。物品消毒常用甲醛或环氧乙烷气体。

（2）化学消毒剂的分类：依照下列消毒剂在合适的浓度、有效的作用时间消毒时，可以达到的消毒效果作为消毒剂分类的依据。部分消毒剂如含氯消毒剂、过氧化氢等由于浓度等消毒条件不同，达到的消毒效果也不同。化学消毒剂的分类及消毒效果对比见表 6-1。

表6-1　化学消毒剂的分类及消毒效果对比

分　类	常见消毒剂	杀灭作用	杀灭芽胞	杀灭分枝杆菌
灭菌剂	戊二醛、过氧乙酸、环氧乙烷、甲醛	一切微生物	可	可
高效类消毒剂	过氧化氢、高浓度含氯消毒剂、碘酊	细菌繁殖体、真菌、病毒	较显著	可
中效类消毒剂	碘伏、乙醇、低浓度含氯消毒剂	细菌繁殖体、真菌、病毒	不可	可
低效类消毒剂	氯己定、苯扎溴铵	细菌繁殖体、亲脂病毒	不可	不可

（3）常用化学消毒剂及其使用注意事项：见表 6-2。

6. 无菌物品的管理规范

（1）存放环境

①适宜的室内环境要求温度低于 24℃，相对湿度＜ 70%，机械通风换气 4 ～ 10 次／小时。

②无菌物品应存放于无菌包或无菌容器内，并置于高出地面 20cm、距离天花板超过 50cm、离墙远于 5cm 处的物品存放柜或架上，以减少来自地面、屋顶和墙壁的污染。取避污纸时应从页面抓取，不可掀页撕取，用后弃于污物桶内，定时焚烧。

（2）标识清楚：无菌包或无菌容器外需标明物品名称、灭菌日期；无菌物品必须与非无菌物品分开放置，并且有明显标志。

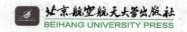

表6-2　常用化学消毒剂及其使用注意事项

消毒剂	适用情况	注意事项	黏膜消毒	金属腐蚀性	漂白作用	现用现配
2%戊二醛	浸泡不耐热的金属器械和精密仪器如内镜等	加0.3%碳酸氢钠调节pH，浸泡金属器械加0.5%亚硝酸钠防锈；灭菌后无菌蒸馏水冲洗；室温下避光保存，配置好的消毒液最多可连续使用14天	不可	碳钢类有	无	不需要
过氧乙酸	0.2%手消毒，0.5%餐具、体温计消毒，浸泡法；15%过氧乙酸（7ml/m³）室内空气消毒，熏蒸法；0.1%～0.2%物体表面消毒，擦拭法	有刺激性，使用时加强个人防护；高温时容易发生爆炸，应在避光、阴凉处密闭存放；避免与碱或有机物相混合；消毒后应冲洗干净	可	有	有	需要
环氧乙烷	穿透性强，广谱杀菌，适用于不耐高温、潮湿的光学仪器、电子	易燃、易爆，须持证上岗，应存放于阴凉通风、远离明火、静电及转动马达的环境，温度低于40℃；对人体有毒性，灭菌后须清除其残留量再使用；灭菌前清洗不可用生理盐水；不可用于饮水和食物消毒	不可	无	无	/
40%甲醛	不耐高温、对湿敏感且易腐蚀，可用于物品的表面消毒灭菌，如书籍文件等	对人体有毒性和刺激性，可致癌，不可用于室内空气消毒，使用时应注意防护	不可	无	无	不需要
含氯消毒剂	餐具、环境、水、疫源地消毒；被乙肝病毒、结核杆菌、细菌芽胞污染的物品消毒。常用的有液氯、漂白粉精、次氯酸钠及84消毒液等。含有效氯0.05%（500mg/L）的溶液浸泡10分钟可杀灭细菌繁殖体；含有效氯0.2%～0.5%（2～5g/L）的溶液浸泡30分钟可杀灭乙肝病毒、结核杆菌、细菌芽胞等	人体分泌物、排泄物消毒可按5份加含氯消毒剂干粉1份搅拌（10g/L），放置2小时以上；含氯消毒剂应保存在密闭容器内，粉剂防潮，不宜用于金属制品、有色织物及油漆家具的消毒	不可	有	有	需要

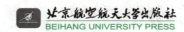

（续　表）

消毒剂	适用情况	注意事项	黏膜消毒	金属腐蚀性	漂白作用	现用现配
75%乙醇	皮肤、精密仪器、医疗器械的表面消毒	皮肤及物品表面消毒要求喷雾或涂搽2遍，作用3分钟；消毒体温计要求浸泡30分钟；刺激性强，易燃、易爆、易挥发；不可用于医疗器械的消毒灭菌，因其不能杀灭芽胞；也不可用于黏膜及创面消毒，因刺激性较强	不可	无	无	不需要
3%过氧化氢	不耐热的外科植入物、塑料用品、餐具的消毒及外科冲洗伤口（特别是厌氧菌感染）、漱口、皮肤黏膜的冲洗消毒，室内空气消毒	对皮肤、黏膜有刺激性，注意个人防护，防止溅入眼睛	可	有	有	需要
2%碘酊	注射、手术、穿刺部位的皮肤消毒，含有效碘18~22g/L	涂搽2次，1~3分钟后75%乙醇脱碘；含乙醇，有刺激性，不可用于黏膜及敏感部位皮肤的消毒	不可	二价金属	无	不需要
碘伏（聚维酮碘/碘附）	外科手术前术者手和前臂、手术切口部位、注射或穿刺部位、新生儿脐带及黏膜冲洗消毒；皮肤细菌、真菌感染及阴道炎的治疗。手及皮肤消毒2~10g/L，口腔黏膜及创面消毒1000~2000mg/L，阴道黏膜及创面消毒500mg/L	皮肤消毒后无需乙醇脱碘；不可用于二价金属制品消毒；稀释后稳定性差	可	二价金属	无	需要
氯己定（洗必泰）	皮肤黏膜、创面消毒及口腔感染治疗。属胍类消毒剂，手术部位和注射部位皮肤及伤口创面：有效含量≥2g/L的氯己定乙醇溶液（70%体积比），可达到中效类消毒剂的效果；口腔、阴道或伤口创面：有效含量≥2g/L的氯己定水溶液	妇产科、泌尿外科常用；对结核杆菌无效；黏膜消毒仅限于诊疗过程中使用；氯己定是阳离子表面活性剂，不可与肥皂等同用	可	无	无	不要求
苯扎溴铵（新洁尔灭）	属季铵盐类消毒剂，皮肤消毒采用原液；环境及物品表面消毒1000~2000mg/L；黏膜消毒1000~2000mg/L	不可用于膀胱镜、眼科器械、橡胶及铝制品的消毒；苯扎溴铵是阳离子表面活性剂，不可与肥皂等同用；避免接触有机物；浸泡金属器械加入0.5%亚硝酸钠防锈	可	有	无	不要求

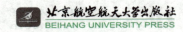

（3）储存有效期

①使用纺织品材料包装的无菌物品如有存放环境符合要求，有效期宜为 14 天，否则一般为 7 天。

②医用一次性纸袋包装的无菌物品，有效期宜为 1 个月。

③使用一次性医用皱纹纸、一次性纸塑袋、医用无纺布或硬质密封容器包装的无菌物品，有效期为 6 个月。

④置于无菌贮槽中的灭菌物品（棉球、纱布等）一经打开，使用时间最长不得超过 24 小时。

⑤配置的静脉液体应在 4 小时内输完，且需要连续输液 24 小时以上的患者需每天更换输液器。

三、消毒灭菌效果监测

医院必须对消毒、灭菌效果定期进行监测。灭菌合格率必须达到 100%。

1. 压力蒸汽灭菌效果的监测

（1）物理监测法：每次灭菌应连续监测并记录灭菌时的温度、压力和时间等灭菌参数。

（2）化学监测法：要求为灭菌包包外应有化学指示物，高度危险性物品应在包内最难灭菌的部位放置化学指示物。通过观察化学指示物颜色的变化，判定是否达到灭菌合格的要求。

（3）生物监测：每周监测 1 次，通常是将含对热耐受力较强的非致病性嗜热脂肪杆菌芽胞的菌片制成标准生物测试包或生物 PCD（灭菌过程挑战装置），或使用一次性标准生物测试包，放入标准实验包的中心部位或待灭菌容器内最难灭菌的部位，并设阳性对照和阴性对照，灭菌后取出培养，如无指示菌生长则表明达到灭菌效果，是监测高压蒸汽灭菌效果最可靠的方法。

（4）B-D 测试：预真空（包括脉动真空）压力蒸汽灭菌器每日开始灭菌前进行 B-D 测试，测试合格后，灭菌器方可使用。

2. 干热灭菌的监测

（1）物理监测法：每灭菌批次进行物理监测。

（2）化学监测法：每一灭菌包外使用包外化学指示物。每一灭菌包内使用包内化学指示物，并置于最难灭菌的部位。

（3）生物监测法：每周监测 1 次。

3. 紫外线消毒的效果监测 应进行日常监测，包括灯管累计照射时间和使用人签名等，对新的和使用中的紫外线灯管应进行照射强度监测。

（1）新灯管的照射强度不得低于 $90 \sim 100\mu W/cm^2$。

（2）使用中灯管不得低于 $70\mu W/cm^2$。

（3）照射强度监测应每半年 1 次。

（4）生物监测在必要时进行，经消毒后的物品或空气中的自然菌应减少 90.00% 以上，人工染菌杀灭率应达到 99.90%。

4. 化学消毒剂的效果检测 使用中的消毒剂、灭菌剂应进行生物和化学监测。

（1）生物监测使用中灭菌用消毒液：应同时对消毒、灭菌物品进行消毒、灭菌效果监测，消毒物品不得检出致病性微生物，灭菌物品不得检出任何微生物。

（2）化学监测：应根据消毒、灭菌剂的性能定期监测，如含氯消毒剂、过氧乙酸等应每日监测，对戊二醛的监测应每周不少于 1 次。

5. 环氧乙烷气体灭菌 又名氧化乙烯，可杀灭包括细菌芽胞在内的各种微生物，属于灭菌剂。使用方法：

（1）环氧乙烷灭菌器：由于环氧乙烷易燃、易爆，且对人体有毒，因此必须在密闭的环氧乙烷灭

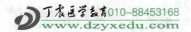 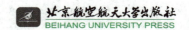

菌器内进行消毒和灭菌。

（2）灭菌前物品准备与包装：需灭菌的物品必须彻底清洗干净，但不能用生理盐水清洗。

（3）灭菌物品装载：灭菌柜内装载物品上下左右均应有空隙，物品应放于金属网状篮筐内或金属网架上；物品装载量不应超过柜内总体积的 80%。

（4）灭菌处理：应按照灭菌器生产厂家的操作使用说明书的规定执行。

（5）灭菌程序：包括预热、预湿、抽真空、通入气化环氧乙烷达到预定浓度、维持灭菌时间、清除灭菌柜内环氧乙烷气体以去除灭菌物品内环氧乙烷的残留。

第五节　手、皮肤的清洁和消毒

一、手卫生

手卫生是国际公认的控制医院感染和耐药菌感染最简单、最有效、最方便、最经济的措施，是标准预防的重要措施之一。包括洗手、卫生手消毒和外科手消毒。

1. **手部微生物**　手部的细菌可分为暂居菌和常居菌，常居菌多为皮肤上的正常菌群，一般不致病；暂居菌为寄居在皮肤表面，洗手便可被清除的微生物。

2. **洗手**　用清洁剂和流动水洗手，去除手部皮肤污垢、皮屑和部分致病菌的过程。

（1）步骤

①掌心相对，手指并拢，相互揉搓。

②掌心对掌背，双手交叉，指缝相互揉搓。

③掌心相对，双手交叉，指缝相互揉搓。

④一手握拳，在另一手掌心旋转揉搓。

⑤一手握另一手拇指，旋转揉搓。

⑥五指指尖并拢，在另一手掌心旋转揉搓。

⑦一手旋转揉搓另一手的手腕。

⑧每个部位至少揉搓 10 次，揉搓双手不少于 15 秒。

⑨洗手时身体与洗手池保持一定距离，避免隔离衣污染水池及水溅湿工作服。

⑩流水冲洗双手时注意指尖向下，腕部低于肘部，使水从肘部流向指尖。

（2）指征：直接接触每个患者前后；从同一患者身体的污染部位移动到清洁部位时；接触患者黏膜、破损皮肤或伤口前后；接触患者血液、体液、分泌物、排泄物、伤口敷料等之后；接触患者周围环境及物品后；穿脱隔离衣前后，脱手套之后；进行无菌操作，接触清洁、无菌物品之前；处理药物或配餐前。

（3）设施

①流动水洗手设施：洗手应采用流动水。手术室、产房、导管室、层流洁净病房、骨髓移植病房、器官移植病房、重症监护病房、新生儿室、母婴室、血液透析病房、烧伤病房、感染疾病科、口腔科（门诊及病房）、消毒供应中心等重点部门必须配备非手触式水龙头。

②清洁剂：洗手的清洁剂可为肥皂、皂液或含杀菌成分的洗手液。使用固体肥皂需保持干燥，皂液或洗手液浑浊或变色时需及时更换；盛放皂液或洗手液的容器宜一次性使用，重复使用的容器应每

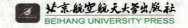

周清洁和消毒。

③干手设施：应配备干手物品或干手机。

3. 卫生手消毒　医务人员用速干手消毒剂揉搓双手，以减少手部暂居菌的过程。

（1）步骤：取速干手消毒剂于掌心，均匀涂抹至整个手掌、手背、手指和指缝，必要时增加手腕及腕上 10cm。揉搓时间至少 15 秒，自然干燥。

（2）指征：接触患者的血液、体液和分泌物后；接触被传染性致病微生物污染的物品后；直接为传染病患者进行检查、治疗、护理后；处理传染患者污物之后。

（3）设施：医院需配备合格的速干手消毒剂，最常应用的有乙醇、异丙醇、氯己定、碘伏、乙醇与氯己定的复合制剂等。

4. 刷手　用手刷蘸清洁剂，按前臂、腕部、手背、手掌、手指、指缝到指甲的顺序，彻底刷洗，流水冲净。每只手刷 30 秒，两遍共刷 2 分钟。刷洗范围应超过被污染范围。

5. 外科手消毒　外科手术前医务人员先用清洁剂和流动水洗手，再用具有持续抗菌活性的手消毒剂清除或杀灭手部暂居菌和减少常居菌的过程。不同患者手术之间、手套破损或手污染后，应重新进行外科手消毒。

（1）用清洁剂揉搓并刷洗双手、前臂和上臂下 1/3，特别注意清洁指甲下和皮肤皱褶处。

（2）流水冲洗，始终保持双手位于胸前并高于肘部，使水由手部流向肘部。

（3）擦干手，涂抹消毒剂，直至消毒剂干燥。

二、皮肤黏膜消毒

1. 皮肤消毒

（1）穿刺部位的消毒

①常规消毒方法：使用棉签蘸 0.5% 碘伏，以注射点为中心，由内向外螺旋式涂搽 2 遍，涂搽直径＞ 5cm。或使用 2% 碘酊同法涂搽 1 遍，待干后用 75% 乙醇同法脱碘 2 遍，乙醇干后方可注射。

②消毒范围：肌内、皮下及静脉注射、针灸部位、各种诊疗性穿刺等，消毒皮肤面积应注 5cm×5cm。中心静脉导管如短期中心静脉导管、PICC、植入式血管通路的消毒范围直径应＞ 15cm，至少应大于敷料面积（10cm×12cm）。

（2）手术切口部位的皮肤消毒：手术部位的皮肤应先清洁，然后使用棉球蘸取碘伏，在手术野及其外扩展≥ 15cm 部位，由内向外涂搽 2 遍。或使用 2% 碘酊涂搽 1 遍，待干后用 75% 乙醇同法脱碘 2 遍，乙醇干后方可操作。

（3）病原微生物污染皮肤的消毒：彻底冲洗后，使用碘伏原液擦拭消毒，或用乙醇、异丙醇与氯己定配制成的消毒液等擦拭消毒，作用 3 ～ 5 分钟。

2. 黏膜、伤口创面消毒

（1）擦拭法：使用含有效碘 1000 ～ 2000mg/L 的碘伏，或使用 1000 ～ 2000mg/L 季铵盐擦拭，作用到规定时间。也可使用有效含量≥ 2g/L 氯己定 - 乙醇（70%,体积分数）溶液局部擦拭 2 ～ 3 遍，作用时间遵循产品的使用说明。

（2）冲洗法：使用有效含量≥ 2g/L 氯己定水溶液冲洗或漱洗，至冲洗液或漱洗被变清为止；使用 3%（30g/L）过氧化氢冲洗伤口、口腔含漱，作用到规定时间；使用含有效碘 500 mg/L 的消毒液冲洗，作用到规定时间。

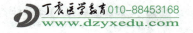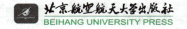

第六节　医院环境的消毒

1. **医院空气净化**　医院环境可从空气消毒的角度分成四类，根据类别采用相应的消毒方法，如采用空气消毒剂，需符合《空气消毒剂卫生要求》（GB 27948-2011）规定。（表6-3）

表6-3　医院环境的分类及消毒标准

环境类别	范围	消毒方法	标准	
			空气细菌菌落总数（CFU/cm³）	物体表面细菌菌总数（CFU/cm²）
Ⅰ类环境	洁净手术部（室）和其他洁净场所（如洁净骨髓移植病房）	采用空气洁净技术净化	≤10	≤5
Ⅱ类环境	均为有人房间，包括非洁净手术部（室）、产房、导管室、血液病病区、烧伤病区等保护性隔离病区，重症监护室，新生儿室等	采用对人无毒无害，且可连续消毒的方法，如通风、安装空气净化消毒装置的集中空调通风系统、空气洁净技术、空气消毒器（循环风紫外线空气消毒器、静电吸附式空气消毒器）、紫外线灯照射消毒	≤200	≤5
Ⅲ类环境	母婴同室、消毒供应中心的检查包装灭菌区和无菌物品的存放区、血液透析中心（室）、其他普通住院病区等	选用Ⅱ类环境净化空气的方法、化学消毒、达到Ⅲ类环境空气菌落数要求的其他空气消毒产品	≤500	≤10
Ⅳ类环境	普通门急诊及其检查、治疗室、感染性疾病科门诊及病区	可采用Ⅲ类环境中的空气消毒方法	/	≤15

2. **医院环境的清洁与消毒**　环境清洁消毒的原则和方法：

（1）环境物体表面应以清洁为主，不得检出致病微生物。被患者血液、呕吐和排泄物、病原微生物污染时，根据具体情况选择中水平以上的消毒方法，消毒剂的选用和剂量应符合《消毒技术规范》的要求。

（2）直接接触患者的衣服、床单、被套、枕套等，应一人一换，长时间住院者应每周更换，遇到污染时应及时更换。

（3）清洁程序应遵循从清洁到污染的原则，清扫患者房间应先从普通患者房间，后感染患者

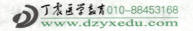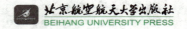

房间。

（4）抹布、拖布（头）等洁具应分区使用，清洗后再浸泡消毒 30 分钟，冲净消毒液后晾干备用。

（5）清洁患者房间时要做到一人一桌一巾。

（6）应采用湿抹布、湿拖布清洁，避免尘土飞扬。

第七节　隔离与防护

一、隔离的基本原理和技术

隔离是指采用各种方法、技术，防止病原体从患者及携带者传播给他人的措施。通过隔离将传染源安置在指定地点，暂时避免与周围人群接触，防止病原体扩散；对高度易感人群采取保护性隔离措施，防止被感染。

1. 隔离区域划分

（1）清洁区：是指不易受到患者血液、体液和病原微生物等物质污染，且传染病患者不应进入的区域。包括医务人员的值班室、卫生间、男女更衣室、浴室以及储物间、配餐间等。

（2）潜在污染区：也称半污染区，是指位于清洁区与污染区之间，有可能被患者血液、体液和病原微生物等物质污染的区域。包括医务人员的办公室、治疗室、护士站、患者用后的物品和医疗器械等的处理室、化验室、内走廊等。

（3）污染区：是指传染病患者和疑似传染病患者接受诊疗的区域，也包括被其血液、体液、分泌物、排泄物污染的物品暂存和处理的场所。包括病室、患者卫生间及浴室、处置室、污物间、外走廊以及患者入院和出院处理室等。

（4）两通道：是指进行呼吸道传染病诊治的病区中的医务人员通道和患者通道。医务人员通道、出入口设在清洁区一端，患者通道、出入口设在污染区一端。

（5）缓冲间：是指进行呼吸道传染病诊治的病区中，清洁区与潜在污染区之间、潜在污染区与污染区之间设立的两侧均有门的小室，是医务人员的准备间。

（6）负压病区（房）：通过特殊通风装置，使病区（房）的空气按照由清洁区向污染区的方向流动，使病区（房）内的压力低于室外压力。排出的空气需经处理，确保对环境无害。

2. 防护用品的使用

（1）口罩的使用：医务人员先洗手，再戴或摘口罩，不可用污染的手触碰口罩。在有创操作或近距离接触患者时医务人员需戴外科口罩，在接触经空气传播的呼吸道传染病时应戴医用防护口罩。纱布口罩应保持清洁，每天更换。医用防护口罩每 6 ～ 8 小时更换，一次性口罩每 4 小时更换。

（2）手套的使用：当可能接触患者血液、体液、分泌物、排泄物、污染的敷料、引流物时应戴手套。出现破损时应立即更换。

（3）隔离衣的使用：隔离衣应无破损，系带领扣齐全，长短以遮住工作服为宜；离开病室前，应脱下隔离衣；穿隔离衣后不得进入清洁区，避免接触清洁物品；使用过的隔离衣不可挂在清洁区，如挂在半污染区，清洁面应向外，如挂在污染区，污染面应向外；不再穿的隔离衣，脱下后清洁面向外，卷好后投入污衣袋内清洗消毒。

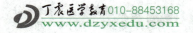
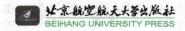

3. 隔离管理与消毒原则

（1）传染病患者或可疑传染病患者应安置在单人隔离病室；条件受限的医院，同种传染病患者可安排在一个病室。

（2）隔离病室应有不同颜色的隔离标志，以提示不同性质的隔离。黄色为严密隔离，橙色为接触隔离，蓝色为呼吸道隔离，灰色为抗酸杆菌（结核病）隔离，棕色为肠道隔离，绿色为引流／分泌物隔离，粉红色为血液体液隔离。

（3）可重复使用的物品受到传染性病原体污染时，使用后应以黄色包装袋包装隔离，经灭菌方可使用。如医疗仪器、器械、衣服和床单等。

（4）血压计、听诊器应与其他患者分开放置使用，同病原菌感染者可共同使用。

（5）穿隔离衣后不得进入清洁区，只允许在规定区域内活动。

（6）检验标本应放在有盖的容器内，防止漏出。标本丢弃前应经灭菌处理。

（7）接触患者或污染物品后必须消毒双手。

（8）病室空气用紫外线照射或消毒液喷雾消毒，每天1次；每天晨间护理后，用消毒溶液擦拭病床及床旁桌椅。

（9）体温计专人使用，用后须经高水平消毒，患者接触过的血压计、听诊器计等应按规定消毒，患者的衣物、票证、书籍等须严格消毒后方可带出病区，患者的呕吐物、分泌物、排泄物须经消毒处理后方可排放。

（10）严格执行探视和陪伴制度，探陪人员进出隔离区域应根据隔离种类采取相应的隔离消毒措施。

（11）患者的传染性分泌物经3次培养结果均为阴性或确定已度过隔离期，经医生下达医嘱方可解除隔离。

（12）患者终末消毒处理：患者出院或转科，应洗澡、更换清洁衣服后方可离开；患者死亡后，需用消毒液擦拭尸体，以消毒棉球堵塞孔道。

（13）病室终末消毒处理：患者出院或死亡后，将被服放入污衣袋，关闭病室门窗，打开床头桌，摊开棉被，竖起床垫，用消毒液熏蒸或紫外线照射消毒；消毒后打开门窗，用消毒溶液擦拭家具、地面。

二、标准预防的原则和措施

标准预防是将患者的血液、体液及分泌物均视为具有传染性，在接触这些物质及患者黏膜和非完整皮肤前必须采取防护措施。原则为无论是否患者具有传染性，都应采取防护措施，进行隔离预防。其具体措施为：

1. 洗手　从同一患者身体的污染部位移动到清洁部位时；接触患者黏膜、破损皮肤或伤口前后；接触患者血液、体液、分泌物、排泄物、伤口敷料、污染物品等之后；脱手套之后都应洗手。

2. 手套　当医务人员进行手术等无菌操作，接触患者皮肤黏膜、血液、体液、排泄物、分泌物及污染物品时应戴手套。医务人员在不同患者之间操作时一定要换手套。

3. 面罩、护目镜和口罩　有可能发生血液、体液飞溅时，应戴防渗透的面罩、口罩及护目镜。

4. 隔离衣　可防止医务人员被患者的血液、体液、分泌物、排泄物等污染时使用。

5. 可重复使用的设备　为防止交叉感染，使用后应清洁干净，并进行适当地消毒灭菌。

6. 锐器处理　增强自我防护意识，严格按照操作规程操作。针头或锐器在使用后应立即扔进耐刺、无渗漏的锐器收集器中。不可双手分离污染的针头和注射器，或双手回套针头帽。

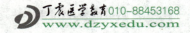 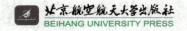

7. 损伤后处理原则　立即从近心端向远心端挤压受伤部位，使部分鲜血排出，相对减少受污染的程度；避免来回挤压，以免产生虹吸现象。用消毒肥皂液清洗或流动自来水冲洗伤口 5 分钟，用 2% 碘酊、0.5% 碘伏或 75% 乙醇等皮肤消毒剂涂搽伤口。相应的治疗应在受伤后 1 ～ 2 小时开始，不要超过 24 小时。确定感染源患者并记录在案，尽早向医院主管部门报告。进行可靠的 HIV、乙肝、丙肝等化验检查。

三、特殊感染预防

控制特殊感染时，除进行标准预防外，还应根据疾病传播类型增加具有针对性的隔离预防措施。传染病隔离的种类及其特点对比见表 6-4。

1. 严密隔离　适用于经飞沫、空气、分泌物、排泄物直接或间接传播的鼠疫、霍乱、肺炭疽、重症急性呼吸综合征（SARS，传染性非典型肺炎）等甲类或传染性极强的乙类传染病。

（1）设专用隔离病室，患者住单间病室，关闭门窗，病室采用单向负压通风，病室外挂有明显标志，禁止陪伴和探视，禁止患者离开病室。

（2）医护人员进入病室应戴口罩，帽子，穿隔离衣或防护服，隔离鞋，戴手套。

（3）患者的分泌物、呕吐物及排泄物须经严格消毒处理。污染敷料装袋、标记后焚烧。

（4）室内空气、地面及 2m 以下的墙壁、家具采用喷洒消毒液或紫外线照射消毒，每天 1 次。

2. 接触隔离　适用于经体表或伤口直接或间接接触而感染的疾病，如破伤风、丹毒、气性坏疽、狂犬病、铜绿假单胞菌感染等。

（1）同类患者可同住一室。

（2）医护人员进入病室应戴口罩，帽子，穿隔离衣、隔离鞋，戴手套。

（3）医护人员的手或皮肤有破损者应避免接触患者，必要时戴双层手套。

（4）使用过的衣服、被单及医疗器械均应严格消毒，污染敷料装袋、标记后焚烧。

3. 呼吸道隔离　适用于通过空气（病原微粒子 ≤ 5μm）、飞沫（病原微粒子 > 5μm）传播的感染性疾病，如经空气传播的开放性肺结核、麻疹、水痘及经飞沫传播的流行性脑脊髓膜炎、百日咳、流行性腮腺炎、流行性感冒等。

（1）同类患者可居住同一病室，但不可相互借用物品。

（2）关闭门窗，病室采用单向负压通风，病室外挂有明显标志。

（3）医护人员进入病室时应戴口罩，帽子，穿隔离衣，戴手套。

（4）为患者准备专用的痰杯，口鼻分泌物需经消毒处理后方可排放。

（5）室内空气采用喷洒消毒液或紫外线照射消毒，每天 1 次。

（6）患者家属不可随意探视，探视时应做好防护。

（7）限制患者离开病房。

4. 肠道隔离　适用于通过粪便、消化道分泌物直接或间接传播的疾病，如细菌性痢疾、伤寒、病毒性肠炎、甲型肝炎、戊型肝炎、脊髓灰质炎等。

（1）同类患者可同住一室，但应做好床旁隔离，患者之间不可相互交换物品。

（2）医护人员接触患者时穿隔离衣，换鞋，戴手套。

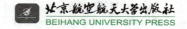

表6-4　传染病隔离的种类及其特点

	严密隔离	呼吸道隔离	接触隔离	肠道隔离	血液-体液隔离
适用情况	经飞沫、空气、分泌物、排泄物直接、间接传播的甲类或传染性极强的乙类传染病	通过空气、飞沫传播的传染性疾病	经体表、伤口直接或间接接触而传染的疾病	患者的排泄物直接或间接污染食物、水源引起传染的疾病	直接或间接接触血液、体液而传染的疾病
常见疾病	霍乱、鼠疫、传染性非典型肺炎（SARS）、肺炭疽	开放性肺结核、麻疹、水痘；流行性脑脊髓膜炎、百日咳、腮腺炎、流行性感冒	破伤风、丹毒、气性坏疽、狂犬病	伤寒、细菌性痢疾、病毒性肠炎、甲肝、戊肝、脊髓灰质炎	乙肝、丙肝、艾滋病、梅毒
隔离室要求	专用单间隔离病室，门外挂有明显隔离标志	同类患者可共一室，不可相互借用物品	同类患者可共一室，做好床旁隔离	同类患者共一室，做好床旁隔离，杀灭苍蝇和蟑螂	同类患者可共一室，室内应有防蚊虫、防虱虮措施
负压通风及关闭门窗	需要	需要	不需要	不需要	不需要
空气消毒	喷洒消毒液或紫外线照射，每天1次	喷洒消毒液或紫外线照射，每天1次	必要时	必要时	必要时
家具、地面消毒	每天1次	必要时	必要时	必要时	随时
陪伴、探视	禁止	不可随意，做好防护	原则上禁止，做好防护	必要时	必要时
患者离开病房	禁止	限制	限制	无特别要求	无特别要求
隔离衣	进入即穿隔离衣甚至防护服	进入即穿隔离衣	进入即穿隔离衣	接触患者时穿隔离衣	无须穿隔离衣，需戴手套
手套/口罩	进入需戴手套和口罩	进入需戴手套和口罩	进入需戴手套和口罩	戴手套	接触血液、体液戴手套或护目镜
污物处理	污染敷料装袋标记后焚烧	口鼻分泌物需经消毒处理后方可排放	污染敷料装袋标记后焚烧	餐具、便器严格消毒，排泄物、呕吐物经消毒后倒掉	被服、换药器械先灭菌，再进行清洁消毒灭菌

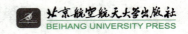

第八节　合理使用抗感染药物

一、抗感染药物的作用机制及细菌耐药机制

1. **抗菌药物的作用机制**　干扰细胞壁的合成；损伤细胞膜；影响细菌蛋白质的合成；抑制细菌核酸的合成

2. **细菌耐药机制**　耐药性又称抗药性，是指细菌对某抗菌药物的相对抵抗性。产生耐药性的原因可分为内因（遗传因素）和外因（如滥用抗生素、消毒剂不合理应用等）两类。合理使用抗菌药物可防治细菌耐药性，也是预防和控制医院感染的重要措施之一。其次严格执行消毒隔离制度、加强药政管理、破坏耐药基因等也可防治细菌耐药性。

二、抗感染药物的管理和合理使用原则

1. **抗菌药物应用的管理**

（1）医院应建立健全应用抗菌药物的管理制度。

（2）明确药剂科、医院感染控制人员以及临床医护人员等在抗菌药物管理中的职责。

（3）对抗菌药物的应用率、血药浓度、耐药菌进行持续监测。

（4）临床医师应提高用药前相关标本的送检率，根据细菌培养和药敏试验结果，严格掌握适应证，合理选用药物；护士应根据各种抗菌药物的药理作用、配伍禁忌和配制要求，准确执行医嘱，并观察患者用药后的反应，配合医师做好各种标本的留取和送检工作。

（5）有条件的医院应开展抗菌药物临床应用的监测，包括血药浓度监测和耐药菌，如耐甲氧西林金黄色葡萄球菌（MRSA）、耐万古霉素金黄色葡萄球菌（VRSA）及耐万古霉素肠球菌的监测，以控制抗菌药物不合理应用和耐药菌株的产生。

（6）医院应对抗感染药物应用率进行统计，力争控制在50%以下。

2. **抗菌药物合理应用的原则**

（1）原则

①应用抗菌药物的唯一指征是细菌性感染。

②确定感染源，明确感染类型，根据细菌药敏试验结果及药物代谢动力学特征，合理选择抗菌药物和给药途径。

③严格掌握抗菌药物的适应证、禁忌证，密切观察药物效果和不良反应。

④预防和减少抗菌药物的毒副作用，尽量减少或避免抗菌药物相关性肠炎的发生。

⑤选择适宜的药物、剂量、疗程，避免产生耐药菌株。

⑥注意药物经济学，降低患者抗感染药物费用支出。

（2）合理选用抗菌药物：根据抗菌药物合理应用原则，在决定使用抗菌药物前，应留取标本做细菌涂片镜检、细菌培养和药敏试验等，并根据药物代谢动力学特征，结合感染部位和个体情况选择抗菌药物。

（3）使用抗菌药物治疗中的注意事项：治疗过程中应尽量避免使用广谱抗菌药物，防止宿主自身菌群失调，造成外来菌定植及耐药菌株生长。对长期大量使用广谱抗菌药物的患者，应定期监测菌

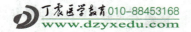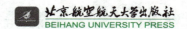

群变化及感染部位的病原菌变化，及时予以纠正和治疗，避免发生二重感染。

3. 严格抗菌药物联合应用的指征　尽量有针对性地选择一种抗菌药物治疗感染，避免无指征的联合用药，以免增加过敏反应、毒性和医药费用，产生拮抗或无关效果，引起医患矛盾。联合用药的指征为：

（1）单一药物难以控制的严重感染（如败血病、细菌性心内膜炎等）或混合感染和难治性感染（如腹腔脏器穿孔、复杂创伤感染、吸入性肺炎等）。

（2）病因未明的严重感染。

（3）为了减少各抗菌药物单一使用时的毒性反应。

（4）需较长期应用抗菌药物治疗，病原菌有产生耐药可能（如结核、慢性尿路感染、慢性骨髓炎等）者。

（5）单一抗菌药物不能控制的需氧菌及厌氧菌混合感染，两重或两重以上病原菌感染。

4. 注意抗菌药物的疗程　治疗过程中应剂量足够，疗程够长，待取得稳定的疗效后，方可停用，中途不可随意减量或停药，以免治疗不彻底而造成疾病复发，或诱导耐药菌株产生。

（1）急性感染：体温恢复正常，症状消失后续用 2 ～ 3 天，体质较好、病程不易迁延者，在病情基本控制后 1 ～ 3 天即可停药。

（2）败血症：病情好转，体温正常 7 ～ 10 天再停药。

（3）严重感染（如心内膜炎、骨髓炎）：疗程可达 4 ～ 8 周。

（4）急性感染应用抗菌药物后临床疗效不显著者：应进行多因素分析，确定为抗菌药物选择不当时，在 48 ～ 72 小时后应考虑改用其他抗菌药物，或调整剂量及给药途径等。

5. 配伍禁忌及合理给药

（1）静脉滴注抗菌药物必须注意配伍禁忌，原则上 2 种抗菌药物不宜置于同一溶液中静注或滴注以免发生相互作用，而致抗菌药物的活力受到影响，或导致溶液变色、混浊、沉淀等。

（2）静脉点滴抗菌药物的溶液，原则选择生理盐水，必要时选用 5 % 葡萄糖盐水或 5 % 葡萄糖溶液，以免溶液 pH 值对抗菌药物的破坏。

（3）连续给药与间歇给药的合理选择

① β- 内酰胺类抗菌药物（时间依赖性药物）静脉滴注时，一定要采用间歇给药方案。可将每次剂量溶于 100ml 液体内滴注 0.5 ～ 1h，按 q6h、q8h、q12h 时间给药，药物应临时配制。

② 大环内酯类（红霉素、吉他霉素等）及多烯抗菌药物（两性霉素 B）可采用连续给药方案，以避免毒性反应。用注射用水溶液溶解后放入盐水中静点，可防止水解失效。

③氨基糖苷类抗菌药物（浓度依赖性药物）采用间歇性给药方案或一日量一次性给药，可采用肌注，也可分次静脉滴注，不宜静脉推注，也不宜与 β 内酰胺类药物同瓶滴注。

三、抗菌药物在外科的预防应用

1. 外科手术预防性抗菌药物使用原则

（1）清洁手术（如甲状腺手术、疝修补术、输卵管结扎术、膝软骨摘除术等）手术野无污染，通常不需预防性应用抗菌药物。仅发生下列情况时，考虑预防用药：

①一旦发生感染将引起严重后果者（如心脏瓣膜病或已植入人造心脏瓣膜者因病需行其他手术者、脑脊液鼻漏者以及器官移植术等）。

②各种人造物修补、置换或留置手术（如人工心脏瓣膜置换手术、人造关节置换术、人造血管移植术、脑室心房分流管放置术等）。

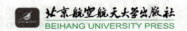

③手术范围大、时间长的清洁手术。

④高龄或免疫缺陷等高危人群。

（2）清洁、污染手术：上、下呼吸道，上、下消化道，泌尿生殖道手术，或经以上器官的手术。由于此类手术部位存在大量人体寄植菌群，手术时可能污染手术野引起感染，故需预防应用抗菌药物。

（3）污染手术、术后有发生感染高度可能者：严重污染和组织创伤的伤口，不能及时手术处理或彻底清创者（如复杂外伤、战伤、开放性骨关节伤、严重烧伤和各种咬伤等）；连通口咽部的颈部手术；回肠远端及结肠手术；腹部空腔脏器破裂或穿通伤；高危胆道手术；经阴道子宫切除术，此类手术需预防性应用抗菌药物。

2. 预防性抗菌药物使用方法

（1）使用时应有明确的指征，并选择对特定手术可能引起手术部位感染的最常见的致病菌有效的药物。

（2）一般在术前 0.5～1 小时通过静脉途径给予一次足量抗菌药物（最初的预防性抗菌药物剂量），使手术开始时组织和血清内达到药物杀菌浓度，并在整个手术过程中维持组织和血清内的治疗性水平（手术时间超过 4 小时可术中加用 1 次量），至少至手术切口关闭后的几个小时。预防用药的总时长一般不超过 24 小时。

（3）除此之外，在择期的结直肠手术前，还需通过导泻或灌肠剂进行肠道准备。在手术开始前 24 小时给予 3 次不吸收的口服抗菌药物。

（4）对高危的剖宫产手术，应在脐带钳夹后立即预防性应用抗菌药物。

（5）万古霉素不能作为常规的预防性应用药物。

第九节　医院感染与护理管理

一、常见医院感染的预防和护理

（一）下呼吸道医院感染

1. 临床诊断标准　符合下述两条之一即可诊断：

（1）患者出现咳嗽、痰黏稠，肺部出现湿啰音，并有下列情况之一。

①发热。

②白细胞总数和（或）嗜中性粒细胞比例增高。

③X 线显示肺部有炎性浸润性病变。

（2）慢性气道疾病患者稳定期（慢性支气管炎伴或不伴阻塞性肺气肿、哮喘、支气管扩张症）继发急性感染，并有病原学改变或 X 线胸片显示与入院时比较有明显改变或新病变。

2. 病原学诊断　临床诊断基础上，符合下述 6 条之一即可诊断：

（1）经筛选的痰液，连续两次分离到相同病原体。

（2）痰细菌定量培养分离病原菌数 ≥ 10^6CFU/ml 。

（3）血培养或并发胸腔积液者的胸液分离到病原体。

（4）经纤维支气管镜或人工气道吸引采集的下呼吸道分泌物病原菌数 ≥ 10^5 CFU/ml；经支气管肺泡灌洗（BAL）分离到病原菌数 ≥ 10^4CFU/ml；或经防污染标本刷（PSB）、防污染支气管肺泡灌

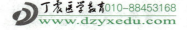
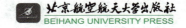

洗（PBAL）采集的下呼吸道分泌物分离到病原菌，而原有慢性阻塞性肺病包括支气管扩张者病原菌数必须 ≥ 10^3 CFU/ml。

（5）痰或下呼吸道采样标本中分离到通常非呼吸道定植的细菌或其他特殊病原体。

（6）免疫血清学、组织病理学的病原学诊断证据。

3. 说明

（1）痰液筛选的标准：痰液涂片镜检鳞状上皮细胞 < 10 个／低倍视野和白细胞 > 25 个／低倍视野或鳞状上皮细胞：白细胞 ≤ 1：2.5；免疫抑制和粒细胞缺乏患者见到柱状上皮细胞或锥状上皮细胞与白细胞同时存在，白细胞数量可以不严格限定。

（2）应排除非感性原因如肺栓塞、心力衰竭、肺水肿、肺癌等所致的下呼吸道的胸片的改变。

（3）病变局限于气道者为医院感染气管 - 支气管炎；出现肺实质炎症（X 线显示）者为医院感染肺炎（包括肺脓肿），报告时需分别标明。

4. 预防

（1）预防下呼吸道感染特别是作好呼吸机相关性肺炎（VAP 发生率为 18% ～ 60%，治疗困难，病死率高达 30% ～ 60%）的预防与护理最重要。针对 VAP 发病的易感危险因素及发病机制采取有效的措施。使用声门下分泌物引流（SSD）方法可能是预防 VAP 有效的且简单的方法。

①声门下分泌物引流（SSD）是采用可吸引气管导管持续或间断引流声门下分泌物，以减少污染的声门下分泌物进入呼吸道，从而达到预防 VAP 发病的目的。

② VAP 危险因素较多，可采取综合措施以减少 VAP 的发病率。如呼吸机的湿化器应使用无菌水，且每天更换；防止冷凝水倒流，及时倾倒并认真洗手；呼吸机管道视情况定期更换；做好气道护理及有效的吸痰、拍背等措施。

（2）护理措施

①对昏迷及气管插管的患者，应加强口腔护理。

②掌握正确的吸痰技术，以免损伤呼吸道黏膜、带入感染细菌。

③遵守无菌操作，严格按六步法洗手，根据具体情况进行手部细菌监测，切断通过手的传播途径。

④ 做好吸入性治疗器具的消毒，阻断吸入感染途径，如湿化瓶及导管应按照卫生部规范严格终末消毒，干燥保存。使用中的呼吸机管道系统应及时清除冷凝水，必要时定期或不定期更换、消毒。

⑤积极寻找有效手段，阻断患者的胃 - 口腔细菌逆向定植及误吸，一般不使用 H_2 受体阻断剂，慎用抗酸药，以免胃内 pH 升高，细菌浓度增高，导致内源性感染的发生。可用硫糖铝保护胃黏膜，防止应激性溃疡；带有胃管的患者，应选择半卧位，并应保持胃肠通畅，胃液滞留时应及时吸引，防止胃液倒流而误吸。

⑥术后麻醉尚未恢复之前应使患者处于卧位，严格监护，若有痰液应及时吸出。

⑦ 做好病室的清洁卫生，及时消除积水和污物，保持空气洁净及调节适宜的温湿度。

⑧加强基础护理，对患者进行有关预防下呼吸道感染的教育，指导患者进行深呼吸训练和有效咳嗽训练，鼓励患者活动，对不能自主活动的患者应协助其活动，定时翻身拍背，推广使用胸部物理治疗技术。

⑨监护室内尽量减少人员走动，限制不必要人员的进入，禁止养花，以防真菌感染。

⑩进入监护室的人员（包括探视人员）都要严格按规定更换清洁的外衣和鞋子，洗手，必要时戴口罩，严禁有呼吸道感染者入内。

⑪建立细菌监测、感染情况的登记上报制度，定期分析细菌的检出情况，对感染部位、菌种、菌型及耐药性、感染来源和传播途径，以及医务人员的带菌情况均应做好记录，以便制定针对性的控制措施。

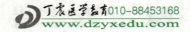
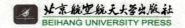

（二）血管相关性感染

1. 临床诊断　符合下述 3 条之一即可诊断：

（1）静脉穿刺部位有脓液排出，或有弥散性红斑（蜂窝织炎的表现）。

（2）沿导管的皮下走行部位出现疼痛性弥散性红斑并除外理化因素所致。

（3）经血管介入性操作，发热＞38℃，局部有压痛，无其他原因可解释。

2. 病原学诊断　导管尖端培养和（或）血液培养分离出有意义的病原微生物。

3. 说明

（1）导管管尖培养其接种方法应取导管尖端 5cm，在血平板表面往返滚动一次，细菌数≥15CFU/平板即为阳性。

（2）从穿刺部位抽血定量培养，表现为细菌菌数≥100CFU/ml，或细菌数为对侧同时取血培养的 4～10 倍；或对侧同时取血培养出现同种细菌。

4. 预防　为防止血管相关性感染，医务人员必须贯彻 WHO 的安全注射的 3 条标准，即接受注射者安全、注射操作者安全和环境安全，应特别注意下列几点。

（1）采用各种导管时应有明确的指征，尽量采取非介入性方法，以减少侵入性损伤。

（2）对患者实行保护性措施，提高其自身抵抗力，侵入性操作易破坏皮肤和黏膜屏障，应尽早拔除留置导管。

（3）置入时除严格遵守无菌操作，还应注意选择合适的导管，如口径相宜、质地柔软光滑，以及熟练的穿刺、插管技术，从而避免发生血小板黏附及导管对腔壁的机械性损伤。

（4）加强插管部位的护理及监测，留置导管的时间不宜过长，导管入口部位应保持清洁，选用透明敷料，可利于查看，一旦发现局部感染或全身感染征象应立即拔出导管，并做相应的处理。

（5）做好消毒、隔离，严格的洗手和无菌操作是预防感染最基本的重要措施。

（6）应在清洁的环境中配制液体及高营养液，配制抗癌药及抗菌药时应在生物洁净操作台上进行。

（7）在侵入性操作中使用的一次性医疗用品必须有合格证，符合卫生部的有关要求，禁止使用过期、无证产品，确保患者安全等。

（三）抗菌药物相关性腹泻

1. 临床诊断　近期曾使用或正在使用抗菌药物，出现腹泻，可伴大便性状改变如水样便、血便、黏液脓血便或见斑块条索状假膜，可合并下列情况之一：

（1）发热≥38℃。

（2）腹痛或腹部压痛、反跳痛。

（3）周围血白细胞升高。

2. 病原学诊断　在临床诊断的基础上，符合下述 3 条之一即可诊断：

（1）大便涂片有菌群失调或培养发现有意义的优势菌群。

（2）若情况允许作纤维结肠镜检查，见肠壁充血、水肿、出血或见 2～20mm 灰黄（白）色斑块假膜。

（3）细菌毒素测定证实。

3. 说明

（1）24 小时内急性腹泻次数≥3 次。

（2）应排除慢性肠炎急性发作或急性胃肠道感染及非感染原因所致的腹泻。

4. 预防　合理应用抗菌药物，治疗感染性疾病的同时给予微生态制剂。

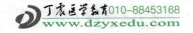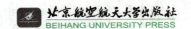

（四）手术部位感染的预防

1. 表浅手术切口感染 仅限于切口涉及的皮肤和皮下组织，感染发生于术后 30 天内。

（1）临床诊断：表浅切口红、肿、热、痛，或有脓性分泌物；临床医师诊断的表浅切口感染。具有其中之一即可明确诊断。

（2）病原学诊断：临床诊断基础上出现细菌培养阳性。

（3）说明：切口缝合针眼处有轻微炎症和少许分泌物或切口脂肪液化、液体清亮都不属切口感染。

2. 深部手术切口感染 无植入物术后 30 天内，有植入物（如人工心脏瓣膜、人造血管、机械心脏、人工关节等）术后 1 年内发生的与手术有关并涉及切口深部软组织（深筋膜和肌肉）的感染。

（1）临床诊断：符合上述规定，并具有下述 4 条之一即可诊断：

①从深部切口引流出或穿刺抽到脓液，感染性术后引流液除外。

②自然裂开或由外科医师打开的切口，有脓性分泌物或有发热（≥ 38℃），局部疼痛或压痛。

③再次手术探查、经组织病理学或影像学检查发现涉及深切口脓肿或其他感染的证据。

④临床医师诊断的深部切口感染。

（2）病原学诊断：在临床诊断的基础上，分泌物细菌培养为阳性。

3. 器官（或腔隙）感染 无植入物术后 30 天，有植入物术后 1 年内发生的与手术有关（除皮肤、皮下、深筋膜和肌肉以外）的器官或腔隙感染。

（1）临床诊断：符合上述规定，并具有下述 3 条之一即可诊断。

①引流或穿刺有脓液。

②再次手术探查、经组织病理学或影像学检查发现涉及器官（或腔隙）感染的证据。

③由临床医师诊断的器官（或腔隙）感染。

（2）病原学诊断：在临床诊断的基础上，细菌培养阳性。

4. 说明

（1）临床和（或）有关检查显示典型的手术部位感染，即使细菌培养为阴性，也可诊断。

（2）手术切口浅部和深部均有感染时，仅需报告深部感染。

（3）经切口引流所致器官（或腔隙）感染，不需再次手术者，应视为深部切口感染。

（4）手术后患者带有切口，且抵抗力低下，伤口愈合较慢，故应特别注意预防手术部位感染。

5. 预防

（1）防止手术部位感染最有效的措施是严格的无菌操作，应用无菌生理盐水冲洗切口，并对疑有感染的切口做好标本留取，及时送检。

（2）缩短患者在监护室的滞留时间。

（3）选取吸附性强的伤口敷料，若敷料被液体渗透需立即更换，以杜绝细菌穿透并清除利于细菌的渗液，避免皮肤浸渍。

（4）尽量采用封闭式重力引流。

（5）严格无菌操作，在更换敷料前、接触每个患者前后、处理同一患者不同部位的伤口之间都应清洁双手，避免感染。

（6）保持室内空气清洁，尽量减少人员流动，避免室内污染等。

二、医院高危人群和重点科室的感染管理

1. 老年患者的管理原则

（1）易感原因

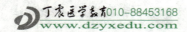 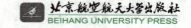

①老年患者脏器功能低下，免疫功能减弱。

②长期卧床并伴有基础疾患的老年人，呼吸系统的纤毛运动和清除功能下降、咳嗽反射减弱，可致防御机能失调，发生坠积性肺炎。且这类患者的尿道多有细菌附着，导管中铜绿假单胞菌、大肠埃希菌、肠球菌分离率高，可引发医院感染。

（2）管理原则

①谨慎应用抗菌药物，坚持定期做感染菌株耐药性监测，以减少耐药菌株的产生。

②对住院的老年患者必须加强生活护理，做好患者口腔和会阴的卫生。

③协助患者进行增加肺活量的训练，促进排痰和胃肠功能恢复。

④用于呼吸道诊疗的各种器械要做到严格消毒。

⑤医务人员在护理老年患者前后均应严格洗手，保持室内环境清洁、空气新鲜。

⑥严格探视制度及消毒隔离制度。

2. 患病儿童的管理原则

（1）易感原因：由于发育未健全，免疫系统发育尚不成熟，易发生各种条件致病病原体（尤其是葡萄球菌、克雷伯菌、鼠伤寒沙门氏菌、致病性大肠埃希菌、柯萨奇病毒等）的感染。

（2）管理原则

①针对小儿的特点，制定护理和管理计划。

②加强小儿的基础护理，注意其皮肤清洁和饮食卫生。

③注意新生儿室与母婴同室的环境卫生、室内温湿度的变化。

④严格执行各种消毒、隔离的规章制度，做好对环境卫生的监测。

⑤医务人员接触新生儿前一定要洗手，若发生感染性疾病时，需及时治疗、休息，严重时调离新生儿室，以免发生交叉感染。

3. ICU 患者的管理原则 重症监护病房（ICU）是医院感染的高发区，患者的明显特点是病情危重而复杂。

（1）易感原因

① 多数患者因其他危重疾病继发感染（包括耐药菌株的感染）后转入 ICU。

②各种类型休克、严重的多发性创伤、多脏器功能衰竭、大出血等患者，其身心和全身营养状况均较差，抗感染能力低。严重创伤、重大手术等常导致全身应激反应，引发免疫功能下降。

③患者长期使用各类抗菌药物，导致细菌的耐药性增强。

④加强监护所使用的各种侵入性检查、治疗（如胃肠引流、机械通气、留置导尿、动脉测压、血液净化、静脉营养等）可为细菌侵入和菌群移位提供有利条件。

⑤患者缺乏或丧失自理能力，与医护人员频繁接触，增加了发生交叉感染的机会。

（2）管理原则

①制定防止感染的管理制度和护理措施。

②加强医护人员的培训，严格执行各种消毒、隔离的规章制度，从而降低 ICU 患者医院感染的发生率。

③加强对各种监护仪器设备、卫生材料及患者用物的消毒与管理，尽量减少侵入性操作，提高患者自身的抵抗力。

三、护理人员的自身职业防护

医护人员在临床一线从事护理工作，在实施各项检查、治疗与护理时，常暴露在感染患者的血液、

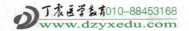
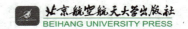

体液及排泄物污染的环境中，随时有可能获得感染，并将其传给其他患者。因此在护理工作中采取多种有效措施，进行感染管理，加强职业防护，不仅可提高护士职业生命质量，也可降低医院感染的发生率，减少医院患者的危险。

1. 加强对护理人员的感染管理 对护理人员感染的监测是医院感染监控及管理系统中的重要组成部分。

（1）护理人员应定期进行全面体格检查，建立健康状况档案。

（2）对于感染发生率高的科室（如传染科、手术室等）的护理人员，尤其是在调入或调离某一部门时，应进行健康检查，查明有无感染，感染的性质，是否取得免疫力等，并做好详细记录。

（3）医院各部门应根据具体情况做好感染管理工作，并制定相应的预防感染措施。

2. 提高护理人员职业防护意识

（1）执行有可能接触患者血液、体液的治疗和护理操作时，必须戴手套。

（2）在进行注射、抽血、输液、输血时，一定要保证足够的光线，防止被针头、缝合针、刀片等锐器刺伤或划伤。一旦被刺伤必须立即处理，挤血并冲洗伤口、清创、消毒、包扎、报告和记录、跟踪监测。

（3）有可能发生血液、体液飞溅时，应戴防渗透的口罩及护目镜。在供应室的污染区应穿防护衣、防护鞋等。

（4）在进行化学消毒时，应注意通风并戴手套，消毒器必须加盖，防止环境污染带来的危害。

3. 做好预防感染的宣传教育 护理人员日常接触患者的血液、体液、排泄物及衣物、用具，容易受到各种生物性有害因素的侵袭，尤其双手极易被病原菌污染。因此，护理人员必须养成良好的卫生习惯，尤其应强化手卫生的培训，对入院的新工作人员，需给予预防感染的基本操作技术培训，并进行各种形式（如板报、壁画、警示等）的宣传教育。

4. 强化预防感染的具体措施

（1）为防止感染扩散，患有感染性疾病的护理人员，应及时治疗严重时需调离岗位。

（2）对从事高危操作的工作人员（如外科医师、ICU 护士等）应进行抗乙型肝炎的免疫接种。

（3）被抗原阳性血液污染的针头等锐利器械刺破皮肤或溅污眼部、口腔黏膜者，应立即注射高效免疫球蛋白，以防感染发生。

（4）加强对结核病的预防，建立护士健康档案，定期接种疫苗。

第十节　特殊病原菌的感染途径及消毒

一、甲型肝炎和戊型肝炎

1. 概述

（1）病原体：分别为甲型肝炎病毒（HAV）和戊型肝炎病毒（HEV）。

（2）传播途径：消化道粪 - 口传播，污染的水、食物和食用污染的未熟贝类也可致感染。

2. 消毒方法

（1）注意防蝇灭蝇、灭蟑螂。

（2）加强粪便管理，保护水源，严格消毒饮用水，废弃物焚烧。

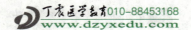 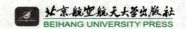

（3）对室内地面、墙壁、家具表面，衣物、被褥，患者排泄物、呕吐物及其容器，餐（饮）具，食物，家用物品、家具和玩具，纸张、书报，运输工具，厕所与垃圾等的消毒可采用煮沸、流通蒸汽消毒 30 分钟；或用 250 ～ 500mg/L 有效氯浸泡 30 分钟。

（4）不耐热的衣物可采用过氧乙酸熏蒸方法消毒（1g/m³），或置入环氧乙烷消毒柜中，浓度为 800mg/L，温度为 54℃，相对湿度为 80%，消毒 4 ～ 6 小时；或压力蒸气灭菌。

（5）使用 0.5% 碘伏，0.5 氯己定醇手消剂等消毒手和皮肤，必要时可采用中效消毒剂。

二、乙型肝炎、丙型肝炎、丁型肝炎

1. 概述

（1）病原体：分别为乙型肝炎病毒（HBV）、丙型肝炎病毒（HCV）和丁型乙肝病毒（HDV）。

（2）传播途径：血液 - 体液传播是主要传播方式。

2. 消毒方法

（1）患者的排泄物、分泌物可用 3% 漂白粉消毒后弃去，防止污染环境。

（2）发现 HBV、HCV 阳性血液及血制品，应尽快彻底焚烧。

（3）对地面、墙壁、家用物品、家具、玩具、衣服、被褥、餐（饮）具的消毒，可使用含氯消毒剂等中水平以上的消毒剂消毒。

3. 注意事项　处理污物时，严禁用手直接抓取污物；在运送阳性标本时，应携带消毒剂，以备意外发生。

三、艾滋病

1. 概述　获得性免疫缺陷综合征（艾滋病）是由人免疫缺陷病毒（HIV）所引起的以免疫功能严重损害为特征的慢性传染病。CD4$^+$T 淋巴细胞是 HIV 感染最主要的靶细胞，在 HIV 急性感染期可有发热，伴全身不适、头痛、畏食、肌肉关节疼痛及淋巴结肿大等病毒血症和免疫系统急性损伤所产生的症状。

（1）传染源：HIV 感染者和艾滋病患者。

（2）传播途径：主要通过性接触传播，其次可通过血液传播，母婴传播。

2. 消毒方法

（1）发现抗 HIV 抗体阳性血液及血制品时，应尽快彻底焚烧。废弃的血液污染物品（如卫生巾、卫生护垫、卫生纸等）可予焚烧，或经消毒液浸泡消毒后再做处理。

（2）对地面、墙壁、家用物品、家具、玩具、衣服、被褥、餐（饮）具等用含氯消毒剂进行消毒。

（3）感染者和患者流出的血液、分泌物，应就地进行消毒后再做清洁处理。消毒时，应用含氯消毒剂溶液（含有效氯 1000mg/L）或 0.5% 过氧乙酸溶液作用 15 ～ 30 分钟。

3. 注意事项　处理污物时，严禁用手直接抓取污物；在运送阳性标本时，应携带消毒剂，以备意外发生。

四、淋病和梅毒

1. 概述

（1）病原体

①淋病的病原体为淋病奈瑟菌，对外界抵抗力弱，55℃湿热下仅可生存数分钟，对常用消毒剂

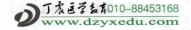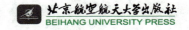

极为敏感，低效消毒剂便可将其杀灭。

②梅毒的病原体为苍白螺旋体，对外界抵抗力弱，离体后一般在 1～2 小时内死亡。对冷的抵抗力强，但对干燥和热敏感，在 60℃时经 3～5 分钟便可死亡，100℃时立即死亡。苍白螺旋体同样对消毒剂敏感，使用低效消毒剂即可将其杀灭。

（2）流行病学

①传染源：淋病的传染源为现症患者及带菌者；梅毒的传染源为患者。

②传播途径：主要通过性接触传播，其次当皮肤、黏膜受损时，接触病灶或有传染性分泌物也可受到感染。

2. 消毒方法

（1）家具表面、患者的内衣、被褥、床单、浴巾等的消毒，可用煮沸、含氯消毒剂浸泡（250～500mg/L）方法进行。

（2）患者用过的便器，应用 0.2% 过氧乙酸或 500mg/L 有效氯含氧消毒剂溶液擦拭或使用中、低效消毒剂处理。

五、流行性出血热

1. **概述**　流行性出血热是由汉坦病毒属的各型病毒引起的，以鼠类为主要传染源的一种自然疫源性疾病。

（1）传染源：在我国多为野栖为主的黑线姬鼠和家栖为主的褐家鼠。

（2）传播途径：主要经鼠咬或蚤、蚊等叮咬传播。

2. 消毒方法

（1）对发热期患者的排泄物、分泌物、血液、患者的便器、衣物、被褥、餐（饮）具、生活用具及室内空气和污染食物等，可用含氯消毒剂及过氧乙酸进行消毒处理，有时也可使用中、低效消毒剂进行消毒。

（2）在疫区的室内、庭院，有鼠隐蔽、栖息的地面和杂物堆，应用 1000mg/L 有效氯含氧消毒剂或 0.5% 过氧乙酸，按 100～200ml/m² 喷洒消毒。

（3）被发热期患者或疫鼠的排泄物、分泌物、血液及其污染物等所污染的伤口；被鼠咬伤的伤口，都应用 0.5% 碘伏消毒。

（4）疫区应做好杀虫、灭鼠工作。鼠尸和传染的实验动物，应就近火焚或掩埋地下。

六、炭　疽

1. **概述**

（1）病原体：主要为炭疽杆菌。炭疽杆菌繁殖体在日光下 12 小时死亡，加热到 75℃时，1 分钟便可死亡。在有氧气与足量水分的条件下，可形成芽胞。其芽胞抵抗力强，能耐受煮沸 10 分钟，在水中可生存几年，在泥土中可生存 10 年以上。对热和普通消毒剂都非常敏感。

（2）流行病学

①传染源：主要为患病的食草动物（牛、马、羊、猪等）。

②传播途径：人与病畜或其排泄物及染菌的动物皮毛、肉、骨粉等接触均可引起皮肤炭疽，通过消化道（进食被污染的肉类、乳制品等）可引起肠炭疽，通过呼吸道（吸入带芽胞的粉尘等）可引起肺炭疽。

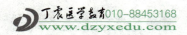
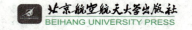

2．消毒方法

（1）房间的地面、墙壁、衣物、被褥、床单、纸张、书报、餐（饮）具、食物、家具用品、手和皮肤、排泄物、便器、运输工具和患者遗体等，可用煮沸、压力蒸汽灭菌以及含氯消毒剂或过氧乙酸浸泡、喷洒的方法进行消毒处理。

（2）肺炭疽病患者家里可采用过氧乙酸熏蒸进行空气消毒，剂量为 3g/m³（即 20% 过氧乙酸 15ml，15% 过氧乙酸 20ml），熏蒸 1～2 小时；也可采用气溶胶消毒法。

（3）对病畜圈舍与病畜或死畜停留处的地面、墙面，用 0.5% 过氧乙酸，或 20% 含氯石灰渣清液喷洒，药量为 150～300ml/m²，连续喷洒 3 次，每次间隔 1 小时。

（4）炭疽患者使用过的医疗废物和有机垃圾应全部焚烧。

（5）对病畜污染的饲料、杂草和垃圾，应焚烧处理。

（6）对已确诊为炭疽的家畜应整体焚烧，严禁解剖。

（7）应严格处理生理污水，并对生活用水进行严格的监督。

（8）疫区应开展灭蝇、灭鼠工作。消毒人员要做好个人防护。

七、结核病

1．概述 结核病是指由结核分枝杆菌引起的慢性感染性疾病，以肺结核最为常见。

（1）病原体：主要为结核分枝杆菌（有人型、牛型和非典型分歧杆菌等），具有抗酸性，生长缓慢，对干燥、冷、酸、碱等抵抗力强，可在干燥痰内存活 6～8 个月，但对热、紫外线和乙醇等较敏感，75% 乙醇 2 分钟、烈日曝晒 2 小时或煮沸 1 分钟可使其灭活。

（2）流行病学

①传染源：主要为痰中带菌的肺结核患者。

②传播途径：以呼吸道传播为主，也可通过消化道传播、母婴传播或经皮肤伤口感染等。

③易感人群：普遍易感，以婴幼儿、青春后期及老年人多见。

2．预防感染传播

（1）做好呼吸道隔离，单人病室，保持空气对流，每天使用紫外线消毒病室。

（2）咳嗽或打喷嚏时用双层纸巾遮掩。将痰吐在纸上用火焚烧是最简便有效的处理方法，或留置于容器的痰液经灭菌处理后再弃去。接触痰液后用流水清洗双手。

（3）室内地面、墙壁、家具表面、衣物、被褥、患者排泄物、呕吐物及其容器、食物、家具物品、运输工具、厕所与垃圾等可采用煮沸、压力蒸汽灭菌，含氯消毒剂及过氧乙酸浸泡方法进行消毒。

（4）餐具煮沸消毒，被褥、书籍曝晒 6 小时以上。

（5）接种卡介苗是最有效的预防措施，可使人体产生对结核菌的获得性免疫力。对于高危人群，如与新发现的排菌肺结核患者密切接触的儿童及结核菌素试验新近转阳性者，应预防性给予异烟肼 6～12 个月。

（6）结核杆菌细胞壁含大量脂类，对消毒剂抵抗力较强，故消毒时只能使用高、中效消毒剂，不得使用低效消毒剂。

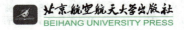

第七章 护理管理学

第一节 绪 论

一、管理与管理学

管理是管理者通过计划、组织、领导、人事、控制等职能工作，合理有效地利用和协调组织所拥有的资源要素，与被管理者共同实现组织目标的过程。

1. 管理的特征

（1）管理的二重性：管理有自然属性和社会属性。

①自然属性：指不因生产关系、社会文化的变化而变化，只与生产力发展水平相关。

②社会属性：是指不同的生产关系、不同的社会文化和经济制度都会使管理思想、管理目的以及管理方式呈现出一定的差别，使管理具有特殊性和个性。

（2）管理的科学性与艺术性：两者辩证统一，科学性是艺术性的前提和基础，艺术性是科学性的补充和提高。

①科学性：主要表现在科学的规律性，严密的程序性，先进的技术性。

②艺术性：主要表现在巧妙的应变性，灵活的策略性，完美的协调性。

（3）管理的普遍性和目的性

①普遍性：管理是人类的一种普遍的社会活动，是任何发展阶段都具有的现象，不同的管理活动有共同的规律性。

②目的性：管理的一切活动都要为实现组织目标服务。

2. 管理的职能

（1）计划：是最基本的职能，是为实现组织管理目标而对未来行动方案做出选择和安排的工作过程，即确定做什么、为什么做、什么人去做、什么时间做、在什么地点和怎样去做。计划包括为实现目标制定策略、政策、方案及程序。

（2）组织：是指对人员角色安排和任务分配。包括组织的结构设计、人员配备、医院管理的规划与变动、医院护理管理授权等。通过分配和安排医院护理管理成员之间的工作、权力和资源，能使医院护理管理中各种关系结构化，保证计划得以有效实行。

（3）领导：是指导和督促组织成员去完成任务的统帅职能。领导工作涉及的是主管人员和下属之间的相互关系，与管理者的素质、领导行为与艺术、人际关系与沟通技巧、激励与处理冲突等方面密切相关。

（4）人力资源管理：是指管理者根据组织管理内部的人力资源供求状况进行的人员选择、使用、评价、培训的活动过程。包括护理人力资源规划、护理人员招聘、护理人员培训、护理人员绩效评价、护理人员开发和职业生涯发展管理及护理人员薪酬管理和劳动保护。

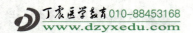
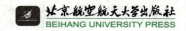

（5）**控制**：是为实现组织目标，管理者对被管理者的行为活动进行的规范、监督、调整等管理过程。控制工作是一个延续不断、反复进行的过程，目的在于保证组织实际的活动及其成果同预期的目标相一致。因此，计划是控制的前提，控制是实现计划的手段。

3．管理的对象

（1）**人力**：人是保持组织有效运作的首要资源，是管理的核心。

（2）**财力**：是保持组织高速发展的社会生产力的基础。

（3）**物力**：是组织中的有形资产和无形资产。

（4）**信息**：人类对各种资源的有效获取、分配和使用都凭借对信息资源的开发和有效利用来实现，信息是管理活动的媒介。

（5）**技术**：是自然科学知识在生产过程中的应用，是改造客观世界的方法、手段。

（6）**时间**：是一种特殊的、有价值的无形资源，是最珍贵的资源。

（7）**空间**：包括高度资源、环境资源和物质资源。

4．管理的方法

（1）**行政方法**：是最基本、最传统的管理方法，有一定的强制性、明确的范围和不平等性。

（2）**经济方法**：是以人类对物质利益的需要为基础，遵循客观经济规律要求，运用各种物质利益手段来执行管理功能、实现管理目标。有利益性、交换性和关联性；也有一定局限性，易导致只顾经济利益、一切向钱看的倾向。

（3）**教育方法**：是使受教育者改变行为的一种有计划的活动，是一个缓慢的、互动的过程，教育形式有多样性。

（4）**法律方法**：也叫制度方法，是运用法律规范及类似法律规范的各种行为规则进行管理的方法。有强制性、规范性、普遍适用性和相对稳定性。

（5）**数量分析方法**：是建立在现代系统论、信息论、控制论等科学基础上的一系列数量分析、决策方法。是在假定前提下运用数理逻辑分析，针对需解决问题建立一定的模型，客观性强。

（6）**其他方法**：包括系统方法、权变方法、人本方法。

二、护理管理学概论

护理管理是为了提高人们的健康水平，系统地利用护士的潜在能力和其他相关人员、设备、环境和社会活动的过程。

1．护理管理的任务　包括护理行政管理、护理业务管理、护理教育管理、护理科研管理。

2．护理管理的意义　护理管理是现代医院管理的重要组成部分，其水平是医院管理水平的体现，科学的护理管理是提高护理质量的保证。

3．护理管理的特点

（1）**广泛性**：护理管理范围广泛且参与的管理人员广泛。

（2）**综合性**：受多种因素影响，其既综合管理学的理论和方法，又考虑护理工作的特点。

（3）**独特性**：现代护理学已发展为一门独立学科，护士工作发展为独立的评估、诊断、护理人们现存和潜在的健康问题。

4．护理管理的发展趋势　近几年管理思想的转变主要表现在向不同层次、多元化管理转变；从一维分散管理向系统管理转变；从重视硬件管理向重视软件、信息管理转变；从定性或定量管理向定性与定量结合的管理转变；从经验决策向科学决策转变；从短期行为向社会的长期目标转变；从重视监督管理向重视激励因素转变；管理人才从技术型的"硬专家"向"软专家"转变。

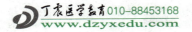
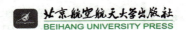

（1）管理队伍专业化：体现在有完善的管理体制，管理的科学性，依法依律进行管理。

（2）管理手段信息化：信息化手段的应用能够优化护士的工作流程，保证护理安全，提高工作效率，提高护理科学化水平和加快护理学科发展。

（3）管理方式弹性化：表现为因地制宜的管理模式，人性化的管理方法，弹性化的激励方案。

（4）人才培养国际化和精准化：有助于护理学科专业化、护理方向精准化的发展。

（5）护理人力使用科学化：能够促进护士的工作积极性，提高工作效率。

第二节　管理理论在护理管理中的应用

一、中国古代管理思想及西方管理理论

1. 中国古代管理思想

（1）社会管理思想：如《论语》、《管子》中的"君子不器"，儒家思想中"其身正，不令而行；其身不正，虽令不行"等。

（2）系统管理思想：万里长城、都江堰水利枢纽等工程的建筑管理。

（3）战略管理思想：被称为兵学圣典的《孙子兵法》。

（4）用人思想：有"知人善任"、"水能载舟，亦能覆舟"等思想。

2. 西方古典管理理论

（1）泰勒的科学管理：管理出发点为提高劳动生产率，泰勒被公认为"科学管理之父"。

①主要观点：遵循效率至上、挑选一流员工、劳资双方共同协作、实行奖励性报酬制度、计划职能与执行职能分离。

②主要贡献：泰勒最早采用实验方法研究管理问题；开创对工作流程的分析，是流程管理学的鼻祖；率先提出科学管理代替经验管理，开拓管理视野；率先提出工作标准化思想，是标准化管理的创始人；首次将管理者和被管理者区分开。

（2）法约尔的管理过程：法约尔被称为"现代经营管理之父"。

①主要观点：应区别经营和管理；将管理活动分为计划、组织、指挥、协调和控制五个职能；倡导管理教育；归纳管理的十四项基本原则。

②主要贡献：提出管理的普遍性、管理论的一般性，为管理科学提供了科学的理论构架，成为管理过程学派的理论基础。

（3）韦伯的行政组织理论：韦伯被称为"行政组织理论之父"。

①主要观点：认为权力与权威是组织形式的基础，理想行政组织体系应具备任务分工、等级系统、人员任用、专业分工与技术训练、成员的工资及升迁、组织成员间只有对事关系等特点。

②主要贡献：提出合法权利是有效维系组织和确保目标实现的基础；提出行政组织的基本特征；提供社会发展高效、理性的管理体制。

3. 行为科学理论　是健康教育的主要基础理论。

（1）梅奥人际关系理论：梅奥进行霍桑试验认为理论的核心为调动人的积极性。

①主要观点：提出工人是社会人、组织中存在非正式组织、新型领导应重视提高工人的满意度、劳动效率主要取决于员工的积极性等观点。

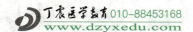 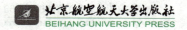

②主要贡献：提出人际关系学说，为现代行为科学奠定了基础；发现了霍桑效应；提出人才是组织发展的源动力，有效沟通是管理的重要方法；管理者应重视组织文化。

（2）麦格雷戈的人性管理理论

①麦格雷戈的 X 理论和 Y 理论的主要观点：X 理论假设人们生来好逸恶劳、不求上进、不愿负责、以自我为中心、习惯保守、缺乏理性易被煽动、只有少数人有想象力和创造力。Y 理论假设人并非天性懒惰，在适当鼓励下一般人可愿意承担责任，人们愿意通过自我控制和管理完成相应目标，个人目标和组织目标可以统一，一般人具有相当高的问题解决能力和想象力。

②主要贡献：揭示了人本管理原理的实质，提出管理活动中要充分调动人的积极性、主动性和创造性，实现个人目标与组织目标一体化。

（3）库尔特·卢因的群体力学理论：主要观点为群体是一种非正式组织，群体行为是各种互相影响力的结合，群体的内聚力可通过成员对群体的忠诚、责任感、友谊等态度说明。

二、现代管理原理与原则

1. **系统原理与原则** 系统是由相互作用和相互依赖的若干组成部分或要素结合而成的，具有特定功能的有机整体。

（1）系统的特征：包括目的性、整体性、层次性、相关性、环境适应性。整体性指系统是由各个要素组成的有机整体，系统的功能大于各个个体的功效之和。

（2）主要内容：任何管理对象都是一个整体的动态系统，必须从整体看待部分，从全局考虑。

（3）相应原则

①整分合原则：是对某项管理工作进行整体把握、科学分解、组织综合。先对整体工作有充分细致的了解，将整体科学的分解为单个的组成部分，明确分工，制定工作规范，最后进行总体组织综合，实现系统的目标。

②相对封闭原则：是指对于一个系统内部，管理的各个环节必须首尾相接，形成回路，使各个环节的功能作用都能充分发挥；对于系统外部，任何闭合系统又必须具有开放性，与相关系统有输入输出关系。

2. **人本原理与原则**

（1）主要内容：认为管理的核心是人，管理的动力是人的积极性，一切管理均应以调动人的积极性、做好人的工作为根本。强调把人的因素放在第一位，重视处理人与人的关系，创造条件以尽可能发挥人的能动性。

（2）相应原则

①能级原则：指按一定标准、规范和秩序将管理中的组织和个人进行分级。

②动力原则：管理动力是管理的能源，包括物质动力、精神动力、信息动力。

③行为原则：是管理者要掌握和熟悉管理对象的行为规律，从而进行科学的分析和有效管理。

3. **动态原理与原则**

（1）主要内容：是指管理者在管理活动中，注意把握管理对象运动、变化的情况，不断调整各个环节以实现整体目标。

（2）相应原则：包括反馈原则和弹性原则。指管理者应及时了解所发指令的反馈信息，及时做出反应并提出相应意见，确保目标实现，且任何管理活动都应有适应客观情况变化的能力。

4. **效益原理与原则**

（1）主要内容：指组织的各项管理活动都要以实现有效性、追求高效益作为目标。

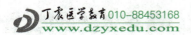 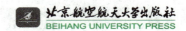

（2）相应原则：相对应的原则为价值原则，指在管理工作中不断地完善自身结构、组织与目标，科学地、有效地使用人力、物力、财力和时间等资源，为创造更大经济效益和社会效益。

第三节 计 划

一、概 述

1. **计划的概念** 计划是为实现组织目标而对未来的行动进行设计的活动过程。计划工作即解决"5W1H"问题，What 为预先决定做什么？ Why 为论证为什么要做？ Who 为由何人来做？ Where 为在何处做？ When 为何时开始做？ How 为用什么方法做？

2. **计划的意义**

（1）明确工作目标和努力方向：能明确组织发展方向，使行动对准既定目标，工作井然有序。

（2）有利于应对突发事件：可以预测变化趋势及变化对组织的影响，制定适应变动的方案。

（3）提高管理效率和效益：合理分配人力、财力和时间等资源，提高管理效益和经济效益。

（4）形成管理控制工作的基础：保证下属执行结果与计划相一致，利于执行中错误的发现和纠正，实现预期目标和计划。

3. **计划的种类**

（1）按计划层次分类

①战略计划：决定整个组织的目标和发展方向。

②战术计划：是战略计划的实施计划，较战略计划更具体，是针对组织内部的具体问题。

③作业计划：是战术计划的具体执行计划。

（2）按计划时间分类

①长期计划：又称为规划，一般指 5 年以上的计划。

②中期计划：介于长期和短期计划之间。

③短期计划：一般指 1 年以内的计划。

（3）按计划形式分类

①目的或使命：是社会赋予一个组织机构的基本职能，能决定组织间的区别，使一个组织的活动具有意义。

②目标：在抽象和原则化的目的或使命基础上，将目的进一步具体化，确定组织目标。

③战略（策略）：为实现组织总目标而制定资源利用、分配的战略计划。

④政策：是指导或沟通决策思想的全面的陈述书或理解书。

⑤程序：是为达目标制定的一系列未来活动的计划。

⑥规则：是根据时间顺序而确定的一系列互相关联的活动。

⑦方案（规划）：是为完成既定行动采取的目标、政策、程序、规划、资源分配的复合体。

⑧预算：是一份用数字表示预期结果的计划。

4. **计划的原则** 计划应有目的性、首位性、科学性、有效性、相关性、职能性等。

（1）重点原则：是指计划的制定既要考虑全局，又要分清主次轻重，抓住关键及重点，着力解决影响全局的问题。

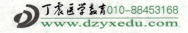
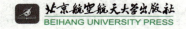

（2）系统性原则：是指计划工作要从组织系统的整体出发，全面考虑系统中各构成部分的关系以及它们与环境的关系，进行统筹规划。

（3）创新原则：计划是一个创造性的管理活动，要求充分发挥创造力，提出一些新思路、新方法、新措施。

（4）可考核性原则：计划工作必须始终坚持以目标为导向。目标应具体、可测量、可考核，作为计划执行过程和评价过程的标准和尺度。

（5）弹性原则：制定计划时必须要有一定弹性。留有一定调节余地，以预防及减少不确定因素对计划实施可能产生的冲击及影响，以确保计划目标的实现。

二、计划的步骤

1. **评估形势** 可采取 SWOT 分析法，评估组织内部优劣势，市场、社会需求，社会竞争，服务对象的需求，组织资源等。

2. **确定目标** 为整个组织及下属确定目标，通过目标进行层层控制，衡量实际绩效。确定目标的三要素为时间、空间、数量。

3. **建立计划工作前提条件** 计划工作的前提条件即计划实施时的预期环境，计划制定者要预测未来环境因素等导致的变化，考虑社会的政策、法令等，使计划切实可行。可分为外部和内部前提条件，也可分为不可控的、部分可控的、可控的三种前提条件。

4. **发展备选方案** 一个计划往往有多个备选方案，拟定备选方案时应考虑方案与组织目标的相关性、可预测的投入与效益之比、可接受程度、时间因素等，根据目标提出可行方案。

5. **评价和比较备选方案** 考察论证计划的可靠性、科学性、可行性、经费预算合理性、效益显著性等，综合评价每个方案。

6. **选定方案** 是最重要的抉择阶段。结合组织、部门或成员的实际情况和完成条件，选择最优的计划方案。

7. **制定辅助或派生计划** 基本计划需要主要辅助计划和派生计划的支持，需要更清楚的分计划来确保计划的有效执行。

8. **编制预算** 将计划转变为预算形式，使计划数字化，使计划执行更易控制，是衡量计划完成进度的重要标准。

三、目标管理

目标管理是以目标为导向，以人为中心，以成果为标准，使组织和个人取得最佳业绩的现代管理方法，也称成果管理。

1. **目标管理特点**

（1）全员参与管理：目标管理是全员参与、上下级共同商定各种目标的一种管理形式，目标的实现者同时为目标的制定者。

（2）以自我管理为中心：是目标管理的基本精神、核心内容。目标管理是一种民主的、强调员工自我管理和自我控制的管理制度，能更好地推动员工做好工作。

（3）重视成果：工作成果是评定目标完成程度的标准，是人事考核和奖评的依据、评价管理工作绩效的重要标志。

（4）强调自我评价：强调自己对工作中的成绩、不足、错误进行总结，自行检查，提高效率。

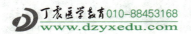
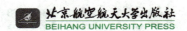

（5）**目标管理具有整体性**：目标管理将总目标逐级分解，使每个部门、成员相互合作、共同努力，达成总体目标。

2．目标管理程序

（1）**制定目标**：是最重要的阶段。

①高层领导制定总体目标：根据组织计划和客观环境，高层与下属讨论研究制定出总体目标。

②审议组织结构和各层级职责分工：要求每一个分目标都有明确的责任主体。分目标还应具体、可测量、有时间规定，便于考核；目标方向正确，目标值恰当，既切合实际又有挑战性。

③设定下级目标和个人目标：在总目标指导下，制订相应的下级、个人目标和实现期限。

④形成目标责任上级及下级：达到目标实现所需条件及完成绩效考核制度，授予下级相应资源与权力后，签署协议。

（2）**实施目标**：采用自我管理的方法，按照目标要求，积极开展行动。执行步骤为咨询指导、调节平衡、反馈控制。

（3）**考核目标**：一定时间和期限后应进行检查、考核。考核重点为以目标及目标值为依据，对完成情况进行成果验证；根据评价结果进行奖优罚劣；总结目标管理中的经验教训，及时制定改进措施，修正更新目标。

3．目标管理应用

（1）目标制定必须科学合理：力求总目标、科室目标与个人目标紧密结合。护士长应充分理解认识护理部的总目标并提出不同见解和修改等，科室根据总目标制定出每一位员工的工作目标，用总目标指导分目标实施，用分目标保证总目标实现。

（2）加强管理体系的控制：护理部与科室应定期召开会议，了解进度，发现问题及时分析、处理，确保目标运行方向正确、进展顺利。

（3）发挥全员"自我控制管理"：员工应以实现目标要求来约束自己完成工作，才能有效实现共同方向和目标。

（4）明确各层级及每个人的责任：建立纵横联结的目标实施体系，将医院或科室中各部门、各类人员都紧密地团结在目标体系中，能明确职责，提高工作效率和质量。

（5）强调人人参与：强调医院或科室全体人员共同参与，尊重员工个人意志和愿望，管理者适当授权，能做到责权一致、发挥员工自主性和积极性。

（6）注重对结果进行绩效考核：建立一套完善的绩效考核体系，能按照护士的实际贡献大小和工作成就客观的评价每一个人，达到表彰先进、鞭策落后、奖优罚劣的目的。

（7）做好宣传教育：加强宣传教育，清晰地说明各级人员的任务、工作标准、资源及限制条件等，使上下一致，共同完成目标。

（8）护理高层领导应重视：高层护理管理者应有全面统一的认识，适时进行评价、检查，给予相应支持，严格控制，监督总目标的实现。

四、时间管理

时间管理指在同样的时间消耗情况下，为提高时间的利用率和有效率而进行的一系列控制工作，包括对时间的计划和分配，以保证重要工作的顺利完成，并能够及时处理突发事件或紧急变化。

1．时间管理程序

（1）评估：评估时间分配和使用情况。

（2）计划：掌握和利用人类的生物特性，制定工作重点、时间计划，在精力最佳时进行最重要的

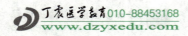
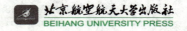

工作。

（3）实施：应注意集中精力，关注他人时间，有效控制干扰，提高沟通技巧等。

（4）评价：评价浪费的时间并分析影响因素。

2. 时间管理方法

（1）ABC时间管理分类法：管理者将目标分为五年目标（长期目标）、半年目标（中期目标）及现阶段的目标（短期目标），再将这些目标分类为ABC三类，A类为最优先项目，B类为较重要的，C类为不重要、不紧急的。管理步骤为：列出目标，目标分类，排列顺序，分配时间，实施，记录总结。

（2）四象限时间管理法：将工作按重要和紧急程度分为四个象限，即紧急又重要（A类）、重要但不紧急（B类）、紧急但不重要、既不紧急也不重要，后两项为C类工作。将时间用于最重要的工作上，依次逐个解决。

（3）拟定时间进度表法：可事先拟定工作活动进度表，时间表应有适当弹性，最大程度地减少时间浪费。

（4）记录统计法：通过记录总结每天的时间消耗情况，以判断时间耗费的整体情况和浪费状况，分析时间浪费的原因，采取适当的措施节约时间。

3. 时间管理策略

（1）合理安排时间：管理者应对每项工作进行先后安排并预计所需时间，有效控制活动进行。选择好的助手可减少管理的麻烦。

（2）保持时间利用的相对连续性和弹性：有效利用工作效率最高的时间；且一样工作尽量连续完成，避免干扰，不受打断；计划时间应留有余地，以防意外情况的出现。

（3）学会授权与拒绝：管理者应明确不必事必躬亲，学会授权和任务分解，与下属共同完成。管理者应学会拒绝干扰自己工作的事，拒绝承担非自己职责范围内的责任，保证完成自己的工作。

（4）养成良好的工作习惯：应培养自己时间成本观念和时效意识，提高掌握时间的能力，灵活运用时间管理技巧，养成高效工作作风。

五、决 策

管理决策是为达到一定目标，在充分认知、掌握事物的不同方面、不同层次的条件下，对行动进行细致分析，用科学方法拟定各种方案，选出最有利的合理方案执行。

1. 管理决策类型

（1）根据决策所涉及的问题划分：可分为程序化决策（常规决策）与非程序化决策（非常规决策）。

（2）根据环境因素的可控程度划分：可分为确定型决策、风险型决策及不确定型决策。

（3）根据决策的主体划分：可分为集体决策与个人决策。

（4）根据决策的重要性划分：可分为战略决策和战术决策。战术决策是为完成战略决策所规定的目标而制定的组织在未来一段较短时间内的具体的行动方案，解决的是"如何做"的问题。

（5）宏观决策：又称为战略决策或全局决策，是关系到较大范围的重要决策。这类决策一般由高层领导集体采用定量和定性分析方法相结合而做出。

2. 管理决策程序

（1）识别问题：决策是为了解决问题而做出的决定和采取的行动。管理者可通过调查研究发掘难题和机会。

（2）分析问题，确定目标：需要决策的问题确定后，通过认识问题、分解问题、明确差距、分析

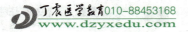 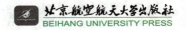

变化和寻找原因，根据重要程度、优先顺序等条件确定决策目标。

（3）拟定备选方案：决策者从多角度审视问题，全面分析、归纳信息、用科学方法从不同角度出发设计备选方案。**决策方案拟定通常有经验和创造两条途径。**

（4）分析和评价备选方案：综合分析、权衡判断，对各种方案排序，确定出以最低的代价、最短的时间、最优的效果来实现既定目标的最佳方案。

（5）选择方案：认真判断分析后做出最后选择，最优化决策应符合全局性、适宜性和经济性。

（6）实施方案：方案应落实到位，建立反馈报告制度，有问题及时调整。

（7）评价方案：综合记录并评价，不断修订方案、对方案作出调整。

3. 集体决策　为实现决策方案的优化可通过集体决策技术。

（1）**头脑风暴法**：将参与成员集合在一起，在充分开放的氛围下，成员独立思考、广开思路，禁止批评，收集新设想和创造性建议。

（2）**德尔菲法**：采用匿名发表意见的方式，对专家多轮次调查，经过反复征询、归纳、修改，最后形成专家一致性内容。

（3）**专家会议法**：选一定数量的专家，按照一定方式组织专家会议，集合集体智能资源，相互交换意见、互相启发。

（4）**名义群体法**：成员之间互不沟通，独立思考，以投票方式决定。

（5）**互动群体法**：通过会议方式，互相启发共同决策形成可行方案。

（6）**调查研究法**：要做好工作决策就要把握好所面临的问题，深入调查研究。

第四节　组　织

一、概　述

组织是指按照一定目的程序和规则组成的一种多层次、多岗位以及具有相应人员隶属关系的权责角色结构，它是职、责、权、利四位一体的机构，**最主要有形要素为人。包含了三种含义：组织有共同的目标；组织有不同层次的分工协作；组织有相应的权利和责任。**

1. 组织类型

（1）**正式组织**：为实现组织目标，有目的、有意识地设计和建立的各种关系体系。权力由组织赋予，下级必须服从上级；分工专业化，成员服从组织目标，在组织内积极协作；有明确的信息沟通系统；讲究效率；强调群体或团队，组织成员的工作及职位可以相互替换。

（2）**非正式组织**：指没有自觉共同目标的人们，根据个人需要自发形成的非正式关系体系。有较强的凝聚力和行为一致性，成员之间自觉进行相互帮助，但容易出现"抱团现象"，而表现出自卫性和排他性；组织内部信息交流和传递具有渠道流畅、传递快的特点，并常带有感情色彩。

2. 组织结构的类型

（1）**直线型结构**：又称单线型结构，以一条纵向的权力线从最高管理层逐步到基层一线管理者，即职权从组织上层"流向"组织基层，呈直线结构，**是最古老、最简单的一种组织结构类型。**优点是组织关系简明，各部门目标明确，能为评价各部门或个人对组织目标的贡献提供方便。缺点是组织结构较简单，权力高度集中，不适用于较大规模、业务复杂的组织。

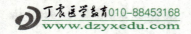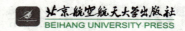

（2）**职能型结构**：又称多线型结构，为分管某项业务的职能部门或岗位而设立且赋予相应职权的组织结构。

（3）**直线－职能型结构**：是一种下级成员除接受一位直接上级的命令外，又可以接受职能部门管理者指导的组织结构。

（4）**矩阵型结构**：是一种按组织目标管理与专业分工管理相结合的组织结构。

（5）**团队**：是为实现某一目标而由相互协作的个体组成的正式群体。

（6）**委员会**：是由来自不同部门的专业人员和相关人员组成、研究各种管理问题的组织结构。

（7）**网络组织**：是一个由活性结点的网络联结构成的有机的组织系统。

二、组织设计

组织设计是指管理者将组织内各要素进行合理组合，建立和实施一种特定组织结构的过程，即科学整合组织中人力、物力、信息和技术的工作过程。是有效管理的必备手段之一。

1. **组织设计原则** 注意避免机构重叠、头重脚轻、人浮于事；统一组织内的权力应相对集中，实施"一元化管理"；高效应使各部门、各环节、组织成员组合成高效的结构形式。

（1）目标明确原则：组织结构的设计和组织形式的选择必须从组织目标出发，明确组织的发展方向、经营战略。

（2）统一指挥原则：遵循统一指挥原则，建立严格的责任制，有效统一和协调各方面的力量和各部门的活动。

（3）分工协作原则：组织分工时应按照专业化的原则设计部门，分配任务。

（4）层幅适当原则：管理幅度又称管理宽度，也称控制跨度，指在一个组织结构中，管理人员所能直接管理或控制的下属数目。一般情况下，组织越大管理层次越多，但从高层领导到基层领导以2～4个层次为宜。

（5）责权对等原则：职责是指对应岗位应承担的责任。

（6）稳定适应原则：组织内部结构要相对稳定，才能保证日常组织工作的正常运转。

2. **组织设计程序**

（1）确定组织目标。

（2）分解目标，拟定派生目标。

（3）确认和分类为实现目标所必要的各项业务工作。

（4）根据可利用的人、财、物等各项资源状况，采用最佳方法划分各项业务工作。

（5）授予执行业务工作的人员职责和权限，且为组织成员提供适宜的工作环境。

（6）通过职权关系和信息系统，明确各层次、单位之间的分工与协作关系，使组织成员了解自己在组织中的工作关系和所属关系，实现组织高效率。

（7）随着组织的运转、变化进行组织调整，围绕组织目标的实现，形成组织结构。是对组织设计进行审查、评价及修改，并确定正式组织结构及组织运作程序，颁布实施。

3. **组织设计结果**

（1）组织图：也称组织树，用图形表示组织的整体结构、职权关系及主要职能。

（2）职位说明书：是说明组织内部的某一特定职位的责任、义务、权力及其工作关系的书面文件。

（3）组织手册：是职位说明书与组织图的综合，用以说明组织内部各部门的职权、职责及每一个职位的主要职能、职责、职权及相互关系。

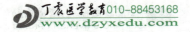
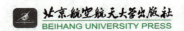

三、组织文化

组织文化是指组织全体成员共同接受的价值观念、行为准则、团队意识、思维方式、工作作风、心理预期和团体归属感等群体意识的总称。

1. 组织文化特点

（1）文化性：是组织文化区别于组织其他内容的根本点，也是最明显、最重要的特征之一。组织文化是以文化的形式表现的。在一个组织中，以不同的形式展现其活动内容。

（2）综合性：组织文化作为一种独特的文化，其内容渗透到组织的各个方面。大部分员工共同的价值观、组织共同的"以人为本"的服务理念是组织文化的一部分。

（3）整合性：组织文化具有强大的凝聚力，具有调整员工思想行为的重要作用，使员工认识组织的共同目标和利益，使全体员工行为趋于一致，齐心协力，尽量减少内耗。

（4）自觉性：组织文化是管理者、企业家、员工在总结经验教训的基础上提出组织文化理念，并应用于实践，从而培养、升华出高水平的组织文化，它是员工在高度自觉的努力下形成的，也是组织文化具有管理功能的前提条件。

（5）实践性：组织文化的形成源于实践又服务于实践，作为一种实践工具而存在；另外，组织文化的内容与实践密不可分，因此，可以说组织文化是一种实践的文化。

2. 护理组织文化
是在一定的社会文化基础上形成的具有护理专业自身特征的一种群体文化。护理哲理是组织的最高层次的文化，护理价值观是组织文化的核心。

3. 护理组织文化建设
是一项系统过程，要求每一位护理人员积极参与，文化应易被护理人员理解、认同和接受，能体现护理专业的个性。

（1）成立组织：成立护理组织文化建设与发展委员会。

（2）调查分析：全面收集资料，对现有组织文化进行现状分析，自我诊断。

（3）归纳总结：在分析诊断基础上，进一步归纳总结，把文化内容加以完善和条理化。

（4）内容设计：根据护理组织的特色和实际需求，进行组织文化再设计。

（5）形象塑造：将组织文化的内容用视觉形象显现出来。

（6）倡导强化：通过各种途径大力提倡新文化，使新观念人人皆知。

（7）实践提高：用新的价值观指导实践，把感性认识上升为理性认识，从实践上升到理论。

（8）巩固维持：在组织成员中形成鲜明的、刻骨铭心的组织文化特征，全员自觉遵循和坚持。

（9）适时发展：根据形势的发展和需要，是组织文化不断更新和塑造优化。

四、临床护理组织方式

1. 个案护理
指一名护理人员负责一个患者的全部护理工作，实施个体化护理的护理工作模式。常用于危重症、多器官功能衰竭、器官移植及大手术后需要特殊护理的患者。

2. 功能制护理
将工作以岗位分工，以各项护理活动为中心的护理模式，每个护士从事相对固定的护理活动。如处理医嘱的主班护士、治疗护士、药疗护士、生活护理护士等。特点为节省人力、经费、设备、时间，护士长便于组织工作；有利于提高护理技能操作的熟练程度，工作效率较高；分工明确，有利于按护士的能力分工。

3. 小组护理
护理人员和患者各分成若干小组，以小组形式负责一组患者的护理模式。组长制订护理计划和措施，小组成员共同合作完成患者的护理。优点是便于小组成员协调合作，相互沟通，工作气氛好；护理工作有计划，有评价，患者得到较全面的护理；充分发挥本组各成员的能力、经验

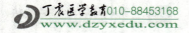
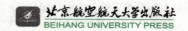

与才智，工作满意度较高。

4. **责任制护理**　是由责任护士和相应辅助护士对患者从入院到出院进行有计划、有目的的整体护理。以患者为中心，以护理计划为内容，根据患者自身特点和个体需要，提供针对性护理，解决存在的健康问题。责任制护理与小组护理相结合，明确分工责任，进行整体护理，是目前倡导的护理工作模式。

5. **综合护理**　综合护理是指由一组护理人员（主管护师、护师、护士等）应用护理程序集小组护理和责任制护理的优点于一体的工作方法，共同完成对一组患者的护理工作。

6. **临床路径**　是指医疗机构中包括医生、护士及医技人员等的一组成员，共同针对某一病种建立一套标准化治疗模式与治疗程序，制订从入院到出院最佳的、时间要求准确、工作顺序严格的整体诊疗计划。主要适用于诊断明确、预期结果相对确定、病情相对单纯的一般常见病及多发病的治疗护理。

第五节　护理人力资源管理

一、人员管理概述

人力资源管理是有效利用人力资源实现组织目标的过程。包括吸引、开发和保持一个高素质的员工队伍，通过高素质的员工实现组织使命和目标。

1. **人员管理意义**　人是最重要的财富和资源，任何组织的发展都离不开对人的管理。人员管理不仅可以发现、选聘、使用和培养最优秀的人才，还可充分调动人的积极性、达到人尽其才、提高工作效率、实现组织目标的目的，同时为组织的发展提供人力资源储备。

2. **人员管理原则**

（1）**职务要求明确原则**：对设置的职务及相应的职责应有明确要求。

（2）**责权利一致原则**：为达到工作目标，应使人员的职责、权利和利益（物质和精神上的待遇）相一致。

（3）**公平竞争原则**：对组织内外人员一视同仁，采取公平竞争，才能得到合适的人选。

（4）**用人之长原则**：知人善任、用人所长、扬长避短，才能充分发挥人员的才能，取得最佳效果，获得最大效益。

（5）**系统管理原则**：将人员的选拔、使用、考评和培训作为紧密联系的整体，在使用中加强培训与考评。

二、护理人员编设与排班

1. **人员编设原则**

（1）**依法配置原则**：以卫生行政主管部门护理人力配置要求为依据，以医院服务任务和目标为基础，配置足够数量的护士以满足患者需求、护士需求和医院发展需要。

（2）**基于患者需求动态调配原则**：以临床护理服务需求为导向，基于患者需求进行科学、动态、弹性调整。应不断吸引具有新观念、新知识、新技术的护理人员，并在用人的同时加强对护理人员的规范化培训和继续教育，以适应医院发展的需要。

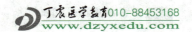
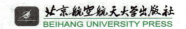

（3）成本效益原则：最终目标是实现效益最大化。管理者结合实际探索人力配置方式，护士能力应对应层级，实现个体与岗位最佳组合，调动工作积极性，高效利用人力资源。

（4）结构合理原则：护理单元群体结构是指科室不同类型护士的配置及其相互关系，群体效率不仅受个体因素影响，还受群体结构影响。应建立优势互补的人力群体，发挥个体和整体价值。

2．影响编设因素

（1）工作量和工作质量：工作量主要受床位数、床位使用率、床位周转率等因素影响；不同类型与级别的医院、不同护理方式、不同护理级别患者所要求的护理质量标准不同。

（2）人员素质：人员数量的多少与人员的素质密切相关，使用技术、品德、心理素质较高的护理人员，编设可以少而精，且有利于提高工作质量和效率。

（3）人员比例和管理水平：医院内各类人员的比例、护理系统的管理水平以及与其他部门的相互协调，直接影响护理工作的效果和对护理人员的编设。

（4）工作条件：不同地区、不同自然条件的医院，以及医院的建筑、布局、配备和自动化设备等均是影响人员编设的因素。

（5）政策法规：一些政策法规，如公休日、产假、病事假、教育培训等，可影响人员编设。

（6）社会因素：如医院在社会中的地位、医疗保险制度和护理对象的经济状况、社会背景等。

3．人员编设计算法

（1）比例配置法：按照医院的不同规模，通过床位与护士数量的比例、护士与患者数量的比例来确定护理人力配置的方法，是目前我国常用的人力配置方法之一。卫生主管部门要求一般普通病房实际护床比不低于 0.4：1，每名护士平均负责的患者不超过 8 个，到 2015 年，全国三级综合医院、部分三级专科医院全院护士总数与实际开放床位比不低于 0.8：1，病区护士总数与实际开放床位比不低于 0.6：1。重症监护病房护患比为（2.5～3）：1，新生儿监护病房护患比为（1.5～1.8）：1，门（急）诊、手术室等部门应当根据门（急）诊量、治疗量、手术量等综合因素合理配置护士。根据各医院规模和所担负的任务，将医院分为三类，病床与工作人员之比为：300 张床位以下的医院，按 1：1.3～1：1.4 计算；300～500 张床位的，按 1：1.4～1：1.5 计算；500 张床位以上的，按 1：1.6～1：1.7 计算。卫生技术人员占医院总编设的 70%～72%，其中护理人员占 50%，医师占 25%，其他卫生技术人员占 25%。

（2）工作量配置法

①工时测量法：是国内医院第一种系统测定护理工作量的方法。首先界定护理工作项目，再通过自我记录法或观察法测算护理工作项目所耗费的时间，应用公式计算护理工作量以及人力配置理论值。公式为护士人数＝（定编床位数 × 床位使用率 × 每位患者平均护理工时数／每名护士每天工作时间）× 机动数。

②患者分类法：是国外常见的人力配置方法。根据患者、病种、病情等建立标准护理时间，测量每类患者所需护理时间，得出总的护理需求和工作量，预测人力需求。

a．原型分类法：将患者分为需完全照顾、部分照顾、自我照顾三类计算工作量，我国现采取特、一、二、三级护理分类，简便易行但分类过于宽泛，难以反映实际需求。

b．因素型分类法：选择发生频率高、花费时间长的操作项目，测量所需时数，并分配护士。标准时间确定复杂，且时间随操作水平发生变化，但能考虑患者个体化需求。

c．原型与因素型混合法：各医院、病房可根据自己的工作特点决定影响工作量因素，计算简便，但护士结构固定，影响灵活性。

4．护理人员的排班

（1）排班原则

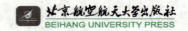

①满足需求原则：以患者需要为中心，确保 24 小时连续护理，保证各班次护理人力在质量和数量上能完成当班的所有护理活动。

②结构合理原则：对各班次护士进行科学合理搭配是有效利用人力资源、保证临床护理质量的关键。

③效率原则：是管理的根本，以工作量为基础，对人力进行弹性调配。

④公平原则：受到公平对待是每一个人的基本需求，也是成功管理的关键。

⑤分层使用原则：高职称护士承担专业技术强、难度大、疑难危重患者的护理，低年资护士承担常规和一般患者的护理。

（2）排班类型

①集权式排班：排班者为护理部或科护士长，主要由护理管理者决定排班方案。其优点为管理者掌握全部护理人力，可依各部门工作需要，灵活调配合适人员；缺点是对护理人员的个别需要照顾少，会降低工作满意度。

②分权式排班：排班者为病区护士长。其优点是管理者能根据本部门的人力需求状况进行有效安排，并能照顾护士的个别需要；缺点是无法调派其他病区的人力，且排班花费的时间较多。

③自我排班：由病区护理人员自己排班，可激励护理人员的自主性，提高工作满意度。优点为提高护理人员的积极性；促进团体凝聚力的提高；护士长与护理人员关系融洽；护士长节省排班时间。缺点与分权式排班类似。

（3）影响排班因素

①医院政策：排班与人员编设数量、群体结构组成情况有密切关系，受医院相关政策影响。

②护理人员素质：护理人员的教育层次、工作能力、临床经验等均是排班时需考虑的因素。

③护理分工方式：不同的护理分工方式，人力需求和排班方法也不同。

④部门的特殊需求：监护病房、手术室、急诊等护理单元各有其工作的特殊性，人员需求量和排班方法也与普通病区不同。

⑤工作时段的特点：每天 24 小时的护理工作量不同，白班工作负荷最重，小夜班、大夜班依次减轻，人员安排也由多到少。每天两班制工作时间长可影响效率等。

⑥排班方法：各医院因机构、政策、人力配备、工作目标和管理方式不同，排班方法也不同。

（4）排班方法

①周排班法：是以周为周期的排班方法，有一定灵活性，但排班法费时费力。

②周期性排班法：又称循环排班法，一般以四周为一个排班周期，依次循环。排班省时省力，适用于病房护士结构合理稳定、患者数量和危重程度变化不大的护理单元。

③自我排班法：护士长先确定排班规则，再由护士自行排班，最后由护士长协调确定。体现了以人为本的思想，适用于整体成熟度较高的护理单元。

④功能制护理排班：根据流水作业方式对护士进行分工，如办公室护士、治疗护士等；再将工作时间分为早班、中班等。分工明确，工作效率高，但不利于护士全面掌握患者的整体情况。

⑤整体护理排班：按整体护理工作模式进行排班，保证护理服务的整体性、全面性和连续性。

⑥弹性排班：在周期性排班基础上，根据患者病情特点、护理等级比例、床位使用率进行各班次人力配置。

⑦小时制排班：是国外较普遍的排班法，护理人力在各班次较为均衡。

⑧ APN 连续性排班：将一天分为连续不断的 3 各班次，即早班（A）、中班（P）、晚班（N）。

⑨护士排班决策支持系统：以管理学、运筹学、控制论和行为科学为基础，以计算机技术、模拟技术和信息技术为手段进行排班。

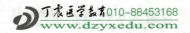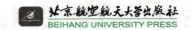

三、护理人员的培训与发展

1. 人员培训

（1）培训类型

①岗前培训：包括新护士导向培训和在职护士走上新岗位前的培训教育活动。

②岗上培训：对从事具体护理岗位的护士开展的各种知识、技能和态度的教育培训活动，提高工作效率。

③护理管理人员开发：针对护理管理人员和可能成为管理人员的护理骨干，进行管理技能、管理心态和管理知识理念的培训。

（2）培训形式

①脱产培训：是正规培训，根据护理工作的实际需要选派不同层次有培养前途的护理骨干，集中时间离开工作岗位，到专门学校、研究机构进行培训。

②在职培训：一边工作一边接受指导、教育的学习过程，以学习新理论、新知识、新技术和新方法为主的一种终身制培训形式。

③轮转培训：主要针对新护士，岗位轮转可以使护士积累更多临床护理经验，拓宽专业知识和技能。

（3）培训方法

①讲授法：是一种传统教育培训法，有利于受训人员系统地接受新知识，利于教学人员控制学习进度；但受训人员不能自主选择学习内容，反馈效果差。

②演示法：是借助实物和教具的现场示范，使受训者了解某种工作如何完成。感官性强，能激发学习兴趣，加深对学习内容的理解，但适用范围有效，准备工作费时。

③讨论法：是通过受训人员之间的讨论来加深学员对知识的理解、掌握和应用，解决疑难问题的培训方法。受训者之间能取长补短，但结果受讨论题目的选择和受训者自身水平的直接影响。

④远程教育法：是利用电视会议或卫星教室等方式进行的培训方法。有较大的灵活性、自主性和广泛性，可有效利用培训资源，提高培训效率。

⑤其他方法：多媒体教学、影视培训、角色扮演、案例学习、游戏培训、虚拟培训等教学方法近年来发展快、适应范围广。

2. 人员继续教育

继续护理学教育是继护士的规范化培训之后，以学习新理论、新知识、新技术和新方法为主的一种终生性护理学教育。

（1）学分授予：继续护理学教育实行学分制，分为Ⅰ类学分和Ⅱ类学分。

①Ⅰ类学分项目：国家卫生部审批认可的国家教育项目；省、市审批认可的继续教育项目；卫生部继续教育委员会专项备案的继续教育项目。

②Ⅱ类学分项目：自学项目；其他形式的继续教育项目。

（2）学分制管理继续护理学教育实行学分制，护理技术人员每年参加继续护理学教育的最低要求为25学分。

3. 人才培养

护理人才是指具有系统现代化护理学知识、较强的专业才能和业务优势，并对护理事业作出贡献的护理人员。

（1）护理人才的类型：主要包括护理管理人才、护理教育人才、临床护理专家三种不同类型，分为普通、优秀、杰出三个层次。

（2）护理人才的结构

①个体结构：包括品德结构，即思想品德、伦理道德和心理品质三方面。知识结构，主要为基础

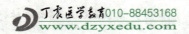
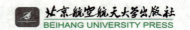

知识、专业知识、哲学知识以及各类知识的相互联系；智能结构，智能是智力和能力的总称。智力结构由观察力、记忆力、想象力、思考力、实践能力五大基本要素构成；能力结构由获取知识的能力、表达能力、实际操作能力、组织管理能力、科学研究能力和创新能力等要素组合而成。

②群体结构：是指某系统内构成群体的诸因素及其相互关系。主要有专业结构，指护理系统内护理人员的比例构成和相互关系。能级结构指护理人员中不同学历和能力级别的比例和相互关系，合理的护理人才能级结构应是由高级人才、中级人才和初级人才按适当比例构成，这个比例应是金字塔型；年龄结构指护理系统内不同年龄护理人才的比例构成；智能结构是人才按智能结构分为再现型、发现型和创造型三类，再现型人才善于积累知识，并能有效再现，发现型人才能在前人经验的基础上有所前进、提高，创造型人才善于有重大突破和创新。

第六节　领　导

一、领导工作概述

领导是指管理者通过影响下属实现组织和集体目标的行为过程。领导效能包括时间效能、用人效能、决策办事效能、组织整体贡献效能。

1. 领导的作用

（1）指挥引导作用：组织的有效运行离不开指挥和引导。

（2）沟通协调作用：有效的领导能促进成员间的有效沟通，便于协调组织成员的关系和活动。

（3）激励鼓舞作用：组织成员不仅对组织目标感兴趣，还有各自的目标和需求，通过激励手段尽可能满足成员的需要，激发成员积极性和创造性。

2. 领导的权力

（1）职位权力：包括法定权力、奖罚权力、强制权力、指挥权力、用人权力。

（2）个人权力：包括专家权力、参照权力。

3. 领导的影响力

（1）权力性影响力：其核心是权力的拥有。通过职位因素、传统因素、资历因素产生影响。对下属的影响具有强迫性，不可抗拒性；下属被动地服从，激励作用有限；不稳定，随地位的变化而改变；靠奖惩等附加条件起作用。

（2）非权力性影响力：通过管理者的品格因素、能力因素、知识因素、感情因素产生影响。影响力持久、可起潜移默化的作用，下属信服、尊敬，激励作用大、比较稳定，不随地位而变化、对下属态度和行为的影响起主导作用。

4. 领导工作原理

（1）指明目标原理：让全体成员充分理解组织的目标和任务是领导工作的重要组成部分。

（2）协调目标原理：个人目标与组织目标协调一致，人们行为会趋向统一，从而实现组织目标。

（3）命令一致性原理：领导者在实现目标过程中下达的各种命令越一致，个人在执行命令中发生的矛盾就越小，越易于实现组织目标。

（4）直接管理原理：上下级直接接触越多，掌握的各种情况会越准确，使领导工作更加有效。

（5）沟通联络原理：上下级之间应及时、准确、有效地沟通联络，使整个组织成为真正的整体。

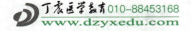
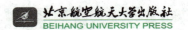

（6）激励原理：上级应能够了解下级的需求和愿望并给予合理满足，以调动下级的积极性。

5. 领导理论及应用

（1）领导方式论

①独裁型领导风格：管理者靠权力和强制命令让人服从。管理者倾向于集权管理、独断专行，权力高度集中，管理重心主要在工作任务和技术方面。

②民主型领导风格：指以理服人，权力定位于群体。管理者倾向于分权管理，工作重心在协调人际关系。该法工作效率最高。

③放任型领导风格：是放任自流的领导行为，权力定位于每个成员。该法工作效率最低。

（2）领导行为四分图理论：随着下属由不成熟走向成熟，领导的行为逐步推移为高任务低关系、高任务高关系、低任务高关系、低任务低关系。

二、授　权

授权是在不影响个人原来工作责任的情形下，将某些特定的任务改派给另一个人，并给予执行过程中所需要的权力，能充分利用人才的知识和技能。

1. 授权原则

（1）明确目标：授权者需要向被授权者阐明需要达到的目标，使被授权者能在清晰的目标指引下开展工作。

（2）合理授权：又称为视能授权，是最根本的准则。根据工作任务的性质、难度、下属能力，选择适当的任务和人进行授权。

（3）以信为重：授权是否有效，很大程度上取决于对下属的信任程度。

（4）量力授权：应当依自己的权力范围和下属的能力而定。

（5）带责授权：管理者授权并非卸责，权力下授，并不能减轻管理者的责任。

（6）授中有控：管理者不是完全授权，授权之后，必须进行控制。

（7）宽容失败：应宽容下属的失败，不过分追究下属的责任，并同下属共同承担责任，分析原因，总结教训。

2. 授权程序　包括分析、确定什么工作需要授权；选择授权对象；明确授权的内容；为被授权者排除工作障碍；形成上下沟通渠道；评价授权效果。

（1）确定授权对象：必须考虑授权对象的能力和意愿，保证授权对象有能力和动力做好所授予的工作。

（2）明确授权内容：明确授予的权力范围，根据任务的性质、环境条件和下级的状况而定。

（3）选择授权方式：包括模糊授权、惰性授权、柔性授权。

三、激　励

激励指利用外部诱因调动人的积极性和创造性，引发人的内在动力，朝向所期望的目标前进的心理过程。激励的核心是满足需要。

1. 激励作用

（1）调动护士的工作积极性：激励的过程直接影响护士的个人利益，能激发护士的内在动力。

（2）有利于发挥人的能动作用：最显著的特点是内在驱动。将人的需要作为基本作用力，可提高护士对工作的认识，激发对工作的热情和兴趣。

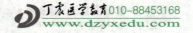
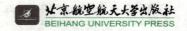

（3）有利于增强组织的凝聚力：运用多种激励方法，满足多种心理需求，协调人际关系，促进组织协调统一。

（4）有利于形成良好的竞争氛围：科学的激励机制能够促进良好的竞争氛围，形成良性竞争机制。

2. 激励程序

（1）洞察需要：这是激励机制的源头。只有未满足的需要，才能成为激励的切入点。

（2）明确动机：这是激励机制的前提。动机是指推动人们进行各种活动的愿望和理想，是行为的直接原因。

（3）满足需要：这是激励机制的核心。满足人的需要，实际上就是将个人目标和组织目标统一在一起。

（4）激励与反馈、约束相互补充：激励的结果需要在反馈过程中加以明确，从而为领导者的递进式激励提供必要的信息；激励必须与约束相结合，才能有效地发挥其功用。

四、激励理论及应用

1. 需要层次理论 马斯洛认为，在特定的时刻，人的一切需要如果都未能得到满足，那么满足最主要的需要就比满足其他需要更迫切。只有前面的需要得到充分的满足后，后面的需要才显示出激励作用。马斯洛把人的各种需要归纳为五大基本需要。

（1）生理需要：包括人类最原始的基本需要，如衣、食、住、用、性，即人类繁衍的最基本的物质需要。

（2）安全需要：是指对人身安全、就业保障、工作和生活的环境安全、经济保障等的需求。

（3）爱与归属的需要：是指人们希望获得友谊、爱情和归属的需要，希望与他人建立良好的人际关系，希望得到别人的关心和爱护。

（4）尊重需要：即人的自尊、尊重别人和被别人尊重的心理状态。具体地说，这一需要包括自尊心、自信心、威望、荣誉、表扬、地位等。

（5）自我实现的需要：是指促使自己的潜在能力得到最大限度的发挥，使自己的理想、抱负得到实现的需要。马斯洛认为这是人最高层次的需要。

2. 双因素理论 由赫茨伯格提出。

（1）保健因素：又称维持因素，是与工作条件有关的因素，属于外在因素，能使员工不满意或没有不满意。若保健因素处理不好，就会引发员工对工作不满情绪的产生，其本身不会对个体产生激励作用。

（2）激励因素：是指与人们的满意情绪有关的因素，是与工作任务有关的因素，属于内在因素，包括工作上的成就感、对未来的良好期望、职务上的责任感、工作表现机会和工作带来的愉悦等。

3. 行为改造理论

（1）强化理论：强化是一种人为操纵，指伴随于行为之后的、有助于该行为重复出现而进行的奖罚过程。人们为达到某种目的，都会采取一定的行为，这种行为将作用于环境，当行为的结果对他有利时，这种行为就重复出现；当行为的结果对他不利时，这种行为就会减弱或消失。常用强化手段有：正强化（积极强化）、负强化（消极强化）、惩罚、消退等。

（2）归因理论：是对自己或他人的行为原因作出解释和推论的过程。

4. 公平理论 公平是指人们的贡献多少应与其所得报酬相当。又称为社会比较理论。

5. 期望理论 期望是指个体对于特定活动可能导致特定结果的信念。期望理论用公式表示为 $M=V\times E$。式中 M 表示激励力，指调动一个人的积极性、激发出人的内部潜力的强度；V 表示效价，指某项活动成果所能满足个人需要的程度；E 表示期望值，指一个人根据经验判断的某项活动导致某

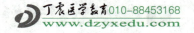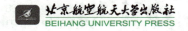

一成果的可能性的大小，即数学上的概率，数值在 0～1 之间。

五、激励艺术

激励艺术是领导艺术的重点，是激励的执行者在实施奖励和惩罚的过程中，创造性地运用激励理论和方法，为最优化、最经济、最迅速地实现激励目标，所提供的各种技巧和能力。

1. **了解人的真实需要**　需要是激励的起点，是人们行为产生和提高积极性的原动力。人们的需要是多种多样的，在这些需要中总有一种优势需要占主导地位，起支配作用。领导激励的切入点应放在人们的合理需要和优势需要上。

2. **把握激励的最佳时机**　人的情绪具有积极性和消极性，积极情绪可以使人精神振奋，热爱工作；消极情绪会使人精神萎靡，厌倦工作。这两种情绪都具有情境性、短暂性和时效性，要把握激励的最佳时机，积极引导员工将消极情绪转化为积极情绪。

3. **防止激励效应弱化**

（1）激励效应弱化的主要表现和原因有：奖惩过滥，弱化了激励的吸引力和威慑力；奖惩不兑现，弱化了人们对激励的信任度和积极性；激励措施不合理，缺乏科学性和可行性；奖惩凭长官意志，缺乏公平性。

（2）在护理管理中常用的特殊激励方法：努力促成人与人之间的相互信任；让下属发现解决问题的方法；通过密切接触激励下属；用欣赏的眼光观察下属的优点；用适当的沟通进行激励；个性化的管理：领导者应随时关注每一员工的思想变化，用不同的方式满足下属合理的优势需求。

第七节　组织沟通

一、组织沟通概述

沟通是指信息在两个或两个以上人群中传递和理解的过程。

1. **沟通过程**　沟通要素包括信息、信息源、编码、沟通渠道、解码、接受者、反馈。

（1）信息源：指发出信息的人。

（2）编码：发送者将这些信息译成接收者能够理解的一系列符号，如语言、文字、图表、照片、手势等，即信息。

（3）传递信息：通过某种通道（媒介物）将信息传递给接收者。

（4）解码：接收者将通道中加载的信息翻译成他能够理解的形式。解码的过程包括接收、译码和理解三个环节。

（5）反馈：接收者将其理解的信息再返送回发送者，发送者对反馈信息加以核实和做出必要的修正。反馈的过程只是信息沟通的逆过程，也包括了信息沟通过程的几个环节。

2. **组织沟通形式**

（1）按沟通的组织系统分类

①正式沟通：是指通过组织明文规定的渠道进行的与工作相关的信息传递和交流，与组织的结构息息相关。优点是：效果较好，比较严肃，有较强的约束力，易于保密，可以使信息沟通保持权威性。重要和权威的信息都应当采用这种沟通方式。其缺点是：由于依靠组织系统层层传递，速度较慢，

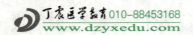
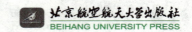

比较刻板，不够灵活。因此，组织为顺利进行工作，必须要依赖非正式沟通以补充正式沟通的不足。包括链式、轮式、Y式、圆周式、全通道式。

②非正式沟通：是以社会关系为基础、在正式沟通渠道之外的信息交流和传递。不受组织的监督，自由选择沟通渠道，如朋友聚会、小道消息等。优点是：沟通方便、内容广泛、方式灵活、速度快，由于在这种沟通中比较容易表露思想、情绪和动机，因而能提供一些正式沟通中难以获得的信息。

（2）按沟通方式分类：分为口头沟通、书面沟通、非语言沟通、电子媒介沟通。

（3）按沟通方向分类：分为上行沟通、下行沟通、平行沟通、斜向沟通。

3. 组织沟通作用

（1）促进正确决策：管理者需根据汇总的信息做出决策，良好的沟通能够帮助管理者及时、有效、全面、真实地做出正确决策。成功的沟通是正确决策的前提和基础。

（2）改善人际关系：沟通使个人思想和情感得到表达，能增进彼此了解，减少冲突，建立良好的工作氛围，满足组织成员社会心理需求。

（3）激发工作积极性：管理者通过沟通下达任务、了解下属需求，从而采取有效的策略指导、协调、激励下属。

（4）创新：沟通是组织创新的重要来源。有效沟通能使管理者发现问题并获得宝贵建议，员工的参与是组织创新的巨大动力。在沟通过程中，沟通者相互启发、相互讨论、共同思考，往往能激发出新的创意。

（5）控制：有效控制的前提是信息的获取，信息沟通为控制提供了基本前提和改善控制的途径。

二、沟通障碍

1. 语言因素　由于年龄、教育程度、文化背景、自然和社会环境的差异，语言表达和含义多样化，信息的传递和理解会存在差异。

2. 信息过滤　信息发出者为达到某种目的，有意、无意增删、选择或丢弃信息，造成信息歪曲，组织的纵向层次越多，信息可能被过滤越多，信息失真可能性大。

3. 选择性知觉　信息接受者会根据自己的需要、动机、经验、背景及其他个人因素有选择的接受信息，即人们知觉反应的不是客观事物的全部，仅有被选择的部分。

4. 信息传递不适时　信息发出者的信息传递过早或过晚，均会影响沟通效果。

5. 沟通渠道因素

（1）信息发出者选择的沟通媒介不合适。

（2）沟通渠道过长，中间环节多，信息在传递过程中可能减损或改变。

（3）受沟通组织系统的影响，正式沟通信息流传慢但失真可能小，非正式沟通信息开放、程序简便、但信息易失真。

6. 情绪因素　情绪本身是信息的重要组成部分，信息传递时，情绪会影响信息发出者及接受者对信息内容的编码和解码。

7. 其他因素　个人因素、环境因素等均可影响信息沟通的准确性。

三、有效沟通

1. 有效沟通的要求

（1）及时：指沟通双方要在尽可能短的时间内进行沟通，并使信息发生效用。在信息传递过程

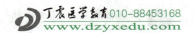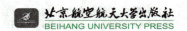

中尽量减少中间环节，用最短的时间传递；接收者接到信息后，应及时反馈，有利于发送者修正信息；双方要及时利用信息，避免信息过期失效。

（2）全面：要求发送者在发出信息时完整全面。

（3）准确：准确的信息，可充分反映发送者的意愿，使接收者正确理解信息。

2. 有效沟通的原则

（1）目的明确并事先计划。

（2）信息明确。

（3）信息传递应及时。

（4）合理使用非正式沟通：管理者可合理利用非正式沟通的正向功能，弥补正式沟通的不足。

（5）组织结构完整性：进行管理沟通时，要注意沟通的完整性。如：上级领导不能越级直接发布命令进行管理，会使中间的管理者处于尴尬境地。

3. 有效沟通的方法

（1）创造良好的沟通环境

①沟通中少用评价、判断性语言，多用描述性语言，既介绍情况，又探询沟通情况。

②沟通表示愿意合作，共同找出问题，一起寻找解决方案，不能企图控制和改造对方。

③坦诚相待，设身处地为对方着想。

④认同对方的问题和处境。

⑤平等待人，谦虚谨慎。

⑥不急于表态和下结论，保持灵活和实事求是的态度，鼓励对方反馈，耐心听取说明和解释。

（2）学会有效聆听

①少讲多听，不要打断对方的讲话。

②交谈轻松、舒适，消除拘谨不安情绪。

③表示有交谈兴趣，不要表现出冷淡或不耐烦。

④尽可能排除外界干扰。

⑤站在对方立场上考虑问题，表现出对对方的同情。

⑥要有耐心，不要经常插话，打断别人的谈话。

⑦要控制情绪，保持冷静。

⑧不要妄加评论和争论。

⑨提出问题，以显示自己充分聆听和求得了解的心境。

（3）强化沟通能力：传达有效信息；上下言行一致；提高组织信任度。

（4）增强语言文字的感染力：管理者应在不断的实践中提高语言及文字表达能力，在沟通过程中应使用通俗易懂的语言，使用接收者最易理解的语言。

（5）韧性沟通：沟通时，往往不能一次沟通就达到目的，需要多次反复地与一个对象进行沟通，即要在沟通中培养韧性。

（6）重视沟通细节处理：沟通细节包括声调、语气、节奏、面部表情、身体姿势和轻微动作等。一方面，管理者应给予对方合适的表情、动作和态度，并与所要传达的信息内容相配合。另一方面，管理者需要给予对方的口头语言和身体语言应灵活机动以满足沟通对象的需要。

4. 有效沟通的策略

（1）使用恰当的沟通方式：面对不同的沟通对象、不同的情形，应该采取不同的沟通方式。

（2）考虑接收者的观点和立场：有效的沟通必须能够感同身受，换位思考，站在接收者的立场，以接收者的观点和视野来考虑问题。

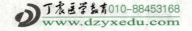 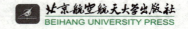

（3）**充分利用反馈机制**：进行沟通时，要避免没有反馈的状况。

（4）**以行动强化语言**：语言上说明意图只是沟通的开始，将语言转化为行动，能提高沟通的效果，达到沟通的目的。

（5）**避免一味说教**：有效沟通是彼此之间的人际交往与心灵交流，与人交往应避免说教方式。

四、沟通在护理管理中的应用

人文关怀是沟通的重要思想基础，是加强与改善人际沟通的桥梁。强调人的价值、人的尊严和人格的完整，特别关心人的精神方面的问题。

1．有效实施人文关怀的策略

（1）营造充满人性、人情味的工作氛围，是人文管理的前提。

（2）仪表庄重、举止优雅、面带微笑等良好形象，可增加下属对管理者信任感。

（3）在关注和主动倾听的基础上，尽力理解和接受对方的感受和体验，并做出恰当反应。

（4）注重语言沟通和非语言沟通技巧的应用。

（5）既要以坚持原则为前提，体现制度面前人人平等，又要在特殊情况下采取灵活的方式处理，体现人性化。

（6）既要体现对人格与生活的尊重与体贴，又要体现对工作的严格，注意批评和处罚的艺术。

（7）不断完善知识结构，提高人文素养。

2．沟通方法与技巧

（1）**发布指令**：是最重要、最有效的领导方式，带有强制性，有一般或具体、书面或口头、正式或非正式等类型。

①指令发布前的技巧：发布前广泛听取各方面意见；指令应简洁、清晰、明了；确定好发布对象；新指令应考虑是否需要培训等。

②确保指令有效传达的技巧：发布后让下属复述，确保正确理解指令；或在发布时做出示范；把握指令传达的关键环节，检查是否有遗漏和误解。

③下属对指令不同态度的应对技巧：下属认同时，可适当授权，激励工作积极性；不关心时应了解下属利益重心，引导个人利益与组织目标的结合；反对时应积极沟通训导。

（2）**组织会议**：是进行组织沟通的一种重要方法，进行重大决策时都需要组织会议。

①会议前准备技巧：会前明确会议目的、时间、地点等内容和可能出现的问题；提前通知相关人员做好所需准备；提前准备好会议讨论稿和相关材料；做好必要设备准备。

②组织会议的技巧：创造民主气氛，调动参会者积极性；保持会议连贯性；优先集中解决主要问题；结束时尽量达成结论性意见；会议应做好记录，以便后期查阅。

（3）**个别谈话**：管理者通过正式或非正式方式同下属或同级交谈，是沟通的一个主要形式。

①个别谈话前准备的技巧：选择适宜环境、合适的谈话方式、适当的谈话时机。

②个别谈话的技巧：积极倾听，激发谈话愿望，抓住主要问题，适时反馈，善于把握沉默，保持良好、冷静的情绪。

（4）**护理查房**：是临床为提高护理质量及临床教学水平而采取的一种管理沟通方式。

①护理查房前准备技巧：明确查房目的、时间、地点、人员等，选择合适的患者，做好病历、治疗与护理等准备。

②护理查房技巧：查房应以患者为中心，床边查房时间不宜过长，需要回避的内容应选择合适的地点和时间交接，参与人员不宜过多，查房时主讲人引导讨论、调动积极性，应做好记录并保存。

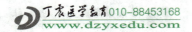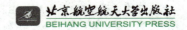

第八节　冲突与协调

一、冲　突

冲突是指组织中的成员因为各种原因出现的意见分歧、争论或对抗，使彼此的关系出现紧张状态。冲突是普遍存在的，可发生在人与人之间，人与群体之间，群体与群体之间。

1. 冲突的认识发展

（1）传统观点：传统认为冲突对组织有害无益，会对组织造成不利影响，应尽可能避免。

（2）人际关系观点：认为冲突是所有组织中不可避免的自然现象，不一定会给组织带来不利影响，应接受冲突的存在。

（3）相互作用观点：冲突可成为组织内部工作的积极动力，是推动组织发展必不可少的因素。

2. 冲突分类

（1）根据影响分类

①建设性冲突：是指冲突各方目标一致，实现目标的途径手段不同而产生的冲突。建设性冲突可以充分暴露组织中存在的问题，防止事态的进一步演化。促进不同意见的交流和对自身弱点的检讨，有利于促进良性竞争。

②破坏性冲突：是指由于认识不一致，组织资源和利益分配不均，导致员工之间发生相互抵触、争执甚至攻击等行为，造成组织工作效率下降，最终影响组织发展的冲突。破坏性冲突对组织绩效具有一定的破坏性。

（2）根据层次分类

①个人内心冲突：一般发生于组织中个人面临多种选择难以决策时，个人会茫然犹豫不决。

②人际关系冲突：指组织中两个或两个以上的人感觉到他们的态度、行为或目标的对立而发生的冲突。

③团队间的冲突：是组织内团队之间由于各种原因而发生的对立情形。

④组织层次的冲突：指组织在与其生存环境中的其他组织发生关系时，由于目标、利益不一致而发生冲突。

3. 冲突过程

（1）潜在对立阶段：冲突产生的必要条件和引起冲突的原因已具备，但并不一定导致冲突发生。引起冲突的因素包括沟通因素、结构因素和个人因素。

（2）认知和个人介入阶段：各种潜在冲突条件进一步发展，引发个人情绪反应并被人知觉，使冲突产生。

（3）冲突意向阶段：冲突的行为意向指感知到冲突的一方或者双方将会思考如何应对冲突。处理冲突的意向策略包括竞争、合作、妥协、迁就、回避。

（4）冲突行为阶段：冲突表现为外显的对抗形式，表现为不同的激烈程度。

（5）冲突结果阶段：冲突行为的结果显现出来，结果可能为积极的，也可能为消极的。

4. 处理冲突的方法

（1）结构法

①裁决法：管理者通过发出指示，在职权范围内解决冲突，较简单、省力。

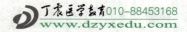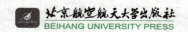

②隔离法：管理人员可直接通过组织设计来减少部门之间的依赖性，将各部门资源和获取途径尽可能分开，使其独立，减少冲突发生。

③缓冲法：可分为以储备作缓冲、以联络员作缓冲和以调节部门作缓冲。

（2）对抗法

①谈判：以积极主动、灵活应变的态度谈判，营造和谐气氛，针对问题而不针对人，寻求双方均满意的解决方法，必要时寻求第三方协调。

②咨询第三方：保证每一方都有解决冲突的动机和积极性，维持双方力量平衡，保持公开沟通。

（3）促进法：建设性冲突能够帮助组织成员扩宽思路、激发创造性，促进建设性冲突是解决冲突的一种有效且实际的方法。

二、协　调

协调是指解决各方面的矛盾，使整个组织和谐一致，使每一个部门、单位和组织成员的工作与组织目标一致。领导协调是指领导者为实现领导目标，采取一定的措施和办法，使其所领导的组织同环境、组织内外成员等协同一致，相互配合，高效率地完成任务的行为过程。

1. 协调的作用

（1）减少内耗、增加效益：有效协调可使组织活动的各种相关因素相互补充、相互配合、相互促进，从而减少人力、物力、财力、时间的浪费，提高组织的整体效率，增加效益。

（2）增强组织凝聚力：领导者有效协调人们心理上、权力上、利益上的各种关系，使组织团结统一，相互支持，齐心协力地实现共同的目标。

（3）调动员工积极性：协调的好坏直接关系到组织目标的实现和整个领导活动的效能，做好协调，能使组织成员团结合作，充分发挥成员聪明才智。

2. 协调的原则

（1）目标导向：组织目标是工作关系协调的方向。

（2）**勤于沟通**：通过经常性的各种有效的信息传递，使组织成员建立密切关系，有利于解决矛盾，消除误会。

（3）利益一致：利益是工作关系协调的基础。共同的利益能使组织成员结合起来，按照组织的需要行动。协调、平衡好利益关系是协调工作的重要基础。

（4）整体优化：协调可使整个组织系统的运行达到整体优化状态。

（5）原则性与灵活性相结合：灵活性是指在不违背原则的前提下，为了实现组织目标而做出的一些让步、牺牲、妥协、折中与变通等。

3. 协调的基本要求

（1）**及时协调与连续协调相结合**：管理者要及时发现和解决各种矛盾和问题。协调是一个动态的过程，须注意其连续性。

（2）**从根本上解决问题**：管理者必须深入问题的内部，找出问题根源。

（3）**调动当事者积极性**：能否调动起当事者的积极性，是协调成功与否的一个检验标准。

（4）**公平合理**：公平是减少矛盾和解决矛盾的重要条件，合理是各种要素配置达到科学化、最优化的基本要求。

（5）**相互尊重**：协调的实质是处理人际关系，处理人际关系需要互相尊重，互相关心。

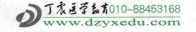 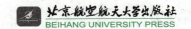

第九节　控制工作

一、控制工作概述

控制是指按照既定目标和标准，对组织活动进行衡量、监督、检查和评价，发现偏差，采取纠正措施，使工作按原定计划进行，或适当地调整计划，实现组织目标的活动过程。

1. 控制的重要性

（1）对执行计划的保障作用：由于目标实现需要时间，在此时间内，组织内部和周围环境会发生变化，使计划执行出现偏差，建立健全控制系统，可以有效控制执行过程。

（2）管理职能中的关键作用：控制工作通过纠正偏差的行动，与计划、组织、领导、协调等职能紧密结合在一起，使管理过程形成一个相对封闭的系统。

2. 控制类型

（1）前馈控制：又称预防控制、基础质量控制。是在实际工作开始前，对输入环节所实施的控制。

（2）过程控制：又称同步控制、现场控制或环节质量控制。是在计划执行过程中对过程环节所实施的控制。

（3）反馈控制：又称事后控制、后馈控制。是在行动结束后，对输出环节进行的控制。

3. 有效控制特征

（1）明确的目的性：控制系统均有明确的目的性，是针对具体任务，根据实际情况由控制者与受控对象共同设计出来的。目的是使组织实际活动与计划活动相一致，保证完成组织在计划中提出的任务和目标。

（2）信息的准确性：有效的控制系统依赖于准确的数据和可靠的信息，不准确或不可靠的信息则会导致管理者在采取行动时出现偏差。

（3）反馈的及时性：一个有效的控制系统必须能及时提供反馈信息，以迅速引起管理者的注意，防止因未及时解决问题而给组织或个人造成损失。

（4）经济性：控制系统产生的效益应＞成本，不论是经济效益，还是社会效益。

（5）灵活性：控制系统应具有足够的灵活性以适应各种变化，善于利用各种机会，随时间和条件的变化调整控制方式。

（6）适用性：有效控制系统应是合理、适用的。

（7）标准合理性：控制的标准必须是先进、合理且能达到的。

（8）战略高度：管理层应该控制那些对组织行为有战略性影响的因素，包括组织中关键性的活动和问题。控制的重点应放在容易出现偏差的地方或放在偏差造成的危害很大的地方。

（9）强调例外：管理层不可能控制所有的活动，控制手段应顾及例外情况的发生。

（10）多重标准：多重标准能够更准确地衡量实际工作，如危重患者的护理质量不能用单一生活护理标准来衡量，还应包括专科疾病护理等多重标准来衡量。

（11）纠正措施：有效控制系统不仅可以指出一个显著偏差的发生，还可以建议如何纠正这种偏差。

4. 控制原则

（1）与计划一致原则：控制是对实施计划的活动进行衡量、测量和评价，看其是否按计划、标准和方向运行，如果有偏差，及时采取纠偏措施，以保证实际活动与计划活动一致，顺利实现组织目标。

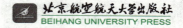

（2）组织机构健全原则：要实现有效的控制，必须有健全的、强有力的组织机构作保证。

（3）控制关键问题原则：有效的控制是对影响计划实施、影响目标实现的关键问题进行控制。

（4）例外情况原则：客观环境一直在发生变化，控制工作应着重与计划实施时的例外情况。

（5）控制趋势原则：控制变化的趋势比改变现状重要，对管理者来说，重要的是现状所预示的趋势，而不是现状本身。

（6）灵活控制原则：是指控制系统本身能适应主客观条件的变化，持续地发挥作用。

（7）经济控制原则：控制活动应以较少的费用支出来获得较多的收益。

二、控制的基本过程和方法

1. 控制的基本过程

（1）建立控制标准：包括确立控制对象、选择控制关键点、确定控制标准。

（2）衡量偏差信息：包括确定适宜的衡量方式、建立有效的信息反馈系统、检验标准的客观性和有效性。

（3）评价并纠正偏差：包括评价偏差及其严重程度、找出偏差产生的主要原因、明确纠偏措施的实施对象、选择适当的纠偏措施。

2. 控制的基本方法

（1）目标控制：是管理活动中最基本的控制方法之一，将总目标分解成不同层次的分目标，形成一个目标体系。

（2）质量控制：质量是产品、过程或服务满足规定要求的优劣程度，质量标准是对产品、过程或服务质量特性的规定要求，是检查和衡量质量的依据。

（3）人事管理控制：核心是对组织内部人力资源的管理，可分为人事比率控制和人事管理控制。

（4）组织文化与团体控制：组织文化是一个组织在长期发展过程中所形成的价值观、群体意识、道德规范、行为准则、特色、管理风格以及传统习惯的总和。

（5）预算控制：是一种控制技术，是组织中使用最为广泛和有效的控制手段。

（6）审计控制：是对组织中的经营活动和财务记录的准确性和有效性进行检查、检测和审核的方法。包括外部审计和内部审计。

3. 实施控制应注意的问题

（1）建立完整的护理质量：控制系统医疗服务质量就是医疗服务在恢复患者身心健康、令患者满意方面达到的程度。护理服务是医疗服务的重要组成部分，应以生理 - 心理 - 社会医学模式为基础，建立以患者为中心的整体护理质量控制系统。

（2）强调综合、系统地控制，实行全程质量控制：护理质量控制涉及的范围较为广泛，应对影响质量的多方面因素进行综合、系统的控制，对有关质量的相互联系，又相互区别的诸要素进行全面质量控制。同时护理质量是在护理人员操作中形成的，应按照形成规律进行管理。在重视终末质量的同时，也应贯彻预防为主，加强基础质量和环节质量的控制。

（3）质量控制应标准化、数据化：没有数量就没有准确的质量概念。质量控制应注意标准化和数据化，把每个工作环节的质量要求及其检查评定制成量化或定性标准，形成标准化体系管理。

（4）控制方法应具有科学性、实用性：质量控制的方法必须有科学性、实用性。科学性即控制方法要从护理实际出发，符合护理工作规律，反映本质；实用性即指方法要可行，能见实际效果，要避免繁琐，力求简化。

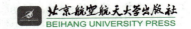

第十节 护理质量管理

一、质量管理概述

1. 质量管理的概念

（1）质量：一方面指度量物体惯性大小的物理质量或物体中所含物质的量，一方面指产品或服务的优劣程度。包括规定质量、要求质量和魅力质量。

（2）质量管理：是组织为使产品、过程或服务满足质量要求，达到患者满意而展开的策划、组织、实施、控制、检查、审核及改进等有关活动的总和，是全面质量管理的中心环节。核心是制定、实施和实现质量方针与目标；主要形式是质量策划、质量控制、质量保证和质量改进。

（3）质量体系：指为保证产品、过程或服务质量满足规定的要求，由组织机构、职责、程序、活动、能力和资源等构成的有机整体。分为质量管理体系和质量保证体系。

（4）质量控制：是对影响服务质量的各环节、各因素制定相应的监控计划和程序，对发现的问题和不合格情况进行及时处理，并采取有效纠正措施的过程。

（5）质量改进：是为了向本组织及其患者提供增值效益，在组织范围内采取措施提高质量效果和效率的活动过程。

2. 全面质量管理

（1）全面质量管理（TQM）：指组织应以患者全面满意为核心，体现在产品整个生命周期中所有用户满意、组织本身满意。涉及组织运行的全部过程，组织全体员工都应具有质量的责任。

①全员参加：要求医院全体员工参与质量管理工作。

②患者至上：全体员工树立患者至上的思想，努力发现患者需要什么，并努力满足患者需要。

③树立标杆：找出其他医院更优秀的方面，加以学习改进。

④不断改进：要求组织所有方面都不断地实施小的、逐步改进的措施。

（2）持续质量改进（CQI）：是全面质量管理的重要组成部分，本质是持续地、渐进地改革。

①强调患者的需要，应以诚信来长期维系医患关系。

②强调全员参与，帮助职工掌握各项技能。

③强调工作指标是动态的、持续性提高的。

④强调质量是制造出来的，不能依赖质检提高质量。

⑤强调对员工尊重、引导、激励、授权。

⑥强调 CQI 是对质量持续、渐进的提高和改进的过程。

二、护理质量标准

1. 质量标注的概念

（1）标准：为在一定范围内获得最佳秩序，对活动或其结果规定共同的、重复及适用的规则、导则或特性的文件。

（2）标准化：为在一定范围内获得最佳秩序，对实际的或潜在的问题制定共同和重复使用规则的活动，包括制定、发布、实施和改进标准的过程。护理质量管理标准化的表现形式有统一化、规格化、系列化、规范化。规格化是物质性质量标准的主要形式，其实质是将物质技术质量定型化和定量化。

（3）护理质量标准：是根据护理工作内容、特点、流程、管理要求、护理人员及服务对象特点、

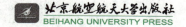

需求而制订的护理人员应遵守的准则、规定、程序和方法。是护理管理的重要依据，是指导护士工作的指南。

2．护理质量标准分类

（1）要素质量标准：是指提供护理工作的基础条件质量，是构成护理服务的基本要素。既可包括护理技术操作的要素质量标准，也可包括护理管理的要素质量标准。如原卫生部三级综合院院评审标准中对临床护理质量管理与改进的具体要求是：根据分级护理的原则和要求建立分级护理制度质址控制流程，落实岗位责任制，明确临床护理内涵和工作规范；有护理质量评价标准和考核指标，建立质量可追溯机制等。

（2）环节质量标准：是指各种要素通过组织管理形成的工作能力、服务项目、工作程序和工序质量。主要指护理工作活动过程质量。如执行医嘱、观察病情、护理文件书写、技术操作、心理护理、健康教育等。在临床护理工作中，入出院流程、检查流程、手术患者交接、诊断与治疗的衔接，甚至是某项具体的护理技术操作，都涉及过程质量标准的建立。

（3）终末质量标准：是指患者所得到的护理效果的质量。如技术操作合格率、皮肤压疮发生率、差错发生率、出院满意度等。例如住院患者是以重返率（再住院与再手术）、死亡率（住院死亡与术后死亡）、安全指标（并发症与患者安全）三个结果质量为重点。

3．制定标准的原则

（1）客观性原则：在制定标准时要通过数据表达，将定性标准尽量转化为可计量的指标。

（2）科学性原则：护理对象是人，制定标准应以科学证据为准绳，在循证的基础上按照质量标准形成的规律结合护理工作特点制定标准。

（3）可行性原则：制定标准时应从临床护理实践出发，考虑医院护理质量水平，制定值应基于事实又略高于事实，即标准应是经过努力才能达到的。

（4）严肃性和相对稳定性原则：标准一经审定，必须严肃认真执行，保持各项标准的相对稳定性，不可朝令夕改。

4．制定标准的过程

（1）调查研究，收集资料：调查内容包括国内外有关护理质量标准资料、相关科研成果、实践经验、技术数据的统计资料及有关方面的意见和要求等。调查方法应实行收集资料与现场考察相结合，典型调查与普查相结合，本单位与外单位相结合。

（2）拟定标准，进行验证：在调查研究基础上，对资料深入分析、总结，初步形成护理质量管理标准，并讨论验证其科学性和可行性。

（3）审定、公布、实行：根据不同质量标准类别，对拟定标准报告相关卫生行政主管部门或医院进行审批，公布后在一定范围内实行。

（4）标准的修订：随着实践进展，标准应适应新形势要求做出修订或废止，以保证护理质量的不断提升。

三、护理质量管理模式

1．PDCA 循环管理　又称戴明环，包含计划（plan）、实施（do）、检查（check）、处理（action）。是全面质量管理中反映质量管理客观规律和运用反馈原理的系统工程方法。

（1）PDCA 的步骤

①计划：分析质量现状及产生质量问题的原因或影响因素，制订相应的改进计划，并预测实际效果。解决问题的措施应具体而明确，回答 5W1H 内容，即原因（why）、事件（what）、地点（where）、时间（when）、人员(who)、方法（how）等六个方面。

②实施：根据预定的质量计划、目标、措施及分工要求，进行具体运作，实现计划中的内容。

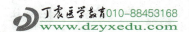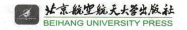

③检查：总结执行计划的结果，将实际效果与预计目标进行对比分析，找到计划实施中的问题并加以改进。

④处理：对总结检查的结果进行处理，对成功的经验加以肯定，并进一步标准化；对于失败的教训总结分析，防止不良结果再次发生。没有解决的质量问题或新发现的问题，转入下一个 PDCA 循环中去解决。

（2）PDCA 的特点

①完整性、统一性、连续性：4 个阶段相互联系、缺一不可。如计划不周，实施会有困难。如有实施无检查，结果不能评价，不了了之。

②大环套小环，小环保大环，相互联系，相互促进：整个医院质量管理体系是一个大的 PDCA 循环，各科室、病区、护理单元的质量体系是小循环。整个医院的质量管理取决于各部门、各环节的工作质量，各部门、各环节的工作必须围绕医院的方针目标。

③不断循环，不断提高：4 个阶段不是运行一次就结束，一个循环完了，解决一些问题，未解决的问题进入下一个循环，使护理管理质量呈螺旋式的逐步提高。

2. QUACERS 模式　the quality assurance，cost effectiveness，risk management and staff needs，即质量保证、成本效益、危机管理和员工需要模式。重视做好患者照顾的质量保证；有效掌握医疗护理照顾的成本效益；做好患者和工作人员的安全措施；满足工作人员的需求。

3. ISO9001 质量管理体系　属于标准化管理。

4. 全面质量管理　预防医疗事故最有效的是全面质量管理。通过质量教育环节，各级护理管理者和护士已经认真学习并充分了解质量标准的内容，掌握质量标准的要求，应实施全面护理质量管理，促使大家自觉执行标准，保证质量标准的落实，建立监督检查机制，随时纠正偏差，对于质量管理的方法和技术难题、临床突发事件等，开展质量管理的指导工作。

四、护理质量控制内容

1. 基础护理管理　是对基础护理工作质量进行监督、检查、协调和控制的方法。是医院等级评审的内容之一，是衡量医院管理和护理质量的重要标志之一。

（1）基础护理管理的内容

①一般护理技术管理：包括患者出入院处置、床单位的准备、清洁与卫生护理、生命体征测量、各种注射穿刺技术、无菌技术、给药法、护理文件书写等管理。

②常用抢救技术：主要包括给氧、吸痰、洗胃、止血包扎法、骨折固定、心电监护、胸外按压、人工呼吸机的使用等管理。

（2）基础护理管理的主要措施

①加强教育，提高认识：加强对护理人员的教育，不断提高对基础护理技术重要性的认识。

②规范基础护理工作：制定基础护理操作规程。制定原则：根据每项技术操作的目的、要求、性质和应取得的效果制定；技术操作必须符合人体生理解剖特点，避免增加患者痛苦；严格遵守无菌原则；有利于患者安全；节省人力、物力、时间，符合科学性原则；文字应简单明了，便于护士掌握并在临床上推广。

③加强培训、考核：通过训练和考核使护士熟练掌握每项技术的操作规程，实现操作规范化，提高效率和质量。

④加强检查、监督：建立健全质量监控制度，并组织落实。发现问题及时纠正，提高基础护理效果。

2. 专科护理管理　是指临床各专科特有的基础护理知识和技术。

（1）专科护理特点

①专业性强：专科护理技术使用范围窄、专业性强，往往仅限于本专科或只限于某一种疾病。

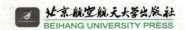

②操作复杂：专科护理多配有仪器设备，技术复杂、操作难度大、要求高，护理人员应掌握专科基础知识、技术、仪器的基本原理和操作程序。

③高新技术：现大量高新技术被用于临床诊断、治疗和护理，要求护理人员不断学习和掌握新的专科知识。

（2）专科护理内容

①疾病护理：**包括各种专科疾病护理**，如心肌梗死、脑血管疾病、糖尿病等，以及各种手术患者的护理技术。

②专科一般诊疗技术：**包括各种功能试验、专项治疗护理技术**，如机械通气患者气道护理技术、泪道冲洗技术等。

（3）专科护理管理措施

①疾病护理管理：专科疾病护理技术常规是实施专科疾病护理的依据，也是专科疾病护理技术管理的基础工作。制定原则为：既具有科学性，又能反映当代临床护理的先进技术；既要切合实际，实用可行，又能满足技术发展的要求，具有一定的适应性；应以患者为中心。

②专科诊疗技术管理：重点抓好技术培训和技术规程建设。

a．专科护理技术培训：是专科护理管理的重点。护理部应切合实际制定专科护理技术培训计划，并保证计划的落实，提高专科护理技术水平。

b．制定各项专科诊疗技术规程：专科护理技术的专业性强，护理技术规程可由各科室根据专科特点，组织技术骨干制定。

3．新业务、新技术管理

（1）新业务、新技术的论证：对拟引进和开展的新业务、新技术，开展前应进行查新和系统的论证，详细了解原理、使用范围、效果等，以保证其先进性。

（2）建立审批制度：护理新业务、新技术的开展必须建立一整套严格的审批制度，以利于培训学习和推广应用。

（3）选择应用对象：选择应用的对象应具备开展新业务、新技术的基本条件。

（4）建立资料档案：开展新业务、新技术的资料应及时进行整理并分类存档。

（5）总结经验不断改进：在开展新业务、新技术的过程中，要不断总结经验，反复实践，在实践中创新。

4．护理信息管理

（1）信息：广义的信息泛指客观世界中反映事物特征及变化的语音、文字、符号等，用于通信等形式表示的知识或消息。狭义信息指经过加工、整理后，对接受者有某种使用价值的数据、信息、情报的总称

（2）护理信息管理的内容

①护理信息的收集：是护理信息管理的基础。收集可以从院内采集，如护理工作的各种报表，其他辅助科室的统计数字等；也可从院外收集，如国内各种护理学情报杂志、各种学术交流会议等。

②护理信息的处理：在收集护理信息的基础上，通过对信息的处理来实现对信息的管理。通过对原始信息进行加工、整理、分析等，做到去粗取精、去伪存真，从而有利于信息的传递、储存和利用。

（3）护理信息管理的措施

①护理部应组织学习护理信息管理的有关知识和制度，加强对护理信息管理重要性的认识，自觉地参与护理信息管理。

②护理部应健全垂直护理信息管理体系，做到分级管理，实行护士-护士长-科护士长-护理部主任负责制。

③加强护理人员的专业知识、新业务、新技术的学习，提高护理人员对信息的收集、分析、判

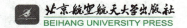

断和紧急处理的能力。

④各级护理管理人员应及时传递、反馈信息，经常检查和督促信息管理工作。

5．预防护理缺陷的管理

（1）护理缺陷的概念：是指在护理工作中，由于各种原因导致的一切不符合护理质量标准的现象和结果，使患者产生不满意，或给患者造成危害。

①患者不满意：是指患者感到服务结果小于期望的恰当服务且超出容忍范围所形成的一种心理状态。

②医疗纠纷：是指患者或其家属对医疗护理服务的过程、内容、结果或收费等不满，或者对同一医疗事件的原因、后果、处理方式或其轻重程度产生分歧发生争执。

③医疗事故：是指医疗机构及其医务人员在医疗活动中，违反医疗卫生管理法律、行政法规、部门规章和诊疗护理规范、常规，过失造成患者人身损害的事故。根据对患者人身造成的损害程度，医疗事故分为4级。

一级医疗事故：造成患者死亡、重度残疾的。

二级医疗事故：造成患者中度残疾、器官组织损伤导致严重功能障碍的。

三级医疗事故：造成患者轻度残疾、器官组织损伤导致一般功能障碍的。

四级医疗事故：造成患者明显人身损害的其他后果的。

（2）护理缺陷的原因

①护理服务的基础条件：医院基本设施不完善、病室布局不合理、护理工作量大、医疗护理配合不协调等是发生护理质量缺陷的客观原因。

②护理人员的责任心及技术：护士的责任心不强，有章不循，服务态度生硬是发生护理质量缺陷的主观原因。如没有严格执行操作规程，执行医嘱不正确，观察病情不及时，对患者表现冷漠等。护士医学理论知识不扎实，临床技术不够熟练，如在抢救患者时，由于护理操作技术不熟练，耽误了抢救时间。

③护理人员的质量意识及质量管理：护士的质量意识不强，对护理质量管理的内涵理解不够全面。如护士只注重于完成护理工作量，而忽略护理工作的质量。

④护士和患者的沟通：患者及其家属对护理服务的期望值过高，而临床客观条件难以满足，护患关系缺乏沟通理解，容易导致不满情绪，甚至发生医疗纠纷。

⑤护士和患者的法律意识：随着网络信息发展，患者的医学健康知识增加，维权意识增强，医患和护患之间关系紧张，医疗纠纷增多。而部分护士法律意识淡薄，不注重用法律保护自己。

（3）护理缺陷的预防与处理

①加强护理人员的工作责任心和法律意识：加强护理人员的工作责任心是防止护理质量缺陷的根本。护理管理人员应当经常加强责任心教育、职业道德教育及法制教育，组织学习相关的法律、法规，维护患者和自身的合法权益。

②遵守护理技术操作规程：护理规范是规范护理行为的准则，是确保护理质量和护理安全的重要措施。护理管理人员应加强护士的护理操作培训，加强专科护理和危重患者护理的实际操作能力，实施继续教育和学分登记制度，要求护士执行各项操作时严格按照规程，不可随意简化操作程序。

③改善医疗条件和环境：改善病室布局，调整与创造病区合适的工作环境，建立医院绿色通道，避免干扰因素。加强医疗与护理的配合和协调，加强科室间的交流与合作。对容易造成损伤的护理措施应当在患者的床头挂警示标志。医疗设备、电线、插座等应定期检查，及时报损并维修。

④重视质量意识及质量管理：强化护士的质量意识，是提高护理质量的关键。充分地调动护士质量管理的主观能动性，使护士自觉地将质量意识贯彻到护理工作中。对护理人员进行相关培训，重视全面的质量管理，降低护理质量缺陷。

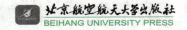

⑤加强护患沟通：理解、尊重患者，加强与患者之间的沟通，适当运用沟通技巧，建立信任的护患关系，维护患者的合法权利等是减少护理质量缺陷的基础。

五、护理质量评价

1. 护理质量评价内容

（1）护理人员的质量评价

①基本素质：从政治素质、业务素质、职业素质三个方面综合评定基本素质；从平时医德表现及业务行为看政治素质及职业素质；从技术考核成绩、理论测试等项目来考核业务素质。

②行为过程：考核护士在护理全过程的各个环节是否体现以患者为中心的思想，是否贯彻患者至上的服务宗旨。

③行为结果：结果质量是对护理服务结果的评价。护理人员的质量评价结果多为定性资料。

④综合评价：将多方面的标准综合评价，凡与护理人员工作结果有关的活动都可结合在内。

（2）临床护理活动的质量评价

①基础质量：即要素质量评价，包括组织机构、设施、仪器设备以及护理人员素质等。质量控制组织结构：可根据医院规模，设置二至三级质量管理组织，并能定期进行质量控制活动；护理单元设施按综合医院评审标准评价；器械设备齐全、性能完好，急救物品完好率应达100%；护理人员数量、质量、资格应符合医院分级管理要求；各护理单元环境是否安全、清洁、整齐；各种规章制度制定及执行情况。

②环节质量评价

a. 评价主要内容：心理护理及健康教育数量及质量；执行医嘱准确率、临时医嘱执行是否及时；观察病情及治疗反应，是否动态地修改护理计划，表格记录情况；是否以患者为中心，开展主动护理。

b. 常用评价指标：护理技术操作合格率；基础护理合格率；特护、一级护理合格率；各种护理表格书写合格率；一人一针执行率；常规器械消毒灭菌合格率。

③护理结果评价：是评价护理活动的最终效果，指每个患者或成批患者最后的护理结果质量评价。

2. 护理质量评价方法

（1）以要素质量为导向的评价：是以构成护理服务要素质量基本内容的各个方面为导向所进行的评价。包括与护理活动相关的组织结构、物质设施、资源和仪器设备及护士素质等。评价方法有现场检查、考核、问卷调查、查阅资料等。

（2）以过程质量为导向的评价：以护理流程的设计、实施和改进为导向对护理质量进行评价。评价方法为现场检查、考核和资料分析。

（3）以结果质量为导向的评价：从患者角度进行最终护理效果评价。评价方法为现场检查、考核、问卷调查和资料分析，或通过医院信息系统、新媒体方式获取相关数据。

3. 质量评价统计方法

（1）调查表法：是用于系统收集、整理分析数据的统计表。

（2）排列图法：又称主次因素分析法、帕洛特图法，是找出影响产品质量主要因素的一种简单而有效的图表方法。

（3）因果图法：是分析和表示某一结果与其原因之间的一种工具。

（4）直方图：又称频数直方图，是用来整理数据，将质量管理中收集的一大部分数据，按一定要求进行处理，逐一构成一个直方图，然后排列找出质量变化规律，是预测质量好坏的一种常用统计方法。

（5）控制图：又称管理图，是带有控制界限的图表，如下图。用于区分是偶然因素还是系统因素引起的质量波动。

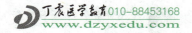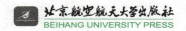

参考文献

[1] 中华人民共和国卫生行业标准 WS/T3 11-2009 医院隔离技术规范. 2009.

[2] 全国护士执业资格考试用书编写专家委员会. 2016 全国护士执业资格考试指导. 北京：人民卫生出版社，2016.

[3] 李小寒，尚少梅. 基础护理学. 5 版. 北京：人民卫生出版社，2012.

[4] 李玲，蒙雅萍. 护理学基础. 3 版. 北京：人民卫生出版社，2015.

[5] 周春美，张连辉. 基础护理学. 3 版. 北京：人民卫生出版社，2014.

[6] 毕默佳. 留置导尿患者集尿袋更换时间的 Meta 分析. 解放军护理杂志，2012, 29: 15-18.

[7] 中华医学会心血管病学分会，中华心血管病杂志编辑委员会. 中国心力衰竭诊断与治疗指南 2014. 中华心血管病杂志，2014, 42: 98-118.

[8] 中国生物医学工程学会心律分会，中华医学会心血管病学分会，胺碘酮抗心律失常治疗应用指南工作组. 胺碘酮抗心律失常治疗应用指南（2008）. 中国心脏起搏与心电生理杂志，2008, 22: 377-385.

[9] 中国高血压防治指南修订委员会. 中国高血压防治指南 2010. 中华高血压杂志. 2011, 19: 701-743.

[10] 高血压联盟（中国），国家心血管病中心，中华医学会心血管病学分会，中国医师协会高血压专业委员会. 中国高血压患者教育指南. 中国医学前沿杂志（电子版），2014, 6: 78-110.

[11] 中华医学会心血管病学分会，中华心血管病杂志编辑委员会. 急性 ST 段抬高型心肌梗死诊断和治疗指南. 中华心血管病杂志，2010, 38: 675-690.

[12] 葛均波，徐永健. 内科学. 8 版. 北京：人民卫生出版社，2013.

[13] 王辰，王建安. 内科学. 3 版. 北京：人民卫生出版社，2015.

[14] 尤黎明，吴瑛. 内科护理学. 5 版. 北京：人民卫生出版社，2012.

[15] 李丹，冯丽华. 内科护理学. 3 版. 北京：人民卫生出版社，2014.

[16] 林梅英，朱启华. 内科护理. 3 版. 北京：人民卫生出版社，2015.

[17] 高洪泉. 正常人体结构. 3 版. 北京：人民卫生出版社，2015.

[18] 丁文龙，王海杰. 系统解剖学. 3 版. 北京：人民卫生出版社，2015.

[19] 杨宝峰. 药理学. 8 版. 北京：人民卫生出版社，2013.

[20] 杨宝峰，陈建国. 药理学. 3 版. 北京：人民卫生出版社，2015.

[21] 陈新谦，金有豫，汤光. 新编药物学. 17 版. 北京：人民卫生出版社，2011.

[22] 广州医学院第一附属医院急诊科编译. 2010 年美国心脏病协会心肺复苏和心血管急救指南. 2010.

[23] 王惠珍. 急危重症护理学. 3 版. 北京：人民卫生出版社，2015.

[24] 李和，李继承. 组织学与胚胎学. 3 版. 北京：人民卫生出版社，2015.

[25] 朱大年，王庭槐. 生理学. 8 版. 北京：人民卫生出版社，2013.

[26] 白波. 正常人体功能. 3 版. 北京：人民卫生出版社，2014.

[27] 王卫平. 儿科学. 8 版. 北京：人民卫生出版社，2013.

[28] 桂永浩，薛辛东. 儿科学. 3 版. 北京：人民卫生出版社，2015.

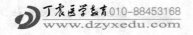
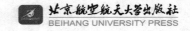

[29] 江载芳,申昆玲,沈颖.诸福棠实用儿科学.8版.北京:人民卫生出版社,2014.

[30] 崔焱.儿科护理学.5版.北京:人民卫生出版社,2012.

[31] 高凤,张宝琴.儿科护理.3版.北京:人民卫生出版社,2015.

[32] 张玉兰.儿科护理学.3版.北京:人民卫生出版社,2014.

[33] 吴孟超,吴在德,吴肇汉.外科学.8版.北京:人民卫生出版社,2013.

[34] 赵玉沛,陈孝平.外科学.3版.北京:人民卫生出版社,2015.

[35] 李勇,俞宝明.外科护理.3版.北京:人民卫生出版社,2015.

[36] 李乐之,乐潜.外科护理学.5版.北京:人民卫生出版社,2012.

[37] 熊云新,叶国英.外科护理学.3版.北京:人民卫生出版社,2014.

[38] 万学红,卢雪峰.诊断学.8版.北京:人民卫生出版社,2013.

[39] 万学红,陈红.临床诊断学.3版.北京:人民卫生出版社,2015.

[40] 刘成玉.健康评估.3版.北京:人民卫生出版社,2014.

[41] 中华医学会消化病学分会胃肠动力学组,中华医学会外科学分会结直肠肛门外科学组.中国慢性便秘诊治指南.胃肠病学,2013(10):605-612.

[42] 中华医学会外科学分会胰腺外科学组.急性胰腺炎诊治指南(2014).中国实用外科杂志,2015,35(1):4-7.

[43] 中华医学会呼吸病学分会慢性阻塞性肺疾病学组.慢性阻塞性肺疾病诊治指南(2013年修订版).中国医学前沿杂志(电子版)2014,6(2):67-80.

[44] 中华医学会感染病学分会艾滋病学组.艾滋病诊疗指南.中华传染病杂志,2006,24(2):133-144.

[45] 李兰娟,任红.传染病学.8版.北京:人民卫生出版社,2013.

[46] 李兰娟,王宇明.感染病学.3版.北京:人民卫生出版社,2015.

[47] 谢幸,苟文丽.妇产科学.8版.北京:人民卫生出版社,2013.

[48] 沈铿,马丁.妇产科学.3版.北京:人民卫生出版社,2015.

[49] 刘文娜,闫瑞霞.妇产科护理.3版.北京:人民卫生出版社,2015.

[50] 夏海鸥.妇产科护理学.3版.北京:人民卫生出版社,2014.

[51] 郑修霞.妇产科护理学.5版.北京:人民卫生出版社,2012.

[52] 李凌开,陆琳.精神病学.3版.北京:人民卫生出版社,2015.

[53] 郝伟,于欣.精神病学.7版.北京:人民卫生出版社,2013.

[54] 雷慧.精神科护理学.3版.北京:人民卫生出版社,2014.

[55] 杨拔贤,李文志.麻醉学.3版.北京:人民卫生出版社,2013.

[56] 敖小凤,高志红.甲状腺癌流行现状研究进展.中华慢性病预防与控制,2008,10(2):217-219.

[57] 张兵,李超,孙荣昊.甲状腺癌病因分析及诊治现状.中华临床医师杂志(电子版),2013,7(12):5456-5458.

[58] 中华医学会内分泌学分会《中国甲状腺疾病诊治指南》编写组.中国甲状腺疾病诊治指南——甲状腺功能亢进症.中华内科杂志,2007,46(10):876-882.

[59] 中华医学会内分泌学分会《中国甲状腺疾病诊治指南》编写组.甲状腺疾病诊治指南——甲状腺功能减退症.中华内科杂志,2007,46(11):967-971.

[60] 中华医学会糖尿病学分会.中国2型糖尿病防治指南.中国糖尿病杂志,2014,22(8):2-42.

[61] 中华医学会糖尿病学分会.中国糖尿病药物注射技术指南2011版(节选).柳州医学,2012,25(3):207-209.

[62] 中华医学会风湿病学分会.原发性痛风诊断和治疗指南.柳州医学,2012,25(3):184-188.

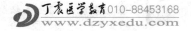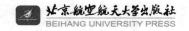

[63] 贾建平，陈生弟.神经病学.7版.北京：人民卫生出版社，2013.

[64] 吴江，贾建平.神经病学.3版.北京：人民卫生出版社，2015.

[65] 刘革新.中医护理学.2版.北京：人民卫生出版社，2010.

[66] 高鹏翔.中医学.8版.北京：人民卫生出版社，2013.

[67] 温茂兴.中医护理学.3版.北京：人民卫生出版社，2014.

[68] 汪建荣.卫生法.4版.北京：人民卫生出版社，2013.

[69] 李继平.护理管理学.2版.北京：人民卫生出版社，2010.

[70] 中华人民共和国国务院令（第 517 号）护士条例，2008.

[71] 中华人民共和国传染病防治法，2004.

[72] 中华人民共和国国务院令（第 351 号）医疗事故处理条例，2002.

[73] 中华人民共和国侵权责任法，2010.

[74] 中华人民共和国献血法，1998.

[75] 中华人民共和国国务院令（第 434 号）疫苗流通和预防接种管理条例，2005.

[76] 中华人民共和国国务院令（第 457 号）艾滋病防治条例，2006.

[77] 中华人民共和国国务院令（第 491 号）人体器官移植条例，2007.

[78] 李晓松.护理学导论.3版.北京：人民卫生出版社，2014.

[79] 张志钢，刘冬梅.人际沟通.3版.北京：人民卫生出版社，2015.

[80] 冷晓红.人际沟通.北京：人民卫生出版社，2010.

[81] 耿洁.护理礼仪.2版.北京：人民卫生出版社，2010.

[82] 李小寒，尚少梅.基础护理学.6版.北京：人民卫生出版社，2017.

[83] 尤黎明，吴瑛.内科护理学.6版.北京：人民卫生出版社，2017.

[84] 李乐之，路潜.外科护理学.6版.北京：人民卫生出版社，2017.

[85] 安力彬，陆虹.妇产科护理学.6版.北京：人民卫生出版社，2017.

[86] 崔焱，仰曙芬.儿科护理学.6版.北京：人民卫生出版社，2017.

[87] 张波，桂莉.急危重症护理学.4版.北京：人民卫生出版社，2017.

[88] 李小妹，马先琼.护理学导论.4版.北京：人民卫生出版社，2017.

[89] 周芸.临床营养学.4版.北京：人民卫生出版社，2017.

[90] 王卫平，孙锟，常立文.儿科学.9版.北京：人民卫生出版社，2018.

[91] 谢幸，孔北华，段涛.妇产科学.9版.北京：人民卫生出版社，2018.

[92] 陈灏珠，钟南山，陆再英.内科学.9版.北京：人民卫生出版社，2018.

[93] 杨宝峰，陈建国.药理学.9版.北京：人民卫生出版社，2018.

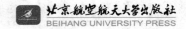

丁震医学教育® 护理考试丛书
www.dzyxedu.com

丁震 妇产科护理学（中级）主管护师急救包®

下 章节练习

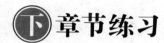

DINGZHEN FUCHANKE HULIXUE（ZHONGJI）
ZHUGUAN HUSHIJIJIUBAO ZHANGJIE LIANXI

丁 震 编著

北京航空航天大学出版社
BEIHANG UNIVERSITY PRESS

图书在版编目（CIP）数据

丁震妇产科护理学（中级）主管护师急救包/丁震

编著 . — 北京 : 北京航空航天大学出版社 , 2019.8

ISBN 978-7-5124-3064-8

Ⅰ . ①丁… Ⅱ . ①丁… Ⅲ . ①妇产科学 - 护理学 - 资

格考试 - 自学参考资料 Ⅳ . ① R473.71

中国版本图书馆 CIP 数据核字 (2019) 第 186813 号

丁震妇产科护理学（中级）主管护师急救包

丁 震 编 著

责任编辑：张林平 马 娜

*

北京航空航天大学出版社出版发行

北京市海淀区学院路 37 号（邮编 100191） http：//www.buaapress.com.cn

发行部电话：（010）82317024 传真：（010）82328026

读者信箱：yxbook@buaacm.com.cn 邮购电话：（010）82316936

北京时代华都印刷有限公司印装 各地书店经销

*

开本：787×1092 1/16 印张：41.5 字数：1062 千字

2019 年 9 月第 1 版 2019 年 9 月第 1 次印刷

ISBN 978-7-5124-3064-8 定价：198.00 元

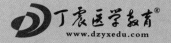
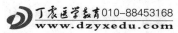
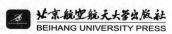

答案与解析

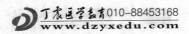
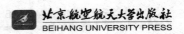

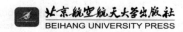

第一章　内科护理学

1. 正常成人的潮气量为
   A. 200～300ml
   B. 400～600ml
   C. 700～800ml
   D. 900～1000ml
   E. 1100～1200ml

2. 急性上呼吸道感染最常见的病原菌是
   A. 肺炎支原体
   B. 肺炎衣原体
   C. 溶血性链球菌
   D. 流感嗜血杆菌
   E. 金黄色葡萄球菌

3. 急性上呼吸道感染最常见的病原体为
   A. 病毒
   B. 细菌
   C. 支原体
   D. 真菌
   E. 螺旋体

4. 关于急性上呼吸道感染的描述，错误的是
   A. 成人普通感冒多由细菌感染引起
   B. 普通感冒主要表现为咽干、喉痒、打喷嚏、流鼻涕、鼻塞，一般肺部无干、湿性啰音
   C. 急性细菌性扁桃体炎患者可有高热、咽部明显充血，扁桃体肿大、充血、表面常有黄色点状渗出物
   D. 感冒患者如出现耳痛、耳鸣、听力减退、外耳道流脓等常提示并发中耳炎
   E. 受凉、过度疲劳是急性上呼吸道感染的诱因

5. 急性上呼吸道感染最常见的致病菌是
   A. 病毒
   B. 细菌

   C. 衣原体
   D. 真菌
   E. 支原体

6. 复查血象见白细胞核左移，应考虑是
   A. 正常表现
   B. 病已痊愈
   C. 急性粒细胞白血病
   D. 缺氧严重
   E. 炎症严重

7. 慢性支气管炎病情加剧的重要因素是
   A. 大气污染
   B. 粉尘刺激
   C. 吸烟
   D. 反复感染
   E. 过敏

8. 慢性阻塞性肺气肿最常见的病因是
   A. 支气管哮喘
   B. 慢性支气管炎
   C. 支气管扩张症
   D. 肺纤维化
   E. 肺尘埃沉着症

9. 稀释痰液，促进痰液排出的快速、有效方法是
   A. 药物超声雾化吸入
   B. 痰黏稠可使用祛痰药
   C. 使用有效的抗生素
   D. 限制水分摄入，以免痰液生成过多
   E. 翻身、拍背或导管插入吸痰

10. 支气管哮喘最主要的激发因素是
    A. 过敏原
    B. 气候变化
    C. 感染
    D. 食物

丁震医学教育 010-88453168
www.dzyxedu.com

北京航空航天大学出版社
BEIHANG UNIVERSITY PRESS
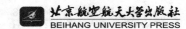

E. 剧烈运动

11. 一位患者患有吸气性呼吸困难，推断其可能患有的疾病是
    A. 上呼吸道病变
    B. 小气道梗阻
    C. 肺组织病变
    D. 肺气肿
    E. 胸膜病变

12. 中性粒细胞增多见于
    A. 阿米巴痢疾
    B. 急性白血病
    C. 支气管哮喘
    D. 活动性肺结核
    E. 军团菌肺炎

13. 慢性阻塞性肺气肿的主要病因是
    A. 慢性支气管炎
    B. 急性支气管炎
    C. 慢性肺心病
    D. 支气管扩张
    E. 肺脓肿

14. 关于阻塞性肺气肿的病因及发病机制，不正确的是
    A. 由慢性支气管炎演变
    B. 抗胰蛋白酶增多
    C. 弹性蛋白酶增多
    D. 长期吸入职业性粉尘
    E. 弹性蛋白酶抑制因子缺乏

15. 慢性阻塞性肺气肿的肺功能检查结果是
    A. 潮气量增加
    B. 肺活量增加
    C. 肺总量减少
    D. 残气量增加
    E. 第 1 秒用力呼气量增加

16. 慢性肺源性心脏病的发病机制是
    A. 右心室前负荷加重
    B. 右心室后负荷加重
    C. 左心室前负荷加重
    D. 左心室后负荷加重
    E. 两心室前负荷加重

17. 慢性肺源性心脏病形成最关键的病理基础是

A. 气道不畅
B. 肺组织弹性下降
C. 右心室肥大
D. 肺动脉高压
E. 右心房肥大

18. 慢性肺心病发病的关键环节是
    A. 气管阻塞
    B. 肺泡膨大
    C. 右室肥大
    D. 肺动脉高压
    E. 右房肥大

19. 慢性肺源性心脏病发病机制为
    A. 右心前负荷加重
    B. 右心后负荷加重
    C. 血液黏稠度增加
    D. 左心后负荷加重
    E. 全心负荷加重

20. 支气管扩张症反复咯血的主要原因是
    A. 支气管过度扩张
    B. 呼吸道感染
    C. 凝血功能受损
    D. 肺动脉压力过高
    E. 肺静脉压力过高

21. 与肺炎链球菌肺炎发病有关的因素不包括
    A. 受凉、淋雨
    B. 过度劳累
    C. 酒醉
    D. 精神紧张
    E. 昏迷或施行大手术

22. 最常见的导致医院获得性肺炎的病原体是
    A. 流感嗜血杆菌
    B. 铜绿假单胞菌
    C. 衣原体
    D. 冠状病毒
    E. 肺炎链球菌

23. 支气管肺炎患者，做 X 线检查时，可发现其典型 X 线征象是
    A. 多发球形致密阴影
    B. 粟粒状阴影
    C. 点片状阴影
    D. 肺纹理增强

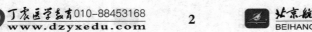 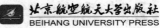

E．纤维条索状阴影

24．肺结核的主要感染途径是
A．血液
B．消化道
C．呼吸道
D．泌尿道
E．生殖道

25．结核病最主要的传播途径是
A．飞沫
B．尘埃
C．食物和水
D．皮肤接触
E．毛巾或餐具

26．成人最常见的肺结核类型是
A．原发型肺结核
B．浸润型肺结核
C．血行播散型肺结核
D．结核性胸膜炎
E．慢性纤维空洞型肺结核

27．肺结核最直接有效的诊断方法是
A．纤维支气管镜检查
B．磁共振检查
C．结核菌素试验
D．胸部 X 线检查
E．痰结核菌检查

28．诊断肺结核的方法中，最可靠的是
A．胃液分析
B．胸部 X 线片
C．结核菌素试验
D．红细胞沉降率检查
E．痰结核杆菌检查

29．肺脓肿最多见的致病菌是
A．厌氧菌
B．支原体
C．肺炎球菌
D．链球菌
E．金黄色葡萄球菌

30．恶性度最高的肺癌是
A．鳞癌
B．小细胞癌

C．大细胞癌
D．腺癌
E．腺鳞癌

31．与吸烟关系最密切的原发支气管肺癌组织学类型是
A．腺癌
B．鳞癌
C．小细胞癌
D．大细胞癌
E．上皮细胞癌

32．最简单又常用的早期诊断肺癌的检查方法是
A．胸水检查
B．痰查癌细胞
C．X 线胸片检查
D．支气管镜检查
E．肺活组织检查

33．诊断肺癌最常用方法是
A．胸部 X 线检查
B．胸部 CT
C．痰脱落细胞检查
D．纤支镜检查
E．癌胚抗原检查

34．Ⅱ型呼吸衰竭最常见的诱因是
A．过度劳累
B．精神紧张
C．呼吸道感染
D．营养不良
E．消化道出血

35．心力衰竭最重要的诱发因素是
A．血脂异常
B．高血压
C．心律失常
D．感染
E．过度疲劳

36．与肝硬化水肿相比，右心衰竭的特点是
A．踝部水肿
B．腹部膨隆
C．体重增加
D．静脉压增高
E．肝大

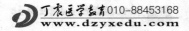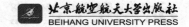

37. 引起心脏后负荷过重的疾病是
    A. 贫血
    B. 甲亢
    C. 心力衰竭
    D. 心脏瓣膜关闭不全
    E. 主动脉或肺动脉狭窄

38. 有关慢性心功能不全的基本病因，<u>不正确</u>的是
    A. 原发性心肌损害导致心肌收缩力下降
    B. 心室前负荷过量（容量负荷）
    C. 心室后负荷过量（压力负荷）
    D. 心室舒张充盈受限
    E. 感染、过劳等使左心室负荷加重

39. 反映心脏后负荷的监测指标是
    A. 血压
    B. 心率
    C. 中心静脉压
    D. 肺动脉楔压
    E. 脉压差

40. 慢性心功能不全急性发作最常见的诱因是
    A. 心律失常
    B. 过度劳累或情绪激动
    C. 妊娠及分娩
    D. 呼吸道感染
    E. 不恰当停用洋地黄类药物

41. 心律失常最严重类型是
    A. 室性早搏
    B. 房性早搏
    C. 心房颤动
    D. 三度房室传导阻滞
    E. 室上性心动过速

42. 风湿活动仍可反复发作并加重导致心瓣膜损害，引起风湿性心脏瓣膜病，最常见的导致风湿性心脏瓣膜病的细菌是
    A. 脑膜炎双球菌
    B. 金黄色葡萄球菌
    C. A组β溶血性链球菌
    D. 念珠菌
    E. 草绿色链球菌

43. 我国导致二尖瓣狭窄最常见的病因是
    A. 风湿热

B. 结缔组织病
    C. 先天畸形
    D. 急性心肌梗死
    E. 左心衰竭

44. 二尖瓣狭窄时，最先累及的心腔是
    A. 左心房
    B. 右心房
    C. 左心室
    D. 右心室
    E. 右心房和左心室

45. 二尖瓣狭窄患者常出现痰中带血丝，最有可能的原因是
    A. 肺动脉高压
    B. 肺水肿
    C. 肺梗死
    D. 合并肺部感染
    E. 支气管黏膜血管扩张破裂

46. 引起左心室后负荷增加的主要因素是
    A. 二尖瓣狭窄
    B. 静脉回流增加
    C. 相对性主动脉瓣狭窄
    D. 外周血管阻力增加
    E. 动脉血容量增加

47. 冠状动脉粥样硬化性心脏病确诊的依据是
    A. 心电图
    B. 心脏彩超
    C. X线检查
    D. 动态心电图
    E. 冠状动脉造影

48. 冠心病的危险因素<u>不包括</u>
    A. 血脂异常
    B. 高血压
    C. 40岁以上
    D. 女性绝经期前
    E. 吸烟

49. 心肌耗氧的指标一般计算方式
    A. 心率与收缩压的乘积
    B. 收缩压与舒张压的乘积
    C. 心率与舒张压的乘积
    D. 心率与平均压的乘积
    E. 舒张压与平均压的乘积

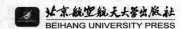

50. 急性心肌梗死患者发生休克是因为
 A. 心房颤动
 B. 疼痛应激
 C. 心脏前负荷加重
 D. 心脏后负荷加重
 E. 左心室排血量下降

51. 导致急性心肌梗死的主要原因是
 A. 夹层主动脉瘤
 B. 颈动脉狭窄
 C. 肋间动脉狭窄
 D. 冠状动脉梗死
 E. 肾动脉狭窄

52. 诊断急性心肌梗死最具特异性的检验项目是
 A. 血清肌酸激酶（CK）
 B. 血清天门冬氨酸氨基转移酶（AST）
 C. 血清乳酸脱氢酶（LDH）
 D. 血清肌酸激酶同工酶（CK-MB）
 E. 血清丙氨酸氨基转移酶（ALT）

53. 临床上，冠心病最常见的病因是
 A. 主动脉瓣关闭不全
 B. 病毒性心肌病
 C. 冠状动脉粥样硬化
 D. 肥厚型心肌病
 E. 冠状动脉痉挛

54. 导致动脉粥样硬化发生的指标不包括
 A. 总胆固醇增高
 B. 甘油三酯增高
 C. 高密度脂蛋白增高
 D. 低密度脂蛋白增高
 E. 极低密度脂蛋白增高

55. 急性心肌梗死的特征性心电图改变是
 A. ST 段弓背向上抬高
 B. ST 段弓背向下
 C. 高大的 R 波
 D. ST 段压低
 E. T 波倒置

56. 心电图检查鉴别急性心肌梗死与心绞痛最有意义的改变是
 A. ST 段弓背向下抬高
 B. ST 段降低
 C. ST 段弓背向上抬高，病理性 Q 波

 D. T 波高尖
 E. T 波倒置

57. 引起心脏骤停的最多见病因是
 A. 意外事件如电击
 B. 药物中毒或过敏
 C. 冠心病
 D. 麻醉意外
 E. 心脏介入性治疗

58. 原发性高血压患者长期血压升高可使
 A. 左心室前负荷加重
 B. 左心室后负荷加重
 C. 右心室前负荷加重
 D. 右心室后负荷加重
 E. 左、右心室前负荷加重

59. 高血压病导致心脏负荷增加的类型是
 A. 全心负荷
 B. 左心室前负荷
 C. 右心室前负荷
 D. 左心室后负荷
 E. 右心室后负荷

60. 引起病毒性心肌炎最常见的病毒是
 A. 腺病毒
 B. 流感病毒
 C. 合胞病毒
 D. 柯萨奇 B 组
 E. 单纯疱疹病毒

61. 病毒性心肌炎的主要病理改变是
 A. 非特异性心肌间质炎症
 B. 心肌间质的特异性细胞浸润
 C. 心肌间质的广泛纤维化
 D. 感染性疾病病程中发生
 E. 过敏或变态反应所致

62. 胰腺 B 细胞分泌的物质是
 A. 胰高血糖素
 B. 胰岛素
 C. 胰蛋白酶
 D. 胰淀粉酶
 E. 胰脂肪酶

63. 导致急性应激胃炎的病因不包括
 A. 重要脏器衰竭

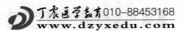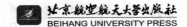

B. 大手术

C. 大面积烧伤

D. 休克

E. 应用非甾体抗炎药

64. 胃黏膜萎缩时，导致维生素 B_{12} 缺失的细胞是

A. 主细胞

B. 壁细胞

C. 黏液细胞

D. G 细胞

E. 腺细胞

65. 消化性溃疡的发病机制中损伤因素主要指

A. 粗糙食物的损害作用

B. 胃酸、胃蛋白酶的消化作用

C. 反流的胆汁、胰酶的侵袭作用

D. 神经、精神因素的刺激作用

E. 幽门螺杆菌感染

66. 消化性溃疡形成最直接的原因是

A. 吸烟

B. 胃酸过多

C. 胃蛋白酶过多

D. 非甾体抗炎药

E. 幽门螺杆菌

67. 符合胃溃疡的特点是

A. 多见于老年男性

B. 好发于胃大弯

C. 疼痛多在饭后 3～4 小时发生

D. 疼痛发作没有规律

E. 胃镜检查可确诊

68. 可直接观察溃疡的部位、病变大小的检查是

A. X 线钡剂检查

B. 超声检查

C. 胃镜检查

D. 胃部 MRI

E. 胃部 CT

69. 与原发性肝癌的病因最有关的是

A. 饮用水污染

B. 黄曲霉素

C. 亚硝胺类物质

D. 硒缺乏

E. 乙型肝炎、肝硬化

70. 诊断肝癌首选的检查方法是

A. 肝功生化

B. AFP

C. B 超

D. CT

E. MRI

71. 对肝癌诊断具有较强特异性的血清学项目是

A. γ- 谷氨酰转肽酶

B. 甲胎蛋白

C. 碱性磷酸酶

D. 酸性同功铁蛋白

E. $α_1$- 抗胰蛋白酶

72. 血清甲胎蛋白检测可用于诊断

A. 胰腺癌

B. 胆囊癌

C. 胃癌

D. 肝癌

E. 食管癌

73. 护士在为肝炎、肝硬化患者进行健康宣讲，关于诱发肝性脑病最主要的因素，正确的是

A. 吃富含维生素 C 的新鲜水果

B. 限制蛋白摄入

C. 上消化道出血

D. 保持排便通畅

E. 饮食应细软

74. 肝性脑病的诱发因素<u>不包括</u>

A. 大量排钾利尿

B. 上消化道出血

C. 麻醉药物的使用

D. 感染

E. 多次灌肠或导泻

75. 肝性脑病的诱因包括

A. 不洁食物

B. 坚硬食物

C. 高蛋白饮食

D. 低热量饮食

E. 半流质饮食

76. 急性胰腺炎的病因<u>不包括</u>

A. 十二指肠乳头邻近部位的病变

B. 暴饮暴食

C. 高脂血症

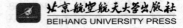

D. 胰管梗阻

E. 粗纤维食物

77. 在国内引起急性胰腺炎的最常见的病因是
    A. 十二指肠乳头病变
    B. 大量饮酒
    C. 胆道疾病
    D. 暴饮暴食
    E. 胰管阻塞

78. 引起上消化道出血最常见的疾病是
    A. 消化性溃疡
    B. 胃癌
    C. 急性胃炎
    D. 慢性胃炎
    E. 十二指肠炎

79. 确定上消化道出血病因的首选检查方法是
    A. 纤维胃镜检查
    B. X 线钡餐
    C. 选择性动脉造影
    D. 吞棉线试验
    E. 核素扫描

80. 溃疡性结肠炎病变常见的累及部位是
    A. 直肠和结肠
    B. 回盲部
    C. 回肠末端
    D. 空肠
    E. 十二指肠

81. 能早期反映肾小球滤过功能受损的检查项目是
    A. 血肌酐测定
    B. 血尿素氮测定
    C. 内生肌酐清除率测定
    D. 血尿酸测定
    E. 尿渗透压测定

82. 主要反映肾小球滤过功能的检查是
    A. 酚红排泄试验
    B. 尿浓缩稀释试验
    C. 酸碱失衡试验
    D. 血清补体成分测定
    E. 内生肌酐清除率检查

83. 关于急性肾小球肾炎的叙述，正确的是

A. 由细菌引起的感染性疾病
B. 病变主要累及肾小管
C. 血尿、水肿、高血压是主要症状
D. 常见的致病菌是葡萄球菌
E. 尿频、尿痛、尿急是主要症状

84. 血尿指 1L 尿液红细胞计数超过
    A. 5 万
    B. 10 万
    C. 15 万
    D. 20 万
    E. 25 万

85. 主要诱发肾盂肾炎的疾病是
    A. 心力衰竭
    B. 肺炎球菌性肺炎
    C. 慢性消耗性疾病
    D. 缺铁性贫血
    E. 糖尿病

86. 急性肾盂肾炎最常见的致病菌是
    A. 金黄色葡萄球菌
    B. 革兰阴性杆菌
    C. 大肠埃希菌
    D. 克雷伯杆菌
    E. 溶血性链球菌

87. 出现大量管型尿的疾病是
    A. 肾病综合征
    B. 膀胱炎
    C. 输尿管炎
    D. 肾盂肾炎
    E. 肾结核

88. 急性肾衰竭少尿或无尿期引起患者死亡的最常见原因
    A. 水中毒
    B. 代谢性酸中毒
    C. 尿毒症
    D. 高钾血症
    E. 低钙血症

89. 我国慢性肾衰竭的病因最多见的是
    A. 糖尿病肾病
    B. 慢性肾盂肾炎
    C. 慢性尿路结石
    D. 慢性肾小球肾炎

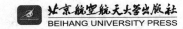

E. 过敏性紫癜

90. 慢性肾衰竭辅助检查中最突出的改变是
    A. 血清钙过高
    B. 血清三酰甘油过高
    C. 代谢产物蓄积
    D. 血糖过高
    E. 血清铁过高

91. 正常成人血细胞主要来自
    A. 骨髓
    B. 脾脏
    C. 肝脏
    D. 淋巴结
    E. 胸腺

92. 白细胞分类计数，中性粒细胞（包括杆状核及分叶核）的正常值为
    A. （2～10）×10^9/L，0.20～0.55
    B. （3～10）×10^9/L，0.30～0.65
    C. （4～10）×10^9/L，0.50～0.70
    D. （5～10）×10^9/L，0.45～0.60
    E. （6～10）×10^9/L，0.70～0.35

93. 被界定为中度贫血的指标是
    A. Hb＜110g/L
    B. Hb＜90g/L
    C. Hb＜60g/L
    D. Hb＜45g/L
    E. Hb＜30g/L

94. 成人女性缺铁性贫血常见的原因是
    A. 铁摄入量不足
    B. 铁吸收不良
    C. 月经过多
    D. 钩虫病
    E. 痔疮出血

95. 符合我国贫血诊断标准的是
    A. 男血红蛋白＜150g/L，女血红蛋白＜140g/L
    B. 男血红蛋白＜140g/L，女血红蛋白＜130g/L
    C. 男血红蛋白＜130g/L，女血红蛋白＜120g/L
    D. 男血红蛋白＜120g/L，女血红蛋白＜110g/L

E. 男血红蛋白＜110g/L，女血红蛋白＜100g/L

96. 判断再生障碍性贫血有价值的检查结果是
    A. 全血细胞减少
    B. 骨髓增生活跃
    C. 网织红细胞增多
    D. 肝、脾、淋巴结肿大
    E. 出现小细胞低色素性贫血

97. 特发性血小板减少性紫癜的发病机制不包括
    A. 体内产生抗血小板抗体
    B. 血小板寿命缩短
    C. 血小板计数减少
    D. 白细胞计数减少
    E. 巨核细胞减少

98. 确诊白血病的检查项目是
    A. X线检查
    B. CT检查
    C. 磁共振检查
    D. 骨髓象检查
    E. 放射性核素检查

99. Graves病的病因及发病机制错误的是
    A. 研究证明Graves为自身免疫疾病
    B. 下丘脑-垂体-甲状腺轴功能异常是病因之一
    C. TSH受体抗体阳性率达95%
    D. Graves病有家族性倾向，与HLA类型有关
    E. 精神创伤等应激因素是常见的病因

100. 引起地方性甲状腺肿最主要的原因是缺乏
    A. 锌
    B. 钾
    C. 铁
    D. 碘
    E. 镁

101. 引起甲亢最常见的病因是
    A. 甲状腺炎
    B. 垂体性甲亢
    C. 多结节性甲状腺肿
    D. 弥漫性甲状腺肿（Graves病）
    E. 高功能性甲状腺瘤

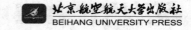

102. ^{131}I 摄取率增高的甲状腺疾病是
  A．甲状腺功能亢进症
  B．甲状腺功能减退症
  C．亚急性甲状腺炎
  D．地方性甲状腺肿
  E．皮质醇增多症

103. 有助于 Graves 病诊断、病情活动和复发的重要指标是
  A．TSH 测定
  B．游离 T_3、T_4 测定
  C．总 T_3、T_4 测定
  D．甲状腺自身抗体测定
  E．放射性 ^{131}I 测定

104. 皮质醇增多症又可称为
  A．Sheehan 综合征
  B．库欣综合征
  C．梅尼埃综合征
  D．Graves 病
  E．艾迪生病

105. 不可能出现库欣综合征的是
  A．肺癌
  B．肝癌
  C．胰腺癌
  D．甲状腺髓样癌
  E．胸腺癌

106. 促肾上腺皮质激素（ACTH）试验对诊断有意义的疾病是
  A．垂体性库欣病
  B．原发性肾上腺皮质肿瘤
  C．原发性甲状腺功能减退症
  D．弥漫性甲状腺肿
  E．垂体功能减退

107. 1 型糖尿病的发病机制是
  A．细菌感染
  B．摄糖过多
  C．代谢不良
  D．供血不足
  E．自身免疫

108. 有助于判断糖尿病控制程度的是
  A．尿糖定量测定
  B．胰岛细胞抗体测定
  C．糖化血红蛋白测定
  D．口服葡萄糖耐量试验
  E．胰岛素释放试验

109. 对衡量酮症酸中毒严重程度较有意义的检查是
  A．尿酮体
  B．血糖值
  C．血钾
  D．血酮体
  E．血碳酸氢根值

110. 对可疑糖尿病患者最有诊断价值的检查是
  A．口服葡萄糖耐量试验
  B．尿糖定性试验
  C．胰岛素抗体测验
  D．尿糖定量试验
  E．空腹血糖测定

111. 系统性红斑狼疮可累及多个系统和脏器，其最主要的发病机制是
  A．环境因素
  B．家族遗传
  C．过敏因素
  D．感染因素
  E．自身免疫

112. 系统性红斑狼疮的诱发因素不包括
  A．紫外线
  B．氯丙嗪
  C．青霉胺
  D．鱼肝油
  E．避孕药

113. 与系统性红斑狼疮发病有关的因素不包括
  A．紫外线照射
  B．饮食成分
  C．药物诱发
  D．关节活动
  E．病原微生物和精神刺激

114. 目前最佳的 SLE（系统性红斑狼疮）筛选试验是
  A．狼疮细胞检查
  B．抗核抗体检查
  C．皮肤狼疮带试验
  D．血清补体测定

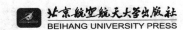

E．毛细血管镜检查

115．系统性红斑狼疮患者血液中的标志性抗体是
A．核抗体
B．抗 Sm 抗体
C．抗双链 DNA 抗体
D．抗核抗体（ANA）
E．类风湿因子（RF）

116．目前系统性红斑狼疮最具价值的筛选试验为
A．抗核抗体检测
B．外周血找狼疮细胞
C．皮肤狼疮带试验
D．血清补体测定
E．毛细血管镜检查

117．类风湿关节炎引起自身免疫反应的因子是
A．自身抗体 IgM
B．外源性抗体
C．自身抗体 IgA 胶原蛋白
D．胶原蛋白
E．Ⅱ型胶原抗体

118．类风湿关节炎最基本的病理改变是
A．血管炎
B．软骨炎症
C．滑膜炎
D．类风湿结节
E．关节畸形

119．类风湿关节炎最有诊断价值的 X 线摄片部位是
A．髋关节
B．肩关节
C．腕关节
D．膝关节
E．足关节

120．毒物的吸收、代谢和排泄的描述，<u>不正确</u>的是
A．毒物被吸收后进入血液
B．大多数毒物经代谢后毒性增加
C．生物碱由肾排出
D．气体和易挥发的毒物在吸收后，大部分以原形经呼吸道排出

E．大多数毒物由消化道排出

121．有机磷农药中毒的机制为
A．直接抑制呼吸中枢
B．使胆碱酯酶活性增加
C．使乙酰胆碱在体内蓄积
D．间接抑制血红素合成酶
E．抑制延脑中枢引起呼吸循环衰竭

122．判断有机磷中毒程度的有效指标是
A．血液中有机磷测定
B．胃内容物的气味
C．尿中有机磷的代谢产物
D．全血胆碱酯酶活力
E．全血乙酰胆碱含量

123．关于一氧化碳中毒引起缺氧的机制，描述<u>错误</u>的是
A．CO 与血红蛋白亲和力比 O_2 与血红蛋白亲和力大 240 倍
B．碳氧血红蛋白的存在抑制氧合血红蛋白的解离，阻抑氧的释放和传递
C．CO 与血红蛋白亲和力比 O_2 与血红蛋白亲和力大 3600 倍
D．高浓度的 CO 与细胞色素氧化酶中的二价铁相结合，直接抑制细胞内呼吸
E．CO 与血红蛋白结合，形成碳氧血红蛋白，使血红蛋白失去携带氧气的能力

124．一氧化碳中毒的发病机制是
A．缺氧
B．抑制酶的活性
C．局部刺激腐蚀作用
D．抑制大脑皮质活动
E．受体竞争

125．对 CO 中毒有诊断价值的检查是
A．碳氧血红蛋白测定
B．胆碱酯酶活力测定
C．淀粉酶测定
D．心肌酶测定
E．碱性磷酸酶测定

126．尿中含有大量胆红素提示是
A．胃炎
B．胃溃疡
C．肝炎

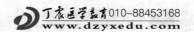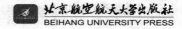

D．胰腺炎

E．胆囊炎

127．丙氨酸氨基转移酶增高者首先考虑是

A．心肌炎

B．肝硬化

C．肝癌

D．肝炎

E．胆结石

128．流行性乙型脑炎最主要的传染源是

A．猪

B．蚊虫

C．跳蚤

D．隐性感染者

E．患者

129．目前艾滋病传播途径不包括

A．性传播

B．静脉滥用毒品传播

C．昆虫叮咬传播

D．输血及血制品

E．母婴垂直传播

130．我国流行性出血热的主要传染源是

A．家兔

B．鼠

C．恙螨

D．猪

E．患者

131．脑电图检查的主要目的是了解

A．大脑功能有无障碍

B．脑实质的形态与位置

C．脑血流变化

D．脑血管有无畸形

E．脑干和后颅窝有无病变

132．急性炎症性脱髓鞘性多发性神经病患者典型的检查结果是

A．血清免疫球蛋白增高

B．血沉加快

C．血淋巴细胞增高

D．脑脊液的蛋白细胞分离

E．血清免疫球蛋白低

133．可能与原发性癫痫有关的是

A．遗传

B．外伤

C．脑部肿瘤

D．脑血管病

E．尿毒症

134．脑血管病首选的检查是

A．MRI

B．CT

C．B超

D．X线

E．血清学检查

135．蛛网膜下腔出血病因诊断最有意义的辅助检查是

A．脑脊液检查

B．脑血管造影

C．脑部CT检查

D．MRI检查

E．经颅多普勒检查

136．患者，女，40岁。咳嗽10余年，经常于感冒后加重，咳大量脓痰，3天前突然咯血150ml，查体：心肺无明显阳性体征，X线胸片示双肺下野肺纹理增多。最可能的诊断是

A．慢性支气管炎

B．慢性肺脓肿

C．支气管肺癌

D．支气管内膜结核

E．支气管扩张症

137．患者，女，38岁。咳嗽、咳痰5年余。近1个月来咳嗽、咳痰加重，伴有多次咯血，咳嗽在晨起或夜间卧床时加重，痰量多时可达400ml，静置后可分为4层。该患者典型的X线表现为

A．两肺透亮度增加

B．肺纹理增多、紊乱

C．边界毛糙的结节状阴影

D．肺段或肺叶淡薄、均匀阴影

E．不规则蜂窝状透亮阴影或沿支气管的卷发状阴影

138．患者，男，58岁。20年吸烟史。刺激性咳嗽并痰中带血丝6个月。胸片示左肺中央型块影，右肺上叶不张，左胸腔中量积液，右纵隔阴影增

宽，轮廓呈波浪形。为确诊，进一步检查首选
- A. 胸部 CT
- B. 剖胸探查
- C. 胸腔镜检查
- D. 支气管镜检查
- E. 经胸壁穿刺活组织检查

139．患者，男，71 岁。患慢性阻塞性肺气肿 15 年，高血压病史 10 年，血压控制良好。1 天前于剧烈咳嗽后突感右侧胸痛，呼气困难加重，不能平卧就诊。查体：右侧胸廓饱满，叩诊呈鼓音，呼吸音减弱。其出现呼吸困难最可能的原因是
- A. 自发性气胸
- B. 心肌梗死
- C. 肺栓塞
- D. 急性左心衰竭
- E. 肺部感染导致呼吸衰竭

140．患者，男，72 岁。慢性支气管炎并发肺气肿 15 年，于一阵剧咳后突感左上胸剧烈刺痛，出现明显的呼吸困难，不能平卧，听诊左肺呼吸音明显减弱，为明确诊断需做的检查是
- A. 心电图
- B. 心肌酶
- C. 胸部 X 线拍片
- D. 超声心动图
- E. CT 检查

141．患者，男，25 岁。体温 39.5 ～ 39.9℃ 1 周，脉搏 102 次／分，呼吸 28 次／分，怀疑为败血症，需做血培养，其目的是
- A. 测定血清酶
- B. 查找致病菌
- C. 测定非蛋白氮含量
- D. 测定电解质
- E. 测定肝功能

142．患者，男，61 岁。吸烟 30 余年，原发性高血压 10 余年，伴血脂异常和糖耐量异常 2 年。近 3 个月来常于劳累后出现胸区疼痛，持续 3 ～ 5 分钟，休息后可缓解。初步诊断为冠心病，稳定型劳力性心绞痛。该患者存在冠心病的危险因素<u>不包括</u>
- A. 吸烟
- B. 糖耐量异常
- C. 血脂异常
- D. 年龄
- E. 运动

143．患者，男，38 岁。半年来多次发生胸骨后紧缩感，持续 1 ～ 2 分钟，休息后缓解。来院检查心电图正常，作运动试验怀疑心肌缺血，为明确诊断，应做的检查是
- A. 心电图
- B. 超声心动图
- C. 胸部 X 线摄片
- D. 冠状动脉造影
- E. 血清心肌酶

144．患者，男，58 岁。心前区压榨样疼痛 4 小时余，伴冷汗、恐惧入院，诊断为广泛前壁心肌梗死。患者最易发生的心律失常是
- A. 窦性心动过速
- B. 室上性心动过速
- C. 心房颤动
- D. 房室传导阻滞
- E. 快速室性心律失常

145．患者，男，50 岁。持续性剧烈腹痛 2 小时，伴恶心呕吐。触诊腹部有压痛、反跳痛和腹肌紧张。患者有脉率增快、呼吸急促等表现，腹部立位平片显示膈下新月形阴影。该患者可能发生了
- A. 脾破裂
- B. 胃穿孔
- C. 膀胱破裂
- D. 肝破裂
- E. 胰腺损伤

146．患者，女，20 岁。低热、腹痛 2 月，偶有便秘。胃肠钡餐造影：盲肠和升结肠增生性狭窄、缩短变形。拟诊为肠结核。护理查体中最可能出现的体征是
- A. 肠鸣音亢进
- B. 右下腹腹部肿块，比较固定，质地中等，轻压痛
- C. 肠型
- D. 腹肌紧张
- E. 蠕动波

147．患者，女，38 岁。慢性肾小球肾炎 5 年。实验室检查：内生肌酐清除率 28ml/min，血肌酐 425μmol/L，血尿素氮 18mmol/L。此患者目前的

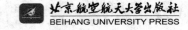

肾功能状况属于

  A. 肾功能正常

  B. 氮质血症期

  C. 肾功能不全代偿期

  D. 肾衰竭期

  E. 尿毒症期

148. 患者，女，65 岁。患肝硬化已 3 年，近日发现牙龈出血，皮肤有许多出血点，且有尿频、尿急、腰痛，经检查后确认为肝硬化、脾功能亢进、全血细胞减少，伴泌尿系统感染。泌尿系感染是由于

  A. 血红蛋白减少

  B. 血小板减少

  C. 嗜酸性粒细胞减少

  D. 嗜中性粒细胞减少

  E. 嗜碱性粒细胞减少

149. 患者，20 岁。月经初潮 16 岁，量多，近期内自觉乏力，头晕，耳鸣，眼花等症状，检查：面色苍白，血象为小细胞低色素性贫血，血清铁蛋白低于正常。医生诊断为缺铁性贫血。其原因是

  A. 损失铁过多

  B. 对铁的需要增加

  C. 铁的摄入不足

  D. 铁的吸收不良

  E. 三价铁增加

150. 患者，男，35 岁。溃疡。经常胃出血，经医院检验血红蛋白 90g/L，红细胞 $3.8×10^{12}$/L，确诊为缺铁性贫血，此病的原因是

  A. 慢性失血

  B. 蛋白丢失

  C. 缺维生素 B_{12}

  D. 缺胃蛋白酶

  E. 缺叶酸

151. 患者，女，32 岁。消化性溃疡 3 年。血象：血红蛋白 90g/L，红细胞 $3.8×10^{12}$/L，确诊为缺铁性贫血，此病的原因是

  A. 慢性失血

  B. 蛋白丢失

  C. 缺维生素 B_{12}

  D. 营养不良

  E. 基因缺陷

152. 患者，女，38 岁。近 2 天来无明显诱因出现高热，体检除显著贫血貌外，无特殊阳性体征。实验室检查：外周血象全血细胞减少，网织红细胞明显减少；骨髓象提示骨髓增生低下。该患者最可能的诊断是

  A. 白血病

  B. 缺铁性贫血

  C. 再生障碍性贫血

  D. 巨幼细胞性贫血

  E. 脾功能亢进

153. 患者，男，65 岁。因诊断甲亢一直坚持服用他巴唑 1 年，目前无任何不适，提示仍需持续服药的指标是

  A. 甲状腺扫描示弥漫性甲状腺肿大

  B. 血清总 T_3 和 T_4 增高

  C. 贫血、血沉加快

  D. T_3 抑制试验可疑阳性

  E. C 反应蛋白增高

154. 患者，女，28 岁。因肥胖 1 年而就诊。体检：面呈满月，皮肤痤疮增多，口唇有小须，背部毳毛多见，项部脂肪垫肥厚，血压 150/100mmHg，疑为库欣综合征，为了进一步明确诊断，检查必不可少的是

  A. 血浆皮质醇测定

  B. 24 小时尿钾测定

  C. 24 小时尿蛋白测定

  D. 24 小时尿肌酸测定

  E. 血清醛固酮测定

155. 患者，女，15 岁。2 周前因糖尿病酮中毒昏迷入院，经积极治疗已清醒，且尿酮体（－），空腹血糖仍高。有关糖尿病病因的描述，<u>不正确</u>的是

  A. 1、2 型均与遗传因素有关

  B. 1 型者体内存在胰岛细胞抗体

  C. 1 型者多易发生自身免疫反应

  D. 2 型者常伴组织对胰岛素抵抗

  E. 1、2 型均具有自身免疫缺陷

156. 患者，男，56 岁。高血压病史 3 年。3 天前晨起口齿不清，口角歪斜，左侧肢体活动障碍。目前最适合的检查是

  A. 脑血管造影

  B. 脑电图检查

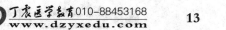
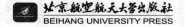

C. 头部 CT 扫描

D. 腰穿脑脊液检查

E. 脑超声波检查

（157 – 158 题共用备选答案）

A. 持续低流量吸氧

B. 低浓度吸氧

C. 高压吸氧

D. 高流量吸氧

E. 间断小流量吸氧

157. 急性左心衰竭应使用

158. 慢性肺源性心脏病合并呼吸衰竭应使用

（159 – 162 题共用备选答案）

A. 血尿

B. 蛋白尿

C. 脓尿

D. 多尿

E. 少尿或无尿

159. 急性肾小球肾炎最特征性的尿改变是

160. 急性肾盂肾炎最特征性的尿改变是

161. 慢性肾小球肾炎最特征性的尿改变是

162. 肾前性急性肾衰常见的尿改变是

（163 – 164 题共用备选答案）

A. 小细胞低色素性贫血

B. 大细胞性贫血

C. 正细胞低色素性贫血

D. 正细胞高色素性贫血

E. 小细胞高色素性贫血

163. 巨幼细胞贫血属于

164. 营养性缺铁性贫血属于

（165 – 167 题共用备选答案）

A. 急性粒细胞白血病

B. 急性淋巴细胞白血病

C. 急性单核细胞白血病

D. 急性红白血病

E. 急性早幼粒细胞白血病

165. 我国成年人急性白血病最常见的类型为

166. 我国儿童急性白血病最常见的类型为

（167 – 168 题共用备选答案）

A. 胃泌素

B. 胃酸

C. 胃蛋白酶原

D. 胰高血糖素

E. 胰岛素

167. 胃主细胞分泌

168. 胰岛 B 细胞分泌

（169 – 170 题共用备选答案）

A. 甲状腺摄 ^{131}I 率增高且高峰前移

B. 血皮质醇及 24 小时尿皮质醇增高

C. 餐后 2 小时血糖 ≥ 11.1mmol/L

D. 口服葡萄糖耐量试验

E. 糖化血红蛋白测定

169. 可反映近 2 ～ 3 个月糖尿病患者血糖水平的是

170. 可确诊糖尿病诊断的检查是

（171 – 172 题共用备选答案）

A. 抗 Sm 抗体

B. 抗双链 DNA 抗体

C. 抗核抗体

D. 抗 "O" 抗体

E. CH_{50}（总补体）

171. 系统性红斑狼疮的标志性抗体是

172. 与系统性红斑狼疮活动有关的抗体是

（173 – 174 题共用备选答案）

A. 血液胆碱酯酶活力

B. 血液碳氧血红蛋白浓度

C. 血清葡萄糖浓度

D. 尿中的粪卟啉含量

E. 血液黏稠度

173. 诊断急性一氧化碳中毒应测

174. 诊断急性有机磷农药中毒应测

（175 – 176 题共用备选答案）

A. 病原体被清除

B. 隐性感染

C. 显性感染

D. 病原携带状态

E. 潜伏期感染

175. 病原体进入人体后，仅引起机体特异性免疫应答。发生轻微的病理变化，不产生任何临床症状，但通过免疫学检查被发现属于

176. 病原体进入人体后，在人体内生长繁殖并不断排出体外，成为重要的传染源，而人体不出现任何症状属于

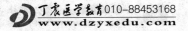 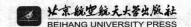

（177－178题共用备选答案）

    A．长期反复接触化学毒物

    B．暴饮暴食

    C．慢性肝炎

    D．血吸虫感染

    E．循环障碍

177．与急性胰腺炎发病有关的是

178．与原发性肝癌发病最密切相关的是

（179－180题共用备选答案）

    A．血糖升高

    B．血淀粉酶降低

    C．球蛋白增高

    D．白蛋白降低

    E．球蛋白降低

179．出血坏死型胰腺炎患者实验室检查可有

180．肝硬化患者实验室检查可有

（181－184题共用备选答案）

    A．尿酮体（+）

    B．尿中白细胞＞5个高倍视野

    C．柏油便

    D．血红蛋白＜110g/L

    E．大量管型尿

181．对上消化道出血患者检查可发现

182．泌尿系感染可发现

183．贫血可发现

184．酮症酸中毒可发现

（185－186题共用备选答案）

    A．IgA

    B．IgB

    C．IgD

    D．IgE

    E．IgM

185．与类风湿关节炎的发生关系密切的抗体是

186．与支气管哮喘发生关系密切的抗体是

第二章 外科护理学

1. 高血钾症的常见原因中，错误的是
   - A. 静脉补钾过量过快
   - B. 急性肾功能衰竭
   - C. 输入大量库存血
   - D. 持续胃肠减压
   - E. 代谢性酸中毒

2. 呼吸性酸中毒的病因不包括
   - A. 肺炎
   - B. 肺不张
   - C. 换气过度
   - D. 肺部外伤
   - E. 呼吸道梗阻

3. 外科疾病中引起代谢性碱中毒最常见的是
   - A. 瘢痕性幽门梗阻
   - B. 肠瘘
   - C. 小肠扭转
   - D. 肾功能不全
   - E. 胰瘘

4. 任何原因致血液中的 HCO_3^- 下降时，最易发生
   - A. 呼吸性酸中毒
   - B. 呼吸性碱中毒
   - C. 代谢性酸中毒
   - D. 代谢性碱中毒
   - E. 混合性碱中毒

5. 呼吸性酸中毒（失代偿）时，血气分析出现的改变是
   - A. $PaCO_2 \uparrow$，$pH > 7.45$、$PaO_2 \downarrow$
   - B. $PaCO_2 \uparrow$，$pH < 7.35$、$PaO_2 \downarrow$
   - C. $PaCO_2 \downarrow$，$pH < 7.35$、$PaO_2 \uparrow$
   - D. $PaCO_2 \uparrow$，$pH > 7.45$、$PaO_2 \uparrow$
   - E. $PaCO_2 \uparrow$，$pH < 7.45$、$PaO_2 \downarrow$

6. 急性出血性坏死型胰腺炎所导致的休克类型是
   - A. 中毒性休克
   - B. 低血容量性休克
   - C. 过敏性休克
   - D. 感染性休克
   - E. 创伤性休克

7. 局麻药内加肾上腺素的首要目的是
   - A. 延缓药物吸收，避免或减轻中毒
   - B. 延缓药物吸收，缩短作用时间
   - C. 使局部血管扩张，减少出血
   - D. 预防术中血压下降
   - E. 预防术中脉搏减慢

8. 关于手术中的无菌原则，正确的是
   - A. 手术人员穿好无菌手术衣及戴好无菌手套后，双手应下垂并靠近身体
   - B. 参加手术人员可扶持无菌桌的边缘
   - C. 凡与皮肤接触的器械，用外用生理盐水冲洗后可继续使用
   - D. 手术人员需调换位置时，应采取面对面形式调换
   - E. 手术人员前臂或肘部若受污染应立即更换手术衣或加套无菌袖套

9. 关于应激状态下机体代谢变化的叙述正确的是
   - A. 血糖降低
   - B. 机体组织仅利用脂肪氧化供能
   - C. 蛋白质分解增加
   - D. 糖类分解减少
   - E. 机体代谢率减低

10. 肠内营养的供给途径不包括
   - A. 经鼻胃管
   - B. 经鼻肠管
   - C. 经口摄入

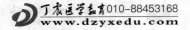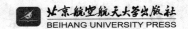
北京航空航天大学出版社
BEIHANG UNIVERSITY PRESS

D. 经空肠造瘘

E. 经中心静脉

11. 适合于肾衰患者使用的肠内营养剂是

A. 自制匀浆膳

B. 大分子聚合物

C. 要素饮食

D. 高支链氨基酸配方

E. 必需氨基酸配方

12. 属于特异性感染的是

A. 铜绿假单胞菌感染

B. 大肠埃希菌感染

C. 结核杆菌感染

D. 变形杆菌感染

E. 链球菌感染

13. 外科感染的主要病原体是

A. 病毒

B. 细菌

C. 真菌

D. 寄生虫

E. 螺旋体

14. 引起丹毒的最常见致病菌是

A. 金黄色葡萄球菌

B. A组β溶血性链球菌

C. 变形杆菌

D. 大肠埃希菌

E. 脆弱拟杆菌

15. 丹毒是指

A. 急性管状淋巴管炎

B. 急性网状淋巴管炎

C. 急性蜂窝织炎

D. 急性淋巴结炎

E. 多发性毛囊炎

16. 全身性感染患者行血液细菌培养的最佳时间是

A. 寒战高热前

B. 寒战高热时

C. 寒战高热后

D. 应用抗生素时

E. 应用退热药前

17. 热烧伤的病理改变主要取决于

A. 热源类型及受热时间

B. 热源温度及受伤部位

C. 受热时间及受伤面积

D. 热源温度及受热时间

E. 热源温度及受伤面积

18. 大面积烧伤48小时内最重要的全身改变是

A. 创伤性休克

B. 低血容量性休克

C. 毒血症

D. 创面脓毒症

E. 急性肾功能衰竭

19. 烧伤早期发生休克的最主要原因是

A. 大量血浆从血管内渗出

B. 脓毒症

C. 败血症

D. 大量红细胞溶解破坏

E. 使用广谱抗生素后发生真菌感染

20. 属于深Ⅱ度烧伤的是

A. 伤及表皮浅层，皮肤红斑，局部温度高

B. 伤及真皮层，小水疱，感觉迟钝，皮温降低

C. 伤及真皮层，大小不一水疱，感觉过敏，皮温增高

D. 伤及皮肤全层，达到皮下、肌肉、无水疱

E. 伤及表皮生发层，有水疱，疱壁较薄，含黄色液体

21. 移植术后的急性排斥反应多发生在

A. 24小时内

B. 1周内

C. 1～2周

D. 6个月内

E. 1年内

22. 对放疗最不敏感的肿瘤是

A. 霍奇金病

B. 精原细胞瘤

C. 乳癌

D. 鼻咽癌

E. 黑色素瘤

23. 良性、恶性肿瘤的根本区别是

A. 活动度

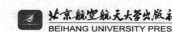

B．细胞分化程度

C．肿块大小

D．表面光滑程度

E．有无外包膜

24．引起单纯性甲状腺肿最主要的病因是

A．甲状腺素合成障碍

B．甲状腺素分泌增加

C．甲状腺素需要量增高

D．甲状腺原料（碘）缺乏

E．长期服用甲状腺药物

25．临床上鉴别颈部肿物是否与甲状腺有关的特有体征是

A．肿物质地较硬

B．有压痛感

C．有压迫感

D．随吞咽移动

E．肿块突出

26．基础代谢率的正常值是

A．±10%

B．±15%

C．±20%

D．±30%

E．±40%

27．可作为甲亢与单纯性甲状腺肿鉴别的检查是

A．血清总 T_3

B．T_3 抑制试验

C．^{131}I 的摄取率

D．甲状腺自身抗体

E．促甲状腺激素检查

28．中度甲亢的标准是基础代谢率在

A．±10%

B．+10% ～ +20%

C．+20% ～ +30%

D．+30% ～ +50%

E．+30% ～ +60%

29．关于乳腺解剖生理，不正确的是

A．成年女性乳房有 15 ～ 20 个腺叶

B．乳腺是内分泌器官的靶器官

C．腺小叶和小乳管是乳腺的基本单位

D．绝经后，乳腺腺体逐渐萎缩

E．妊娠和哺乳期乳腺明显增生

30．乳腺癌淋巴结转移的常见部位是

A．锁骨上淋巴结

B．锁骨下淋巴结

C．患侧腋下淋巴结

D．健侧腋下淋巴结

E．胸骨旁淋巴结

31．Ⅰ期乳腺癌肿块的最大直径不超过

A．1.5cm

B．2cm

C．3.5cm

D．4.5cm

E．5cm

32．治疗乳腺癌的主要方法是早期进行

A．激素治疗

B．放射疗法

C．根治性手术

D．抗癌药物

E．生物治疗

33．急性乳腺炎的早期表现中错误的是

A．乳房肿胀

B．压痛性肿块

C．高热、寒战

D．局部皮肤红、热

E．疼痛局部有波动感

34．难复性疝发生的主要原因是

A．腹腔内容物反复突出致囊颈损伤粘连

B．腹壁缺损丧失抵挡作用

C．腹腔内容物进入囊内过多，囊颈相对狭窄

D．腹腔内容物进入囊内，刺激囊颈收缩

E．疝环较小，腹内物体积相对较大

35．使腹壁肌强度降低，诱发腹外疝的因素是

A．便秘

B．妊娠

C．肥胖

D．老年肌肉退化萎缩

E．排尿困难

36．腹股沟斜疝患者用力排便时疝块增大，有明显疼痛，用手推挤疝块不能回纳，其类型属于

A．易复性疝

B．难复性疝

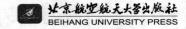

C．嵌顿性疝

D．绞窄性疝

E．滑动性疝

37．引起急性继发性化脓性腹膜炎最常见的原因是

　　A．溃疡性结肠炎

　　B．急性胆囊炎

　　C．急性胃炎

　　D．急性肠炎

　　E．急性阑尾炎

38．引起继发性腹膜炎最常见的致病菌是

　　A．大肠埃希菌

　　B．肺炎球菌

　　C．溶血性链球菌

　　D．金黄色葡萄球菌

　　E．厌氧杆菌

39．继发性腹膜炎最常见的致病菌是

　　A．肺炎链球菌

　　B．铜绿假单胞菌

　　C．大肠埃希菌

　　D．金黄色葡萄球菌

　　E．链球菌

40．原发性腹膜炎的常见致病菌是

　　A．类杆菌

　　B．金黄色葡萄球菌

　　C．肺炎球菌

　　D．大肠埃希菌

　　E．变形杆菌

41．原发性和继发性腹膜炎的区别点是

　　A．致病菌不同

　　B．发病年龄不同

　　C．机体抵抗力不同

　　D．腹腔有无原发病灶

　　E．有无腹膜刺激征

42．人体最大的体腔是

　　A．胸膜腔

　　B．腹膜腔

　　C．盆腔

　　D．纵隔

　　E．肠腔

43．原发性腹膜炎和继发性腹膜炎的主要区别是

　　A．腹痛性质

　　B．腹胀程度

　　C．病原菌种类

　　D．体温升高程度

　　E．有无腹腔原发病灶

44．胃破裂的腹穿抽出液是

　　A．黄色，浑浊，无臭味，可有食物残渣

　　B．不凝固的暗红色血液

　　C．黄色稀便样，臭味明显

　　D．棕黄色浑浊炎性液

　　E．血性，胰淀粉酶含量增高

45．急性腹膜炎治疗过程中最常见的残余脓肿是

　　A．膈下脓肿

　　B．肾周脓肿

　　C．盆腔脓肿

　　D．髂窝脓肿

　　E．脾周脓肿

46．腹部闭合性损伤常见致伤因素是

　　A．化学物质刺激

　　B．利器作用

　　C．火器作用

　　D．微生物作用

　　E．挤压或碰撞作用

47．对腹膜刺激性最强的内容物是

　　A．胃十二指肠液

　　B．血液

　　C．脓液

　　D．肠液

　　E．炎性渗出液

48．疑有腹内空腔脏器损伤时，首选的辅助检查是

　　A．X线

　　B．B超

　　C．MRI

　　D．CT

　　E．选择性血管造影

49．诊断腹腔内实质脏器损伤的最可靠依据是

　　A．肝浊音界缩小

　　B．肠鸣音减弱

　　C．腹腔穿刺到不凝固的液体

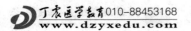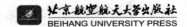

D. 出现休克
E. 有腹膜刺激征

50. 分泌盐酸的胃黏膜细胞是
    A. 主细胞
    B. 壁细胞
    C. 黏液细胞
    D. G 细胞
    E. 嗜银细胞

51. 胃、十二指肠溃疡急性穿孔时腹部触诊的特点是
    A. 腹软
    B. 腹肌轻度紧张
    C. 腹肌紧张、无压痛
    D. 腹肌极度紧张，无反跳痛
    E. 板状腹、压痛、反跳痛

52. 胃癌按组织病理学分类，临床最常见的是
    A. 鳞癌
    B. 黏液癌
    C. 腺癌
    D. 低分化癌
    E. 未分化癌

53. 胃癌的主要转移途径是
    A. 直接蔓延
    B. 淋巴转移
    C. 血行转移
    D. 腹腔种植
    E. 胃内转移

54. 确诊胃癌比较可靠的方法是
    A. 大便潜血检查
    B. X 线钡餐检查
    C. B 超
    D. 纤维胃镜检查
    E. CT

55. 提高胃癌治愈率的关键是在于
    A. 早期诊断
    B. 彻底手术
    C. 积极化疗
    D. 早期化疗
    E. 综合治疗

56. 腹部手术后肠胀气基本原因是

A. 肠内细菌代谢产生的气体过多
B. 血液内的气体弥散到肠腔内
C. 胃肠功能受抑制
D. 肠内容物代谢产生的气体
E. 经口吞咽下气体过多

57. 急性阑尾炎最常见的病因是
    A. 免疫力低下
    B. 胃肠道功能紊乱
    C. 淋巴小结增生
    D. 阑尾管腔阻塞
    E. 粪石压迫阑尾

58. 急性化脓性阑尾炎最主要的病理改变是
    A. 炎症局限于黏膜层
    B. 炎症局限于黏膜下层
    C. 炎症局限于浆膜层
    D. 腹腔内有脓性液体
    E. 阑尾腔内有积脓

59. 急性阑尾炎右下腹疼痛是由于
    A. 内脏神经反射
    B. 胃肠道功能紊乱
    C. 炎症侵及阑尾黏膜下层
    D. 炎症刺激右下腹壁层腹膜
    E. 炎症侵及阑尾浆膜

60. 肠梗阻的病理生理变化应**除外**
    A. 肠管壁充血水肿、血供障碍
    B. 梗阻以下肠管空虚、瘪陷
    C. 呼吸性碱中毒
    D. 代谢性酸中毒
    E. 血容量减少、血液浓缩

61. 肠梗阻时，肠腔积液的主要来源是
    A. 经口腔饮入
    B. 梗阻近端的胃肠分泌液
    C. 肠腔渗出液
    D. 腹腔液体经肠壁渗入
    E. 炎症渗出液

62. 急性肠梗阻易导致
    A. 水中毒
    B. 低渗性脱水
    C. 等渗性脱水
    D. 高钠血症
    E. 低钠血症

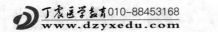 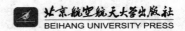

63. 绞窄性肠梗阻最易引起的休克类型是
    A. 低血容量性休克
    B. 感染性休克
    C. 心源性休克
    D. 神经性休克
    E. 过敏性休克

64. 单纯性肠梗阻与绞窄性肠梗阻的主要区别是
    A. 梗阻的时间不同
    B. 梗阻的部位不同
    C. 梗阻的严重程度不同
    D. 局部肠管有无血运障碍
    E. 有无并发症

65. 高位性肠梗阻其梗阻发生的部位在
    A. 十二指肠以上
    B. 空肠以上
    C. 回肠末端以上
    D. 结肠中段以上
    E. 结肠中段以下

66. 对绞窄性肠梗阻的诊断最有意义的检查是
    A. 血白细胞明显升高，中性粒 0.90
    B. 腹平片可见多个液气平面
    C. 腹腔穿刺抽出血性液体
    D. 血气分析示血氧分压降低
    E. 血生化检查示电解质紊乱

67. 确诊肠瘘的首选检查是
    A. 大便常规
    B. B 超
    C. 磁共振检查
    D. 钡剂
    E. 口服亚甲蓝

68. 直肠癌最主要的转移途径是
    A. 直接蔓延
    B. 腹腔内种植
    C. 血液转移
    D. 淋巴转移
    E. 肠腔内种植转移

69. 结肠癌已侵犯肠壁以外，但无区域淋巴结转移，Dukes 分期属于
    A. A 期
    B. B 期
    C. C1 期

D. C2 期
    E. D 期

70. 直肠癌的最主要诊断方法是
    A. 直肠指诊
    B. X 线钡餐胃肠检查
    C. 大便检测
    D. 直肠镜检
    E. 活组织病理检查

71. 对预测直肠癌预后和监测其复发有重要意义的指标是
    A. 直肠指检
    B. 大便潜血检查
    C. 大便常规检查
    D. 血清甲胎蛋白测定
    E. 血清癌胚抗原（CEA）测定

72. 肛瘘的常见病因是
    A. 混合痔
    B. 肛裂
    C. 肛管直肠周围脓肿
    D. 直肠脱垂
    E. 直肠癌

73. 肛裂好发生于膝胸位时的
    A. 12 点处
    B. 8 点处
    C. 10 点处
    D. 4 点处
    E. 3 点和 6 点处

74. 引起门静脉高压的常见原因是
    A. 肠系膜上静脉扩张
    B. 肝静脉狭窄
    C. 肝硬化
    D. 胆道阻塞
    E. 肝肿瘤

75. 门静脉高压症的发病原因不包括
    A. 巴德 - 吉亚利综合征（布 - 加综合征）
    B. 肝炎后肝硬化
    C. 肝外门静脉栓塞
    D. 门静脉主干先天畸形
    E. 肝良性肿瘤

76. 门静脉高压症的常见原因是

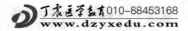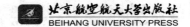

A．门静脉血栓形成

B．门静脉主干畸形

C．肿瘤压迫门静脉

D．门静脉炎

E．肝硬化

77．不符合门静脉高压症病理改变的是

A．腹水形成

B．脾功能亢进

C．胃底食管下段静脉曲张

D．中心静脉压增高

E．前腹壁静脉曲张

78．门静脉高压形成后的病理变化，错误的是

A．脾肿大

B．脾功能亢进

C．交通支扩张

D．腹水

E．胃黏膜萎缩

79．门静脉高压症患者出现呕血、黑便，其破裂的门静脉分支是

A．前腹壁交通支

B．直肠下端、肛管交通支

C．胃底、食管下段交通支

D．肠系膜上与下腔静脉交通支

E．肠系膜下与下腔静脉交通支

80．门静脉压力增高首先出现的病理变化是

A．交通支扩张

B．充血性脾肿大

C．直肠上、下静脉曲张

D．食管胃底静脉曲张

E．腹壁静脉怒张

81．门静脉压力的正常值范围为

A．11～22cmH$_2$O

B．12～23cmH$_2$O

C．13～24cmH$_2$O

D．14～25cmH$_2$O

E．15～26cmH$_2$O

82．正常肝门静脉压力范围是

A．0.6～1kPa（6.13～10.2cmH$_2$O）

B．1～2.35kPa（10.2～24cmH$_2$O）

C．1.27～2.35kPa（13～24cmH$_2$O）

D．2.5～3kPa（25.5～30.64cmH$_2$O）

E．3.6～4.5kPa（36.73～45.92cmH$_2$O）

83．成人门静脉高压症继发食管胃底曲张静脉破裂大出血，最常见的并发症是

A．失血性休克

B．急性肝坏死

C．急性弥漫性腹膜炎

D．血氨增多，肝昏迷

E．应激性溃疡

84．肝门静脉高压症食管胃底静脉曲张破裂出血造成死亡的主要原因是

A．多器官衰竭

B．失血性休克

C．脾大

D．感染

E．肝功能衰竭

85．门静脉压力增高，血流淤滞，首先出现的是

A．交通支扩张

B．充血性脾肿大

C．肝功能损害

D．急性上消化道出血

E．腹水

86．原发性支气管肺癌组织大多起源于

A．肺毛细淋巴管

B．肺间质

C．肺小血管上皮

D．支气管黏膜上皮

E．支气管软骨

87．原发性肝癌早期最有诊断价值的检查是

A．ALT

B．AKP

C．AST

D．AFP

E．AFU

88．细菌性肝脓肿致病菌侵入的主要途径是

A．肝动脉

B．胆道、门静脉

C．肠系膜上静脉

D．开放性肝损伤

E．肝静脉

89．胆汁的功能，不正确的是

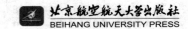

A. 排泄肝代谢产物
B. 乳化脂肪
C. 中和胃酸
D. 抑制肠道细菌生长繁殖
E. 抑制肠蠕动

90. 胆汁的功能，叙述错误的是
　　A. 促进脂溶性维生素吸收
　　B. 乳化脂肪
　　C. 促进肠道吸收铁和钙
　　D. 抑制肠道若干细菌繁殖
　　E. 抑制肠蠕动

91. 引起胆管结石的主要原因是
　　A. 细菌感染
　　B. 胆管畸形
　　C. 胆管梗阻
　　D. 胰液反流
　　E. 胆囊萎缩

92. 关于胆囊结石的描述，错误的是
　　A. 胆囊结石均有临床症状
　　B. 主要为胆固醇性结石或以胆固醇为主的混合性结石
　　C. 大的单发结石不易发生嵌顿
　　D. 结石长期嵌顿于胆囊壶腹但无感染时，可产生"白胆汁"
　　E. 结石和炎症的反复刺激可诱发胆囊癌变

93. 治疗胆绞痛不单独使用吗啡类药物的原因是
　　A. 避免成瘾
　　B. 止痛效果不好
　　C. 药物来源困难
　　D. 疼痛缓解后可使病情恶化
　　E. 避免 Oddi 括约肌痉挛加重病情

94. 形成胆色素结石的主要原因是
　　A. 代谢异常
　　B. 反复胆道感染
　　C. 胆囊功能异常
　　D. 致石基因
　　E. 环境因素

95. 胰腺疾病和胆道疾病互相关联的解剖学基础是
　　A. 胰管和胆总管两者解剖位置靠近
　　B. 胰腺副胰管和胆总管相通

C. 胰腺导管开口在胆总管开口之下
D. 胰腺导管和胆总管下端有共同通道和共同开口
E. 胆总管和胰腺导管均开口于十二指肠内侧壁

96. 胰腺外分泌产生胰液，每天分泌量约
　　A. 200～400ml/d
　　B. 500～600ml/d
　　C. 750～1500ml/d
　　D. 1600～2000ml/d
　　E. 2100～2500ml/d

97. 急性胰腺炎最常见的原因是
　　A. 胆道疾病
　　B. 胰腺外伤
　　C. 暴饮暴食
　　D. 长期酗酒
　　E. 胰周手术

98. 暴饮暴食和酗酒最易引发的急腹症是
　　A. 急性阑尾炎
　　B. 急性胰腺炎
　　C. 急性胆囊炎
　　D. 急性肠梗阻
　　E. 急性腹膜炎

99. 对急性胰腺炎有诊断价值的检查是
　　A. 碳氧血红蛋白测定
　　B. 胆碱酯酶活力测定
　　C. 血淀粉酶测定
　　D. 心肌酶测定
　　E. 碱性磷酸酶测定

100. 急性胰腺炎患者血清淀粉酶最有诊断价值的时间为起病后
　　A. 1～2 小时
　　B. 24 小时以后
　　C. 3～4 小时
　　D. 12 小时以内
　　E. 8～12 小时

101. 急性胰腺炎的实验室检查结果，不相符的是
　　A. 血白细胞数增高
　　B. 血钙下降
　　C. 血淀粉酶增高

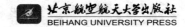

D. 血清胆红素增高

E. 血糖下降

102. 急性胰腺炎患者尿淀粉酶与血清淀粉酶描述正确的是

A. 两者同时增高

B. 尿淀粉酶先增高

C. 血清淀粉酶先增高

D. 尿淀粉酶不增高

E. 尿淀粉酶持续增高

103. 闭合性腹部损伤时，有助于判断损伤脏器的辅助检查是

A. 血常规和红细胞压积

B. 超声波检查

C. X 线腹部透视或平片

D. 腹腔动脉造影

E. 腹腔穿刺或灌洗检查

104. 血栓闭塞性脉管炎的发病因素不包括

A. 吸烟

B. 寒冷

C. 血凝高凝状态

D. 自身免疫功能紊乱

E. 血脂高

105. 有关血栓闭塞性脉管炎，错误的是

A. 慢性、持续性、进行性疾病

B. 好发于青壮年男性

C. 病变多发生于下肢血管

D. 主要侵及大动脉

E. 早期症状为间歇性跛行

106. 颅内压增高的临床主要表现是

A. 头痛、肢体运动与感觉障碍

B. 头痛、瞳孔散大

C. 血压、呼吸、脉搏改变

D. 头痛、呕吐、视乳头水肿

E. 昏迷、四肢强直

107. 颅内压增高引起死亡的主要原因是

A. 呕吐

B. 意识障碍

C. 脱水

D. 感染

E. 脑疝

108. 颅底骨折属于

A. 闭合性骨折

B. 开放性骨折

C. 不稳定性骨折

D. 青枝骨折

E. 凹陷性骨折

109. 容易形成硬脑膜外血肿的颅骨骨折是

A. 颅盖骨折

B. 颅底骨折

C. 线形骨折

D. 闭合性骨折

E. 颅顶骨折

110. 产生胸部连枷胸的原因是

A. 胸骨骨折

B. 胸壁内陷

C. 多根肋骨多处骨折

D. 单根肋骨单处骨折

E. 单根肋骨多处骨折

111. 最易发生骨折的肋骨是

A. 1 ～ 3 肋

B. 4 ～ 7 肋

C. 8 ～ 10 肋

D. 11 ～ 12 肋

E. 9 ～ 11 肋

112. 诊断气胸的最有效的检查方法是

A. X 线检查

B. B 超检查

C. CT 检查

D. 磁共振

E. 纤维支气管造影

113. 判断损伤性血胸的主要依据是

A. 胸部外伤史

B. 脉速、血压下降

C. 气促，呼吸困难

D. 气管移位

E. 胸穿抽出血液

114. 急性脓胸最常见的致病菌是

A. 厌氧菌

B. 链球菌

C. 肺炎球菌

D. 大肠埃希菌

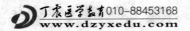 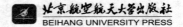

E. 金黄色葡萄球菌

115. 肺癌又称为
　　A. 支气管肺癌
　　B. 肺泡癌
　　C. 原发性肺癌
　　D. 继发性肺癌
　　E. 肺叶肺癌

116. 对肺癌的普查和诊断有重要作用的检查是
　　A. PET
　　B. 磁共振检查
　　C. 痰细胞学检查
　　D. 纤维支气管镜检查
　　E. 肺穿刺检查

117. 在普查和诊断肺癌时，占重要地位的检查是
　　A. 肺功能检查
　　B. 胸部 X 线摄片检查
　　C. 痰细胞学检查
　　D. 纤维支气管镜检查
　　E. 胸腔积液检查

118. 食管癌是我国的常见肿瘤，男多于女，发病年龄多在
　　A. 35 岁以上
　　B. 40 岁以上
　　C. 45 岁以上
　　D. 50 岁以上
　　E. 55 岁以上

119. 对冠心病的诊断有重要意义的检查是
　　A. 心电图
　　B. 超声心动图
　　C. 冠状动脉造影
　　D. 右心室造影
　　E. 胸部 X 线

120. 前尿道损伤最多见于
　　A. 尿道阴茎部
　　B. 尿道悬垂部
　　C. 尿道球部
　　D. 尿道膜部
　　E. 尿道前列腺部

121. 肾结核的主要感染途径是
　　A. 呼吸道
　　B. 消化道
　　C. 直接蔓延
　　D. 血循环
　　E. 淋巴管

122. 肾结核一般继发于
　　A. 淋巴结核
　　B. 骨关节结核
　　C. 膀胱结核
　　D. 肠结核
　　E. 肺结核

123. 与膀胱癌发病密切相关的因素是
　　A. 长期从事染料职业
　　B. 过量食用蔗糖
　　C. 长期服用抗生素
　　D. 长期尿失禁
　　E. 急性膀胱炎

124. 引起膀胱癌主要因素是
　　A. 吸烟
　　B. 食用蔗糖
　　C. 长期服用抗生素
　　D. 长期尿失禁
　　E. 急性膀胱炎症

125. 前列腺癌患者血中，数值增高的是
　　A. AKP
　　B. PSA
　　C. AFP
　　D. CEA
　　E. Hb

126. 有关骨折的病因叙述正确的是
　　A. 踢球时股直肌收缩致髌骨骨折称为直接暴力骨折
　　B. 跌倒时手掌撑地致桡骨骨折是间接暴力骨折
　　C. 长途行军时第 2 跖骨骨折是间接暴力骨折
　　D. 慢性骨髓炎致局部骨折称为肌牵拉性骨折
　　E. 股骨骨肉瘤处受撞击致骨折称为疲劳性骨折

127. 导致股骨颈骨折的原因主要是

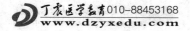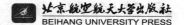

A．直接暴力
B．间接暴力
C．肌肉牵拉
D．累积应力
E．骨质疏松

128．脱位的常见病因是
A．胚胎发育异常
B．外界暴力
C．骨关节结核
D．初次脱位治疗不当
E．骨肿瘤

129．患者，女，21岁。诊断脊柱结核，最可靠的依据是
A．有低热、盗汗史
B．血沉快
C．结核菌素试验（+）
D．X线摄片示椎间隙狭窄，相邻椎体边缘模糊
E．全身虚弱、贫血

130．腰椎间盘突出症的病因不包括
A．腰椎间盘退行性变
B．损伤
C．腰棘韧带炎
D．妊娠
E．遗传因素

131．颈椎病常见的病因是
A．颈椎间盘退行性变
B．急性损伤使椎间盘加速退变
C．慢性损伤使椎间盘损害加重
D．颈椎骨折脱位压迫脊髓
E．颈椎骨折脱位压迫神经

132．患者，男，39岁。因多发性肋骨骨折、肺挫伤导致急性呼吸窘迫综合征，医生查房听诊时双肺有中小水泡音，管状呼吸音，X线胸片检查示两肺有散在斑片状阴影，可见支气管充气征。提示患者处于
A．初期
B．稳定期
C．进展期
D．进展期和末期
E．末期

133．患者，男，34岁，行肾移植术后。密切观察，防止超急性排斥反应，其一般发生于术后
A．24小时内
B．36小时内
C．48小时内
D．72小时内
E．96小时内

134．患者，男，62岁。患胃溃疡多年，近年来上腹痛发作频繁，无规律，体重减轻，营养不良。胃钡餐透视见有龛影。该患者最需要进行的检查为
A．胃镜和细胞学检查
B．胃酸测定
C．粪便隐血实验
D．腹部B超
E．ERCP（逆行胰胆管造影）

135．患者，男，30岁。因急性肠梗阻入院，现患者出现明显腹膜刺激征。X线检查显示孤立、胀大的肠襻，且不受体位和时间的影响。应首先考虑诊断是
A．粪石性肠梗阻
B．麻痹性肠梗阻
C．痉挛性肠梗阻
D．绞窄性肠梗阻
E．粘连性肠梗阻

136．患者，女，50岁。右上腹痛4天，体温39℃，胆囊肿大伴有触痛，血清胆红素6.5mmol/L，血白细胞计数$13×10^9$/L，最可能的诊断是
A．急性胆囊炎
B．胆总管结石合并化脓性胆管炎
C．急性胰腺炎
D．胆道蛔虫
E．肝脓肿

137．患者，女，32岁。反复出现右季肋部胀痛并伴寒战，高热，轻度黄疸，为明确诊断应首选的检查是
A．CT
B．血、尿淀粉酶
C．X线
D．B超
E．ERCP

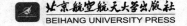

138．患者，女，32 岁。既往有胃病史，近 1 周来常感上腹不适，4 小时前突发上腹部剧烈疼痛，伴有恶心、呕吐。查体：腹部压痛、肌紧张，肝浊音界缩小。X 线检查可见膈下游离气体。首先考虑

 A．急性阑尾炎穿孔

 B．胆囊炎穿孔

 C．急性胰腺炎

 D．溃疡穿孔

 E．宫外孕

139．患者，女，31 岁。因车祸导致胸部受伤，医师怀疑患者出现血胸，对诊断最有意义的检查方法是

 A．触诊气管移位

 B．血常规检查

 C．胸部 X 线检查示胸膜腔积液

 D．胸穿抽出不凝血

 E．叩诊伤侧为浊音、呼吸音减弱

140．患者，男，58 岁。吸烟史 40 年，近来右胸痛，咯血丝痰，X 线胸片显示右肺门增大，为确诊最可靠的检查应是

 A．肺门切层

 B．开胸肺活检

 C．纤维支气管镜检查

 D．痰脱落细胞检查

 E．支气管造影

141．患者，男，50 岁。经常发生肾绞痛、血尿，疑为肾结石，需作静脉肾盂造影。造影前准备工作正确的是

 A．全胃肠灌洗

 B．两天前禁食

 C．检查前憋尿

 D．鼓励饮水

 E．碘过敏试验

142．患者，女，51 岁。车祸致下腹部撞伤。现场排除膀胱破裂的简便方法是

 A．直肠指检

 B．耻骨上膀胱穿刺

 C．排泄性尿路造影

 D．腹部叩诊查移动性浊音

 E．导尿及膀胱注水试验

（143 - 144 题共用备选答案）

 A．糖类

 B．电解质

 C．蛋白质

 D．脂肪

 E．维生素

143．禁食 24 小时后，机体的主要能源是

144．有储备，一般情况下为机体提供能量的是

（145 - 146 题共用备选答案）

 A．厌氧菌

 B．肺炎球菌

 C．大肠埃希菌

 D．溶血性链球菌

 E．金黄色葡萄球菌

145．丹毒的致病菌为

146．急性脓胸最主要的致病菌为

（147 - 148 题共用备选答案）

 A．同质移植

 B．自体移植

 C．异体移植

 D．同种异体移植

 E．异种异体移植

147．某人的肾脏移植给另一人，属于

148．一卵双生的孪生兄弟或孪生姐妹，其组织器官相互移植，属于

（149 - 150 题共用备选答案）

 A．涂 2% 龙胆紫

 B．热敷

 C．涂薄荷淀粉

 D．涂硼酸软膏

 E．涂碘酒

149．放射治疗后，患者皮肤出现干反应，应如何处理

150．放射治疗后，患者皮肤出现湿反应，应如何处理

（151 - 152 题共用备选答案）

 A．乳头状腺癌

 B．滤泡状腺癌

 C．未分化癌

 D．腺癌

 E．髓样癌

151．甲状腺癌中恶性程度相对较低的是

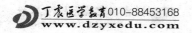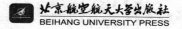

152．甲状腺癌中恶性程度最高的是

（153－156题共用备选答案）

    A．易复性疝

    B．难复性疝

    C．嵌顿性疝

    D．绞窄性疝

    E．滑动疝

153．当腹压骤增时，疝块突然增大，伴有明显疼痛，平卧或用手推送不能使之还纳，肿块紧张且硬，有明显触痛，此疝属于

154．腹股沟有肿块，在站立、行走或咳嗽时出现，若平卧休息或用手将肿块向腹腔推送，肿块可向腹腔回纳而消失，此疝属于

155．腹压增高，疝内容物强行进入疝囊，疝囊颈的弹性收缩，将内容物卡住，不能回纳的疝是

156．疝内容物不能或不能完全回纳腹腔内

（157－160题共用备选答案）

    A．疝环

    B．疝囊

    C．疝外被盖

    D．疝内容物

    E．疝门

157．壁层腹膜构成

158．腹外疝的组成<u>不包括</u>

159．皮肤构成

160．小肠可构成

（161－162题共用备选答案）

    A．腹股沟斜疝

    B．腹股沟直疝

    C．切口疝

    D．股疝

    E．脐疝

161．多发生于中年经产妇女的腹外疝是

162．多见于年老体弱者的腹外疝是

（163－164题共用备选答案）

    A．面色苍白，脉压小，休克，持续性腹痛，腹膜炎刺激症状不严重

    B．剧烈腹痛，恶心，呕吐，典型腹膜刺激征，膈下游离气体

    C．腹痛，恶心，呕吐，腹膜炎体征出现较晚，程度重。腹腔内游离气体

    D．腹痛，腹肌紧张，有血尿

    E．会阴部剧烈疼痛，有鲜红的血便

163．肝、脾等实质性脏器损伤时的临床表现为

164．下消化道破裂时临床表现为

（165－166题共用备选答案）

    A．肺

    B．骨

    C．脑

    D．肝

    E．胃

165．大肠癌血行转移的部位最常见于

166．前列腺癌血行转移的部位最常见于

（167－168题共用备选答案）

    A．B超

    B．CT

    C．MRI

    D．肝血管造影

    E．肝组织活检

167．目前肝癌筛查的首选方法是

168．确诊肝癌最可靠的方法是

（169－170题共用备选答案）

    A．阵发性绞痛

    B．持续性钝痛

    C．持续性胀痛

    D．持续性锐痛

    E．持续性疼痛伴阵发性加剧

169．胆石症合并胆道感染时可出现

170．机械性肠梗阻时可出现

（171－172题共用备选答案）

    A．尿淀粉酶

    B．血清淀粉酶

    C．血清脂肪酶

    D．血清钙

    E．血清正铁蛋白

171．急性胰腺炎发病1～2小时开始增高的指标是

172．急性胰腺炎发病后12～24小时开始增高的指标是

（173－174题共用备选答案）

    A．血栓闭塞性脉管炎

    B．闭塞性动脉硬化症

    C．末端动脉痉挛症

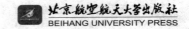

D．静脉血栓形成

E．下肢静脉曲张

173．病变以深部静脉为主的是

174．病变以中小动脉为主的是

（175－176题共用备选答案）

A．发病后即见脑室扩大

B．发病后即可见低密度影

C．发病后即可见高密度影

D．发病24～48小时后见低密度影

E．发病24～48小时后见高密度影

175．脑出血后，最早显示的典型CT图像和时间是

176．脑梗死后，最早显示的典型CT图像和时间是

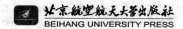

第三章　妇产科护理学

第一节　女性生殖系统解剖生理

1. 耻骨联合前面隆起的脂肪垫被称为
   - A. 阴蒂
   - B. 前庭球
   - C. 小阴唇
   - D. 大阴唇
   - E. 阴阜

2. 阴道前庭部**不包括**
   - A. 阴蒂
   - B. 前庭大腺
   - C. 尿道口
   - D. 阴道口
   - E. 处女膜

3. 有关前庭大腺的说法，正确的是
   - A. 位于大阴唇后部，左右各一，如米粒大
   - B. 开口于前庭后方小阴唇与处女膜之间
   - C. 腺管粗短，极易发生条件致病菌的感染
   - D. 正常情况下容易在妇科检查时触及此腺体
   - E. 形成囊肿或脓肿是因为腺管与外界相通所致

4. 女性生殖系统的邻近器官**除外**
   - A. 直肠
   - B. 尿道
   - C. 升结肠
   - D. 膀胱
   - E. 阑尾

5. 起自两侧子宫角前面，向前下斜行，终止于大阴唇上端，维持子宫前倾的韧带是
   - A. 圆韧带
   - B. 阔韧带
   - C. 主韧带
   - D. 宫骶韧带
   - E. 骨盆漏斗韧带

6. 正常成年女性的卵巢大小约
   - A. 1cm×2cm×4cm
   - B. 1cm×3cm×4cm
   - C. 2cm×3cm×4cm
   - D. 2cm×2cm×4cm
   - E. 2cm×2cm×3cm

7. 骨盆最狭窄的平面是
   - A. 骨盆入口平面
   - B. 中骨盆平面
   - C. 假骨盆平面
   - D. 真骨盆平面
   - E. 骨盆出口平面

8. 胎先露进入骨盆入口的最重要径线是
   - A. 入口前后径
   - B. 入口横径
   - C. 入口斜径
   - D. 中骨盆横径
   - E. 中骨盆前后径

9. 一般**不需要**重复测量的是
   - A. 测血压
   - B. 测腹围
   - C. 胎心率
   - D. 胎方位
   - E. 骨盆外测量

10. 关于内外生殖器官的神经支配，**不正确**的是
    - A. 外生殖器神经主要为躯体神经
    - B. 阴部神经由第Ⅱ、Ⅲ、Ⅳ骶神经的分支组成
    - C. 阴部神经分布于肛门、阴蒂、阴唇和会阴

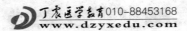
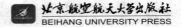
北京航空航天大学出版社
BEIHANG UNIVERSITY PRESS

D. 卵巢受交感神经支配

E. 子宫不受副交感神经支配

11. 女性生殖器官淋巴主要分为
    A. 外生殖器淋巴组与内生殖器淋巴组
    B. 盆腔淋巴组与内生殖器淋巴组
    C. 盆腔淋巴组与外生殖器淋巴组
    D. 腹股沟淋巴组与内生殖器淋巴组
    E. 髂淋巴组与腹股沟淋巴组

12. 关于骨盆底的描述，正确的是
    A. 由筋膜组成
    B. 由多层肌肉组成
    C. 与分娩无直接关系
    D. 前面是耻骨联合，后面是骶岬
    E. 主要作用是支持盆腔脏器并使之保持正常位置

13. 分娩时损伤会阴及部分肛门括约肌，其临床分度为裂伤
    A. Ⅰ度
    B. Ⅱ度
    C. 中度
    D. Ⅳ度
    E. Ⅲ度

14. 关于妇女一生各阶段的生理特点，正确的是
    A. 幼年期儿童体格及内生殖器同时发育
    B. 第二性征的出现标志青春期开始
    C. 月经初潮标志卵巢功能成熟为性成熟的开始
    D. 绝经过渡期一般历时 3 年
    E. 月经完全停止 1 年以上为绝经

15. 女性青春期开始的一个重要标志是
    A. 乳房丰满
    B. 音调变高
    C. 月经初潮
    D. 出现阴毛及腋毛
    E. 皮下脂肪增多

16. 关于女性各阶段生理特点的描述，正确的是
    A. 受母体激素影响，新生儿乳房肿大短期内不会消失
    B. 月经初潮开始至生殖器官发育成熟时期称青春期
    C. 10～19 岁青春期间，第二性征发育可

不明显

D. 性成熟期生育活动最旺盛，18 岁左右开始持续 40 年

E. 绝经前期常表现为排卵性月经周期与经期的改变

17. 关于月经的特点，正确的是
    A. 有排卵才有月经
    B. 一侧卵巢不能连续排卵
    C. 月经期基础体温是上升的
    D. 排卵一般发生在下次月经来潮前 14 天左右
    E. 排卵一般发生在月经来潮后第 14 天左右

18. 基础体温测定<u>不用于</u>判断
    A. 早孕
    B. 排卵日期
    C. 黄体功能
    D. 有无排卵
    E. 子宫内膜结核

19. 属于雌激素生理功能的是
    A. 促进水、钠潴留
    B. 促进蛋白分解
    C. 使子宫肌松弛
    D. 使排卵后体温升高
    E. 使阴道上皮脱落加快

20. 在月经周期的调节中，下丘脑神经分泌细胞分泌的激素是
    A. FSH（促卵泡激素）
    B. LH（促黄体生成素）
    C. hCG（人类绒毛膜促性腺激素）
    D. Prolectin（泌乳素）
    E. GnRH（垂体促性腺激素释放激素）

21. 增强子宫对缩宫素的敏感性的激素是
    A. 雌激素
    B. 孕激素
    C. 雄激素
    D. 促卵泡素
    E. 黄体生成素

22. 有关月经的描述，正确的是
    A. 初潮时多是有排卵型月经
    B. 两次月经第 1 天的间隔时间为一个月经

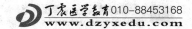
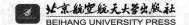

周期

C. 月经周期的长短主要取决于分泌期的长短

D. 正常月经失血量不少于 80ml

E. 月经血是凝固的，至少有小血块

23. 与月经调节机制<u>无关</u>的因素是

A. 大脑皮层

B. 丘脑下部

C. 垂体前叶

D. 卵巢

E. 输卵管

24. 代表生殖功能成熟的重要标志是

A. 月经初潮

B. 规律的月经

C. 子宫体增大明显

D. 卵巢开始发育增大

E. 女性第二性征发育明显

25. 关于月经的临床表现，<u>错误</u>的是

A. 月经周期从月经来潮第 1 天算起

B. 一次月经出血约 100ml

C. 月经血主要特点是不凝固

D. 经血含有子宫内膜碎片、宫颈黏液等

E. 月经一般持续 3～7 天

26. 月经期的正常表现<u>不包括</u>

A. 恶心、呕吐

B. 腹痛

C. 腰骶部坠痛

D. 情绪不稳定

E. 乳房胀痛

27. 患者，25 岁。平素月经正常规律，现为月经周期第 18 天。其子宫内膜的周期性变化正处于

A. 增生期

B. 增殖期

C. 分泌期

D. 分泌后期

E. 月经期

28. 可受卵巢激素影响发生周期性变化<u>不包括</u>

A. 前庭大腺

B. 阴道黏膜

C. 宫颈黏液

D. 子宫内膜

E. 输卵管黏膜

29. 月经来潮后，子宫内膜再生来自于

A. 肌层

B. 功能层

C. 致密层

D. 海绵层

E. 基底层

30. 子宫内膜由增生期转变为分泌期起主要作用的激素是

A. 雌激素

B. 孕激素

C. 促卵泡素

D. 肾上腺素

E. 黄体生成素

31. 排卵前，宫颈黏液最典型的变化是

A. 黏液分泌量减少

B. 黏液中氯化钠含量低

C. 黏液延展性差，拉丝易断裂

D. 黏液呈稀薄、透明似蛋清状

E. 黏液涂片检查未见羊齿植物叶状结晶

32. 阴道黏膜上皮的周期性变化中，<u>不正确</u>的是

A. 孕激素使阴道上皮角化前细胞脱落

B. 在孕激素影响下底层细胞增生

C. 雌激素使黏膜上皮厚度增加

D. 雌激素使细胞内富有糖原

E. 雌激素使表层细胞角化

33. 子宫内膜周期性变化的顺序是

A. 分泌期、增生期、月经期

B. 增生期、分泌期、月经期

C. 月经期、分泌期、增生期

D. 增生期、月经期、分泌期

E. 分泌期、脱落期、增生期

34. 了解子宫内膜周期变化的最佳方法是

A. 测基础体温

B. 测性激素

C. 刮取子宫内膜活检

D. 宫颈黏液检查

E. B 超检查

35. 未孕妇女，32 岁，妇科检查阴道正常，对

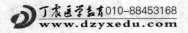

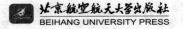
北京航空航天大学出版社
BEIHANG UNIVERSITY PRESS

其解剖的叙述，正确的是
A. 阴道腔上窄下宽
B. 前穹窿顶端为腹腔最低处
C. 位于膀胱和尿道之间
D. 开口于阴道前庭前半部
E. 阴道后穹窿顶端为子宫直肠陷凹

36. 某 26 岁健康妇女，月经周期规律为 35 天，其排卵大约在月经周期的第
A. 13 天
B. 15 天
C. 17 天
D. 19 天
E. 21 天

37. 患者，22 岁。平素月经周期一般为 28 ～ 30 天。今天是月经周期的第 20 天，该妇女的卵巢周期应处于
A. 卵泡期
B. 发育卵泡期
C. 成熟卵泡期
D. 排卵期
E. 黄体期

38. 患者，25 岁。平素月经规律，28 天 1 次，每次持续 4 天，末次月经是 8 月 2 日，子宫内膜在 8 月 9 日应处于
A. 月经期
B. 增生期
C. 分泌期早期
D. 分泌期中期
E. 分泌期晚期

39. 患者，26 岁。结婚 3 年未孕，月经周期正常，做宫颈黏液涂片检查，出现椭圆形小体，判断此时应为月经周期的
A. 第 3 ～ 5 天
B. 第 6 ～ 7 天
C. 第 8 ～ 12 天
D. 第 13 ～ 14 天
E. 第 22 ～ 27 天

40. 患者，26 岁。月经规律，月经周期第 26 天取子宫内膜检查所见：腺体缩小，内膜水肿消失，螺旋小动脉痉挛性收缩，有坏死，内膜下血肿。该内膜为月经的

A. 月经期
B. 增生期
C. 分泌早期
D. 分泌期
E. 月经前期

（41 ～ 43 题共用题干）

患者，16 岁。目前身体及生殖器官迅速发育，第二性征形成，开始出现月经。

41. 问题 1：她处于人生的
A. 幼年期
B. 青春早期
C. 青春期
D. 性成熟早期
E. 性成熟期

42. 问题 2：此期的特点是
A. 卵巢表面光滑
B. 初潮后月经周期不规律
C. 卵泡开始发育
D. 尚未出现腋毛
E. 骨盆横径小于前后径

43. 问题 3：关于月经临床表现的描述，正确的是
A. 初潮的早晚与遗传、营养等有关
B. 初潮年龄大多数在 18 岁左右
C. 正常月经呈鲜红色，易凝固
D. 决定月经周期长短的是黄体期
E. 月经周期是从月经干净到下次月经的第 1 天

（44 ～ 45 题共用题干）

患者，已婚，21 岁。患精神分裂症 3 个月，病后月经未来潮。妇科检查：子宫前位大小大致正常，尿妊娠试验（－）。

44. 问题 1：闭经的主要原因是
A. GnRH 分泌不足，失去节律性
B. 无 LH 高峰
C. B 超监测未见成熟卵泡及排卵
D. 子宫内膜呈增生早期
E. 大脑皮质功能紊乱

45. 问题 2：为了解其子宫内膜周期性变化最可靠的方法是

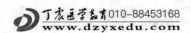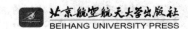

A. 镜检宫颈黏液

B. 测定基础体温曲线

C. 测定雌激素在体内的含量

D. 诊断性刮宫做病理检查

E. 阴道脱落细胞涂片检查

（46－48题共用备选答案）

A. 输卵管

B. 子宫

C. 卵巢

D. 宫颈

E. 阴道

46. 异位妊娠最容易发生的部位

47. 精子获能的部位是

48. 正常受精的部位是

（49－50题共用备选答案）

A. 11.5cm

B. 11cm

C. 10.5cm

D. 10cm

E. 9cm

49. 骨盆出口平面横径平均长度为

50. 中骨盆前后径平均长度为

（51－52题共用备选答案）

A. 新生儿期

B. 幼年期

C. 青春期

D. 性成熟期

E. 围绝经期

51. 生育活动最旺盛的时期是

52. 生殖器官发育最显著的时期是

（53－56题共用备选答案）

A. 增生期中期

B. 增生期晚期

C. 分泌期早期

D. 分泌期中期

E. 分泌期晚期

53. 月经周期为28天有排卵的妇女，进行刮宫镜检子宫内膜。若于月经周期第14天刮宫，镜检子宫内膜应为

54. 月经周期为28天有排卵的妇女，进行刮宫镜检子宫内膜。若于月经周期第18天刮宫，镜

检子宫内膜应为

55. 月经周期为28天有排卵的妇女，进行刮宫镜检子宫内膜。若于月经周期第22天刮宫，镜检子宫内膜应为

56. 月经周期为28天有排卵的妇女，进行刮宫镜检子宫内膜。子宫内膜腺上皮细胞的核下开始出现含糖原小泡，相当于子宫内膜周期中的

（57－59题共用备选答案）

A. 青春期

B. 性成熟期

C. 围绝经期

D. 老年期

E. 儿童期

57. 女性卵巢功能从幼稚向成熟转变应处于

58. 女性生殖功能最旺盛，卵巢周期排卵应处于

59. 女性生殖器官萎缩，卵巢分泌功能消失应处于

第二节　妊娠期

1. B超可辨别胎儿性别是在妊娠

A. 6周

B. 8周

C. 10周

D. 11周

E. 12周

2. 对受精的描述正确的是

A. 正常受精部位为输卵管峡部

B. 精子获能的主要部位是阴道

C. 精子与卵子相遇时发生顶体反应

D. 精子与卵子相遇，标志受精过程已完成

E. 受精卵着床于子宫体部

3. 关于胎盘生乳素（HPL）功能的叙述，<u>错误</u>的是

A. 蛋白质的合成

B. 乳腺腺泡发育

C. 胰岛素的生成

D. 促进母体对葡萄糖的摄取和利用

E. 母体血中胰岛素浓度增加

4. 怀孕女性子宫底高度位于脐上1横指，现妊娠为

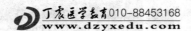
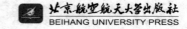

A．36 周
B．32 周
C．28 周
D．24 周
E．20 周

5．可发育成胎盘一部分的蜕膜是
A．底蜕膜
B．包蜕膜
C．真蜕膜
D．壁蜕膜
E．滑蜕膜

6．卵子受精的正常部位是在
A．子宫腔内
B．输卵管伞端
C．输卵管峡部
D．输卵管壶腹部
E．输卵管间质部

7．母儿间进行物质交换最重要的组织是
A．胎盘
B．胎膜
C．脐带
D．羊水
E．蜕膜

8．胚胎是指胎体发育至妊娠
A．4 周内
B．6 周内
C．8 周内
D．10 周内
E．12 周内

9．胎儿附属物<u>不包括</u>
A．胎盘
B．胎膜
C．蜕膜
D．脐带
E．羊水

10．正常妊娠期人绒毛膜促性腺激素分泌最高峰为
A．孕 5～6 周
B．孕 8～10 周
C．孕 20 周
D．孕 22 周

E．孕 24 周

11．可以确诊怀孕的临床特征是
A．停经
B．听到胎心音
C．恶心、呕吐
D．尿频
E．乳房增大

12．用来判断胎儿肾成熟度的羊水检查是
A．淀粉酶值测定
B．脂肪细胞出现率
C．卵磷脂／鞘磷脂比值
D．肌酐值测定
E．胆红素类物质含量测定

13．关于产后血液循环系统变化的描述，正确的是
A．血小板减少
B．血容量于产后 4 周恢复未孕状态
C．产褥早期血液处于高凝状态
D．中性粒细胞和淋巴细胞较产前无改变
E．红细胞计数和血红蛋白较产前无改变

14．关于妊娠期母体的生理变化，叙述错误的是
A．子宫腔在妊娠足月时容量可达 5000ml
B．妊娠后期白细胞可增加至（10～15）× 10^9/L
C．妊娠期约 15% 的孕妇可出现尿糖
D．卵巢在妊娠期可稍增大，但无排卵
E．妊娠期孕妇血液呈低凝状态

15．关于妊娠期母体血液、循环系统改变，正确的是
A．心率无变化
B．凝血因子减少
C．循环血容量约增加 20%
D．心排出量自孕 10 周开始增加
E．白细胞总数增高，中性粒细胞减少

16．妊娠期母体内分泌系统的变化正确的是
A．促黑素细胞激素减少
B．甲状腺功能亢进
C．垂体催乳素增多
D．促性腺激素增多
E．雌激素无变化

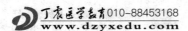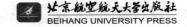

17. 妊娠晚期，孕妇的心率每分钟可加快
    A. 4～5 次
    B. 10～15 次
    C. 15～20 次
    D. 20～25 次
    E. 25～30 次

18. 形成子宫下段的是
    A. 子宫峡部的上端
    B. 子宫峡部的下端
    C. 子宫峡部
    D. 宫颈阴道部
    E. 子宫体下段

19. 有关孕期血液及循环系统改变，<u>不正确</u>的是
    A. 血沉增加
    B. 血容量增加
    C. 血胆固醇降低
    D. 血液呈高凝状态
    E. 血小板数无明显改变

20. 妇女怀孕早期有不同程度的恶心现象，少数有呕吐，一般常发生于
    A. 晨起
    B. 进餐后
    C. 睡前
    D. 睡眠不足时
    E. 下床活动时

21. 正常产褥的临床表现<u>不包括</u>
    A. 产后 24 小时体温升高
    B. 产后脉搏加快
    C. 产后为胸腹式呼吸
    D. 产后血压变化不大
    E. 产后宫底每天下降 1～2cm

22. 有关妊娠期血液的变化，正确的是
    A. 白细胞稍增加
    B. 血浆蛋白升高
    C. 红细胞比容增高
    D. 血液处于低凝状态
    E. 血浆增加少于红细胞增加

23. 正常情况下，开始自觉有胎动的时间是在妊娠
    A. 12～14 周
    B. 14～16 周

C. 16～18 周
D. 18～20 周
E. 20～22 周

24. 某孕妇现在孕 32 周，手测子宫底高度为
    A. 脐上 3 横指
    B. 脐下 1 横指
    C. 脐上 1 横指
    D. 脐与剑突之间
    E. 剑突下 2 横指

25. 属于正常胎心次数的是
    A. 80 次 / 分
    B. 100 次 / 分
    C. 105 次 / 分
    D. 132 次 / 分
    E. 170 次 / 分

26. 雌三醇测定的目的是了解
    A. 胎盘功能
    B. 胎儿宫内发育情况
    C. 胎儿肝脏成熟情况
    D. 胎儿皮肤成熟情况
    E. 胎儿肾脏成熟情况

27. 可以准确诊断早期妊娠是
    A. 子宫增大
    B. 宫颈充血呈紫蓝色
    C. 停经伴晨起恶心
    D. 尿妊娠试验阳性
    E. B 超探及子宫内有妊娠囊回声

28. 孕妇自觉胎动时间约为
    A. 孕 7～8 周末
    B. 孕 16～17 周末
    C. 孕 18～20 周末
    D. 孕 21～23 周末
    E. 孕 14～25 周末

29. 对枕右前位胎儿分娩机制的描述，正确的是
    A. 胎头矢状缝衔接在骨盆入口右斜径上
    B. 胎头枕部遇肛提肌阻力发生俯屈
    C. 胎头下降达到阴道口时出现内旋转动作
    D. 胎头内旋转时，其枕部向母体右侧旋转 45°
    E. 胎头娩出后，枕部向母体左侧旋转 45° 复位

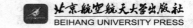

30．关于胎先露的描述，**错误**的是
  A．纵产式有头先露、臀先露
  B．头先露可分为枕先露、面先露、前囟先露、额先露
  C．不同的头先露取决于胎头屈伸的程度
  D．复合先露是指两个胎儿的头或臀同时入盆
  E．臀先露分为混合臀先露、单臀先露、单足或双足先露

31．胎方位为枕右前时，胎先露的指示点是
  A．额骨
  B．颏骨
  C．后囟
  D．前囟
  E．枕骨

32．对于胎儿先露部的指示点叙述，**不正确**的是
  A．枕先露以枕骨为指示点
  B．面先露以顶骨为指示点
  C．臀先露以骶骨为指示点
  D．肩先露以肩胛骨为指示点
  E．根据指示点与母体骨盆的关系确定胎位

33．横产式占妊娠足月分娩总数的比例是
  A．0.2%
  B．0.25%
  C．0.3%
  D．0.35%
  E．0.4%

34．某产妇，孕36周。产前检查胎背位于母体腹部左侧，胎心位于左上腹，宫底可触及浮球感，诊断胎方位为
  A．枕左前（LOA）
  B．枕左横（LOT）
  C．骶左前（LSA）
  D．骶右前（RSA）
  E．枕左后（LOP）

35．胎先露与指示点的对应关系**不正确**的是
  A．额先露→额骨
  B．枕先露→枕骨
  C．臀先露→臀部
  D．肩先露→肩胛骨
  E．面先露→颏骨

36．枕右前位，胎儿枕骨在母体骨盆的
  A．左前方
  B．右前方
  C．左后方
  D．右后方
  E．侧位

37．最常见的胎方位是
  A．枕左前
  B．枕右前
  C．枕横位
  D．枕右横
  E．枕左后

38．矫正臀位、横位的最佳时间是
  A．30周后
  B．28周后
  C．24周后
  D．20周后
  E．36周后

39．某孕妇自觉胎动，多数开始于
  A．妊娠12～14周
  B．妊娠15～17周
  C．妊娠18～20周
  D．妊娠21～22周
  E．妊娠23～24周

40．提示胎儿宫内缺氧时，12小时的胎动计数一般小于
  A．10次
  B．15次
  C．20次
  D．25次
  E．30次

41．腹部四步触诊目的**不包括**
  A．第一步了解宫底高度及宫底是胎头还是胎臀
  B．第二步是分辨胎背及胎儿肢体位置
  C．可了解有无胎儿畸形
  D．第三步可查清先露是头还是臀
  E．第四步是再一次核对先露及先露入盆程度

42．常用的孕期人工监护方法**不包括**
  A．测腹围

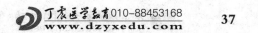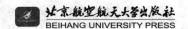

B．测宫高

C．胎动计数

D．测血压

E．胎心监护

43．产前检查时间安排正确的是

A．妊娠 20 周以前每 2 周检查 1 次

B．妊娠 28 周以前每 2 周检查 1 次

C．妊娠 28 周以后每 4 周检查 1 次

D．妊娠 32 周以前每 4 周检查 1 次

E．妊娠 37 周以后每 1 周检查 1 次

44．某孕妇末次月经为 2008 年 3 月 1 日，预产期应为

A．2008 年 12 月 12 日

B．2008 年 12 月 8 日

C．2008 年 10 月 8 日

D．2008 年 12 月 16 日

E．2009 年 1 月 8 日

45．一般开始产前检查的时间应为

A．确诊早孕时

B．妊娠 12 周

C．妊娠 20 周

D．妊娠 28 周

E．妊娠 32 周

46．与胎心率一致的声音是

A．脐带杂音

B．子宫杂音

C．胎盘杂音

D．胎动音

E．肠蠕动音

47．对于贫血孕妇的护理措施中，<u>不正确</u>的是

A．增加适当含铁食物的摄入

B．如病情需要加服铁剂

C．积极寻找贫血原因，对症处理

D．孕妇的贫血均为缺铁性贫血，摄入含铁食物和铁剂即可缓解

E．为减轻对胃肠道的刺激，应在餐后 20 分钟服用铁剂

48．对于孕妇晨起恶心、呕吐的护理措施中正确的是

A．清晨起床时应空腹，不宜进食

B．任孕妇自己决定进食

C．对偏食者，均应给予补液治疗

D．每天 3 餐，肉食为主

E．妊娠剧吐者，需住院治疗

49．患者，63 岁。已 3 天无大便，腹胀痛，在妇科门诊准备接受妇科检查，护士在指导其检查前，应告知

A．无需排出大便

B．需排空膀胱

C．平卧于诊查床上

D．脱去全部衣裤，以利检查

E．摘去全部首饰

50．孕妇如果出现下肢痉挛，其保健指导<u>错误</u>的是

A．局部热敷

B．增加钙的摄入

C．纠正钙磷不平衡

D．走路时脚尖先着地

E．避免腿部疲劳和受凉

51．某孕妇，月经周期不规律。在查体时发现其宫底位于脐上 3 横指。B 超提示胎儿身长有 35cm，估计体重达 1000g。估计此孕妇的孕周为

A．26 周

B．28 周

C．30 周

D．32 周

E．34 周

52．为孕妇进行腹部四步触诊，查清胎头在耻骨联合上方，胎臀在宫底部，胎背朝向母体腹部右前方，其胎方位应是

A．枕左前

B．枕右前

C．枕左横

D．枕右横

E．枕右后

53．某产妇，G_1P_0，孕 20 周，产前检查时询问胎心的正常值范围，护士告知正确的范围应是

A．80 ～ 100 次／分

B．100 ～ 110 次／分

C．110 ～ 140 次／分

D．110 ～ 160 次／分

E．160 ～ 180 次／分

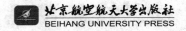

54．某孕妇，28 岁。G_1P_0。常规产前检查时，护士教其监护胎动，并告知胎动正常值，其正确的胎动次数为

　　A．每小时 1～2 次

　　B．每小时 3～5 次

　　C．每小时 10 次

　　D．每 12 小时 3～5 次

　　E．每 12 小时少于 10 次

55．某孕妇，25 岁。第 1 胎，末次月经时间为 2006 年 7 月 30 日，2007 年 1 月 27 日前来产前门诊复查，血压 100/70mmHg，宫高 25cm，腹围 90cm，LOA，头浮，胎心规律，每分钟 136 次。骨盆测量髂棘间径 23cm，髂嵴间径 25cm，骶耻外径 17cm，坐骨结节间径 7.8cm。需进一步做的产科检查是

　　A．腹部视诊

　　B．腹部听诊

　　C．骨盆内测量

　　D．查先露是否衔接

　　E．重测宫高、腹围

56．患者，27 岁。停经 45 天，尿 hCG（+），诊为早孕，其末次月经 1999 年 5 月 13 日，预产期约在

　　A．2000 年 3 月 1 日

　　B．2000 年 2 月 28 日

　　C．2000 年 2 月 20 日

　　D．2000 年 1 月 25 日

　　E．2000 年 1 月 5 日

57．患者，28 岁。既往月经规律，停经 50 天，近 3 天晨起呕吐，厌油食，伴有轻度尿频，仍可坚持工作，最可能的诊断是

　　A．病毒性肝炎

　　B．继发性闭经

　　C．急性膀胱炎

　　D．早期妊娠

　　E．妊娠剧吐

（58－59 题共用题干）

　　某孕妇，24 岁。妊娠 39 周，因阵发性下腹痛 4 小时入院。产科查体：宫底 37cm，腹围 92cm，胎方位：LOA，胎心：144 次/分，宫缩 30～40 秒 /2～3 分。肛查：宫口开大 2cm，未破膜。

58．问题 1：临床上头位自然分娩时最佳的衔接径线是

　　A．双顶径

　　B．枕额径

　　C．枕下前囟径

　　D．枕颏径

　　E．矢状径

59．问题 2：入院首选处理方式是

　　A．抬高床尾

　　B．不保留灌肠

　　C．静滴缩宫素加速产程

　　D．人工破膜

　　E．准备接生

（60－61 题共用备选答案）

　　A．妊娠 8 周末

　　B．妊娠 10 周

　　C．妊娠 12 周

　　D．妊娠 16 周

　　E．妊娠 20 周

60．可闻胎心，出生后有排尿、吞咽功能的时期是

61．胚胎初具人形的时期是

第三节　分娩期

1．不属于软产道组成部分的是

　　A．子宫颈

　　B．阴道

　　C．骨盆底组织

　　D．子宫下段

　　E．尿道

2．分娩过程中，子宫腔内压力在第二产程期间最高可达

　　A．6～12mmHg

　　B．25～30mmHg

　　C．40～60mmHg

　　D．80～100mmHg

　　E．100～150mmHg

3．贯穿于整个分娩过程中的最主要产力为

　　A．腹肌收缩力

　　B．膈肌收缩力

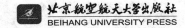

C. 肛提肌收缩力
D. 骨骼肌收缩力
E. 子宫收缩力

4. 某产妇，宫口已开全，先露＋3，护士在指导产妇用力时，应告知产妇现在的产力包括
    A. 子宫收缩力＋腹肌收缩力＋肛提肌收缩力
    B. 子宫收缩力＋膈肌收缩力＋肛提肌收缩力
    C. 子宫收缩力＋膈肌收缩力＋腰大肌收缩力＋肛提肌收缩力
    D. 子宫收缩力＋腹肌收缩力＋膈肌收缩力＋臀大肌收缩力
    E. 子宫收缩力＋腹肌收缩力＋膈肌收缩力＋肛提肌收缩力

5. 临床上采用超声测量判断胎儿大小的径线是
    A. 枕额径
    B. 双顶径
    C. 枕下前囟径
    D. 枕颏径
    E. 大斜径

6. 软产道组成<u>不包括</u>
    A. 子宫颈
    B. 阴道
    C. 骨盆底组织
    D. 子宫下段
    E. 尿道

7. 胎头的最大横径是
    A. 双顶径
    B. 双颞径
    C. 枕额径
    D. 枕颏径
    E. 枕下前囟径

8. 最小的胎头径线是
    A. 枕下前囟径
    B. 双肩径
    C. 双顶径
    D. 枕额径
    E. 枕颏径

9. 判断临产的重要标志之一是
    A. 子宫收缩的节律性

B. 子宫收缩的对称性
C. 子宫收缩的极性
D. 子宫收缩的强度
E. 子宫收缩的持续时间

10. 初产妇，28 岁。孕 38^{+4} 周，规律宫缩 8 小时，急诊肛查宫口已开全，马上进入产房待产，护士预计第二产程时间需
    A. 1～2 小时
    B. 2～3 小时
    C. 4～5 小时
    D. 8～9 小时
    E. 11～12 小时

11. 子宫收缩以宫底部最强最持久，向下逐渐减弱的特点称为
    A. 缩复作用
    B. 节律性
    C. 对称性
    D. 极性
    E. 规律性

12. 正常枕先露分娩机制的顺序是
    A. 下降、衔接、内旋转、俯屈、仰伸复位、外旋转
    B. 衔接、俯屈、内旋转、下降、仰伸复位、外旋转
    C. 下降、俯屈、衔接、内旋转、仰伸复位、外旋转
    D. 衔接、下降、俯屈、内旋转、仰伸复位、外旋转
    E. 衔接、下降、内旋转、俯屈、仰伸复位、外旋转

13. 胎盘剥离征象<u>不包括</u>
    A. 子宫体变硬呈球形
    B. 子宫底升高达脐上
    C. 阴道少量出血
    D. 阴道口外露脐带自行下降
    E. 轻压子宫下段时外露脐带回缩

14. 枕左前位胎头进入骨盆时，衔接的径线是
    A. 双顶径
    B. 双颞径
    C. 枕额径
    D. 枕颏径

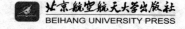

E. 枕下前囟径

15. 产妇进入第二产程的征象是
   A. 子宫颈口开全
   B. 排尿困难
   C. 屏气向下用力
   D. 胎头部分露于阴道口
   E. 脐带脱出于阴道口外

16. 初产妇第三产程的时间一般<u>不超过</u>
   A. 30 分钟
   B. 50 分钟
   C. 1 小时
   D. 1.5 小时
   E. 2 小时

17. 初产妇第一产程时间需
   A. 6 ～ 8 小时
   B. 8 ～ 10 小时
   C. 10 小时以内
   D. 10 ～ 11 小时
   E. 11 ～ 12 小时

18. 第二产程的叙述，正确的是
   A. 宫缩持续 30 秒以上，间歇 5 分钟
   B. 胎盘娩出
   C. 宫缩间歇时胎头回缩
   D. 胎头颅骨最低点在坐骨棘水平
   E. 初产妇为 2 ～ 4 小时

19. 第一产程潜伏期是指从
   A. 不规律宫缩到宫口开大 3cm
   B. 不规律宫缩到宫口开大 2cm
   C. 规律宫缩到宫口开大 5cm
   D. 规律宫缩到宫口开大 3cm
   E. 规律宫缩到宫口开大 2cm

20. 关于产程描述正确的是
   A. 胎头下降程度是以坐骨结节为标志
   B. 潜伏期是指宫口扩张达到 4cm
   C. 胎膜多在第一产程末自然破裂
   D. 活跃期最大时限为 16 小时
   E. 膀胱过度充盈一般不影响胎头下降

21. 关于孕妇产程正确的是
   A. 从规律性宫缩至胎儿娩出称总产程
   B. 第一产程初产妇需 14 ～ 16 小时

C. 第一产程经产妇需 8 ～ 10 小时
   D. 第二产程初产妇需 1 ～ 2 小时
   E. 第三产程约需 40 分钟

22. 观察产程时，关于胎心监护，<u>错误</u>的是
   A. 听诊胎心应在宫缩间歇期进行
   B. 潜伏期应每小时听胎心 1 次
   C. 活跃期应每 30 分钟听胎心 1 次
   D. 第二产程应每 20 分钟听胎心 1 次
   E. 每次听诊胎心 1 分钟并注意心率、心律

23. 临产的重要标志是
   A. 见红，破膜，规律宫缩
   B. 见红，规律宫缩，宫口扩张不明显
   C. 不规律宫缩，破膜，伴有见红
   D. 见红，先露下降，伴有尿频
   E. 规律宫缩逐渐增强，伴随进行性宫颈口
      扩张和先露下降

24. 胎头的最小前后径线是
   A. 枕下前囟径
   B. 枕下鼻根径
   C. 双顶径
   D. 枕额径
   E. 枕颏径

25. 胎头内旋转完成的时间是在
   A. 产程开始
   B. 第一产程中
   C. 第一产程末
   D. 第二产程中
   E. 第二产程末

26. 在产程进展过程中，属于<u>异常</u>情况的是
   A. 潜伏期持续 9 小时
   B. 宫口开大 9cm 时胎膜破裂
   C. 胎儿娩出后 10 分钟胎盘仍未剥离
   D. 宫口开全后产妇有排便感
   E. 宫口开全 2 小时胎头始拨露

27. 正常胎位孕妇可以试产的条件是
   A. 入口平面轻度狭窄
   B. 漏斗骨盆
   C. 中骨盆横径狭窄
   D. 中骨盆及出口平面狭窄
   E. 出口横径与后矢状径之和 13cm

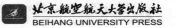

28. 人工破膜的适应证正确的是
    A. 初产妇宫口开大 5cm 以后不宜行人工破膜
    B. 经产妇宫口开在 2cm 时，行人工破膜
    C. 初产妇宫口近开全时行人工破膜
    D. 有急产史者，一般在宫口开大 3cm 内行人工破膜
    E. 有协调性宫缩乏力倾向者，可行人工破膜

29. 不属于新生儿阿普加评分体征的是
    A. 心率
    B. 呼吸
    C. 体温
    D. 对刺激的反射
    E. 皮肤颜色

30. 初产妇宫内孕 40 周，宫口开全 1 小时仍无进展，胎心率 150 次／分钟，宫缩 50 秒／2～3分钟，产妇不断屏气用力。应立即采取的措施是
    A. 吸氧
    B. 行剖宫产
    C. 阴道检查
    D. 静推地西泮
    E. 静滴缩宫素

31. 第三产程处理错误的是
    A. 胎儿娩出后即牵拉脐带，帮助胎盘娩出
    B. 检查胎膜是否完整
    C. 检查胎盘小叶是否完整
    D. 测量脐带长短
    E. 检查软产道有无裂伤

32. 灌肠的运用不正确的是
    A. 初产妇在宫口开 3～5cm 时灌肠
    B. 经产妇在宫口开大 2cm 以前灌肠
    C. 胎儿窘迫时，为加强宫缩，应灌肠
    D. 灌肠可以清洁肠道
    E. 灌肠可以促进宫缩

33. 经产妇，G_2P_1，孕 39 周。宫口开大 5cm，胎先露棘上 1cm，胎膜未破，胎心 140 次／分。正确的处理是
    A. 立即送产房准备接生
    B. 肥皂水灌肠，促进宫缩
    C. 人工破膜

    D. 密切观察产程进展
    E. 应急行剖宫产

34. 某产妇，26 岁。胎儿娩出后 10 分钟，查：宫缩佳，宫底上升，宫体变硬，但阴道有流血。其处理措施是
    A. 立即配血
    B. 立即肌注催产素
    C. 立即开放静脉通路
    D. 检查有无软产道损伤
    E. 按压产妇下腹部，检查脐带有无回缩

35. 先露部在坐骨棘以上 2cm，正确的记录是
    A. ＋2cm
    B. －2cm
    C. 0cm
    D. －3cm
    E. ＋3cm

36. 新生儿娩出后正确的护理是
    A. 娩出后首先看婴儿性别
    B. 立即擦去胎脂
    C. 5 分钟后行 Apgar 评分
    D. 用 2.5% 碘酒消毒脐带周围皮肤
    E. 娩出后半小时内即俯卧于产妇胸部哺乳

37. 影响分娩疼痛的因素不包括
    A. 宫颈生理性扩张刺激盆壁神经
    B. 宫缩时引起腹部肌肉张力增高
    C. 宫缩时子宫血管收缩引起子宫缺氧
    D. 分娩过程膀胱、尿道、直肠受压
    E. 进食过多胃肠道过于膨胀

38. 第一产程可能出现的护理诊断不包括
    A. 发热
    B. 焦虑
    C. 疼痛
    D. 恐惧
    E. 舒适的改变

39. 缓解分娩期产妇焦虑的护理措施不包括
    A. 指导深呼吸
    B. 经常陪伴产妇
    C. 减少家属陪伴
    D. 提供相关信息
    E. 提供安静环境

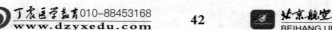

40．某孕妇，26 岁。妊娠 39 周，自然破膜，医生根据羊水性状判断为 II 度污染，此时羊水呈

    A．浅绿色

    B．绿色

    C．黄绿色并浑浊

    D．黄色并浑浊

    E．棕黄色并浑浊

41．某产妇，24 岁。第 1 胎足月妊娠，胎儿估计 3700g，胎头高浮，胎心 140 次 / 分，骶耻外径 18cm，内诊查：坐骨棘间径 9cm，恰当的分娩方式为

    A．阴道自然分娩

    B．产钳助产

    C．试产

    D．剖宫产术

    E．待宫口开全胎头吸引器助娩

42．某产妇，28 岁。G_1P_1，胎盘娩出后，经护士检查不完整，首选的措施是

    A．按摩子宫

    B．按摩子宫，同时肌内注射宫缩剂

    C．监测生命体征

    D．宫腔探查

    E．阴道内堵塞纱布止血

43．某孕妇，27 岁。G_1P_0。妊娠 39 周，宫口开全，胎方位 LOP，胎头位于坐骨棘水平下 3cm，胎心率 110 次 / 分，最适宜的处理方案是

    A．剖宫产术

    B．产钳助产术

    C．腹部加压

    D．嘱产妇左侧卧位

    E．静脉滴注缩宫素

44．某孕妇，妊娠 38 周。已临产，宫口开大 2cm 入院。在待产室活动时突然胎膜破裂，此时最佳的处理方法是

    A．应用抗生素预防感染

    B．立即卧床听胎心

    C．应用催产素加强宫缩

    D．给予灌肠刺激宫缩

    E．继续室内活动，以加速产程进展

45．某经产妇临产后自诉"腹部持续剧烈疼痛，无喘息之机"，护士首要的处理措施是

    A．明确疼痛原因

    B．转移产妇注意力

    C．帮助产妇处于舒适体位

    D．使用镇痛药

    E．给予宫缩抑制药

（46 － 48 题共用题干）

某孕妇，27 岁。停经 33 周，规律宫缩 10 小时，阴道流水 2 小时，胎位 LOA，胎心好，宫缩 30 ～ 35 秒 /5 分，宫口开大 3cm，先露 S=0。骨盆外测量：髂棘间径 21cm，髂嵴间径 23cm，骶耻外径 16cm，坐骨结节间径 6cm，骨盆出口后矢状径 7cm，耻骨弓角略小于 80°。

46．问题 1：此患者诊断为

    A．先兆早产

    B．均小骨盆

    C．头盆不称

    D．胎膜早破

    E．宫缩乏力

47．问题 2：中骨盆横径的正常值为

    A．9cm

    B．10cm

    C．11cm

    D．12cm

    E．13cm

48．问题 3：此时正确的处理是

    A．剖宫产

    B．肌内注射哌替啶

    C．宫口开全时产钳助产

    D．静脉滴注缩宫素

    E．等待自然分娩

（49 － 51 题共用题干）

某产妇，26 岁。因停经 40 周规律性下腹痛 5 小时入院。查体：胎心正常，宫缩 20 秒 /5 ～ 6 分，宫口开大 7cm。阴道检查：胎膜已破，羊水清，先露平棘，胎头矢状缝与骨盆横径一致，小囟门在 3 点处，大囟门在 9 点处。

49．问题 1：胎儿的胎方位是

    A．ROA

    B．ROT

    C．ROP

    D．LOA

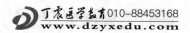
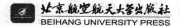

E．LOT

50．问题2：下面描述**错误**的是
   A．加强宫缩
   B．持续胎心监护
   C．严密观察产程进展
   D．嘱孕妇过早屏气用力
   E．观察羊水性状

51．问题3：胎儿出生后的首要处理措施是
   A．人工呼吸
   B．清理呼吸道
   C．心脏按压
   D．注射呼吸兴奋剂
   E．氧气吸入

（52－54题共用题干）

　　某产妇，26岁。妊娠39周。规律宫缩2小时，枕左前位，胎心140次／分，宫口开大1cm，先露平棘，骨盆外测量未见异常。B超：双顶径9.8cm，羊水平段4cm。NST有反应型。

52．问题1：该产妇的处理方式是
   A．行人工破膜
   B．行剖宫产术
   C．静脉滴注缩宫素
   D．缓慢静注缩宫素
   E．严密观察产程进展

53．问题2：观察2小时后，胎头下降S=＋3，宫口开大5cm，羊膜囊突，此时最恰当处理应是
   A．安定静推
   B．哌替啶肌注
   C．人工破膜
   D．温肥皂水灌肠
   E．静脉滴注缩宫素

54．问题3：宫口开全2小时仍未拨露，行阴道检查示S=＋4，胎头前囟在12点处，此时的处理方法应是
   A．行剖宫产术
   B．继续等待观察
   C．吸氧，静注地西泮
   D．会阴侧切，徒手转正胎头，产钳助娩
   E．静脉滴注缩宫素加速产程进展，经阴道自娩

（55－58题共用备选答案）
   A．收缩强度低，具有协调性
   B．收缩力强，具有协调性
   C．收缩过强且持续，无节律性放松
   D．收缩极性倒置，间歇期子宫肌肉不能完全放松
   E．子宫上下段交界处子宫壁呈痉挛性不协调收缩

55．不协调性子宫收缩乏力的特点是
56．协调性子宫收缩乏力的特点是
57．子宫痉挛性狭窄环是指
58．子宫强直性收缩的特点是

（59－60题共用备选答案）
   A．肌内注射催产素10U
   B．鼻黏膜吸入催产素1U
   C．5%葡萄糖500ml加催产素2.5U静脉滴注
   D．5%葡萄糖500ml加催产素5～10U静脉滴注
   E．直接穴位注射催产素0.5U

59．第二产程娩出胎头和胎肩后，应
60．第一产程无头盆不称，胎心好，宫缩协调需加强宫缩，应

第四节　产褥期

1．产后42天**不能**恢复到妊娠前状态的器官是
   A．子宫
   B．乳腺
   C．盆底组织
   D．卵巢
   E．外阴

2．产后子宫新生内膜，除胎盘附着处外，完全修复的时间是
   A．6天
   B．2周
   C．3周
   D．4周
   E．5周

3．产褥期变化最大的器官是
   A．乳房

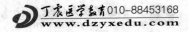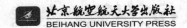

B．外阴
C．阴道
D．子宫
E．输卵管

4．从胎盘娩出到生殖器官完全恢复正常这段时间为
A．4周
B．5周
C．6周
D．7周
E．8周

5．分娩后雌、孕激素水平急剧下降，降至未孕时水平的时间是在产后
A．1周
B．2周
C．3周
D．4周
E．5周

6．有关子宫复旧错误的是
A．产后10天子宫降至骨盆腔内
B．产后6周子宫恢复至非孕期大小
C．产后1周子宫重量约为50g
D．产后4周宫颈完全恢复至正常形态
E．产后第2～3天宫颈口可通过2指

7．产褥期是指从胎盘娩出至产后
A．1周
B．2周
C．3周
D．4周
E．6周

8．初乳是指乳汁在产后
A．3天
B．7天
C．10天
D．14天
E．20天

9．某产妇，经阴道分娩后第1天，未发生产后出血，其正常的生命体征变化为
A．体温↑、脉搏↑、呼吸↑、血压↑
B．体温↑、脉搏↓、呼吸↓、血压正常
C．体温↓、脉搏↓、呼吸↓、血压正常

D．体温↓、脉搏↑、呼吸↑、血压↑
E．体温↑、脉搏↑、呼吸↓、血压↓

10．有关产后子宫复旧，正确的是
A．子宫肌细胞数目减少
B．产后1周子宫降至盆腔内
C．产后8周子宫恢复到非孕期大小
D．子宫肌纤维的胞浆减少，细胞体积缩小
E．产后第3周子宫腔表面均由新生内膜覆盖

11．正常产后腹部扪不到子宫底的时间通常为产后
A．7天
B．10天
C．12天
D．14天
E．30天

12．影响产妇乳汁分泌的因素不包括
A．新生儿吸吮
B．产妇的营养
C．产妇的睡眠
D．产妇的情绪
E．产妇的产次

13．正常血性恶露的主要成分是
A．血液
B．细菌
C．白细胞
D．表皮细胞
E．宫腔渗出液

14．白色恶露持续时间为
A．2周
B．3周
C．4周
D．5周
E．6周

15．产妇产后第1天体温、脉搏变化的特点是
A．体温升高，脉搏升高
B．体温升高，脉搏降低
C．体温降低，脉搏升高
D．体温降低，脉搏降低
E．体温、脉搏没有变化

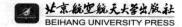

16. 产褥期浆液性恶露一般持续时间为
    A. 3 天左右
    B. 5 天左右
    C. 10 天左右
    D. 14 天左右
    E. 21 天左右

17. 产褥期正常的恶露应是
    A. 血性恶露量多，色鲜红，含大量血液
    B. 浆液性恶露持续 3 周左右
    C. 白色恶露含有少量的白细胞
    D. 正常恶露有臭味
    E. 白色恶露持续 10 天左右

18. 血性恶露一般持续时间为
    A. 3 天
    B. 5～7 天
    C. 7～8 天
    D. 10～12 天
    E. 14～15 天

19. 有关产褥期妇女的临床表现，错误的是
    A. 产后 24 小时内体温不超过 38℃
    B. 产后脉搏略缓慢约 60～70 次／分
    C. 产褥早期夜间睡眠出汗明显
    D. 产后宫缩痛初产妇较经产妇明显
    E. 产后宫底每天下降 1～2cm

20. 正常产妇在产后第 1 天的生命体征变化是
    A. 体温上升、脉搏略快、呼吸浅快、血压上升
    B. 体温下降、脉搏略快、呼吸浅快、血压上升
    C. 体温正常、脉搏略慢、呼吸深慢、血压下降
    D. 体温下降、脉搏略慢、呼吸浅快、血压平稳
    E. 体温正常、脉搏略慢、呼吸深慢、血压平稳

21. 产后会阴部护理正确的是
    A. 会阴切口缝线应 5～7 天拆线
    B. 会阴擦洗原则为由上至下，由外向内
    C. 会阴水肿者，用 50% 硫酸镁湿热敷
    D. 产后即用红外线照射
    E. 嘱产妇向会阴伤口侧卧位

22. 产后早期活动的好处不包括
    A. 有利于子宫复旧
    B. 有利于大小便通畅
    C. 有利于泌乳
    D. 防止下肢静脉血栓形成
    E. 有利于恶露排出

23. 产褥期的护理措施，正确的是
    A. 提倡定时哺乳
    B. 绝对卧床 48 小时
    C. 产后 12 小时后鼓励排尿
    D. 产后伤口红肿者即可坐浴
    E. 产妇应穿大小适宜的胸罩，以支持增大的乳房

24. 某产妇，会阴伤口有硬结形成，护理时可以用
    A. 大黄外敷
    B. 50% 硫酸镁热敷
    C. 95% 乙醇冷敷
    D. 远红外线照射
    E. 25% 硫酸镁热敷

25. 某产妇，正常产后第 3 天，乳房胀满而痛，无红肿，但乳汁少并伴低热。责任护士首选的护理措施是
    A. 用吸奶器吸乳
    B. 芒硝敷乳房
    C. 嘱产妇少喝汤汁类食物
    D. 让新生儿勤吸吮双乳
    E. 生麦芽煎汤喝

26. 一会阴侧切经阴道分娩的产妇，产后 6 小时排尿困难，应采取的措施不包括
    A. 温水坐浴
    B. 按摩膀胱
    C. 针刺三阴交穴
    D. 肌注新斯的明
    E. 诱导排尿措施无效则导尿

27. 预防产褥期泌尿系感染的措施中，错误的是
    A. 待产时尽量导尿排空膀胱
    B. 大小便后及时清洁外阴
    C. 及时更换会阴垫
    D. 鼓励产妇多饮水
    E. 产后至少每 4 小时排空膀胱 1 次

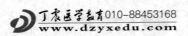 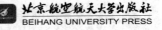

28. 预防急性乳腺炎**不正确**的是
    A. 避免乳汁淤积
    B. 防止乳头损伤
    C. 纠正乳头凹陷
    D. 保持乳头清洁
    E. 预防性使用抗生素

29. 对产妇的出院指导**不包括**
    A. 指导避孕方法
    B. 保持愉悦心情，利于泌乳
    C. 与婴儿同步休息
    D. 产后 56 天随访
    E. 坚持母乳喂养

30. 护士对产妇进行计划生育指导时，**错误的方法**是
    A. 产褥期禁忌性交
    B. 产褥期应行避孕套避孕
    C. 哺乳期妇女宜用药物避孕
    D. 产后 3 个月开始采取避孕措施
    E. 哺乳期产妇因无月经来潮，可以不避孕

31. 导致产妇乳头皲裂的最主要原因是
    A. 穿紧身内衣
    B. 营养不良
    C. 孕期未进行乳房护理
    D. 未进行早开奶
    E. 婴儿含接姿势不正确

32. 哺乳期**禁用**的药物是
    A. 苯巴比妥
    B. 地西泮
    C. 阿托品
    D. 红霉素
    E. 甲状腺素片

33. 保持产妇乳腺不断泌乳的关键措施为
    A. 早接触早吸吮
    B. 增加婴儿吸吮
    C. 哺乳后挤出多余的乳汁
    D. 产妇良好的健康状况
    E. 产妇良好的心理状态

34. 正常分娩后第 2 天，护士鼓励产妇按需哺乳，最主要的目的是
    A. 增进母婴感情
    B. 促进乳汁分泌

C. 减少婴儿哭闹
    D. 预防新生儿低血糖发生
    E. 预防乳房过度充盈

35. 哺乳期妇女，其后奶比前奶含有的更多的营养物质是
    A. 蛋白质
    B. 脂肪
    C. 乳糖
    D. 维生素
    E. 无机盐

36. 初产妇剖宫产后第 10 天，母乳喂养，双乳不胀，新生儿吸吮双乳后仍哭闹不安而加代乳品，对该产妇的处理，**错误的**是
    A. 催乳饮催乳
    B. 调节饮食
    C. 增加睡眠时间
    D. 增加新生儿吸吮次数
    E. 用吸奶器吸乳

37. 关于初乳成分的描述，正确的有
    A. 较高蛋白
    B. 较高脂肪
    C. 较高乳糖
    D. 较少脂肪酸
    E. 较高铁

38. 急性乳腺炎最常见于
    A. 妊娠期妇女
    B. 初产哺乳妇女
    C. 哺乳半年妇女
    D. 乳头凹陷妇女
    E. 长期哺乳妇女

39. 正确指导母乳喂养的方法是
    A. 坚持定时哺乳
    B. 产后半小时内开始哺乳
    C. 两次哺乳之间加喂糖水
    D. 哺乳前常规消毒乳头
    E. 哺乳后可给婴儿使用安慰奶头

40. 某产妇，33 岁。阴道顺产，产后 42 天到医院复查。**不能**恢复到妊娠前状态的器官是
    A. 子宫内膜
    B. 盆底组织
    C. 阴道

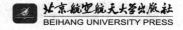

D. 卵巢

E. 外阴

41. 初产妇，从分娩次日起持续 3 天体温在 37.5℃左右，子宫收缩好，无压痛，会阴伤口无红肿、无疼痛，恶露鲜红色，无臭味，双乳肿胀，有硬结。发热的原因最可能是

　　A. 过度疲劳

　　B. 乳汁淤积

　　C. 会阴伤口感染

　　D. 上呼吸道感染

　　E. 宫腔有胎膜残留

42. 高龄初产妇，孕期骨盆测量正常范围，已行剖宫产术，胎儿 3800g，术后护理<u>不正确</u>的是

　　A. 指导产妇咳嗽、翻身时轻按腹部两侧

　　B. 切口疼痛必要时给镇痛药

　　C. 术后第 3 天取半卧位

　　D. 肛门未排气避免进食糖、牛奶等

　　E. 腹部系腹带

43. 某产妇，24 岁。分娩后 5 小时，检查发现子宫底脐上 1 指，子宫收缩欠佳，阴道流血 200ml，生命体征正常，小便未解。应采取的首要护理措施是

　　A. 立即配血

　　B. 遵医嘱给予宫缩剂

　　C. 协助产妇立即排尿

　　D. 按摩子宫，继续观察

　　E. 鼓励产妇继续多饮水

44. 某产妇，自然分娩后 5 天，今顺利出院。护士对产妇正确的出院指导是

　　A. 产后 64 天复查

　　B. 坚持母乳喂养 42 天

　　C. 哺乳期间无需避孕

　　D. 新生儿生理性黄疸持续 1 周左右

　　E. 性生活在产后 4 周恢复

（45－48 题共用题干）

　　某产妇，30 岁。40 周妊娠，剖宫产一女婴，体重 3500g，术后子宫收缩好，阴道流血不多。护士按规定要求每天对该产妇给予健康指导。

45. 问题 1：关于产褥期的变化描述<u>不正确</u>的是

　　A. 产后 7 天分泌的乳汁称母乳

　　B. 产后 2～5 天内尿量增多

C. 子宫重量产后 1 周约为 500g

D. 产后子宫收缩引起下腹痛，称宫缩痛

E. 产后 24 小时内温度可升高，一般可超过 38℃

46. 问题 2：子宫恢复到非妊娠期大小需要

　　A. 2 周

　　B. 4 周

　　C. 6 周

　　D. 8 周

　　E. 10 周

47. 问题 3：如果产妇乳头皲裂，首选处理方式是

　　A. 局部涂红霉素药膏

　　B. 擦拭 75% 乙醇消毒

　　C. 碘伏消毒

　　D. 乳汁涂抹

　　E. 局部涂金霉素药膏

48. 问题 4：关于产后阴道流血共持续

　　A. 2～3 周

　　B. 4～6 周

　　C. 5～8 周

　　D. 7～9 周

　　E. 10 周

（49－50 题共用题干）

　　某产妇，27 岁。38 周妊娠，经阴分娩一男婴，体重 3900g，产后 3 天，产妇乳房胀。新生儿喂养欠佳，经常哭闹。

49. 问题 1：帮助产妇挤乳时，中、食指距乳头约

　　A. 1cm

　　B. 2cm

　　C. 3cm

　　D. 4cm

　　E. 5cm

50. 问题 2：产后新生儿早吸吮的时间是

　　A. 30 分钟

　　B. 40 分钟

　　C. 50 分钟

　　D. 60 分钟

　　E. 70 分钟

（51－53题共用备选答案）
    A. 子宫上段
    B. 子宫下段
    C. 子宫颈
    D. 阴道
    E. 肛提肌
51. 分娩时，能协助胎先露内旋转和仰伸的是
52. 临产后，被动牵拉，变短，扩张，成为产道一部分的是
53. 晚期妊娠到临产时，由子宫峡部形成的是

（54－56题共用备选答案）
    A. 上呼吸道感染
    B. 正常产褥
    C. 产后子宫内膜炎
    D. 胎盘胎膜部分残留
    E. 子宫复旧不良
54. 产后第3天，阴道流血量突然增多，宫颈外口触及软组织状物。应诊断为
55. 产后第8天，血性恶露，量多，宫底在脐下2横指。应诊断为
56. 某产妇，39周顺产。产后第1天体温37.7℃，脉搏70次/分，出汗多，宫底平脐，轮廓清楚，收缩好。该产妇应诊断为

（57－58题共用备选答案）
    A. 产后10天
    B. 产后3周
    C. 产后3～4周
    D. 产后4～6周
    E. 产后6周
57. 正常产褥期的时间是
58. 子宫降至盆腔，在腹部摸不到宫底的时间是

第五节　新生儿保健

1. 正常新生儿胃容量是
    A. 10～20ml
    B. 20～30ml
    C. 30～40ml
    D. 40～60ml
    E. 50～70ml

2. 正常新生儿动脉导管功能性关闭是在产后

    A. 5小时内
    B. 10小时内
    C. 15小时内
    D. 20小时内
    E. 25小时内

3. 新生儿通过母体胎盘获得的免疫球蛋白是
    A. IgA
    B. IgE
    C. IgG
    D. IgM
    E. IgF

4. 每次新生儿抚触时间大约为
    A. 1～5分钟
    B. 5～10分钟
    C. 10～15分钟
    D. 15～20分钟
    E. 20～25分钟

5. 婴儿抚触的注意事项，正确的是
    A. 出生后即可开始
    B. 在沐浴前进行
    C. 在两次哺乳间进行
    D. 抚触室温度为22℃
    E. 婴儿一旦哭闹，立即停止

第六节　高危妊娠

1. 高危妊娠是指其年龄小于
    A. 16岁
    B. 17岁
    C. 18岁
    D. 19岁
    E. 20岁

2. 一般情况下，正常基线胎儿心率波动频率
    A. ≥3次/分
    B. ≥4次/分
    C. ≥5次/分
    D. ≥6次/分
    E. ≥7次/分

3. 不属于高危妊娠的是
    A. 孕妇曾有过2次自然流产

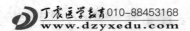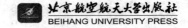

B. 孕妇身高 140cm

C. 孕妇 15 岁

D. 孕妇 34 岁

E. 臀位

4. 胎心监护时若出现晚期减速，多提示
   A. 胎头受压
   B. 脐带方面的异常
   C. 胎儿缺氧
   D. 胎儿畸形
   E. 羊水异常

5. 提示胎盘功能不全的是
   A. 胎心率 120 ～ 132 次 / 分
   B. 胎动 30 次 /12 小时
   C. NST 有反应型
   D. 胎心监护有早期减速
   E. 胎心监护有晚期减速

6. 无应激试验（NST）有反应的标准是
   A. 20 分钟内至少有 1 次胎动并伴有胎心率加速反应
   B. 20 分钟内至少有 3 次胎动并伴有胎心率加速反应
   C. 20 分钟内至少有 1 次胎动
   D. 20 分钟内至少有 3 次胎动
   E. 40 分钟内至少有 3 次胎动

7. 无应激试验的英文缩写是
   A. NST
   B. NCT
   C. C
   D. CCT
   E. OCT

8. 反映胎儿胎盘功能可通过检测孕妇尿中的
   A. 雌二醇
   B. hCG
   C. 雌三醇
   D. 孕黄体酮
   E. 酮体

9. 检查胎盘功能的方法不包括
   A. 孕妇血清胎盘生乳素测定
   B. 孕妇尿及血浆雌三醇测定
   C. 孕妇血清催产素酶值测定
   D. 阴道脱落细胞检查

E. hCG（人绒毛膜促性腺激素）测定

10. 提示有胎儿宫内缺氧的检查结果是
    A. 胎动 15 次 /12 小时
    B. 缩宫素激惹试验（+）
    C. 胎儿头皮血 pH 值为 7.30
    D. 胎心监护出现胎心早期减速
    E. 无激惹试验出现胎动时胎心加速

11. 在羊水检查的项目中，不能了解胎儿成熟度的是
    A. 羊水 L/S 比值
    B. 羊水肌酐
    C. 羊水胆红素
    D. 羊水脂肪细胞
    E. 羊水胎脂

12. 做产前诊断，进行羊水穿刺一般选择在妊娠
    A. 12 周
    B. 14 周
    C. 16 周
    D. 18 周
    E. 20 周

13. 高危孕妇休息时一般采取
    A. 右侧卧位
    B. 左侧卧位
    C. 仰卧位
    D. 俯卧位
    E. 半坐卧位

14. 导致慢性胎儿窘迫的原因是
    A. 胎盘早剥
    B. 胎盘功能不全
    C. 宫缩过强
    D. 孕妇休克
    E. 脐带受压

15. 急性胎儿窘迫多发生于
    A. 妊娠早期
    B. 妊娠中期
    C. 妊娠晚期
    D. 分娩期
    E. 妊娠的各个时期

16. 慢性胎儿窘迫临床表现不包括
    A. 胎心率 120 次 / 分

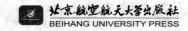

B. 胎动 2 次 / 小时
C. 头先露见羊水棕黄色
D. 胎心监测晚期减速
E. NST 基线平直

17. 胎儿急性缺氧早期胎心率的变化是
    A. 正常
    B. 加快
    C. 减慢
    D. 减弱
    E. 消失

18. 胎儿窘迫最明显的临床表现是
    A. 胎动异常
    B. 羊水胎粪污染
    C. 胎儿酸中毒
    D. 胎心率的变化
    E. B 超检查有脐带绕颈

19. 胎儿缺氧的早期表现为胎动增加，此时胎心率超过
    A. 160 次 / 分
    B. 150 次 / 分
    C. 140 次 / 分
    D. 130 次 / 分
    E. 120 次 / 分

20. 提示胎儿宫内窘迫的是
    A. 宫缩压力试验阴性
    B. 胎心率 120 次 / 分
    C. 羊水为黄绿色
    D. 胎动 20 次 /24 小时
    E. 无应激试验有反应

21. 分娩过程中胎膜破裂，羊水呈黄绿色，提示
    A. 羊水正常
    B. 胎儿畸形
    C. 羊水 Ⅰ 度污染
    D. 羊水 Ⅱ 度污染
    E. 羊水 Ⅲ 度污染

22. 关于胎儿窘迫的护理，<u>不正确</u>的是
    A. 吸氧
    B. 孕妇取左侧卧位
    C. 密切胎心监护
    D. 适时终止妊娠
    E. 连续测定 E_3

23. 新生儿出生后 1 分钟，查：心率 110 次 / 分，呼吸不规则，四肢活动佳，口周青紫，吸痰时有咳嗽反应。该新生儿阿普加评分是
    A. 6 分
    B. 7 分
    C. 8 分
    D. 9 分
    E. 10 分

24. 新生儿轻度窒息表现为
    A. 皮肤苍白
    B. 呼吸表浅
    C. 喘息样呼吸
    D. 喉反射消失
    E. 肌张力松弛

25. 新生儿轻度窒息的临床表现<u>不包括</u>
    A. 心率减慢
    B. 呼吸不规律
    C. 全身皮肤呈青紫色
    D. 肌张力松弛
    E. 喉反射存在

26. 新生儿复苏时加压给氧，呼吸的频率是
    A. 15 次 / 分
    B. 20 次 / 分
    C. 25 次 / 分
    D. 30 次 / 分
    E. 35 次 / 分

27. 新生儿气管插管加压给氧时，一般维持呼吸为
    A. 15 次 / 分
    B. 20 次 / 分
    C. 25 次 / 分
    D. 30 次 / 分
    E. 35 次 / 分

28. <u>不属于</u>新生儿 Apgar 评分项目的是
    A. 体温
    B. 呼吸
    C. 心率
    D. 肌张力
    E. 皮肤颜色

29. 预防新生儿窒息的护理措施，<u>不正确</u>的是
    A. 严密观察产程，勤听胎心音

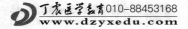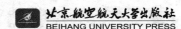

B. 鼓励产妇采取右侧卧位

C. 胎儿娩出前 6 小时避免应用吗啡

D. 胎头娩出时及时清除鼻腔、口腔的黏液及羊水

E. 胎儿窘迫时给予母亲吸氧，静脉注射葡萄糖加维生素 C

30. 某孕妇，妊娠 38 周，临产后行胎心监护出现变异减速，此时应考虑为

    A. 胎头受压所致

    B. 脐带受压所致

    C. 胎盘功能不良

    D. 胎儿窘迫

    E. 脐带脱垂

31. 孕妇临产后查：宫口开大 5cm，胎先露平棘，宫缩持续 50 秒，间隙 2～3 分钟，胎心监护出现变异减速，应考虑

    A. 胎儿窘迫

    B. 脐带过短或脐带绕颈

    C. 胎盘功能不良

    D. 羊水异常

    E. 宫缩过强所致

32. 某孕妇，妊娠 35 周。有不规律宫缩 3 小时，胎膜已破。实验室检查，羊水中卵磷脂／鞘磷脂比值＞2，提示目前胎儿发育已经达到

    A. 肾成熟

    B. 肝成熟

    C. 肺成熟

    D. 脑成熟

    E. 皮肤成熟

33. 某孕妇，停经 39 周，无其他并发症，NST 两次无反应，OCT 结果 10 分钟内 3 次宫缩，每次持续 30～40 秒，均出现晚期减速，1 周前查 24 小时尿雌三醇为 15mg，现为 8mg。最适当的处理是

    A. 吸氧，等待自然分娩

    B. 人工破膜引产

    C. 立即剖宫产

    D. 静脉滴注催产素

    E. 口服雌激素

34. 某孕妇，足月分娩，宫口开大 8cm，先露 +1，头位，羊水黄绿色，宫缩持续时间 50 秒，

间隙 3 分钟，胎心监护时连续 3 次出现晚期减速。最佳的处理方法是

    A. 催产素点滴加强宫缩

    B. 立即行剖宫产

    C. 准备阴道助产

    D. B 超检查，除外脐带绕颈

    E. 左侧卧位，吸氧，继续观察

35. 新生儿出生时，呼吸表浅，心率 80 次／分，四肢肌张力好，全身皮肤青紫，吸痰时有喉反射。Apgar 评分是

    A. 4 分

    B. 5 分

    C. 6 分

    D. 7 分

    E. 8 分

（36－38 题共用题干）

    某孕妇，孕 37 周。在做胎心监护时发现胎心率有减速发生，而且减速与宫缩的关系不恒定，减速下降幅度最大为 80 次／分，持续时间长短不一，但能够很快恢复。

36. 问题 1：这种胎心监护图形提示胎心为

    A. 正常变异频率

    B. 正常变异幅度

    C. 早期减速

    D. 变异减速

    E. 晚期减速

37. 问题 2：分析产生上述胎心图形的原因为

    A. 子宫收缩时胎头受压兴奋迷走神经

    B. 子宫收缩时脐带受压兴奋迷走神经

    C. 子宫胎盘功能不良

    D. 胎儿缺氧兴奋交感神经

    E. 宫缩时胎头受压，脑血流量一时性减少

38. 问题 3：此时最简便有效的方法是

    A. 迅速镇静

    B. 嘱孕妇左侧卧位

    C. 心理护理

    D. 敲击物体产生较大声响

    E. 迅速抑制宫缩

（39－40 题共用题干）

    某产妇，30 岁。42 周妊娠自然分娩，胎儿娩出后无哭声，青紫，生后 Apgar 评分 1 分钟为

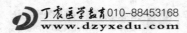
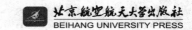

7 分。

39. 问题 1：此时首选的处理方法是
    A. 氧气吸入
    B. 肌注呼吸兴奋剂
    C. 立即清理呼吸道
    D. 打足底
    E. 人工呼吸

40. 问题 2：抢救新生儿窒息的原则及程序，正确的是
    A. 建立呼吸，清理呼吸道，预防感染，改善循环
    B. 清理呼吸道，建立呼吸，改善循环，预防感染
    C. 建立呼吸，清理呼吸道，改善循环，预防感染
    D. 清理呼吸道，建立呼吸，预防感染，改善循环
    E. 预防感染，改善循环，清理呼吸道，建立呼吸

（41 – 43 题共用备选答案）
    A. 胎儿窘迫
    B. 新生儿重度窒息
    C. 新生儿轻度窒息
    D. 新生儿呼吸窘迫综合征
    E. 新生儿肺炎合并呼吸衰竭

41. 头先露羊水中混有胎粪的临床表现符合

42. 新生儿呼吸表浅或不规则的临床表现符合

43. 新生儿心率＜ 80 次 / 分的临床表现符合

第七节　妊娠期并发症

1. 晚期习惯性流产最常见的原因是
   A. 黄体功能不足
   B. 甲状腺功能减退
   C. 染色体数目异常
   D. 染色体结构异常
   E. 宫颈内口松弛

2. 早期自然流产最常见的原因是
   A. 染色体异常
   B. 母体全身性疾病
   C. 母儿血型不合

D. 黄体功能不全
E. 免疫因素

3. 自然流产最常见的病因是
   A. 受精卵发育异常
   B. 基因异常
   C. 母体生殖器官发育异常
   D. 黄体功能不足
   E. 甲状腺功能低下

4. 对于各种流产临床特点的描述，正确的是
   A. 先兆流产：宫口已开，阴道流血少于月经量
   B. 不全流产：宫口未开，阴道出血量减少
   C. 完全流产：宫口松弛，腹痛明显，阴道出血量多
   D. 难免流产：宫口已开，胎膜未破，阴道出血量多
   E. 稽留流产：流产连续发生 3 次或 3 次以上

5. 习惯性流产的定义是指自然流产发生多少次及以上
   A. 2 次
   B. 3 次
   C. 4 次
   D. 5 次
   E. 6 次

6. 稽留流产孕妇应及时促使胎儿和胎盘排出，处理前必须做的检查是
   A. 凝血功能检查
   B. 血常规检查
   C. 血 hCG 检测
   D. 尿常规检查
   E. 血型检查

7. 妊娠 2 个月出现难免流产，首选的处理措施是
   A. 卧床休息
   B. 及时清宫
   C. 肌注孕激素
   D. 静脉滴注抗生素
   E. 肌内注射止血药

8. 人工流产术后的护理措施**不包括**
   A. 术后立即回家，不许留院观察
   B. 禁止性生活及盆浴 1 个月

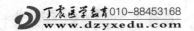 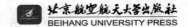

C. 加强营养

D. 保持外阴清洁

E. 指导避孕方法

9. 导致输卵管妊娠最常见的原因是

    A. 输卵管过长

    B. 输卵管手术后

    C. 输卵管功能障碍

    D. 输卵管慢性炎症

    E. 输卵管发育不良

10. 输卵管妊娠破裂多见于

    A. 间质部妊娠

    B. 基底部妊娠

    C. 壶腹部妊娠

    D. 峡部妊娠

    E. 伞端妊娠

11. 异位妊娠的常见临床表现<u>不包括</u>

    A. 停经

    B. 腹痛

    C. 休克

    D. 血 hCG（+）

    E. 阴道大量出血

12. 异位妊娠的临床表现<u>不包括</u>

    A. 腹痛

    B. 阴道流血

    C. 停经

    D. 肛门坠胀感

    E. 阴道分泌物增多

13. 异位妊娠破裂多见于

    A. 宫颈妊娠

    B. 输卵管峡部妊娠

    C. 输卵管壶腹部妊娠

    D. 输卵管伞端妊娠

    E. 输卵管间质部妊娠

14. 最易发生输卵管妊娠的部位是

    A. 伞部

    B. 壶腹部

    C. 狭窄部位

    D. 间质部

    E. 壶腹 - 峡连接部

15. 确诊为异位妊娠破裂、出血性休克，应采取

的紧急措施为

    A. 立即输血

    B. 立即给升压药

    C. 立即剖腹探查

    D. 纠正休克后手术

    E. 抗感染

16. 妊娠期高血压疾病的基本病生理变化为

    A. 血压升高

    B. 水肿

    C. 头痛、头晕

    D. 水钠潴留

    E. 全身小动脉痉挛

17. 妊娠期高血压疾病最基本的病理生理变化是

    A. 胎盘后血肿

    B. 肾脏功能减退

    C. 全身小动脉痉挛

    D. 弥漫性血管内凝血

    E. 胎盘绒毛退行性变化

18. <u>不能</u>做为诊断重度子痫前期的指标的是

    A. 血压 160/110mmHg

    B. 尿蛋白（+）

    C. 尿蛋白≥ 2.0g/24h

    D. 头痛、眩晕、眼花、呕吐等自觉症状明显

    E. 伴有抽搐或昏迷

19. 对诊断妊娠期高血压疾病有价值的临床表现<u>不包括</u>

    A. 血压高于 140/90mmHg

    B. 上腹部不适

    C. 蛋白尿

    D. 恶心、呕吐

    E. 头痛、眼花

20. 符合轻度子痫前期诊断指标的是

    A. 超过基础血压高 20/15mmHg

    B. 超过基础血压高 30/10mmHg

    C. 超过基础血压高 15/15mmHg

    D. 较基础血压高 20/10mmHg

    E. 超过基础血压高 30/15mmHg

21. 重度妊娠期高血压疾病患者，<u>不易</u>发生的母儿并发症为

    A. 胎盘早剥

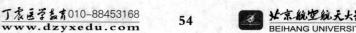 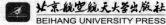

B. 前置胎盘
C. 肾功能障碍
D. 胎儿宫内窘迫
E. 胎儿宫内发育迟缓

22. 重度子痫前期孕妇，发生子痫的时间多在
   A. 妊娠中期
   B. 妊娠晚期
   C. 分娩过程中
   D. 产后 24 小时内
   E. 产后 36 小时内

23. 反映胎儿宫内生长发育的检查指标<u>不包括</u>
   A. 宫高
   B. 腹围
   C. 体重
   D. 胎心率
   E. 胎头双顶径

24. 轻度子痫前期患者，其 24 小时尿蛋白定量超过
   A. 0.2g
   B. 0.3g
   C. 0.4g
   D. 0.5g
   E. 0.6g

25. 硫酸镁的毒性作用首先表现为
   A. 膝腱反射消失
   B. 呼吸抑制
   C. 全身肌张力减退
   D. 尿量减少
   E. 心跳突然停止

26. 重度妊娠期高血压疾病的孕妇，治疗时首选药物是
   A. 利血平
   B. 冬眠灵
   C. 甘露醇
   D. 硫酸镁
   E. 地塞米松

27. 子痫患者发生抽搐时应尽快控制，首选药物是
   A. 安定
   B. 阿托品
   C. 硫酸镁

D. 肼屈嗪
E. 冬眠合剂

28. 高危妊娠的监护措施<u>不包括</u>
   A. 人工监护
   B. 绘制妊娠图
   C. 仪器监护
   D. 实验室检查
   E. 新生儿疾病筛查

29. 硫酸镁中毒时首先表现为
   A. 尿量减少
   B. 呼吸抑制
   C. 心率加快
   D. 全身肌张力减退
   E. 膝反射减弱或消失

30. 妊娠期高血压疾病患者发生抽搐时，首要的护理措施是
   A. 使患者取头低侧卧位
   B. 加床档，防止受伤
   C. 观察病情，详细记录
   D. 用舌钳固定舌头，防止舌咬伤及舌后坠，保持呼吸道通畅
   E. 置患者于安静、暗光的单人病室

31. 妊娠期高血压疾病患者发生抽搐时，首要的护理措施是
   A. 加床档
   B. 取头低侧卧位
   C. 观察病情，详细记录
   D. 保持呼吸道通畅
   E. 置于安静、暗光的单人病室

32. 前置胎盘下缘附着的位置是
   A. 子宫底部
   B. 子宫体后壁
   C. 子宫颈内口
   D. 子宫体前壁
   E. 子宫体侧壁

33. 符合前置胎盘诊断的临床特点是
   A. 子宫大于妊娠月份
   B. 胎方位不易摸清
   C. 阴道流血伴有疼痛感
   D. 合并胎位异常
   E. 宫体硬如板状

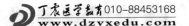
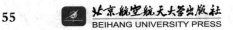

34. 关于前置胎盘的临床表现，错误的是
    A. 贫血程度与阴道出血量成正比
    B. 子宫大小与停经月份一致
    C. 妊娠晚期胎先露无法入盆
    D. 胎方位扪不清楚
    E. 胎心音可正常

35. 某孕妇，孕 37 周。无诱因反复阴道出血 3 次，量较少，无腹痛，子宫软。该孕妇最可能诊断为
    A. 边缘性前置胎盘
    B. 部分性前置胎盘
    C. 完全性前置胎盘
    D. 胎盘早剥
    E. 先兆子宫破裂

36. 前置胎盘的典型临床表现是
    A. 血压升高
    B. 血压下降、贫血
    C. 并发胎儿宫内窘迫
    D. 持续性腹痛伴有阴道流血
    E. 无痛性无诱因反复阴道流血

37. 完全性前置胎盘阴道出血的特点是
    A. 初次出血晚，多见于妊娠 37～40 周
    B. 出血量多，出血次数频繁
    C. 不易发生产褥感染
    D. 贫血程度与出血量成反比
    E. 不易发生产后大出血

38. 诊断前置胎盘最为安全有效的方法是
    A. 阴道检查
    B. 肛门检查
    C. X 线检查
    D. B 超检查
    E. 化验检查

39. 初产妇，孕 37 周。确诊为前置胎盘，正确的处理方法是
    A. 有阴道出血时，进行止血，输血等，待 38 周后终止妊娠
    B. 肛查了解宫口开大情况以决定分娩方式
    C. 凡胎儿死亡均从阴道分娩
    D. 肛查时应轻柔
    E. 大出血时，不需阴道检查即行剖宫手术

40. 胎盘早剥的病因不包括
    A. 妊娠期高血压疾病

    B. 腹部突然受撞击
    C. 慢性肾疾病
    D. 母体有血管病变
    E. 胎膜早破

41. 子宫胎盘卒中可导致
    A. 心衰
    B. 产后出血
    C. 羊水栓塞
    D. 子宫破裂
    E. 急性肝衰竭

42. 关于胎盘早剥的叙述，正确的是
    A. 阴道流血量与病情严重程度呈正比
    B. 以无诱因、无痛性反复阴道流血为特点
    C. 是妊娠早期的一种严重并发症，起病急，进展快
    D. 确诊后可选择期待疗法或终止妊娠
    E. 重型胎盘早剥孕妇的子宫硬如板状，有压痛

43. 关于重型胎盘早剥，错误的是
    A. 以外出血为主
    B. 突发持续性腹痛
    C. 子宫大小与妊娠周数不符
    D. 子宫触诊硬如板状，有压痛
    E. 可出现恶心、呕吐

44. 胎盘早期剥离，可致胎儿因缺氧而死亡的剥离面超过胎盘面积的
    A. 2/3
    B. 1/2
    C. 1/3
    D. 1/4
    E. 1/5

45. 重度胎盘早剥的临床表现不包括
    A. 剧烈腹痛
    B. 无或少量阴道流血
    C. 胎位，胎心清楚
    D. 子宫硬如板状
    E. 阴道出血量与全身症状不成正比

46. 重型胎盘早剥的临床表现是
    A. 无痛性阴道大量流血
    B. 腹部持续性疼痛
    C. 贫血程度与出血量成正比

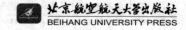

D. 子宫大小符合妊娠月份

E. 子宫收缩有间歇

47. 子宫胎盘卒中常见于

A. 显性胎盘早剥

B. 隐性胎盘早剥

C. 完全性前置胎盘

D. 部分性前置胎盘

E. 边缘性前置胎盘

48. 如孕妇出现胎盘早剥应采取的措施是

A. 休息

B. 镇静

C. 加强监护

D. 调整饮食

E. 终止妊娠

49. 由于胎儿、胎盘因素导致早产的常见原因<u>不包括</u>

A. 前置胎盘

B. 胎儿畸形

C. 胎膜早破

D. 羊水过少

E. 多胎妊娠

50. 可判断早产临产的是

A. 妊娠晚期出现不规则子宫收缩

B. 妊娠晚期出现少量阴道出血

C. 妊娠晚期出现胎膜破裂

D. 妊娠晚期出现不规则宫缩伴胎膜破裂

E. 妊娠晚期有规律宫缩伴宫口扩张 3cm

51. 早产的定义是

A. 妊娠满 26 周至不满 37 足周之间终止者

B. 妊娠满 27 周至不满 37 足周之间终止者

C. 妊娠满 28 周至不满 37 足周之间终止者

D. 妊娠满 29 周至不满 37 足周之间终止者

E. 妊娠不满 37 足周终止者

52. 早产是指

A. 妊娠满 20 周至不满 28 足周之间分娩

B. 妊娠满 20 周至不满 32 足周之间分娩

C. 妊娠满 28 周至不满 37 足周之间分娩

D. 妊娠满 28 周至不满 40 足周之间分娩

E. 妊娠满 37 周至不满 40 足周之间分娩

53. 可促进早产儿肺成熟的药物是

A. 阿司匹林

B. 地塞米松

C. 维生素 K

D. 维生素 C

E. 舒喘灵

54. 先兆早产时常用抑制子宫收缩的药物为

A. 安定

B. 氯化钙

C. 硫酸镁

D. 抗生素

E. 缩宫素

55. 先兆早产孕妇在保胎过程中为了促胎肺成熟，可应用

A. 硫酸镁

B. 孕激素

C. 地西泮

D. 地塞米松

E. 前列腺素

56. β 肾上腺素受体激动剂的不良反应是

A. 心跳加快

B. 血压升高

C. 血糖降低

D. 血钾升高

E. 尿量增加

57. 关于早产的护理措施，正确的是

A. 给予产妇持续吸氧

B. 若胎膜已破，则应尽快终止妊娠

C. 分娩前应用盐皮质激素促进胎肺成熟

D. 分娩过程中应用催产素促进子宫收缩

E. 经阴道分娩者，尽可能缩短产程

58. <u>不属于</u>过期妊娠常见变化的是

A. 胎盘功能减退

B. 胎盘早剥

C. 羊水减少

D. 胎儿成熟障碍

E. 巨大儿

59. 过期妊娠是指妊娠时间超过

A. 36 周

B. 37 周

C. 39 周

D. 40 周

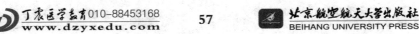

E. 42 周

60. 过期妊娠孕妇选择分娩方式的依据<u>除外</u>
   A. 胎盘功能
   B. 胎儿大小
   C. 宫颈成熟度
   D. 胎儿宫内情况
   E. 母体月经周期的长短

61. 过期妊娠应立即终止妊娠的情况是
   A. OCT 阳性
   B. NST 反应型
   C. 胎心率 150 次 / 分
   D. 2 小时胎动 20 次
   E. 胎儿体重 3500g

62. 某孕妇，孕 36 周。羊水量估计约在 2500ml 左右，此时首选的治疗方式是
   A. 低盐饮食
   B. 穿刺放羊水
   C. 终止妊娠
   D. 人工破膜
   E. 实施剖宫产

63. 羊水过少是指妊娠足月时羊水量低于
   A. 200ml
   B. 300ml
   C. 400ml
   D. 500ml
   E. 600ml

64. 急性羊水过多，多发生于妊娠
   A. 12 ～ 16 周
   B. 16 ～ 20 周
   C. 20 ～ 24 周
   D. 24 ～ 28 周
   E. 28 ～ 32 周

65. 为羊水过多孕妇行人工破膜时易发生
   A. 心衰
   B. 宫内感染
   C. 脐带脱垂
   D. 前置胎盘
   E. 早产

66. 羊水过多孕妇<u>不容易</u>并发
   A. 妊娠期高血压疾病

B. 胎盘早期剥离
   C. 产后出血
   D. 过期产
   E. 胎位不正

67. 双胎妊娠好发人群的特点是
   A. 与遗传无关
   B. 白种人发生率较高
   C. 与使用促排卵药物有关
   D. 发生率随孕妇年龄增加而降低
   E. 孕妇胎次与发生双胎的机会成反比

68. 形成双羊膜囊双绒毛膜的单卵双胎，其受精卵分裂发生在受精后
   A. 0 ～ 3 天
   B. 4 ～ 6 天
   C. 7 ～ 8 天
   D. 9 ～ 13 天
   E. 14 ～ 21 天

69. 多胎妊娠的并发症<u>不包括</u>
   A. 妊娠期高血压疾病
   B. 早产
   C. 羊水过多
   D. 前置胎盘
   E. 胎儿畸形

70. 双胎妊娠的并发症<u>不包括</u>
   A. 流产
   B. 前置胎盘
   C. 胎盘早剥
   D. 脐带脱垂
   E. 妊娠期高血压疾病

71. 双胎妊娠第二个胎儿娩出后，处理<u>不正确</u>的是
   A. 肌内注射催产素
   B. 静脉注射催产素
   C. 密切观察阴道出血情况
   D. 腹部放置沙袋
   E. 做凝血功能检查

72. 患者，26 岁，停经 2 月，阴道流血 1 天，超过月经量，下腹部阵发性疼痛加剧，检查：宫口开，子宫如孕 2 月大小，尿妊娠试验阳性，应诊断为
   A. 先兆流产

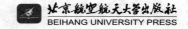

B．不全流产

C．难免流产

D．完全流产

E．宫外孕

73．某孕妇，29岁。G_2P_0，因停经52天阴道出血1周，以先兆流产入院。次日，腹痛加剧，阴道流血增多，入厕时见有组织物排出，但阴道出血仍不止，腹痛减轻。其可能的诊断是

A．难免流产

B．不全流产

C．完全流产

D．稽留流产

E．习惯性流产

74．某孕妇，30岁。停经2个月，阴道少量流血5天，下腹隐痛。妇科检查：阴道少量暗红血液，宫口闭，子宫如孕2个月大小，双侧附件阴性。尿妊娠试验（+）。最大可能是

A．先兆流产

B．难免流产

C．不全流产

D．稽留流产

E．异位妊娠

75．某孕妇，30岁。孕12周。阵发性腹痛1小时，阴道出血较月经量多。入院后妇科检查提示宫口可容1指，胎囊堵塞于宫口。该患者2年前曾有"稽留流产"史。该患者最可能出现了

A．先兆流产

B．难免流产

C．不全流产

D．稽留流产

E．习惯性流产

76．某孕妇，34岁。孕11周，出现阵发性下腹痛，阴道排出一大块肉样组织，继而阴道大量出血。目前贫血貌，体温37.2℃。妇科检查宫口已开，有组织堵塞宫口，子宫较孕周略小，其最可能的诊断是

A．先兆流产

B．稽留流产

C．感染性流产

D．难免流产

E．不全流产

77．患者，女，28岁。停经2月余，突发下腹疼痛、头晕、眼花，血压80/52mmHg，心率120次/分。查体腹部压痛，诊断性腹腔穿刺抽出不凝血。最可能的原因是

A．机械性肠梗阻

B．动脉瘤破裂出血

C．宫外孕破裂出血

D．肝破裂出血

E．胃穿孔出血

78．患者，25岁。平素月经规律，现停经42天，阴道流血3天，量少。今晨起床后突然感觉下腹呈撕裂样疼痛，有肛门坠胀感。实验室检查，血hCG（+），初步考虑为异位妊娠。为迅速明确诊断，应采用较可靠的诊断方法是

A．盆腔检查

B．B超检查

C．后穹窿穿刺

D．诊断性刮宫

E．盆腔CT扫描

79．患者，35岁。停经40天，2天来有少量点滴状阴道流血，暗红色，因突然下腹部剧烈疼痛急诊入院。检查：面色苍白，出冷汗，血压60/40mmHg，下腹一侧触及软性块物，约6cm×5cm×4cm大小，有压痛，阴道后穹窿穿刺阳性。诊断为

A．输卵管妊娠破裂

B．继发性腹腔妊娠

C．子宫角妊娠

D．难免流产

E．不全流产

80．患者，31岁。G_1P_1，现停经56天，3天前开始有少量间断阴道流血，昨天开始出现右下腹轻痛，今晨加强，呕吐两次。妇检：子宫口闭，宫颈举痛（+），子宫前倾前屈，较正常稍大，软，子宫右侧可触及拇指大小较软之块状物，尿hCG可疑阳性，后穹窿穿刺抽出10ml不凝血液。贫血外观，血压75/45mmHg。应采取的护理措施不包括

A．严密监测患者生命体征

B．立即开放静脉通道

C．作好切除子宫手术的准备

D．交叉配血，做好输血准备

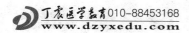
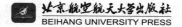

E. 作好术前准备

81. 某孕妇，34 岁。妊娠 35 周，血压 150/98mmHg，24 小时尿蛋白 0.5g，下肢水肿。该孕妇最可能的情况是

    A. 妊娠水肿
    B. 肾病综合征
    C. 轻度子痫前期
    D. 慢性高血压并发子痫前期
    E. 急性肾盂肾炎

82. 初产妇，37 岁。妊娠 34 周，血压 150/100mmHg，尿蛋白（+），水肿（++），无头晕等自觉症状。目前首要的处理原则是

    A. 住院治疗
    B. 积极利尿治疗
    C. 加强产前检查
    D. 立即终止妊娠
    E. 饮食调节，以休息为主

83. 某孕妇，妊娠 36 周。半夜醒来发觉阴道流血，量多，伴心悸，头昏，紧张。最有可能的诊断是

    A. 先兆早产
    B. 宫颈息肉
    C. 前置胎盘
    D. 胎盘早剥
    E. 先兆子宫破裂

84. 初孕妇，29 岁。妊娠 35 周，近 2 周内少量阴道流血 3 次。今晨突然阴道流血多于月经量，无腹痛，血压 80/50mmHg，脉率 110 次 / 分，宫高 30cm，腹围 85cm，臀先露，胎心音清楚，144 次 / 分。应采取的最主要护理措施是

    A. 肛指检查宫颈管是否消失
    B. 检查宫颈有无息肉或糜烂
    C. 卧床休息，间断吸氧
    D. 开放静脉、配血、术前准备
    E. 应常规作 B 超检查

85. 某孕妇，妊娠 34 周。因重度妊娠期高血压疾病 2 天前住院治疗，但血压控制不满意。1 小时出现持续性腹痛，阴道有少量出血。腹部检查：子宫硬如板状，有压痛，胎心率 170 次 / 分，目前应考虑为

    A. 先兆早产
    B. 前置胎盘

C. 胎盘早剥
    D. 先兆子宫破裂
    E. 胎盘边缘血窦破裂

86. 某孕妇，29 岁。G_1P_0，孕 32 周。上午坐车时腹部受撞击，出现剧烈、持续性腹痛，无阴道出血，送急诊。产科检查，子宫硬如板状，有压痛，胎方位不清，胎心音听不到。其诊断和处理原则是

    A. 胎盘早剥；纠正休克，终止妊娠
    B. 前置胎盘；纠正休克，终止妊娠
    C. 胎盘早剥；立即阴道分娩
    D. 前置胎盘；立即阴道分娩
    E. 胎盘早剥；纠正休克，阴道分娩

87. 某孕妇，平素月经周期规律，目前宫内孕 32 周，单胎。体检子宫大小与妊娠月份相符，胎心率 135 ～ 160 次 / 分，宫缩 20 分钟 4 次，每次持续 15 ～ 20 秒。阴道检查发现有少量血性分泌物，宫口未开，胎膜未破裂。对该孕妇的首要处理措施是

    A. 抑制宫缩
    B. 人工破膜
    C. 灌肠
    D. 尽快终止妊娠
    E. 积极预防感染

88. 某孕妇，28 岁。G_1P_0，妊娠 42^{+3} 周。检查胎位 LOA，子宫敏感性高，骨盆外测量正常。首先应考虑的诊断是

    A. 羊水过多
    B. 先兆子宫破裂
    C. 过期妊娠
    D. 先兆临产
    E. 胎盘早剥

89. 初产妇，32 岁。妊娠 42 周收入院。血压 110/70mmHg，胎位 ROA，胎心音规律 148 次 / 分。应采取的措施是

    A. 尽快做好术前准备
    B. 指导孕妇卧床休息
    C. 促进宫颈成熟治疗
    D. 指导孕妇积极活动
    E. 抑制宫缩、控制感染

90. 初孕妇，28 岁。孕 34 周。近几周自觉腹部

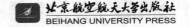

增大明显，无明显呼吸困难，产科检查：腹部膨隆明显，触诊皮肤张力大，胎位不清，胎心音听不清，超声检查发现羊水过多。应采取的最主要措施是

  A. 考虑胎儿畸形，终止妊娠

  B. 尽快做好术前准备

  C. 指导孕妇卧床休息

  D. 减轻腹压，预防胎膜早破

  E. 促进宫颈成熟治疗

（91－94题共用题干）

  某孕妇，26岁。G_1P_0，孕8周。近2周来阴道有少量粉红色分泌物，4天前始有阴道少量出血，查体：血压120/75mmHg，脉搏72次/分，呼吸平稳，黄体功能不全。

91. 问题1：如疑诊为流产时，应诊断为

  A. 先兆流产

  B. 难免流产

  C. 不全流产

  D. 过期流产

  E. 完全流产

92. 问题2：对此孕妇应先做的检查是

  A. 妇科检查

  B. B超检查

  C. 尿妊娠试验

  D. 血HCG测定

  E. 血常规检查

93. 问题3：经检查胚胎发育正常，此时对该孕妇正确的处理措施

  A. 行清宫术

  B. 给予止血药物

  C. 给予雌激素

  D. 给予黄体酮

  E. 继续随诊观察

94. 问题4：护理措施<u>不包括</u>

  A. 卧床休息

  B. 观察阴道出血量

  C. 指导孕妇使用消毒会阴垫

  D. 配血，准备行清宫术

  E. 继续观察孕妇体温、血压、脉搏

（95－96题共用题干）

  患者，25岁。已婚，停经60天，阴道少量出血2天，伴有轻度下腹疼痛。检查宫口闭，子宫如孕2个月大。血常规正常，思想顾虑重。

95. 问题1：正确的诊断是

  A. 先兆流产

  B. 难免流产

  C. 不全流产

  D. 习惯性流产

  E. 稽留流产

96. 问题2：处理措施<u>不妥</u>的是

  A. 卧床休息

  B. 以保胎防止流产为原则

  C. 减少不必要的阴道检查

  D. 尽早排出宫内妊娠物

  E. 多鼓励，给予心理疏导

（97－99题共用题干）

  某孕妇，妊娠10周，2小时前出现阵发性腹痛并逐渐加重，阴道流血量增多。妇科检查：宫颈口已扩张，可见胎囊堵于宫口。

97. 问题1：该孕妇目前的诊断是

  A. 先兆流产

  B. 难免流产

  C. 不全流产

  D. 完全流产

  E. 稽留流产

98. 问题2：应采取的治疗原则是

  A. 卧床休息，禁止性生活

  B. 每天肌注黄体酮

  C. 尽早使胚胎组织排出

  D. 应用止血药物

  E. 应用抗生素

99. 问题3：该患者紧急护理措施中最重要的是

  A. 测生命体征

  B. 吸氧

  C. 取平卧位

  D. 立即送手术室手术

  E. 抗休克的同时做好术前准备

（100－101题共用题干）

  患者，18岁。停经47天。自行药物流产，服用米索前列醇1天后，突然出现下腹剧烈疼痛，少量阴道流血，伴恶性、呕吐。查体：下腹部压痛、

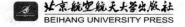

反跳痛，后穹隆饱满，宫颈举痛，宫体略大，质软。

100. 问题1：最可能的诊断是
    A. 异位妊娠破裂
    B. 先兆流产
    C. 不全流产
    D. 稽留流产
    E. 黄体破裂

101. 问题2：为避免上述情况发生，服药前最重要的检查是
    A. 妇科检查
    B. 盆部超声检查
    C. 直肠指诊
    D. 血清 hCG 测定
    E. 三合诊检查

（102－104题共用题干）

患者，22岁。平诉月经规律，腹痛、阴道流血2天伴肛门坠痛就诊，查体：体温36.8℃，脉搏100次／分，血压70/40mmHg，血红蛋白60g/L。神志不清，呼之不应。

102. 问题1：该患者首先询问的病史是
    A. 停经史
    B. 以前有无类似病史
    C. 有无转移性腹痛
    D. 疼痛的具体部位
    E. 疼痛的具体性质

103. 问题2：如该患者已停经2月，最可能的诊断是
    A. 急性阑尾炎
    B. 卵巢囊肿破裂
    C. 先兆流产
    D. 急性输卵管炎
    E. 异位妊娠

104. 问题3：对该患者首选的处理方法是
    A. 输血输液
    B. 剖腹探查
    C. 腹腔镜手术
    D. 保守治疗
    E. 期待治疗

（105－106题共用题干）

患者，26岁。停经48天，腹痛、恶心、呕吐。

药物流产3次。初步诊断为"异位妊娠破裂"。

105. 问题1：明确诊断的检查是
    A. 尿妊娠试验（+）
    B. 后穹隆穿刺术
    C. 宫腔穿刺术
    D. 宫腔镜检查
    E. 经腹腹腔穿刺术

106. 问题2：若抽出不凝血，需要静置观察的时间是
    A. 2分钟
    B. 4分钟
    C. 6分钟
    D. 8分钟
    E. 10分钟

（107－110题共用题干）

某孕妇，孕32周。血压140/90mmHg，尿蛋白微量，水肿（++）。

107. 问题1：可能的诊断是
    A. 轻度子痫前期
    B. 妊娠期高血压
    C. 重度子痫前期
    D. 慢性高血压并发子痫前期
    E. 子痫

108. 问题2：目前首选的治疗为
    A. 利尿
    B. 休息
    C. 解痉
    D. 降压
    E. 终止妊娠

109. 问题3：如该患者血压持续升高至170/115mmHg、尿蛋白（++）、水肿（+++）并伴有头痛、头晕，其诊断为
    A. 轻度子痫前期
    B. 妊娠期高血压
    C. 重度子痫前期
    D. 慢性高血压并发子痫前期
    E. 子痫

110. 问题4：如该患者此时应用硫酸镁治疗，应检查的内容是
    A. 血压、水肿、蛋白尿

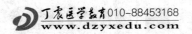
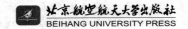

B. 血压、尿量、腱反射

C. 水肿、尿量、腱反应

D. 血压、呼吸、尿量

E. 呼吸、尿量、腱反应

（111－112题共用题干）

初产妇，孕36周。近几天来头痛、眼花，伴视物模糊1天，今突然全身抽搐1次，急诊入院。检查神志尚清，血压160/110mmHg，LOA，胎心140次/分。

111. 问题1：正确的处理措施是

A. 静脉点滴硫酸镁同时，立即准备剖宫产

B. 催产素引产

C. 控制抽搐，稳定病情，至37周终止妊娠

D. 静脉点滴硫酸镁并积极控制抽搐，病情控制后6～12小时内终止妊娠

E. 积极治疗，24小时内行剖宫产

112. 问题2：引起子痫抽搐的主要病理生理变化是

A. 颅内脑组织散在出血点

B. 颅内小动脉痉挛，脑水肿

C. 血钙水平低

D. 代谢性酸中毒

E. 胎盘毒素

（113－114题共用题干）

某孕妇，24岁。妊娠36周，头痛2天，视物模糊伴恶心、呕吐1天入院。查：血压160/120mmHg，全身水肿，尿蛋白（+++）。

113. 问题1：根据提供的资料，初步考虑的诊断是

A. 子痫

B. 轻度子痫前期

C. 重度子痫前期

D. 慢性高血压

E. 原发性高血压

114. 问题2：妊娠期高血压疾病的基本病理生理变化是

A. 脑血管痉挛

B. 全身小动脉痉挛

C. 胎盘血管痉挛

D. 肾小血管痉挛

E. 肝血管痉挛

（115－116题共用题干）

初产妇，28岁。妊娠35周，下肢水肿1周，头晕、头痛不适1天就诊。产科检查：血压165/100mmHg，脉搏88次/分，下肢水肿（++）；宫高30cm，腹围94cm，胎位LOT，胎心率150次/分，尿蛋白（++），诊断为妊娠期高血压疾病。入院后给予25%硫酸镁40ml加入5%GNS500ml静脉滴注。

115. 问题1：根据临床表现，该孕妇目前的疾病程度是

A. 妊娠期高血压

B. 中度子痫前期

C. 重度子痫前期

D. 慢性高血压并发子痫前期

E. 子痫

116. 问题2：硫酸镁中毒首先表现为

A. 心率减慢

B. 呼吸减慢

C. 膝反射消失

D. 尿量减少

E. 血压下降

（117－119题共用题干）

某孕妇，27岁。孕35周，近期全身水肿，血压控制在160～180/110～120mmHg之间。突然出现双拳紧握，角弓反张，口吐白沫，呼之不应。

117. 问题1：该患者最可能的诊断是

A. 癫痫

B. 子痫

C. 破伤风发作

D. 癔症

E. 脑出血

118. 问题2：抢救措施不正确的是

A. 地西泮静推

B. 硫酸镁静推

C. 吸氧

D. 呋塞米静推

E. 立即剖宫产

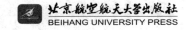

119. 问题 3：经抢救后该患者神志清，NST 有反应型，血常规示：血红蛋白 87g/L，血小板 $50×10^9/L$，ALT100U/L，该患者最可能的并发症是
　　A. 胎盘早剥
　　B. 凝血功能障碍
　　C. 肝功能衰竭
　　D. HEELP 综合征
　　E. 心力衰竭

（120 - 122 题共用题干）

某孕妇，37 岁。孕 32 周，结婚 10 年，G_4P_0。人工流产 2 次，过期流产刮宫 1 次，阴道少量出血 3 天，无腹痛，体检：胎头高浮，胎心 140 次 / 分，耻骨联合上方可闻胎盘杂音。

120. 问题 1：最可能的诊断是
　　A. 先兆流产
　　B. 前置胎盘
　　C. 胎盘早剥
　　D. 先兆子宫破裂
　　E. 胎盘边缘血窦破裂

121. 问题 2：最恰当的处理是
　　A. 即刻人工破膜
　　B. 人工破膜加催产素静点
　　C. 催产素引产
　　D. 即刻剖宫产术
　　E. 期待疗法

122. 问题 3：对该患者的护理要点正确的是
　　A. 严密观察体温、脉搏及阴道出血情况
　　B. 不必使用抗生素
　　C. 摄入半流质饮食
　　D. 静脉点滴催产素
　　E. 肛查确定胎位

（123 - 125 题共用题干）

某孕妇，宫内孕 32 周。3 周内阴道少量流血 2 次，今晨突然阴道流血多于月经量，无腹痛，血压 120/80mmHg，心率 96 次 / 分，宫高 30cm，腹围 85cm，臀先露，未入盆，胎心音清晰，140 次 / 分。

123. 问题 1：对该患者优先考虑的诊断是
　　A. 早产
　　B. 前置胎盘

　　C. 胎盘早期剥离
　　D. 宫颈息肉
　　E. 宫颈糜烂

124. 问题 2：辅助检查中对确诊意义最大的是
　　A. 血常规
　　B. 血小板测定
　　C. B 超
　　D. X 线摄片
　　E. 阴道检查

125. 问题 3：对该患者不应采取的处理措施是
　　A. 住院观察
　　B. 绝对卧床
　　C. 配血
　　D. 口服镇静药物
　　E. 肛诊检查

（126 - 128 题共用题干）

某孕妇，25 岁。孕 36 周，自 32 周反复发生阴道流血，自诉流血时无腹痛。

126. 问题 1：该患者最可能的诊断是
　　A. 胎盘早剥
　　B. 前置胎盘
　　C. 宫颈炎
　　D. 胎盘血管破裂
　　E. 阴道炎

127. 问题 2：为进一步确诊，首选检查方法是
　　A. 超声
　　B. 妇科检查
　　C. 白带检查
　　D. 血 hCG
　　E. 尿 hCG

128. 问题 3：该病的病因不正确的是
　　A. 多次刮宫
　　B. 多胎妊娠
　　C. 有副胎盘
　　D. 受精卵游走
　　E. 滋养层发育迟缓

（129 - 131 题共用题干）

某孕妇，28 岁。孕 20 周，行 B 超检查示胎盘下缘覆盖宫颈内口。

129. 问题 1：该患者最可能的诊断是

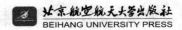

A. 低置胎盘

B. 边缘性前置胎盘

C. 完全性前置胎盘

D. 部分性前置胎盘

E. 前置胎盘观察

130. 问题2：如想进一步确诊，行B超检查应在

A. 22 周

B. 24 周

C. 26 周

D. 27 周

E. 28 周

131. 问题3：孕30周时该患者胎盘下缘紧贴宫颈内口，并且反复阴道流血，则该患者的处理措施**不正确**的是

A. 卧床休息

B. 给予镇静药

C. 密切监护胎儿的宫内情况

D. 预防感染

E. 终止妊娠

（132 - 134 题共用题干）

某孕妇，宫内孕36周。突感持续性剧烈腹痛，血压 140/100mmHg。检查：阴道无流血，子宫似足月妊娠大小，硬如板状，压痛明显，胎位不清，胎心约 80 次／分。

132. 问题1：最可能的诊断是

A. 早产临产

B. 前置胎盘

C. 胎盘早期剥离

D. 妊娠期高血压疾病

E. 不完全性子宫破裂

133. 问题2：对该孕妇的正确处理是

A. 积极降压治疗

B. 及时终止妊娠

C. 及时抑制宫缩

D. 维持妊娠至足月

E. 积极补充血容量

134. 问题3：最简便而又能帮助迅速确立诊断的检查方法是

A. 妇科检查

B. 妊娠试验

C. B 超检查

D. 诊断性刮宫

E. 后穹窿穿刺

（135 - 136 题共用题干）

初产妇，25 岁。重度妊娠期高血压疾病，妊娠 37 周，突然出现剧烈下腹痛，持续 3 小时，并伴有阴道出血，超过月经量。检查子宫张力大，胎位、胎心不清。

135. 问题1：此患者最可能的诊断为

A. 前置胎盘

B. 羊水栓塞

C. 胎盘早剥

D. 先兆子宫破裂

E. 子宫破裂

136. 问题2：此时最恰当的处理应是

A. 输血输液

B. 静脉滴注缩宫素引产

C. 给予镇静药等待产程发动

D. 剖宫产结束分娩

E. 期待分娩

（137 - 138 题共用题干）

初产妇，妊娠 35 周，因突发腹痛伴腰背痛 3 小时入院。检查：脉搏 112 次／分，血压 88/56mmHg，宫高 35cm，胎心 110 次／分，子宫硬如板状，压痛明显，无阴道流血，宫口未开。

137. 问题1：最可能的诊断是

A. 重型胎盘早剥

B. 轻型胎盘早剥

C. 前置胎盘

D. 子宫破裂

E. 子宫收缩过强

138. 问题2：首选的处理措施是

A. 积极补充血容量的同时行剖宫产

B. 缩宫素静脉滴注引产

C. 人工破膜引产

D. 硫酸镁抑制宫缩

E. 使用镇痛药

（139 - 141 题共用题干）

初孕妇，31 岁。孕 35 周，妊娠期高血压疾病患者，今因性生活后觉持续腹痛伴少量阴道流

血就诊，查：血压 140/100mmHg，宫高 35cm，宫底压痛，胎位不清，胎心 118～128 次／分，尿蛋白（++）。

139．问题 1：关于诊断，正确的是
    A．先兆早产
    B．前置胎盘
    C．胎盘早剥
    D．早产
    E．先兆子宫破裂

140．问题 2：与诊断无关的病史是
    A．妊娠期高血压疾病
    B．宫底压痛
    C．孕 35 周，宫高 35cm
    D．尿蛋白（++）
    E．腹痛并阴道流血

141．问题 3：最适宜的处理方法是
    A．行剖宫产
    B．阴道检查
    C．降压，利尿治疗
    D．硫酸镁抑制宫缩
    E．人工破膜，静滴缩宫素引产

（142－143 题共用题干）
    某孕妇，26 岁。20 周妊娠。产前检查 B 超示：双胎。

142．问题 1：关于双胎说法正确的是
    A．必须行剖宫产
    B．促排卵药物的结果
    C．在双胎妊娠中，约 2/3 是单卵双胎
    D．双胎妊娠因子宫张力大，容易发生早产
    E．双胎妊娠均可自然分娩

143．问题 2：如发生双胎输血综合征，描述正确的是
    A．孕期主要靠 B 超诊断
    B．双顶径相差大于 2mm
    C．新生儿体重差别不大
    D．单卵双胎和双卵双胎均可发生
    E．受血儿发育不良，供血儿发生水肿

（144－150 题共用备选答案）
    A．先兆流产

    B．难免流产
    C．不全流产
    D．稽留流产
    E．习惯性流产

144．连续发生自然流产 3 次或 3 次以上者

145．停经后出现少量阴道出血，比月经量少，有时伴有轻微下腹痛、腰痛，妇科检查子宫大小与停经周数相符，宫颈口未开，胎膜未破，妊娠产物未排出

146．胚胎或胎儿已死亡滞留在宫腔内尚未自然排出者称为

147．妊娠产物已部分排出体外，尚有部分残留于宫内，称为

148．停经后少量阴道流血，子宫大小与停经周数相符，妊娠产物未排出，称为

149．某孕妇，28 岁。停经 50 天，阴道少量流血 3 天，子宫大小与孕月相符，宫口未开，最可能的诊断是

150．某孕妇，32 岁。停经 50 天，突然一侧剧烈下腹痛，阴道少量流血，子宫稍大，宫口闭，最可能的诊断是

（151－154 题共用备选答案）
    A．前置胎盘
    B．轻型胎盘早期剥离
    C．重型胎盘早期剥离
    D．先兆流产
    E．异位妊娠

151．孕 36 周，少量阴道流血，贫血程度与出血量不成正比，突发持续性剧烈腹痛，子宫大小不符合妊娠月份，子宫硬如板状，胎位不清。可诊断为

152．孕 36 周，阴道大量出血，腹部轻微疼痛，贫血程度与出血量成正比，子宫大小符合妊娠月份，胎位清楚、胎心正常。可诊断为

153．孕 50 天，阴道少量流血，小于月经量，有时伴有轻微下腹痛，子宫大小与停经周数相符。可诊断为

154．孕 8 周后出现少量不规则阴道出血，色暗红或深褐，伴有一侧下腹隐痛或酸胀感。可诊断为

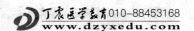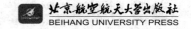

第八节　妊娠期合并症

1. 妊娠合并心脏病产妇早期心衰的表现<u>不包括</u>
   - A. 轻微活动后即有胸闷、心悸、气短
   - B. 休息时心率超过 110 次 / 分
   - C. 夜间常出现胸闷
   - D. 肺底部出现少量湿啰音
   - E. 咯血

2. 妊娠合并心脏病孕妇早期心衰表现<u>不包括</u>
   - A. 轻微活动后即有胸闷、心悸、气短
   - B. 休息时心率＞110 次 / 分
   - C. 夜间常因胸闷而坐起
   - D. 夜间阵发性呼吸困难
   - E. 常常咳嗽、咳痰并少尿

3. 心脏病患者可以妊娠的情况是
   - A. 心功能Ⅰ～Ⅱ级
   - B. 心力衰竭史
   - C. 肺动脉高压史
   - D. 围生期心肌病遗留心脏肥大
   - E. 风湿热活动期

4. 心脏病孕妇死亡的主要原因是
   - A. 心功能Ⅲ级在妊娠期手术治疗心脏病
   - B. 心功能衰竭与感染
   - C. 剖宫产分娩
   - D. 羊水栓塞
   - E. 产后出血

5. 妊娠合并心脏病患者产后需应用抗生素预防感染，其应用时间通常是
   - A. 2 天
   - B. 5 天
   - C. 7 天
   - D. 9 天
   - E. 10 天

6. 对妊娠合并心脏病患者的护理，<u>错误</u>的是
   - A. 胎儿娩出后肌注麦角新碱
   - B. 产后腹部压沙袋
   - C. 尽量缩短产程
   - D. 分娩过程中避免屏气用力
   - E. 产后预防便秘

7. 妊娠合并心脏病产妇产褥期的护理，<u>错误</u>的是

   - A. 剖宫产术后卧床 2～3 天，在床上活动上下肢，促进血循环
   - B. 保持大便通畅
   - C. 产后继续用抗生素 7～10 天，避免亚急性细菌性心内膜炎
   - D. 心功能Ⅰ级可哺乳，Ⅱ级不宜哺乳
   - E. 心功能Ⅰ～Ⅱ级可哺乳，Ⅲ级以上不宜哺乳

8. 妊娠合并心脏病孕妇，为预防心力衰竭，保证孕妇每天睡眠时间至少
   - A. 7 小时
   - B. 8 小时
   - C. 9 小时
   - D. 10 小时
   - E. 11 小时

9. 妊娠合并心脏病孕妇分娩时处理正确的是
   - A. 忌用地西泮镇静
   - B. 除有产科指征外不需做剖宫产术
   - C. 肌注麦角新碱预防产后出血
   - D. 无感染征象者不需使用抗生素
   - E. 胎儿娩出后，腹部立即放置沙袋 24 小时

10. 病毒性肝炎对妊娠的影响，<u>错误</u>的是
    - A. 孕早期可加重妊娠反应
    - B. 孕中期增加糖尿病的发生
    - C. 分娩期易发生产后出血
    - D. 围产儿患病率及死亡率高
    - E. 孕晚期使妊娠高血压疾病发生率增加

11. 有关肝炎对妊娠的影响，<u>不正确</u>的是
    - A. 可使早孕反应加重
    - B. 孕晚期易发生妊娠期高血压疾病
    - C. 分娩期易发生产后出血
    - D. 病情严重时可并发 DIC
    - E. 对胎儿无不良影响

12. 对妊娠期病毒性肝炎具有诊断意义的是
    - A. 出现蛋白尿、皮肤黄染及水肿
    - B. 妊娠晚期上腹部疼痛吐咖啡样物
    - C. 血清学检查 ALT 增高、总胆红素升高，尿胆红素阳性
    - D. 全身瘙痒、皮肤黄染，血清直接胆红素升高
    - E. 黄疸，皮肤瘙痒及皮疹

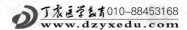

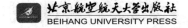

13. 妊娠合并重症病毒性肝炎患者在产褥期，服用广谱抗生素的目的是
    A. 防止 DIC
    B. 消除体内感染病灶
    C. 抑制大肠埃希菌减少氨生成
    D. 预防其他感染性疾病
    E. 控制肝炎病毒的复制

14. 急性病毒性肝炎患者计划妊娠，最好在肝炎痊愈后
    A. 0.5 年
    B. 1 年
    C. 2 年
    D. 3 年
    E. 5 年

15. 妊娠合并肝炎患者分娩前口服或肌注维生素 K 的目的是
    A. 预防感染
    B. 促进胎儿成熟
    C. 促进宫颈成熟
    D. 预防出血
    E. 促进子宫收缩

16. 妊娠合并乙型肝炎的产妇，产褥期护理<u>不正确</u>的是
    A. 如有感染继续按医嘱服用抗生素
    B. 观察子宫收缩、预防产后出血
    C. 保证充分休息
    D. 产妇避孕
    E. 新生儿不必接种乙肝疫苗

17. 预防乙肝病毒在围生期传播的措施<u>不包括</u>
    A. 指导肝炎患者愈后半年方可妊娠
    B. 指导健康孕妇预防肝炎
    C. 肝炎孕妇分娩时应严格执行消毒隔离措施
    D. 新生儿出生后要注射乙肝疫苗
    E. 妊娠中晚期并发病毒性肝炎应终止妊娠

18. 关于妊娠与糖尿病的互相影响，正确的是
    A. 妊娠期妇女的胰岛素需要量减少
    B. 糖尿病孕妇常并发羊水过少
    C. 糖尿病孕妇过期妊娠发生率高
    D. 妊娠早期糖尿病孕妇易发生酮症酸中毒
    E. 糖尿病孕妇发生双胞胎的几率增多

19. 关于妊娠与糖尿病的相互影响，正确的是
    A. 妊娠期妇女的胰岛素需要量减少
    B. 妊娠期妇女的糖耐量增加
    C. 妊娠期妇女的空腹血糖升高
    D. 分娩期糖尿病孕妇易发生酮症酸中毒
    E. 糖尿病孕妇发生双胎的几率增多

20. 关于糖尿病对妊娠的影响，<u>错误</u>的是
    A. 糖尿病患者受孕率较低
    B. 糖尿病患者流产发生率较高
    C. 巨大儿发生率较低
    D. 早产发生率较高
    E. 产后出血发生率较高

21. 妊娠期糖尿病对胎儿的影响，发生概率最小的是
    A. 死胎
    B. 巨大胎儿
    C. 先天畸形
    D. 低体重儿
    E. 呼吸窘迫综合征

22. 糖尿病患者怀孕后，对母体的影响<u>不包括</u>
    A. 妊娠期高血压疾病发生率高
    B. 易出现前置胎盘
    C. 易导致产后出血
    D. 羊水过多发生率增高
    E. 易发生泌尿系统感染

23. 用于妊娠期妇女的糖尿病筛查，建议进行筛查的时间是妊娠
    A. 16～20 周
    B. 20～24 周
    C. 24～28 周
    D. 28～32 周
    E. 32～36 周

24. 妊娠合并糖尿病患者，分娩后 24 小时内胰岛素用量应
    A. 维持原用量不变
    B. 增加原用量的 1/2
    C. 增加原用量的 1/3
    D. 减至原用量 1/2
    E. 减至原用量 1/3

25. 妊娠合并糖尿病产妇和新生儿护理中，正确的是

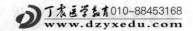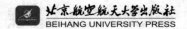

A．无论母亲的情况如何，应鼓励哺乳
B．不论新生儿体重如何，应按早产儿护理
C．如新生儿体重超过 4000g，可不喂葡萄糖水
D．产妇腹部伤口可于手术后 5～6 天拆线
E．产后血糖均可恢复正常，可按正常产妇护理

26．导致产妇肾盂肾炎最常见的致病菌是
A．大肠埃希菌
B．葡萄球菌
C．变形杆菌
D．肺炎球菌
E．乳酸杆菌

27．妊娠妇女患急性肾盂肾炎的危险性增加，是由于胎盘
A．分泌大量雌孕激素
B．有气体交换功能
C．有防御功能
D．有合成功能
E．有排出胎儿代谢产物功能

28．妊娠期贫血的诊断标准为
A．血红蛋白＜ 110g/L，血细胞比容＜ 0.30
B．血红蛋白＜ 110g/L，血细胞比容＜ 0.35
C．血红蛋白＜ 110g/L，血细胞比容＜ 0.33
D．血红蛋白＜ 100g/L，血细胞比容＜ 0.35
E．血红蛋白＜ 120g/L，血细胞比容＜ 0.30

29．诊断妊娠期贫血的血红蛋白标准值是
A．＜ 100g/L
B．＜ 110g/L
C．＜ 120g/L
D．＜ 130g/L
E．＞ 130g/L

30．妊娠期贫血的孕妇在分娩期的护理，<u>不正确</u>的是
A．临产前给止血药
B．准备好新鲜血
C．第二产程酌情给予阴道助娩
D．积极采取回奶措施
E．胎盘娩出后遵医嘱给缩宫素

31．某孕妇，28 岁。妊娠 10 周，患有风湿性心脏病，从事轻家务后感到胸闷，呼吸困难。查体：心率 120 次 / 分，呼吸 22 次 / 分，心界向左扩大，心尖区可听到心脏杂音，下肢水肿。最适当的处理是
A．加强产前监护
B．低盐饮食
C．立即人工流产
D．积极治疗心衰，继续妊娠
E．控制心衰后行人工流产术

32．初产妇，28 岁。妊娠合并心脏病，心功能 Ⅱ～Ⅲ级，在严密监护下经阴道分娩一女婴，对该产妇产后第 1 天的护理措施中正确的是
A．让新生儿多吸吮母乳
B．可注射麦角新碱防出血
C．鼓励产妇尽早下床活动
D．使用抗生素预防产褥感染
E．鼓励产妇多吃高蛋白食物

33．某孕妇，24 岁。患有先天性心脏病，心功能 Ⅱ级，现妊娠 22 周，对孕妇进行健康指导时<u>不恰当</u>的是
A．低盐饮食
B．终止妊娠
C．避免情绪激动
D．预防上呼吸道感染
E．增加产前检查次数

34．某产妇，28 岁。糖尿病。妊娠期一直使用胰岛素控制血糖，妊娠至 38 周行剖宫产术，该产妇所分娩的新生儿护理，<u>不正确</u>的护理措施是
A．无论体重多少均应按早产儿护理
B．出生后 30 分钟开始滴服葡萄糖液
C．预防呼吸窘迫综合征发生
D．密切观察新生儿黄疸情况
E．不宜进行母乳喂养

35．初产妇，26 岁。孕 39 周。因近期来头晕就诊，面色苍白，皮肤黏膜无出血点，无宫缩，胎心率 148 次 / 分，胎儿估计 2300g。查：血压 90/60mmHg，心率齐，110 次 / 分，血常规检查血红蛋白 56g/L，红细胞 $2.5×10^{12}$/L，红细胞压积 26%，红细胞形态较正常，大小不等。对此患者首先采取的治疗是
A．硫酸亚铁
B．叶酸
C．维生素 B_{12}

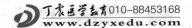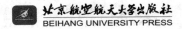

D. 维生素 C

E. 输红细胞

36. 初产妇，妊娠 32 周。产前检查时，孕妇主诉有乏力，实验室检查：血红蛋白 90g/L。在给孕妇进行健康指导时，应告之孕妇采取的正确护理措施是

    A. 服药同时要多饮牛奶，减少铁剂对胃黏膜的刺激

    B. 两餐之间服用铁剂

    C. 以卧床休息为主

    D. 用药期间，每天饮水量 1000ml 左右

    E. 为补充能量，孕妇可多吃自己喜好的食物

（37 - 39 题共用题干）

    某孕妇，28 岁。妊娠 38 周，患有心脏病，心功能Ⅱ级，枕先露，胎心 140 次／分，有不规律宫缩，宫颈管已消失，骨盆正常。

37. 问题 1：适宜的处理原则是

    A. 宫口开全后，行催产素点滴

    B. 监测产程进展，缩短第二产程，行会阴侧切

    C. 监测产程进展，缩短第二产程，给予阴道助产

    D. 宫口开全后，指导产妇屏气用力，尽快结束分娩

    E. 催产素点滴加强宫缩，缩短第一产程

38. 问题 2：在第三产程中，不正确的处理方法是

    A. 皮下注射吗啡

    B. 宫缩欠佳时，注射催产素

    C. 宫缩欠佳时，注射麦角新碱

    D. 胎儿娩出后，腹部置沙袋

    E. 按摩子宫，促进子宫收缩

39. 问题 3：在产褥期中，正确的处理方法是

    A. 产后不宜哺乳

    B. 产后 1 周出院

    C. 产后 12 小时可床旁活动

    D. 应用抗生素 3 天

    E. 每 4 小时观察生命体征 1 次

（40 - 42 题共用题干）

    某孕妇，28 岁。妊娠 38 周，患有风湿性心

脏病，心功能Ⅱ级，头位，胎心率正常，血压 120/80mmHg，已临产。

40. 问题 1：此时最适宜的处理方法是

    A. 立即行剖宫产

    B. 催产素静脉滴注加强宫缩，缩短第一产程

    C. 第一产程，每小时测胎心率 1 次

    D. 严密监测产程进展，缩短第二产程，给予阴道助产

    E. 第二产程，每 30 分钟测血压、脉搏、呼吸、心率 1 次

41. 问题 2：第三产程中，处理措施不妥的是

    A. 胎儿娩出后，腹部置沙袋

    B. 宫缩欠佳时，可注射催产素

    C. 注射麦角新碱预防产后出血过多

    D. 遵医嘱输血、输液，仔细调整滴速

    E. 胎盘娩出后，应按摩子宫，促进子宫收缩

42. 问题 3：产褥期处理措施中，不正确的是

    A. 鼓励母乳喂养

    B. 应用 3 天抗生素

    C. 产后 24 小时内卧床休息

    D. 每 4 小时观察生命体征 1 次

    E. 病情稳定，产后 10 天可出院

（43 - 44 题共用题干）

    某孕妇，29 岁，G_1P_0，孕 31 周。既往有先天性心脏病，孕前心功能为Ⅱ级，在医生指导下妊娠，孕期正常。主诉昨晚自觉胸闷，呼吸急促，测脉搏 110 次／分，呼吸 22 次／分，肺底部听诊有少量湿啰音。妇科检查：子宫底在脐与剑突之间，胎方位 ROA，胎心率 148 次／分。

43. 问题 1：该患者的临床诊断为

    A. 妊娠合并心脏病、妊娠期高血压疾病

    B. 妊娠合并心脏病、肺炎

    C. 妊娠合并心脏病、呼吸道感染

    D. 妊娠合并心脏病、早期心衰

    E. 妊娠合并心脏病、心衰

44. 问题 2：关于该患者的护理措施，不正确的是

    A. 适当限制食盐的摄入

    B. 心脏功能监护

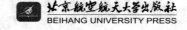

C. 胎儿监护
D. 保证充足的休息
E. 持续吸氧

（45－47题共用题干）

初产妇，35岁。妊娠33周，口服葡萄糖耐量试验3项阳性，诊断为妊娠期糖尿病，经控制饮食后尿糖（±）。

45. 问题1：该孕妇首选的处理是
A. 继续控制饮食
B. 立即剖宫产
C. 行人工破膜
D. 胰岛素治疗
E. 缩宫素引产

46. 问题2：该孕妇的饮食中应尽量减少使用
A. 南瓜
B. 花生
C. 冰淇淋
D. 鱼肉
E. 油菜

47. 问题3：该产妇娩出的新生儿易发生
A. 低血钾
B. 低血镁
C. 高血钙
D. 高血钠
E. 低血糖

（48－50题共用题干）

某孕妇，25岁。素食者，现孕30周，近日感全身无力、面色苍白，头晕眼花，活动后心悸、气短，无黄染无皮肤瘙痒。

48. 问题1：孕妇血常规示：血红蛋白73g/L，首选的诊断是
A. 轻度贫血
B. 中度贫血
C. 重度贫血
D. 极重度贫血
E. 正常范围

49. 问题2：该孕妇首选的检查是
A. 血常规
B. 肝功
C. B超

D. NST
E. 心电图

50. 问题3：处理原则错误的是
A. 多摄食动物肝脏
B. 硫酸亚铁口服
C. 禁饮浓茶
D. 输血
E. 补充维生素C

（51－52题共用备选答案）
A. 保护、改善心功能状况
B. 预防产后出血
C. 隔离护理
D. 择期剖宫产
E. 产后母婴同室

51. 妊娠合并急性病毒性肝炎患者应
52. 妊娠合并心脏病孕妇处理原则是

（53－55题共用备选答案）
A. 口服糖耐量试验仅一项高于正常值
B. 口服糖耐量试验其中任何两项超过正常值
C. 糖筛查试验血糖≥7.8mmol/L
D. 空腹血糖＞5.8mmol/L
E. 随机血糖测定＞11.2mmol/L

53. 可确诊妊娠期糖尿病的是
54. 可诊断糖耐量异常的情况是
55. 需进一步做糖耐量试验的是

第九节　异常分娩

1. 子宫收缩乏力的病因不包括
A. 胎位异常
B. 子宫畸形
C. 头盆不称
D. 孕妇精神紧张
E. 产程加速期使用镇静镇痛药

2. 产程中出现持续性腹痛，查体子宫出现痉挛性狭窄环，多由于
A. 胎盘早剥
B. 先兆子宫破裂
C. 不协调性宫缩过强
D. 头盆不称

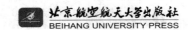

E．原因不明

3．初产妇第二产程延长的诊断标准是
　　A．从宫口开全到胎儿娩出时间 3 小时
　　B．从宫口开全到胎儿娩出时间 1 小时
　　C．减速期时间 2 小时
　　D．减速期时间 1 小时
　　E．从胎儿娩出到胎盘娩出时间 1 小时

4．关于产程的描述，<u>不正确</u>的是
　　A．子宫收缩力是主要产力
　　B．总产程超过 30 小时为滞产
　　C．子宫收缩乏力分为原发性和继发性两种
　　D．初产妇第二产程超过 2 小时为第二产程延长
　　E．总产程在 3 小时以内称急产

5．关于急产的描述，正确的是
　　A．总产程在 4 小时内
　　B．产后子宫收缩强
　　C．不易发生产后出血
　　D．产程进展快，对产妇损伤小
　　E．容易出现胎儿宫内窘迫和颅内出血

6．急产是指总产程<u>不超过</u>
　　A．2 小时
　　B．3 小时
　　C．4 小时
　　D．5 小时
　　E．6 小时

7．潜伏期延长的定义是指临产至子宫颈扩张 3cm 的时间超过
　　A．18 小时
　　B．16 小时
　　C．14 小时
　　D．12 小时
　　E．10 小时

8．有关不协调性子宫收缩乏力的描述，正确的是
　　A．容易出现病理性缩复环
　　B．不宜静脉滴注催产素
　　C．出现子宫痉挛性狭窄环
　　D．容易发生胎盘滞留
　　E．容易发生胎儿窘迫

9．滞产是指总产程超过
　　A．12 小时
　　B．20 小时
　　C．24 小时
　　D．30 小时
　　E．36 小时

10．可以应用静脉滴注催产素加强子宫收缩力的情况是
　　A．头盆相称
　　B．持续性枕后位
　　C．有剖宫产史
　　D．胎儿窘迫
　　E．漏斗骨盆

11．如产妇宫缩乏力可给予静脉推注地西泮，其作用是
　　A．镇静，消除紧张情绪
　　B．软化宫颈，促进宫颈扩张
　　C．治疗胎儿宫内窘迫
　　D．降血压
　　E．解除血管痉挛

12．足月妊娠，临产后协调性宫缩乏力，宫口开大 5cm，S+2，胎膜未破。处理适宜的是
　　A．剖宫产
　　B．剥膜引产
　　C．等待自然分娩
　　D．催产素静脉滴注
　　E．人工破膜后催产素静脉滴注

13．不协调性宫缩乏力，伴有头盆不称、胎儿宫内窘迫的产妇护理措施是
　　A．遵医嘱肌内注射派替啶 100mg
　　B．指导产妇做深呼吸
　　C．进行腹部按摩，减轻疼痛
　　D．陪伴产妇，稳定其情绪
　　E．做好剖宫产术前准备

14．符合单纯扁平骨盆特征的骨盆径线是
　　A．入口平面呈横扁圆形
　　B．入口平面呈横椭圆形
　　C．中骨盆平面呈纵扁圆形
　　D．中骨盆平面呈纵椭圆形
　　E．出口平面呈横椭圆形

15．均小骨盆的概念是指骨盆各径线均小于正

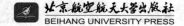

常值
    A. 2.5cm 以上
    B. 2cm 以上
    C. 1.5cm 以上
    D. 1cm 以上
    E. 0.5cm 以上

16. 可以试产的条件是
    A. 轻度头盆不称
    B. 明显头盆不称
    C. 中骨盆横径狭窄
    D. 中骨盆及出口平面狭窄
    E. 出口横径与后矢状径之和 15cm

17. 漏斗骨盆特点<u>不包括</u>
    A. 入口平面各径线缩短
    B. 中骨盆及出口平面狭窄
    C. 坐骨棘间径小于 10cm
    D. 坐骨结节间径小于 8cm
    E. 耻骨弓角度小于 90°

18. 影响分娩的宫颈因素<u>不包括</u>
    A. 外口粘连
    B. 宫颈水肿
    C. 宫颈坚韧
    D. 宫颈肌瘤
    E. 宫颈口松弛

19. 有关骨盆异常导致难产的临床表现，正确的是
    A. 骨盆入口平面狭窄时，绝对不能经阴道分娩
    B. 中骨盆平面狭窄会影响胎头衔接
    C. 中骨盆平面狭窄会影响胎头内旋转
    D. 骨盆三个平面均狭窄时，不能经阴道分娩
    E. 中骨盆平面狭窄表现为胎头跨耻征阳性

20. 孕妇中骨盆平面狭窄，最容易导致
    A. 胎膜早破
    B. 胎头跨耻征阳性
    C. 持续性枕后位或枕横位
    D. 脐带脱垂
    E. 胎先露入盆受阻

21. 中骨盆狭窄时主要会导致
    A. 异常胎位
    B. 胎膜早破
    C. 胎头跨耻征阳性
    D. 胎先露入盆受阻
    E. 持续性枕后位或枕横位

22. 对于轻度头盆不称的产妇，在试产过程中的护理要点是
    A. 使用镇静、镇痛药
    B. 可进行肛查
    C. 温肥皂水灌肠
    D. 试产 1 小时胎头未入盆即可停止
    E. 密切观察子宫破裂的先兆

23. 臀先露的指示点是
    A. 骶骨
    B. 尾骨
    C. 坐骨
    D. 耻骨
    E. 肩胛骨

24. 初产妇，28 岁。妊娠 39 周。腹部检查胎先露较软且不规则，胎心在脐上偏左，应为
    A. 肩先露
    B. 臀先露
    C. 额先露
    D. 枕先露
    E. 面先露

25. 宫口未开全，产妇过早使用腹压，最可能的胎位为
    A. 枕前位
    B. 枕后位
    C. 横位
    D. 臀位
    E. 足位

26. 妊娠期臀位纠正胎位的时间是
    A. 妊娠 16 周后
    B. 妊娠 20 周后
    C. 妊娠 24 周后
    D. 妊娠 28 周后
    E. 妊娠 30 周后

27. 臀先露约占足月分娩总数的
    A. 1%～2%
    B. 3%～4%
    C. 5%～6%

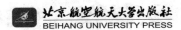

D. 7%～8%

E. 9%～10%

28. 符合外倒转术的条件是

A. 子宫不敏感并有足够羊水时

B. 胎儿较大

C. 胎膜已破

D. 骨盆明显狭窄

E. 羊水过少

29. 臀位阴道分娩，脐部娩出后不能超过

A. 4 分钟

B. 8 分钟

C. 12 分钟

D. 15 分钟

E. 20 分钟

30. 臀先露的孕妇，应定期产前检查，妊娠 30
周以后根据不同的情况给予矫正，常用的矫正方
法不包括

A. 膝胸卧位

B. 激光照射

C. 艾灸至阴穴

D. 外转胎位术

E. 内转胎位术

31. 初孕妇，24 岁。第一产程进展顺利，宫口开
全 2.5 小时，胎头位于棘下 2cm 处，宫缩每 3～
4 分钟持续 30 秒，胎心 128 次／分，诊断为

A. 原发性宫缩乏力

B. 产程滞产

C. 活跃期延长

D. 活跃期停滞

E. 第二产程延长

32. 初产妇，28 岁。足月妊娠，临产入院。下
午 4 点查宫口开大 4cm，先露 +1，下午 6 点助
产士接班后检查发现，宫口仍然是 4cm，先露未
继续下降，产妇自觉下腹部持续疼痛，烦躁不安，
有肠胀气，胎心率不规律，产妇腹部拒按，无病
理性缩复环。此时，该孕妇可能的问题是

A. 强直性子宫收缩

B. 协调性子宫收缩过强

C. 协调性子宫收缩乏力

D. 不协调性子宫收缩乏力

E. 不协调性子宫收缩过强

33. 初产妇，28 岁。产前骨盆检查时中骨盆狭窄。
目前宫口已开全 1 小时，宫缩 50 秒 /2～3 分钟，
胎头双顶径在坐骨棘下 1cm，胎心正常，恰当的
处理方式是

A. 等待自然分娩

B. 准备胎头吸引器助产

C. 做好剖宫产术前准备

D. 催产素点滴引产

E. 立即进行胎心监护

34. 初产妇，28 岁。临产后阴检发现矢状缝位
于骨盆左斜位上，小囟门位于骨盆左后方，大囟
门位于骨盆右前方，护士判断该胎儿胎位是

A. 枕左前位

B. 枕右前位

C. 枕左后位

D. 枕右后位

E. 臀位

（35 - 36 题共用题干）

某产妇，G_2P_1。孕 39 周分娩一女婴，体重
3600g。此次分娩从规律宫缩至胎盘娩出共用时
2 小时 45 分钟。

35. 问题 1：此次分娩为

A. 正常产

B. 急产

C. 滞产

D. 早产

E. 过期产

36. 问题 2：该产妇最容易出现的分娩期并发
症是

A. 胎盘早剥

B. 脐带脱垂

C. 胎位异常

D. 软产道损伤

E. 胎膜早破

（37 - 39 题共用题干）

某孕妇，27 岁。孕 39 周。宫口开全 2 小时
频频用力，未见胎头拨露。检查：宫底部为臀，
腹部前方可触及胎儿肢体部分，未触及胎头。肛
查胎头已达棘下 2 cm，矢状缝与骨盆前后径一
致，大囟门在 1～2 点。

37. 问题 1：首先考虑的诊断是

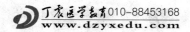
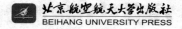

A．头盆不称

B．胎头高直位

C．持续性枕后位

D．持续性枕横位

E．枕前位

38．问题2：产程观察中错误的护理是

A．加强宫缩

B．持续胎心监护

C．严密观察产程进展

D．嘱孕妇过早屏气用力

E．观察羊水性状

39．问题3：临床上头位自然分娩时最佳的衔接径线是

A．双顶径

B．枕额径

C．枕下前囟径

D．枕颏径

E．矢状径

（40－42题共用备选答案）

A．潜伏期延长

B．活跃期延长

C．活跃期停滞

D．第二产程停滞

E．胎头下降延缓

40．从宫口开大3cm到宫口开全超过8小时，称为

41．活跃晚期至宫口开全，胎头下降速度＜1cm/h，称为

42．进入第二产程1小时胎头下降无进展，称为

（43－44题共用备选答案）

A．加强宫缩

B．外阴水肿

C．急产

D．纠正异常宫缩

E．监测产程

43．温肥皂水灌肠有利于

44．镇静药可用于

第十节　分娩期并发症

1．与导致胎膜早破无关的是

A．妊娠后期性交

B．羊膜腔内压力增高

C．宫颈内口紧缩

D．胎膜菲薄脆弱

E．下生殖道感染

2．妊娠36周出现胎膜早破，不可能出现的并发症是

A．早产

B．前置胎盘

C．宫腔感染

D．脐带脱垂

E．胎儿宫内窘迫

3．妊娠满37周后胎膜早破发生率约为

A．5%

B．10%

C．15%

D．20%

E．25%

4．胎膜早破是指胎膜破裂发生在

A．临产前

B．临产后

C．宫口开大4～5cm时

D．宫口近开全时

E．宫口开全时

5．胎膜早破易造成上行感染，感染率增加5～10倍时间是破膜超过

A．8小时

B．12小时

C．16小时

D．20小时

E．24小时

6．提示胎膜早破发生的阴道pH值结果是

A．5.2

B．5.7

C．6.2

D．6.4

E．7.2

7．初产妇，28岁。孕33周。检查为臀位，子宫敏感，入院观察。突然阴道流液，检查pH试纸变为蓝色，胎心140次／分，3天后，产妇阴道仍少量流水，检查脉搏102次／分，体温

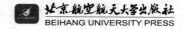

37.3℃，白细胞 $15 \times 10^9/L$，嗜中性粒细胞 0.82，正确的处理是

    A. 使用抗生素治疗

    B. 监测体温，脉搏

    C. 催产素点滴引产

    D. 剖宫产

    E. 吸氧

8. 宫颈内口松弛的孕妇行宫颈环扎术的时间是妊娠

    A. 10～12 周

    B. 14～16 周

    C. 18～20 周

    D. 24～26 周

    E. 28～30 周

9. 关于胎膜早破的治疗原则，正确的是

    A. 卧床休息，抬高床头

    B. 胎膜破裂后 48 小时给予抗生素预防感染

    C. 若妊娠超过 37 周，在破膜 12 小时后应终止妊娠

    D. 定时做阴道检查或肛诊，了解有无脐带脱垂

    E. 破膜发生在 35 周以前，可给予静脉滴注维生素 C 促进胎肺成熟

10. 胎膜早破发生在孕 35 周以前时，为促肺成熟应用的药物是

    A. 地塞米松

    B. 维生素 C

    C. 维生素 K_1

    D. 葡萄糖酸钙

    E. 氢化可的松

11. 产后出血的最常见原因为

    A. 急产

    B. 副胎盘

    C. 胎盘残留

    D. 子宫收缩乏力

    E. 产妇体力衰弱

12. 目前我国产妇最常见的死亡原因是

    A. 产褥感染

    B. 产后出血

    C. 羊水栓塞

    D. 子宫破裂

    E. 妊娠合并心脏病

13. 与宫缩乏力性产后出血无关的因素是

    A. 产程延长

    B. 双胎妊娠

    C. 羊水过多

    D. 巨大胎儿

    E. 脐带绕颈

14. 产后出血最主要的原因是

    A. 软产道损伤

    B. 胎盘因素

    C. 子宫收缩乏力

    D. 凝血功能障碍

    E. 血友病

15. 初产妇，26 岁。第二产程延长行胎头吸引器助产后 12 小时，阴道出血量似月经量，自感头晕、乏力、心慌。血压 80/60mmHg，脉率 108 次／分，面色苍白，子宫脐上 1 横指。最可能的原因是

    A. 凝血功能障碍

    B. 产道裂伤

    C. 宫缩乏力

    D. 产后虚脱

    E. 胎盘残留

16. 导致产后出血的病因中，需手术切除子宫的是

    A. 宫缩乏力

    B. 胎盘植入

    C. 凝血功能障碍

    D. 胎盘部分残留

    E. 胎盘剥离不全

17. 关于产后出血休克的处理，不妥的是

    A. 立即平卧位、吸氧、保暖

    B. 迅速建立静脉通道

    C. 密切观察出血量及血压、脉搏、呼吸

    D. 等待医生医嘱处理

    E. 配合医师采取有效止血措施

18. 可以预防产后出血的措施是

    A. 胎儿娩出前肌内注射催产素

    B. 有宫缩乏力者，胎肩娩出后，立即肌内注射催产素

    C. 胎儿娩出后，迅速徒手取出胎盘

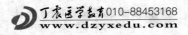

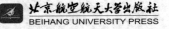

D. 双胎妊娠者，于第一胎娩出后，立即静脉滴注催产素

E. 胎头着冠后，即可给予催产素，加强宫缩

19. 胎盘娩出后随即大量阴道出血，暗红色，首先应做的处理是
    A. 测量生命体征
    B. 检查有无软产道裂伤
    C. 按揉子宫，促进宫缩
    D. 检查血液凝血功能
    E. 立即输液

20. 不符合先兆子宫破裂的是
    A. 血尿
    B. 病理性缩复环
    C. 胎儿宫内窘迫
    D. 产妇烦躁不安
    E. 全腹压痛，反跳痛

21. 不属于先兆子宫破裂临床体征的是
    A. 子宫强直性收缩
    B. 病理性缩复环
    C. 子宫下段压痛
    D. 腹壁下清楚触及胎体
    E. 胎心率异常

22. 先兆子宫破裂的表现，正确的是
    A. 胎心多无变化
    B. 宫体部肌肉菲薄
    C. 产妇烦躁，胎动频繁
    D. 宫底部可见病理缩复环
    E. 过频的宫缩转为宫缩乏力

23. 子宫病理性缩复环最常见于
    A. 巨大儿
    B. 双胎妊娠
    C. 羊水过多
    D. 胎盘早期剥离
    E. 先兆子宫破裂

24. 先兆子宫破裂时，应选择的药物是
    A. 地西泮
    B. 钙剂
    C. 硫酸镁
    D. 地塞米松
    E. 缩宫素

25. 分娩期产妇一旦发现子宫先兆破裂，首选的处理措施是
    A. 积极静脉输液、输血
    B. 积极抑制宫缩
    C. 行阴道助产结束分娩
    D. 监测胎心变化
    E. 大量抗生素预防感染

26. 子宫破裂的处理措施中，错误的是
    A. 先兆子宫破裂应尽快行剖宫产术
    B. 是产科最严重的并发症
    C. 其原因有宫缩药使用不当等
    D. 应在预产期前4周住院
    E. 常见的护理问题是疼痛

27. 羊水栓塞的常见诱因不包括
    A. 胎盘早剥
    B. 前置胎盘
    C. 宫缩乏力
    D. 宫颈裂伤
    E. 胎膜早破

28. 羊水栓塞的主要病理生理变化是
    A. 全身小动脉痉挛
    B. 血栓阻塞肺小血管
    C. 肾动脉扩张
    D. 高凝状态
    E. 羊水污染

29. 某产妇，26岁。孕期常规检查无异常。分娩时破膜后突然呛咳，烦躁，呼吸困难，随即昏迷，血压60/30mmHg。该产妇最可能的诊断是
    A. 子宫破裂
    B. 胎盘早剥
    C. 产时子痫
    D. 羊水栓塞
    E. 胎儿窘迫

30. 进行中期引产时，为预防羊水栓塞，羊膜穿刺次数不超过
    A. 2次
    B. 3次
    C. 4次
    D. 5次
    E. 6次

31. 预防羊水栓塞，正确的是

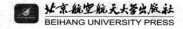

A．羊水栓塞多发生在子宫收缩过弱孕妇

B．人工破膜时应避开子宫收缩

C．钳刮术时应先注射催产素后破水方钳刮

D．宫缩过程，不应给予减弱子宫收缩药物以免影响产程进度

E．中期妊娠羊膜腔穿刺引产术不会发生羊水栓塞

32．初产妇，妊娠36周。因胎膜早破2小时收入院。现无宫缩，枕先露，头浮，体温正常。处理方法正确的是

A．立即引产

B．卧床休息可如厕

C．立即静脉点滴抗生素

D．每天测体温、脉搏1次

E．破膜时间12小时未临产可应用抗生素

33．某产妇，孕37周。以胎膜早破收住院。助产护士给予平卧位，抬高臀部，目的主要是为了

A．防止脐带脱垂

B．预防早产

C．预防感染

D．预防产后出血

E．减少羊水继续流出

34．某孕妇，妊娠34周。因突然阴道流液1小时来急诊。检查：胎位LOT，先露高浮，胎心率136次/分，护理措施<u>不正确</u>的是

A．嘱孕妇适当下床活动

B．定时监测胎心率变化

C．严密观察生命体征变化

D．外阴擦洗2次/天

E．按医嘱用抗生素

35．某孕妇，妊娠39周。现宫缩不规律，宫颈口未开，已破膜24小时，枕先露，胎心140次/分。处理方法<u>不妥</u>的是

A．卧床休息

B．口服抗生素

C．会阴冲洗2次/天

D．肥皂水灌肠刺激子宫收缩

E．静脉点滴催产素加强宫缩

36．某产妇在胎儿娩出后，随即出现阴道大量出血，颜色鲜红。目前最佳的处理办法是

A．立即徒手剥离

B．立即应用宫缩药

C．立即配血，做好输血准备

D．检查软产道有无裂伤

E．立即输液

37．某产妇，26岁。孕38周，双胎。第1胎儿臀位，行臀位牵引娩出，第2胎儿头位娩出，产后20分钟突然阴道流血200ml，胎盘尚无剥离迹象。正确的处理措施是

A．输液，静脉注射麦角新碱

B．牵引脐带、按压宫底，迫使胎盘娩出

C．徒手剥离胎盘预防产后出血

D．使用阴道拉钩检查宫颈是否撕裂

E．观察胎盘剥离迹象，协助胎盘娩出

38．初产妇，26岁。足月临产，破膜后不久突然出现烦躁不安、呛咳、呼吸困难、发绀、数分钟后死亡。该产妇最可能发生了

A．子痫

B．DIC

C．羊水栓塞

D．重型胎盘早剥

E．子宫破裂

39．某产妇足月顺产一女婴，胎盘娩出后，突然呛咳、气急、烦躁、发绀、抽搐，昏迷，血压50/30mmHg。该产妇可能发生

A．前置胎盘

B．胎盘残留

C．产时子痫

D．羊水栓塞

E．软产道损伤

40．某产妇，G_2P_2。急产分娩一女活婴，分娩后5分钟，突然出现烦躁不安、呛咳、呼吸困难、寒战、发绀，首要的护理措施是

A．监测产程进展

B．通知医生，协助患者取半卧位，加压给氧，做好气管插管准备

C．记录患者的体温、脉搏、呼吸、血压及出入量

D．做好子宫切除的准备

E．安慰家属，以取得配合

（41－42题共用题干）

初产妇，孕40周。阴道流水14小时，无

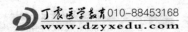 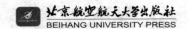

宫缩,胎位 LOA,胎心 148 次 / 分,羊水 Ⅰ度黄染,
先露在棘上 0.5cm。

41. 问题 1:正确的处理原则是
    A. 抬高臀部,避免肛诊和阴道检查
    B. 采取措施,尽快结束分娩
    C. 产后给抗生素预防感染发生
    D. 给予地塞米松滴注,促胎肺成熟
    E. 等待其自然分娩

42. 问题 2:对该产妇的主要护理措施不包括
    A. 密切观察胎心变化
    B. 监测羊水颜色
    C. 禁止下床活动
    D. 预防感染
    E. 监测羊水量

（43 - 45 题共用题干）

某孕妇,24 岁。孕 38 周,阴道流水 14 小时入院。查体:110/70mmHg,头先露,胎心 144 次 / 分,LOA,宫缩不规律,先露 S= － 3,宫颈未消,骨盆外测量正常。

43. 问题 1:引起该情况的原因不包括
    A. 机械性刺激
    B. 胎方位异常
    C. 羊水过多
    D. 胎儿窘迫
    E. 绒毛膜羊膜炎

44. 问题 2:与诊断无意义的指标是
    A. 阴道液 pH 值 > 7.0
    B. 阴道液涂片未见羊齿状结晶
    C. 阴道液苏丹染色可见橘黄色脂肪小粒
    D. 肛查推头时有大量羊水流出
    E. 阴道液用 0.5% 尼罗蓝染色可见橘黄色
       胎儿上皮细胞

45. 问题 3:该孕妇目前的处理中最为妥当的是
    A. 卧床休息
    B. 吸氧,左侧卧位
    C. B 型超声检查了解胎儿大小
    D. 不做肛门检查或阴道检查
    E. 抬高床尾,保持会阴清洁,严密观察胎
       心和产程进展

（46 - 47 题共用题干）

某产妇,29 岁。妊娠 39 周。经阴顺娩一健康男婴,胎盘 30 分钟仍未娩出,按摩子宫轮廓清楚,收缩好。检查子宫下段有一狭窄环,阴道流血不多。

46. 问题 1:最可能的诊断是
    A. 胎盘粘连
    B. 胎盘剥离不全
    C. 胎盘植入
    D. 胎盘残留
    E. 胎盘嵌顿

47. 问题 2:此时应采取的主要措施是
    A. 卵圆钳夹取胎盘
    B. 刮匙刮取胎盘
    C. 全麻下取胎盘
    D. 应用镇痛药待产妇放松后徒手取胎盘
    E. 按摩宫底压出胎盘

（48 - 51 题共用题干）

某孕妇,28 岁。妊娠 39 周。经阴分娩一女婴,体重 2900g。送回休养室后,突然阴道大量出血,约 600ml。腹部检查:宫底升高,质地软,轮廓不清。

48. 问题 1:该产妇出现的并发症是
    A. 宫颈裂伤
    B. 阴道裂伤
    C. 胎盘残留
    D. 产后出血
    E. 子宫收缩乏力

49. 问题 2:与该并发症无关的因素是
    A. 滞产
    B. 早产
    C. 双胎
    D. 多次刮宫
    E. 子宫肌瘤合并妊娠

50. 问题 3:首先采取的处理措施是
    A. 压迫腹主动脉
    B. 髂内动脉结扎
    C. 按摩子宫并用缩宫素
    D. 乙醚刺激阴道黏膜
    E. 双手按压腹部,按摩子宫

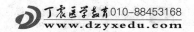
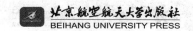

51. 问题4：为预防该并发症，返回病房前应在产房观察
    A. 10 分钟
    B. 30 分钟
    C. 60 分钟
    D. 100 分钟
    E. 120 分钟

（52－54 题共用题干）

某孕妇，30 岁。自然分娩后 8 小时突然阴道大量流血，会阴垫上有暗红色血液及凝血块，称重出血量共 800g。产妇面色苍白，脉搏 118 次／分，呼吸 30 次／分，主诉口渴；分娩前血常规示：血小板 $280×10^9/L$。

52. 问题1：该产妇出血的原因最可能是
    A. 子宫收缩乏力
    B. 胎盘残留
    C. 凝血功能障碍
    D. 软产道裂伤
    E. 胎盘植入

53. 问题2：应该对该产妇最先采取的措施是
    A. 给产妇喝红糖水
    B. 立即静脉滴注缩宫素
    C. 继续观察不需处理
    D. 立即给予鼻导管吸氧
    E. 按摩子宫压出积血

54. 问题3：该产妇若进一步失血，导致休克，时间过长可能引起
    A. 库欣综合征
    B. 席汉综合征
    C. 唐氏综合征
    D. 阿-斯综合征
    E. 美尼尔综合征

（55－57 题共用题干）

初产妇，26 岁。孕 39 周。估计胎儿体重 3800g，临产 16 小时，宫口开 1cm，以 5% 葡萄糖＋缩宫素 2～5U 静脉点滴，4 小时后宫口开大 9cm，但产妇烦躁不安，疼痛难忍。腹部检查，脐下 2 指处呈环状凹陷，下段有压痛，胎心正常，导尿呈血性。

55. 问题1：该产妇最可能的诊断是
    A. 羊水栓塞
    B. 子宫破裂
    C. 高张性子宫收缩乏力
    D. 精神过度紧张
    E. 先兆子宫破裂

56. 问题2：导致上述情况的医源性因素是
    A. 缩宫素应用不合理
    B. 分娩方式选择不当
    C. 解释安慰工作做得不够
    D. 观察不仔细
    E. 胎位判断错误

57. 问题3：最恰当的处理方法是
    A. 立即产钳助产
    B. 产停滴缩宫素后观察
    C. 立即停缩宫素并行剖宫产术
    D. 会阴切开后头皮钳牵引助产
    E. 继续滴缩宫素，待宫口开全后行会阴切开助产

（58－59 题共用题干）

某产妇，29 岁。孕 1 产 0，孕 40 周，3 小时前规律宫缩，间歇 2～3 分钟，持续 40～50 秒，现产妇烦躁不安疼痛难忍。检查子宫呈强直性收缩，子宫下段压痛明显，胎心 170 次／分，子宫下段拉长，宫体增厚变短。

58. 问题1：此产妇最可能的临床诊断是
    A. 协调性子宫收缩过强
    B. 不协调性子宫收缩过强
    C. 先兆子宫破裂
    D. 子宫破裂
    E. 持续性枕后位

59. 问题2：对此产妇采取的护理措施 <u>不正确</u> 的是
    A. 注意胎儿心率变化
    B. 测量产妇的生命体征
    C. 给产妇吸氧
    D. 减慢催产素的滴速
    E. 做好剖宫产的准备

（60－62 题共用备选答案）
    A. 软产道裂伤
    B. 凝血功能障碍
    C. 子宫破裂
    D. 胎盘滞留

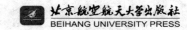

E．子宫收缩乏力

60．某产妇，28 岁。孕 3 产 1，足月顺产一女婴 3200g，胎儿娩出后，阴道活动出血，色稍暗。出血原因是

61．某产妇，30 岁。孕 2 产 1，足月。急诊入院时宫口开大 5cm，先露头 S+1，宫缩强，产妇持续用力，1 小时后娩出男婴 3900g 胎盘随后娩出。阴道有活动出血，色鲜红，子宫收缩好。出血原因是

62．某产妇，32 岁。孕 4 产 2，孕 38 周，自然临产。因宫缩乏力，行催产素静滴；宫口开全 2 小时，因第二产程延长行产钳助产。新生儿体重 4000g，胎盘娩出完整，宫颈无裂伤，缝合侧切伤口后回病房。2 小时后发现产妇面色苍白、出冷汗，脉搏 122 次 / 分，子宫软，按摩子宫后，阴道排出血块约 200ml，宫底脐下 2cm。产后出血原因是

第十一节　产后并发症

1．产褥病率的主要原因是
　　A．乳腺炎
　　B．产褥感染
　　C．泌尿系感染
　　D．上呼吸道感染
　　E．手术切口感染

2．产褥感染的诱因不包括
　　A．手术操作
　　B．滞产
　　C．胎膜早破
　　D．过期妊娠
　　E．产后出血

3．急性盆腔腹膜炎的临床表现是
　　A．血性恶露增多
　　B．会阴伤口疼痛
　　C．会阴部水肿
　　D．下腹部出现压痛、反跳痛
　　E．乳腺炎

4．属于产褥感染的产褥期疾病是
　　A．腹泻
　　B．膀胱炎
　　C．急性乳腺炎
　　D．上呼吸道感染
　　E．急性输卵管炎

5．能够有助于产褥感染产妇炎症局限及引流恶露的护理措施是
　　A．取半卧位
　　B．保持会阴清洁
　　C．鼓励产妇多饮水
　　D．观察恶露量、气味
　　E．高蛋白、高维生素饮食

6．有关产褥感染的处理，错误的是
　　A．选用有效抗生素
　　B．改善全身一般情况
　　C．患者采取半卧位
　　D．保证充足睡眠
　　E．鼓励多下床活动

7．引起晚期产后出血最常见的原因是
　　A．宫缩乏力
　　B．宫腔感染
　　C．产道损伤
　　D．凝血功能障碍
　　E．胎盘胎膜残留

8．晚期产后出血的定义是指
　　A．产后 2 小时至产褥期内的阴道大量出血
　　B．产后 12 小时至产褥期内的阴道大量出血
　　C．产后 24 小时至产褥期内的阴道大量出血
　　D．产后 48 小时至产褥期内的阴道大量出血
　　E．产褥期后的阴道大量出血

9．晚期产后出血发生的时间一般是在产后
　　A．3 天
　　B．1 ～ 2 周
　　C．3 ～ 4 周
　　D．5 ～ 6 周
　　E．7 ～ 8 周

10．关于晚期产后出血的治疗原则，不正确的是
　　A．应用抗生素预防感染
　　B．出血量少时，给予子宫收缩药
　　C．怀疑胎膜残留，应行刮宫术
　　D．出血量较多时，应行刮宫术止血
　　E．剖宫产术后大量阴道流血，刮宫术应慎重

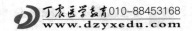
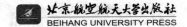

11. 引起产后泌尿系感染的细菌最常见的是
    A. 链球菌
    B. 葡萄球菌
    C. 变形杆菌
    D. 大肠埃希菌
    E. 产气杆菌

12. 产后泌尿系感染的患者，一般强调每天尿量应超过
    A. 1000ml
    B. 1500ml
    C. 2000ml
    D. 2500ml
    E. 3000ml

13. 有关产后泌尿系统感染，错误的是
    A. 病原体以大肠埃希菌多见
    B. 给予敏感有效抗生素
    C. 做好会阴部的清洁护理
    D. 减少液体摄入
    E. 给予营养丰富易消化的食物

14. 产后心理障碍的影响因素不包括
    A. 产后雌、孕激素不平衡
    B. 产时或产后大出血
    C. 母亲角色不适应
    D. 家庭经济条件好
    E. 缺乏丈夫的支持

15. 产后抑郁症状通常发生在产后
    A. 3 天
    B. 1 周
    C. 2 周
    D. 3 周
    E. 4 周

16. 关于产后沮丧的描述，错误的是
    A. 发病率约为 50% ～ 70%
    B. 通常在产后 3 ～ 4 天出现
    C. 产后 5 ～ 14 天是高峰期
    D. 沮丧状态可持续 4 ～ 6 周
    E. 主要表现为情绪不稳定、易哭

17. 产后心理障碍的潜在因素是
    A. 产后 hCG 含量突然降低
    B. 不良的分娩结局
    C. 产后母亲角色不适应

    D. 缺乏社会的支持与帮助
    E. 家族有精神病或抑郁症病史

18. 关于产后心理障碍的处理原则，错误的是
    A. 减少心理压力
    B. 避免不良精神刺激
    C. 定期家访提供心理咨询
    D. 产后沮丧者给予心理卫生保健指导
    E. 重症产后抑郁患者最好在家休养直到康复

19. 某产妇，28 岁。足月产后 7 天，出现下腹痛，体温 37.2℃，恶露多，有臭味，子宫底脐上 1 指，子宫体软，考虑为
    A. 子宫内膜炎
    B. 子宫肌炎
    C. 盆腔结缔组织炎
    D. 急性输卵管炎
    E. 腹膜炎

20. 某产妇，29 岁。产后 4 天，体温 38℃，双乳稍胀，无明显压痛，子宫底脐下 2 指，轻微压痛，恶露多而浑浊，有臭味。余无异常发现。首先考虑的疾病为
    A. 慢性盆腔炎
    B. 子宫内膜炎
    C. 产后宫缩痛
    D. 乳腺炎
    E. 急性盆腔结缔组织炎

21. 某产妇，产后 2 周，突然大量阴道流血。检查子宫大而软，宫口松，有血块填塞。首先考虑为
    A. 胎盘、胎膜残留
    B. 子宫复旧不全
    C. 蜕膜残留
    D. 子宫黏膜下肌瘤
    E. 子宫内膜息肉

22. 某产妇，26 岁。其外祖母有精神病史。3 周前顺娩一女婴，近 1 周开始感觉与社会隔绝、失眠、对任何事物失去兴趣，面对孩子的啼哭感到自己有罪恶感。根据该临床表现首先考虑为
    A. 产后沮丧
    B. 产后精神病
    C. 产后精神焦虑

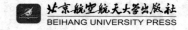

D. 产后抑郁

E. 精神分裂症

（23 - 26题共用题干）

某产妇，27岁。经阴自然分娩后11天，因突然腹痛4天入院。产妇呈急性痛苦病容，下腹压痛，体温39.3℃，血压100/70mmHg。妇科检查：子宫如妊娠4个月大，触痛明显，子宫左侧触及拳头大小，有压痛实性包块。

23. 问题1：产褥期感染中致病力最强的病原菌是

　　A. 厌氧菌

　　B. 大肠埃希菌

　　C. 肺炎球菌

　　D. 葡萄球菌

　　E. β- 溶血性链球菌

24. 问题2：产褥期感染的炎症<u>不包括</u>

　　A. 急性宫颈炎

　　B. 急性乳腺炎

　　C. 急性输卵管炎

　　D. 急性子宫内膜炎

　　E. 急性盆腔腹膜炎

25. 问题3：该产妇属于产褥感染中的

　　A. 急性盆腔炎

　　B. 急性子宫肌炎

　　C. 急性输卵管炎

　　D. 急性子宫内膜炎

　　E. 急性盆腔结缔组织炎

26. 问题4：该类型的感染进一步发展可导致

　　A. 慢性输卵管炎

　　B. 慢性子宫内膜炎

　　C. 慢性盆腔炎

　　D. 弥漫性腹膜炎

　　E. 子宫肌炎

（27 - 30题共用题干）

某产妇，26岁。孕3产1，于10天前因二程延长行产钳助产术，娩出1女婴，3300g，伤口如期拆线后出院。今排尿后，突然阴道大量出血来院就诊。查体：体温37.2℃，脉搏108次/分，血压90/60mmHg，白细胞9.5×10⁹/L，血小板153×10⁹/L。B超示子宫中位15.1cm×10.2cm×9.6cm，宫腔内可探及

3.2cm×4.6cm×1.2cm 不均质低回声，其内未见血流信号。

27. 问题1：最可能的诊断是

　　A. 产褥感染

　　B. 产后出血

　　C. 晚期产后出血

　　D. 子宫内膜炎

　　E. 凝血功能障碍

28. 问题2：可能的出血原因是

　　A. 感染

　　B. 血小板少

　　C. 胎盘、胎膜残留

　　D. 缝合技术不当

　　E. 子宫胎盘附着部位复旧不全

29. 问题3：目前首选的治疗方法是

　　A. 应用止血药

　　B. 应行刮宫术

　　C. 填塞宫腔

　　D. 给予抗生素、缩宫素

　　E. 结扎盆腔血管止血

30. 问题4：首优的护理诊断为

　　A. 焦虑

　　B. 潜在并发症

　　C. 活动无耐力

　　D. 有感染的危险

　　E. 自理能力缺陷

（31 - 32题共用题干）

某产妇，27岁。剖宫产术后17天，突然出现大量阴道流血，约400ml。查体：体温38.9℃，脉搏100次/分，血压90/60mmHg，心肺听诊无异常，子宫体3个月妊娠大小，压痛，软。实验室检查：白细胞计数30×10⁹/L，中性粒细胞5×10⁹/L，淋巴细胞2×10⁹/L。

31. 问题1：最可能的诊断是

　　A. 胎盘残留

　　B. 蜕膜残留

　　C. 胎盘息肉

　　D. 子宫切口裂开

　　E. 黏膜下子宫肌瘤

32. 问题2：首选的处理方法是

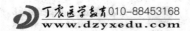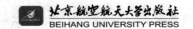

A. 刮宫
B. 抗感染
C. 应用缩宫素
D. 输血，输液
E. 立即剖腹探查

（33－35 题共用题干）

初产妇，30 岁。自然分娩后血性恶露持续不净。产后 10 天，产妇起床后突然阴道流出血液和凝血块约 300ml，检查发现子宫底位于耻骨联合上 3 横指，宫口容 2 指，可触及残留组织。

33. 问题 1：该产妇最可能的诊断是
   A. 产后出血
   B. 软产道裂伤
   C. 凝血功能障碍
   D. 晚期产后出血
   E. 不全流产

34. 问题 2：该产妇出血最可能的原因是
   A. 胎盘胎膜残留
   B. 绒毛膜癌
   C. 子宫颈癌
   D. 产褥感染
   E. 子宫肌瘤

35. 问题 3：处理错误的是
   A. 静滴抗生素
   B. 静滴缩宫素
   C. 行 B 超检查
   D. 行刮宫术
   E. 子宫切除

（36－37 题共用题干）

某产妇，26 岁。孕 3 产 1，于 10 天前因二程延长行产钳助产术，娩出一女婴，3300g，伤口如期拆线后出院。今排尿后，突然阴道大量出血，来院就诊，查体：体温 37.2℃，脉搏 108 次／分，血压 90/60mmHg，收入院。

36. 问题 1：白细胞 $9.5×10^9$/L，血小板 $153.0×10^9$/L，B 超提示：子宫中位 15.1cm×10.2cm×9.6cm，宫腔内可探及以 3.2cm×4.6cm×1.2cm 不均质低回声，其内未见血流信号，可能的出血原因是
   A. 感染
   B. 血小板少

C. 胎盘、胎膜残留
D. 缝合技术不当
E. 子宫胎盘附着部位复旧不全

37. 问题 2：首位的护理诊断为
   A. 焦虑
   B. 潜在并发症
   C. 活动无耐力
   D. 有感染的危险
   E. 自理能力缺陷

第十二节 遗传咨询与产前诊断

1. 某 X 连锁显性疾病的男性与正常女性婚配，其子代患该病的可能性是
   A. 女婴发病概率 100%，男婴发病概率为 0
   B. 女婴发病概率 75%，男婴发病概率 50%
   C. 男女发病概率均为 50%
   D. 女婴发病概率 50%，男婴发病概率 75%
   E. 女婴发病概率为 0，男婴发病概率 100%

2. 引起出生缺陷的环境因素包括自然环境和人文环境，致畸因子作用于胚胎和胎儿，可导致的结局**不包括**
   A. 胚胎死亡
   B. 胎儿畸形
   C. 胎儿生长发育迟缓
   D. 新生儿锁骨骨折
   E. 新生儿生理功能缺陷和行为异常

3. 必须进行遗传咨询产前诊断的情况是
   A. 孕早期曾患过牙疼
   B. 孕妇配偶的年龄 ≥ 35 岁
   C. 孕早期有过少量阴道出血
   D. 孕第 3 周有过上呼吸道感染
   E. 有过不明原因的死胎、死产

4. 患者，女，35 岁。已婚，该妇女准备怀孕，前来咨询孕前准备和孕中注意事项。**错误的宣教**内容是
   A. 需做染色体核型检查
   B. 孕期避免病毒感染
   C. 孕期避免接触放射线
   D. 孕中期筛查相关血清标志物

E. 孕早期口服叶酸，预防胎儿先天畸形

第十三节　妇科护理病历

1. 妇科患者常见的临床症状<u>不包括</u>
   A. 上腹部不适
   B. 下腹部不适
   C. 阴道流血
   D. 白带异常
   E. 腹部包块

2. 检查已婚妇女的子宫及附件情况常选用
   A. 外阴视诊
   B. 妇窥检查
   C. 双合诊
   D. 三合诊
   E. 肛腹诊

3. 妇科护理程序中的护理评估<u>不包括</u>
   A. 以观察、会谈以及对患者体检等获取资料
   B. 月经史、婚育史的采集是护理评估的重要内容
   C. 外阴、阴道、宫颈、宫体、双侧附件的检查必不可少
   D. 做好患者的用药指导和健康教育
   E. 直肠 - 腹部诊适用于未婚女性的妇科检查

4. 有关妇科检查的准备和注意事项，叙述<u>错误</u>的是
   A. 检查时应一人一垫
   B. 检查者要态度严肃认真
   C. 男医生进行检查必须有女医务人员在场
   D. 检查前需导尿排空膀胱
   E. 可以边检查边与患者交谈

5. 做妇科检查时，<u>错误</u>的是
   A. 嘱排空膀胱
   B. 取膀胱截石位
   C. 使用消毒器具
   D. 对所用患者均应做阴道检查
   E. 月经期一般不做内诊

第十四节　女性生殖系统炎症

1. 有关女性生殖器官自然防御机制的叙述，正确的是
   A. 由于盆底肌作用，阴道口闭合
   B. 酵母菌分解糖原，维持阴道酸性环境
   C. 宫颈黏液可清除病原菌
   D. 子宫内膜周期性剥脱可消除宫内感染
   E. 输卵管黏膜细胞吞噬作用可阻止病原菌侵入

2. 关于生殖器结核的叙述，正确的是
   A. 30 ～ 50 岁为多发人群
   B. 主要是通过淋巴系统直接蔓延至生殖器
   C. 以子宫内膜结核为主
   D. 是原发不孕患者的主要原因之一
   E. 卵巢结核约占生殖器结核的 30% ～ 40%

3. 女性生殖系统炎症病原体中，<u>不属于</u>细菌的是
   A. 白色念珠菌
   B. 大肠埃希菌
   C. 链球菌
   D. 淋病奈瑟菌
   E. 厌氧菌

4. 可使阴道保持酸性环境的激素是
   A. 雌激素
   B. 孕激素
   C. 肾上腺皮质激素
   D. 垂体促性腺激素
   E. 促性腺激素释放激素

5. 外阴炎适宜的处理方案是
   A. 生理盐水阴道冲洗
   B. 肥皂水会阴擦洗
   C. 保持外阴清洁干燥，用 1 ∶ 5000 高锰酸钾坐浴
   D. 选用抗生素全身治疗
   E. 用 1% 乳酸液做阴道灌洗

6. 有关外阴炎患者局部治疗正确的是
   A. 1 ∶ 3000 高锰酸钾坐浴
   B. 破溃时使用抗生素软膏
   C. 瘙痒严重时用肥皂清洗
   D. 坐浴水温为 50℃

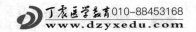
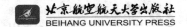

    E. 有手抓痕时不宜坐浴

7. 对外阴炎患者进行护理指导，正确的是
    A. 积极治疗原发病
    B. 每天坚持用肥皂清洗外阴
    C. 月经期坚持每天坐浴
    D. 老年人应增高坐浴溶液温度
    E. 炎症较重时，应加大坐浴溶液的浓度

8. 关于前庭大腺脓肿的描述，正确的是
    A. 多两侧同时发生
    B. 急性期大阴唇上 1/3 处疼痛明显
    C. 局部皮肤可有红肿热痛表现
    D. 多选择药物外敷治疗
    E. 老年妇女多见

9. 前庭大腺炎形成脓肿时，其治疗是
    A. 冷敷，局限炎症
    B. 脓肿内注射抗生素
    C. 静脉用药
    D. 局部理疗
    E. 切开引流

10. 外阴硬化性苔藓多见于
    A. 20 岁妇女
    B. 30 岁妇女
    C. 40 岁妇女
    D. 50 岁妇女
    E. 60 岁妇女

11. 滴虫阴道炎的典型白带表现为
    A. 稠厚豆渣样
    B. 稀薄泡沫状
    C. 浓稠干酪样
    D. 脓血性
    E. 洗肉水样

12. 适宜阴道毛滴虫生长繁殖的温度为
    A. 5 ～ 10℃
    B. 12 ～ 18℃
    C. 20 ～ 24℃
    D. 25 ～ 40℃
    E. 45 ～ 55℃

13. 滴虫阴道炎白带为
    A. 呈血性
    B. 呈脓性，有恶臭味

    C. 呈泡沫状
    D. 呈豆渣样
    E. 呈脓稠状

14. 滴虫阴道炎的典型白带表现为
    A. 稠厚豆渣样
    B. 稀薄泡沫状
    C. 浓稠干酪样
    D. 脓血性
    E. 洗肉水样

15. 关于滴虫阴道炎的叙述，错误的是
    A. 通过性交传播
    B. 滴虫检查阴性即为治愈
    C. 分泌物为稀薄泡沫状
    D. 阴道黏膜充血
    E. 可用酸性溶液阴道灌洗

16. 对妇科门诊妇女行阴道分泌物悬滴检查用于
    A. 防癌普查
    B. 了解卵巢功能
    C. 检查滴虫、假丝酵母菌
    D. 检查阴道 pH 值
    E. 了解子宫内膜情况

17. 月经干净后复查滴虫阴道炎治愈的标准是
    A. 复查滴虫为阴性
    B. 连续 2 次复查滴虫为阴性
    C. 连续 3 次复查滴虫为阴性
    D. 连续 4 次复查滴虫为阴性
    E. 连续 5 次复查滴虫为阴性

18. 需要夫妻双方同治的炎症性疾病是
    A. 外阴炎
    B. 前庭大腺炎
    C. 滴虫阴道炎
    D. 萎缩性阴道炎
    E. 慢性宫颈炎

19. 有关滴虫阴道炎的护理措施，错误的是
    A. 作分泌物培养前 24 ～ 48 小时禁性生活
    B. 阴道分泌物培养标本应在低温下保存
    C. 性伴侣同时治疗
    D. 滴虫阴道炎应在每次月经后复查
    E. 降低阴道 pH 值可抑制其繁殖

20. 外阴阴道假丝酵母菌病的诱发因素不包括

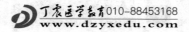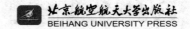

A．妊娠

B．大量雌激素治疗

C．糖尿病

D．长期服用抗生素

E．长期服用维生素 C

21．外阴阴道假丝酵母菌病好发的人群，**不包括**

A．长期应用广谱抗生素者

B．糖尿病患者

C．长期服用孕激素者

D．长期使用地塞米松者

E．孕妇

22．阴道假丝酵母菌病易感人群**不包括**

A．孕妇

B．绝经后妇女

C．长期应用雌激素妇女

D．长时间应用抗生素妇女

E．患糖尿病妇女

23．**不宜**用酸性溶液进行阴道灌洗的是

A．滴虫阴道炎

B．阴道假丝酵母菌病

C．萎缩性阴道炎

D．慢性盆腔炎

E．细菌性阴道病

24．女性生殖器炎症用酸性溶液进行阴道灌洗的**不包括**

A．滴虫阴道炎

B．阴道假丝酵母菌病

C．萎缩性阴道炎

D．慢性宫颈炎

E．细菌性阴道病

25．慢性宫颈炎的主要症状是

A．不孕

B．腰骶痛

C．脓性分泌物

D．性交后出血

E．阴道分泌物增多

26．慢性宫颈炎患者的最主要临床表现是

A．外阴瘙痒

B．白带增多

C．血性白带

D．下腹疼痛

E．腰骶部酸痛

27．宫颈糜烂样改变激光治疗的最佳时间为

A．月经周期的任何时间

B．排卵前 3 ～ 7 天

C．排卵后 3 ～ 7 天

D．月经前 3 ～ 7 天

E．月经干净后 3 ～ 7 天

28．慢性宫颈炎的处理方法是

A．月经干净 3 ～ 7 天进行物理治疗

B．子宫颈腺囊肿可行锥切术

C．宫颈糜烂面小的可局部用药 1 个月

D．小宫颈息肉可继续观察不作处理

E．宫颈黏膜炎可行手术切除

29．慢性宫颈炎患者行物理治疗的时间应选择在

A．患者确诊时

B．月经来潮前 7 天

C．两次月经中间

D．月经来潮后 3 天

E．月经干净后 3 ～ 7 天

30．急性盆腔炎治疗的主要手段是

A．局部治疗为主

B．中药治疗为主

C．手术治疗为主

D．抗生素治疗为主

E．全身支持疗法

31．急性盆腔炎主要的治疗手段是

A．物理治疗

B．手术治疗

C．抗生素治疗

D．中医中药

E．支持疗法

32．**不属于**生殖器炎症性病变的是

A．输卵管积水

B．输卵管卵巢囊肿

C．卵巢巧克力囊肿

D．慢性盆腔结缔组织炎

E．慢性输卵管、卵巢炎

33．慢性盆腔结缔组织炎是指炎症蔓延至

A．腹膜

B．输卵管

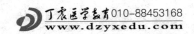 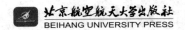

C. 卵巢

D. 膀胱

E. 宫骶韧带

34. 慢性盆腔炎的炎症部位<u>不包括</u>

A. 子宫体

B. 子宫颈

C. 输卵管

D. 卵巢

E. 盆腔脂肪组织

35. 慢性盆腔炎患者的手术指征是

A. 月经过多

B. 两侧输卵管增粗

C. 不孕

D. 炎性包块久治无效

E. 痛经

36. 慢性输卵管炎一般临床表现<u>不包括</u>

A. 高热

B. 痛经

C. 不孕

D. 下腹坠胀

E. 腰骶部胀痛

37. 妇女尖锐湿疣的好发年龄是

A. 15 ～ 20 岁

B. 20 ～ 30 岁

C. 30 ～ 40 岁

D. 40 ～ 45 岁

E. 45 ～ 55 岁

38. 尖锐湿疣的病原菌是

A. 溶血性链球菌

B. 人乳头瘤病毒

C. 沙眼衣原体

D. 外阴阴道念珠菌

E. 疱疹病毒

39. 引起外阴尖锐湿疣的病原体是

A. 真菌

B. 支原体

C. 衣原体

D. 疱疹病毒

E. 人乳头瘤病毒

40. 尖锐湿疣患者常用治疗方案<u>不包括</u>

A. 激光治疗

B. 冷冻治疗

C. 手术

D. 药物治疗

E. 激素治疗

41. 淋病奈瑟菌的传染途径为

A. 经血液循环播散

B. 沿黏膜上行蔓延

C. 经淋巴系统蔓延

D. 直接蔓延

E. 经淋巴系统蔓延及直接蔓延

42. 目前我国发病率最高的性传播疾病是

A. 尖锐湿疣

B. 淋病

C. 梅毒

D. 生殖器疱疹

E. 艾滋病

43. 淋病治疗时，首选抗生素是

A. 头孢曲松

B. 链霉素

C. 庆大霉素

D. 卡那霉素

E. 万古霉素

44. 关于梅毒的叙述，正确的是

A. 80% 的患者通过性接触直接传播

B. 潜伏期一般 6 周左右

C. 一期、二期梅毒为早期梅毒，病程 2 年之内

D. 三期梅毒只侵犯皮肤和骨骼

E. 治疗首选 "大环内酯" 类抗生素

45. 女性一期梅毒大部分发生的部位<u>不包括</u>

A. 大阴唇

B. 阴蒂

C. 宫颈

D. 小阴唇

E. 中枢神经

46. 关于梅毒的临床表现，正确的是

A. 梅毒的潜伏期为 2 ～ 4 个月

B. 三期梅毒孕妇的传染性最强

C. 梅毒主要是侵犯心血管、神经系统

D. 一期梅毒经过 3 ～ 8 周后常自行愈合

E. 二期梅毒常出现于一期梅毒后的 1 ～ 3 周

47．关于梅毒的临床表现，正确的是
　　A. 早期可侵犯心血管
　　B. 硬下疳经 10 周后常自行愈合
　　C. 晚期先天梅毒儿 3 岁以后出现症状
　　D. 三期梅毒孕妇传染性最强
　　E. 早期主要表现为皮肤黏膜损害

48．梅毒治疗的首选药物是
　　A. 环丙沙星
　　B. 多西环素
　　C. 红霉素
　　D. 青霉素
　　E. 四环素

49．关于获得性免疫缺陷综合征的母婴垂直传播途径，错误的是
　　A. 亲吻婴儿传播
　　B. 宫内感染传播
　　C. 通过胎盘传播
　　D. 经产道传播
　　E. 母乳喂养传播

50．有关艾滋病的临床特点错误的是
　　A. 可导致恶性肿瘤
　　B. 常引起机会性感染
　　C. 在我国主要经母婴传播
　　D. 潜伏期可长达 3 个月至 5 年
　　E. 早期可有原因不明的颈部淋巴结肿大

51．患者，34 岁。已婚，外阴瘙痒 3 天，有烧灼感，性交后加重。外阴局部充血红肿，有抓痕。治疗时应用高锰酸钾坐浴的浓度为
　　A. 1：1000
　　B. 1：2000
　　C. 1：20 000
　　D. 1：10 000
　　E. 1：5000

52．患者，32 岁。几天来自觉外阴疼痛、肿胀，走路困难。检查：外阴部有一包块，触及疼痛，有波动感。可能的原因是
　　A. 外阴炎
　　B. 前庭大腺炎
　　C. 尿道炎

D. 外阴白癜
E. 外阴瘙痒

53．患者，72 岁。近日出现黄水样阴道分泌物，已排除癌症。最可能的诊断是
　　A. 子宫颈糜烂样改变
　　B. 宫颈息肉
　　C. 无排卵性功血
　　D. 子宫黏膜下肌瘤
　　E. 萎缩性阴道炎

54．患者，35 岁。白带增多，脓性，体检：宫颈、阴道充血，脓性分泌物，宫颈呈糜烂样改变。最佳的治疗方案是
　　A. 物理疗法
　　B. 局部药物腐蚀加全身治疗
　　C. 局部药物消炎
　　D. 宫颈锥形切除
　　E. 局部消炎后物理治疗

55．某孕妇，26 岁。孕 3 个月，自然流产后 7 天，阴道出血不多，脓血性，伴发热，下腹疼痛 5 天，今晨加重。体检：体温 39.5℃，痛苦面容，腹痛拒按，子宫略大而软，压痛，右侧附件区压痛明显，有一边界不清包块，白细胞 15×10^9/L，中性粒细胞 0.9。最可能的诊断是
　　A. 急性盆腔炎
　　B. 右侧卵巢囊肿继发感染
　　C. 流产诱发阑尾炎
　　D. 腹膜炎
　　E. 卵巢囊肿蒂扭转

（56 － 57 题共用题干）

患者，28 岁。外阴痒、白带增多半年。妇科检查发现：阴道壁充血，宫颈光滑，白带呈稀薄泡沫状。

56．问题 1：为确诊需进一步做的检查是
　　A. 尿常规
　　B. 三合诊
　　C. 诊断性刮宫
　　D. 阴道脱落细胞检查
　　E. 阴道分泌物悬滴试验

57．问题 2：最可能出现的一组化验结果是
　　A. 镜检滴虫（＋），阴道 pH 值 4.4
　　B. 镜检滴虫（＋），阴道 pH 值 6.0

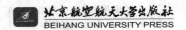

C. 镜检滴虫（+），阴道 pH 值 7.8

D. 镜检假丝酵母菌（+），阴道 pH 值 6.0

E. 镜检假丝酵母菌（+），阴道 pH 值 7.8

（58 - 60 题共用题干）

患者，40 岁。分泌物增多，外阴瘙痒 3 天。妇科检查：外阴、阴道黏膜充血，分泌物呈黄绿色、脓性、稀薄、泡沫状。

58. 问题 1：最可能的诊断是
    A. 细菌性阴道病
    B. 阴道念珠菌病
    C. 非特异性外阴炎
    D. 滴虫阴道炎
    E. 淋球菌性阴道炎

59. 问题 2：首选的化验检查是
    A. 分泌物常规检验
    B. 阴道分泌物细菌培养加药敏
    C. 阴道分泌物悬液显微镜检查
    D. 氨臭味试验
    E. 阴道脱落细胞学检查

60. 问题 3：正确的治疗措施是
    A. 阿奇霉素口服
    B. 制霉菌素外用
    C. 头孢唑啉口服
    D. 头孢曲松静脉注射
    E. 甲硝唑口服

（61 - 62 题共用题干）

患者，40 岁。阴道分泌物增多，伴性交后出血 3 个月。妇科检查：宫颈中度糜烂样改变，子宫、附件未见异常。

61. 问题 1：已排除恶性情况，首选的治疗方法是
    A. 中药治疗
    B. 抗病毒治疗
    C. 抗生素治疗
    D. 抗霉菌治疗
    E. 物理治疗

62. 问题 2：关于该治疗的叙述，错误的是
    A. 该治疗是目前治疗本病最好的方法
    B. 治疗前必须排除恶性情况
    C. 治疗后 1 周内禁止性生活

D. 治疗后一般 3 ～ 4 周创面可愈合，重者 6 ～ 8 周创面愈合

E. 治疗后阴道分泌物增多，甚至有阴道大量排液或出血

（63 - 64 题共用题干）

患者，27 岁。人工流产后 2 天，突发下腹痛，查体：体温 38.9℃，宫颈口有脓性分泌物，宫颈举痛，子宫压痛，B 超示：盆腔积液。

63. 问题 1：最可能的诊断为
    A. 异位妊娠
    B. 急性阑尾炎
    C. 肠梗阻
    D. 急性盆腔炎
    E. 急性宫颈炎

64. 问题 2：为明确诊断，应进一步做何检查
    A. 血常规
    B. 尿常规
    C. 盆腔 X 线片
    D. 宫腔镜
    E. 腹腔镜

（65 - 66 题共用题干）

某产妇，32 岁。出现膀胱刺激症状和高热，并伴有寒战、恶心、呕吐症状，怀疑淋球菌感染。

65. 问题 1：一般建议该产妇可以选用抗生素治疗，首选药物为
    A. 第一代链霉素
    B. 第二代链霉素
    C. 第二代头孢菌素
    D. 第三代头孢菌素
    E. 第三代链霉素

66. 问题 2：做分泌物涂片检查支持该诊断的是
    A. 碱性粒细胞内有革兰阴性双球菌
    B. 酸性粒细胞内有革兰阴性双球菌
    C. 酸性粒细胞内有革兰阳性双球菌
    D. 中性粒细胞内有革兰阴性双球菌
    E. 中性粒细胞内有革兰阳性双球菌

（67 - 70 题共用题干）

患者，28 岁。有不洁性生活史。外阴瘙痒，灼热感，阴道脓性分泌物，泌尿系刺激症状。宫颈充血、水肿，有脓性分泌物从宫颈口流出，挤

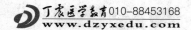
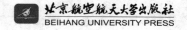

压尿道和尿道旁腺，亦有脓液流出。

67. 问题 1：最可能的诊断是
   A. 急性细菌性阴道病
   B. 急性淋病
   C. 急性腹膜炎
   D. 急性前庭大腺炎
   E. 急性阑尾炎

68. 问题 2：该病的病原体是
   A. 金黄色葡萄球菌
   B. 厌氧菌
   C. 白色念珠菌
   D. 革兰阴性双球菌
   E. 革兰阳性双球菌

69. 问题 3：该病的临床表现正确的是
   A. 90% 患者无症状
   B. 潜伏期一般 15 天
   C. 最早症状为尿频、尿痛、排尿困难
   D. 侵犯皮肤和骨骼
   E. 腹泻，体重下降 15%

70. 问题 4：该病治疗错误的是
   A. 推荐小剂量多次给药
   B. 以第三代头孢菌素为主
   C. 同时加用阿奇霉素口服
   D. 性伴侣须同时治疗
   E. 治愈标准是：症状、体征全部消失；治疗结束后 4 天内患部取材涂片及培养连续 3 次阴性

（71 – 73 题共用备选答案）
   A. 外阴炎
   B. 前庭大腺炎
   C. 萎缩性阴道炎
   D. 滴虫阴道炎
   E. 假丝酵母菌性阴道炎
71. 无外阴瘙痒症状的炎症是
72. 阴道稠厚豆渣样分泌物可见于
73. 阴道稀薄的泡沫状分泌物可见于

（74 – 75 题共用备选答案）
   A. 2% ～ 4% 碳酸氢钠溶液
   B. 1% 乳酸溶液
   C. 1∶15 000 高锰酸钾溶液
   D. 0.9% 生理盐水
   E. 0.5% 碘伏溶液

74. 滴虫阴道炎患者行阴道冲洗时应选用
75. 阴道假丝酵母菌病患者行阴道冲洗应选用

（76 – 77 题共用备选答案）
   A. 稀薄泡沫状
   B. 干酪样或豆渣样
   C. 淘米汤样
   D. 灰白色薄而均质
   E. 乳白色黏液状或淡黄色脓性

76. 滴虫阴道炎阴道分泌物的典型特点是
77. 外阴阴道假丝酵母菌病阴道分泌物的典型特点是

第十五节　月经失调

1. 关于排卵障碍性异常子宫出血的描述，错误的是
   A. 是由于调节生殖的神经内分泌机制失常引起的异常子宫出血
   B. 是不伴有全身及内外生殖器官器质性病变的异常子宫出血
   C. 可发生于任何年龄，90% 以上发生于绝经前期
   D. 排卵性功血多发生于生育年龄妇女
   E. 绝经过渡期功血是无排卵性的

2. 关于黄体功能不足导致的异常子宫出血的临床表现，正确的是
   A. 多见于围绝经期妇女
   B. 月经周期缩短
   C. 经期多延长
   D. 月经量增多
   E. 子宫内膜不规则脱落

3. 无排卵性异常子宫出血最常见的症状是
   A. 腹痛
   B. 不孕
   C. 贫血
   D. 周期缩短
   E. 不规则子宫出血

4. 无排卵性异常子宫出血最常见的症状是
   A. 经期延长

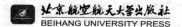

B. 经量增多

C. 子宫不规则出血

D. 绝经后出血

E. 接触性出血

5. 对于无排卵性功血妇女，刮取子宫内膜应在月经来潮

　　A. 14 小时内

　　B. 12 小时内

　　C. 10 小时内

　　D. 8 小时内

　　E. 6 小时内

6. 功血患者应用雌激素治疗时，指导其服药时间在

　　A. 饭前 30 分钟

　　B. 进餐时

　　C. 饭后 30 分钟

　　D. 晨起后

　　E. 睡前

7. 无排卵性异常子宫出血治疗原则，错误的是

　　A. 制止出血

　　B. 调整周期

　　C. 促进排卵

　　D. 防止子宫内膜病变

　　E. 恢复黄体功能

8. 有关绝经过渡期功血的治疗，不妥的是

　　A. 可用雄激素治疗

　　B. 可进行刮宫止血

　　C. 可用三合激素治疗

　　D. 雄、孕激素合并疗法

　　E. 大量雌激素治疗

9. 对无排卵型功能失调性子宫出血，失血量过多的患者，正确的护理是

　　A. 阴道冲洗防止感染

　　B. 吸氧、输液

　　C. 做手术准备

　　D. 遵医嘱给抗生素

　　E. 常规饮食

10. 最常见的闭经是

　　A. 子宫性闭经

　　B. 卵巢性闭经

　　C. 输卵管性闭经

D. 垂体性闭经

E. 下丘脑性闭经

11. 各类闭经中，临床最常见的是

　　A. 垂体性闭经

　　B. 卵巢性闭经

　　C. 子宫性闭经

　　D. 下丘脑性闭经

　　E. 原发性闭经

12. 原发性痛经的临床表现不包括

　　A. 原发性痛经常见于青少年

　　B. 患者多在月经来潮前数小时即感疼痛

　　C. 行经时痛经加重，2～3 天后可缓解

　　D. 表现为下腹部阵发性绞痛和腰骶部疼痛

　　E. 妇科检查生殖器常有异常发现

13. 关于原发性痛经的治疗原则，不正确的是

　　A. 避免过度劳累

　　B. 给予前列腺素合成酶抑制剂

　　C. 局部热敷

　　D. 给予避孕药缓解疼痛

　　E. 应用大剂量雌孕激素抑制排卵

14. 应用口服避孕药治疗痛经，因为其能够

　　A. 增加月经量

　　B. 抑制子宫内膜生长

　　C. 使宫颈变软

　　D. 使阴道上皮增生

　　E. 抑制输卵管的蠕动

15. 妇女围绝经期变化的突出临床表现是

　　A. 潮热、出汗

　　B. 卵巢功能衰退

　　C. 性激素水平下降

　　D. 骨质疏松

　　E. 机体老化

16. 妇女围绝经期最早发生的变化是

　　A. 潮热、出汗

　　B. 卵巢功能衰退

　　C. 下丘脑功能衰退

　　D. 骨质疏松

　　E. 易激惹

17. 月经稀发是指月经周期超过

　　A. 半年

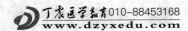 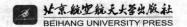

B. 3 个月

C. 60 天

D. 40 天

E. 35 天

18. 围绝经期激素替代治疗适应证<u>不包括</u>

    A. 潮热

    B. 忧郁

    C. 阴道炎

    D. 骨质疏松

    E. 血栓性静脉炎

19. 绝经综合征患者护理措施，<u>不正确的是</u>

    A. 提供心理护理

    B. 提供饮食指导

    C. 指导正确用药

    D. 指导自我监测

    E. 指导卧床休息

20. 患者，30 岁。已婚，月经周期正常，但经期延长，长达 9～10 天。于月经来潮第 5 天行诊断性刮宫术，病理检查报告为增生期子宫内膜部分呈分泌反应，其诊断应为

    A. 有排卵性功能失调性子宫出血

    B. 无排卵性功能失调性子宫出血

    C. 黄体功能不足

    D. 黄体萎缩不全

    E. 黏膜下子宫肌瘤

21. 患者，48 岁。近半年来经量时多时少，周期无规律，近 2 个月未行经，突然阴道流血量多，考虑为无排卵性异常子宫出血，予诊断性刮宫，支持该诊断的内膜病理检查报告应是

    A. 增生过长

    B. 分泌期子宫内膜

    C. 分泌不良

    D. 增生期和分泌期共存

    E. 正常增生期子宫内膜

22. 患者，24 岁。已婚，近 3 个月来月经周期正常而经期延长，持续 10 天左右，无腹痛。妇科检查：子宫正常大小，两侧附件阴性。拟行诊断性刮宫术，正确的手术日期应选择

    A. 月经前 2～3 天

    B. 月经来潮 6 小时内

    C. 月经来潮 3 天内

D. 月经来潮第 5 天

E. 诊断性刮宫日期不限定

23. 患者，46 岁。近 1 年来月经不规律，现停经 48 天，发生阴道大出血。妇科检查：子宫饱满，稍软，首选的止血方法是

    A. 雄激素

    B. 孕激素

    C. 雌激素

    D. 刮宫

    E. 止血＋补血药

24. 患者，14 岁。月经周期 7～9/40～45 天，本次月经 10 余天未止，量多，测基础体温单相型，治疗较好的方法是

    A. 雄激素周期治疗

    B. 孕激素＋雄激素序贯治疗

    C. 止血药＋镇静药周期治疗

    D. 雄激素＋孕激素序贯治疗

    E. 雌激素周期治疗

25. 患者，32 岁。已婚，生育史 1-0-1-1。以往月经规则，3 年前行人工流产术，术后至今一直无月经来潮。黄体酮试验（－），雌孕激素序贯试验（－），血 FSH 3.0IU/L。可能的诊断是

    A. 子宫性闭经

    B. 卵巢性闭经

    C. 垂体性闭经

    D. 下丘脑性闭经

    E. 其他内分泌疾病所致的闭经

（26－27 题共用题干）

患者，14 岁。月经持续 10 天未净，经量多，无腹痛，血红蛋白 80g/L。初潮年龄 13 岁。月经不规律。基础体温呈单相型，精神高度紧张。

26. 问题 1：首要的治疗措施是

    A. 镇静药＋少量孕激素

    B. 孕激素＋少量雌激素

    C. 大剂量雄激素

    D. 小剂量雄激素

    E. 刮宫术＋孕激素

27. 问题 2：该患者接受激素治疗时，<u>不恰当的</u>健康教育是

    A. 按时按量服药

    B. 不得随意停服和漏服

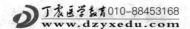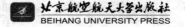

C. 药物减量在出血减少后开始

D. 药物减量时每 3 天减量 1 次

E. 每次减量不得超过原剂量的 1/3，直至维持量

（28－29 题共用题干）

患者，17 岁。阴道流血 1 天，伴下腹部剧烈疼痛、恶心呕吐，无压痛、反跳痛。14 岁月经初潮，月经不规律，既往有痛经病史，否认性生活史。查体：子宫正常大小，双附件区有轻压痛，腹部未触及包块。

28. 问题 1：最可能诊断是

A. 异位妊娠破裂

B. 继发性痛经

C. 原发性痛经

D. 卵巢肿瘤蒂扭转

E. 黄体破裂

29. 问题 2：该患者护理措施错误的是

A. 心理护理

B. 进食热饮料

C. 腹部局部热敷

D. 适当体育锻炼

E. 月经前常规服用镇痛药物

（30－32 题共用备选答案）

A. 月经周期紊乱，经期长短不一

B. 月经周期规则，经期 3～5 天

C. 月经周期稀发，经期 5～7 天

D. 月经周期缩短，经期 3～5 天

E. 月经周期规则，经期 9～10 天

30. 黄体功能不足者常表现为

31. 无排卵性功血者常表现为

32. 子宫内膜不规则脱落者常表现为

第十六节　妊娠滋养细胞疾病

1. 良性葡萄胎的恶变率一般为

A. 4% 以下

B. 4%～15%

C. 16%～25%

D. 26%～35%

E. 40% 以上

2. 妊娠滋养细胞疾病<u>不包括</u>

A. 完全性葡萄胎

B. 部分性葡萄胎

C. 侵蚀性葡萄胎

D. 异位妊娠

E. 绒毛膜癌

3. 属于葡萄胎病理改变特征的是

A. 滋养细胞侵入血管

B. 绒毛结构被完全破坏

C. 滋养细胞侵入子宫肌层

D. 滋养细胞呈不同程度的增生

E. 增生的滋养细胞有坏死及出血

4. 滋养细胞疾病共同的病理变化特点是

A. 侵蚀子宫肌层

B. 以血行转移为主

C. 病变局限在宫腔内

D. 滋养细胞呈不同程度的增生

E. 保持完整的绒毛结构

5. 葡萄胎的临床表现<u>不包括</u>

A. 腹痛

B. 阴道流血

C. 呼吸困难

D. 子宫异常增大

E. 高血压、蛋白尿

6. 葡萄胎最常见的症状是

A. 阴道不规则出血

B. 腹部异常增大

C. 妊娠剧吐

D. 下腹部隐痛

E. 头晕、头痛

7. 葡萄胎术后预防性化疗的适应证<u>不包括</u>

A. 年龄大于 45 岁

B. 术后 hCG 下降缓慢

C. 年轻未生育患者

D. 黄素化囊肿 7cm

E. 子宫明显大于停经月份

8. 葡萄胎预防性化疗的适应证<u>不包括</u>

A. 年龄大于 40 岁

B. hCG 始终处于高值

C. 无条件随访

D. 子宫大于正常月份

E. 卵巢黄素化囊肿 3cm

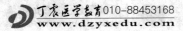
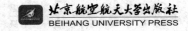

9. 有关良性葡萄胎，错误的处理是
   A. 一经确诊，应尽快给予清宫
   B. 术中应严密监测，防止大出血
   C. 术后至少避孕 2 年
   D. 术后随访自第 1 次阴性后共计 1 年
   E. 有恶变倾向的患者应进行预防性化疗

10. 葡萄胎清宫术后患者的避孕方法最好选用
    A. 宫内节育器
    B. 口服避孕药
    C. 注射避孕针
    D. 安全期
    E. 阴茎套

11. 葡萄胎清宫术后至少应随访的时间是
    A. 半年
    B. 1 年
    C. 2 年
    D. 4 年
    E. 5 年

12. 关于侵蚀葡萄胎与绒毛膜癌的鉴别标准是
    A. 有无转移
    B. 血 hCG 值的高低
    C. 症状的严重程度
    D. 子宫肌层是否有病灶
    E. 镜下是否可见绒毛结构

13. 侵蚀性葡萄胎最常见的转移部位依次是
    A. 肺、盆腔、肝、脑、阴道
    B. 肺、阴道、盆腔、脑、肝
    C. 肺、脑、阴道、盆腔、肝
    D. 阴道、肺、盆腔、肝、脑
    E. 肺、阴道、盆腔、肝、脑

14. 侵蚀性葡萄胎与绒毛膜癌最主要的区别是
    A. 活组织镜下检查是否有绒毛结构
    B. 距葡萄胎清除术的时间长短
    C. 尿 hCG 值的高低
    D. 转移部位不同
    E. 子宫大小不同

15. 绒癌最常见的转移部位依次是
    A. 肺、盆腔、肝、脑、阴道
    B. 肺、阴道、盆腔、脑、肝
    C. 肺、脑、阴道、盆腔、肝
    D. 阴道、肺、盆腔、肝、脑

E. 肺、阴道、盆腔、肝、脑

16. 绒毛膜癌的子宫病灶组织学改变不包括
    A. 病变侵入子宫内膜和肌层
    B. 出血坏死组织
    C. 偶有胎盘结构
    D. 滋养细胞极度不规则增生
    E. 失去绒毛结构

17. 患者，33 岁。足月产后 4 个月，阴道持续不规则出血，镜检示滋养细胞极度不规则增生，绒毛结构消失，其最可能的医疗诊断是
    A. 葡萄胎
    B. 侵蚀性葡萄胎
    C. 绒毛膜癌
    D. 宫腔感染
    E. 子宫内膜癌

18. 卵巢黄素化囊肿见于
    A. 妊娠 16 周后
    B. 宫外孕
    C. 先兆流产
    D. 绒毛膜癌
    E. 子宫内膜癌

19. 绒毛膜癌最主要的症状是
    A. 阴道流血
    B. X 线胸片可见转移阴影
    C. 卵巢黄素囊肿持续存在
    D. 阴道可见紫蓝色转移结节
    E. 葡萄胎清宫术后血 hCG 持续阳性

20. 绒毛膜癌最主要的转移途径是
    A. 血行转移
    B. 淋巴转移
    C. 直接侵犯
    D. 腹腔种植
    E. 弥散性播散

21. 女性生殖系统恶性肿瘤中，对化学药物疗效最好的是
    A. 外阴癌
    B. 绒毛膜癌
    C. 子宫内膜腺癌
    D. 宫颈鳞状细胞癌
    E. 卵巢浆液性囊腺癌

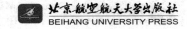

22. 对于绒毛膜癌发生脑转移的患者，应注意控制每天的液体入量在
    A. 800 ～ 1000ml
    B. 1000 ～ 2000ml
    C. 2000 ～ 3000ml
    D. 3000 ～ 4000ml
    E. 4000 ～ 5000ml

23. 绒癌阴道转移性结节，错误的是
    A. 指导卧床休息
    B. 保持大便通畅
    C. 保证蛋白质摄入
    D. 定期阴道检查病灶情况
    E. 做好大出血抢救准备

24. 绒毛膜癌患者化疗的护理措施，错误的是
    A. 仔细观察尿量
    B. 准确测量体重
    C. 合理选择血管
    D. 防止药物外渗
    E. 绝对卧床休息

25. 患者，24 岁。已婚。月经规律，此次月经过期 15 天，自觉恶心、呕吐严重，检查子宫如孕 3 个月大小，首先考虑
    A. 异位妊娠
    B. 妊娠
    C. 子宫肌瘤
    D. 葡萄胎
    E. 绝经

26. 患者，23 岁。停经 56 天，近 1 周有不规则阴道出血，检查子宫底脐下 3 指，质软，hCG 阳性，B 超见密集雪花样亮点，最可能的诊断是
    A. 流产
    B. 双胎
    C. 葡萄胎
    D. 羊水过多
    E. 妊娠合并子宫肌瘤

27. 患者，28 岁。停经 90 天，近日阴道有少量出血，小腹隐痛，妇科检查见子宫高达脐部，未能触及胎体，B 超示子宫腔内为落雪状图像，则应考虑为
    A. 双胎妊娠
    B. 羊水过多
    C. 先兆流产
    D. 葡萄胎
    E. 妊娠合并子宫肌瘤

28. 患者，39 岁。停经 2.5 个月，阴道流血 3 天。妇科检查：子宫为妊娠 12 周大小，且质软，双侧附件有直径 3cm 囊性肿物。此时急需进行的检查是
    A. 血 hCG 测定
    B. 血 CA125 测定
    C. 血 AFP 测定
    D. 血 FSH 测定
    E. 血 LH 测定

29. 患者，30 岁。葡萄胎治疗后 5 个月，出现阴道流血，首先考虑的临床诊断是
    A. 侵蚀性葡萄胎
    B. 绒毛膜癌
    C. 先兆流产
    D. 完全性葡萄胎
    E. 部分性葡萄胎

30. 患者，28 岁。侵蚀性葡萄胎阴道转移大出血后行阴道填塞止血。护理措施中错误的是
    A. 每天冲洗阴道，防止感染发生
    B. 填塞纱条每 24 ～ 48 小时更换 1 次
    C. 卧床休息
    D. 尽快开始化学治疗
    E. 保持大便通畅，必要时用缓泻药

（31 - 34 题共用题干）

患者，25 岁。已婚 3 个月，停经 14 周。主诉阴道不规则暗棕色点滴出血，恶心呕吐。检查：血压 150/100mmHg，脉搏 100 次 / 分，双下肢水肿（++）。妇科检查阴道内见棕色分泌物，宫口关闭，子宫底约在脐下 2 指，子宫柔软，可触及双侧增大卵巢。尿液分析：白蛋白（++），尿 hCG：阳性。

31. 问题 1：根据以上临床表现，可排除的诊断是
    A. 先兆流产
    B. 妊娠期高血压疾病
    C. 葡萄胎
    D. 前置胎盘
    E. 宫外孕

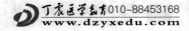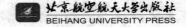

32．问题 2：若 B 超检查未见胎心搏动及胎体，宫腔内充满不均质密集状回声，呈"落雪状"，子宫壁薄，无局灶性透声区。查血 β-hCG 为 1480kU/L。则最可能的诊断为
　　A．先兆流产
　　B．葡萄胎
　　C．异位妊娠
　　D．双胎妊娠
　　E．稽留流产

33．问题 3：该患者的处理原则是
　　A．行清宫术并严密随访
　　B．行人工流产术
　　C．行子宫切除术
　　D．降压、镇静、解痉
　　E．行输卵管切除术

34．问题 4：若该患者术后 2 个月，hCG 水平持续在正常水平以上，并伴有阴道不规则流血，则可能的原因是
　　A．再次妊娠后发生流产
　　B．宫外孕
　　C．组织残留在子宫内
　　D．卵巢囊肿
　　E．侵蚀性葡萄胎

（35－37 题共用题干）
　　患者，42 岁。停经 10 周，阴道流血 2 天。子宫如 13 周妊娠大小。β-HCG > 100 000U/L。超声检查示：宫腔内为落雪状回声，卵巢囊肿 12cm。

35．问题 1：最可能的诊断是
　　A．先兆流产
　　B．葡萄胎
　　C．侵蚀性葡萄胎
　　D．绒癌
　　E．异位妊娠

36．问题 2：该病清宫后，血 β-HCG 稳定下降，首次降至正常的平均时间为
　　A．3 周
　　B．6 周
　　C．9 周
　　D．12 周
　　E．15 周

37．问题 3：该病恶变的高危因素不包括
　　A．β-hCG > 100 000U/L
　　B．子宫明显大于孕周
　　C．年龄大于 40 岁
　　D．卵巢黄素化囊肿大于 6cm
　　E．已有阴道流血

（38－39 题共用题干）
　　患者，33 岁。葡萄胎二次清宫术后 2 月，阴道不规则流血持续存在，尿 hCG 阳性。

38．问题 1：若连续测定 β-HCG 量，呈下降曲线，正确的处理是
　　A．X 线胸片检查
　　B．预防性化疗
　　C．可视为治愈
　　D．需随访至 1 年
　　E．继续随访至 3 个月

39．问题 2：若连续测定 β-HCG 量曲线下降，而后持续在异常水平，正确的处理是
　　A．继续随访
　　B．直接手术
　　C．预防性化疗
　　D．激素治疗
　　E．为明确诊断行刮宫术

（40－42 题共用题干）
　　患者，28 岁。葡萄胎清宫术后 15 个月，咳嗽，少量咯血 2 个月。妇科检查：阴道壁可见紫蓝色结节。β-hCG > 100 000U/L。盆部超声：卵巢囊肿 20cm。

40．问题 1：最可能的诊断是
　　A．完全性葡萄胎
　　B．不完全性葡萄胎
　　C．侵蚀性葡萄胎
　　D．绒癌
　　E．再次妊娠

41．问题 2：该病病理检查显示
　　A．水泡状胎块
　　B．有退化的绒毛结构
　　C．成片的滋养细胞浸润
　　D．正常绒毛结构
　　E．正常的滋养细胞

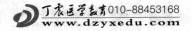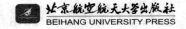

42. 问题 3：该患者的出院指导错误的是
    A. 出院后 3 个月第 1 次随访
    B. 第 2～5 年每 6 个月随访 1 次
    C. 第 6～9 年每 2 年随访 1 次
    D. 出院后注意阴道流血情况
    E. hCG 正常后 1 年内，应严格避孕

（43－44 题共用备选答案）
    A. 卵巢黄素化囊肿
    B. 葡萄胎
    C. 绒毛膜癌
    D. 卵巢黄体囊肿
    E. 巧克力囊肿

43. 卵巢颗粒细胞及卵泡膜细胞在大量绒毛膜促性腺激素刺激下形成

44. 滋养细胞水泡状增生见于

（45－47 题共用备选答案）
    A. 绒毛滋养细胞增生、间质水肿、血管消失
    B. 无绒毛结构
    C. 水泡状组织侵入子宫肌层
    D. 胎盘组织植入宫壁
    E. 巨噬细胞增多

45. 葡萄胎的病理特点是

46. 侵蚀性葡萄胎的病理特点是

47. 绒癌的病理特点是

第十七节　妇科恶性肿瘤化疗

1. 常用化疗药中属于细胞周期特异性药物的是
    A. 5-氟尿嘧啶
    B. 更生霉素
    C. 氮芥
    D. 阿霉素
    E. 环磷酰胺

2. 妇科抗肿瘤植物药为
    A. 柔红霉素
    B. 顺铂
    C. 氮芥
    D. 长春新碱
    E. 阿霉素

3. 化疗药物可引起皮肤炎性反应，甚至引起剥

脱性皮炎的是
    A. 环磷酰胺
    B. 甲氨蝶呤
    C. 紫杉醇
    D. 顺铂
    E. 氮芥

4. 在酸性环境中易结晶、沉淀，不易排出体外的化疗药是
    A. 卡铂
    B. 甲氨蝶呤
    C. 环磷酰胺
    D. 长春新碱
    E. 紫杉醇

5. 侵蚀性葡萄胎患者化疗过程中最严重的不良反应是
    A. 恶心、呕吐
    B. 骨髓抑制
    C. 周围神经损害
    D. 剥脱性皮炎
    E. 肝功能受损

6. 最容易引起毛发脱落的妇科恶性肿瘤化疗药物是
    A. 氮芥
    B. 5-氟尿嘧啶
    C. 放线菌素 D
    D. 长春新碱
    E. 甲氨蝶呤

7. 5-氟尿嘧啶药物的毒性反应常发生在
    A. 消化系统
    B. 泌尿系统
    C. 脱发、皮肤着色
    D. 口腔溃疡
    E. 血液系统

8. 用化学药物治疗妇科恶性肿瘤时，最常见和最严重的不良反应是
    A. 造血功能障碍
    B. 消化道反应
    C. 肝肾功能损害
    D. 毛发脱落
    E. 皮肤黏膜损害

9. 化疗患者有自发性出血的可能时，血小板常

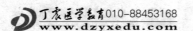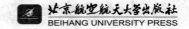

低于

 A. 60×10^9/L

 B. 50×10^9/L

 C. 40×10^9/L

 D. 30×10^9/L

 E. 20×10^9/L

10. 化疗患者给药注意事项，<u>错误</u>的是

 A. 准确测量体重

 B. 药物现用现配

 C. 合理使用静脉血管

 D. 化疗药液外渗立即热敷

 E. 动脉插管化疗的患者应绝对卧床休息

11. 化疗最严重的不良反应是

 A. 骨髓抑制

 B. 免疫抑制

 C. 消化道反应

 D. 肝、肾功能损伤

 E. 脱发、皮肤着色

12. 在放射治疗中，白细胞低于多少时就应开始暂停照射

 A. 4000/mm³

 B. 3500/mm³

 C. 3000/mm³

 D. 2500/mm³

 E. 2000/mm³

13. 化疗过程中应该暂停用药的情况是

 A. 白细胞计数 4.0×10^9/L

 B. 血小板计数 80×10^9/L

 C. 口腔颊黏膜溃疡

 D. 面部色素沉着明显

 E. 当天腹泻 4 次

14. 化疗过程中最常见和最严重的不良反应是

 A. 消化道溃疡

 B. 剥脱性皮炎

 C. 毛发脱落

 D. 骨髓抑制

 E. 组织坏死

15. 化疗患者预防皮肤、黏膜损害的护理措施，<u>错误</u>的是

 A. 从远端开始有计划地穿刺

 B. 用药前，先注入少量生理盐水

 C. 发现药液外渗立即停止注入化疗药物

 D. 刺激性强的药物外渗后给予普鲁卡因封闭

 E. 药液外渗后 24 小时内给予热敷

16. 化疗前准确测量患者体重的主要目的是

 A. 计算补液量

 B. 计算用药剂量

 C. 判断患者的耐受能力

 D. 判断患者营养状态

 E. 判断葡萄糖和胰岛素用量

17. 患者在化疗过程中出现恶心、呕吐时，正确的处理措施是

 A. 嘱患者禁食

 B. 选择辛辣食物

 C. 停用化疗药物

 D. 指导患者少量多餐

 E. 减少化疗药用量

（18－21题共用题干）

 患者，42 岁。卵巢癌肿瘤细胞减灭术后，给予卡铂＋紫杉醇首次化疗。

18. 问题 1：静脉点滴化疗药时，输入的顺序是

 A. 首先静脉点滴卡铂

 B. 首先静脉点滴紫杉醇

 C. 两药同时静脉点滴

 D. 两药交替静脉点滴

 E. 先水化，后静脉点滴两药

19. 问题 2：紫杉醇的静脉点滴的时间是

 A. 2 小时

 B. 3 小时

 C. 4 小时

 D. 5 小时

 E. 6 小时

20. 问题 3：该患者静脉点滴紫杉醇前及静脉点滴过程中，护理措施<u>错误</u>的是

 A. 用药前遵医嘱口服地塞米松

 B. 用药前遵医嘱肌内注射 H_1 受体拮抗剂

 C. 用药前遵医嘱静脉注射 5-羟色胺受体阻滞剂

 D. 本次化疗剂量全部 1 次滴入

 E. 用药过程中观察血压变化

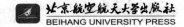
丁震医学教育 010-88453168
www.dzyxedu.com
北京航空航天大学出版社
BEIHANG UNIVERSITY PRESS

21. 问题 4：卡铂的溶媒选用
    A. 0.9% 氯化钠
    B. 5% 葡萄糖
    C. 复方氯化钠溶液
    D. 3% 氯化钠
    E. 乳酸林格氏液

（22－24 题共用题干）

患者，30 岁。确诊为绒毛膜癌。

22. 问题 1：出院后随访最重要的内容是
    A. 血常规
    B. 尿常规
    C. 大便常规
    D. 心电图
    E. hCG

23. 问题 2：首选的治疗方法是
    A. 化疗
    B. 放疗
    C. 手术
    D. 手术＋放疗
    E. 生物治疗

24. 问题 3：计算化疗药物剂量最主要的依据是
    A. 身高
    B. 体重
    C. 体表面积
    D. 年龄
    E. 疾病类型

（25－26 题共用备选答案）
    A. 顺铂
    B. 紫素
    C. 阿霉素
    D. 环磷酰胺
    E. 5- 氟尿嘧啶

25. 属于抗生素类的化疗药物是
26. 属于烷化剂的化疗药物是

第十八节　妇科腹部手术

1. 妇科腹部手术患者可以拔除引流管的条件是
    A. 术后 12 小时引流液小于 100ml，脉搏正常
    B. 术后 12 小时引流液小于 50ml，血压正常
    C. 术后 24 小时引流液小于 50ml，体温正常
    D. 24 小时内引流液小于 50ml，血压正常
    E. 24 小时内引流液小于 10ml，体温正常

2. 妇科腹部手术患者术前准备内容包括
    A. 以腹式呼吸为主
    B. 床间搬运练习
    C. 床上大、小便练习
    D. 多休息，不要过多起床
    E. 举着输液瓶入厕练习

3. 妇科腹部手术前 1 天准备内容，<u>不包括</u>
    A. 灌肠
    B. 导尿
    C. 备皮
    D. 配血
    E. 皮试

4. 妇科腹部手术腰麻患者术后采用去枕平卧位的时间是
    A. 4～6 小时
    B. 6～8 小时
    C. 8～10 小时
    D. 10～12 小时
    E. 12～24 小时

5. 妇科患者手术方式的选择，无需考虑的因素是
    A. 年龄
    B. 身高
    C. 婚姻状况
    D. 生育状况
    E. 个人意愿

6. 全子宫切除术后患者恢复正常性生活时间应在术后
    A. 2 周后
    B. 3 周后
    C. 1 个月后
    D. 2 个月后
    E. 3 个月后

7. 腰麻下行次全子宫切除术后，去枕平卧的时间是
    A. 4～6 小时
    B. 6～8 小时

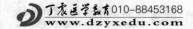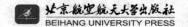

C．12 ～ 24 小时

D．24 ～ 36 小时

E．36 ～ 48 小时

8．一般情况下全子宫切除术后可以恢复性生活的时间是术后

A．1 个月

B．42 天

C．2 个月

D．3 个月

E．6 个月

9．宫颈癌癌前病变的病理变化是

A．宫颈腺囊肿

B．宫颈重度糜烂

C．宫颈鳞状上皮化

D．宫颈鳞状上皮化生

E．宫颈上皮内瘤样病变

10．关于宫颈癌的叙述，正确的是

A．好发于晚婚晚育者

B．发病年龄高峰分布在 40 ～ 45 岁

C．与细菌感染有关，与病毒感染无关

D．目前发病占女性癌症的第 1 位

E．配偶患阴茎癌时，发病几率相对较高

11．宫颈癌的早期表现为

A．阴道不规则流血

B．接触性出血

C．白带异常

D．性交痛

E．疼痛

12．宫颈癌晚期病变累及盆壁、闭孔神经、腰骶神经时可出现的症状是

A．尿频

B．肛门坠胀

C．输尿管积水

D．坐骨神经痛

E．阴道排液如米泔样

13．内生型宫颈癌的宫颈表现为

A．宫颈质软

B．触之易出血

C．宫颈肥大、质硬

D．赘生物形似菜花

E．宫颈表面有灰白色渗出物

14．有接触性出血表现的疾病是

A．宫颈癌

B．子宫内膜癌

C．先兆流产

D．葡萄胎

E．输卵管癌

15．子宫颈癌时，癌浸润已达阴道下 1/3，宫旁浸润已达盆壁应属于

A．Ⅱ 期

B．Ⅱ A 期

C．Ⅲ A 期

D．Ⅲ B 期

E．Ⅳ A 期

16．能够确定宫颈癌前病变和宫颈癌的最可靠的检查方法是

A．碘试验

B．染色体检查

C．阴道镜检查

D．宫颈刮片检查

E．宫颈和宫颈管病理组织检查

17．确定子宫颈癌前病变和宫颈癌的最可靠的方法是

A．碘试验

B．淋巴造影

C．宫颈刮片细胞学检查

D．宫颈和宫颈管活组织检查

E．氮激光肿瘤固有荧光诊断法

18．宫颈癌 Ⅰ 期的患者需要进行放射治疗，最适宜的照射方法是

A．单纯腔内照射

B．单纯体外照射

C．腔内照射为主，体外照射为辅

D．体外照射加局部淋巴结照射

E．体外照射为主，腔内照射为辅

19．宫颈癌可以考虑保留卵巢的是

A．Ⅱ A 期

B．Ⅱ B 期

C．Ⅲ A 期

D．Ⅲ B 期

E．Ⅳ 期

20．预防宫颈癌健康教育内容 **不包括**

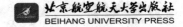

A. 普及发病高危因素的知识

B. 积极治疗宫颈炎

C. 45 岁以上的妇女门诊就诊时应常规刮片检查

D. 每 1～2 年行妇科检查 1 次

E. 绝经期前后阴道有异常出血或接触性出血应就诊

21. 子宫肌瘤月经过多的决定因素是

A. 肌瘤是否变性

B. 肌瘤大小

C. 肌瘤数目

D. 患者年龄

E. 肌瘤生长部位

22. 最常见的子宫肌瘤是

A. 黏膜下肌瘤

B. 肌壁间肌瘤

C. 浆膜下肌瘤

D. 阔韧带肌瘤

E. 宫颈肌瘤

23. 妇科最常见的良性肿瘤是

A. 纤维瘤

B. 畸胎瘤

C. 子宫肌瘤

D. 睾丸母细胞瘤

E. 卵巢巧克力囊肿

24. 肌壁间肌瘤的临床特点不包括

A. 发生率占子宫肌瘤总数的 60%～70%

B. 子宫增大并且表面不规则

C. 肌瘤增大后可使月经周期缩短，经期延长，经量增多

D. 可使子宫内膜腺体分泌增加，白带增多

E. 质软，呈暗红色

25. 黏膜下子宫肌瘤患者最主要的症状是

A. 腹部包块

B. 月经改变

C. 白带增多

D. 局部压迫症状

E. 腹痛、腰酸、下腹坠胀

26. 患者，46 岁。G_2P_1，因月经量增多，周期缩短，经期延长，诊断为子宫肌瘤。妇科检查：子宫为妊娠 11 周大小。此时最佳的治疗方法是

A. 定期随诊

B. 采用药物治疗

C. 子宫切除术

D. 行子宫肌瘤剔除术

E. 全子宫＋双附件切除术

27. 绝经后不规则阴道出血，子宫异常增大的疾病是

A. 宫颈癌

B. 子宫内膜癌

C. 先兆流产

D. 葡萄胎

E. 输卵管癌

28. 子宫内膜癌患者的早期症状是

A. 腹部肿块

B. 白带异常

C. 接触性出血

D. 阴道不规则流血

E. 下腹部及腰骶部疼痛

29. 子宫内膜癌患者绝经后出血的特点是

A. 持续的大量阴道出血

B. 间断的大量阴道出血

C. 出血量时多时少，时有时无

D. 持续或间歇性出血，出血量不多

E. 持续的少量阴道出血

30. 子宫内膜癌患者晚期当癌肿阻塞宫颈管时，下腹部会出现

A. 痉挛性疼痛

B. 阵发性疼痛

C. 持续性疼痛

D. 绞窄性疼痛

E. 隐隐作痛

31. 早期子宫内膜癌的首选治疗方案是

A. 放疗

B. 化疗

C. 激素治疗

D. 手术治疗

E. 生物治疗

32. 妇科肿瘤中死亡率为首位的是

A. 宫颈癌

B. 外阴癌

C. 子宫肌瘤

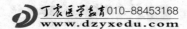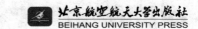

D．子宫内膜癌

E．卵巢恶性肿瘤

33．妇科恶性肿瘤中对妇女健康威胁最大的是

A．绒癌

B．宫颈癌

C．外阴癌

D．卵巢癌

E．子宫内膜癌

34．卵巢癌患者有家族史约占

A．10% ～ 15%

B．15% ～ 20%

C．20% ～ 25%

D．25% ～ 30%

E．30% ～ 35%

35．卵巢肿瘤中最常见的功能性肿瘤是

A．未成熟畸胎瘤

B．内胚窦瘤

C．无性细胞瘤

D．卵泡膜细胞瘤

E．颗粒细胞瘤

36．良性卵巢肿瘤最常见的并发症是

A．蒂扭转

B．破裂

C．感染

D．腹水

E．恶变

37．卵巢良性肿瘤的临床特征为

A．多为单侧囊性

B．生长迅速

C．活动性差

D．有血性腹水

E．表面不平整

38．卵巢肿瘤蒂扭转 2 小时的临床表现是

A．下腹撕裂样疼痛伴休克

B．下腹痛伴发热

C．下腹痛伴附件包块

D．下腹痛伴阴道流血

E．下腹痛伴血尿

39．女性生殖系统恶性肿瘤中死亡率最高的是

A．外阴癌

B．卵巢癌

C．宫颈癌

D．输卵管癌

E．子宫内膜癌

40．对卵巢内胚窦瘤的诊断具有特异性的检查是

A．雌激素

B．孕激素

C．甲胎蛋白

D．癌抗原 125

E．绒毛膜促性腺激素

41．对放疗最敏感的卵巢肿瘤是

A．无性细胞瘤

B．内胚窦瘤

C．颗粒细胞瘤

D．未成熟畸胎瘤

E．黏液性囊腺癌

42．卵巢内胚窦瘤的治疗原则为

A．手术＋放疗

B．手术＋化疗

C．化疗

D．手术治疗

E．放疗

43．有关子宫内膜异位症病因的学说<u>不包括</u>

A．种植学说

B．诱导学说

C．营养不良学说

D．体腔上皮化生学说

E．经淋巴及血管播散

44．子宫内膜异位症最常发生的部位是

A．直肠

B．卵巢

C．阔韧带

D．宫骶韧带

E．子宫直肠陷凹

45．子宫内膜异位囊肿破裂时，刺激腹膜的患者最早出现

A．呕血

B．恶心、呕吐

C．便血

D．剧烈腹痛

E．腹肌紧张

46. 子宫内膜异位症的临床表现，错误的是
    A. 可有 40% 患者不孕
    B. 痛经程度与病灶大小成正比
    C. 痛经常于经前 1~2 天开始
    D. 继发性痛经进行性加重
    E. 子宫直肠陷凹有病灶可有性交痛

47. 子宫内膜异位症的最典型症状是
    A. 不孕
    B. 月经失调
    C. 性交痛
    D. 白带增多
    E. 继发性进行性痛经

48. 目前能同时诊断和治疗子宫内膜异位症的最可靠方法是
    A. 腹腔镜
    B. B 型超声
    C. 血清 CA125
    D. 诊断性刮宫
    E. 阴道镜

49. 子宫内膜异位症不宜选用的治疗方法是
    A. 激素治疗
    B. 手术治疗
    C. 放射治疗
    D. 化疗
    E. 中医中药治疗

50. 子宫内膜异位症切除子宫保留卵巢功能的手术适用于
    A. 较年轻有生育要求的患者
    B. 较年轻无生育要求的患者
    C. 年轻并且病变严重的患者
    D. 年轻尚未生育的患者
    E. 近绝经期症状较重患者

51. 患者，43 岁。患卵巢肿瘤 3 年，欲行一侧附件切除术，在为其进行手术前 1 天准备时，不妥的是
    A. 帮患者解除恐惧心理
    B. 清洁皮肤备皮
    C. 晚餐禁食
    D. 睡前肥皂水灌肠
    E. 临睡前遵医嘱给镇静、安眠药

52. 患者，50 岁。因子宫平滑肌瘤入院行手术治疗，术前 1 天的阴道准备，正确的是
    A. 阴道冲洗 1 次
    B. 阴道冲洗 2 次
    C. 阴道冲洗 3 次
    D. 阴道冲洗 4 次
    E. 根据患者要求决定冲洗次数

53. 患者，38 岁。既往月经周期正常，婚后生育一女。近 2 个月发现性生活后出血，并见血性白带。妇科检查：宫颈轻度糜烂，质中；子宫大小正常，无压痛；两侧附件阴性。宫颈刮片细胞学报告巴氏Ⅳ级。其最可能的诊断是
    A. 宫颈重度糜烂
    B. 子宫颈肌瘤
    C. 子宫颈癌
    D. 卵巢肿瘤
    E. 阴道炎症

54. 患者，44 岁。月经量增多 2 年余，月经周期正常。妇检：子宫增大如孕 2 个月，质硬，附件（一）。最可能的诊断是
    A. 更年期功血
    B. 子宫内膜癌
    C. 子宫颈癌
    D. 子宫肌瘤
    E. 宫内妊娠

55. 患者，30 岁。患子宫肌瘤，子宫如孕 8 周大小，无子宫及宫颈癌前病变，希望生育，最适宜的治疗方法是
    A. 保守治疗
    B. 激素治疗
    C. 化疗
    D. 肌瘤剔除术
    E. 中医中药治疗

56. 患者，49 岁。普查发现子宫增大如 6 周妊娠大小，B 超检查确诊为子宫肌瘤。最好的处理方案是
    A. 子宫全切
    B. 定期复查
    C. 孕激素治疗
    D. 子宫肌瘤剥除术
    E. 联合激素治疗

57. 患者，50 岁。普查时发现子宫增大如孕 6

周大小，B 超检查确诊为子宫肌瘤，最适宜的处理方案是

 A. 肌瘤切除术

 B. 全子宫切除术

 C. 随访观察

 D. 孕激素治疗

 E. 次全子宫切除术

（58－61题共用题干）

 患者，55 岁。绝经 5 年，阴道分泌物增多伴流血 1 年。妇科检查：宫颈糜烂充血，子宫略大，双附件（－）。宫颈脱落细胞学检查：巴氏Ⅲ级。

58. 问题 1：该患者诊断<u>不可能</u>是

 A. 宫颈原位癌

 B. 宫颈浸润癌

 C. 子宫内膜重度不典型增生

 D. 子宫内膜癌

 E. 卵巢癌

59. 问题 2：为明确诊断需进行的检查<u>不包括</u>

 A. 妇科内分泌激素测定

 B. 局部消炎后复查宫颈刮片

 C. 局部消炎后阴道镜检查和活检

 D. 局部消炎后分段诊刮

 E. 超声检查

60. 问题 3：患者经检查，诊断为子宫颈癌ⅡA期。该患者手术后主要并发症是

 A. 排尿困难

 B. 腹胀

 C. 疼痛

 D. 呃逆

 E. 恶心

61. 问题 4：该患者术后护理措施错误的是

 A. 注意观察切口有无渗血渗液

 B. 术后 3 天拔除尿管

 C. 术后残余尿量少于 100ml 时，说明膀胱功能已恢复

 D. 注意观察有无淋巴囊肿形成

 E. 注意观察有无下肢静脉炎的发生

（62－64题共用题干）

 患者，38 岁。既往月经规律，已婚，生育一 10 岁男孩。因停经 42 天就诊。1 年前查体发现子宫前壁肌瘤 2cm×1.5cm×1cm 大小，6 个月前超声复查子宫肌瘤无明显增大。平素月经规律，量中等，采取安全期避孕。妇科检查：子宫如 60 天妊娠大小。

62. 问题 1：最可能的诊断是

 A. 子宫肌瘤肉瘤变

 B. 子宫肌瘤合并妊娠

 C. 子宫腺肌症

 D. 卵巢肿瘤

 E. 子宫内膜癌

63. 问题 2：为明确诊断，下一步首选的化验是

 A. 血常规

 B. 尿常规

 C. 肝功能

 D. 血清 CA125

 E. 血清 hCG

64. 问题 3：首选终止妊娠的措施是

 A. 吸宫术

 B. 钳刮术

 C. 药物流产

 D. 引产术

 E. 阴道镜清宫术

（65－67题共用题干）

 患者，46 岁。近 2 年月经量增多、经期延长，无腹痛。妇科检查：宫颈轻度糜烂；子宫约孕 3 个月大小，表面结节感，活动度好，无明显压痛；双侧附件阴性。

65. 问题 1：该病例最可能的主要诊断是

 A. 宫颈息肉

 B. 先兆流产

 C. 功血

 D. 子宫肌瘤

 E. 子宫颈癌

66. 问题 2：该患者出现月经量增多的主要相关因素是

 A. 肿瘤合并感染

 B. 肿瘤数目

 C. 肿瘤恶性变

 D. 肿瘤大小

 E. 肿瘤生长部位

67. 问题 3：为该患者进行的全子宫切除术后指

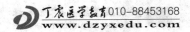

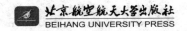

导，错误的是
- A. 术后 10 天出现阴道少量粉红色分泌物不需特殊处理
- B. 术后 3 个月禁止盆浴
- C. 术后 3 个月内避免重体力劳动
- D. 阴道出血量超过月经量时，及时复查
- E. 注意卫生，术后 5～7 天即可淋浴

（68－71 题共用题干）

患者，65 岁。糖尿病史 15 年，现空腹血糖 12mmol/L，血压 140/90mmHg，阴道流血 1 年余。妇科检查：阴道黏膜萎缩，宫颈光滑，子宫如 50 天妊娠大小，质韧，双卵巢均 3cm×2cm×1cm 大小。盆部超声检查：子宫内膜增厚不规则，内膜回声不均。

68. 问题 1：最可能的诊断是
- A. 外阴癌
- B. 卵巢癌
- C. 子宫颈癌
- D. 子宫腺肌病
- E. 子宫内膜癌

69. 问题 2：为确诊，首选的检查是
- A. 诊断性刮宫
- B. 心脏超声
- C. 腹部超声
- D. 颅脑 CT
- E. 胸部 X 光照相

70. 问题 3：如果术中病理是浆液性乳头状腺癌，适宜的手术方式是
- A. 筋膜外全子宫切除术＋双附件切除术
- B. 筋膜外全子宫切除术＋双附件切除术＋大网膜切除术
- C. 筋膜外全子宫切除术＋双附件切除术＋大网膜切除术＋阑尾切除术
- D. 筋膜外全子宫切除术＋双附件切除术＋大网膜切除术＋阑尾切除术＋盆腔淋巴结活检术
- E. 筋膜外全子宫切除术＋双附件切除术＋大网膜切除术＋阑尾切除术＋盆腔和主动脉旁淋巴结切除术

71. 问题 4：该患者术后治疗护理不妥的是
- A. 抗菌药物抗感染

- B. 注意腹胀的观察与护理
- C. 血糖监测
- D. 化学药物治疗
- E. 术后卧床休息，尽量减少下床活动

（72－74 题共用题干）

患者，55 岁。绝经 3 年，不规则阴道流血 6 个月，流血量时多时少，有时伴血块。妇科检查：阴道内暗红色血迹，宫颈光滑，宫口松弛，宫颈管内触及不平感，子宫 40 天妊娠大小，质软，饱满。

72. 问题 1：该患者的初步诊断是
- A. 黏膜下子宫肌瘤
- B. 子宫肉瘤
- C. 子宫内膜癌
- D. 侵蚀性葡萄胎
- E. 浆膜下子宫肌瘤

73. 问题 2：如果该患者术后病理是高分化内膜样腺癌，肿瘤浸润深度≤1/2 肌层，术后需要的治疗是
- A. 化疗
- B. 放疗
- C. 激素治疗
- D. 不需特别治疗
- E. 放疗＋化疗

74. 问题 3：该病早期病例占该病住院患者总数的比例是
- A. 30%
- B. 40%
- C. 50%
- D. 60%
- E. 80%

（75－76 题共用题干）

患者，女，48 岁。慢性胃溃疡 3 年，腹部移动性浊音（＋），双附件区分别扪及 4cm 左右的实性包块。

75. 问题 1：该患者最可能的诊断是
- A. 卵泡膜细胞瘤
- B. 颗粒细胞瘤
- C. 畸胎瘤
- D. 库肯勃瘤
- E. 纤维瘤

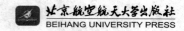

76. 问题2：病理检查可发现典型的
    A. 印戒细胞
    B. 挖空细胞
    C. 郎罕氏细胞
    D. 生殖细胞
    E. 神经组织

（77－79题共用题干）

患者，54岁。绝经5年，少量阴道流血5个月。妇科检查：子宫较正常稍大，右附件区扪及6cm×5cm×5cm实性包快。子宫内膜病理：子宫内膜单纯性增生。

77. 问题1：最可能的诊断是
    A. 卵巢畸胎瘤
    B. 卵巢纤维瘤
    C. 卵巢子宫内膜异位症
    D. 卵巢无性细胞瘤
    E. 卵巢颗粒细胞瘤

78. 问题2：该病属于
    A. 良性肿瘤
    B. 低度恶性肿瘤
    C. 炎性肉芽肿
    D. 上皮性癌
    E. 肉瘤

79. 问题3：该病手术治疗后5年生存率是
    A. 20%
    B. 40%
    C. 60%
    D. 80%
    E. 100%

（80－81题共用题干）

患者，20岁。未婚，否认性生活史。突发性右下腹部疼痛，伴恶心、呕吐20小时，发热5小时。肛-腹诊检查：子宫前位，正常大小，右附件区扪及6cm×5cm×4cm大小的囊实性包块，边界清楚，压痛明显。

80. 问题1：最可能的诊断是
    A. 卵巢黄体破裂
    B. 异位妊娠破裂
    C. 卵巢肿瘤蒂扭转
    D. 浆膜下子宫肌瘤蒂扭转
    E. 急性阑尾炎

81. 问题2：该患者首选处理
    A. 剖腹探查术
    B. 抗炎
    C. 止痛
    D. 镇静
    E. 止血

（82－83题共用题干）

患者，26岁。早晨突然起床，感到有下腹持续性疼痛，伴恶心呕吐。到医院就诊，妇科检查：右侧附件包块压痛明显。

82. 问题1：此时患者最可能出现的情况是
    A. 卵巢肿瘤破裂
    B. 卵巢肿瘤蒂扭转
    C. 卵巢肿瘤恶变
    D. 卵巢肿瘤感染
    E. 急性盆腔炎

83. 问题2：该患者正确的处理方法是
    A. 静脉应用抗生素
    B. 继续观察
    C. 应用镇痛药物
    D. 立即进行右侧附件切除术
    E. 立即行肿瘤摘除术

（84－85题共用题干）

患者，24岁。已婚未育，卵巢恶性畸胎瘤术后第3天，肛门已排气。

84. 问题1：患者术后病理分期为ⅡA期，采用顺铂＋足叶乙甙＋平阳霉素方案化疗。健康教育错误的是
    A. 化疗期间每天尿量2500ml以上
    B. 注意平阳霉素引起的肺纤维化
    C. 平阳霉素用后可有体温升高
    D. 肿瘤复发后应及时再次手术
    E. 肿瘤如果复发，恶性程度增大

85. 问题2：术后健康教育错误的是
    A. 鼓励患者说出所担心的健康问题
    B. 给予半流质饮食
    C. 遵医嘱停用抗生素
    D. 绝对卧床，促进恢复
    E. 停止持续导尿

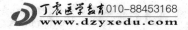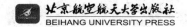

（86－87题共用题干）

　　患者，30岁。急症剖宫产后3年，产后出现痛经，进行性加重。妇科检查：子宫如40天妊娠大小，质地硬并压痛。盆部超声示：子宫增大，边界清，子宫肌层增厚，回声不均。

86．问题1：该患者最可能的诊断是
　　A．慢性盆腔炎
　　B．盆腔淤血综合征
　　C．子宫腺肌病
　　D．浆膜下子宫肌瘤
　　E．多囊卵巢综合征

87．问题2：该患者首选的治疗药物是
　　A．异烟肼
　　B．头孢曲松钠
　　C．GnRH-a
　　D．雌激素
　　E．维生素E

（88－89题共用备选答案）
　　A．随访观察
　　B．雄激素治疗
　　C．孕激素治疗
　　D．肌瘤切除术
　　E．全宫切除术

88．患者，32岁。已婚未育，单个肌壁间肌瘤，经量明显增多，治疗措施为

89．患者，50岁。近年来月经稀发，B超发现2个小型肌瘤

（90－91题共用备选答案）
　　A．下腹包块
　　B．腰痛
　　C．不孕
　　D．痛经
　　E．月经过多

90．浆膜下肌瘤最主要的症状是

91．黏膜下肌瘤最主要的临床症状是

（92－94题共用备选答案）
　　A．上皮性肿瘤
　　B．生殖细胞肿瘤
　　C．性索间质肿瘤
　　D．转移性肿瘤
　　E．瘤样病变

92．卵巢浆液性乳头状癌属于

93．皮样囊肿属于

94．纤维瘤属于

（95－96题共用备选答案）
　　A．子宫内膜异位症
　　B．卵巢恶性肿瘤
　　C．外阴恶性肿瘤
　　D．输卵管恶性肿瘤
　　E．子宫颈癌

95．女性生殖器肿瘤中最常见的，死亡率居妇科恶性肿瘤之首位，可发生于任何年龄的是

96．在女性生殖系统肿瘤中，患病年龄分布呈双峰状的是

第十九节　外阴、阴道手术

1．妇科会阴部手术皮肤准备范围是
　　A．上至耻骨联合，下至会阴部及肛周
　　B．上至耻骨联合上10cm，下至会阴部及肛周
　　C．上至耻骨联合，下至会阴部及肛周、达大腿内侧上1/3处
　　D．上至耻骨联合上10cm，下至会阴部及肛周、大腿内侧上1/3处
　　E．上至耻骨联合上10cm，下至会阴部及肛周、达大腿外侧上1/3处

2．会阴部手术后，阴道填塞纱布取出的时间是
　　A．6小时内
　　B．6～12小时
　　C．12～24小时
　　D．24～36小时
　　E．36～48小时

3．外阴、阴道手术后留置尿管的时间一般为
　　A．1～2天
　　B．2～10天
　　C．11～13天
　　D．14～16天
　　E．16～20天

4．外阴手术前的准备，错误的是
　　A．主动与患者及其家属沟通，取得术中配合
　　B．在术前3天做好术野皮肤的准备

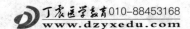
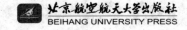

C. 术前 3 天开始进行肠道准备

D. 术前 3 天开始阴道冲洗每天 2 次

E. 术晨用消毒液行阴道和宫颈消毒

5. 需要术前做阴道冲洗并在宫颈及穹窿部涂龙胆紫的是

    A. 尿瘘修补术

    B. 阴道前后壁修补术

    C. 全子宫切除术

    D. 会阴撕裂修补术

    E. 子宫肌瘤剔除术

6. 外阴癌病变部位多发生在

    A. 阴蒂

    B. 大阴唇

    C. 小阴唇

    D. 会阴

    E. 阴道前庭

7. 最常见的外阴恶性肿瘤是

    A. 恶性乳头瘤

    B. 鳞状细胞癌

    C. 恶性平滑肌瘤

    D. 腺癌

    E. 鳞腺癌

8. 外阴癌最常见的症状是

    A. 外阴瘙痒

    B. 外阴疼痛

    C. 外阴结节肿物

    D. 尿频、尿急

    E. 便秘、便血

9. 外阴鳞状细胞癌的最常见症状是

    A. 外阴色素沉着

    B. 顽固性外阴瘙痒

    C. 巨大外阴肿块

    D. 外阴溃疡

    E. 外阴疼痛

10. 外阴乳头瘤的临床特点是

    A. 外阴、大小阴唇、宫颈可见微小散在的乳头，质软，粉红色或灰色

    B. 生长缓慢、质软，位于皮下组织内，呈圆形分叶状，大小不等

    C. 生长缓慢，肿瘤包膜完整，与表皮不粘连，极少恶变

D. 多发生于生育年龄，主要在大阴唇、阴蒂及小阴唇，为质硬表面光滑的肿物

E. 多发生于阴唇，表面见多数小乳头状突起，有油脂性物质覆盖，恶变率约 2% ～ 3%

11. 有关外阴癌的临床特点，错误的是

    A. 最常见的症状是外阴出血

    B. 肿瘤可侵犯直肠和尿道

    C. 淋巴转移时可有腹股沟淋巴结肿大

    D. 早期表现为表皮出现突起小结

    E. 癌组织深部浸润时可出现明显疼痛

12. 护士告知外阴癌放疗患者术后复诊时间是

    A. 放疗后 1 个月、3 个月、6 个月各 1 次，以后每半年 1 次至 2 年，最好随访 3 年

    B. 放疗后 2 个月、4 个月、6 个月各 1 次，以后每年 1 次至 2 年，最好随访 3 年

    C. 放疗后 1 个月、3 个月、6 个月各 1 次，以后每年 1 次至 2 年

    D. 放疗后 3 个月、6 个月、9 个月各 1 次，以后每半年 1 次至 2 年，以后每年 1 次，最好随访 5 年

    E. 放疗后 3 个月、6 个月、9 个月各 1 次，以后每年 1 次至 2 年，最好随访 5 年

13. 外阴阴道创伤的主要病因是

    A. 性交

    B. 分娩

    C. 外伤

    D. 手术创伤

    E. 过度运动

14. 导致外阴、阴道损伤的最主要原因是

    A. 初次性交

    B. 分娩撕裂

    C. 阴道药物腐蚀

    D. 外阴骑跨伤

    E. 子宫托嵌顿

15. 先天性无阴道患者的临床特征不包括

    A. 第二性征及外阴发育均正常

    B. 阴道口黏膜向外凸起呈紫蓝色

    C. 几乎均合并无子宫或仅有痕迹子宫

    D. 双侧卵巢一般均正常

    E. 近 50% 的患者伴泌尿道异常

16. 关于人工阴道成形术的术后护理措施，正确

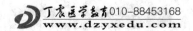
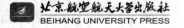

的是
A. 术后每天行阴道冲洗 2 次
B. 术后每天更换阴道模具
C. 术后 3～5 天拆线并更换阴道模具
D. 更换硬阴道模具后，每天阴道冲洗 1 次
E. 每次大便后行阴道冲洗，减少污染

17. 阴道成形术，正常情况下拆线时间为术后
A. 1～3 天
B. 4～6 天
C. 7～10 天
D. 11～14 天
E. 15～18 天

18. 在胚胎发育过程中，双侧副中肾管融合后，未能再向尾端伸展所致的女性生殖器官发育异常是
A. 无子宫
B. 无阴道
C. 双子宫
D. 单角子宫
E. 输卵管发育异常

19. 导致子宫脱垂的主要因素是
A. 主韧带松弛
B. 阔韧带松弛
C. 圆韧带松弛
D. 宫骶韧带松弛
E. 盆底肌肉松弛

20. 导致子宫脱垂最主要的原因是
A. 营养不良
B. 分娩损伤
C. 雌激素不足
D. 长期腹压增加
E. 盆底组织发育不良

21. 绝经后妇女子宫脱垂的主要原因是
A. 分娩损伤
B. 手术损伤
C. 腹压增加
D. 盆底组织发育不良
E. 盆底组织退行性变

22. Ⅱ度子宫脱垂患者的主要症状是
A. 排尿困难
B. 下坠感

C. 阴道有肿物脱出
D. 阴道分泌物增多
E. 脓血性分泌物

23. 子宫脱垂的临床表现**不包括**
A. 便秘
B. 尿潴留
C. 月经失调
D. 腰骶部酸痛
E. 自觉外阴有肿物脱出

24. 需要教会患者做肛提肌锻炼的疾病是
A. 会阴裂伤
B. 尿瘘
C. 子宫脱垂
D. 外阴水肿
E. 便秘

25. 预防子宫脱垂最主要的措施是
A. 积极开展计划生育
B. 加强营养，增强体质
C. 防治慢性气管炎及便秘
D. 对老年人适当补充雌激素
E. 科学接生，加强产褥期的保健

26. 子宫脱垂患者手术前护理**不包括**
A. 做好心理护理
B. 术前 5 天用 1：5000 高锰酸钾液坐浴
C. 术前 1 天备皮
D. 术前清洗灌肠
E. 2% 碘伏冲洗阴道 3 天

27. 尿瘘发生的主要原因是
A. 挤压伤
B. 产伤
C. 肿瘤浸润
D. 妇科手术损伤
E. 腐蚀性灼伤

28. 阴道直肠瘘的首要病因是
A. 放疗后
B. 手术损伤
C. 难产处理不当
D. 手术时，误伤输尿管
E. 长期放置子宫托

29. 导致泌尿生殖瘘的最主要原因是

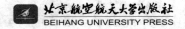

A．产伤

B．膀胱癌

C．膀胱结石

D．妇科手术损伤

E．长期放置子宫托

30．尿瘘术后的护理措施中，<u>不正确</u>的是

A．术后做好心理护理

B．以漏孔位置选择体位

C．术后要保持盆底肌肉放松

D．防止尿管脱落保持通畅

E．保留尿管至 10～14 天

31．膀胱阴道瘘患者的术后护理，<u>不正确</u>的是

A．保持外阴部清洁

B．常规取侧卧位

C．保持尿管通畅

D．停留尿管 7～14 天

E．避免增加腹压的动作

32．患者，36 岁。因患子宫脱垂行阴式全子宫＋阴道前后壁修补术，为防止排便对伤口的污染及牵拉，术后应注意控制大便

A．2 天

B．3 天

C．4 天

D．5 天

E．6 天

33．患者，68 岁。外阴癌根治术后 2 天，无不适主诉，查体见外阴分泌物多，无味。护士制定的护理措施，<u>错误</u>的是

A．每天会阴冲洗

B．每天阴道冲洗

C．保留尿管 7 天

D．平卧位

E．半流食

34．患者，16 岁。体育课时外阴撞击双杠，感外阴疼痛，后疼痛逐渐加剧，局部肿胀感明显。下课后就诊，查：阴阜紫蓝色突起，6cm×8cm 大小，治疗原则是

A．即刻坐浴

B．会阴烤灯

C．热敷

D．不要服镇痛药

E．血肿清除

35．患者，16 岁。骑自行车不小心跌倒，外阴疼痛来诊。查：左侧大阴唇紫蓝色肿物直径约 4cm，压痛明显，首要的处理措施是

A．注射止痛药

B．立即冷敷

C．加压包扎

D．切开血肿止血

E．注射止血药

36．患者，35 岁。因阴道肿物脱出来诊，取平卧位向下屏气用力时见宫颈脱出阴道口外，宫体仍在阴道内，其子宫脱垂临床分度为

A．Ⅰ度轻型

B．Ⅰ度重型

C．Ⅱ度轻型

D．Ⅱ度重型

E．Ⅲ度

37．患者，40 岁。自觉阴道口脱出肿物 1 年。妇科检查宫颈及部分宫体脱出阴道口外，宫颈肥大。应诊断为

A．子宫脱垂Ⅰ度重型

B．子宫脱垂Ⅰ度轻型

C．子宫脱垂Ⅱ度重型

D．子宫脱垂Ⅱ度轻型

E．子宫脱垂度Ⅲ型

38．患者，65 岁。外阴脱出肿物 1 年。妇科检查：部分宫体脱出阴道，正确的诊断及相应的治疗是

A．子宫Ⅱ度脱垂轻型 - 手术

B．子宫Ⅱ度脱垂重型 - 手术

C．子宫Ⅲ度脱垂 - 手术

D．子宫Ⅰ度脱垂轻型 - 子宫托

E．子宫Ⅰ度脱垂重型 - 子宫托

39．某产妇，26 岁。G_1P_1，由于滞产压迫而尿瘘。漏尿开始出现的时间多在

A．分娩后立即出现

B．产后 3～7 天

C．产后 10～14 天

D．产后 1 个月

E．产后 2 个月

40．患者，53 岁。绝经 3 年，1 年前行妇科手术后一直有漏尿症状，现决定行尿瘘修补术，为促

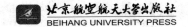

进术后阴道上皮的生长，可在术前1周服用
- A. 雄激素
- B. 雌激素
- C. 孕激素
- D. 人绒毛膜促性腺激素
- E. 促黄体生成素

（41－43题共用题干）

患者，55岁。外阴肿物并逐渐增大3个月。妇科检查：右侧大阴唇中部外侧可见3cm×2cm×2cm大小的肿物，表面溃疡，肿物周围环状色素减退。右腹股沟区触及多个肿大的淋巴结，质硬，固定，无触痛。

41. 问题1：最可能的诊断是
- A. 乳头状瘤
- B. 佩吉特病
- C. 外阴鳞状上皮内瘤变
- D. 外阴癌
- E. 纤维瘤

42. 问题2：进一步确诊首选的检查是
- A. 局部组织活检
- B. 局部超声检查
- C. 局部染色
- D. 局部细胞学检查
- E. 局部分泌物培养

43. 问题3：该患者最适宜的手术方式是
- A. 病灶局部切除术
- B. 外阴扩大局部切除术
- C. 外阴广泛性局部切除术
- D. 单纯外阴切除术
- E. 外阴广泛切除术

（44－45题共用题干）

患儿，8岁。野外暴力损伤3小时。表情惊恐，阴道有明显裂口及活动出血。患者卫生状况较差。

44. 问题1：紧急处理措施错误的是
- A. 留取会阴部分泌物，以备取证
- B. 进一步观察后决定是否手术
- C. 抗感染治疗
- D. 止血
- E. 外阴擦洗

45. 问题2：护理措施不妥的是

- A. 24内给予冷敷
- B. 注意阴道口有无进行性疼痛加剧和坠胀感
- C. 向患者说明手术过程和可能发生的并发症
- D. 给患者讲解卫生知识
- E. 保持外阴清洁，预防感染

（46－49题共用题干）

患者，23岁。未婚，因原发闭经就诊。妇科查：乳房发育正常，外阴发育正常，阴道呈2cm盲端，肛查可触及盆腔内包块直径4cm，无压痛。

46. 问题1：可能的诊断是
- A. 阴道横膈
- B. 先天无阴道
- C. 盆腔炎
- D. 多囊卵巢综合征
- E. 处女膜闭锁

47. 问题2：有效的治疗方法是
- A. 卵巢楔型切除术
- B. 开腹探查
- C. 阴道镜治疗
- D. 阴道成形术
- E. 横膈切开术

48. 问题3：手术治疗后，护理过程中错误的是
- A. 术前留置尿管
- B. 增加粗纤维食物的摄入
- C. 每天会阴冲洗
- D. 做好伤口消毒
- E. 提供心理支持

49. 问题4：术后1天患者出现外阴水肿，为使水肿消退，选择湿热敷的溶液是
- A. 高锰酸钾
- B. 5%碘伏
- C. 庆大霉素
- D. 50%硫酸镁
- E. 75%乙醇

（50－52题共用题干）

患者，24岁。自幼无月经来潮，第二性征发育良好，婚后性交困难。既往身体健康，无腹痛、腹胀等不适。妇科检查：外阴发育正常，阴道长约5cm，狭窄。妇科超声示：始基子宫，卵巢正常。

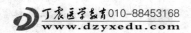
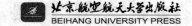

50. 问题 1：该患者最可能的诊断是
　　A. 处女膜闭锁
　　B. 阴道横隔
　　C. 阴道纵隔
　　D. 先天性无阴道
　　E. 阴道斜隔

51. 问题 2：优先采取的治疗措施是
　　A. 机械扩张法扩张阴道
　　B. 手术治疗
　　C. 女性激素治疗
　　D. 糖皮质激素治疗
　　E. 生长激素治疗

52. 问题 3：如果需要手术治疗，手术前必须的特殊检查是
　　A. 盆腔 CT
　　B. 盆腔 MRI
　　C. 泌尿系统静脉肾盂造影
　　D. 胸部 CT
　　E. 脑部 CT

（53 – 55 题共用题干）

　　患者，64 岁。生育 4 子。阴道口脱出肿物 1 年，休息后不能还纳，伴尿频，尿失禁。患慢性支气管炎 10 余年经常咳嗽。妇科检查：宫颈及全部宫体脱出阴道口外，阴道前后壁膨出，双附件阴性。

53. 问题 1：该患者的诊断为
　　A. 子宫脱垂 Ⅱ 度轻型
　　B. 子宫脱垂 Ⅰ 度轻型
　　C. 子宫脱垂 Ⅰ 度重型
　　D. 子宫脱垂 Ⅱ 度重型
　　E. 子宫脱垂 Ⅲ 度

54. 问题 2：该患者发生子宫脱垂的主要原因
　　A. 年老体弱
　　B. 多产
　　C. 慢性咳嗽
　　D. 绝经后雌激素水平降低
　　E. 慢性咳嗽、多产

55. 问题 3：应选择的治疗措施是
　　A. 经阴道全子宫切除术
　　B. 子宫托
　　C. 阴道封闭术

　　D. 经阴道全子宫切除术及阴道前后壁修补术
　　E. 加强盆底筋膜支持手术

（56 – 57 题共用题干）

　　患者，80 岁。妇科检查：宫颈已达到但未超出处女膜缘，检查时在阴道口见到宫颈。

56. 问题 1：该患者属于子宫脱垂
　　A. Ⅰ 度轻型
　　B. Ⅰ 度重型
　　C. Ⅱ 度轻型
　　D. Ⅱ 度重型
　　E. Ⅲ 度

57. 问题 2：该患者最适宜的治疗措施是
　　A. 药物治疗
　　B. 手术治疗
　　C. 保守治疗
　　D. 放射治疗
　　E. 绝对卧床休息

（58 – 59 题共用备选答案）
　　A. 加强宫缩
　　B. 外阴水肿
　　C. 急产
　　D. 纠正异常宫缩
　　E. 监测产程

58. 50% 硫酸镁溶液湿热敷应用于

59. 宫口开全，指导产妇张口哈气，减少屏气用力有助于防止

（60 – 62 题共用备选答案）
　　A. 盆底肌肉锻炼
　　B. 子宫托
　　C. 阴道前后壁修补术
　　D. 经阴道全子宫切除术及阴道前后壁修补术
　　E. 阴道封闭术

60. 患者，32 岁。未生育，子宫 Ⅱ 度脱垂，治疗方案是

61. 患者，32 岁。子宫 Ⅰ 度脱垂轻型，治疗方案是

62. 患者，40 岁。孕 2 产 1，子宫 Ⅱ 度脱垂及阴道膨出，治疗方案是

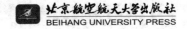

（63－64题共用备选答案）

 A. 子宫颈及部分宫体已脱出阴道口外

 B. 子宫颈距处女膜缘少于4cm，但未达处女膜缘

 C. 子宫颈已脱出阴道口外，但宫体仍在阴道内

 D. 宫颈及宫体全部脱出于阴道口外

 E. 子宫颈已达处女膜缘，但未超过该缘

63. Ⅰ度轻型子宫脱垂指的是

64. Ⅲ度子宫脱垂指的是

第二十节　不孕症

1. 导致输卵管不通的主要因素是

 A. 输卵管炎症

 B. 先天性发育异常

 C. 子宫内膜异位症

 D. 子宫肌瘤压迫

 E. 腹腔肿瘤压迫

2. 原发不孕是指夫妇婚后同居，未采用避孕措施而未能怀孕至少达

 A. 6个月

 B. 12个月

 C. 18个月

 D. 24个月

 E. 30个月

3. 测定卵巢排卵功能的检查不包括

 A. 基础体温测定

 B. 内分泌激素检测

 C. 宫颈黏液检查

 D. B型超声检查

 E. 宫腔镜检查

4. 导致女方不孕最主要的因素是

 A. 排卵障碍

 B. 输卵管因素

 C. 子宫因素

 D. 宫颈因素

 E. 阴道因素

5. 对输卵管因素导致的不孕，其最有价值的检查项目是

 A. 阴道镜检查

 B. 腹腔镜检查

 C. 宫腔镜检查

 D. 子宫输卵管碘油造影

 E. 性交后精子穿透力试验

6. 关于正常精液，不正确的是

 A. 精子存活率＞50%

 B. 正常精液量为2～6ml

 C. pH值为6.5～7.0

 D. 精子密度为20～200×10^6/L

 E. 在室温中放置5～30分钟完全液化

7. 进行性交后精子穿透力试验的最佳时间是

 A. 非月经期任何时间

 B. 月经的第5天

 C. 月经来潮前5天

 D. 月经干净后5天

 E. 预测的排卵期

8. 使用丈夫精液进行人工授精可简写为

 A. AID

 B. AIH

 C. GIUT

 D. GIFT

 E. IVF-ET

9. 辅助生殖技术不包括

 A. 人工授精

 B. 体外受精及胚胎移植

 C. 配子输卵管内移植

 D. 体外受精输卵管移植

 E. 配子宫腔内移植

10. 辅助生殖技术的并发症不包括

 A. 宫外孕

 B. 宫颈癌

 C. 卵巢肿瘤

 D. 乳腺肿瘤

 E. 卵巢过度刺激综合征

11. 卵巢过度刺激综合征常发生于注射绒毛膜促性腺激素后

 A. 3天

 B. 4天

 C. 5天

 D. 6天

 E. 7天

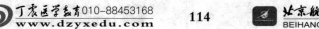

12. 人工授精是指
　　A. 将洗涤后的精子和卵子注入阴道
　　B. 将洗涤后的精子注入阴道
　　C. 将精液直接注入阴道
　　D. 将早期胚泡移入阴道
　　E. 将早期胚泡移入宫腔

13. 引起卵巢过度刺激综合征的主要原因是
　　A. 患有多囊卵巢综合征
　　B. 应用促排卵药物
　　C. 年龄大于 35 岁
　　D. 有过敏史
　　E. 妊娠

14. 患者，25 岁。已婚。因婚后 2 年未孕来医院检查，有正常性生活，未采取避孕措施。推测该患者是否有排卵的方法，<u>不正确</u>的检查方法是
　　A. 测基础体温
　　B. 宫颈黏液评分
　　C. 测定血或尿 LH 水平
　　D. B 型超声监测卵泡发育
　　E. 尿常规检查

（15 - 16 题共用题干）
　　患者，29 岁。初婚生育 1 胎，再婚后 2 年不孕，性交后精子穿透力试验示精子不活动。

15. 问题 1：不孕最可能的因素是
　　A. 免疫因素
　　B. 宫颈因素
　　C. 子宫因素
　　D. 输卵管因素
　　E. 男方因素

16. 问题 2：需要采取的治疗措施是
　　A. 扩张宫颈口
　　B. 在性生活时采用避孕套 6 ～ 12 个月
　　C. 输卵管通液术
　　D. 激素治疗
　　E. 刮宫术

（17 - 18 题共用题干）
　　患者，28 岁。已婚，消瘦。因不孕症行超促排卵治疗，用药后第 7 天出现胸闷、恶心、腹痛、腹胀，腹水。红细胞比容 ＞ 45%，电解质紊乱。超声检查：卵巢 10cm×8cm×5cm 大小，表面光滑，质软。

17. 问题 1：最可能的诊断是
　　A. 结核性腹膜炎
　　B. 卵巢过度刺激综合征
　　C. 梅格斯综合征
　　D. Asherman 综合征
　　E. 卵巢肿瘤蒂扭转

18. 问题 2：该病的治疗护理<u>错误</u>的是
　　A. 静脉点滴人白蛋白
　　B. 静脉点滴低分子右旋糖酐
　　C. 口服米索前列醇
　　D. 告知患者本病具有自限性
　　E. 鼓励患者适量饮水，以缓解患者的高凝状态

（19 - 21 题共用备选答案）
　　A. 月经来潮 12 小时内
　　B. 月经来潮第 5 天
　　C. 月经干净后 3 ～ 7 天
　　D. 排卵期
　　E. 随时可进行

19. 不孕症患者进行诊断性刮宫应在

20. 行输卵管通畅术应在

21. 子宫异常出血怀疑癌变者进行诊断性刮宫应在

第二十一节　计划生育

1. 对计划生育手术者的健康教育，<u>错误</u>的是
　　A. 宫内节育器应于剖宫产半年后放置
　　B. 宫内节育器术后 2 周内禁止盆浴和性生活
　　C. 女性绝育手术后 1 月内禁止性生活
　　D. 负压吸宫术后 2 周内禁止性生活
　　E. 药物流产 1 个月内禁止性生活

2. 计划生育的内容包括
　　A. 晚婚、晚育
　　B. 晚育、优生优育
　　C. 晚婚、晚育、绝育
　　D. 晚婚、晚育、优生优育、绝育
　　E. 晚婚、晚育、节育、优生优育

3. 计划生育中对晚育的规定是按法定年龄推迟
　　A. 1 年以上生育

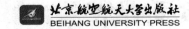

B. 2 年以上生育
C. 3 年以上生育
D. 4 年以上生育
E. 5 年以上生育

4. 经腹输卵管结扎术术前护理<u>不包括</u>
A. 生命体征检测
B. 阴道冲洗 3 天
C. 询问是否符合手术时间
D. 准备腹部备皮
E. 心理支持

5. 放置宫内节育器的不良反应是
A. 感染
B. 高热
C. 腰酸腹胀
D. 带器妊娠
E. 节育器异位

6. 放置宫内节育器的最佳时间是
A. 月经前 3～7 天
B. 月经干净后 3～7 天
C. 月经期
D. 剖宫产后 1 个月
E. 自然分娩后 1 个月

7. <u>不适于</u>安全期避孕的是
A. 子宫肌瘤
B. 宫颈炎
C. 月经规律
D. 夫妇分居
E. 子宫内膜异位症

8. 带铜节育器在宫腔内可放置
A. 1 年
B. 5 年
C. 9 年
D. 13 年
E. 15 年

9. 放置宫内节育器的禁忌证<u>不包括</u>
A. 月经紊乱
B. 生殖道炎症
C. 铜过敏者
D. 慢性支气管炎
E. 重度子宫脱垂

10. 放置宫内节育器的禁忌证是
A. 经产妇
B. 心脏功能Ⅰ级者
C. 月经量过多者
D. 慢性肝炎
E. 糖尿病使用胰岛素治疗者

11. 肝炎患者宜选用的避孕方法是
A. 禁止性生活
B. 避孕套避孕
C. 安全期避孕
D. 宫内节育器
E. 口服避孕药

12. 宫内节育器正确的放置时间<u>不包括</u>
A. 月经干净后第 1 天
B. 剖宫产术后半年
C. 产后 42 天
D. 人工流产术后宫颈长度小于 10cm 者
E. 哺乳期排除早孕者

13. 关于药物流产的描述，<u>错误</u>的是
A. 过敏体质不能应用
B. 糖尿病患者不能应用
C. 适用于早孕 49 天内
D. 应用时应排除异位妊娠
E. 如失败可继续妊娠

14. 患者，32 岁。剖宫产术后 4 个月，哺乳期，首选的避孕方法是
A. 避孕套
B. 紧急避孕
C. 安全期避孕
D. 宫内节育器
E. 口服避孕药

15. 可以放置宫内节育器的情况是
A. 滴虫阴道炎
B. 宫颈内口过松
C. 子宫肌瘤
D. 慢性肝炎
E. 陈旧性严重宫颈裂伤

16. 口服避孕药的不良反应<u>不包括</u>
A. 闭经
B. 色素沉着
C. 骨质疏松

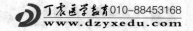
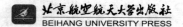

D. 突破性出血

E. 体重增加

17. 口服避孕药物后，出现类早孕反应持续的时间一般为

A. 1 周以内

B. 1～3 周

C. 3～6 周

D. 6～8 周

E. 8 周以上

18. 适用于药物避孕法的妇女是

A. 新婚后

B. 哺乳期

C. 月经稀少

D. 45 岁妇女

E. 有乳房肿块

19. 我国育龄妇女采用的主要避孕方法是

A. 阴茎套

B. 宫内节育器

C. 安全期避孕

D. 口服避孕药物

E. 皮下埋置避孕药物

20. 药物避孕的基本原理不包括

A. 阻止精卵结合

B. 抑制排卵

C. 改变宫颈黏液性状，不利于精子穿透

D. 改变宫腔内环境

E. 促进子宫收缩

21. 应用药物避孕的妇女，如希望妊娠须停药

A. 3 个月后再受孕为宜

B. 6 个月后再受孕为宜

C. 9 个月后再受孕为宜

D. 12 个月后再受孕为宜

E. 15 个月后再受孕为宜

22. 当受术者出现人工流产综合征的症状时，首选的措施是

A. 补充血容量

B. 肌注地塞米松

C. 协助其改变体位

D. 静脉注射阿托品

E. 安慰受术者并注意保暖

23. 关于米非司酮抗早孕原理的叙述，错误的是

A. 阻断雌激素的活性

B. 阻断孕酮的作用

C. 促进内源性前列腺素的释放

D. 有促进子宫收缩的作用

E. 有软化宫颈的作用

24. 宫腔插管术插管的时间是在钳刮术前

A. 4 小时

B. 8 小时

C. 12 小时

D. 16 小时

E. 24 小时

25. 某孕妇，26 岁，停经近 2 个月，妊娠试验（+），拟终止妊娠，应采用

A. 钳刮术

B. 吸宫术

C. 利凡诺引产

D. 水囊引产

E. 钳刮术结合吸宫术

26. 人工流产负压吸引术适用于

A. 妊娠 5 周

B. 妊娠 9 周

C. 妊娠 14 周

D. 妊娠 20 周

E. 妊娠 28 周

27. 人工流产远期并发症是

A. 人工流产综合征

B. 子宫穿孔

C. 吸宫不全

D. 术中出血

E. 宫腔粘连

28. 水囊引产适用于

A. 妊娠 10 周以内要求终止妊娠而无禁忌证者

B. 妊娠 10~13 周以内要求终止妊娠而无禁忌证者

C. 妊娠 13~28 周以内要求终止妊娠而无禁忌证者

D. 妊娠 29~32 周以内要求终止妊娠而无禁忌证者

E. 妊娠 32 周以后要求终止妊娠而无禁忌

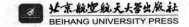

证者

29. 吸宫术适用于妊娠的周数是
    A. 8 周内
    B. 9 周内
    C. 10 周内
    D. 11 周内
    E. 12 周内

30. 药物流产的适宜妊娠周数是
    A. 4 周内
    B. 5 周内
    C. 6 周内
    D. 7 周内
    E. 8 周内

31. 药物流产适用于妊娠
    A. 49 天内
    B. 52 天内
    C. 56 天内
    D. 60 天内
    E. 63 天内

32. 接受经腹腔镜输卵管绝育术的妇女术中体位是
    A. 平卧位
    B. 侧卧位
    C. 俯卧位
    D. 膀胱截石位
    E. 头低仰卧位

33. 妇女选择输卵管绝育手术，最常选择的结扎部位是输卵管
    A. 间质部
    B. 峡部
    C. 壶腹部
    D. 伞端
    E. 宫角部

34. 活性宫内节育器所含物质不包括
    A. 金属铜
    B. 孕激素
    C. 消炎痛
    D. 磁性物质
    E. 塑料

35. 经腹输卵管结扎术的实施时间应选在
    A. 月经干净前 3～4 天

B. 月经干净后 3～4 天
C. 排卵前
D. 排卵后
E. 月经周期中任何时间

36. 经腹输卵管结扎术后禁止性生活的时间是
    A. 1 周
    B. 2 周
    C. 1 个月
    D. 2 个月
    E. 3 个月

37. 输卵管结扎术的并发症不包括
    A. 出血
    B. 感染
    C. 输卵管再通
    D. 子宫穿孔
    E. 膀胱损伤

38. 输卵管结扎术的目的是
    A. 抑制排卵
    B. 杀死精子
    C. 抑制受精卵着床
    D. 抑制性激素的分泌
    E. 改变成熟卵子的正常通道

39. 最适合进行输卵管结扎术的时间是
    A. 人工流产术后 30 天
    B. 正常产后 56 天
    C. 剖宫产术后半年
    D. 月经结束后的 14 天
    E. 月经结束后的 3～4 天

40. 患者，26 岁。口服短效避孕药物进行避孕已 2 年，因工作忙，当晚漏服，询问指导，护士告知补服时间为
    A. 无需补服
    B. 次日清晨补服 1 片
    C. 次日中午补服 1 片
    D. 次日下午补服 1 片
    E. 次日晚服用 2 片

41. 患者，30 岁。因避孕失败，当即电话求助于护士，护士嘱其紧急避孕的服药时间，正确的是在性生活后
    A. 2 小时内
    B. 10 小时内

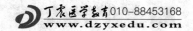 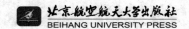

C. 24 小时内

D. 72 小时内

E. 1 周内

42. 患者,42 岁。妇科检查发现子宫脱垂Ⅰ度重,曾患甲状腺功能亢进,其首选的避孕方法为

A. 阴茎套

B. 皮下埋植避孕

C. 口服避孕药物

D. 宫内节育器

E. 注射长效避孕针

43. 某产妇,28 岁。分娩后半年,现哺乳,已正常行经,要求避孕。妇检盆腔正常,宜采用的避孕方式为

A. 口服避孕药

B. 带孕酮的宫内节育器

C. 阴道隔膜

D. 宫内节育器

E. 安全期避孕

44. 患者,38 岁。有一健康小孩,放置宫内节育器 1 年,现停经 56 天,恶心呕吐 3 天不能进食。妇科检查:子宫前位,孕 8 周大小,尿妊娠试验阳性,尿酮体(+++),腹部透视宫内节育器位于耻骨上方。处理应为

A. 立即取环

B. 立即镇静止吐

C. 立即静脉补充葡萄糖及右旋糖酐

D. 立即行人工流产及取环术

E. 立即纠正酸中毒后行人工流产术及取环术

45. 经产妇,30 岁。妊娠 60 天前来要求终止妊娠,应选用的方法是

A. 药物流产

B. 负压吸宫术

C. 钳刮术

D. 利凡诺羊膜腔内注射法

E. 静脉滴注缩宫素

46. 某孕妇, 28 岁。停经 9 周,尿 hCG 阳性,准备终止妊娠。最适宜的处理措施是

A. 人工流产钳刮术

B. 人工流产负压吸宫术

C. 药物引产

D. 水囊引产

E. 利凡诺引产

(47 - 48 题共用题干)

患者,35 岁。G_3P_2。自愿要求输卵管结扎术。

47. 问题 1:结扎前,应排除的情况是

A. 子宫肌瘤

B. 严重的神经官能症

C. 子宫腺肌症

D. 外阴白斑

E. 严重遗传病

48. 问题 2:手术中注意事项正确的是

A. 切口越小对患者越有利

B. 为避免患者紧张,尽量在台上多讲笑话

C. 寻找输卵管必须追溯到伞端,以免误扎

D. 在输卵管结扎线的上方剪去 2cm 长的输卵管

E. 结扎术和阑尾切除术应同时进行

(49 - 51 题共用题干)

患者,33 岁。育有 8 岁男孩。既往月经规律 4/28,夫妻两地分居。末次月经 2008 年 4 月 17 日,丈夫于 4 月 30 回家探亲,未采取任何避孕措施,5 月 2 日患者就诊,要求采取避孕措施。

49. 问题 1:该患者首选的避孕方法是

A. 速效口服避孕药

B. 长效口服避孕药

C. 避孕药膜

D. 宫内节育器

E. 皮下埋植剂

50. 问题 2:该方法的主要避孕机制是

A. 抑制卵巢排卵

B. 改变宫颈黏液性状

C. 缩短卵子存活的时间

D. 影响精子获能

E. 改变子宫内膜环境,影响受精卵着床

51. 问题 3:采用该避孕方法后的护理是

A. 观察有无类早孕反应

B. 观察有无色素沉着

C. 有无观察水钠潴留

D. 2 周内禁止盆浴和性生活

E. 观察有无突发性出血

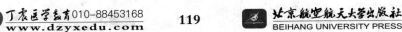

（52－54题共用备选答案）

  A. 休息1天，2周内禁止性生活及盆浴

  B. 休息3天，2周内禁止性生活及盆浴

  C. 休息2周，1个月内禁止性生活和盆浴

  D. 休息3周，1个月内禁止性生活和盆浴

  E. 休息4周，1个月内禁止性生活

52. 放置宫内节育器后需要

53. 取出宫内节育器后需要

54. 输卵管结扎术术后需要

（55－57题共用备选答案）

  A. 人流综合征

  B. 子宫穿孔

  C. 羊水栓塞

  D. 人流后感染

  E. 宫颈粘连

55. 钳刮术时烦躁不安，寒战，呕吐，咳嗽，继之呼吸困难，发绀，心率快，血压迅速下降为

56. 吸宫术后3天，高热、腹痛，下腹部压痛为

57. 吸宫术后出现闭经伴周期性腹痛，血压正常为

（58－59题共用备选答案）

  A. 漏吸

  B. 吸宫不全

  C. 子宫穿孔

  D. 人工流产术后感染

  E. 人工流产综合征

58. 人工流产术后出现腹痛、发热多为

59. 吸宫时出现面色苍白、出冷汗、心率慢、血压下降多为

（60－61题共用备选答案）

  A. 孕24～28周

  B. 孕14～23周

  C. 孕10～14周

  D. 孕7～10周

  E. 孕7周内

60. 口服米非司酮流产适用于

61. 钳刮法人工终止妊娠适用于

第二十二节　妇女保健

1. 妇女保健工作的意义，<u>不正确</u>的是

  A. 维护和促进妇女身心健康

  B. 以弱势妇女群体为服务对象

  C. 以预防为主，以保健为中心

  D. 是卫生保健事业的重要组成

  E. 以保健与临床相结合的方法

2. 妇女保健工作的服务对象是

  A. 新生儿

  B. 孕产妇

  C. 青春期女性

  D. 整个女性人群

  E. 围绝经期妇女

3. 妇女保健工作的宗旨是

  A. 预防妇科疾病

  B. 治疗妇科疾病

  C. 防治妇科疾病

  D. 维护和促进妇女健康

  E. 维护和促进妇女身心健康

4. 关于妇女保健工作，正确的是

  A. 青春期保健以三级预防为主

  B. 老年期保健的主要手段是心理疏导

  C. 哺乳期保健的主要目的是促进家庭结构的完善

  D. 生育期保健指导的主要目的是进行计划生育指导

  E. 围绝经期保健的主要目的是提高自我保健意识和生活质量

5. 围生期保健的内容<u>不包括</u>

  A. 孕期保健

  B. 分娩期保健

  C. 产褥期保健

  D. 哺乳期保健

  E. 月经期保健

6. 围生儿死亡率是指

  A.（孕28足周以上死产数＋生后7天内新生儿死亡数）/（孕28足周以上死产数＋活产数）×1000‰

  B.（孕28足周以上死胎、死产数＋生后7天内新生儿死亡数）/（孕28足周以上死胎、死产数＋活产数）×1000‰

  C.（孕28足周以上死胎、死产数＋生后28天内新生儿死亡数）/（孕28足周以上

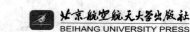

死胎、死产数＋活产数）×1000‰

D．（孕 28 足周以上死产数＋生后 28 天内新生儿死亡数）/（孕 28 足周以上死产数＋活产数）×1000‰

E．（孕 37 足周以上死胎、死产数＋生后 7 天内新生儿死亡数）/（孕 37 足周以上死胎、死产数＋活产数）×1000‰

7．指导围绝经期妇女，宫内节育器取出的时间是

A．停经后马上取出

B．绝经后 3 个月取出

C．绝经后 6 个月取出

D．绝经后 12 个月取出

E．绝经后 18 个月取出

8．某社区共有 10 万人，2002 年该区内产妇为 480 例，活产婴儿数 500 例，出生后 28 天内由于各种原因死亡者 15 例，则计算该社区 2002 年新生儿死亡率为

A．0.15‰

B．15.25‰

C．30.00‰

D．31.25‰

E．97.00‰

第二十三节　妇产科常用护理技术

1．阴道灌洗的禁忌证有

A．萎缩性阴道炎

B．宫颈炎

C．慢性宫颈炎

D．阴道出血待查

E．滴虫阴道炎

2．关于阴道灌洗的护理，正确的是

A．灌洗液容量为 500 ～ 1000ml

B．灌洗筒与床的距离保持在 1m

C．灌洗液的温度保持在室温 20℃

D．霉菌性阴道炎采用酸性溶液灌洗

E．滴虫阴道炎患者采用碱性溶液灌洗

3．会阴热敷时，热敷面积一般为病损范围的

A．1 倍

B．1.5 倍

C．2 倍

D．2.5 倍

E．3 倍

4．外阴阴道假丝酵母菌病患者阴道上药常用的是

A．硝酸银溶液

B．铬酸溶液

C．新霉素

D．氯霉素

E．甲紫

5．子宫颈棉球上药时，带尾棉球取出的时间是

A．2 ～ 4 小时

B．4 ～ 8 小时

C．8 ～ 12 小时

D．12 ～ 24 小时

E．24 ～ 36 小时

（6 - 7 题共用备选答案）

A．半卧位

B．平卧位

C．膀胱截石位

D．屈膝仰卧位

E．头高足低位

6．会阴擦洗患者宜采取的卧位是

7．阴道灌洗患者宜采取的卧位是

第二十四节　妇产科诊疗及手术

1．生殖道细胞学检查阴道涂片的取材部位宜在

A．阴道侧壁上 1/3 处

B．阴道侧壁下 1/3 处

C．阴道后穹窿

D．阴道前壁上 1/3 处

E．阴道前壁下 1/3 处

2．有关宫颈刮片细胞学检查注意事项，<u>不正确</u>的是

A．取标本时动作轻、稳、准

B．涂片时需来回涂抹

C．涂毕的玻片应作好标记

D．涂片立即固定于 95% 乙醇中

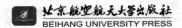

E. 取材应在宫颈外口鳞柱状上皮交界处

3. 关于子宫颈活体组织检查，错误的是
   A. 宫颈活检钳应在碘不着色区上钳取组织
   B. 怀疑有宫颈管病变可在宫颈管内取组织
   C. 术后有出血，用带线的纱球压迫止血
   D. 宫颈锥形切除手术应在宫颈病灶外 1cm 处做环形切口
   E. 锥切术后的标本用 10% 的甲醛固定送病理

4. 了解子宫内膜周期变化实用可靠的检查方法是
   A. 基础体温测定
   B. 性激素测定
   C. 诊断性刮宫
   D. 宫颈黏液检查
   E. 阴道脱落细胞检查

5. 疑结核性子宫内膜炎进行诊断性刮宫时，应重点刮取子宫内膜组织的部位是
   A. 子宫底部
   B. 子宫角部
   C. 子宫颈部
   D. 子宫侧壁
   E. 子宫后壁

6. 了解卵巢功能，刮取子宫内膜应在
   A. 经前 5 天
   B. 经后 5 天
   C. 两次月经中间
   D. 月经周期第 23 天
   E. 月经来潮 12 小时内

7. 因不孕症进行诊刮选择月经来潮 12 小时内进行的目的是
   A. 防止术后感染
   B. 减少术后出血
   C. 判断有无排卵
   D. 防止子宫穿孔
   E. 减轻腹部疼痛

8. 行输卵管畅通术的最佳时间是月经干净后
   A. 3 ～ 7 天
   B. 8 ～ 10 天
   C. 11 ～ 14 天
   D. 15 ～ 18 天

E. 19 ～ 21 天

9. 关于宫腔镜的适应证，错误的是
   A. 子宫异常出血的探查
   B. 宫内节育器的定位
   C. 子宫内异物的取出
   D. 恶性肿瘤化疗后的效果评价
   E. 原发性或继发性不孕的病因诊断

10. 腹腔镜的并发症不包括
    A. 气栓
    B. 膈肌气肿
    C. 脏器损伤
    D. 腹腔外气肿
    E. 活动性子宫出血

11. 胎头吸引术牵引的时间不宜超过
    A. 10 分钟
    B. 15 分钟
    C. 20 分钟
    D. 25 分钟
    E. 30 分钟

12. 胎头吸引术的禁忌证是
    A. 瘢痕子宫
    B. 头盆不称
    C. 妊娠合并心脏病
    D. 第二产程延长
    E. 妊娠期高血压疾病

13. 关于人工剥离胎盘术，不正确的是
    A. 做好输血准备
    B. 关怀安慰产妇
    C. 必要时强行剥离胎盘
    D. 必要时注射缩宫素
    E. 检查取出胎盘、胎膜是否完整

14. 产钳术的适用条件不包括
    A. 头盆不称
    B. 宫口已开全
    C. 顶先露
    D. 臀位产时胎头娩出困难者
    E. 胎儿双顶径达坐骨棘水平以下，胎头骨质部分已达盆底

15. 中位产钳是指胎头双顶径
    A. 已过骨盆入口

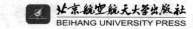

B．未达骨盆入口
C．已达骨盆底
D．已过骨盆出口
E．达到骨盆出口

16．剖宫产的适应证<u>不包括</u>
A．初产臀位
B．胎儿畸形
C．头盆不称
D．骨产道异常
E．滞产处理后无效者

17．剖宫产术前准备<u>不包括</u>
A．做好心理护理
B．常规导尿，备皮
C．腹部消毒前复查胎心
D．做常规药物过敏试验
E．常规催产素静点

18．剖宫产术的绝对指征是
A．骨盆狭窄
B．前置胎盘
C．胎位异常
D．胎儿宫内窘迫
E．妊娠合并心脏病

19．患者，56岁。绝经后5年，妇科查体发现宫颈肥大，行宫颈刮片，结果为巴氏Ⅲ级，则下一步应首先做的检查是
A．诊断性刮宫
B．阴道B超
C．宫腔镜
D．宫颈活检
E．宫颈细胞学检查

20．患者，30岁。结婚3年，月经规则，1年前曾做人工流产术，妇科检查：输卵管条索状增粗，

轻压痛。男方精液检查正常，查找不孕的原因，首选的检查项目是
A．诊断性刮宫
B．宫腔镜检查
C．基础体温测定
D．输卵管通液术
E．腹腔镜检查

21．患者，33岁。不孕症。妇科检查：输卵管条索状增粗，轻压痛。行输卵管通畅术。<u>不恰当的</u>健康教育是
A．刮宫术后不宜立即行输卵管通畅术
B．术前体温高于37.5℃禁止手术
C．手术时间应选择在月经干净后3～7天
D．术前3天避免性生活
E．术后1月内避免性生活和盆浴

22．产妇产后3天，左侧会阴伤口红肿、有硬结，<u>不正确</u>的措施是
A．报告医师
B．嘱产妇向左侧卧
C．外阴擦洗2次/天
D．进行会阴湿热敷
E．继续观察伤口情况

（23－24题共用备选答案）
A．月经前或月经来潮12小时
B．大量出血时
C．月经第5～6天
D．月经第14天
E．月经第21天

23．患者，28岁。已婚，不孕症3年。诊断性刮宫的时间是

24．患者，45岁。月经规律，经期延长，出血量减少，已排除阴道和宫颈病变。诊断性刮宫的时间是

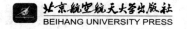

第四章 儿科护理学

1. 小儿出生后生长发育最快的时期是
   A. 新生儿期
   B. 婴儿期
   C. 幼儿期
   D. 学龄前期
   E. 学龄期

2. 与儿童生长发育描述不符的是
   A. 生长发育是连续的过程
   B. 儿童神经系统发育相对较晚
   C. 动作发育依次为抬头、坐、走
   D. 有个体差异
   E. 婴儿期前半年发育速度最快

3. 对小儿各系统的发育特点的描述，错误的是
   A. 运动系统发育具有规律和顺序性
   B. 生殖系统的发育较晚
   C. 淋巴系统的发育是先快而后回缩
   D. 神经系统的发育是先慢后快
   E. 年幼时皮下脂肪发达，肌肉组织到学龄前发育加速

4. 年龄 ×7 ＋ 75（cm）的身高计算公式适用的小儿年龄是
   A. 0 ～ 3 岁
   B. 1 ～ 6 岁
   C. 1 ～ 12 岁
   D. 2 ～ 12 岁
   E. 2 ～ 14 岁

5. 小儿脊柱的发育错误的是
   A. 新生儿的脊柱是直的
   B. 3 个月时出现颈椎前凸
   C. 6 个月时出现胸椎后凸
   D. 1 岁后出现腰椎前凸
   E. 2 岁时脊柱的弯曲被韧带固定

6. 小儿前囟闭合的时间为

A. 6 ～ 8 周
B. 3 ～ 4 月
C. 1 ～ 1.5 岁
D. 2 岁
E. 2 ～ 2.5 岁

7. 正常 5 个月小儿的体重是出生体重的
   A. 1.5 倍
   B. 2 倍
   C. 3 倍
   D. 3.5 倍
   E. 5 倍

8. 正常小儿后囟闭合的年龄是
   A. 6 ～ 8 周
   B. 3 ～ 6 个月
   C. 6 ～ 12 个月
   D. 12 ～ 18 个月
   E. 18 ～ 24 个月

9. 健康小儿，体重 9kg，身长 75cm，身长中点在脐以下，头围 46cm，门牙 4 颗，其可能的年龄为
   A. 6 个月
   B. 8 个月
   C. 12 个月
   D. 18 个月
   E. 24 个月

10. 新生儿期 1 个月内定期家庭访视的次数为
    A. 1 次
    B. 2 ～ 3 次
    C. 4 ～ 5 次
    D. 5 ～ 6 次
    E. 6 次以上

11. 在小儿各年龄阶段死亡率最高的是
    A. 围生期

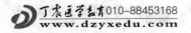
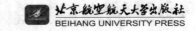

B．新生儿期

C．婴儿期

D．幼儿期

E．学龄前期

12．脊髓灰质炎疫苗复种的时间是

A．1 岁

B．2 岁

C．3 岁

D．4 岁

E．5 岁

13．接种活疫苗、菌苗时，应选择的皮肤消毒液是

A．2% 碘酊

B．0.5% 碘伏

C．75% 乙醇

D．3% 双氧水

E．2.5% 碘酊

14．学龄儿童复种卡介苗前，应做的特异性试验是

A．PPD 试验

B．卡介苗接种

C．链霉素皮试

D．利福平试验

E．血沉

15．易感者接种特异性抗原所产生的免疫力为

A．被动免疫

B．主动免疫

C．计划免疫

D．自身免疫

E．生物免疫

16．预防接种属于

A．日常健康行为

B．避开有害环境行为

C．戒除不良嗜好行为

D．预警行为

E．保健行为

17．母乳中含有免疫物质最多的是

A．IgE

B．SIgA

C．IgG

D．IgM

E．补体

18．全脂奶粉配制成全牛奶，容量比（奶粉与水的比例）为

A．1：1

B．1：2

C．1：3

D．1：4

E．1：8

19．关于正常新生儿的描述，正确的是

A．产瘤多在生后 48 小时出现

B．胎便排泄可继续到生后 5 天

C．生理性黄疸多在生后 24 小时内出现

D．生理性体重下降不超过出生时体重的 10%

E．生后 24 小时的呼吸次数 20 次 / 分左右

20．新生儿的特殊生理状态<u>不包括</u>

A．口腔内改变

B．新生儿体温降低

C．生理性乳腺肿大

D．生理性黄疸

E．假月经

21．患儿，女，7 岁。患急性黄疸型肝炎，2 周来症状不见减轻，判断其病情严重程度，最有意义的检查是

A．血清丙氨酸转氨酶活性

B．血清乳酸脱氢酶活性

C．凝血酶原时间及活动度

D．血清胆红素较上次升高

E．血清胆固醇明显降低

22．因吸入污染的羊水而致的新生儿肺炎其病原菌最多见的为

A．肺炎球菌

B．链球菌

C．金黄色葡萄球菌

D．大肠埃希菌

E．铜绿假单胞菌

23．临床诊断新生儿低血糖的血糖标准是小于

A．1.2mmol/L

B．1.67mmol/L

C．2.2mmol/L

D．3.2mmol/L

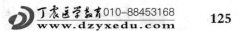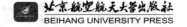

E. 3.67mmol/L

24. 小儿单纯性肥胖症常见的发病原因是
   A. 长期能量摄入过多
   B. 神经中枢调节异常
   C. 内分泌失调
   D. 活动过少
   E. 遗传因素

25. 维生素 D 缺乏性佝偻病的病因<u>不包括</u>
   A. 日光照射不足
   B. 出生体重太低
   C. 维生素 D 摄入不足
   D. 生长过速
   E. 疾病与药物的影响

26. 常在 5～8 月份导致腹泻流行的病原体是
   A. 大肠埃希菌
   B. 柯萨奇病毒
   C. 空肠弯曲菌
   D. 轮状病毒
   E. 金黄色葡萄球菌

27. 腹泻患儿粪便镜检主要见大量脂肪球，该腹泻是
   A. 生理性腹泻
   B. 食饵性腹泻
   C. 饥饿性腹泻
   D. 感染性腹泻
   E. 过敏性腹泻

28. 我国小儿肺炎最常见的病原体是
   A. 细菌
   B. 真菌
   C. 病毒
   D. 支原体
   E. 衣原体

29. 小儿肺炎并发脓胸、脓气胸，最可能的病原体是
   A. 金黄色葡萄球菌
   B. 腺病毒
   C. 肺炎支原体
   D. 真菌
   E. 呼吸道合胞病毒

30. 病毒性心肌炎常见病原<u>不包括</u>

A. 腺病毒
B. 流感病毒
C. 脊髓灰质炎病毒
D. 麻疹病毒
E. 柯萨奇病毒

31. 小儿营养性缺铁性贫血的病因<u>不包括</u>
   A. 生长发育快
   B. 铁摄入不足
   C. 凝血因子缺乏
   D. 铁丢失过多
   E. 先天性储铁不足

32. ITP 属于的疾病类型为
   A. 感染性疾病
   B. 结缔组织病
   C. 免疫性疾病
   D. 遗传性疾病
   E. 内分泌性疾病

33. 急性肾小球肾炎的病因与发病机制，正确的是
   A. 主要由溶血性链球菌直接侵入肾小球引起
   B. 上呼吸道感染至肾炎发病约经过 2～3 周
   C. 冬季皮肤感染是本病的主要前驱诱因
   D. 主要是因机体细胞免疫功能紊乱所致
   E. 体内水、钠潴留是因肾小球滤过率降低所致

34. 急性肾小球肾炎引起水肿的最主要机制是
   A. 急性高血压引起的急性心力衰竭
   B. 大量蛋白尿引起的低蛋白血症
   C. 醛固酮增多症引起的水钠潴留
   D. 肾小球滤过率下降引起的水钠潴留
   E. 肾小球基底膜通透性增加

35. 确诊泌尿系感染的标准是中段尿培养尿内菌落数
   A. $\geqslant 10^5$/ml
   B. $\geqslant 10^4$/ml
   C. $\geqslant 10^3$/ml
   D. $\geqslant 10^2$/ml
   E. $\geqslant 10$/ml

36. 化脓性脑膜炎患儿脑脊液外观表现特点为

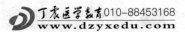
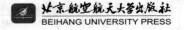

A. 清晰透明

B. 毛玻璃样

C. 呈脓性浑浊

D. 呈血性浑浊

E. 静置 24 小时有网状薄膜形成

37. 与风湿性瓣膜病发病有密切关系的因素是

　　A. 有过严重外伤

　　B. 曾有输血经历

　　C. 行扁桃体切除术

　　D. 感染过 A 组 β 型溶血性链球菌

　　E. 缺乏疫苗接种

38. 苯丙酮尿症的遗传方式是

　　A. 常染色体显性遗传

　　B. 常染色体隐性遗传

　　C. X- 连锁显性遗传

　　D. X- 连锁隐性遗传

　　E. X- 连锁不完全显性遗传

39. 麻疹的主要传播途径是

　　A. 血液传播

　　B. 呼吸道传播

　　C. 消化道传播

　　D. 皮肤接触传播

　　E. 空气飞沫传播

40. 小儿高热惊厥最常见的病因

　　A. 感染

　　B. 水电解质紊乱

　　C. 颅内出血

　　D. 颅外感染

　　E. 代谢性疾病

41. 引起小儿高热惊厥最常见的疾病是

　　A. 急性上呼吸道感染

　　B. 消化道感染

　　C. 中毒性菌痢

　　D. 急性泌尿道感染

　　E. 败血症

42. 婴幼儿期引起高热惊厥最常见的病因是

　　A. 呼吸道感染

　　B. 消化道感染

　　C. 中毒性痢疾

　　D. 低钙血症

　　E. 皮肤化脓感染

43. 最易导致心力衰竭的疾病是

　　A. 先天性心脏病

　　B. 心肌炎

　　C. 心内膜弹力纤维增生症

　　D. 风湿性心脏病

　　E. 急性肾小球肾炎

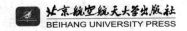

第五章　护理健康教育学

1. 关于健康教育特点的描述，正确的是
   A. 以改善生活和工作环境条件因素来达到预防疾病、促进健康为特点
   B. 以消除或减少不健康的行为因素来达到预防疾病、促进健康为特点
   C. 以改善卫生服务因素来达到预防疾病、促进健康为特点
   D. 以增加医疗卫生经费投入来达到预防疾病、促进健康为特点
   E. 以加强对目标人群的技能培训来达到预防疾病、促进健康为特点

2. 医院健康教育的目的是
   A. 传播信息，提高技能
   B. 传授知识，促进身心康复
   C. 传授技能，提高生活质量
   D. 增强信心，促进身心康复
   E. 防治疾病，促进身心康复

3. 通过倡导健康生活方式来预防疾病属于
   A. 一级预防
   B. 二级预防
   C. 三级预防
   D. 四级预防
   E. 五级预防

4. 学校健康教育的对象不包括
   A. 大学生
   B. 中学生
   C. 小学生
   D. 学龄前儿童
   E. 婴幼儿

5. 健康教育的目标是
   A. 树立健康信念
   B. 改善健康相关行为
   C. 掌握健康知识
   D. 发展个人技能
   E. 调整卫生服务方向

6. 属于健康教育功能的是
   A. 促进制定有利于健康的政策
   B. 促进调整卫生服务方向
   C. 帮助人们建立健康的生活方式
   D. 促进发展社区功能
   E. 促进建设和保护物质环境和自然环境

7. 关于健康促进的叙述，不正确的是
   A. 健康促进是健康教育的高级阶段
   B. 健康促进是动员和协调个人、家庭、社区和社会各相关部门，共同维护和促进健康的一种社会行为
   C. 健康促进是把健康教育和有关组织、政治和经济结合起来促使行为和环境向有利于健康改变的一种综合策略
   D. 健康促进是使人们提高、维护和改善自身健康的过程
   E. 健康促进是协调人类与他们环境之间关系的战略

8. 卫生宣教的目标是
   A. 解决社会动员、社会倡导问题
   B. 协调相关部门单位，实现协调和协作
   C. 向群众传播健康相关信息
   D. 提高保健技能
   E. 帮助人们建立健康的行为和生活方式

9. 卫生宣教往往是指卫生知识的
   A. 立体传播
   B. 多向传播
   C. 三维传播
   D. 双向传播
   E. 单向传播

10. 健康教育的基础活动是

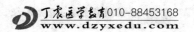
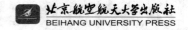

A. 知识传播
B. 信念转变
C. 技能训练
D. 行为干预
E. 效果评价

11. 健康教育的最终目标使患者
    A. 有健康知识
    B. 有健康行为
    C. 有自我保健能力
    D. 有防病能力
    E. 既有健康知识，又有健康行为

12. 健康教育研究领域按场所分类不包括
    A. 学校健康教育
    B. 环境保护健康教育
    C. 医院健康教育
    D. 社区健康教育
    E. 职业人群健康教育

13. 积极开展医院健康教育的意义不包括
    A. 提高患者依从性
    B. 密切关注医患关系
    C. 降低医疗成本
    D. 增强患者战胜疾病信心
    E. 缓解疾病痛苦

14. 健康教育的学习目标是
    A. 认知目标
    B. 入院教育目标
    C. 住院教育目标
    D. 手术教育目标
    E. 出院前教育目标

15. 制定健康教育目标的宗旨是
    A. 行为的建立
    B. 知识的获得
    C. 态度的转变
    D. 技能的提高
    E. 对象的参与

16. 健康教育与卫生宣教的区别为
    A. 健康教育是卫生宣教的延续
    B. 二者都是传播卫生知识，只是名称不同
    C. 健康教育是传播与教育并重，卫生宣教是单纯的知识传播
    D. 健康教育形式是一对一，卫生宣教是集体授课
    E. 二者无区别

17. 做健康教育的调查研究时，不重要的是
    A. 内容要有针对性
    B. 问题要有易答性
    C. 内容要有理论性
    D. 结果要有属实性
    E. 抽样要有科学性

18. 健康教育学相关基础理论学科不包括
    A. 行为科学理论
    B. 传播学理论
    C. 医学科学理论
    D. 管理科学理论
    E. 伦理学理论

19. 健康促进的策略属于
    A. 独立性的策略
    B. 社会性的策略
    C. 职能性的策略
    D. 专业性的策略
    E. 综合性的策略

20. 不属于现代护理活动扩展的内容的是
    A. 由"疾病为中心"到"人的健康为中心"
    B. 由疾病护理向预防、保健、康复扩展
    C. 由躯体护理向心理、精神方面扩展
    D. 由护理技能向医疗管理方向扩展
    E. 由医院向社会、家庭扩展

21. 受人的社会学属性决定的行为是
    A. 摄食行为
    B. 性行为
    C. 自我防御行为
    D. 职业行为
    E. 睡眠行为

22. 对行为的描述正确的是
    A. 行为是内心活动的内在表现，不易被觉察
    B. 行为是自发产生的，与外界刺激无关
    C. 行为是内心活动的外在表现
    D. 行为是机体在外界环境刺激下所引起的内在反应
    E. 行为是机体在内在因素的刺激下所引起的反应

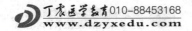 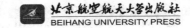

23. 3 ～ 11 岁是行为发展过程的
    A. 被动发展阶段
    B. 主动发展阶段
    C. 自主发展阶段
    D. 继续发展阶段
    E. 完善巩固阶段

24. 12 岁～成年是行为发展的
    A. 完善巩固阶段
    B. 自主发展阶段
    C. 主动发展阶段
    D. 被动发展阶段
    E. 自动发展阶段

25. 一个健康教育项目效果评价的重点是
    A. 知识增长
    B. 态度转变
    C. 患病率下降
    D. 行为的改变
    E. 健康状况改善

26. 不属于人类本能行为的是
    A. 摄食
    B. 性行为
    C. 躲避
    D. 学习
    E. 睡眠

27. 健康教育要求因人而异、因势利导，以适应行为特点的
    A. 可塑性
    B. 差异性
    C. 目的性
    D. 自发性
    E. 偶然性

28. 人类行为的构成要素不包括
    A. 行为主体
    B. 行为客体
    C. 行为环境
    D. 行为目标
    E. 行为结果

29. 决定人类本能行为的主要因素是人的
    A. 生物性
    B. 成长性
    C. 学习性

    D. 社会性
    E. 适应性

30. 不属于人类本能行为的是
    A. 摄食行为
    B. 躲避行为
    C. 性行为
    D. 模仿
    E. 睡眠

31. 属于人类本能行为的是
    A. 摄食行为
    B. 学习行为
    C. 模仿行为
    D. 锻炼身体的行为
    E. 社交行为

32. 影响人的行为发展的因素是
    A. 遗传因素、学习因素、年龄因素
    B. 遗传因素、年龄因素、社会因素
    C. 年龄因素、社会因素、学习因素
    D. 环境因素、遗传因素、年龄因素
    E. 环境因素、学习因素、遗传因素

33. 影响行为发展的因素有
    A. 遗传因素、环境因素、学习因素
    B. 先天因素、后天因素、信息因素
    C. 生物因素、社会因素、环境因素
    D. 生物因素、社会因素、信息因素
    E. 心理因素、生物因素、社会因素

34. 要改变人们的行为除了注意促进目标人群知识、态度、价值观、技能改变外，还要注意改变
    A. 环境
    B. 性别
    C. 年龄
    D. 文化
    E. 民族

35. 属于不健康行为的是
    A. 合理营养
    B. 预防接种
    C. 求医行为
    D. 不遵守交通规则
    E. 主动回避

36. 健康行为是一种

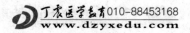
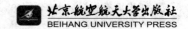

A．健康相关行为
B．处于理想健康状态下的行为
C．身体处于良好状态的行为
D．心理处于良好状态的行为
E．社会适应处于良好状态的行为

37．以健康信念模式为理论基础的健康教育为
A．了解酗酒的危害→形成酗酒有害健康的观念→产生戒酒信心和（或）行为
B．了解酗酒的危害→形成戒酒的积极态度→产生戒酒信心和（或）行为
C．了解酗酒的危害→了解戒酒的益处→产生戒酒信心和（或）行为
D．了解酗酒的危害→了解戒酒的益处和可能遇到的困难→产生戒酒信心和（或）行为
E．了解酗酒的危害和戒酒的益处→了解戒酒可能遇到的困难→产生戒酒信心和（或）行为

38．讳疾忌医属于
A．日常危害健康行为
B．保健行为
C．致病性行为
D．不良疾病行为
E．预警行为

39．某人性情急躁、雄心勃勃、时间紧迫感强，他的行为模式属于
A．A 型
B．B 型
C．C 型
D．AB 型
E．O 型

40．"合理应用医疗保健服务"属于
A．遵医行为
B．求医行为
C．保健行为
D．日常健康行为
E．预警行为

41．属于日常健康行为的是
A．预防接种
B．按时吃药
C．服用保健品

D．戒烟限酒
E．运动锻炼

42．属于保健行为的是
A．合理膳食
B．定期体检
C．避免有害环境
D．戒除不良嗜好
E．求医遵医

43．属于低可变行为的是
A．受到全社会谴责的行为
B．正处于发展时期的行为
C．源于传统生活方式的行为
D．已有成功改变实例的行为
E．与文化传统无关的行为

44．远离污染环境、积极应对各种紧张生活事件属于
A．日常健康行为
B．预警行为
C．保健行为
D．戒除不良嗜好行为
E．避开有害环境行为

45．吸烟、酗酒、缺乏体育锻炼属于危害健康行为中的
A．日常危害健康行为
B．致病性行为模式
C．不良疾病行为
D．违规行为
E．有害环境行为

46．关于健康相关行为改变知 - 信 - 行模式的描述，错误的是
A．"知"指知识、学习
B．"信"指信念、态度
C．"行"指行为、行动
D．"信"是基础
E．"行"是目标

47．个体的行为取向一般是以
A．知识为基础
B．技能为基础
C．信心为基础
D．态度为基础
E．价值观为基础

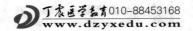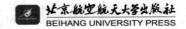

48. 在治疗过程中，患者由于药物不良反应感到不适而停药，在健康信念模式中应解释为
    A. 对疾病易感性的认识
    B. 对健康行为困难及益处的认识
    C. 提示因素
    D. 效能期待
    E. 对疾病严重性的认识

49. 在知信行模式中，"信"的含义是
    A. 学习
    B. 信任
    C. 态度
    D. 行为
    E. 信心

50. 根据健康信念模式，要采取戒烟行为必须具备的基本条件除外
    A. 认识到吸烟危害健康的严重性
    B. 认识到戒烟对促进健康的有效性
    C. 认识到戒烟过程可能带来的不适
    D. 掌握戒烟失败的弥补办法
    E. 相信自己能成功戒烟的信心

51. 知信行模式的目标是
    A. 增加人们的健康知识
    B. 改善人们的健康信念
    C. 强化人们的自理能力
    D. 促使健康行为的产生
    E. 提高人们的生活质量

52. 对传播概念的描述，正确的是
    A. 是传递、散布、交流信息的行为和过程
    B. 是收集反馈信息的活动与过程
    C. 是发送信息的活动与过程
    D. 是交流思想感情的过程
    E. 是为行为改变提供帮助的过程

53. 大众传播大多属于
    A. 单向传播
    B. 双向传播
    C. 组织传播
    D. 直接性传播
    E. 社会传播

54. 关于传播过程的五要素模式，正确的是
    A. 传播者、信息、媒介、受众、效果
    B. 传播者、媒介、信息、效果、受众
    C. 信息、传播者、媒介、受众、效果
    D. 信息、媒介、传播者、受众、效果
    E. 信息、传播者、媒介、效果、受众

55. 传播的要素不包括
    A. 传播者
    B. 接受者
    C. 信息与讯息
    D. 传播目的
    E. 传播效果

56. 在健康传播中，起纽带作用的要素是
    A. 传播者
    B. 受传者
    C. 信息与讯息
    D. 传播渠道
    E. 传播效果

57. 现代社会中，组织传播已发展成为一个独立的研究领域，即
    A. 社会传媒学
    B. 社会关系学
    C. 公共传媒学
    D. 公共关系学
    E. 沟通交流学

58. 健康传播具有明确的目的性，表现为
    A. 以疾病为中心
    B. 以患者为中心
    C. 以社区为中心
    D. 以生活方式为中心
    E. 以健康为中心

59. 健康传播的目的是受传者在接受信息后能发生系列改变，这些改变不包括
    A. 群体的知识
    B. 态度
    C. 行为
    D. 情感
    E. 知识

60. 人际传播中，不恰当的谈话技巧是
    A. 围绕一个主题，避免内容过多
    B. 重点突出，适当重复重要内容
    C. 谈话速度适中，注意避免停顿
    D. 注意观察对方非语言信息
    E. 及时反馈对方信息

 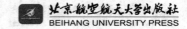

61. 护患交往中，个人距离应为
    A. 10～30cm
    B. 40～50cm
    C. 50～100cm
    D. 120～400cm
    E. 400cm 以外

62. 在交谈中，当对方说出某些敏感问题或难以回答的问题时，比较恰当的做法是
    A. 当作没听到，继续自己的话题
    B. 保持沉默
    C. 提醒对方不要提此类问题
    D. 做出无明确态度和立场的反应
    E. 顾左右而言他，回避问题

63. 人际传播过程中，占重要地位的信息交流是
    A. 语言信息
    B. 文字信息
    C. 体语信息
    D. 情感信息
    E. 声像信息

64. 提问的问题比较笼统，旨在诱发对方说出自己的感觉、认识、态度和想法，适用于了解对方真实的想法。此种提问是
    A. 开放式提问
    B. 封闭式提问
    C. 探索式提问
    D. 复合式提问
    E. 偏向式提问

65. 属于封闭式提问的问题是
    A. 经过这么多天的治疗，您感觉怎样
    B. 您是糖尿病患者吗
    C. 您为什么不愿意选择手术治疗呢
    D. 您的血液检查结果如何
    E. 您手术后感觉怎么样

66. 在交流中，可使用的动态体语是
    A. 眼神
    B. 服饰
    C. 姿势
    D. 语调
    E. 设施

67. 人际传播以
    A. 群体化信息为主
    B. 特殊群体化信息为主
    C. 家庭化信息为主
    D. 特殊家庭化信息为主
    E. 个体化信息为主

68. 当小组讨论出现沉默不语时，主持人应
    A. 马上结束讨论
    B. 暂时休会
    C. 保持沉默
    D. 个别提问
    E. 点名批评

69. 组织小组讨论时，不妥的是
    A. 小组人数控制在最小范围内
    B. 讨论时间一般控制在 1 小时左右
    C. 最好采用圆圈或马蹄形座位
    D. 开始讨论前成员彼此先做自我介绍
    E. 出现"一言堂"现象时应及时礼貌控制局面

70. 群体传播时"舆论领袖"对人们的认知和行为改变具有
    A. 领导作用
    B. 引导作用
    C. 主导作用
    D. 辅助作用
    E. 主要作用

71. 根据讨论的主题,选择相关的人员组成小组,小组讨论的人数一般为
    A. 3～5 人
    B. 4～6 人
    C. 5～8 人
    D. 6～10 人
    E. 10～15 人

72. 属于群体传播特点的是
    A. 传播过程具有复合性
    B. 是双向性的直接传播
    C. 受传者行为的可塑性
    D. 降低医疗成本
    E. 能及时反馈

73. 组织小组讨论时座位的排列一般采用
    A. 一字形
    B. 马蹄形
    C. 随意形

 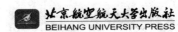

D. 三角形

E. 两两配对式

74. 影响传播效果的因素包括

A. 社会环境、传播者、信息、媒介、受众

B. 自然环境、传播者、信息、媒介、受众

C. 环境、传播者、信息、媒介、受众

D. 传播者、信息、媒介、受众、反馈

E. 传播者、信息、媒介、受众、效果

75. 为指导人们学习和掌握科学知识，指导人们的健康保健活动，健康教育首先必须坚持

A. 思想性

B. 科学性

C. 启发性

D. 巩固性

E. 实践性

76. 使用文字进行健康教育的首要条件是

A. 内容实用

B. 文字通俗易懂

C. 图文并茂

D. 学习者必须有阅读能力

E. 有适宜的场所

77. 健康传播者在制定传播信息、选择传播途径时，应重点考虑受者的

A. 文化程度

B. 健康状况

C. 经济状况

D. 文化背景

E. 寻求信息的动机

78. 健康传播效果中的最低层次为

A. 知晓健康信息

B. 态度转变

C. 采纳健康行为

D. 健康信念认同

E. 采纳健康的生活方式

79. 属于形象传播的是

A. 咨询、演讲

B. 报刊、杂志

C. 标本、模型

D. 电影、电视

E. 书籍

80. 健康传播者在制定传播信息、选择传播途径时，应重点考虑受者的

A. 生理特点和状况

B. 心理特点及动机

C. 文化程度

D. 经济状况

E. 兴趣爱好

81. 具有"肥胖危害人体健康"这种信念是行为改变的

A. 促成因素

B. 强化因素

C. 倾向因素

D. 遗传因素

E. 决定因素

82. 促使一个人的健康相关行为发生改变的决定因素是

A. 强化因素

B. 倾向因素

C. 促成因素

D. 信念（态度）因素

E. 知识因素

83. 健康教育诊断的目的主要是

A. 收集资料有关资料

B. 归纳、分析资料

C. 确定影响健康问题的因素

D. 了解社会问题

E. 分析环境因素

84. 根据格林模式，亲属的鼓励和支持将成为影响个体行为的

A. 遗传因素

B. 环境因素

C. 倾向因素

D. 促成因素

E. 强化因素

85. 行为诊断的主要目的是确定目标人群

A. 形成的时间已久的行为

B. 疾病和健康问题

C. 疾病或健康问题的相关因素

D. 正在处在发展期或刚刚形成的行为

E. 疾病或健康问题发生的行为危险因素

86. 生活质量诊断指标是

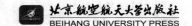

A. 目标人群生活满意度
B. 人均国民生产总值
C. 人均绿化面积
D. 目标人群人均住房面积
E. 目标人群人均年收入水平

87. 健康教育诊断中，社会环境诊断指标<u>不包括</u>
A. 入学率、文盲率
B. 人均年收入水平及人均住房面积
C. 卫生法规、政策的建立和执行情况
D. 医疗卫生服务机构专业人员组成及设备条件
E. 目标人群生活环境的物理、经济、文化和疾病状况

88. 属于低可变性行为的是
A. 正处在发展时期或刚形成的行为
B. 与文化传统关系不大的行为
C. 社会不赞成的行为
D. 深深植根于传统生活方式中的行为
E. 已有成功改变实例的行为

89. 计算某年某地新婚妇女某项卫生知识的知晓率，分母为
A. 该地所有妇女数
B. 该地所有育龄妇女数
C. 该地接受调查的所有新婚妇女数
D. 该地 18 岁以上的所有妇女数
E. 该地平均人口数

90. 健康教育干预方案的内容<u>不包括</u>干预活动的
A. 内容
B. 方法
C. 日程
D. 策略
E. 评价效果

91. 在确定优先健康教育项目时，优先考虑对人群健康威胁严重、对经济社会发展影响较大的问题，遵循的是
A. 有效性原则
B. 重要性原则
C. 合理性原则
D. 先进性原则
E. 整体性原则

92. 健康教育计划中目标与目的区别在于

A. 目的是目标的具体体现
B. 目标是目的的具体体现
C. 目标是预期达到的最终结果
D. 目的一般用指标描述
E. 目标一般具有宏观性

93. 健康教育时，最有针对性的教学方法是
A. 专题讲座
B. 媒介传播
C. 个别指导
D. 集体指导
E. 行为指导

94. 对目标人群因健康教育项目所导致的相关行为及其影响因素的变化进行评价，属于健康教育评价中的
A. 形成评价
B. 过程评价
C. 效应评价
D. 结局评价
E. 总结评价

95. 在健康教育的评价过程中，由于偶然因素，测试对象的某种特征水平过高，但在以后的测试中又恢复到原有水平的现象，属于偏倚的因素的是
A. 时间因素
B. 信息因素
C. 回归因素
D. 选择因素
E. 暴露因素

96. 健康教育形成评价和过程评价共同的评价方法是
A. 专家咨询
B. 现场观察
C. 目标人群调查
D. 查阅档案资料
E. 专家小组讨论

97. 减少偶然因素对评价效果的影响，可采用
A. 重复测量
B. 随机抽样
C. 随机配对
D. 检验测量工具
E. 培训测量人员

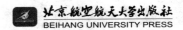

98. 健康教育计划目标的特点是
    A. 用符号描述
    B. 可测量性
    C. 用文字表述
    D. 具远期性
    E. 宏观性

99. 关于医院健康教育的描述，错误的是
    A. 又称患者健康教育
    B. 以患者为中心
    C. 以在医院接受保健服务的患者为对象
    D. 是有目的、有计划、有系统的健康教育活动
    E. 以防治疾病、促进身心健康为目的

100. 病房健康教育内容不包括
    A. 探视及陪伴制度
    B. 病因、发病机制
    C. 症状、并发症
    D. 治疗原则
    E. 生活起居、饮食知识

101. "医护人员在检查、诊疗过程中，对患者及家属进行面对面的口头教育"属于
    A. 候诊教育
    B. 随诊教育
    C. 门诊咨询教育
    D. 入院教育
    E. 病房教育

102. 患者，女，51岁。以"高血压心脏病"收入院，入院后责任护士对患者及家属进行入院教育，主要内容是
    A. 高血压心脏病的病因
    B. 医院的规章制度
    C. 高血压心脏病的治疗原则
    D. 并发症的预防
    E. 用药指导

103. 不属于健康教育计划内容的是
    A. 教育人员
    B. 教育内容
    C. 教育时间与场所
    D. 教育方法与工具
    E. 教育经费

104. 住院教育包括

    A. 门诊健康教育
    B. 术前健康教育
    C. 术后健康教育
    D. 技能健康教育
    E. 出院健康教育

105. 医护人员对患者进行有关医院规章制度的教育属于
    A. 候诊教育
    B. 入院教育
    C. 出院教育
    D. 病房教育
    E. 健康教育处方

106. 通过阅读患者的病历、分析病史及其健康影响因素来评估患者健康需求的方法是
    A. 直接评估法
    B. 间接评估法
    C. 病历评估法
    D. 非语言评估法
    E. 语言评估法

107. 患者，女，58岁。高血压病患者，喜好高盐饮食，社区护士按照健康相关行为改变理论的"知信行模式"，"信"在此案例中是指
    A. 提高该居民对社区护士责任
    B. 该居民能达到低盐饮食行为的信度
    C. 该居民形成高盐饮食危害健康的信念
    D. 该居民建立低盐饮食促进健康的效度
    E. 社区护士向该居民提供低盐饮食有益健康信息

108. 18岁高中生，能通过综合认识自己、他人、环境和社会，调整自己的行为，此时，其已进入行为的
    A. 主动发展阶段
    B. 自主发展阶段
    C. 巩固发展阶段
    D. 被动发展阶段
    E. 独立发展阶段

109. 在婴幼儿保健方面，妈妈们更愿意相信医务人员的指导，而不是街头小报的指导，这体现了受者的
    A. 求真心理
    B. 求近心理

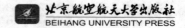

C．求短心理

D．求新心理

E．求情厌教

110．教目标人群掌握"粗粮细做"的技术，以促进他们改变只吃细粮不爱吃粗粮的习惯，是影响行为改变的

A．知识因素

B．环境因素

C．倾向因素

D．促成因素

E．强化因素

111．某产妇，26岁。护士通过与其交谈，了解到年轻母亲缺乏婴儿喂养的知识和技能。这是健康教育程序的

A．评估需求阶段

B．确定目标阶段

C．制定计划阶段

D．实施计划阶段

E．评价效果阶段

（112－113题共用备选答案）

A．知识普及＋宣传鼓动＋社会环境支持

B．知识学习＋信念理解＋行为改变

C．知识学习＋信念理解＋社会环境支持

D．知识普及＋宣传鼓动＋行为改变

E．知识学习＋信念理解＋行为改变＋社会环境支持

112．健康促进包括

113．健康教育包括

（114－115题共用备选答案）

A．自主发展阶段

B．被动发展阶段

C．主动发展阶段

D．巩固发展阶段

E．完善发展阶段

114．人们开始通过对自己、他人、环境、社会进行综合认识，调整自己的行为发展，这是行为发展的

115．在人的整个生命周期中，3～12岁这个阶段的行为发展称

（116－118题共用备选答案）

A．0～2岁

B．2～3岁

C．3～12岁

D．12～13岁至成年

E．成年后

116．人类行为形成的发展的巩固发展阶段一般在

117．人类行为形成和发展的主动发展阶段一般在

118．人类行为形成和发展的自主发展阶段一般在

（119－121题共用备选答案）

A．日常健康行为

B．避开有害环境行为

C．戒除不良嗜好行为

D．预警行为

E．保健行为

119．积极应对紧张生活事件属于

120．在促进健康行为中，定期体检、按时预防接种的行为属于

121．在促进健康行为中，驾车时停止吸烟并使用安全带的行为属于

（122－123题共用备选答案）

A．知识

B．信念

C．保健设施

D．亲属的劝告

E．相应的政策法规

122．在格林模式中，属于影响行为的促成因素是

123．在格林模式中，属于影响行为的强化因素是

（124－125题共用备选答案）

A．咨询

B．个别访谈

C．劝服

D．指导

E．反馈

124．通过健康教育使服务对象掌握自我保健知识和技能的人际传播形式称为

125．与服务对象面对面地直接交流，传递健康信息和知识，帮助其改变相关态度的人际传播形式称为

（126－127题共用备选答案）

    A. 封闭式提问

    B. 开放式提问

    C. 探索式提问

    D. 诱导式提问

    E. 特定式提问

126."能和我说说您对这个治疗方案的看法吗？"此提问属于

127."您知道什么是胃溃疡吗？"此提问属于

（128－131题共用备选答案）

    A. 社会诊断

    B. 行为诊断

    C. 环境诊断

    D. 管理与政策诊断

    E. 流行病学诊断

128. 从分析社会问题入手，确定社会环境和生活质量问题属于

129. 根据格林模式，评估开展健康教育的资源属于

130. 客观地确定目标人群的主要健康问题以及引起健康问题的行为因素和环境因素属于

131. 确定导致目标人群疾病或健康问题发生的行为危险因素，区别引起疾病或健康问题的行为与非行为因素属

（132－134题共用备选答案）

    A. 形成评价

    B. 过程评价

    C. 效应评价

    D. 结局评价

    E. 总结评价

132. 某社区开展控烟健康教育项目，评价该社区目标人群参与健康教育活动的人数属于

133. 某社区开展控烟健康教育项目，评价该社区目标人群戒烟影响因素属于

134. 在对糖尿病患者的健康教育中，评价糖尿病患者血糖控制率的变化属于

（135－136题共用备选答案）

    A. 知识、信念、态度和价值观

    B. 保健设施、诊所及医务人员

    C. 医疗费用及交通工具

    D. 家庭、单位及社会的支持

    E. 个人保健技术及相关政策法规

135. 对影响健康行为的强化因素的评价内容包括

136. 对影响健康行为的倾向因素的评价内容包括

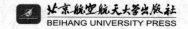

第六章　医院感染护理学

1. <u>不属于</u>医院感染的是
   A. 新生儿经母体产道时获得的感染
   B. 患者原有的慢性感染在医院内急性发作
   C. 医务人员在医院工作期间获得的感染
   D. 患者本次感染直接与上次住院有关
   E. 住院患者在原有感染基础上出现其他部位新的感染（除外脓毒血症迁徙灶）

2. 患者，男，32岁。因单纯十二指肠溃疡入院，入院后做胃大部分切除术，术后死于脓毒血症。说法正确的是
   A. 患者死因与医院感染无关
   B. 医院感染是直接死亡原因
   C. 该患者不是医院感染
   D. 死亡原因与手术大小有关
   E. 死亡原因与麻醉有关

3. 属于医院感染的是
   A. 皮肤黏膜开放伤口只有细菌定植而无炎症表现
   B. 非生物性因子刺激而产生的炎症表现
   C. 新生儿经胎盘获得的感染
   D. 本次感染直接与上次住院有关
   E. 患者原有的慢性感染在医院内发作

4. 根据医院感染的诊断标准，属于医院感染的是
   A. 发热24小时后入院
   B. 入院48小时后发生的无明显潜伏期的感染
   C. 入院时抽血培养结果细菌培养阳性
   D. 以创伤性伤口感染收入院
   E. 新生儿通过母婴传播获得的HIV抗体阳性

5. 医院感染控制的关键环节<u>不包括</u>
   A. 控制传染源

   B. 加强预防性用药
   C. 保护易感人群
   D. 切断传播途径
   E. 严格消毒灭菌和无菌操作技术

6. <u>不属于</u>医院感染的是
   A. 医院工作人员在医院内获得的感染
   B. 新生儿经产道分娩时获得的感染
   C. 入院时已处于潜伏期的感染
   D. 在医院内获得出院后发生的感染
   E. 手术后输血造成的病毒感染

7. 患者，男，54岁。因骨折而入院，4天后出现肺部感染的症状和体征，该感染属于
   A. 医院感染
   B. 非医院感染
   C. 正常现象
   D. 合并症
   E. 社会感染

8. 医院感染的主要对象是
   A. 住院患者
   B. 医生
   C. 护士
   D. 探视者
   E. 陪伴者

9. 预防医院感染的关键措施<u>不包括</u>
   A. 隔离传染病
   B. 切断传播途径
   C. 保护易感人群
   D. 加强预防性用药
   E. 定期进行消毒灭菌效果监测

10. 针对具有内源性感染危险因素的患者，预防原则<u>不正确</u>的是
   A. 避免扰乱和破坏患者的正常防疫机制
   B. 尽量使用广谱抗生素

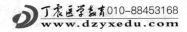

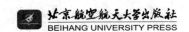

C. 仔细检查和明确患者的潜在病灶
D. 对感染危险指数高的人，采取保护性隔离措施
E. 对感染危险指数高的人，采取选择性去污染等措施

11. 预防外源性感染的最简便有效的措施是
    A. 进行一切护理活动时严格洗手
    B. 合理使用抗生素
    C. 控制内源性感染
    D. 限制探视和陪伴
    E. 有效的隔离

12. 导致医院感染高度危险性的物品是
    A. 呼吸机管道
    B. 麻醉机管道
    C. 胃镜
    D. 喉镜
    E. 手术用止血钳

13. 不属于外源性感染的是
    A. 病原体来源于工作人员污染的手
    B. 病原体来源于病房空气
    C. 病原体来源于自身口腔
    D. 病原体来源于探视者
    E. 病原体来源于其他患者

14. 关于人体正常菌群的叙述，错误的是
    A. 绝大部分是厌氧菌
    B. 在肠道可合成维生素
    C. 在抗感染上有重要作用
    D. 菌群失调可导致医院感染
    E. 有升高胆固醇的作用

15. 正常情况下，正常菌群可存留在机体的腔道是
    A. 肠道
    B. 胸腔
    C. 腹腔
    D. 颅腔
    E. 关节腔

16. 人体正常菌群的生理作用不包括
    A. 合成部分维生素
    B. 免疫功能调节
    C. 定植抵抗力作用
    D. 产生某些微量元素

E. 生物屏障作用

17. 肠道正常菌群参与合成叶酸，体现的是其
    A. 营养作用
    B. 免疫调节作用
    C. 定植抵抗力作用
    D. 生物屏障作用
    E. 抗衰老作用

18. 造成三度原位菌群失调最常见的原因是
    A. 气管插管
    B. 中心静脉置管
    C. 导尿管
    D. 环境污染
    E. 大量使用广谱抗生素

19. 移位菌群失调中横向转移是指菌群
    A. 从下消化道向上消化道转移
    B. 从皮肤及黏膜表层向深层转移
    C. 从肠腔向腹腔转移
    D. 经血循环向远处转移
    E. 经淋巴循环向远处转移

20. 由于抗生素使用不当，大肠中的铜绿假单胞菌转移到呼吸道定居。这种现象称
    A. 转移
    B. 共生
    C. 定植
    D. 定居
    E. 易位

21. 原位菌群三度失调的表现为
    A. 慢性腹泻
    B. 肠功能紊乱
    C. 口腔炎
    D. 阴道炎
    E. 假膜性肠炎

22. 因抗生素使用不当，大肠中的埃希菌转移到泌尿道定居，这种现象称
    A. 植入
    B. 移居
    C. 定植
    D. 定居
    E. 移位菌群失调

23. 微生物从外界环境进入人体，并在一定部位

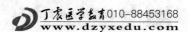
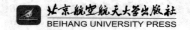

不断生长、繁殖后代，这种现象称为

 A．植入

 B．转移

 C．定植

 D．定居

 E．易位

24．患者，男，52 岁。脊髓外伤导致尿失禁，留置导尿 7 天，近日出现发热，尿液检出大量白细胞，患者最可能出现泌尿系

 A．金葡菌感染

 B．克雷伯杆菌感染

 C．铜绿假单胞菌感染

 D．溶血性链球菌感染

 E．大肠埃希菌感染

25．属于真菌的是

 A．病毒

 B．克雷伯杆菌

 C．金黄色葡萄球菌

 D．白色念珠菌

 E．铜绿假单胞菌

26．患者，男，33 岁。野外工作人员，因寒战、高热，大汗淋漓，每 3 天发作一次而去医院就诊，查血液涂片，找到疟原虫。该患者应首选的药物是

 A．伯氨喹啉

 B．氯喹

 C．吡喹酮

 D．结婚前应去医院咨询

 E．可用阿司匹林治疗

27．具有抗吞噬作用的细菌结构是

 A．鞭毛

 B．菌毛

 C．细胞壁

 D．荚膜

 E．芽胞

28．属于真菌的是

 A．金黄色葡萄球菌

 B．克雷伯杆菌

 C．铜绿假单胞菌

 D．白色念珠菌

 E．病毒

29．引起医院感染的病原微生物主要是

 A．条件致病菌

 B．致病菌

 C．自然界的一切微生物

 D．空气中的微生物

 E．环境中的微生物

30．耐甲氧西林金黄色葡萄球菌的英文简称是

 A．VRE

 B．MRSA

 C．MRSE

 D．ESBL

 E．AmpC

31．在真菌引起的医院感染中，常见的致病菌是

 A．黑曲霉

 B．近平滑念珠菌

 C．光滑念珠菌

 D．白色念珠菌

 E．李斯特菌

32．关于克雷伯杆菌，错误的是

 A．革兰阳性菌

 B．人呼吸道正常菌群的组成部分

 C．人肠道正常菌群的组成部分

 D．可引起呼吸道、手术切口等感染

 E．ICU 最常见的条件致病菌

33．根据卫生部《医院感染管理规范（试行）》，医院感染监测漏报率应低于

 A．5%

 B．10%

 C．15%

 D．20%

 E．25%

34．不属于全面综合性监测的类型是

 A．医院感染危险因素的监测

 B．目标监测

 C．医院感染部位发病率的监测

 D．医院感染暴发流行的监测

 E．医院感染高危科室的监测

35．不属于医院感染监测的是

 A．全院医院感染发生率的监测

 B．医院感染各科室发病率监测

 C．传染病的监测

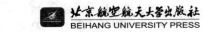

D. 医院感染危险因素的监测

E. 目标监测

36. 医院感染病例监测的具体方法**不包括**

A. 资料的收集

B. 资料的整理

C. 资料的分析

D. 资料的统计

E. 资料的报告

37. 临床科室出现医院感染流行或暴发时，措施**不当**的是

A. 查找感染源

B. 对感染患者和周围人群进行详细的流行病学调查

C. 必要时隔离患者甚至暂停接收患者

D. 对病室进行彻底的空气消毒

E. 总结经验，制定防范措施

38. 根据有关规定，医院感染的漏报率**不应超过**

A. 5%

B. 10%

C. 15%

D. 20%

E. 30%

39. 某医院、某科室的住院患者中，短时间内突然发生许多医院感染病例的现象是

A. 医院感染散发

B. 医院感染播散

C. 医院感染流行

D. 医院感染暴发

E. 医院感染罹患

40. 调查医院感染暴发流行的基本原则和主要手段是

A. 制定有效的控制措施先查找感染源

B. 首先采取措施再调查

C. 边调查边采取措施

D. 先调查再采取措施

E. 先进行病原学检查

41. **不适合**用环氧乙烷消毒的物品是

A. 家具

B. 血压计

C. 手电筒

D. 书本

E. 毛衣

42. 消毒使用的是紫外线灯管，杀菌作用最强的波段是

A. 250 ～ 270mm

B. 250 ～ 270nm

C. 230 ～ 250mm

D. 230 ～ 250nm

E. 270 ～ 290nm

43. 灭菌是指

A. 杀灭或清除外环境中传播媒介物上的病原微生物及有害微生物

B. 杀灭外环境的传播媒介上的所有活的微生物

C. 用物理或化学方法杀灭芽胞以外的病原微生物及其他微生物

D. 用物理方法清除污染物表面的有机物和污迹尘埃

E. 用物理方法清除或杀灭全部活的微生物

44. 使用微波消毒灭菌时正确的叙述是

A. 微波的频率是 30 ～ 300MHz

B. 微波的波长在 0.1 ～ 10m 左右

C. 对人体有伤害只能小剂量长期接触

D. 可使用金属物品盛装需要消毒物品

E. 用湿布包裹物品可提高消毒效果

45. 压力蒸汽灭菌后的无菌物品，保存时限为

A. 3 天

B. 7 天

C. 2 周

D. 4 周

E. 5 周

46. 对油剂进行消毒灭菌的方法是

A. 煮沸

B. 干烤

C. 紫外线

D. 微波

E. 压力蒸汽

47. 防止交叉感染，具有针对性的措施是

A. 一份无菌物品只供一位患者使用

B. 无菌物品应放在清洁、干燥、固定处

C. 无菌物品与非无菌物品分开存放

D. 无菌物品应定期检查有效使用期

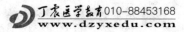 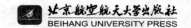

E. 用无菌钳夹取无菌物品

48. 把长 25cm 的持物镊浸泡在消毒液中，镊子前部浸泡于液面下的部分长度应为
    A. 5cm
    B. 7.5cm
    C. 10cm
    D. 12.5cm
    E. 15cm

49. 对有机物污染严重的器具消毒应做到
    A. 加大消毒药剂的使用剂量
    B. 减少消毒药剂的使用剂量
    C. 给予一般消毒的使用剂量
    D. 加大消毒剂的使用剂量，延长消毒作用时间
    E. 加大消毒剂的使用剂量，缩短作用时间

50. 恶性肿瘤患者手术用过的布类，需先放入专用污物池，用消毒剂浸泡
    A. 10 分钟
    B. 20 分钟
    C. 30 分钟
    D. 40 分钟
    E. 50 分钟

51. 阑尾切除术中急需 1 把阑尾拉钩，此器械宜采用的灭菌方法是
    A. 环氧乙烷熏蒸法
    B. 紫外线照射法
    C. 压力蒸汽灭菌法
    D. 乳酸熏蒸法
    E. 戊二醛浸泡法

52. 连续使用的氧气湿化瓶、雾化器、早产儿暖箱应
    A. 每周 2 次消毒，用后终末消毒，干燥保存
    B. 每天进行清洁，用后再消毒，干燥保存
    C. 每天消毒，用后终末消毒，干燥保存
    D. 每周 1 次消毒，用后终末消毒，干燥保存
    E. 专人专用，用后才进行终末消毒

53. 为粉剂、油剂、玻璃器皿选择最适宜的灭菌方法是
    A. 燃烧法

B. 煮沸法
C. 干烤法
D. 熏蒸法
E. 压力灭菌法

54. 无菌物品的保存方法不当的是
    A. 储物架及运送车要保持干净
    B. 无菌物品应有合格标志，并标明灭菌日期
    C. 快速压力蒸汽灭菌物品不论是否潮湿，均可保存 7 ～ 14 天
    D. 储藏房间要保持湿式清扫，避免扬尘
    E. 无菌物品应与未无菌物品分开存放

55. 按医院用品危险性分类属于高危险性物品的是
    A. 体温计
    B. 注射器
    C. 输液器
    D. 被服
    E. 口罩

56. 不宜应用高压蒸汽灭菌的是
    A. 金属器械
    B. 刀剪类
    C. 敷料类
    D. 玻璃类
    E. 瓷类

57. 对手术器械进行消毒灭菌时首选
    A. 等离子体灭菌
    B. 压力蒸汽灭菌
    C. 电离辐射灭菌
    D. 2% 戊二醛浸泡灭菌
    E. 紫外线照射消毒

58. 化学消毒注意事项中，错误的是
    A. 器械必须洗净擦干后浸泡
    B. 器械必须与药液充分接触
    C. 浸泡后的器械，使用前用无菌生理盐水冲洗
    D. 消毒药液长期有效
    E. 对金属有腐蚀作用的药液，不可用来浸泡器械

59. 可用于黏膜消毒的溶液是
    A. 1000 ～ 2000mg/L 苯扎溴铵

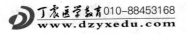 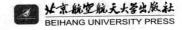

B. 2% 戊二醛

C. 0.1% 氯胺

D. 70% 乙醇

E. 0.5% 碘酊

60. 属于高度危险物品的是

A. 活体组织检查钳

B. 胃镜

C. 气管镜

D. 呼吸机管道

E. 子宫帽

61. 用于手的消毒时碘伏溶液含有效碘

A. 100mg/L

B. 200mg/L

C. 500mg/L

D. 5000mg/L

E. 50mg/L

62. 煮沸法消毒时，加入 1% ～ 2% 碳酸氢钠，可提高沸点至

A. 105℃

B. 108℃

C. 110℃

D. 112℃

E. 115℃

63. 被哪种微生物污染的物品须选用高水平消毒或灭菌

A. 真菌

B. 螺旋体

C. 支原体

D. 分枝杆菌

E. 亲水病毒

64. 对病毒性肝炎患者使用过的化纤织物，最好的消毒方法是

A. 环氧乙烷气体消毒

B. 紫外线照射

C. 氯胺喷雾

D. 过氧乙酸浸泡

E. 高压蒸汽灭菌

65. 关于化学消毒剂的使用，不正确的是

A. 体温计可用 75% 乙醇浸泡 30 分钟消毒

B. 新洁尔灭不能与肥皂合用

C. 环氧乙烷应置于无火源、阴凉处，最好

存入冰箱中

D. 皮肤过敏者禁用碘酊

E. 过氧化氢溶液可除掉陈旧血迹

66. 属于灭菌消毒剂的是

A. 戊二醛

B. 乙醇

C. 含氯消毒剂

D. 新洁尔灭

E. 洗必泰乙醇

67. 压力蒸汽灭菌时物品包的体积要求不超过

A. 30m×30cm×40cm

B. 20cm×30cm×25cm

C. 30cm×30cm×25cm

D. 30cm×25cm×25cm

E. 30cm×30cm×20cm

68. 应用红外线烤灯治疗压疮，不正确的操作是

A. 首先评估患者情况

B. 暴露压疮部位

C. 灯距为 20 ～ 30cm

D. 照射时间为 20 ～ 30 分钟

E. 注意防止烫伤

69. 2017 年 7 月 23 日，护士铺无菌盘时，不正确的是

A. 所用无菌包的灭菌日期是 2017 年 7 月 14 日

B. 打开无菌包后，用无菌持物钳夹取治疗巾

C. 打开治疗巾时，手不可触及治疗巾内面

D. 铺无菌盘时，不能背对无菌区，更不能有事离开

E. 铺好的无菌盘 4 小时内有效

70. 对呼吸机管道，喉镜等医用物品应采用的消毒方法是

A. 高水平消毒法

B. 中水平消毒法

C. 低水平消毒法

D. 机械消毒法

E. 灭菌法

71. 对消毒剂的正确认识是

A. 消毒之前应先清洗，否则消毒剂活性减低

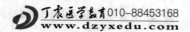
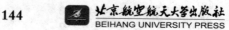

B. 2% 戊二醛溶液是有效的灭菌剂，但它对金属的腐蚀性大

C. 蒸馏水是灭菌的，也可以漂洗灭菌的器皿

D. 含氯消毒剂是非常有效的消毒剂且有效期长

E. 碘伏对皮肤黏膜有刺激，对铜、铅等二价金属无腐蚀性

72. 肝炎患者入院行卫生处置时，衣服的最佳处理方法是
　　A. 存放在住院处
　　B. 交家属带回家
　　C. 消毒后再交回患者保管
　　D. 消毒后存放在住院处
　　E. 日光曝晒后存放病室

73. 关于煮沸消毒，说法错误的是
　　A. 海拔每增高 300 米，应延长消毒时间 2 分钟
　　B. 水中加入碳酸氢钠可提高沸点
　　C. 水中加入碳酸氢钠后有去污和防锈作用
　　D. 物品消毒后应及时取出，置于无菌容器中
　　E. 海拔每增高 300 米，应延长消毒时间 1 分钟

74. 食醋用于空气消毒的浓度是
　　A. 5 ～ 10ml/m³
　　B. 10 ～ 20ml/m³
　　C. 20 ～ 30ml/m³
　　D. 40 ～ 50ml/m³
　　E. 50 ～ 60ml/m³

75. 医疗用品按其污染后造成危害的程度，可分为
　　A. 1 类
　　B. 2 类
　　C. 3 类
　　D. 4 类
　　E. 5 类

76. 煮沸灭菌时，在水中加入碳酸氢钠制成 2% 溶液，可使沸点提高到
　　A. 103℃
　　B. 105℃

C. 107℃
D. 109℃
E. 111℃

77. 不属于高度危险性医用物品的是
　　A. 输液器材
　　B. 透析器
　　C. 膀胱镜
　　D. 导尿管
　　E. 喉镜

78. 对中效消毒剂不敏感的病原微生物是
　　A. 细菌芽胞
　　B. 真菌
　　C. 亲脂病毒
　　D. 细菌繁殖体
　　E. 结核杆菌

79. 某传染病病室，长 5m、宽 4m、高 3m，用纯乳酸进行空气消毒，纯乳酸用量是
　　A. 9.6ml
　　B. 7.2ml
　　C. 6.4ml
　　D. 4.2ml
　　E. 2.4ml

80. 属于中效消毒剂的是
　　A. 戊二醛
　　B. 过氧化氢
　　C. 含氯消毒剂
　　D. 碘伏
　　E. 氯已定

81. 为了防止交叉感染，必须做到
　　A. 无菌物品应放在清洁、干燥的地方
　　B. 治疗室每天紫外线消毒 1 次
　　C. 取无菌物品，用无菌持物钳
　　D. 一份无菌物品只能一个人使用
　　E. 无菌物品和有菌物品分别放置

82. 压力蒸汽灭菌的生物监测指标菌为
　　A. 耐热的嗜热脂肪杆菌芽胞
　　B. 耐热的嗜热脂肪芽胞杆菌
　　C. 耐热的嗜热脂肪杆菌
　　D. 枯草杆菌芽胞
　　E. 短小杆菌芽胞

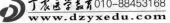

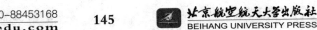

北京航空航天大学出版社
BEIHANG UNIVERSITY PRESS

83. 环氧乙烷气体灭菌效果生物监测的时间要求是
   A. 每天
   B. 隔日
   C. 每周
   D. 每月
   E. 每季度

84. 高压蒸汽灭菌效果监测最可靠的方法是
   A. 化学指示胶带
   B. 程序监测
   C. 生物监测
   D. 化学指示卡
   E. 温度计

85. 对戊二醛的效果监测为
   A. 每天 1 次
   B. 隔天 1 次
   C. 每周 1 次
   D. 两周 1 次
   E. 每月 1 次

86. 压力蒸汽灭菌中化学指示卡和指示带的监测要求是
   A. 每包
   B. 每锅
   C. 每天
   D. 每周
   E. 每月

87. 控制医院感染最简单、最有效、最方便、最经济的方法是
   A. 手卫生
   B. 环境卫生
   C. 抗菌药物的合理使用
   D. 传染病的防控
   E. 消毒与灭菌

88. 护士在导尿过程中发现手套破损，此时应
   A. 无需处理
   B. 用胶布粘贴破损处
   C. 加戴一副手套
   D. 立即更换手套
   E. 更换护士继续操作

89. 不宜使用的手消毒剂是
   A. 0.5% 洗必泰醇

   B. 0.5% 碘伏
   C. 2% 戊二醛
   D. PVP-I（吡洛烷酮 - 碘）
   E. 75% 乙醇

90. 不需要用消毒剂搓洗手的是
   A. 接触污染物品后
   B. 接触传染病患者后
   C. 接触同一患者不同部位
   D. 接触特殊感染的病原体后
   E. 在微生物实验室操作后

91. 洗手指征不包括
   A. 接触患者前
   B. 进行无菌技术操作前
   C. 接触血液、体液和被污染物品前
   D. 戴口罩和穿脱隔离衣前
   E. 脱手套后

92. 当手被传染病患者的体液污染时应采用的洗手方法是
   A. 反复洗手
   B. 用肥皂水浸泡双手
   C. 先洗手，再用消毒剂搓洗 2 分钟
   D. 先将手用消毒剂搓洗 2 分钟，再洗手
   E. 外科洗手消毒法

93. 护士在护理感染患者后，其洗手操作正确的是
   A. 洗手前取下手上饰物及手表卷袖过腕
   B. 湿润双手后取洗手液或肥皂涂抹双手
   C. 揉搓双手各面包括手腕及肘上 10cm
   D. 揉搓时间持续 10 秒注意指甲指缝等处
   E. 洗手完毕后可用手直接关闭水龙头

94. 用过氧化氢液进行口腔和咽部消毒，其浓度为
   A. 0.05%
   B. 0.1%
   C. 0.5%
   D. 1%
   E. 2%

95. 不适宜血液病病区采用的空气净化方法是
   A. 紫外线灯照射消毒
   B. 化学消毒
   C. 自然通风

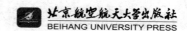

D. 空气消毒器

E. 集中空调通风系统

96. **不符合**环境清洁消毒原则和方法的是
    A. 清洁的程序遵循从污到洁的原则
    B. 采用湿式拖把清洁，避免灰尘飞扬
    C. 一般的环境以清洁为主
    D. 特殊的环境可选用消毒剂消毒
    E. 所有卫生用具应用后要消毒、洗净、晾干

97. 医院Ⅰ类环境的空气消毒采用的方式是
    A. 层流通风
    B. 臭氧消毒
    C. 紫外线消毒
    D. 静电吸附式空气消毒器
    E. 循环风紫外线空气消毒器

98. 感染链的组成是
    A. 传染源、传播途径、感染症状
    B. 传播途径、易感人群、感染部位
    C. 易感人群、传染源、病原体毒力
    D. 宿主的免疫力、传染源、病原体毒力
    E. 传染源、传播途径及易感人群

99. 需要进行血液-体液隔离的患者是
    A. 麻疹
    B. 脊髓灰质炎
    C. 皮肤白喉
    D. 疟疾
    E. 霍乱

100. 关于隔离技术的叙述，**不正确**的是
    A. 检验标本应放在有盖的容器内运送
    B. 凡具有传染性的患者应集中一个房间便于管理
    C. 被传染的敷料进行焚烧处理
    D. 不将病历带进隔离室
    E. 为患者抽血时戴手套

101. 属于污染区的是
    A. 医务人员值班室
    B. 医护人员办公室
    C. 治疗室
    D. 医生更衣室
    E. 患者入院接待处

102. 有关隔离室的设置，正确的是
    A. 可适用于多重耐药菌感染的患者
    B. 空气传播疾病患者房间应注意灭蚊
    C. 如无单独房间，传染患者也可住同一房间，但床距应保持1m以上
    D. 保护性隔离患者房间应保持负压
    E. 室内空气应直接排出室外

103. 肾移植术后患者应采取的隔离种类是
    A. 严密隔离
    B. 接触隔离
    C. 消化道隔离
    D. 保护性隔离
    E. 呼吸道隔离

104. 在传染病区内属于半污染区的是
    A. 库房
    B. 病区内走廊
    C. 值班室
    D. 病室
    E. 更衣室

105. 隔离衣使用的叙述，**错误**的是
    A. 隔离衣需全部遮盖工作服
    B. 衣领的内面为清洁面
    C. 隔离衣挂在病房里时应内面向外
    D. 隔离衣应每天更换一次
    E. 隔离衣潮湿后应立即更换

106. 患者因乙型肝炎，肝功能衰竭，行肝移植术后1天，使用免疫抑制药，应采用
    A. 一般隔离
    B. 保护性隔离
    C. 呼吸道隔离
    D. 消化道隔离
    E. 接触隔离

107. 属于清洁区的是
    A. 医护值班室
    B. 消毒室
    C. 检验室
    D. 病区走廊
    E. 患者洗手间

108. 戊型肝炎病毒的传播途径是
    A. 粪-口传播
    B. 接触传播

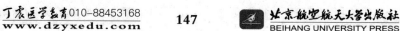

C. 蚊叮咬传播
D. 体液传播
E. 呼吸道传播

109. 呼吸道隔离的主要原则<u>不包括</u>
    A. 同一病菌感染者可同住一室
    B. 接近患者需戴口罩
    C. 接触患者污染的物品要洗手
    D. 必须穿隔离衣、戴手套
    E. 通向走道的门窗须关闭

110. 在传染病区，护士穿好隔离衣后<u>禁止</u>进入的区域是
    A. 病区外走廊
    B. 病室
    C. 严密隔离病室
    D. 浴室
    E. 治疗室

111. 细菌在缺少某种结构成分时仍可生存，那么缺少的是
    A. 细胞壁
    B. 细胞膜
    C. 细胞浆
    D. 核质
    E. 胞质颗粒

112. 抗生素联合用药的指征<u>不包括</u>
    A. 单一药物难以控制的感染
    B. 病因明确的严重感染
    C. 感染部位一般抗生素不易渗入的感染
    D. 联合用药可显著增强抗菌作用的感染
    E. 长期应用抗生素，防止真菌二重感染

113. 抗感染药物的作用机制<u>不包括</u>
    A. 干扰细菌细胞壁合成
    B. 损伤细菌细胞膜
    C. 影响细菌蛋白质的合成
    D. 加速细菌线粒体的溶解
    E. 抑制细菌核酸的合成

114. 抗生素使用过程中对剂量和疗程的要求是
    A. 剂量足够，疗程够长
    B. 剂量足够，疗程尽量短
    C. 剂量减少，疗程增长
    D. 剂量减少，疗程尽量短
    E. 根据疗效，随时调整剂量和疗程

115. β-内酰胺类抗生素最佳给药方法是
    A. 连续给药
    B. 1天量1次性给药
    C. 间歇给药
    D. 与氨基糖苷类抗生素同瓶滴注
    E. 根据药效学和药代动力学的特点决定间歇或者连续给药

116. 导致抗生素毒性增加的联合使用药物为
    A. 庆大霉素＋卡那霉素
    B. 青霉素＋甲硝唑
    C. 庆大霉素＋红霉素
    D. 红霉素＋磺胺类
    E. 庆大霉素＋先锋霉素

117. 选择抗感染药物的最佳依据是
    A. 医生的临床判断加经验
    B. 细菌涂片加革兰染色结果
    C. 细菌培养加药物敏试结果
    D. 细菌药敏试验加药物代谢动力学特征
    E. 患者的经济状况和患者的意愿

118. 抗菌药物的应用方法正确的是
    A. 发生感染时应尽早使用高效广谱抗菌药物
    B. 在治疗感染性疾病时，考虑病原体对抗菌药物的敏感性
    C. 联合用药比单一用药要好
    D. 抗菌药物可用作消毒剂，对皮肤伤口消毒
    E. 发热患者都因感染，均可用抗菌药物治愈

119. 关于合理使用抗菌药物的叙述，<u>错误</u>的是
    A. 严格掌握抗菌药物使用的适应证和禁忌证
    B. 预防和减少抗菌药物的毒副作用
    C. 根据细菌药敏试验结果及药物代谢动力学指证严格选择药物和给药途径
    D. 采用适宜的药物、剂量、疗程和给药方法，避免耐药性发生
    E. 对于感染高风险人群可及早给予抗菌药物，预防感染发生

120. 术前应预防性应用抗生素的手术是
    A. 输卵管结扎术

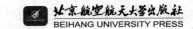

B. 胃大部分切除术
C. 各种人造物置换术
D. 胆囊切除术
E. 甲状腺手术

121. 应用抗菌药物指征的手术<u>除外</u>
A. 开放性骨关节损伤
B. 动物咬伤
C. 脏器移植
D. 人工关节置换
E. 膝软骨摘除

122. 有关下呼吸道感染的病原学诊断，<u>错误</u>的是
A. 经筛选的痰液，分离到致病菌
B. 痰细菌定量培养分离病原菌数 $\geq 10^6 CFU/ml$
C. 血培养或并发胸腔积液者的胸液分离到病原体
D. 经纤维支气管镜或人工气道吸引采集的下呼吸道分泌物病原菌数 $\geq 10^5 CFU/ml$
E. 痰或下呼吸道采样标本中分离到通常非呼吸道定植的细菌或其他特殊病原体

123. 血管内导致相关性感染的主要影响因素<u>不包括</u>
A. 导管的类型
B. 导管留置的时间
C. 对导管的日常护理
D. 置管时的无菌操作
E. 置管人的年资

124. 患者，男，65 岁。因肺炎入院治疗，使用抗生素治疗 7 天后，出现了发热、腹痛、腹泻，大便为水样便，查血常规有白细胞增高，结肠镜检查发现肠壁充血、水肿，见到 5mm 灰白色假膜，该患者最有可能的诊断是
A. 急性细菌性痢疾
B. 急性胃肠道感染
C. 抗菌药物相关性腹泻
D. 病毒性腹泻
E. 胃肠功能紊乱引起的腹泻

125. 关于预防血管相关性感染的描述<u>不正确</u>的是
A. 严格洗手，严格无菌操作
B. 熟练的穿刺、插管技术
C. 留置导管的时间不宜过长
D. 使用合格的一次性医疗用品
E. 配制的溶液可在冰箱内保存 1 周

126. <u>不能</u>预防血管相关性感染发生的措施为
A. 选用口径相宜、质地柔软而关节的导管
B. 置入导管时严格无菌技术
C. 加强插管部位的护理及监测
D. 导管应尽量延长留置时间以减少插管次数
E. 一旦发现局部感染或全身感染征象应立即拔管

127. 关于预防呼吸机相关性肺炎的描述，<u>不正确</u>的是
A. 呼吸机的湿化器可使用蒸馏水
B. 做好气道护理及有效的吸痰
C. 进行操作时，应严格按要求洗手
D. 呼吸机湿化罐冷凝水应及时清除，防止反流
E. 湿化罐及导管应严格做好终末消毒，干燥保存

128. 为预防下呼吸道感染，连续使用的氧气湿化瓶，更换湿化液的要求是
A. 每天更换，加冷开水
B. 每天更换，加无菌水
C. 隔日更换，加冷开水
D. 隔日更换，加无菌水
E. 每周更换，加冷开水

129. 患者，女，30 岁。经阴道顺利分娩一婴，于产后第 4 天出院，回家后（产后第 5 天）产妇外阴切口裂开并出现脓性分泌物，临床诊断为
A. 外阴切口感染
B. 会阴裂伤感染
C. 不属于医院感染
D. 外阴切口感染属于医院感染
E. 手术部位感染

130. 预防无菌手术切口感染<u>不正确</u>的措施是
A. 缩短住院时间

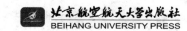

B. 敷料被液体渗透及时更换
C. 尽量采用封闭式重力引流
D. 严格无菌操作
E. 保持室内空气清洁

131. 医院感染最主要的传播方式是
  A. 患者与陪护者之间的接触
  B. 通过工作人员的手
  C. 医疗用品的重复使用
  D. 一次性医疗用品的使用
  E. 患者的排泄物和分泌物

132. 预防血管相关性感染的措施不当的是
  A. 使用各种导管应有明确指征
  B. 操作时严格遵守无菌操作原则
  C. 留置导管的时间不宜过长
  D. 使用合格的一次性医疗用品
  E. 配制的溶液可在冰箱内保存 1 周

133. 不易在新生儿室形成爆发流行的感染为
  A. 葡萄球菌
  B. 克雷伯杆菌
  C. 鼠伤寒沙门氏菌
  D. 铜绿假单胞菌
  E. 柯萨奇病毒

134. 有关 ICU 的感染管理，错误的是
  A. 病室定期消毒
  B. 限制家属探视和陪护
  C. 提倡介入性监护方法
  D. 根据细菌培养和药敏试验选择抗生素
  E. 严重创伤、感染的患者避免安排在同一房间

135. 预防老年患者医院感染，不正确的措施是
  A. 加强生活护理，保持口腔和会阴的清洁
  B. 协助患者进行增加肺活量的训练
  C. 严格执行探视制度和消毒隔离制度
  D. 保持病房环境清洁，空气清新
  E. 长期服用小剂量抗生素以预防感染发生

136. 不属于医院感染的高危人群的是
  A. 老年患者
  B. 早产儿和新生儿
  C. 免疫抑制药使用者

D. ICU 住院患者
E. 孕产期妇女

137. 被抗原阳性血液污染的针头等锐器刺破皮肤者应立即注射
  A. 生理盐水
  B. 相应的疫苗
  C. 高效免疫球蛋白
  D. 广谱抗生素
  E. 敏感性抗生素

138. 医务人员在执业过程中发生锐器伤后的正确处理程序是
  A. 立即挤血并冲洗伤口，再清创、消毒、包扎、报告和记录、跟踪监测
  B. 立即冲洗伤口后挤血，再清创、消毒、包扎、报告和记录，跟踪监测
  C. 立即清创、消毒、包扎、报告和记录，跟踪监测
  D. 立即报告和记录，再挤血、清创、消毒、包扎、跟踪监测
  E. 立即查看锐器情况，评估伤情的严重性程度，再做妥善处理

139. 对于宣传感染控制的理论最有效的方法是
  A. 研究表明通过行政干预的方法是最有效的
  B. 海报主要对那些拥护政策的人有效
  C. 良好的卫生习惯及基本操作技术培训
  D. 成人学习最好选取他们知道的题目
  E. 说服工作

140. 甲型肝炎和戊型肝炎的主要传播途径为
  A. 血液
  B. 密切接触
  C. 粪 - 口
  D. 飞沫
  E. 体液

141. 主要经血液传播的肝炎病毒为
  A. HAV、HBV、HCV
  B. HAV、HBV、HDV
  C. HCV、HDV
  D. HBV、HCV、HDV
  E. HAV、HBV

142. 艾滋病病毒传播途径不包括

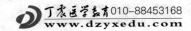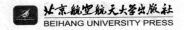

A. 性接触
B. 输血
C. 共用静脉注射器
D. 拥抱
E. 哺乳

143. 艾滋病是由人体免疫缺陷病毒所致的慢性传染病，本病毒主要感染的细胞是
A. $CD4^+T$ 淋巴细胞
B. 单核细胞
C. 粒细胞
D. K 细胞
E. B 淋巴细胞

144. 可能传播艾滋病病毒的途径为
A. 同桌进餐
B. 输血
C. 共用浴具
D. 握手
E. 拥抱

145. 淋球菌对外界抵抗力特点是
A. 对热不敏感
B. 对干燥不敏感
C. 对消毒剂敏感
D. 对抗生素不敏感
E. 离开人体后正常生长

146. 流行性出血热病毒属于
A. 肠道病毒属
B. 汉坦病毒属
C. 副黏病毒属
D. 单纯疱疹病毒
E. 黄热病毒属

147. 流行性出血热的控制方法不包括
A. 疫情监测
B. 灭鼠、防鼠
C. 积极治疗
D. 全面消毒
E. 灭蝇、防蝇

148. 关于炭疽的描述正确的是
A. 传染源是蚊蝇
B. 炭疽芽胞的抵抗力强，能耐受煮沸 30 分钟
C. 炭疽杆菌繁殖体对热不敏感

D. 炭疽芽胞在泥土中可生存 10 年以上
E. 患有炭疽的病畜可以解剖

149. 炭疽杆菌在泥土中能生存的时间为
A. 2 周
B. 2 个月
C. 2 年
D. 5 年
E. 10 年以上

150. 对炭疽病采取的消毒方法不包括
A. 肺炭疽患者家要进行空气消毒
B. 炭疽患者产生的医疗废物要焚烧
C. 病畜应整体焚烧，严禁解剖
D. 对患者居室地面，墙壁及家具可用乙醇反复擦拭消毒
E. 炭疽病患者要采取严密隔离

151. 对已确诊为炭疽的家畜应
A. 整体深埋
B. 整体焚烧
C. 解剖后焚烧
D. 消毒后深埋
E. 解剖后深埋

152. 除呼吸道传播外，结核病常见的传播途径还有
A. 泌尿传播
B. 消化道传播
C. 皮肤接触传播
D. 性传播
E. 血液传播

153. 结核病最主要的传染源是
A. 结核性脑膜炎
B. 骨关节结核
C. 开放性肺结核
D. 淋巴结结核
E. 结核性腹膜炎

154. 占生殖器结核 85% ~ 95% 的是
A. 卵巢结核
B. 子宫颈结核
C. 输卵管结核
D. 盆腔腹膜结核
E. 子宫内膜结核

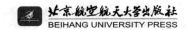

155. 按照（医院感染管理方法）规定，医疗机构发生哪种情况，需要向有关部门报告医院感染暴发
    A. 由于医院感染导致患者人身损害后果
    B. 由于医院感染导致暴发 3 人以上人身损害后果
    C. 由于医院感染导致 3 人以下人身损害
    D. 由于医疗责任事故导致患者死亡
    E. 由于医院感染暴发直接导致患者死亡

156. 患者，男，39 岁。因细菌性痢疾住院治疗，其羊绒衫最适合的消毒方法是
    A. 压力蒸汽灭菌法
    B. 过氧乙酸浸泡法
    C. 煮沸法
    D. 食醋熏蒸法
    E. 环氧乙烷熏蒸

157. 患者，女，18 岁。因食用不洁食物引起上吐下泻，诊断为细菌性痢疾。其排泄物用漂白粉消毒，漂白粉与粪便的比例和消毒时间分别是
    A. 1：3，1 小时
    B. 1：5，1 小时
    C. 1：3，2 小时
    D. 1：5，2 小时
    E. 1：10，1 小时

158. 患者，男，71 岁。白血病，口腔颊黏膜上有白色斑块，怀疑真菌感染。为该患者实施口腔护理时应选用的溶液是
    A. 生理盐水
    B. 朵贝尔液
    C. 0.02% 呋喃西林
    D. 1% 过氧化氢
    E. 2% 碳酸氢钠

159. 护士长在护理查房时，提问实习护士关于医疗垃圾处理问题时，实习护士回答错误的是
    A. 医疗垃圾应焚烧
    B. 使用后的一次性注射器、输液器针头及必须置于锐器盒内
    C. 医用垃圾使用棕色塑料袋
    D. 医用垃圾使用污染专梯专人回收
    E. 医疗垃圾处理时做好自我防护

160. 患者，男，52 岁。近日因厌食、腹胀、轻度皮肤黄染，经检查诊断为乙型病毒性肝炎。该疾病的主要传播途径是
    A. 血液 - 体液传播
    B. 呼吸道传播
    C. 消化道传播
    D. 接触传播
    E. 昆虫传播

161. 患者，男，28 岁。因食用了苍蝇叮咬过的食物，1 周后出现全身不适、体温 39.0 ～ 40.0℃ 呈稽留热、脉搏 60 ～ 70 次 / 分、表情淡漠。病程第 2 周出现玫瑰疹。对患者采取的隔离种类是
    A. 严密隔离
    B. 接触隔离
    C. 昆虫隔离
    D. 肠道隔离
    E. 保护性隔离

162. 某护士在传染病房工作，自我防护措施不正确的是
    A. 操作前后洗手
    B. 避免直接接触患者体液
    C. 若被针头刺伤，首选用大量清水冲洗伤口
    D. 为患者进行特殊口腔护理时佩戴护目镜
    E. 定期进行身体检查

163. 患者，女，28 岁。入院诊断甲型肝炎，经治疗 3 周后痊愈出院，护士进行终末消毒处理中，做法不正确的是
    A. 被服及时送洗衣房清洗
    B. 病床、桌椅用消毒液擦拭
    C. 体温计用消毒液浸泡，血压计、听诊器进行熏蒸消毒
    D. 室内空气可用紫外线照射
    E. 个人用物经消毒后带出病区

164. 患者，女，30 岁。因乙型肝炎入传染科住院隔离治疗，限制其活动，该患者活动受限是属于
    A. 焦虑造成活动无力
    B. 运动系统功能受损
    C. 社会因素的需要
    D. 治疗措施需要
    E. 疾病影响机体活动

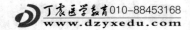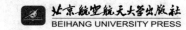

165. 患者，男，45 岁。确诊为二期梅毒，消毒方法**不正确**的是
    A. 内衣裤、毛巾进行煮沸消毒
    B. 床单、被褥用 250 ～ 500mg/L 有效氯浸泡
    C. 便器用 0.2% 过氧乙酸擦拭
    D. 家具表面可用 75% 乙醇擦拭
    E. 性生活时可向生殖器官上喷涂消毒剂

（166 － 167 题共用备选答案）
    A. 医源性感染、自身感染
    B. 交叉感染、自身感染
    C. 医源性感染、交叉感染、自身感染
    D. 内源性感染、外源性感染
    E. 内源性感染、医源性感染
166. 按感染途径医院感染分为
167. 医院感染按病原体的来源分为

（168 － 169 题共用备选答案）
    A. 深层转移
    B. 横向转移
    C. 纵向转移
    D. 种植转移
    E. 淋巴转移
168. 皮肤及黏膜表层的细菌向深层转移属于
169. 下消化道细菌向上消化道转移属于

（170 － 171 题共用备选答案）
    A. 压力蒸汽灭菌
    B. 煮沸
    C. 紫外线照射
    D. 流动蒸汽
    E. 戊二醛浸泡
170. 手术刀剪的消毒宜用
171. 手术敷料的消毒宜用

（172 － 174 题共用备选答案）
    A. 4 小时
    B. 24 小时
    C. 3 天
    D. 7 天
    E. 14 天
172. 无菌盘铺好后，未使用，可保存的有效期为
173. 压力蒸汽灭菌后的无菌物品，其有效保存期是

174. 已打开过的无菌治疗巾包，无污染，可继续使用的有效期为

（175 － 176 题共用备选答案）
    A. 10 ～ 20cm
    B. 25 ～ 60cm
    C. 70 ～ 100cm
    D. 1.5m
    E. 2m
175. 紫外线用于空气消毒时，其有效距离应**不超过**
176. 紫外线用于物品消毒时，其有效距离应为

（177 － 178 题共用备选答案）
    A. HCV
    B. HBV
    C. HIV
    D. 任何微生物
    E. 致病微生物
177. 各种灭菌后的内镜、活检钳不得检出
178. 各种消毒后的内镜及其他消毒物品**不得**检出

（179 － 180 题共用备选答案）
    A. 无菌刷接触皂液，先刷指尖，然后刷手、腕、前臂、肘部、上臂下 1/3 段
    B. 用清洁剂认真揉搓掌心、指缝、手背、手指关节、指腹、指尖、拇指、腕部
    C. 时间为每遍 2 分钟，刷洗 3 遍，每遍刷完均用流动水洗净
    D. 时间为 20 秒，流动水洗净
    E. 连续进行下一台手术时，不需要按外科手消毒法进行
179. 为患者实施静脉穿刺后正确的洗手方法是
180. 正确的外科手消毒法是

（181 － 183 题共用备选答案）
    A. 细菌总数 ≤ 5CFU/cm^2，并未检出致病菌
    B. 细菌总数 ≤ 10CFU/cm^2，并未检出致病菌
    C. 细菌总数 ≤ 15CFU/cm^2，并未检出致病菌
    D. 细菌总数 ≤ 20CFU/cm^2，并未检出致病菌

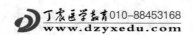
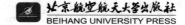

E. 细菌总数 ≤ 25CFU/cm²，并未检出致病菌

181. Ⅰ类区域物品表面消毒效果的监测结果判定，消毒合格标准为

182. Ⅱ类区域物品表面消毒效果的监测结果判定，消毒合格标准为

183. Ⅲ类区域物品表面消毒效果的监测结果判定，消毒合格标准为

（184 – 186 题共用备选答案）

A. 治疗室
B. 杂用室
C. 病房
D. 普通手术室
E. 洁净手术室

184. 属于Ⅰ类环境的是

185. 属于Ⅱ类环境的是

186. 属于Ⅲ类环境的是

（187 – 188 题共用备选答案）

A. 1 次
B. 2 次
C. 3 次
D. 4 次
E. 5 次

187. 传染病房进行空气消毒每天至少

188. 解除隔离时，传染性介质培养结果需为阴性的次数是

（189 – 191 题共用备选答案）

A. 血液 - 体液隔离
B. 呼吸道隔离
C. 消化道隔离
D. 接触隔离
E. 昆虫隔离

189. 肺结核患者需要采取的隔离措施是

190. 甲型肝炎患者需要采取的隔离措施是

191. 乙型脑炎患者需要采取的隔离措施是

（192 – 193题共用备选答案）

A. 无植入物手术后 30 天内，仅限切口涉及的皮肤和皮下组织的感染

B. 无植入物手术后 30 天内，有植入物术后 1 年内发生的与手术有关并涉及切口深部软组织的感染

C. 无植入物手术后 30 天内，发生的与手术有关并涉及切口深部软组织的感染

D. 无植入物手术后 30 天内，有植入物术后 1 年内发生的与手术有关的器官或腔隙感染

E. 无植入物手术后 30 天内，发生的与手术有关的器官或腔隙感染

192. 器官（或腔隙）感染是指

193. 深部手术切口感染是指

 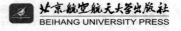

第七章　护理管理学

1. 关于管理的职能，正确的是
   A. 评估、计划、指导、领导、控制
   B. 计划、指导、人员管理、领导、控制
   C. 评估、计划、组织、领导、控制
   D. 计划、组织、人员管理、领导、控制
   E. 计划、组织、人员管理、领导、评价

2. 管理基本特征<u>不包括</u>
   A. 管理的二重性
   B. 管理的实效性
   C. 管理的科学性
   D. 管理的艺术性
   E. 管理的目的性

3. 管理方法中"经济方法"的缺点是
   A. 管理效果受决策者水平限制
   B. 易导致只顾经济利益的倾向
   C. 易犯官僚主义的错误
   D. 不利于提高经济效益
   E. 不利于提高工作效率

4. 在一定生产关系下进行的管理，反映了管理的
   A. 科学属性
   B. 艺术属性
   C. 实践属性
   D. 社会属性
   E. 自然属性

5. 管理的二重属性是指
   A. 自然属性与社会属性
   B. 自然属性与科学属性
   C. 科学性与艺术性
   D. 普遍性与目的性
   E. 科学属性与社会属性

6. 属于 X 理论描述"人性的观点"的是
   A. 人难以自我控制和管理
   B. 个人目标和组织目标可以统一
   C. 人们具有相当高的想象力
   D. 人们愿意接受责任
   E. 人是懒惰的，不喜欢工作

7. 首次提出科学管理概念，被公认为"科学管理之父"的是
   A. 韦伯
   B. 法约尔
   C. 泰勒
   D. 梅奥
   E. 麦格雷戈

8. 梅奥人际关系学说的主要内容<u>不包括</u>
   A. 人是"社会人"，受多种因素的影响
   B. 劳动效率主要取决于员工的积极性
   C. 过程管理是提高组织效率的关键
   D. 非正式组织更能影响员工的情绪
   E. 领导者应善于和员工沟通

9. 关于人际关系学说主要观点的描述，正确的是
   A. 人是喜欢工作的，是负责的，能够自我控制和管理
   B. 群体行为是各种相互影响力的结合，这种力场可修正个人的行为
   C. 群体是一种非正式组织，是处于平衡状态的
   D. 人不仅仅是经济人，也是社会人，其工作态度受多种因素的影响
   E. 群体的内聚力可以用每个成员对群体忠诚、责任感等态度来说明

10. 系统的功能大于各个个体的功效之和。这反映了系统特性的
    A. 整体性
    B. 相关性

丁震医学教育 010-88453168
www.dzyxedu.com

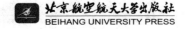

北京航空航天大学出版社
BEIHANG UNIVERSITY PRESS

C. 层次性
D. 目的性
E. 环境适应性

11. 人本原理管理思想的根本是
    A. 提高组织管理效益
    B. 调动员工的积极性
    C. 建立公平的分配制度
    D. 重视员工的发展需要
    E. 营造良好的工作氛围

12. 体现动态原理的管理思想的描述是
    A. 管理活动要注意环境变化
    B. 管理要有统一的整体目标
    C. 管理的各要素间相互联系
    D. 管理中有系统分析的方法
    E. 管理活动要注重经济效益

13. 体现系统原理管理思想的是
    A. 管理活动中以做好人的工作为根本
    B. 管理活动中重视处理人际关系
    C. 管理活动要把握全局、总体规划
    D. 管理活动要注意讲求实效
    E. 管理活动要强调成本控制

14. 计划是指
    A. 确定目标和实现目标的途径
    B. 工作或行动之前拟定的方案
    C. 一种多层次、多岗位的权责角色结构
    D. 拟定、论证和实施方案的整个活动过程
    E. 为提高时间利用率而进行的一系列活动

15. 对组织内部具体工作问题，在较小范围内和较短时间内实施的计划称为
    A. 指令性计划
    B. 指导性计划
    C. 战略性计划
    D. 战术性计划
    E. 基础性计划

16. 按计划的表现形式划分，输血技术操作流程属于
    A. 任务
    B. 规则
    C. 规程
    D. 规划
    E. 策略

17. 从组织的整体出发，全面考虑、统筹规划，体现了计划工作的
    A. 弹性原则
    B. 考核原则
    C. 重点原则
    D. 系统原则
    E. 创新原则

18. 某科室的目标是提高护理人员的业务素质，可行的备选方案有
    A. 加强护士的职业道德教育
    B. 增加科室护士人数
    C. 加强护理文化建设
    D. 注重护士的心理素质培养
    E. 聘请护理专家进行专题讲课

19. 有关计划的步骤，排序正确的是
    A. 评估形势—确定目标—比较方案—发展可选方案—选定方案—编制预算
    B. 评估形势—确定目标—发展可选方案—比较方案—选定方案—编制预算
    C. 确定目标—评估形势—发展可选方案—比较方案—选定方案—编制预算
    D. 确定目标—评估形势—比较方案—发展可选方案—选定方案—编制预算
    E. 确定目标—评估形势—比较方案—发展可选方案—编制预算—选定方案

20. 目标管理的核心内容是
    A. 员工参与管理
    B. 强调有效地反馈
    C. 以自我管理为中心
    D. 重视成果
    E. 强调自我评价

21. 用已经制订的目标为依据来检查和评价目标完成情况的管理方法称为
    A. 过程管理
    B. 人员管理
    C. 统筹管理
    D. 目标管理
    E. 时间管理

22. 目标管理中，执行阶段的步骤依次是
    A. 制定目标、职责分工、协议授权
    B. 确定目标、调节平衡、总结经验

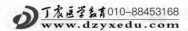

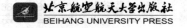
北京航空航天大学出版社
BEIHANG UNIVERSITY PRESS

C. 制定目标、调节平衡、反馈控制

D. 咨询指导、调节平衡、反馈控制

E. 咨询指导、考评成果、奖惩兑现

23. 目标管理又可被称为
A. 标准管理
B. 系统管理
C. 综合管理
D. 成果管理
E. 自我管理

24. 在进行目标管理的过程中，制定下级和个人分目标时，原则<u>不正确</u>的是
A. 目标方向正确
B. 目标值恰当
C. 便于测量考核
D. 利益最大化
E. 有时间规定

25. 某医院护理部实行目标管理，目标之一是"使护理人员基础技能考核达标率≥96%"，在管理过程中第二阶段的工作是
A. 提出年度计划
B. 建立"护理技术操作考核及评定小组"
C. 制定各病区及个人达标措施
D. 护理人员自我检查、自我控制及自我管理
E. 反馈进展情况，根据考核结果进行奖惩

26. 目标管理的基本精神是
A. 以考核为中心
B. 以自我管理为中心
C. 以任务为中心
D. 以发展为中心
E. 以质量为中心

27. 在目标管理中，对目标的正确描述是
A. 目标数目越多越好
B. 目标应明确、恰当
C. 全部交给下级完成
D. 设定目标后不需定期评价
E. 目标的设定关键在于意义，而不是可考核性

28. 有关 ABC 时间管理法的描述，<u>错误</u>的是
A. 每天工作前列出"日工作清单"
B. 对"日工作清单"进行分类

C. 集中精力完成 A 类工作

D. 同时兼顾 C 类工作，不应减少

E. 工作结束时评价时间应用情况

29. 时间管理最重要的意义是
A. 及时处理突发事件
B. 激励员工的事业心
C. 有利于监督检查
D. 提高工作效率
E. 提高管理能力

30. 时间管理的基本程序<u>不包括</u>
A. 评估
B. 计划
C. 监督
D. 实施
E. 评价

31. <u>不属于</u>时间管理方法的是
A. ABC 时间管理法
B. 拟定时间进度法
C. 记录统计法
D. 区域管理法
E. 四象限法

32. 确定组织发展方向和长远目标等重大问题的决策属于
A. 战略决策
B. 程序化决策
C. 战术决策
D. 确定型决策
E. 风险型决策

33. <u>不属于</u>团体决策方法的是
A. 头脑风暴法
B. 名义集体决策法
C. 德尔菲法
D. 权威决策法
E. 电子会议法

34. 决策方案的拟定通常有两条途径是
A. 评估与比较
B. 评估与创造
C. 咨询与创造
D. 经验与比较
E. 经验与创造

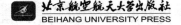

35. 为完成组织目标而制定的具体行动方案称为
    A. 程序化决策
    B. 非程序化决策
    C. 确定型决策
    D. 战略决策
    E. 战术决策

36. 某医院就 5 年发展目标进行决策，最合适的决策方法是
    A. 高层领导集体决策
    B. 高层领导个人决策
    C. 中层领导集体决策
    D. 高层和中层领导集体决策
    E. 高、中、基层领导集体决策

37. 属于非正式组织特点的是
    A. 具有明确的章程
    B. 较强的内聚力
    C. 讲究效率
    D. 不强调工作人员工作的独特性
    E. 建立职权，下级服从上级

38. 管理学中"组织"的概念<u>不包含</u>
    A. 组织相应人员与隶属关系
    B. 组织有共同的目标
    C. 组织有不同层次的分工协作
    D. 组织结构应满足个人需要
    E. 组织有相应的权力和责任

39. 某医院设置了院长、护理部、医务科、内科、外科等，该医院的组织结构属于
    A. 直线职能型结构
    B. 分部型结构
    C. 职能型结构
    D. 矩阵结构
    E. 直线型结构

40. 正式组织的特点是
    A. 自发形成
    B. 较强的约束力
    C. 组织内个人的职位不可以替代
    D. 比较灵活
    E. 沟通方便，内容广泛

41. 职权从组织上层"流向"组织基层，属于的组织结构类型为
    A. 直线型
    B. 综合型
    C. 主导型
    D. 职能型
    E. 直线 - 参谋型

42. 直线型组织结构的特点是
    A. 职能机构和人员按管理业务性质分工，分别从事专业管理
    B. 组织系统职权从组织上层"流向"组织基层
    C. 设置委员会以利于进行集体决策
    D. 高层管理者下按特征设置若干分部
    E. 直线主管人员有相应的职能机构和人员作为助手

43. 可以表示组织结构的模式的方法是
    A. 职位报告、职位说明书、组织图
    B. 职位报告、审核报告、组织说明书
    C. 组织手册、组织图、组织表格
    D. 组织图、组织手册、职位说明书
    E. 组织图、审核报告、职位说明书

44. 组织结构设计的主体阶段是
    A. 确立组织目标
    B. 划分业务工作
    C. 组织结构的基本框架设计
    D. 确定职责和权限
    E. 组织运作方式设计

45. 医院护理管理的组织原则<u>不包括</u>
    A. 专业化分工与协作的原则
    B. 职责与权限一致的原则
    C. 任务和目标一致的原则
    D. 分权和一票否决的原则
    E. 等级和统一指挥的原则

46. 组织中每个部门或个人的贡献越是有利实现组织目标，组织结构就越是合理有效，这是组织工作中的
    A. 集权与分权相结合的原则
    B. 责权一致原则
    C. 目标统一原则
    D. 有效管理幅度原则
    E. 分工协作原则

47. 管理者将组织内各要素进行合理组合，建立和实施特定组织结构的过程称为

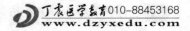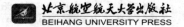

A. 组织调整
B. 组织变革
C. 组织规划
D. 组织设计
E. 组织建设

48. 在组织设计过程中，需要用职位说明书表达的是
  A. 组织目标
  B. 组织框架
  C. 工作关系
  D. 人员配备
  E. 业务分工

49. 根据组织设计原则，从高层领导到基层领导适宜的管理层次是
  A. 1～3 层
  B. 2～4 层
  C. 3～5 层
  D. 4～6 层
  E. 5～7 层

50. 用图形表示组织的整体结构、职权关系及主要职能，称为
  A. 程序
  B. 结构图
  C. 规划图
  D. 政策
  E. 组织图

51. 组织设计是有效管理的
  A. 实施过程
  B. 前提基础
  C. 总体框架
  D. 最终结果
  E. 必备手段

52. 护理组织中最高层次的文化是
  A. 护理环境
  B. 护理专业形象
  C. 护理哲理
  D. 护理道德规范
  E. 护理制度

53. 组织内的权利相对集中，实施一元化管理，符合组织设计的
  A. 精简要求

B. 统一要求
C. 协作要求
D. 高效要求
E. 分工要求

54. 有关护理组织文化建设，不恰当的是
  A. 必须从社会全局出发，具有广泛性
  B. 容易被护理人员理解、认同和接受
  C. 要求每一位护理人员积极参与
  D. 护理文化建设是一项系统工程
  E. 能够体现护理专业的个性

55. 组织文化的特点不包括
  A. 文化性
  B. 综合性
  C. 整体性
  D. 自觉性
  E. 实践性

56. 由责任护士和其辅助护士负责一定数量患者从入院到出院期间各种治疗，基础护理、专科护理、护理病例书写、病情观察、用药治疗及健康教育的护理方式属于
  A. 临床路径
  B. 功能制护理
  C. 个案护理
  D. 小组护理
  E. 责任制护理

57. 以患者为中心，以护理计划为内容，有计划、有目的的护理工作模式为
  A. 个案护理
  B. 小组护理
  C. 功能制护理
  D. 责任制护理
  E. 临床路径

58. 由一组护理人员应用护理程序的工作方法，共同完成对一组患者的护理工作，属于
  A. 个案护理
  B. 综合护理
  C. 功能制护理
  D. 责任制护理
  E. 循证护理

59. 功能制护理的特点不包括
  A. 以工作为中心的护理方式

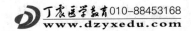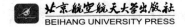

B. 分工不明确，不利于按护士能力分工
C. 有利于提高护士技能操作熟练程度
D. 易产生疲劳、厌烦情绪，工作满意度降低
E. 护患之间缺乏沟通和理解

60. 对人员管理的意义描述<u>不恰当</u>的是
　　A. 可以选聘、使用优秀人才
　　B. 可达到人尽其才的目的
　　C. 可充分调动人员积极性
　　D. 可提供人力资源储备
　　E. 可以杜绝人员犯错误

61. "知人善任，扬长避短"体现了人员管理的
　　A. 职务明确原则
　　B. 责权一致原则
　　C. 用人之长原则
　　D. 系统管理原则
　　E. 公平竞争原则

62. 人员管理的基本原则<u>除外</u>
　　A. 职务要求明确原则
　　B. 责权利一致原则
　　C. 公平竞争原则
　　D. 满足需求原则
　　E. 系统管理原则

63. 对组织内外人员一视同仁的公平竞争，才能得到合适的人选，这遵循的是人员管理的
　　A. 职务要求明确原则
　　B. 责权利一致原则
　　C. 公平竞争原则
　　D. 系统管理原则
　　E. 用人之长原则

64. 属于间接护理项目的是
　　A. 晨间护理
　　B. 测量体温
　　C. 请领物品
　　D. 肌内注射
　　E. 静脉输液

65. <u>不属于</u>人员管理范畴的是
　　A. 护士的岗位设计
　　B. 护士的岗位人才选拔
　　C. 护士的岗位人才培训
　　D. 护士的岗位班次编排

E. 护士的岗位考评

66. <u>不属于</u>护理人员编设原则的是
　　A. 公平竞争原则
　　B. 动态调整原则
　　C. 合理结构原则
　　D. 优化组合原则
　　E. 满足患者护理需要原则

67. 功能制护理的特点是
　　A. 人力成本较高
　　B. 适用于 ICU 护理单元
　　C. 以服务对象为中心
　　D. 对护理人员数量的要求相对不高
　　E. 核心是用护理程序的方法解决问题

68. 护士长根据患者数量、病情配备数量适当、优势互补的护理人员，体现了护理排班的
　　A. 以患者为中心原则
　　B. 公平公正原则
　　C. 合理结构原则
　　D. 满足需要原则
　　E. 经济效能原则

69. 根据相关要求，卫生技术人员需占医院人员总数的
　　A. 10%
　　B. 50%
　　C. 30%
　　D. 70%
　　E. 90%

70. 护理人员数量与结构设置的主要依据是
　　A. 合理结构原则
　　B. 最大优化组合原则
　　C. 提升经济效能原则
　　D. 满足患者护理需要原则
　　E. 动态调整原则

71. 护士配备是否合理并<u>不影响</u>
　　A. 护士的工作强度
　　B. 护理质量
　　C. 医院管理与卫生管理部门要求的一致性
　　D. 医院的经济效益
　　E. 对患者的服务水准

72. 根据卫生部《医院分级管理办法（试行草案）》

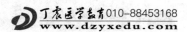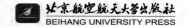

中提出的三级医院床护比是

    A. 1：0.30

    B. 1：0.35

    C. 1：0.40

    D. 1：0.45

    E. 1：0.50

73. 有关分权式排班的优点，正确的是

    A. 提高了护理人员的主观积极性

    B. 管理者能充分了解所在部门的人力需求状况

    C. 促进人际关系，提高护理团队凝聚力

    D. 有利于护理人员的工作稳定性

    E. 管理者可根据工作需要灵活调配人力

74. 护理人员数量与结构设置的主要依据是

    A. 合理结构原则

    B. 优化组合原则

    C. 经济效能原则

    D. 满足患者护理需要原则

    E. 动态调整原则

75. 两个人员协同工作发挥的作用可以达到 1＋1＞2 的效果，体现了

    A. 人的主观能动性

    B. 人力资源的可塑性

    C. 人力资源的组合性

    D. 人力资源的流动性

    E. 人力资源闲置过程中的消耗性

76. 对于排班的基本原则，不正确的是

    A. 以患者需要为中心

    B. 按护理工作规律安排

    C. 保持各班工作量绝对均衡

    D. 有效运用人力资源发挥个人所长

    E. 新老搭配，优势互补

77. 关于护理人员排班的基本原则，正确的是

    A. 满足需求原则指满足患者的一切需求

    B. 节约原则指夜班工作量小，尽量安排工作资历低的人员

    C. 效率原则指保证基本治疗完成的前提下，尽量减少人力

    D. 公平原则指各班次、节假日排班时首先应保证公平

    E. 结构合理原则指排班时应注意新老护士的合理搭配

78. 集权式排班的主要优点是

    A. 节省排班时间

    B. 提高工作满意度

    C. 人员关系融洽

    D. 灵活调配护士

    E. 较多照顾护士需要

79. 护理人员的培训首先要从组织的发展战略出发，保证培训能够促进组织战略目标的实现，体现了护士培训的

    A. 按需施教，学用一致的原则

    B. 与组织战略发展相适应的原则

    C. 长期性与急用性相结合的原则

    D. 重点培训和全员培训相结合的原则

    E. 综合素质与专业素质培训相结合的原则

80. 领导者非权力性影响力的特点是

    A. 对下属具有强迫性

    B. 下属表现出被动服从

    C. 影响力广泛而持久

    D. 随职位升高而增强

    E. 激励作用受到限制

81. 领导效能的内容不包括

    A. 时间效能

    B. 用人效能

    C. 决策办事效能

    D. 组织整体贡献效能

    E. 结构效能

82. 领导生命周期理论中，领导行为进行逐步推移的程序是

    A. 低工作与高关系→低工作与低关系→高工作与低关系→高工作与高关系

    B. 低工作与高关系→高工作与低关系→低工作与低关系→高工作与高关系

    C. 高工作与低关系→高工作与高关系→低工作与高关系→低工作与低关系

    D. 高工作与低关系→低工作与高关系→高工作与高关系→低工作与低关系

    E. 高工作与低关系→低工作与低关系→高工作与高关系→低工作与高关系

83. 构成非权力性影响力的因素不包括

    A. 品格因素

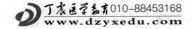

161

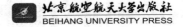

B．才能因素
C．感情因素
D．资历因素
E．知识因素

84．授权对于领导的意义在于
A．拥有完成工作的自主权、决策权
B．有利于寻求一个合适的管理幅度，提高管理效率
C．减轻工作负担，使其能集中精力解决组织的重大问题
D．发挥自身才干，增强责任感、义务感和成就感
E．使沟通渠道缩短且通畅，提高工作效率

85．不属于授权原则的是
A．视能授权
B．公平竞争
C．合理合法
D．监督控制
E．权责对等

86．授权最根本的准则是
A．合理合法
B．监督控制
C．权责对等
D．公平竞争
E．视能授权

87．授权的原则中最根本的准则是
A．权责对等
B．监督控制
C．合理合法
D．视能授权
E．奖惩分明

88．关于期望理论，正确的是
A．应将效价与期望概率进行优化组合
B．同一个人在不同时期的效价一样
C．效价的高低是激励是否有效的关键
D．效价与期望概率之间互不影响
E．期望概率的高低是激励是否有效的关键

89．关于双因素激励理论的描述，正确的是
A．保健因素对员工也有激励作用
B．激励因素又称为维持因素
C．缺乏激励就会引起员工不满

D．员工的发展期望属于保健因素
E．激励因素与员工的工作本身有关

90．关于沟通的描述，不正确的是
A．沟通的核心是信息传递和理解
B．组织中应避免出现非正式沟通
C．手势和符号也是信息的表达方式
D．反馈在沟通过程也很重要
E．信息传递需要相应的渠道

91．人际关系是指人与人通过交往而产生
A．心理上的关系
B．社会上的关系
C．生理上的关系
D．沟通上的关系
E．角色上的关系

92．最有效、最富影响力的沟通形式是
A．面部表情
B．目光交流
C．身体姿势
D．触摸
E．口头沟通

93．将信息译成接收者能够理解的一系列符号的步骤是
A．传递信息
B．编码
C．解码
D．反馈
E．信息源

94．不属于非正式沟通重要作用的是
A．可以满足员工情感方面的需要
B．可以了解员工真实的心理倾向
C．可以有较强的约束力，易于保密
D．可以防止管理者滥用正式通道
E．可以减轻管理者的沟通压力

95．有关人际沟通特点的描述，正确的是
A．人际沟通的发生通常是随人的意志而转移的
B．沟通过程中沟通者需保持内容与关系的统一
C．人际沟通就是使信息完整、顺利地传输
D．人际沟通一般不能实现整体信息的交流
E．仅在治疗性护理沟通中患者是沟通的

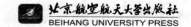

客体

96. 不属于常用的沟通技巧的是
    A. 触摸
    B. 澄清
    C. 沉默
    D. 倾听
    E. 同感

97. 完整的信息沟通过程包括
    A. 发送者、信息内容、沟通通道、接收者、分析、解码
    B. 发送者、信息内容、沟通通道、接收者、解码、反馈
    C. 发送者、编码、沟通通道、信息内容、解码、反馈
    D. 发送者、编码、信息内容、沟通通道、分析、解码
    E. 发送者、编码、沟通通道、接收者、解码、反馈

98. 造成沟通障碍的原因除外
    A. 不同的政治、宗教或职业角色可使人们形成不同的意识，造成沟通障碍
    B. 知觉偏差
    C. 沟通目的不明确
    D. 使用非正式沟通
    E. 几种媒介互相冲突

99. 属于沟通的接收者原因导致沟通障碍的是
    A. 表达模糊
    B. 言行不当
    C. 目的不明
    D. 过度加工
    E. 口齿不清

100. 有助于有效交流的行为技巧是
    A. 说教
    B. 劝服
    C. 劝告
    D. 轻视
    E. 刺激

101. 不属于有效沟通策略的是
    A. 考虑接收者的观点和立场
    B. 使用恰当的沟通方式
    C. 充分利用反馈机制

D. 以语言强化行动
E. 避免一味说教

102. 有效沟通原则不包括
    A. 目的明确和事先计划原则
    B. 信息明确原则
    C. 及时的原则
    D. 避免使用非正式沟通的原则
    E. 组织结构完整性的原则

103. 主持会议应把握的要点不包括
    A. 紧扣议题
    B. 激发思维
    C. 引导合作
    D. 维持秩序
    E. 恪守时间

104. 冲突产生的必要条件是
    A. 认知
    B. 行为意向
    C. 潜在的对立
    D. 行为
    E. 个人介入

105. 双方目标一致，由于手段或认识不同而产生的冲突，对组织效率有积极作用，这种冲突属于
    A. 认知冲突
    B. 建设性冲突
    C. 组织间冲突
    D. 程序冲突
    E. 破坏性冲突

106. 冲突产生后，找到双方共同点，使双方都退让一步，达成彼此接受的协议，此解决方法是
    A. 协商
    B. 仲裁
    C. 推延
    D. 妥协
    E. 教育

107. 协调工作的重要基础是
    A. 勤于沟通
    B. 目标导向
    C. 整体优化
    D. 利益一致
    E. 灵活处理

108. 在不违背原则的前提下，为了实现组织目标而做出的一些让步、牺牲、妥协、折中与变通等，这是协调的原则中的
    A. 目标导向
    B. 勤于沟通
    C. 利益一致
    D. 整体优化
    E. 原则性与灵活性相结合

109. 管理者通过分析影响因素及个体优化组合后达到理想的整体效益，体现协调的原则是
    A. 原则性与灵活性相结合原则
    B. 利益一致原则
    C. 整体优化原则
    D. 勤于沟通原则
    E. 目标导向原则

110. 按照管理者控制和改进工作的不同方式，控制可分为
    A. 质量控制和资金控制
    B. 间接控制和直接控制
    C. 日常控制和定期控制
    D. 专项控制和全面控制
    E. 技术控制和人员控制

111. 在护理工作中，每天查对医嘱及时纠正，或护士在履行每天职责时发现有错误及时纠正等控制措施属于
    A. 定期控制
    B. 同期控制
    C. 前馈控制
    D. 间接控制
    E. 反馈控制

112. 控制工作的特征<u>不包括</u>
    A. 反馈及时
    B. 具有明确的目的
    C. 有准确的信息
    D. 具有一行的灵活性
    E. 有明确可衡量的标准

113. 护理质量管理中，属于前馈控制指标的是
    A. 急救物品完好率
    B. 差错事故发生率
    C. 基础护理合格率
    D. 压疮发生率

E. 院内感染率

114. 关于控制的阐述，<u>不包括</u>
    A. 监视各项活动
    B. 纠正各种偏差
    C. 按既定计划运行
    D. 提高经济效益
    E. 保证目标的实现

115. 在计划实施前采取预防措施防止问题的发生，称为
    A. 直接控制
    B. 间接控制
    C. 前馈控制
    D. 同期控制
    E. 反馈控制

116. 控制按照业务范围划分<u>不包括</u>
    A. 技术控制
    B. 质量控制
    C. 资金控制
    D. 日常控制
    E. 人力资源控制

117. 在控制的基本过程中，控制的关键是
    A. 建立标准
    B. 衡量绩效
    C. 纠正偏差
    D. 合理预算
    E. 进度控制

118. 对预期取得的收入和支出所进行的计划工作是
    A. 质量控制
    B. 预算控制
    C. 进度控制
    D. 目标控制
    E. 反馈控制

119. 控制的基本方法<u>不包括</u>
    A. 预算控制
    B. 质量控制
    C. 进度控制
    D. 整体控制
    E. 目标控制

120. 护理质量管理的自我监控中最关键的层

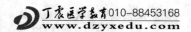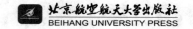

次是
- A. 病区护士长层次
- B. 总护士长层次
- C. 护理部层次
- D. 护士层次
- E. 护士组长层次

121. 全面质量管理的重要组成部分是
- A. 强烈地关注顾客
- B. 精确地度量
- C. 持续质量改进
- D. 向员工授权
- E. 组织成员的质量培训

122. 医院的管理环境着重强调的是
- A. 医院的基本设施
- B. 医院的建筑设计
- C. 医院的规章制度
- D. 医院的医疗技术水平
- E. 医院的噪声污染

123. 标准是衡量事物的准则,将物质技术质量定型化和定量化称为
- A. 统一化
- B. 系列化
- C. 规格化
- D. 整体化
- E. 系统化

124. 体现护理质量标准结构中,环节质量的内容是
- A. 执行医嘱
- B. 压疮发生率
- C. 规章制度
- D. 环境质量
- E. 人员配备

125. 病房发生护理差错后,护士长应及时上报护理部,上报时间不超过
- A. 24 小时
- B. 6 小时
- C. 48 小时
- D. 2 小时
- E. 12 小时

126. 在 PDCA 循环中,按照拟定的质量计划、目标、措施及分工要求付诸行动的阶段称为

- A. 计划阶段
- B. 执行阶段
- C. 检查阶段
- D. 反馈阶段
- E. 提高阶段

127. PDCA 循环的特点是
- A. 做好患者照顾的质量保证
- B. 大环套小环,互相促进
- C. 有效掌握医疗护理照顾的成本效益
- D. 满足工作人员的需求
- E. 落实患者和工作人员的安全措施

128. PDCA 循环中,"将成功的经验形成标准,将失败的教训进行总结"的阶段是
- A. 计划阶段
- B. 执行阶段
- C. 反馈阶段
- D. 检查阶段
- E. 处理阶段

129. 不属于 PDCA 循环管理中计划阶段的步骤是
- A. 调查分析质量现状,找出问题
- B. 按照拟定的质量目标组织实施
- C. 针对主要原因拟定对策和措施
- D. 调查分析产生质量问题的原因
- E. 找出影响质量的主要因素

130. 基础护理操作规程的制定原则不包括
- A. 根据每项操作的目的、要求制定
- B. 技术操作必须符合人体生理解剖特点
- C. 必须有利于节省人力、物力、时间
- D. 必须保证操作快速、便利
- E. 必须有利于保证患者安全

131. 评判护理质量缺陷的主要依据是
- A. 主任不满意
- B. 护士长不满意
- C. 患者不满意
- D. 护士不满意
- E. 医生不满意

132. 某护士上夜班巡视,发现 1 位二级护理的患者倒在床旁,此时夜班值班室人员只有她 1 人,针对患者发生的坠床情况,护士应首先采取的措施是

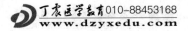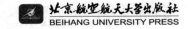

A. 向患者解释和道歉
B. 马上通知医生到病房
C. 初步检查判定患者伤情
D. 上报该不良事件
E. 通知护士长

133. **违反**护理操作工作制度及操作规程的做法是
    A. 加压输液时守护患者
    B. 值班医生不在，护士根据经验自行开药
    C. 严格执行查对制度
    D. 严格执行交接班制度
    E. 严格执行无菌操作

134. 护士在工作时未认真核对，将患者液体输错，但及时发现未造成不良后果，属于
    A. 一级医疗事故
    B. 二级医疗事故
    C. 三级医疗事故
    D. 四级医疗事故
    E. 不属于医疗事故

135. 属于三级医疗事故的是
    A. 造成患者明显人身损害的其他后果的
    B. 造成患者中度残疾的
    C. 造成患者轻度残疾、器官组织损伤导致一般功能障碍的
    D. 造成患者死亡、重度残疾的
    E. 造成患者中度残疾、器官组织损伤导致严重功能障碍的

136. 护理人员个人的质量评价内容**不包括**
    A. 基本素质评价
    B. 全面质量评价
    C. 行为过程评价
    D. 行为结果评价
    E. 综合评价

137. 把影响质量的因素进行合理分类，并按影响程度从大到小的顺序排列的质量评价统计方法为
    A. 分层法
    B. 调查表法
    C. 控制图
    D. 排列图法

E. 因果分析图

138. 对护士素质的叙述，**不正确**的是
    A. 护士素质是护理工作所需要具备的身心素质
    B. 评判性思维是护士应具备的专业素质
    C. 护士素质的提高是终身学习的过程
    D. 护士素质具有可塑性和不稳定性
    E. 自控力、忍耐力属于护士的心理素质

139. 环节质量评价内容**不包括**
    A. 开展整体护理情况
    B. 护理表格记录情况
    C. 患者健康教育情况
    D. 医嘱执行情况
    E. 质量控制组织结构情况

140. 护士在病房注射时不慎将 10 床患者的维生素 B_{12} 给 11 床的患者注射。该护士注射完毕后立即发现了错误，该护士应该直接将此事汇报给
    A. 主管医生
    B. 科护士长
    C. 病房护士长
    D. 护理部主任
    E. 医院值班室

141. 某医院护理部为制定该院的 5 年护理发展规划，采用 SWOT 法对该院的外部条件和内部条件进行了全面分析，这个步骤是规定计划中的
    A. 分析评估
    B. 确定目标
    C. 比较方案
    D. 拟定备选方案
    E. 制定辅助计划

142. 某医院护理部计划发展社区护理服务项目，需要对医院的前提条件进行评估分析，属于医院外部前提条件的是
    A. 有一批经验丰富的护理人员
    B. 医院医疗设备较先进
    C. 建立社区服务中心的场所落实
    D. 医院所处地区开展社区护理服务机构数量
    E. 医院建立社区服务中心的经费

143. 医院护理部为提高全院护理服务质量，准备采用目标管理的方法提高护理人员的护理技术

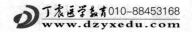 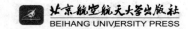

操作水平，关于目标的描述，最有效的是

A．提高全体护理人员的护理技术操作水平

B．提高全体护理人员的护理技术操作合格率

C．一年内提高全体护理人员的护理技术操作合格率

D．全体护理人员的护理技术操作合格率达 90% 以上

E．一年内使全体护理人员的护理技术操作合格率达 90% 以上

144．某医院护理部要求各科室提交的工作计划需根据医院的总体工作目标制定护理工作的总目标，内容清晰明确，高低适当。这体现的是护理管理组织原则中的

A．管理层次的原则

B．集权分权结合原则

C．任务和目标一致原则

D．等级和统一指挥的原则

E．专业化分工和协作原则

145．以护理计划为内容，每名护士负责一定数量的患者，对患者实施有计划的、系统的护理，包括入院教育、各种治疗、基础护理和专科护理、护理病历书写、观察病情变化、心理护理、健康教育、出院指导。这种护理工作模式称为

A．个案护理

B．责任制护理

C．功能制护理

D．临床路径

E．小组护理

146．患者，男，50 岁。肝脏移植术后第 1 天。目前由 1 名护士专对该患者进行 24 小时监护。该种护理工作方式属于

A．个案护理

B．功能制护理

C．小组护理

D．责任制护理

E．临床路径

147．某护士长到心胸外科做护士长 3 个月，他善于揣摩护士的感觉和需要，鼓励护士自己做决策并承担责任，将新护士培训交给高年资护士去做，让高年资护士制定出培训计划，讨论后执行。

该护士长的这种做法属于

A．目标授权法

B．充分授权法

C．不充分授权法

D．弹性授权法

E．引导授权法

148．科室护士长为了提高护理人员的技术操作水平，每月对护士进行技术操作考核，对考核优秀的护士进行肯定及表扬，对考核不合格的护士进行批评，该科室护士长所采用的主要激励理论是

A．需要层次理论

B．归因理论

C．强化理论

D．双因素理论

E．公平理论

149．某护士在下班路上遇见了医院的护理部主任，便将病房最近发生的一起差错向主任进行了描述。但护理部主任对护士所描述的情况表示怀疑，发生沟通障碍的最可能原因是

A．目的不明

B．知觉偏差

C．方式不妥

D．渠道不当

E．选择失误

150．某护士在下班路上遇见了医院的护理部主任，便将病房最近发生的一起差错告诉主任。第二天上班后，护理部主任找该病房护士长了解情况，护士长告之护理部主任当时的情形，但护理部主任发现护士长和护士所描述的情景出入较大，她应该作如何打算

A．再次私下找该护士了解情况

B．再次找护士长核实情况

C．找发生差错的当事人了解情况

D．找病房的其他护士了解情况

E．通知护士长将事情的经过以书面形式报告给她

151．某医院护理部李主任某日找到小儿科门诊护士小张，要她准备明天一整天参加一个培训班，回来后向全院介绍一下心得体会。小张非常紧张，她想："难道李主任对我另有安排？"于是，第二天清晨她向科里打了个电话说："我正在参加一个培训班，主任同意的。"护士长特别着急，"今

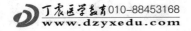

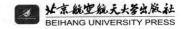

天的班次怎么办？……"请问，李主任和小张的沟通违背了沟通的

 A. 非正式沟通策略原则

 B. 及时性原则

 C. 组织结构完整性原则

 D. 准确性原则

 E. 有效性原则

152. 某医院对恢复中病情轻微的患者，为保证其睡眠质量，夜间查房采用窗口查房方式，患者入院后因不适应病房环境而常失眠。由此发现有时夜间护士不查房，遂向护士长投诉护士偷懒。护士应做出的回应是

 A. 认为该患者事多，不予理睬

 B. 直接让该患者服用安定片

 C. 夜里象征性地打开门看一眼

 D. 及时与该患者沟通交流，解释在何种情况下为减少打扰患者夜间不入户查房，并针对患者的失眠问题提出解决方法

 E. 再次夜间查房时，即使该患者睡着也将其叫醒，嘘寒问暖

153. 某病房护士小李在给患者进行输液治疗，由于时间紧张，工作内容多，小李扎输液干净、麻利、快。但患者直喊疼，小李说"扎针哪有不疼的"。于是收拾完用物去给下一位患者操作了。患者特别不满，导致了一场小纠纷。根据产生冲突的范围划分，此案例描述的是

 A. 认知冲突

 B. 破坏性冲突

 C. 程序冲突

 D. 群体冲突

 E. 人际冲突

154. 新护士小李第一天值班，由于欠缺工作经验而发生了护理差错，她立即向病区护士长作了报告。该护士长上报护理部的时间要求是

 A. 一班内，即8小时内

 B. 1天内

 C. 2天内

 D. 不超过3天

 E. 1周内

（155－156题共用备选答案）

 A. 整体性

 B. 目的性

 C. 相关性

 D. 层次性

 E. 环境适应性

155. "系统的功能大于各个个体的功效之和"是指系统的

156. "一个要素的变化，会引起另一个要素的变化"是指系统的

（157－158题共用备选答案）

 A. 合理性原则

 B. 系统性原则

 C. 重点原则

 D. 有效性原则

 E. 弹性原则

157. 制订计划时要分清主次轻重，着力解决影响全局的问题。遵循的是

158. 制订计划要全面考虑系统中各构成部分的关系以及他们与环境的关系，进行统筹规划。遵循的是

（159－161题共用备选答案）

 A. 比较各种方案

 B. 发展可选方案

 C. 确定目标

 D. 编制预算

 E. 考虑制定计划的前提条件

159. 计划工作的第二步是

160. 计划中的"根据目标提出备选方案"是

161. 计划中的"考虑整个社会的政策、法令等"是

（162－163题共用备选答案）

 A. 直线型组织结构

 B. 职能型组织结构

 C. 矩阵型组织结构

 D. 直线－职能参谋型组织结构

 E. 委员会组织结构

162. 按职能分工实行专业化管理，各职能部门在分管业务范围内直接指挥下属的组织结构称为

163. 组织系统职权从上层直接"流向"基层，组织内部不设参谋部的组织结构称为

（164－167题共用备选答案）

 A. 个案护理

 B. 功能制护理

 C. 小组护理

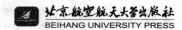

D. 责任制护理

E. 整体护理

164. 将护理人员和患者分组，一组护士为一组患者提供护理服务的临床护理组织方式属于

165. 两名护士运用护理程序，对所负责的患者进行

166. 每1～2名护士负责某一护理工作任务，各班护士相互配合共同完成全部的护理工作。此临床护理组织方式属于

167. 一名护理人员护理一位患者属于

（168－169题共用备选答案）

A. 协商

B. 压制

C. 拖延

D. 妥协

E. 折中

168. 处理冲突的方式中，双方都得到部分满足的是

169. 处理冲突的方式中，通过上级命令解决冲突的是

（170－172题共用备选答案）

A. 全面质量管理

B. PDCA 管理

C. QUACERS 管理

D. 分层次管理

E. 标准化管理

170. ISO9001 质量管理体系属于

171. 管理模式中，被称为戴明循环的是

172. 预防医疗事故最有效的管理方法是

（173－176题共用备选答案）

A. 一级医疗事故

B. 二级医疗事故

C. 三级医疗事故

D. 四级医疗事故

E. 五级医疗事故

173. 造成患者明显人身损害的其他后果的属于

174. 造成患者器官组织损伤，导致严重功能障碍的属于

175. 造成患者轻度残疾属于

176. 造成患者死亡属于

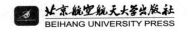

答案与解析

第一章　内科护理学

1．B。潮气量是指每次呼吸时吸入或呼出的气体量，正常成年人平静呼吸时潮气量为 400 ～ 600ml，平均为 500ml。

2．C。急性上呼吸道感染最常见的致病菌是溶血性链球菌，其次为肺炎链球菌、流感嗜血杆菌。

3．A。急性上呼吸道感染由各种病毒和细菌引起，但 70% ～ 80% 以上为病毒。

4．A。各种病毒和细菌均可引起急性上呼吸道感染，但 70% ～ 80% 为病毒。成年人、年长儿以鼻部症状为主，喷嚏、鼻塞、流涕、干咳、咽痛或烧灼感，查体可见鼻咽部充血，扁桃体肿大，颌下与颈淋巴结肿大，肺部听诊一般正常。急性咽 - 扁桃体炎起病急，咽痛明显，伴发热，查体可见咽部明显充血，扁桃体肿大、充血，表面有黄色脓性分泌物。如出现耳痛、耳鸣、听力减退、外耳道流脓等常提示并发中耳炎，婴幼儿常见。淋雨、受凉、气候突变、过度劳累是急性上呼吸道感染的重要诱因。

5．A。各种病毒和细菌均可引起急性上呼吸道感染，但 70% ～ 80% 以上为病毒。

6．E。细菌感染者白细胞计数和中性粒细胞比例增高，出现核左移。

7．D。反复感染是慢性支气管炎病情加剧发展的重要因素。慢性支气管炎是气管、支气管黏膜及其周围组织的慢性非特异性炎症。反复感染会加重炎症。

8．B。引起慢性支气管炎的各种环境因素均可参与阻塞性肺气肿的发病，因此，慢性阻塞性肺气肿最常见的病因是慢性支气管炎。

9．A。药物超声雾化吸入是稀释痰液、促进痰液排出的快速、有效方法。祛痰药多可刺激呼吸道，使呼吸道分泌增加，达到祛痰作用，但达到药效浓度需一定的时间。翻身拍背等对于痰液黏稠的患者不一定能起到很好的效果。限制水分摄入，会使痰液更加黏稠，不利于排出。

10．A。哮喘主要由接触变应原触发或引起，本质是免疫介导的气道慢性炎症。

11．A。小气道梗阻和肺组织病变、肺气肿均属呼气性呼吸困难；胸膜病变呼气、吸气都困难。

12．E。军团菌肺炎属于细菌感染，细菌感染者白细胞计数和中性粒细胞比例增高，核左移。肺炎患者血常规检查显示白细胞计数升高至（10 ～ 30）×10^9/L，中性粒细胞比例 > 0.8。

13．A。慢性阻塞性肺气肿多由慢性支气管炎发展而来，属于慢性感染性疾病。

14．B。慢性阻塞性肺疾病的个体因素包括遗传因素（α$_1$- 抗胰蛋白酶缺乏），免疫功能紊乱，气道高反应性，年龄增大等。慢性阻塞性肺疾病多由慢性支气管炎发展而来，属于慢性感染性疾病，吸烟是重要的环境发病因素，还包括大气污染。

15．D。肺功能检查是判断气流受限的主要客观指标。慢性阻塞性肺疾病时，残气容积增加，残气容积 / 肺总量 > 45%。

16．B。慢性肺源性心脏病的发病机制是疾病造成患者呼吸系统功能和结构的明显改变，发生低氧血症，进而引起肺动脉高压，肺动脉高压使右心室后负荷加重，最终引起心室扩大、肥厚，甚至发生右心功能衰竭。

17．D。慢性肺源性心脏病是由肺组织、肺血管或胸廓的慢性病变引起肺组织结构和（或）功能异常，造成肺血管阻力增加，肺动脉压力增高，继而右心室结构和（或）功能改变的疾病。肺动脉高压形成是慢性肺心病发病的关键环节。

丁震医学教育 010-88453168
www.dzyxedu.com

北京航空航天大学出版社
BEIHANG UNIVERSITY PRESS
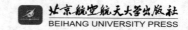

18．D。慢性肺源性心脏病是由肺组织、肺血管或胸廓的慢性病变引起肺组织结构和（或）功能异常，造成肺血管阻力增加，肺动脉压力增高，继而右心室结构和（或）功能改变的疾病。肺动脉高压形成是慢性肺心病发病的关键环节。

19．B。由于肺循环阻力增加，肺动脉高压持续升高，肺动脉高压使右心室后负荷加重，超过右心室代偿能力，右心失代偿、排血量下降、舒张末压增高，引起右心室代偿性肥厚、扩张，逐渐发展为慢性肺源性心脏病。

20．B。支气管扩张症是由于急、慢性呼吸道感染和支气管阻塞后反复发生支气管炎症，使支气管壁结构破坏，引起的支气管异常和持久性扩张。炎症可致支气管壁血管增多，并伴相应支气管动脉扩张及支气管动脉和肺动脉吻合，有的毛细血管扩张形成血管瘤，以致患者常有咯血。

21．D。肺炎链球菌肺炎是由肺炎链球菌或称肺炎球菌所引起的肺炎，机体免疫功能受损时，有毒力的肺炎球菌入侵人体而致病。受凉、淋雨、疲劳、醉酒、病毒感染、昏迷或施行大手术等均可使机体免疫功能降低而致病。

22．B。医院获得性肺炎常见病原菌多为金黄色葡萄球菌、铜绿假单胞菌、大肠埃希菌。

23．C。支气管肺炎患者，典型X线征象是均匀一致点片状阴影，肺门阴影增浓。

24．C。飞沫传播是肺结核最重要的传播途径，感染途径为呼吸道感染。经消化道和皮肤等其他途径传播现已罕见。

25．A。结核病的传播途径以呼吸道传播为主，也可通过消化道传播、母婴传播或经皮肤伤口感染等。

26．B。浸润型肺结核多见于成年人。原发型肺结核多见于少年儿童。血行播散型肺结核多见于婴幼儿和青少年。

27．E。痰结核杆菌检查在痰中找到结核杆菌是确诊肺结核最特异的方法，也是制订化疗方案和判断化疗效果的重要依据。

28．E。痰结核杆菌检查在痰中找到结核杆菌是确诊肺结核最特异的方法，也是制订化疗方案和

判断化疗效果的重要依据。

29．A。肺脓肿多为混合性感染，包括厌氧菌、需氧菌和兼性厌氧菌感染，其中最常见的是厌氧菌。

30．B。小细胞癌的恶性程度最高，生长较快，较早的出现淋巴和血行转移，在各类型肺癌中预后最差。

31．B。鳞状细胞癌（简称鳞癌），常见于老年男性，与吸烟关系密切。腺癌目前已成为肺癌最常见的类型，女性多见。

32．B。痰脱落细胞检查是简易有效的普查和早期诊断方法，找到癌细胞即可确诊。胸部X线是最基本、最主要、应用最广泛的检查方法。通过正侧位X线胸片发现肺部阴影，配合CT检查明确病灶。支气管镜检查是诊断肺癌最可靠的手段。

33．A。胸部X线是最基本、最主要、应用最广泛的检查方法，中央型肺癌可有不规则的肺门增大阴影，周围型肺癌可见边缘不清或呈分叶状，配合CT检查明确病灶。痰脱落细胞检查是简易有效的普查和早期诊断方法；纤维支气管镜检查是诊断肺癌最可靠的手段。

34．C。呼吸道感染、呼吸道烧伤、异物、喉头水肿引起上呼吸道急性阻塞是引起急性Ⅱ型呼吸衰竭的常见病因。

35．D。呼吸道感染是心力衰竭最常见、最重要的诱因。其他诱发因素还包括心律失常、过度疲劳、高血压、血脂异常、肺栓塞、妊娠和分娩、贫血与出血等。

36．D。肝硬化水肿和右心衰竭均可表现为踝部水肿、肝大、腹部膨隆、体重增加等。右心衰竭主要表现为体循环静脉淤血，水肿是由于体循环静脉压力增高所致。

37．E。后负荷过重是左、右心室收缩期射血阻力增加的疾病。左心室后负荷增加的疾病有原发性高血压、主动脉瓣狭窄等。右心室后负荷增加的疾病有肺动脉高压、肺动脉瓣狭窄等。

38．E。慢性心功能不全的基本病因包括原发性心肌损害、继发性心肌损害、心脏舒张受限、心

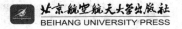

脏负荷过重（容量负荷过重，压力负荷过重）。诱因包括感染、过度劳累、心律失常、情绪激动或药物使用不当等。

39．A。心室收缩时，必须克服大动脉血压，才能将血液射入动脉内，大动脉血压是心室收缩时所遇到的后负荷，反映心脏后负荷的检测指标即为血压。

40．D。心力衰竭（慢性心功能不全急性发作）的诱发因素主要有感染（最常见为呼吸道感染）、过度体力劳动和情绪激动、钠盐摄入过多、心律失常、妊娠和分娩、输液或输液过多过快、药物作用等。其中最常见的诱因为感染。

41．D。三度房室传导阻滞又称为完全性房室传导阻滞。症状的严重程度取决于心室率的快慢，常见的症状有疲倦、乏力、头晕、晕厥、心绞痛、心衰等。因心室率过慢或出现长停搏，可引起阿-斯综合征，容易发生猝死。室性早搏或室早，是最常见的一种心律失常，大多数患者无症状，可有心悸、失重感或代偿间歇后心脏有力的搏动感。听诊室性期前收缩后出现较长的停歇，脉搏减弱或不能触及。房性早搏或房早正常人24小时心电检测多数有发生。房颤是心脏瓣膜病最常见的心律失常。室上速常见于无器质性心脏病的正常人。

42．C。在我国，风湿性心脏瓣膜病以风湿性心脏病最为常见，与A组β（A族乙型）溶血性链球菌反复感染有关。二尖瓣最常受累，其次为主动脉瓣。

43．A。风湿热是二尖瓣狭窄的主要病因，是由咽喉部A组β溶血性链球菌感染后反复发作的全身结缔组织炎症。其产生的机制是由于该细菌荚膜与人体关节、滑膜之间有共同抗原。链球菌感染后体内产生的抗链球菌抗体与这些共同抗原形成循环免疫复合物，沉积于人体关节滑膜、心肌、心瓣膜，激活补体成分产生炎性病变。其他少见的病因有先天畸形，退行性改变和结缔组织病等。

44．A。二尖瓣狭窄时，舒张期血流流入左心室受阻而导致左心房压力升高，造成肺静脉压和肺毛细血管压增高。导致肺水肿。即最先累及的心腔是左心房。

45．E。二尖瓣狭窄患者出现痰中带血丝与支气管炎、肺部感染、肺充血或肺支气管黏膜血管扩张破裂有关。肺水肿时出现粉红色泡沫痰。肺梗死时咯胶冻状暗红色痰。

46．D。左心室后负荷（压力负荷），即心脏收缩时遇到的大动脉压力。引起大动脉压力增加的主要因素是各种原因(如高血压引起的血管硬化、宫腔狭窄等)导致外周血管阻力增加。

47．E。冠状动脉粥样硬化性心脏病可用冠状动脉造影确诊，可发现冠状动脉系统病变的范围和程度。而心电图检查心绞痛缓解期时，可无任何表现。

48．D。冠心病的主要危险因素包括年龄（＞40岁）、血脂异常、高血压、吸烟、糖尿病或糖耐量异常、肥胖、家族遗传、缺少体力活动者。其他危险因素还包括A型性格、口服避孕药、性别、缺少体力活动（久坐不动）、饮食不当等。

49．A。心肌耗氧的多少主要由心肌张力、心肌收缩力和心率所决定，故常用心率与收缩压的乘积作为估计心肌耗氧的指标。

50．E。急性心肌梗死是指在冠状动脉病变的基础上，因冠状动脉供血急剧减少或中断，使相应的心肌严重而持久地缺血导致心肌坏死使心脏收缩力持续减弱，左心室心排血量持久下降可致患者发生休克。

51．D。冠状动脉在粥样斑块的基础上形成血栓，出现固定狭窄或部分闭塞，极少数情况下虽无严重粥样硬化，因痉挛也可使管腔闭塞。而侧支循环未充分建立，一旦血供急剧减少或中断，使心肌严重而持久地发生急性缺血达20～30分钟以上，即可发生急性心肌梗死。

52．D。发生急性心梗后，血清肌酸激酶同工酶（CK-MB）升高较早（4～6小时），恢复也较快（3～4天），对判断心肌坏死的临床特异性较高。肌酸磷酸激酶（CPK）、乳酸脱氢酶（LDH）、天冬氨酸氨基转移酶（AST）等特异性和敏感性均较差，已不用于诊断急性心梗。

53．C。冠心病指冠状动脉粥样硬化，血管管腔狭窄、阻塞和（或）因冠状动脉痉挛导致心肌缺血、缺氧，甚至坏死而引起的心脏病。其他主要

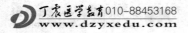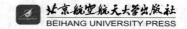

危险因素包括年龄（＞40岁）、血脂异常（总胆固醇过高、低密度脂蛋白胆固醇增高、甘油三酯增高、高密度脂蛋白胆固醇降低）、高血压、吸烟、糖尿病或糖耐量异常、肥胖、家族遗传。其他危险因素还包括A型性格、口服避孕药、性别、缺少体力活动（久坐不动）、饮食不当等。

54．C。导致动脉粥样硬化发生的指标包括高密度脂蛋白降低、总胆固醇增高、甘油三酯增高、低密度脂蛋白增高、极低密度脂蛋白增高。

55．A。急性心肌梗死的特征性心电图改变是ST段弓背向上抬高。急性心包炎的特征性心电图改变是ST段弓背向下。稳定型心绞痛的特征性心电图改变ST段压低。

56．C。心绞痛发作期可见ST段压低≥0.1mV，T波倒置。心肌梗死心电图的特征性改变是在面向透壁心肌坏死区的导联上出现宽而深的Q波（病理性Q波），ST段弓背向上抬高，T波倒置。而在背向梗死区的导联上出现R波增高，ST段压低，T波直立且增高。多数患者T波倒置和病理性Q波永久存在。

57．C。引起心脏骤停的最常见因素是冠心病，其他还包括急性病毒性心肌炎、原发性心肌疾病、瓣膜病、先天性心脏病及严重的心律失常等。

58．B。心脏前负荷（容量负荷），即心室舒张末期容积。心脏后负荷（压力负荷），即心脏收缩时遇到的大动脉压力。原发性高血压患者长期血压升高使全身小动脉痉挛、硬化、管腔狭窄，外周阻力增加，从而心脏收缩时阻力增大，即左心室后负荷加重。

59．D。高血压是一种以体循环动脉收缩压和（或）舒张压持续升高为主要表现的临床综合征。血流动力学特征主要是总外周阻力增高，心脏后负荷加重。高血压时，主动脉压升高，致左心室后负荷增加。

60．D。病毒性心肌炎以肠道和呼吸道感染病毒最常见，尤其是柯萨奇病毒B组，占发病的半数以上，其次为埃可病毒、脊髓灰质炎病毒、腺病毒、轮状病毒等。

61．A。病毒性心肌炎的主要病理改变是非特异性心肌间质炎症，显微镜下表现为心肌纤维之间

与血管四周的结缔组织中单核细胞浸润。心肌细胞可有变性、溶解或坏死。

62．B。胰腺可分为外分泌腺和内分泌腺两部分，外分泌腺由腺泡和导管构成，分泌含有消化酶（胰蛋白酶、胰淀粉酶、胰脂肪酶等）和碳酸氢盐的胰液，具有很强的消化作用。内分泌腺由胰岛组成，胰岛按形态及所分泌激素的种类可分为A细胞、B细胞、D细胞、PP细胞。胰腺B细胞分泌胰岛素。胰腺A细胞分泌胰高血糖素。胰腺D细胞分泌生长抑素。胰腺PP细胞分泌胰多肽。

63．E。急性应激胃炎的病因包括严重创伤、大手术、大面积烧伤、脑血管意外和重要脏器功能衰竭、休克、败血症等。非甾体抗炎药是急性化学性损伤胃炎的病因。

64．B。正常情况下维生素B_{12}进入胃内与壁细胞分泌的内因子结合，形成内因子-维生素B_{12}复合物，可保护维生素B_{12}免遭肠内水解酶破坏。运行至远侧回肠后吸收。发生慢性萎缩性胃炎时，壁细胞分泌内因子减少，维生素B_{12}吸收障碍，从而影响红细胞的生成，造成恶性贫血。

65．B。消化性溃疡的发病机制是对胃和十二指肠黏膜有损害作用的侵袭因素与黏膜自身的防御修复因素之间失去平衡。胃溃疡的发生主要是防御修复因素减弱，十二指肠溃疡主要是侵袭因素增强。高浓度胃酸和能水解蛋白质的胃蛋白酶是主要的侵袭因素。粗糙食物除直接损伤黏膜外，还能增加胃酸分泌。反流的胆汁、胰酶对胃黏膜有损伤作用。神经、精神因素通过迷走神经影响胃酸分泌和黏膜血流的调控。幽门螺杆菌感染一方面破坏胃、十二指肠的黏膜屏障，另一方面使胃酸和胃蛋白酶分泌增加，直接损害黏膜。

66．B。消化性溃疡的发病机制是对胃和十二指肠黏膜有损害作用的侵袭因素与黏膜自身的防御修复因素之间失去平衡。胃溃疡的发生主要是防御修复因素减弱，十二指肠溃疡主要是侵袭因素增强。高浓度胃酸和能水解蛋白质的胃蛋白酶是主要的侵袭因素。

67．E。胃镜检查是消化性溃疡最可靠的首选诊断方法，也是最有价值的检查方法。胃溃疡多见于中壮年男性，好发于胃小弯、胃角或胃窦，腹

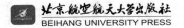

痛多于进餐后 0.5～1 小时开始，持续 1～2 小时后消失。进食后疼痛加剧，服用抗酸药物疗效不明显。

68．C。胃镜检查是消化性溃疡最可靠的首选诊断方法。胃镜下可直接观察溃疡部位、病变大小、性质，取活组织还可作出病理诊断。消化性溃疡出血 24～48 小时行急诊纤维胃镜检查，可判断溃疡的性质、出血的原因，确定出血部位，还可以在内镜下进行止血治疗。

69．E。在我国，原发性肝癌最常见的病因是病毒性肝炎。乙型、丙型和丁型病毒性肝炎均可发展为肝硬化，以乙型病毒性肝炎最常见。此外饮用水污染、黄曲霉毒素、亚硝胺类物质都可诱发原发性肝癌。

70．B。甲胎蛋白（AFP）是诊断肝癌的特异性指标，是肝癌的定性检查，有助于诊断早期肝癌，广泛用于普查、诊断、判断治疗效果及预测复发。血清 AFP＞400μg/L，并能排除妊娠、活动性肝病、生殖腺胚胎瘤等，即可考虑肝癌的诊断。

71．B。甲胎蛋白是诊断肝癌的特异性指标，有助于早期肝癌的定性检查，广泛用于普查、诊断、判断治疗效果及预测复发。

72．D。甲胎蛋白（AFP）是诊断肝癌的特异性指标，有助于诊断早期肝癌的定性检查，广泛用于普查、诊断、判断治疗效果及预测复发。血清 AFP＞400μg/L，并能排除妊娠、活动性肝病、生殖腺胚胎瘤等，即可考虑肝癌。

73．C。肝性脑病常见诱因包括上消化道出血（最常见）、高蛋白饮食、饮酒、便秘、感染、尿毒症、低血糖、严重创伤、外科手术、大量排钾利尿、过多过快放腹水、应用催眠镇静药和麻醉药等。

74．E。肝性脑病的常见诱因包括上消化道出血（最常见）、高蛋白饮食、饮酒、便秘、感染、尿毒症、低血糖、严重创伤、外科手术、大量排钾利尿、过多过快放腹水、应用催眠镇静药和麻醉药等。

75．C。肝性脑病的常见诱因包括上消化道出血（最常见）、高蛋白饮食、饮酒、便秘、感染、尿毒症、低血糖、严重创伤、外科手术、大量排钾利尿、过多过快放腹水、应用催眠镇静药和麻醉药等。

76．E。急性胰腺炎的病因包括胆道疾病（胆道梗阻）、酗酒和暴饮暴食、胰管阻塞、十二指肠液反流、手术创伤、内分泌与代谢障碍（高脂血症）、药物、感染等。不包括粗纤维食物。

77．C。急性胰腺炎的病因包括胆道疾病（胆道梗阻）、酗酒和暴饮暴食、胰管阻塞、十二指肠液反流、手术创伤、内分泌与代谢障碍（高脂血症）、药物、感染等。其中，在我国急性胰腺炎的最常见病因是胆道疾病。西方国家多由大量饮酒导致。

78．A。上消化道出血常见的原因包括消化性溃疡、食管－胃底静脉曲张、急性糜烂出血性胃炎、胃癌等。其中，最常见的是消化性溃疡。

79．A。纤维胃镜检查是上消化道出血病因诊断的首选方法。一般在上消化道出血后 24～48 小时内进行紧急内镜检查，可以直接观察到出血部位，获得病因诊断，同时可经内镜对出血灶进行紧急的止血治疗。

80．A。溃疡性结肠炎病变主要位于大肠，多数在直肠和乙状结肠，可扩展到降结肠和横结肠，也可累及全结肠，甚至回肠末端。

81．C。能早期反映肾小球滤过功能受损的检查项目是内生肌酐清除率测定，因为机体内生肌酐的清除率接近肾小球滤过率。

82．E。内生肌酐清除率是评价肾小球滤过功能最常用的方法，24 小时内生肌酐清除率正常为 80～120ml/min，＜80ml/min 提示肾小球滤过功能下降，＜10ml/min 提示已进入尿毒症期。血肌酐和血尿素氮测定有助于判断肾功能损害的程度。

83．C。急性肾小球肾炎是以急性肾炎综合征为主要临床表现的一组疾病。其特点为急性起病，多有前驱感染，出现血尿、蛋白尿、水肿和高血压，并可伴有一过性肾功能不全。多见于溶血性链球菌感染后。

84．B。新鲜尿沉渣每高倍视野红细胞＞3 个或 1L 尿红细胞计数＞10 万个，称镜下血尿。尿液外观为洗肉水样或血样即为肉眼血尿，提示 1L 尿液中含有 1ml 以上血液。

85．E。肾盂肾炎发病机制为细菌侵入肾脏，血

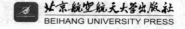

液循环和肾脏感染局部均可产生抗体，与细菌结合，引起免疫反应，因此主要诱发肾盂肾炎的疾病是机体抵抗力降低，如糖尿病或长期应用免疫抑制药的患者等。

86．C。急性肾盂肾炎的病原体以革兰阴性杆菌为主，最常见的致病菌为大肠埃希菌。其次为副大肠埃希菌、变形杆菌、葡萄球菌、铜绿假单胞菌、粪链球菌等，偶见厌氧菌、真菌、原虫及病毒等。急性上呼吸道感染最常见的致病菌为溶血性链球菌。

87．D。肾盂肾炎患者尿常规检查可见白细胞管型，对肾盂肾炎有诊断价值，但不会出现大量蛋白尿。

88．D。急性肾衰竭少尿或无尿期，因尿排钾减少、分解代谢释放钾离子、酸中毒时细胞内钾转移至细胞外等因素常出现高钾血症。高钾血症可致各种心律失常，严重者发生心室颤动或心脏骤停，是最主要的电解质紊乱和最危险的并发症，是少尿期的首位死因。

89．D。在我国慢性肾衰竭的病因以原发性慢性肾小球肾炎最多见。在发达国家，糖尿病肾病、高血压肾小动脉硬化为主要病因。

90．C。慢性肾衰竭可表现为代谢紊乱，即出现糖耐量异常、高三酰甘油血症、高胆固醇血症和血浆白蛋白水平降低等。代谢产物蓄积导致机体尿浓缩功能障碍，临床上可根据血肌酐和肌酐清除率值反映代谢产物蓄积程度。

91．A。卵黄囊是胚胎期最早出现的造血场所，卵黄囊退化后，肝、脾代替其造血，胚胎后期至出生后，骨髓、胸腺及淋巴结开始造血。此后，血细胞几乎都在骨髓内形成。青春期后胸腺逐渐萎缩，淋巴结生成淋巴细胞和浆细胞，骨髓成为成人造血的主要器官。

92．C。白细胞分类计数正常值为（4 ～ 10）× 10^9/L，中性粒细胞（包括杆状核及分叶核）数量占白细胞总数的 0.5 ～ 0.7。

93．B。根据血红蛋白（Hb）降低的程度临床上将贫血分为四度，轻度 Hb ＞ 90g/L，中度 Hb 在 60 ～ 90g/L，重度 Hb 在 30 ～ 59g/L，极重度 ＜ 30g/L。

94．C。月经过多是成人女性缺铁性贫血常见的原因。铁摄入量不足是妇女、小儿缺铁性贫血的主要原因。铁吸收不良引起的缺铁性贫血常见于胃大部切除、慢性胃肠道疾病等。

95．D。血红蛋白（Hb）浓度是反映贫血最重要的检查指标，在海平面地区，符合我国贫血诊断标准的是成年男性 Hb ＜ 120g/L，成年女性 Hb ＜ 110g/L、孕妇 ＜ 100g/L。

96．A。再生障碍性贫血是一种由多种原因引起的骨髓造血功能衰竭征，其典型血象呈正细胞正色素性贫血、全血细胞减少，但三系细胞减少的程度不同，是判断再生障碍性贫血有价值的检查。

97．D。特发性血小板减少性紫癜患者血象检查血小板减少，功能一般正常。红细胞和血红蛋白下降，白细胞多正常。骨髓象检查可见巨核细胞数量正常或增加，有血小板形成的巨核细胞显著减少，粒、红两系正常。

98．D。骨髓象是确诊白血病的主要依据和必做检查，对临床分型、指导治疗、疗效判断和预后评估等意义重大。多数患者骨髓象增生明显活跃或极度活跃，以原始细胞和幼稚细胞为主，正常较成熟的细胞显著减少。

99．B。Graves 病属自身免疫性甲状腺疾病，有遗传倾向。在感染、精神创伤等因素作用下诱发体内免疫功能紊乱。未经治疗的 Graves 病患者血中 TSH 受体抗体阳性率可达 75% ～ 96%，有早期诊断意义。

100．D。地方性甲状腺肿的最常见原因是碘缺乏病，多见于山区和远离海洋的地区。碘是甲状腺合成甲状腺激素的重要原料之一，碘缺乏时合成甲状腺激素不足，反馈引起垂体分泌过量的促甲状腺激素，刺激甲状腺增生肥大。

101．D。引起甲亢的病因有 Graves 病、多结节性甲状腺肿伴甲亢、甲状腺自主性高功能腺瘤、碘甲亢等。其中以 Graves 病最为常见，属自身免疫性甲状腺疾病，有遗传倾向。

102．A。甲状腺 ^{131}I 摄取率是诊断甲状腺功能亢进症的传统方法，甲状腺功能亢进时可见甲状腺 ^{131}I 总摄取量增加，摄取高峰前移。

103．D。Graves 病属自身免疫性甲状腺疾病，

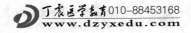
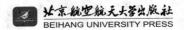

有遗传倾向。甲状腺自身抗体阳性有助于 Graves 病的早期诊断、判断病情活动和复发，还可作为治疗停药的重要指标。TSH 测定是检查甲状腺功能最敏感的指标。

104．B。皮质醇增多症，也称 Cushing 综合征，音译为库欣综合征。

105．B。库欣综合征的异位肾上腺皮质增多，系垂体以外肿瘤分泌大量 ACTH（促肾上腺皮质分泌激素）刺激肾上腺皮质增生，分泌过量的皮质醇，最常见的是肺癌（约占 50%），其次是胸腺癌、胰腺癌（各约占 10%）和甲状腺髓样癌等。

106．A。促肾上腺皮质激素（ACTH）兴奋试验，垂体性库欣病和异位 ACTH 综合征者常有反应，原发性肾上腺皮质肿瘤者多数无反应。

107．E。1 型糖尿病多于儿童或青少年起病，胰岛 B 细胞被破坏而导致胰岛素绝对缺乏，具有酮症倾向，需胰岛素终身治疗。1 型糖尿病病因和发病机制尚未完全阐明，目前认为与遗传因素、环境因素及自身免疫因素均有关。

108．C。糖化血红蛋白为血红蛋白两条 β 链 N 端的缬氨酸与葡萄糖化合的不可逆性反应物，其浓度与平均血糖呈正相关，糖化血红蛋白在总血红蛋白中所占的比例能反映取血前 8～12 周的平均血糖水平，与点值血糖相互补充，作为血糖控制的监测指标，并已经成为判断糖尿病控制的金标准。

109．E。依据血 pH 和 HCO_3^- 测定结果，可将酮症酸中毒分为轻、中、重度。$pH < 7.3$ 或 $HCO_3^- < 15mmol/L$ 为轻度，$pH < 7.2$ 或 $HCO_3^- < 10mmol/L$ 为中度，$pH < 7.1$ 或 $HCO_3^- < 5mmol/L$ 为重度。

110．A。口服葡萄糖耐量试验（OGTT），适用于血糖高于正常范围而又未达到诊断糖尿病标准者，OGTT 在无任何热量摄入 8 小时后，清晨空腹进行，成人口服 75g 葡萄糖，溶于水，5～10 分钟饮完，2 小时后测静脉血浆葡萄糖，注意 OGTT 受试者不喝茶及咖啡，不吸烟，不做剧烈运动，以免影响测定的准确性。

111．E。系统性红斑狼疮是一种具有多系统、多脏器损害表现，有明显免疫紊乱的慢性自身免疫性结缔组织疾病，血清中存在以抗核抗体为代表的多种致病性自身抗体。

112．D。系统性红斑狼疮的病因尚不明确，可能与遗传、雌激素、紫外线照射、食物、药物（氯丙嗪、普鲁卡因胺、异烟肼、青霉胺等）、病原微生物和精神刺激等因素有关。

113．D。系统性红斑狼疮发病因素可能与遗传、雌激素、紫外线照射、食物（芹菜、香菜、无花果、蘑菇及烟熏食物等）、药物（氯丙嗪、普鲁卡因胺、异烟肼、青霉胺、甲基多巴等）、病原微生物和精神刺激等因素有关。

114．B。血清中存在多种自身抗体是系统性红斑狼疮的重要特征，也是诊断系统性红斑狼疮的主要依据，还可指示疾病活动性及可能累及的脏器。常见的自身抗体为抗核抗体谱、抗磷脂抗体和抗组织细胞抗体，抗核抗体阳性可见于几乎所有的系统性红斑狼疮患者，是系统性红斑狼疮首选的筛选检查。

115．B。系统性红斑狼疮最具特征性的皮肤损害是蝶形红斑，抗 Sm 抗体是系统性红斑狼疮的标志抗体之一，特异性高达 99%，有助于早期和不典型患者的诊断或回顾性诊断。

116．A。血清中存在多种自身抗体是系统性红斑狼疮的重要特征，也是诊断系统性红斑狼疮的主要依据，还可指示疾病活动性及可能累及的脏器。常见的自身抗体为抗核抗体谱、抗磷脂抗体和抗组织细胞抗体，抗核抗体阳性可见于几乎所有的系统性红斑狼疮患者，是系统性红斑狼疮首选的筛选检查。

117．A。类风湿关节炎是以慢性侵蚀性、对称性多关节炎为主要表现的异质性、全身性自身免疫性疾病，是导致成年人丧失劳动力及致残的主要病因之一。类风湿因子的滴度与本病活动性和严重性成正比，临床主要检测的类风湿因子的抗体类型为 IgM。

118．C。类风湿关节炎是以慢性侵蚀性、对称性多关节炎为主要表现的异质性、全身性自身免疫性疾病。其基本病理改变是滑膜炎和血管炎，滑膜炎是关节表现的基础，血管炎是关节外表现的基础，炎症破坏软骨和骨质，最终可致关节畸

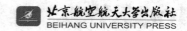

形和功能丧失。

119．C。X线检查有助于诊断类风湿关节炎、监测疾病进展和判断疾病分期，以手指及腕关节的X线平片最有价值。

120．B。毒物被吸收后进入血液，在体内主要在肝经过氧化、还原、水解、结合等作用进行代谢。大多数毒物经代谢后毒性降低，但有少数毒物代谢后毒性反而增加。气体和易挥发的毒物吸收后，大部分以原形经呼吸道排出。

121．C。有机磷农药能与体内胆碱酯酶迅速结合成稳定的磷酰化胆碱酯酶，使胆碱酯酶丧失分解能力，导致大量乙酰胆碱蓄积，引起毒蕈碱样、烟碱样和中枢神经系统症状和体征，严重者可因呼吸衰竭而死亡。

122．D。全血胆碱酯酶活力测定是诊断有机磷农药中毒的特异性指标，对判断中毒程度、疗效和预后极为重要。胆碱酯酶活性降至正常人的70%以下即可诊断。

123．C。一氧化碳经呼吸道进入血液，与红细胞内血红蛋白结合形成稳定的碳氧血红蛋白（COHb）。由于CO与血红蛋白的亲和力比氧与血红蛋白的亲和力大240倍，而碳氧血红蛋白的解离较氧合血红蛋白的解离速度慢3600倍，故易造成碳氧血红蛋白在体内的蓄积。COHb不能携氧，而且还影响氧合血红蛋白正常解离，即氧不易释放到组织，从而导致组织和细胞缺氧。此外，CO还可抑制细胞色素氧化酶，直接抑制组织细胞内呼吸，这些因素更加重了组织、细胞缺氧。

124．A。一氧化碳中毒的发病机制主要是引起氧输送和氧利用障碍。一氧化碳可与血红蛋白结合，形成稳定的碳氧血红蛋白。CO与血红蛋白（Hb）的亲和力比氧与Hb亲和力大240倍，碳氧血红蛋白不能携氧且不易解离，发生组织和细胞缺氧。

125．A。一氧化碳中毒主要引起氧输送和氧利用障碍，一氧化碳（CO）可与血红蛋白（Hb）结合，形成稳定的碳氧血红蛋白（COHb），CO与Hb的亲和力比氧与Hb亲和力大240倍，COHb不能携氧且不易解离，发生组织和细胞缺氧，血液中碳氧血红蛋白浓度是诊断一氧化碳中

毒的指标，也可进行分辨中毒的严重程度。

126．C。急性黄疸型肝炎、阻塞性黄疸尿液检查中常见大量胆红素。

127．D。丙氨酸氨基转移酶（ALT）在肝功能检测中最为常用，是判断肝细胞损害的重要指标，ALT增高首先应考虑是肝炎。

128．A。流行性乙型脑炎的主要传染源是猪（仔猪）。

129．C。艾滋病的传播途径包括性接触传播为主要的传播途径，血液传播，共用针具静脉吸毒、输入被HIV污染的血制品及介入医疗操作等，母婴传播，通过胎盘、阴道分娩、产后血性分泌物和哺乳等传播。一般的社交活动如握手、共同进餐、礼节性的接吻、昆虫叮咬等不会传播艾滋病。

130．B。肾综合征出血热既往也称流行性出血热，本病是由汉坦病毒引起的自然疫源性传染病，鼠为主要传染源。

131．A。脑电图是脑组织生物电活动通过脑电图仪放大约100万倍记录下来的曲线，由不同的脑波组成，主要了解大脑功能有无障碍。

132．D。急性炎症性脱髓鞘性多发性神经病典型的脑脊液检查为细胞数正常而蛋白质明显增高，称蛋白-细胞分离现象。

133．A。原发性癫痫原因不明，可能与遗传因素有关。

134．B。在脑血管疾病诊断方面CT能够作出早期诊断，准确的鉴别诊断，并能直接显示出病变部位、范围和出血数量。

135．B。脑血管造影是确诊蛛网膜下腔出血病因最有价值和最具定位意义的检查。头颅CT是首选的检查方法，蛛网膜下腔显示高密度影像；脑脊液检查是最具诊断价值和特征性的检查，脑脊液呈均匀一致血性，压力增高，但对CT检查已明确诊断者，不作为常规检查。

136．E。长期咳嗽和咳大量脓痰是支气管扩张症最主要的症状，多数患者可发生咯血，反复肺感染。肺部X线检查可见气道壁增厚。

137．E。支气管扩张可表现为长期咳嗽、咳痰，

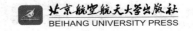

痰液静置分 4 层。X 线检查可见囊状支气管扩张的气道表现为显著的囊腔，腔内可存在气液平面，典型者可见蜂窝状透亮阴影或沿支气管的卷发状阴影。纵切面可显示"双轨征"，横切面显示"环形阴影"，并可见气道壁增厚。

138．D。肺癌表现为刺激性咳嗽并痰中带血，胸片示左肺中央型块影。纤维支气管镜检查是诊断肺癌最可靠的手段，为进一步明确诊断，应进行纤维支气管镜检查。

139．A。自发性气胸典型的临床表现是突感一侧胸痛，继之出现胸闷、气促、干咳、呼吸困难等，常继发于慢性阻塞性肺疾病、肺结核、支气管哮喘等肺部基础疾病。心肌梗死主要表现为心前区剧烈疼痛。肺栓塞可突然出现胸痛、呼吸困难、咯血。左心衰竭以肺淤血为特征，典型表现为呼吸困难、咳白色或粉红色泡沫痰等。呼吸衰竭最早、最突出的症状是呼吸困难，重者可出现缺氧伴二氧化碳潴留。

140．C。自发性气胸典型的临床表现是突感一侧胸痛，继之出现胸闷、气促、干咳、呼吸困难等，常继发于慢性阻塞性肺疾病、肺结核、支气管哮喘等肺部基础疾病。胸部 X 线检查是诊断气胸的重要方法。

141．B。血培养标本使用血培养瓶，主要是检测血液中的病原体。

142．E。冠心病是多种因素作用于不同环节所致的冠状动脉粥样硬化，这些因素亦称为危险因素，包括年龄、性别、血脂异常、高血压、吸烟、糖尿病和糖耐量异常、肥胖及家族史。运动不属于冠心病的危险因素。

143．D。稳定性心绞痛典型症状：发作性胸痛和胸部不适，一般持续 3 ～ 5 分钟。冠状动脉造影是目前确诊冠心病的主要检查手段。多数稳定型心绞痛患者静息时心电图和超声心动图检查无异常。胸部 X 线检查对稳定型心绞痛无特异的诊断意义。

144．E。急性心肌梗死患者多数会在发病 1 ～ 2 天内出现心律失常，尤其是 24 小时内，以室性心律失常最多见。如频发室早（每分钟 5 次以上）、成对期前收缩、短阵室速、多源性室早或 RonT 室早，为室颤的先兆。室颤常是急性心梗早期，

特别是入院前患者死亡最主要的原因，半数患者在发病 1 小时内死于院外。

145．B。胃、十二指肠溃疡急性穿孔主要表现为突发性上腹部刀割样剧痛，并迅速波及全腹，伴反跳痛和腹肌强直。患者疼痛难忍，有面色苍白、出冷汗、脉搏细速、血压下降、四肢厥冷等表现。常伴恶心、呕吐。80% 患者的立位腹部 X 线检查可见膈下新月状游离气体影。

146．B。肠结核是结核分枝杆菌侵犯肠管所引起的慢性特异性感染。回盲部淋巴丰富，且结核分枝杆菌停留时间长，为好发部位。体征为右下腹肿块，较固定，质地中等，可伴有轻、中度压痛。

147．B。慢性肾衰竭肾功能失代偿期也称氮质血症期，表现为肌酐清除率 20 ～ 50ml/min，血肌酐 178 ～ 445μmol/L。血尿素氮的正常值为成人 3.2~7.1mmol/L。

148．D。有肝硬化病史者，其全血细胞减少，导致机体抵抗力下降，中性粒细胞减少，易引发泌尿系统感染。

149．A。铁丢失过多为缺铁性贫血患者最常见和最重要的病因。

150．A。慢性失血是成年人缺铁性贫血最常见和最重要的病因，如消化性溃疡出血、痔出血、月经过多、钩虫病等。

151．A。慢性失血是成年人缺铁性贫血最常见和最重要的病因，如消化性溃疡出血、痔出血、月经过多、钩虫病等。

152．C。再生障碍性贫血患者主要表现为进行性贫血、出血、反复感染而肝、脾、淋巴结多无肿大。血象检查呈正细胞正色素性贫血，全血细胞减少，但三系细胞减少的程度不同。网织红细胞绝对值低于正常。白细胞计数减少，以中性粒细胞减少为主。血小板减少。骨髓象检查为确诊再障的主要依据，骨髓颗粒极少，脂肪滴增多。

153．B。甲亢患者服用他巴唑期间，注意观察药物的疗效及其不良反应，警惕粒细胞缺乏，患者目前无任何不适，血清总 T_3 和 T_4 增高时仍需继续服药。

154．A。正常人血皮质醇具明显的昼夜周期波动，

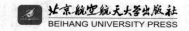

以早晨 6 ～ 8 时为最高，平均值为 $10\pm2.1\mu g/dl$，下午 4 时平均值为 $4.7\pm1.9\mu g/dl$，至午夜 12 时最低，平均值为 $3.5\pm1.2\mu g/dl$。库欣综合征血皮质醇昼夜节律消失，表现为早晨血皮质醇水平正常或轻度升高，而下午 4 时或晚 12 时不明显低于清晨值，午夜血皮质醇若小于 $1.8\mu g/dl$（50nmol/L）基本可排除库欣综合征，若大于 $7.5\mu g/dl$，诊断库欣综合征的敏感性和特异性大于 96%。24 小时尿钾测定和 24 小时尿蛋白定量主要用于反映肾脏病变情况，24 小时尿肌酸测定常用于营养不良、皮肤病、骨折、白血病的患者。

155．E。自身免疫性 1 型糖尿病是指存在自身免疫发病，爆发性 1 型糖尿病无自身免疫反应证据的一种疾病，认为与遗传因素、病毒感染和妊娠有关且预后凶险的特殊类型糖尿病，1 型糖尿病患者体内存在胰岛细胞抗体；2 型糖尿病主要与多基因遗传和多种环境因素有关，胰岛素抵抗和 B 细胞功能缺陷。

156．C。脑动脉粥样硬化是脑血栓形成最常见和基本的病因，常伴有高血压，多在休息或睡眠时发病，神经症状取决于梗死灶的大小和部位，如偏瘫、失语、偏身感觉障碍和共济失调等，多无意识障碍。头颅 CT 是最常用的检查，早期多无改变，24 小时后出现低密度灶脑梗死区。

157．D。急性左心衰竭患者应高流量乙醇湿化吸氧，使氧饱和度≥95%，高流量氧气吸入，氧流量为 6 ～ 8L/min，使肺泡内压力增高，减少肺泡内毛细血管渗出液产生；因乙醇能减低肺泡内泡沫的表面张力，使泡沫破裂消散，从而改善肺泡通气，迅速缓解缺氧症状。

158．A。慢性肺心病患者应给予持续低流量（1 ～ 2L/min）、低浓度（25% ～ 29%）吸氧，保持 PaO_2 在 60mmHg 以上，避免高浓度吸氧抑制呼吸，加重缺氧和二氧化碳潴留。

159．A。急性肾小球肾炎的发病机制是绝大多数病例属急性溶血性链球菌感染后引起的免疫复合物性肾小球肾炎。临床表现有血尿、蛋白尿、水肿和高血压。其中，血尿是最特征性的尿液改变。

160．C。急性肾盂肾炎多由尿路上行感染所致，革兰阴性杆菌是尿路感染最常见的致病菌，以大肠埃希菌最为常见，尿液最特征性的改变是脓尿。

161．B。慢性肾小球肾炎的临床表现有蛋白质、血尿、水肿、高血压、肾功能损害等，其中，蛋白质是本病必有表现，尿蛋白定量常在 1 ～ 3g/d。

162．E。肾前性急性肾衰发病机制主要为有效循环血容量减少，肾脏灌注减少，肾缺血。常见尿液改变是少尿或无尿。

163．B。贫血按红细胞形态分大细胞性贫血、正常细胞性贫血和小细胞低色素性贫血。大细胞性贫血常见疾病有巨幼细胞贫血、骨髓增生异常综合征、肝疾病等。

164．A。营养性缺铁性贫血属于小细胞低色素性贫血。

165．A。白血病按照主要受累的细胞系列，可将急性白血病分为急性淋巴细胞白血病与急性髓系白血病。慢性白血病分为慢性髓系白血病、慢性淋巴细胞白血病及少见类型的白血病。我国急性白血病比慢性白血病多见，成人以急性粒细胞白血病最多见，儿童以急性淋巴细胞白血病多见。

166．B。我国急性白血病比慢性白血病多见，成人以急性粒细胞白血病多见，儿童以急性淋巴细胞白血病多见。

167．C。胃主细胞分泌胃蛋白酶原。G 细胞分泌胃泌素，胃腺壁细胞分泌的盐酸又称胃酸，胰岛 α- 细胞分泌胰高血糖素，胰岛 B 细胞分泌胰岛素。

168．E。胰岛 B 细胞分泌胰岛素。G 细胞分泌胃泌素。胃腺壁细胞分泌的盐酸又称胃酸。胃主细胞分泌胃蛋白酶原。胰岛 α- 细胞分泌胰高血糖素。

169．E。糖化血红蛋白为血红蛋白两条 β 链 N 端的缬氨酸与葡萄糖化合的不可逆性反应物，其浓度与平均血糖呈正相关，糖化血红蛋白在总血红蛋白中所占的比例能反映取血前 8 ～ 12 周的平均血糖水平，与点值血糖相互补充，作为血糖控制的监测指标，并已经成为判断糖尿病控制的金标准。

170．C。空腹及餐后 2 小时血糖升高是诊断糖尿病的主要依据，是判断糖尿病病情和控制情况的主要指标。糖血红蛋白测定时反应近 2 ～ 3 个月糖尿病患者血糖水平。口服葡萄糖耐量试验是适用于血糖高于正常范围而又未达到诊断糖尿病标准者。

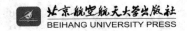

171．C。抗核抗体可见于几乎所有的系统性红斑狼疮患者，是系统性红斑狼疮首选的筛选检查。抗 Sm 抗体，特异性高达 99%，敏感性低仅 25%，是系统性红斑狼疮的标志抗体之一，与活动性无关，有助于早期和不典型患者的诊断或回顾性诊断。

172．B。抗双链 DNA 抗体，特异性高达 95%，是系统性红斑狼疮的标志抗体之一，多见于活动期，其滴度与疾病活动性密切相关，与疾病预后有关。

173．B。血液碳氧血红蛋白（COHb）测定是诊断 CO 中毒的特异性指标，需在脱离中毒现场 8 小时内采集标本。

174．A。全血胆碱酯酶活力测定是诊断有机磷农药中毒的特异性指标，对判断中毒程度、疗效和预后极为重要，胆碱酯酶活性降至正常人的 70% 以下即可诊断。

175．B。隐性感染，又称亚临床感染，是指病原体侵入人体后，仅诱导机体产生特异性免疫应答，而在临床上无任何症状、体征，只能通过免疫学检查才可发现，例如乙型病毒性肝炎、伤寒等传染病等。清除病原体，病原体进入人体后，被机体非特异性防御能力或已经存在于体内的特异性体液免疫与细胞免疫物质清除。显性感染，病原体侵入人体后，不但诱发免疫应答，并通过病原体本身的作用或机体的变态反应，导致组织损伤，引起病理改变和临床表现，如麻疹、水痘大多数表现为显性感染。潜伏性感染，单纯疱疹、带状疱疹、结核杆菌等病原体感染后，由于机体免疫功能足以将病原体局限化而不引起显性感染，待机体抵抗力下降后转变为显性感染，称为潜伏性感染。

176．D。病原携带状态，细菌性痢疾、流行性脑脊髓膜炎、乙型肝炎等病原体感染后，在人体内生长繁殖并不断排出体外，可转变为病原携带状态，成为重要的传染源。

177．B。大量饮酒和暴饮暴食均引起胰液分泌增加，并刺激 Oddi 括约肌痉挛，造成胰管内压增高，损伤腺泡细胞，是急性胰腺炎的第二位病因和重要诱因，也是导致其反复发作的主要原因。

178．C。在我国，肝癌最常见的病因是乙型肝炎及其导致的肝硬化，肝癌患者常有乙型肝炎病毒感染→慢性肝炎→肝硬化→肝癌的病史。

179．A。急性胰腺炎患者由于胰腺破坏，胰高血糖素被释放，可出现高血糖症状。若持续空腹血糖＞ 10mmol/L，提示胰腺坏死，预后不良。血钙降低程度与病情严重程度呈正比，＜ 1.5mmol/L 提示预后不良。

180．D。肝硬化肝功能检查表现为代偿期正常或轻度异常，失代偿期转氨酶常有轻、中度增高，肝细胞受损时多以丙氨酸氨基转移酶（ALT）增高较显著，但肝细胞严重坏死时天冬氨酸氨基转移酶（AST）增高会比 ALT 明显。白蛋白降低，球蛋白增高，白蛋白／球蛋白比值降低或倒置。

181．C。呕血与黑便是上消化道出血的特征性表现，其中黑便常呈柏油样，黏稠而发亮，由血红蛋白中的铁与肠内硫化物作用形成黑色的硫化铁所致，出血量大时，粪便可呈暗红或鲜红色。

182．B。泌尿系统感染可见白细胞尿或脓尿，即新鲜离心尿液每高倍视野白细胞＞ 5 个，或新鲜尿液白细胞计数＞ 40 万个。

183．D。贫血是血液病最常见的症状之一，血红蛋白浓度（Hb）是反映贫血最重要的检查指标，在海平面地区，成年男性 Hb ＜ 120g/L，女性 Hb ＜ 110g/L 即可诊断为贫血。

184．A。糖尿病酮症酸中毒是糖尿病的一种急性并发症，尿液检查常提示尿糖、尿酮体阳性。

185．E。类风湿关节炎是以慢性侵蚀性、对称性多关节炎为主要表现的异质性、全身性自身免疫性疾病，是导致成年人丧失劳动力及致残的主要病因之一。类风湿因子的滴度与本病活动性和严重性成正比，临床主要检测的类风湿因子的抗体类型为 IgM。

186．D。IgE 黏附在皮肤、声带、支气管黏膜等组织的肥大细胞和嗜酸粒细胞表面，使机体处于致敏状态。当机体再次接触该抗原时，抗原与 IgE 结合，致细胞破裂，释放出组胺等多种血管活性物质，引起平滑肌痉挛、毛细血管扩张及通透性增加、腺体分泌增多等变态反应，导致荨麻疹、哮喘、喉头水肿及休克等表现。

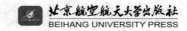

第二章　外科护理学

1．D。持续胃肠减压患者可因 K^+ 丢失过多导致低钾血症。高钾血症的常见病因有急性肾衰竭、长期使用保钾利尿药、补钾过量、过快、浓度过高，输入大量库存血，严重组织损伤、溶血、缺氧、休克、代谢性酸中毒等使钾向细胞外转移。

2．C。凡能引起过度通气的因素均可导致呼吸性碱中毒。肺泡换气过度，体内生成的 CO_2 排出过多，以致血 $PaCO_2$ 降低，最终引起低碳酸血症，血 pH 上升，引起呼吸性碱中毒。常见的病因有癔症、高热、中枢神经系统疾病、疼痛、创伤、感染、呼吸机辅助通气过度等。呼吸性酸中毒的病因包括应用麻醉药或镇静药、颅内损伤、脑血管意外等造成呼吸系统抑制；肺炎、肺不张、慢性阻塞性肺疾病、哮喘等气道梗阻或肺部疾病；严重胸壁损伤、严重气胸等胸部活动受限；人工呼吸机使用不当。

3．A。胃液丢失过多是外科代谢性碱中毒最常见的原因，如幽门梗阻或高位肠梗阻严重呕吐或长期胃肠减压。其他原因包括大量输注库存血等碱性物质摄入过多情况、低钾血症等。

4．C。代谢性酸中毒是最常见的酸碱平衡紊乱，主要由细胞外液的 H^+ 增加或 HCO_3^- 丢失导致。代谢性碱中毒系因体内 H^+ 丢失或 HCO_3^- 增多所致。呼吸性酸中毒和呼吸性碱中毒血中 HCO_3^- 变化不大，主要由于呼吸性因素导致。

5．B。呼吸性酸中毒失代偿期血气分析结果显示 pH < 7.35，$PaCO_2$ 增高，PaO_2 下降。$PaCO_2$ 为判断酸碱失衡的呼吸性指标，$PaCO_2$ 正常值为 $35 \sim 45mmHg$，呼吸性碱中毒 $PaCO_2$ 下降，呼吸性酸中毒 $PaCO_2$ 升高。

6．B。急性出血性坏死型胰腺炎病变以胰腺实质出血、坏死为特征。可有脉搏细速、血压下降乃至休克。早期休克主要是由低血容量所致，后期继发感染使休克原因复杂化且难以纠正。

7．A。局麻药液中加肾上腺素，可使局部血管收缩，延长局麻药吸收，减少局麻药用量，避免或减轻中毒。

8．E。手术人员穿好无菌手术衣后，双手应保持在腰以上、胸前及视线范围内。手术人员前臂或肘部若受污染应立即更换手术衣或加套无菌袖套。不可接触手术床边缘及无菌桌桌缘以下的布单。同侧手术人员如需交换位置，一人应先退后一步，背对背转身到达另一位置，以防接触对方背部非无菌区。对侧手术人员如需交换位置，需经器械台侧交换。一份无菌物品只供一位患者使用，打开后即使未用，也不能给其他患者使用，需重新包装、灭菌。

9．C。应激时机体处于高代谢状态，机体释放体内多种激素，如儿茶酚胺、促肾上腺皮质激素、皮质醇、醛固酮、抗利尿激素等。在糖代谢方面，糖原分解和糖异生明显增强，血糖明显升高，甚至可出现糖尿，称为应激性高血糖及应激性糖尿；应激时，脂肪和蛋白质分解增加，酮体和乳酸生成增加，机体呈负氮平衡。应激时机体首先以糖原供能为主，机体内储存的糖原消耗完后，以脂肪供能为主。

10．E。肠内营养的供给途径包括口服和管饲 2 种方法，管饲方法包括经鼻胃管、鼻肠管、胃及空肠造瘘管。

11．E。肾衰患者肠内营养剂选择肾脏制剂，特点是低蛋白、低脂、低磷，氨源通常只包括必需氨基酸。

12．C。外科感染的分类按致病菌特性分为非特异性感染和特异性感染。特异性感染指由一些特殊的病菌、真菌等引起的感染，可引起较为独特

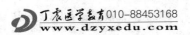
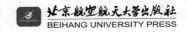

的病变如结核、破伤风、气性坏疽、念珠菌病等。非特异性感染又称化脓性感染，其致病菌有金黄色葡萄球菌、溶血性链球菌、大肠埃希菌、铜绿假单胞菌、变形杆菌等。

13．B。外科感染按病原菌的种类和病变性质可分为非特异性感染和特异性感染。大多数外科感染属于非特异性感染，如疖、痈、丹毒、急性乳腺炎、急性阑尾炎、急性腹膜炎等，常见的致病菌有葡萄球菌、链球菌、大肠埃希菌等，即主要病原体为细菌。

14．B。丹毒是皮肤及其网状淋巴管的急性炎症，由β溶血性链球菌经体表小伤口或足癣病灶处侵入，好发于下肢和面部。

15．B。急性淋巴管炎分为网状淋巴管炎和管状淋巴管炎。网状淋巴管炎又称丹毒，是β溶血性链球菌侵入皮肤和黏膜网状淋巴管导致的急性非化脓性炎症，好发于下肢和面部。

16．B。细菌学检查应在患者寒战、发热时采血，因寒战高热时细菌在血液中大量繁殖，此时进行血培养较易发现致病菌。

17．D。热烧伤病理改变的发生与烧伤严重程度关系密切，面积越大，深度越深者，病理改变越早越严重，烧伤严重程度主要取决于热源温度和受热时间。

18．B。休克是烧伤后48小时内最大的危险，也是导致患者死亡的最主要原因。大面积烧伤使毛细血管通透性增加，大量血浆外渗至组织间隙及创面，引起有效循环血量锐减而发生低血容量性休克。

19．A。休克是烧伤后48小时内最大的危险，也是导致患者死亡的最主要原因。大面积烧伤使毛细血管通透性增加，大量血浆外渗至组织间隙及创面，引起有效循环血量锐减而发生低血容量性休克。

20．B。深Ⅱ度伤及真皮乳头层以下，痛觉迟钝，创面苍白与潮红相间，水疱较小，疱壁较厚。Ⅰ度烧伤为红斑性烧伤，痛觉过敏，无水疱；浅Ⅱ烧伤伤及真皮浅层（乳头层），产生大小不一的水疱，疱壁薄，含黄色液体，基底潮红，疼痛剧烈；Ⅲ度伤及皮肤全层，皮下、肌肉或骨骼痛觉消失，

创面无水疱。

21．C。移植术后急性排斥反应最常见，但是发生时间各版本教材说法不统一。人卫社临床八年制第3版教材外科学（上册）P231的描述为急性排斥反应多发生于术后5～15天。人卫社护理本科6版教材外科护理学P186的描述为急性排斥反应多发生在术后5天～6个月内。综合几版教材的观点，本题答案选1～2周。

22．E。对放射线不敏感的肿瘤包括恶性黑色素瘤、成骨肉瘤、纤维肉瘤、脂肪肉瘤、胃肠道高分化癌、胆囊癌、肾上腺癌、肝转移癌等。对放射线高度敏感的肿瘤包括淋巴造血系统肿瘤、性腺肿瘤、多发性骨髓瘤、肾母细胞瘤等低分化肿瘤。对放射线中度敏感的表浅肿瘤和位于生理管道的肿瘤包括鼻咽癌、口腔癌、肛管癌等。

23．B。根据肿瘤的形态及肿瘤对机体的影响，即肿瘤的生物学行为，肿瘤可分为良性肿瘤、恶性肿瘤、介于良恶性肿瘤之间的交界性肿瘤。主要鉴别方式是分化程度。细胞的分化程度越高，其预后越好，分化程度越低，恶性程度越重。

24．D。环境缺碘是引起单纯性甲状腺肿的主要因素。由于碘的摄入不足，无法合成足够量的甲状腺素，便反馈性的引起垂体TSH分泌增高并刺激甲状腺增生和代偿性肿大。

25．D。甲状腺由两层被膜包裹，外层被膜是甲状腺假被膜，包绕并固定甲状腺于气管和环状软骨上，与甲状腺有关的肿瘤多表现为颈部出现圆形或椭圆形结节，随吞咽上下移动。可与其他颈部肿物鉴别。

26．A。测定基础代谢率计算公式为基础代谢率% ＝（脉率＋脉压）－111。正常值为±10%；增高至＋20%～30%为轻度甲亢，＋30%～60%为中度，＋60%以上为重度。

27．B。三碘甲状腺原氨酸抑制试验（T_3抑制试验）可用于鉴别单纯性甲状腺肿和甲亢，单纯性甲状腺肿和甲亢患者的 ^{131}I 摄取率增高，但甲亢患者服用 T_3 后 ^{131}I 摄取率不受抑制或抑制率＜50%，前者 ^{131}I 摄取率明显受抑制，抑制率＞50%。T_3 抑制试验也可作为抗甲状腺药物治疗甲亢的停药指标。

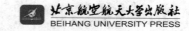

28．E。测定基础代谢率计算公式为基础代谢率（％）＝（脉率＋脉压）－111。正常值为±10％；增高至＋20％～30％为轻度甲亢，＋30％～60％为中度，＋60％以上为重度。

29．C。成年女性乳房是两个半球形的性征器官，位于胸大肌浅面，约在第2～6肋骨水平的浅筋膜浅、深层之间。乳腺有15～20个腺叶，每一腺叶分成很多腺小叶，腺小叶由小乳管和腺泡组成，是乳腺的基本单位。乳腺是许多内分泌腺的靶器官，其生理活动受腺垂体、卵巢及肾上腺皮质等分泌的激素影响。妊娠及哺乳时乳腺明显增生，腺管延长，腺泡分泌乳汁。哺乳期后，乳腺又处于相对静止状态。平时，育龄期妇女在月经周期的不同阶段，乳腺的生理状态在各激素影响下呈周期性变化。绝经后腺体逐渐萎缩，为脂肪组织所替代。

30．C。乳腺癌患者淋巴结转移最常见于患侧腋窝淋巴结。因乳房大部分淋巴液流至腋窝淋巴结的淋巴液输出途径所致。

31．B。乳腺癌患者分期按照国际抗癌组织制定的TNM分期，T代表原发肿瘤，N代表淋巴结，M为远处转移，再根据肿块大小、浸润程度在字母后标以数字0～4，表示肿瘤的发展程度。1代表小，4代表大，0代表无。有远处转移为M_1，无为M_0。Ⅰ期乳癌是指$T_1N_0M_0$，T_1是指肿瘤最大直径≤2cm。

32．C。乳腺癌患者早期以手术治疗为首选，中、晚期以综合治疗为主。手术治疗是乳腺癌最根本的治疗方法，常见的手术方式有乳腺癌根治术、乳腺癌扩大根治术、乳腺癌改良根治术、全乳房切除术和保留乳房的乳腺癌切除术5种。

33．E。急性乳腺炎是乳腺的急性化脓性感染，一般起初呈蜂窝织炎样表现，患侧乳房局部变硬、红肿、发热，有压痛，因乳房血管丰富，早期就可出现寒战、高热及脉搏快速等脓毒血症表现，数天后可形成脓肿，此时疼痛局部有波动感。

34．A。疝内容物反复突出，致疝囊颈受摩擦而损伤，并产生粘连是导致疝内容物不能回纳，发生难复性疝的常见原因。

35．D。腹壁强度降低和腹内压力增高是腹外疝的两个主要原因。其中腹壁强度降低常见于老年、久病、过度肥胖导致腹肌萎缩；某些组织穿过腹壁部位的自然通道；腹白线发育不全；腹部手术切口愈合不良、腹壁外伤、感染等引起腹壁缺损等。腹内压力增高常见于慢性咳嗽、长期便秘、排尿困难、腹水、妊娠、搬运重物、婴儿经常啼哭等。

36．C。嵌顿性疝常表现为腹内压骤增时，疝块突然增大，并伴有明显疼痛，平卧或用手推送不能使疝块回纳。易复性斜疝腹股沟区有肿块和偶有胀痛，肿块出现后平卧或用手推送可完全回纳而消失。难复性斜疝疝块不能完全回纳，但并不引起严重症状。

37．E。腹腔内空腔脏器穿孔、损伤引起的腹壁或内脏破裂，是急性继发性化脓性腹膜炎最常见的原因，其中以急性阑尾炎坏疽穿孔最为常见，胃、十二指肠溃疡急性穿孔次之。

38．A。继发性化脓性腹膜炎最常见的致病菌主要是胃肠道内的常驻菌群，其中以大肠埃希菌最为多见，其次为厌氧杆菌、链球菌、变形杆菌等。

39．C。继发性化脓性腹膜炎最常见的致病菌主要是胃肠道内的常驻菌群，其中以大肠埃希菌最为多见，其次为厌氧杆菌、链球菌、变形杆菌等。

40．C。原发性腹膜炎又称自发性腹膜炎，腹腔内无原发病灶，多为单一细菌感染，致病菌多为溶血性链球菌及肺炎链球菌，少数为大肠埃希菌、克雷伯杆菌和淋球菌。继发性化脓性腹膜炎最常见的致病菌主要是胃肠道内的常驻菌群，其中以大肠埃希菌最为多见。

41．D。继发性腹膜炎是继发于腹腔内脏器的炎症、破裂、穿孔、腹部创伤或手术等引起的大量消化液及细菌进入腹膜腔所导致的急性炎症。原发性腹膜炎又称自发性腹膜炎，腹腔内或邻近组织没有原发病灶。致病菌多为溶血性链球菌、肺炎链球菌和大肠埃希菌，二者最主要区别点为腹腔有无原发病灶。

42．B。人体最大的体腔是腹膜腔。

43．E。继发性腹膜炎是继发于腹腔内脏器的炎症、破裂、穿孔、腹部创伤或手术等引起的大量消化液及细菌进入腹膜腔所导致的急性炎症。原

丁震医学教育 010-88453168　www.dzyxedu.com　北京航空航天大学出版社 BEIHANG UNIVERSITY PRESS

发性腹膜炎又称自发性腹膜炎，腹腔内或邻近组织没有原发病灶，致病菌多为溶血性链球菌、肺炎链球菌或大肠埃希菌，二者最主要区别点为腹腔有无原发病灶。

44．A。胃破裂患者腹腔穿刺可抽出胃内容物，抽出液为黄色，浑浊，无臭味，可有食物残渣。

45．C。盆腔处于腹腔最低位，急性腹膜炎患者腹腔内的炎性渗出物或脓液易积聚于此形成盆腔脓肿。

46．E。腹部闭合性损伤常因坠落、碰撞、挤压、冲击、拳打脚踢、棍棒等钝性暴力所致。开放性损伤常由刀刃、枪弹、弹片等利器所引起。

47．A。腹膜对各种刺激极为敏感，胃液多为强酸性，pH＜3，对腹膜刺激极为强烈，可即刻发生化学性腹膜炎。对腹膜刺激性胃液最强，其余依次为胆汁、胰液，肠液次之，血液为中性，对腹膜的刺激较轻。

48．A。疑有腹内空腔脏器损伤时，首选的辅助检查是X线检查，可明确诊断，腹腔内游离气体为胃肠道破裂的证据，立位腹部平片可表现为膈下新月形阴影。腹膜后积气提示腹膜后十二指肠或结直肠穿孔。凡腹内脏器损伤诊断已确定，尤其是伴有休克者，应抓紧时间处理，不必再行X线检查以免加重病情，延误治疗。

49．C。对疑有腹部损伤的患者，诊断性腹腔穿刺是最有意义的检查，抽到不凝血，提示为实质性器官或血管破裂所致的内出血。腹腔内有较多液体留存时，可有移动性浊音阳性，肝浊音界缩小，常见于腹水和实质脏器损伤引起的大出血患者。腹膜刺激征常见于空腔脏器损伤的患者。

50．B。胃黏膜中的壁细胞主要分泌盐酸和内因子，是维持胃pH的主要分泌细胞。主细胞分泌胃蛋白酶原和凝乳酶原，黏液细胞主要分泌含碱性因子的黏液，G细胞分泌促胃液素，嗜银细胞和其他内分泌细胞可分泌组胺、5-羟色胺和其他多肽类激素。

51．E。胃十二指肠急性穿孔患者溃疡穿孔后酸性的胃内容物流入腹腔，引起化学性腹膜炎，腹膜受到刺激产生剧烈腹痛和渗出，典型临床表现为突发上腹部"刀割样"剧痛，查体可见全腹压痛，

穿孔处最重，腹肌紧张呈"板状腹"，反跳痛明显。

52．C。胃癌按组织类型分为腺癌（肠型和弥漫型）、乳头状腺癌、管状腺癌、黏液腺癌、印戒细胞癌、腺鳞癌、鳞状细胞癌、小细胞癌、未分化癌、其他类型癌。胃癌绝大部分为腺癌。

53．B。胃癌的转移途径包括直接浸润、淋巴转移、血行转移和腹腔种植4种途径，淋巴转移是最主要的转移途径，终末期胃癌可经胸导管向左锁骨上淋巴结转移。血行转移多发生在晚期，以肝转移最常见。

54．D。纤维胃镜检查能够直接观察胃黏膜病变的部位和范围，并可以对可疑病灶钳取小块组织作病理学检查，是诊断胃癌的最可靠、最有价值、最有意义的检查手段。

55．A。早期发现、早期诊断和早期治疗是提高胃癌治愈率的关键。当前我国早期胃癌诊断率很低，影响预后，提高早期诊断率将显著改善胃癌的5年生存率。

56．C。腹部手术后胃肠功能受抑制，肠蠕动减慢，肠腔胀气导致腹胀，此外，小肠蠕动减弱，常使蛋白质、脂肪消化吸收不全易引起腹胀。

57．D。阑尾管腔阻塞是急性阑尾炎最常见的病因，阑尾管腔阻塞的常见原因包括淋巴滤泡的明显增生（约占60%）、肠石阻塞（35%）。其他常见病因包括细菌侵入、阑尾先天畸形等。

58．E。急性化脓性阑尾炎阑尾明显肿胀，浆膜高度充血，表面覆以纤维素性渗出，阑尾黏膜溃疡面可深达肌层和浆膜层，腔内有积脓。急性单纯性阑尾炎病变只局限于黏膜和黏膜下层。坏疽性及穿孔性阑尾炎病理改变为阑尾管壁坏死或部分坏死，是急性阑尾炎最严重的类型。急性阑尾炎穿孔进程较慢时，穿孔的阑尾被大网膜及邻近肠管包绕，形成阑尾周围脓肿。

59．D。阑尾的神经由交感神经纤维经腹腔丛和内脏小神经传入，由于其传入的脊髓节段在第10、11胸节，所以当急性阑尾炎发病开始时，常表现为脐周的牵涉痛，属内脏性疼痛。2小时～1天后当阑尾炎症涉及壁层腹膜时，腹痛变为持续性并转移至右下腹部。

60．C。低位小肠梗阻会有大量碱性消化液丢失，

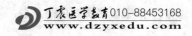
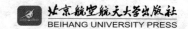

加之组织缺氧，代谢产物积聚，可导致代谢性酸中毒；高位肠梗阻呕吐丢失大量胃酸和氯离子，致代谢性碱中毒。呼吸性碱中毒不是肠梗阻的病理生理变化。肠梗阻发生后，梗阻以上肠蠕动增强，以克服阻塞的障碍，肠腔积气、积液；梗阻以下肠管则塌陷、空虚或仅存少量粪便。急性完全性梗阻时，肠管迅速膨胀，肠壁变薄，肠腔内压力不断升高，使肠壁静脉回流受阻，肠壁充血、水肿，液体外渗；肠壁及毛细血管通透性增加，血性渗出液进入肠腔和腹腔，发生绞窄还可使大量血浆和血液丢失，血容量下降。

61．B。肠梗阻患者小肠梗阻的早期（＜12小时），由于吸收功能降低，水与电解质积存于肠腔内，24小时后不但是吸收减少而且有分泌增加。肠梗阻时，肠腔积液的主要来源是梗阻近端的胃肠分泌液。

62．C。急性肠梗阻大量呕吐导致消化液急性丧失。消化液为等渗液体，水、钠成比例丢失，易造成等渗性脱水。

63．B。肠梗阻时梗阻以上的肠腔内细菌数量显著增加，细菌繁殖产生大量毒素。绞窄性肠梗阻时肠壁血运障碍，通透性增加，细菌和毒素可以透过肠壁引起腹腔内感染，并经腹膜吸收引起全身性感染，从而导致感染性休克。

64．D。单纯性肠梗阻仅有肠内容物通过受阻，而肠管无血运障碍。绞窄性肠梗阻因肠系膜血管或肠壁小血管受压、血管腔栓塞或血栓形成而使相应肠段急性缺血，引起肠坏死、穿孔。二者最主要区别是局部肠管有无血运障碍。

65．B。肠梗阻按梗阻发生部位分为高位小肠（空肠）梗阻、低位小肠（回肠）梗阻和结肠梗阻。

66．C。肠梗阻患者腹腔穿刺抽出血性液体，提示发生了肠管的坏死、穿孔，为诊断绞窄性肠梗阻最有意义的检查。

67．E。早期怀疑有肠瘘，但未见有明确的肠液或气体从伤口溢出时，可口服染料（亚甲蓝）或骨炭粉，观察瘘管的分泌物有无染色，口服亚甲蓝是最简单有效的首选确诊检查方法。阳性结果能肯定肠瘘的诊断，但阴性结果不能排除肠瘘的存在。

68．D。直肠癌有直接浸润、淋巴转移、血行转移和种植转移四种转移途径。淋巴转移是主要途径，上段直肠癌向上沿直肠上动脉、肠系膜下动脉及腹主动脉周围淋巴结转移；下段直肠癌（以腹膜返折为界）向上方和侧方转移为主，向下方转移的比例非常低。在我国，中下段直肠癌占大多数，直接种植的机会较少；上段直肠癌可发生种植转移。

69．B。结肠癌患者DukesB期是指癌肿已穿出深肌层，侵入浆膜层、浆膜外或直肠周围组织，但无淋巴结转移。结肠癌DukesA期是指癌肿未穿出肌层，无淋巴结转移。C期癌肿侵犯肠壁全层或未侵犯全层，但伴有淋巴结转移。C1期癌肿伴有癌灶附近肠旁及系膜淋巴结转移；C2期癌肿伴有系膜根部淋巴结转移，尚能根治切除。D期癌肿伴有远处器官转移、局部广泛浸润或淋巴结广泛转移不能根治性切除。

70．A。直肠指诊是诊断直肠癌最重要、最简单有效的检查方法，可了解癌肿的部位，距肛缘的距离，癌肿的大小、范围、固定程度及与周围脏器的关系等。

71．E。目前公认的在结直肠癌诊断和术后监测有意义的肿瘤标记物是癌胚抗原（CEA）和CA19-9。癌胚抗原是胎儿胃肠道产生的一组糖蛋白，大量的统计资料表明结、直肠癌患者的血清CEA水平与肿瘤分期呈正相关关系，CEA和CA19-9主要用于预测直肠癌的预后和监测复发。

72．C。大部分肛瘘由直肠肛管周围脓肿引起，于脓肿自行破溃或切开引流处形成外口。

73．A。肛裂好发于青中年人，以肛管后正中线的肛裂最多见，当患者处于膝胸位，肛裂部位在正上方，即膝胸卧位时的12点处。

74．C。在我国，以肝炎后肝硬化导致的门静脉高压症最常见。肝外门静脉血栓形成、门静脉先天性畸形、上腹部肿瘤压迫、缩窄性心包炎及严重右心衰竭等也可引起门静脉高压症。

75．E。门静脉高压症是指门静脉的血流受阻、血液淤滞，引起门静脉系统压力增高，继而造成脾大、脾功能亢进，食管-胃底静脉曲张及破裂出血、腹水等一系列临床表现的疾病。在我国，

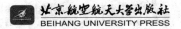

以肝炎后肝硬化导致的肝内型门静脉高压症最常见。肝静脉或其后下腔静脉阻塞或血栓形成（巴德 - 吉亚利综合征）、门静脉先天性畸形、上腹部肿瘤压迫、缩窄性心包炎及严重右心衰竭等也可引起门静脉高压症。

76．E。门静脉血流阻力增加，常是门静脉高压症的始动因素。按门静脉血流受阻部位不同，将门静脉高压症分为肝前型、肝内型和肝后型三种。肝内型门静脉高压常由肝硬化引起，故称肝硬化门静脉高压症，此型最多见，占95%以上。

77．D。门脉高压症典型的病理变化包括3方面，有脾大、脾功能亢进，静脉交通支扩张和腹水。其中不包括中心静脉压增高，中心静脉压增高常提示患者心功能不全。

78．E。门脉高压症典型的病理变化包括3方面，有脾大、脾功能亢进，静脉交通支扩张和腹水。当门脉高压达到200mmH$_2$O以上时，持续的门静脉高压引起回心血液流经肝脏受阻，使门静脉交通支开放并扩张，形成侧支循环。腹水是肝功能严重损害的表现，门静脉压力增高为腹水形成的决定性因素。食管 - 胃底静脉曲张破裂会引起急性大出血。

79．C。门静脉系与腔静脉系之间有4个主要交通支，胃底 - 食管下段交通支，直肠下端 - 肛管交通支，前腹壁交通支（附脐静脉）和腹膜后交通支，门静脉高压症时胃底 - 食管下段交通支离门静脉主干和腔静脉最近，压力差最大，因而经受门静脉高压的影响也最早、最显著，胃底 - 食管下段静脉破裂出血，出现呕血、黑便等表现。

80．B。门静脉高压症形成后，门静脉血流受阻，血流淤滞，最早出现的病理改变为充血性脾大。

81．C。正常人门静脉压力为13～24cmH$_2$O，平均18cmH$_2$O。门静脉高压症时，压力大都增至30～50cmH$_2$O。

82．C。正常人门静脉压力为13～24cmH$_2$O，平均18cmH$_2$O。门静脉高压症时，压力大都增至30～50cmH$_2$O。

83．A。成人门静脉高压症继发食管胃底曲张静脉破裂大出血，患者发生急性大出血，呕吐大量鲜红色血液，因肝功能受损导致凝血障碍，而脾

功能亢进又可造成血小板减少，患者出血不易自行停止，最常见的并发症为失血性休克。

84．E。肝门静脉高压症食胃底静脉曲张破裂出血由于肝功能损害使凝血酶原合成发生障碍，加上脾功能亢进使血小板减少，以致出血不易自止。患者耐受出血能力远较正常人差，约25%患者在第一次大出血时可直接因失血引起严重休克或因肝组织严重缺氧引起肝功能急性衰竭而死亡。大量失血使脑血流量减少，患者出现烦躁不安，淡漠或意识丧失，出现肝性脑病。

85．B。门静脉高压症患者门静脉压力增高，加之本身无静脉瓣，门静脉血流受阻，血流淤滞，最早出现的病理改变为充血性脾大。长期的充血可引起脾内纤维组织增生和脾组织再生，继而发生不同程度的脾功能亢进。

86．D。原发性支气管肺癌简称肺癌，是最常见的肺部原发性恶性肿瘤，起源于支气管黏膜或腺体，常有区域性淋巴转移和血行转移。

87．D。甲胎蛋白（AFP）是诊断肝癌的特异性指标，是肝癌的定性检查，有助于诊断早期肝癌，广泛用于普查、诊断、判断治疗效果及预测复发。血清AFP＞400μg/L，并能排除妊娠、活动性肝病、生殖腺胚胎瘤等，即可考虑肝癌的诊断。

88．B。病原菌入侵肝脏常见途径为胆道、肝动脉、门静脉、淋巴系统、肝外伤、隐匿性感染等。其中最主要途径为胆道和门静脉。

89．E。胆汁的作用包括清除肝代谢产物、乳化脂肪、中和胃酸、刺激肠蠕动、胆盐抑制肠道内致病菌的生长繁殖和内毒素的形成等。胆汁的功能，不包括抑制肠蠕动。

90．E。胆汁的作用包括清除肝代谢产物、乳化脂肪、中和胃酸、刺激肠蠕动、胆盐抑制肠道内致病菌的生长繁殖和内毒素的形成等。

91．A。胆管结石多为胆色素结石，与胆道感染、胆汁淤积、胆管节段性扩张及胆道异物（胆道蛔虫、华支睾吸虫等）有关。最主要的原因为胆道细菌感染。

92．A。单纯胆囊结石患者多无症状，当结石嵌顿于胆囊颈部或并发胆囊炎时出现胆绞痛。胆囊结石主要为胆固醇结石或以胆固醇为主的混合性

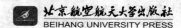

结石，大的单发结石不易发生嵌顿。结石长期嵌顿于胆囊壶腹但无感染时，胆色素被胆囊黏膜吸收，并分泌黏液性物质，导致胆囊形成透明无色积液，称"白胆汁"。胆囊结石和炎症的反复刺激可诱发胆囊癌变。

93．E。吗啡有兴奋 Oddi 括约肌的作用，可使胆囊内压增高，加重患者症状，因此缓解胆绞痛禁用吗啡。

94．B。胆结石按成分可分为胆固醇结石、胆色素结石和混合性结石 3 种。胆色素结石是胆管结石常见的类型，胆道感染和胆汁淤滞是胆色素结石形成的主要因素。

95．D。约 85% 的人胰管与胆总管汇合形成"共同通道"，下端膨大部分称 Vater 壶腹，开口于十二指肠乳头，其内有 Oddi 括约肌；一部分人虽有共同开口，但两者之间有分隔；少数人两者分别开口于十二指肠，这种共同开口或共同通道是胰腺疾病和胆道疾病互相关联的解剖学基础。

96．C。胰腺的外分泌液为胰液，是一种透明的等渗液体，每日分泌约 750～1500ml，pH 为 7.4～8.4，其主要成分为由腺泡细胞分泌的各种消化酶以及由中心腺泡细胞和导管细胞分泌的水和碳酸氢盐。

97．A。急性胰腺炎有多种致病危险因素，胆道疾病和过量饮酒是最常见的 2 个病因，国内以胆道疾病为主，占 50% 以上，西方国家多由大量饮酒导致。

98．B。大量饮酒和暴饮暴食均引起胰液分泌增加，并刺激 Oddi 括约肌痉挛，造成胰管内压增高，损伤腺泡细胞，是急性胰腺炎的第二位病因和重要诱因，也是导致其反复发作的主要原因。

99．C。淀粉酶测定是胰腺炎早期最常用和最有价值的检查方法。血清淀粉酶在发病后数小时开始升高，8～12 小时标本最有价值，24 小时达高峰，持续 4～5 天后恢复正常。血清淀粉酶超过正常值 3 倍即可诊断。淀粉酶升高的幅度和病情严重程度不成正比。

100．E。淀粉酶测定是胰腺炎早期最常用和最有价值的检查方法。血清淀粉酶在发病后数小时开始升高，8～12 小时标本最有价值，24 小时

达高峰，持续 4～5 天后恢复正常。血清淀粉酶超过正常值 3 倍即可诊断。

101．E。急性胰腺炎患者胰腺分泌功能受损，胰岛素分泌减少，胰高血糖素升高，血糖值升高，若持续空腹血糖 > 10mmol/L 提示患者可能有胰腺坏死，预后不良。急性胰腺炎患者实验室检查可有血淀粉酶增高、血白细胞数增高、血清胆红素增高及血钙下降。

102．C。淀粉酶测定是胰腺炎早期最常用和最有价值的检查方法。血清淀粉酶在发病后数小时开始升高，8～12 小时标本最有价值，24 小时达高峰，持续 4～5 天后恢复正常。尿淀粉酶于 24 小时才开始升高，48 小时达高峰后缓慢下降，1～2 周后逐渐降至正常。

103．E。对疑有腹部损伤的患者，诊断性腹腔穿刺是最有意义的检查。抽到不凝血，提示为实质性器官或血管破裂所致的内出血。抽到血液迅速凝固，提示误入血管或血肿。穿刺液中淀粉酶含量增高，提示胰腺或胃十二指肠受损。

104．E。血栓闭塞性脉管炎患者发病的外来因素主要与吸烟、寒冷潮湿、慢性损伤、感染、吸烟等因素有关；内在因素主要与自身免疫功能紊乱、男性激素和前列腺素失调及遗传等有关。与血脂高无关。

105．D。血栓闭塞性脉管炎是一种主要累及四肢远端中小动、静脉的慢性、节段性、周期性发作的血管炎性病变，以下肢小动脉多见，又称 Buerger 病，简称脉管炎，好发于男性青壮年，早期症状为间歇性跛行。

106．D。头痛、呕吐、视神经乳头水肿是颅内压增高的典型表现，称为颅内压增高"三主征"。三者出现的时间并不一致，常以其中一项为首发症状。

107．E。脑疝是神经系统疾病最严重的症状之一，是颅内压增高危象和引起死亡的主要原因。

108．B。颅底骨折以线性骨折为主，易撕裂硬脑膜，产生脑脊液外漏，为开放性骨折。根据骨折部位分为颅前窝骨折、颅中窝骨折和颅后窝骨折。

109．E。硬膜外血肿多由颅盖部特别是颞部的

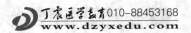
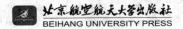

直接暴力导致，出血以脑膜中动脉最常见，多见于颅顶骨折。

110．C。多根多处肋骨骨折时，可能会造成局部胸壁失去完整肋骨支撑而软化，出现吸气时内陷，呼气时外凸的连枷胸表现。

111．B。因第 4～7 肋骨长而薄，最易折断，故第 4～7 肋骨骨折最多见。

112．A。胸部 X 线检查是诊断气胸的主要方法，可显示肺萎陷程度、胸膜积液、积气、气管移位等。

113．E。胸膜腔穿刺抽得不凝血液可确诊血胸。胸腔内积血量在代偿范围内时，由于肺、心包及膈肌运动所起的去纤维蛋白作用，胸腔内积血不凝固。

114．E。急性脓胸常见的致病菌为肺炎链球菌、链球菌、葡萄球菌等，随抗生素的广泛应用，金黄色葡萄球菌和革兰阴性杆菌明显增多；目前急性脓胸最常见的致病菌为金黄色葡萄球菌。

115．A。肺癌多数起源于支气管黏膜上皮，因此也称支气管肺癌。

116．C。痰脱落细胞检查是简易有效的普查和早期诊断方法。纤维支气管镜检查是诊断肺癌最可靠的手段。影像学检查是肺癌最基本、最主要、应用最广泛的检查方法，包括胸部 X 线、CT、PET、磁共振检查等。

117．C。痰脱落细胞检查是简易有效的普查和早期诊断方法。纤维支气管镜检查是诊断肺癌最可靠的手段。影像学检查是肺癌最基本、最主要、应用最广泛的检查方法，包括胸部 X 线、CT、PET 等。

118．B。在我国，食管癌的发病年龄多在 40 岁以上，以 60～64 岁年龄组发病率最高。

119．C。冠状动脉造影术是临床诊断冠心病的"黄金标准"，有助于选择最佳治疗方案及判断预后。可准确了解粥样硬化的病变部位、血管狭窄程度和狭窄远端冠状动脉血流通畅情况。

120．C。前尿道（球部、阴茎部）损伤多发生于球部。球部尿道固定在会阴部，会阴部骑跨伤时，将尿道挤向耻骨联合下方，引起尿道球部损伤。后尿道（前列腺部、膜部）损伤多见膜部损

伤，多为骨盆骨折所致。

121．D。结核分枝杆菌经血行播散进入肾，主要在双侧肾皮质的肾小球周围毛细血管丛内，形成多发性微小结核病灶。

122．E。肾结核为最常见的泌尿系结核，通常继发于肺部结核。

123．A。膀胱癌较为明显的两大致病危险因素是吸烟和长期接触工业化学产品（如长期从事染料职业）。其他可能的致病因素还包括慢性感染（细菌、血吸虫及 HPV 感染等）、长期大量饮咖啡、服镇痛剂和糖精等。

124．A。吸烟是引起膀胱癌最常见的因素。其他原因还包括长期接触致癌物质、膀胱慢性感染与异物长期刺激长期大量服用镇痛药、盆腔肿瘤术后放疗等。

125．B。PSA（prostate specific antigen，前列腺特异抗原）是目前诊断前列腺癌、评估前列腺癌治疗效果和预测预后的重要肿瘤标志物。前列腺癌者血清 PSA 常升高，有转移病灶者血清 PSA 可显著升高。

126．B。创伤性骨折按病因分类可分为直接暴力、间接暴力、疲劳性骨折。间接暴力是指暴力通过传导、杠杆、旋转和肌肉收缩等方式使受力点以外的骨骼部位发生骨折，如跌倒时以手掌撑地，致桡骨远端骨折或肱骨髁上骨折。直接暴力是指暴力直接作用于局部骨骼使受伤部位发生骨折，常伴有不同程度的软组织损伤，如车轮碾压的部位出现骨折。疲劳性骨折指长期、反复、轻微的直接或间接外力可致肢体某一特定部位骨折，如长途行军易致第 2、3 跖骨及腓骨下 1/3 骨干骨折。肌牵拉性骨折指肌肉突然猛烈收缩拉断其附着部位的骨折，如投掷手榴弹用力不当引起股骨结节撕脱骨折。

127．B。股骨颈骨折多数情况下是在走路时跌倒，身体发生扭转倒地，间接暴力传导致股骨颈发生骨折。

128．B。由外来暴力间接作用于正常关节引起的脱位，是导致脱位最常见的原因，多发生于青壮年。其他原因还包括胚胎发育异常、关节结核、类风湿关节炎等疾病，破坏骨端，难以维持关节

面正常的对合关系、初次脱位治疗不当导致习惯性脱位的原因。

129．D。脊柱结核 X 线检查主要表现为骨质破坏和椎间隙狭窄。低热、盗汗、结核菌素试验、全身虚弱、贫血均为结核病的症状，不仅限于脊柱结核。

130．C。腰椎间盘退行性变是腰椎间盘突出症的基本病因。积累损伤是椎间盘退变的主要原因，最易由反复弯腰、扭转等动作引起。此外也与长期震动、过度负荷、外伤、遗传、妊娠、发育异常、吸烟和糖尿病等有关。

131．A。颈椎间盘退行性变是颈椎病发生和发展最基本的原因。其他原因还包括损伤、长期伏案工作或不良睡眠姿势、颈椎先天性椎管狭窄等。

132．C。急性呼吸窘迫综合征 X 线胸片类似肺水肿的特点，快速多变。早期无异常，肺纹理可增多；进展期 X 线胸片有广泛斑片状以至融合成大片状的磨玻璃或

133．A。超急性排斥反应主要发生在异种移植时，通常是由于受者体内预先存在针对供者特异性抗原的抗体，多发生于移植术后 24 小时之内。

134．A。胃癌早期无明显症状，首发症状多为上腹部不适、食欲减退等非特异性症状，进展期胃癌最早期的临床表现是上腹部隐痛，可有呕血和黑便，患者可逐渐出现贫血、消瘦，晚期呈恶病质。进展期胃癌 X 线可见龛影，常提示为溃疡型胃癌，该患者表现最可能诊断为胃癌。纤维胃镜检查能够直接观察胃黏膜病变的部位和范围，并可以对可疑病灶钳取小块组织作病理学检查，是诊断胃癌的最可靠、最有价值、最有意义的检查手段。

135．D。绞窄性肠梗阻发病急骤，发展迅速，腹痛呈持续性剧烈绞痛，有局部隆起的肿块，腹膜刺激征明显，全身有中毒症状及感染性休克，腹部 X 线可见孤立扩大的肠襻。粪石性肠梗阻由粪石堵塞所致，属于机械性肠梗阻。麻痹性肠梗阻全腹腹胀均匀，持续性胀痛，溢出性呕吐，肠鸣音减弱或消失，X 线检查可见气液平面。痉挛性肠发生于急性肠炎、肠道功能紊乱或慢性铅中毒患者。粘连性肠梗阻可由腹腔内手术、炎症、创伤、出血、异物等引起。

136．B。胆总管结石合并感染时，表现为典型的 Charcot 三联症，即腹痛、寒战与高热、黄疸，实验室检查可见白细胞计数升高，血清总胆红素及结合胆红素增高。急性胆囊炎主要表现为阵发性胆绞痛，伴消化道症状。急性胰腺炎患者主要表现为腹痛、腹胀、恶心、呕吐，呕吐后腹痛不缓解。胆道蛔虫病患者主要表现为剑突下钻顶样剧烈绞痛，可吐出蛔虫。肝脓肿患者主要表现为寒战、高热、肝区疼痛。

137．D。胆总管结石合并感染时，表现为典型的 Charcot 三联症，即腹痛、寒战与高热、黄疸。胆总管结石首选的检查为 B 超，可发现胆总管增粗，内有结石影像。

138．D。溃疡穿孔典型表现为骤发刀割样剧烈腹痛，腹部立位 X 线检查见膈下新月状游离气体影是急性穿孔最重要的诊断依据。阑尾穿孔时可有直肠前壁广泛疼痛，形成脓肿可触及固定肿块。胆囊穿孔引起胆汁性腹膜炎，出现弥漫性腹膜炎表现。急性胰腺炎多于暴饮暴食或酗酒后突然发作。异位妊娠有停经史，未破裂前表现为一侧下腹隐痛或酸胀感，破裂后突感下腹撕裂样疼痛。

139．D。胸膜腔穿刺抽得不凝血液可确诊血胸。胸腔内积血量在代偿范围内时，由于肺、心包及膈肌运动所起的去纤维蛋白作用，胸腔内积血不凝固。

140．C。吸烟是肺癌最重要的危险因素，患者有长期吸烟史，症状拟诊肺癌，肺癌早期癌肿增大后常出现刺激性干咳或咳少量黏液痰，痰中带血或断续少量咯血，胸痛、胸闷和发热。其 X 线显示右肺门增大，考虑可能为中央型肺癌，纤维支气管镜检查是诊断肺癌最可靠的手段，且诊断中心型肺癌阳性率高。痰脱落细胞检查是简易有效的普查和早期诊断方法。

141．E。排泄性尿路造影亦称为静脉肾盂造影（IVP），需静脉注射有机碘造影剂，造影前应做碘过敏试验。对离子型造影剂过敏者，可用非离子型造影剂。实验前为获得清晰的显影，在造影前 1 天口服缓泻剂排空肠道，以免粪块或肠内积气影响显影效果；禁食、禁水 6～12 小时，使

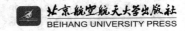

尿液浓缩，增加尿路造影剂浓度，使显影更加清晰。妊娠，甲亢，严重肝、肾、心血管疾病及造影剂过敏为其禁忌证。

142．E。膀胱破裂时，行导尿及膀胱注水试验是检查膀胱破裂简单有效的方法。膀胱损伤时导尿管可顺利插入膀胱（尿道损伤常不易插入），但仅流出少量血尿或无尿液流出。经导尿管注入无菌生理盐水 200ml，片刻后吸出，若液体进出量差异很大，提示膀胱破裂。

143．D。糖原储备有限，在饥饿状态下只能供能 24 小时，24 小时后机体的主要能源为脂肪。

144．A。正常状态下，糖类（碳水化合物）为机体供能的主要物质来源，在机体内储存为肌糖原和肝糖原，饥饿时，肝糖原可分解为机体功能。

145．D。丹毒是皮肤淋巴管网受乙型溶血性链球菌侵袭感染所致的急性非化脓性炎症，好发于下肢与面部，致病菌为乙型溶血性链球菌。

146．E。急性脓胸多为继发性感染，最主要的原发病灶是肺部感染，最常见的致病菌为金黄色葡萄球菌，其他如肺炎链球菌、链球菌、大肠埃希菌、真菌、结核杆菌和厌氧菌等。

147．D。同种异体移植指供者和受者属同一种族，如人的组织或器官移植给另一人，是目前临床应用最广泛的移植方法。某人的肾脏移植给另一人，属于同种异体移植。自体移植指以自身的细胞、组织或器官进行移植。异种移植指以不同种族动物的组织进行移植。

148．A。同质移植指一卵双生的孪生兄弟、姐妹，其组织器官相互移植，能永久存活而不产生排斥反应。

149．C。一度反应（干反应）表现为红斑，烧灼和刺痒感，继续照射变为暗红色，有脱屑，应涂 0.2% 薄荷淀粉或羊毛脂止痒。

150．A。放射治疗患者皮肤反应分为 3 度。一度反应又称干反应。二度反应（湿反应）皮肤表现为高度充血、水肿，水疱形成，有渗出液，糜烂等，应涂 2% 甲紫（龙胆紫）或氢化可的松乳膏，不必包扎。有水疱时，涂硼酸软膏，包扎 1～2 天，待渗出吸收后改用暴露疗法。

151．A。甲状腺癌组织学分型主要包括乳头状癌、滤泡状癌、未分化癌及髓样癌 4 类。乳头状癌分化好，恶性程度较低，早期出现颈部淋巴结转移，但预后较好。滤泡状癌和髓样癌中度恶性，较早发生淋巴和血行转移，预后较乳头状癌及滤泡状癌差，但较未分化癌好。

152．C。甲状腺癌中未分化癌高度恶性，预后最差。

153．C。嵌顿性疝患者的疝门较小，腹内压突然增高时，疝内容物可强行扩张囊颈而进入疝囊，随后因囊颈的弹性收缩，又将内容物卡住，使其不能回纳，此时可因血流受阻和疝块不能回纳，出现触痛等表现。

154．A。疝内容物在患者站立、行走、腹内压增高时突出进入疝囊，平卧、休息或用手轻推即可回纳腹腔，称为易复性疝。

155．C。疝门较小而腹内压突然增高时，疝内容物可强行扩张疝囊颈而进入疝囊，随后因囊颈的弹性收缩，又将内容物卡住，使其不能回纳，这种情况称为嵌顿性疝。

156．B。疝内容物不能回纳或不能完全回纳入腹腔内但并不引起严重症状者，称难复性疝。

157．B。典型的腹外疝由疝囊、疝内容物和疝外被盖组成。疝囊是壁腹膜经疝环向外突出的憩室样或囊袋状物，疝囊颈又称疝门，疝环在此部位，是疝内容物突向体表的门户，是腹壁的薄弱或缺损处。疝内容物是进入疝囊的腹内脏器或组织，以小肠最多见，其次是大网膜。疝外被盖是覆盖在疝囊外的各层组织，多由筋膜、皮下组织和皮肤等组成。

158．E。典型的腹外疝由疝环、疝囊、疝内容物和疝外被盖等组成。疝囊是壁腹膜的憩室样突出部。疝环是疝突向体表的门户，亦即腹壁薄弱区或缺损所在。疝内容物是进入疝囊的腹内脏器或组织。疝外被盖是指疝囊以外的各层组织。

159．C。疝外被盖是覆盖在疝囊外的各层组织，多由筋膜、皮下组织和皮肤等组成。

160．D。疝内容物是进入疝囊的腹内脏器或组织，以小肠最多见，其次是大网膜。

161．D。股疝疝块不大，多在腹股沟韧带下方卵圆窝处有一半球形的突起，多见于40岁以上妇女，妊娠导致的腹内压增高是引起股疝的主要原因。平卧回纳内容物后，疝块可消失或不完全消失。

162．B。腹股沟直疝多见于老年男性或体弱者，是腹内脏器或组织经腹壁下动脉内侧的直疝三角区突出而形成的疝，回纳疝块后压住深环疝块仍可突出。

163．A。实质脏器损伤主要表现为腹腔内（或腹膜后）出血。常出现面色苍白、脉率加快或微弱，血压不稳，甚至休克。腹痛和腹膜刺激征较轻，呈持续性。

164．C。下消化道破裂时，即结直肠破裂因结肠内容物液体成分少而细菌含量多，故早期患者症状不明显，可有腹痛、恶心、呕吐等表现，腹膜炎体征出现较晚，程度较重。腹腔可内有游离气体。

165．D。大肠癌癌肿侵入静脉后沿门静脉转移至肝，其次为肺、骨等。结、直肠癌手术时约有10%～20%的病例已发生肝转移。

166．B。前列腺癌血型转移早期最常见骨转移。

167．A。B超检查是肝癌筛查和早期定位的首选检查。

168．E。细针穿刺行组织学检查是确诊肝癌最可靠的方法、可明确组织病理类型。

169．E。胆总管结石合并感染时，腹痛由结石下移嵌顿于胆总管下端或壶腹部，导致胆管平滑肌或Oddi括约肌痉挛所致。表现为剑突下或右上腹刀割样绞痛，阵发性发作，呈持续性疼痛阵发性加剧，可向右肩或背部放射，伴有恶心、呕吐。

170．A。机械性肠梗阻的腹痛特点是阵发性剧烈绞痛，腹痛由梗阻部位以上肠管强烈蠕动所致，蠕动呈间歇性。如腹痛间歇缩短，表现为持续性剧烈绞痛，应考虑为绞窄性肠梗阻。

171．B。血清淀粉酶在急性胰腺炎发病后数小时开始升高，8～12小时标本最有价值，24小时达高峰，持续4～5天后恢复正常。血清脂肪酶常在发病后24～72小时开始升高，持续7～10天。

172．A。尿淀粉酶于24小时才开始升高，48小时达高峰后缓慢下降，1～2周后逐渐降至正常。

173．D。静脉血栓形成是指血液在静脉腔内不正常凝结，阻塞静脉腔，导致静脉回流障碍，病变以深静脉为主，尤其多见于下肢。

174．A。血栓闭塞性脉管炎是一种主要累及四肢远端中小动、静脉的慢性、节段性、周期性发作的血管炎性病变，以下肢小动脉多见，又称Buerger病，简称脉管炎。

175．C。脑出血发病后CT即刻出现边界清楚的高密度影像。

176．D。脑梗死早期CT多无改变，24～48小时后出现低密度灶脑梗死区。

第三章　妇产科护理学

第一节　女性生殖系统解剖生理

1. E。阴阜为耻骨联合前面隆起的脂肪垫，皮下脂肪组织丰富。

2. A。阴道前庭为两侧小阴唇间的菱形区域，前为阴蒂，后为阴唇系带。此区域包括前庭球、前庭大腺、尿道口、阴道口及处女膜。

3. B。前庭大腺位于大阴唇后部，被球海绵体肌覆盖，左右各一，如黄豆大。正常情况下不能触及此腺。前庭大腺腺管向内侧开口于阴道前庭后方小阴唇与处女膜之间的沟内，腺管细长，长 1～2cm。发生感染易致腺管口闭塞，形成前庭大腺囊肿或脓肿。

4. C。女性生殖系统的邻近器官有尿道、膀胱、输尿管、直肠及阑尾。升结肠在右髂窝起始于盲肠，向上至肝右叶下方左曲，移行于横结肠。直肠位于子宫与阴道后方。尿道位于阴道前、耻骨联合后，开口于阴道前庭。膀胱位于子宫与耻骨联合之间。阑尾位于右髂窝内，其位置、长短及粗细变异较大，下端有时可达右侧输卵管及卵巢位置。

5. A。圆韧带起自宫角的前面、输卵管近端的稍下方，在阔韧带前叶的覆盖下向前外侧走行，到达两侧骨盆侧壁后，经腹股沟管止于大阴唇前端，有直接维持子宫前倾位置的作用。

6. B。卵巢在育龄期大小为 1cm×3cm×4cm，重 5～6g，绝经后会萎缩变小、变硬。

7. B。中骨盆平面为骨盆最狭窄平面，呈纵椭圆形，有 2 条径线，即中骨盆前后径 11.5cm、中骨盆横径（坐骨棘间径）10cm。

8. A。骨盆入口平面的入口前后径为 11cm、入口横径 13cm、入口斜径 12.75cm，其中入口前后径最短，其长度不足时对胎先露入盆影响最大，是决定胎先露进入骨盆入口的重要径线。

9. E。骨盆外测量是测量女性骨盆大小的一种方法，骨盆大小在女性发育成熟之后一般为固定值，不需要重复测量。血压、腹围、胎心率、胎方位会随着活动和胎儿生长发育而发生变化，需要重复测量。

10. E。女性内、外生殖器由躯体神经和自主神经共同支配。内生殖器的神经支配主要为交感神经和副交感神经，可分为卵巢神经丛和骶前神经丛（骨盆神经丛），分布于卵巢、输卵管、子宫和膀胱上部。外生殖器的神经支配主要为阴部神经，属于躯体神经，由第Ⅱ、Ⅲ、Ⅳ骶神经分支组成，分布于会阴、阴唇及肛门周围。

11. C。女性生殖器官具有丰富的淋巴系统，分为外生殖器淋巴组与盆腔淋巴组；外生殖器淋巴组分为腹股沟浅淋巴结和腹股沟深淋巴结；盆腔淋巴组分为髂淋巴组、骶前淋巴组和腰淋巴组。

12. E。骨盆底由筋膜和肌肉共同组成；能够封闭骨盆出口，承托并保持盆腔脏器（如内生殖器、膀胱及直肠等）于正常位置。骨盆底前方为耻骨联合和耻骨弓，后方为尾骨尖，两侧为耻骨降支、坐骨升支和坐骨结节。骨盆底与分娩关系密切，第二产程所需产力中包括肛提肌收缩力，同时分娩也可以不同程度地损伤骨盆底组织或影响其功能。

13. E。分娩时造成的会阴裂伤分为 4 度，Ⅰ度指会阴部皮肤及阴道入口黏膜撕裂，出血不多；Ⅱ度指裂伤已达会阴体筋膜及肌层，累及阴道后壁黏膜，向阴道后壁两侧延伸并向上撕裂，出血较多；Ⅲ度裂伤指裂伤向会阴深部扩展，肛门外括约肌已断裂，直肠黏膜尚完整；Ⅳ度裂伤指肛门、直肠和阴道完全贯通，直肠肠腔外露，组织损伤严重，出血量可不多。

14. E。绝经过渡期（更年期）可始于40岁，历时短至1～2年，长至10～20年，在月经彻底停止1年后称为绝经。幼年期儿童体格生长发育较快、较早，生殖器官发育较晚。促性腺激素的分泌标志着青春期的开始，随后生殖器官开始发育，发生第一性征、第二性征的变化。月经初潮时中枢对雌激素的正反馈机制尚未成熟，月经周期不规律，未达到性成熟期。

15. C。女性第一次月经来潮称为月经初潮，是青春期的重要标志。

16. C。女性青春期多为10～19岁，期间第二性征可因遗传、环境、营养等因素而发育不明显。中枢性负反馈抑制状态解除，促性腺激素开始分泌标志着青春期的开始，随后卵巢性激素水平升高，第一、二性征出现、月经初潮。女性胎儿在母体内受到胎盘及母体卵巢所产生的女性激素影响，使得出生时外阴较丰满、乳房略隆起或少许泌乳，短期内均能自然消退。性成熟期是卵巢生殖功能与内分泌功能最旺盛的时期，一般自18岁左右开始，历时约30年。绝经前期卵巢功能逐渐减退，卵泡不能发育成熟及排卵，出现无排卵性不规则月经。

17. D。排卵多发生在两次月经中间，一般在下次月经来潮之前14天左右，卵子可由两侧卵巢轮流排出，也可由一侧卵巢连续排出。月经初潮时，中枢对雌激素的正反馈机制尚未成熟，为无排卵性月经，且周期不规律。孕激素对体温调节中枢有兴奋作用，正常女性在排卵后基础体温可升高0.3～0.5℃，月经期仍为基础体温。

18. E。孕激素能参与下丘脑-垂体的正负反馈调节，对体温调节中枢有兴奋作用，使得正常女性在排卵后基础体温可升高0.3～0.5℃，可监测基础体温是否有周期性变化，以判断是否排卵、排卵日期、黄体功能和是否早孕。

19. A。雌激素在代谢方面能够促进体内水钠潴留，降低血循环中胆固醇水平。糖皮质激素能够促进蛋白质分解。孕激素能降低子宫平滑肌兴奋性及其对缩宫素的敏感性，从而抑制子宫收缩；

抑制输卵管节律性收缩；促进阴道上皮细胞脱落；对体温调节中枢有兴奋作用，使得正常女性在排卵后基础体温可升高0.3～0.5℃。

20. E。GnRH（垂体促性腺激素释放激素）由下丘脑的神经细胞分泌，其作用是促进垂体合成、释放卵泡刺激素和黄体生成素。FSH和LH由腺垂体的促性腺激素细胞分泌。hCG由合体滋养细胞分泌。PRL是由腺垂体的催乳细胞分泌的多肽激素。

21. A。雌激素的主要作用有促进和维持子宫发育，增加子宫平滑肌对缩宫素的敏感性。孕激素可降低子宫平滑肌兴奋性及其对缩宫素的敏感性，从而抑制子宫收缩。

22. B。出血的第1天为月经周期的开始，两次月经第1天的间隔称为1个月经周期。月经初潮时，中枢对雌激素的正反馈机制尚未成熟，为无排卵性月经。月经周期可分为3期即增生期、分泌期、月经期，其中分泌期与卵巢周期中的黄体期对应，是从下次月经周期前14天开始到下次月经第1天，一般为14天，对月经周期长短无影响。月经血呈暗红色，其中含有前列腺素及来自子宫内膜的大量纤维蛋白溶酶，由于纤维蛋白溶酶对纤维蛋白有溶解作用，故月经血不凝，只有出血多或出血速度过快的情况下出现血凝块。经量为1次月经的总失血量，正常月经量为20～60ml，超过80ml为月经过多。

23. E。月经的周期性调节是通过下丘脑、垂体和卵巢的相互调节、相互影响，形成一个完整、协调的神经内分泌系统，称为下丘脑-垂体-卵巢轴，此轴还受大脑皮层中枢神经系统的影响。与月经调节机制无关的因素是输卵管。

24. B。月经是指伴随卵巢周期性变化而出现的子宫内膜周期性脱落及出血。规律月经的建立是生殖功能成熟的重要标志。

25. B。每次月经出血的持续时间称为经期，一般为2～8天，平均4～6天。经量为1次月经的总失血量，正常月经量为20～60ml，超过80ml为月经过多。月经血呈暗红色，其中除血液外还有子宫内膜碎片、宫颈黏液及脱落的阴道上皮细胞。月经血中含有前列腺素及来自子宫内膜的大量纤维蛋白溶酶，由于纤维蛋白溶酶对纤

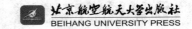

维蛋白有溶解作用，故月经血不凝，只有出血多或出血速度过快的情况下出现血凝块。正常月经具有周期性，出血的第1天为月经周期的开始，两次月经第1天间的间隔称为1个月经周期。

26．E。月经前期可出现乳腺管扩张、充血及乳房间质水肿，表现为乳房肿胀和疼痛，大多症状会在月经来潮后由于雌孕激素撤退而消退。月经期一般无特殊症状，由于盆腔充血，可出现腰骶部坠痛、酸胀不适。偶尔会出现腹痛、尿频、头痛失眠、精神忧郁、易激动、食欲缺乏、恶心呕吐、便秘腹泻等，一般不影响正常学习、生活和工作。

27．C。两次月经开始的第1天之间的间期为月经周期。分泌期为月经周期第15～28天，与卵巢周期中的黄体期对应。月经期为月经周期第1～4天，是雌激素、孕激素撤退的最后结果。增生期为月经周期第5～14天，子宫内膜的增生与修复在月经期已开始。

28．A。前庭大腺不受卵巢激素影响发生周期性变化。排卵后在孕激素的作用下，阴道黏膜的表层细胞会脱落。随着雌激素水平不断提高，宫颈黏液分泌量增加，质地稀薄、透明，拉丝度可达10cm以上；排卵后受孕激素影响，黏液分泌量逐渐减少，质地变黏稠且浑浊，拉丝度差、易断裂。子宫内膜功能层在卵巢激素变化的调节下，具有周期性增生、分泌和脱落性变化。在雌激素作用下，输卵管黏膜上皮纤毛细胞生长、体积增大，非纤毛细胞分泌增加，还能促进输卵管发育及输卵管肌层的节律性收缩振幅；孕激素则为抑制作用，两者协同使输卵管产生周期性变化。

29．B。子宫内膜功能层受卵巢激素变化的调节，具有周期性增生、分泌和脱落性的变化；基底层在月经后再生修复子宫内膜创面，使创面上能重新形成子宫内膜功能层。月经来潮后，功能层受到雌激素的调节而增生，形成新的子宫内膜。

30．B。内膜由增生期转变为分泌期的主要原因为孕激素开始产生。增生期时卵泡并不能产生孕激素，只有成熟卵泡能够分泌少量孕激素，此期以雌激素的作用为主。分泌期与卵巢周期中的黄体期相对应，此时黄体能够分泌孕激素、雌激素，随着雌孕激素的分泌，增生期内膜继续增厚，腺体增长弯曲，出现分泌现象。垂体分泌并释放的

激素为促卵泡素和黄体生成素，两者能够促进卵泡发育、分泌雌激素，促使成熟卵泡排卵，促进黄体发育与成熟。

31．D。月经结束后体内雌激素水平降低，宫颈管分泌的黏液量少，随着雌激素水平不断提高，黏液分泌量增加，质地稀薄、透明，拉丝度可达10cm以上；排卵时雌激素分泌水平达到高峰，作黏液涂片检查可见羊齿植物叶状结晶，这种结晶在月经周期第6～7天开始出现，到排卵期最为清晰。

32．B。阴道上皮受雌激素的影响会增生底层细胞，底层细胞逐渐演变为中层与表层细胞，并能使细胞内糖原增多，表现为阴道上皮增厚、表层细胞出现角化，在排卵期雌激素水平达到高峰时最明显。排卵后在孕激素的拮抗作用下，表现为表层细胞脱落。

33．B。子宫内膜的变化可分为3期，变化顺序为增生期，即月经周期的第5～14天；分泌期，即月经周期的第15～28天；月经期，即月经周期的第1～4天。

34．C。能够确定子宫内膜变化的方法是做诊断性刮宫、进行子宫内膜活检。正常女性排卵后基础体温可升高0.3～0.5℃，体温监测可推断周期变化。性激素含量会随卵泡、黄体的发育和萎缩发生周期性波动，可监测激素水平以推测内膜变化。月经周期第6～7天时宫颈黏液检查可见羊齿植物叶状结晶，至排卵期时最为清晰典型；排卵后涂片检查时结晶逐步模糊，至月经第22天左右完全消失，代之以排列成行的椭圆体。以上都可用于推断内膜周期性变化，但易受其他因素影响出现变化，只能作辅助判断。B超不能检测出子宫内膜的周期变化。

35．E。阴道后穹窿为阴道穹窿最深处，其顶端为直肠子宫凹陷，是盆腔最低点。阴道位于真骨盆腔内，上宽下窄；前壁与膀胱和尿道相邻，后壁与直肠贴近；下端开口于阴道前庭后部，上端环绕子宫颈形成阴道穹窿。

36．E。排卵多发生在两次月经之间，一般在下次月经来潮之前14天左右。该妇女月经周期规律为35天，35－14＝21天，故其排卵大约在月经周期的第21天。

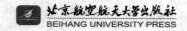

37．E。两次月经开始的第 1 天之间的间期为月经周期。排卵日多发生在下次月经来潮前 14 天左右；黄体期是排卵日至月经来潮间的时期，一般为 14 天。月经周期为 28 ～ 30 天时，第 20 天应是黄体期。

38．B。内膜的组织学变化分为增生期、分泌期、月经期 3 个分期。其中增生期为月经周期的第 5 ～ 14 天；分泌期为月经周期的第 15 ～ 28 天；患者的月经期为 4 天。计算得 9 － 2＝7 天，此时月经期已结束，患者的子宫内膜正处于增生期。

39．E。排卵后受孕激素影响，黏液分泌量逐渐减少，质地变黏稠且浑浊，涂片检查时叶状结晶逐渐模糊，至月经周期第 22 天左右完全消失，代之以排列成行的椭圆体。镜下见椭圆形小体，应为月经周期的第 22 ～ 27 天。

40．E。分泌晚期（月经前期）为 24 ～ 28 天，此期由于雌孕激素水平骤然下降，子宫内膜螺旋小动脉痉挛，使得子宫内膜缺氧缺血坏死，坏死的内膜功能层从基底层剥落，与血液一起排出表现为月经来潮。

41．C。青春期是指由儿童期向性成熟期过渡的一段快速生长期，世界卫生组织规定青春期为 10 ～ 19 岁，这一时期的生理特点是身体及生殖器官迅速发育，出现第一、二性征，月经初潮。

42．B。患者处于青春期，月经初潮时中枢对雌激素的正反馈机制尚未成熟，即使卵泡发育成熟也不能排卵，故月经周期常不规律。在促性腺激素作用下，卵巢增大，卵泡开始发育和分泌雌激素，皮质内有不同发育阶段的卵泡，使卵巢表面呈凹凸不平状；此时肾上腺雄激素分泌增加，引起阴毛和腋毛的生长；此期女性骨盆宽大呈扁平状，骨盆横径大于前后径。

43．A。月经初潮年龄多在 13 ～ 15 岁，初潮年龄可受遗传、营养、气候、环境等因素影响。正常月经血呈暗红色不凝固血，除血液外，还含有子宫内膜碎片及脱落的阴道上皮细胞等。出血第 1 天为月经周期的开始，两次月经第 1 天的间隔时间，被称为月经周期。排卵日至月经来潮为黄体期，一般为 14 天，不影响月经周期长短。

44．E。月经的调节主要涉及下丘脑、垂体和卵巢，三者之间相互调节、相互影响，形成一个完整而协调的神经内分泌系统，此系统还受中枢神经系统影响。患者患有精神分裂症，闭经原因应与神经系统有关，由于大脑皮质功能紊乱，使神经内分泌调节系统紊乱，影响月经。

45．D。能够确定子宫内膜变化的方法是做诊断性刮宫、子宫内膜活检。正常女性排卵后基础体温可升高 0.3 ～ 0.5℃，体温监测可推断周期变化。孕激素可使阴道黏膜的表层细胞脱落，可借助阴道脱落细胞的变化了解体内激素水平。雌激素含量会随卵泡、黄体的发育和萎缩发生周期性波动，可监测激素水平以推测内膜变化。月经周期第 6 ～ 7 天时宫颈黏液检查可见羊齿植物叶状结晶，至排卵期时最为清晰典型；排卵后涂片检查时结晶逐步模糊，至月经第 22 天左右完全消失，代之以排列成行的椭圆体。以上都可用于推断内膜周期性变化，但易受其他因素影响出现变化，只能作辅助判断。

46．A。异位妊娠根据受精卵种植部位的不同，可分为输卵管妊娠、卵巢妊娠、腹腔妊娠、阔韧带妊娠及宫颈妊娠，以输卵管妊娠最常见。

47．B。成熟的精子在精液中没有使卵子受精的能力，必须在女性生殖道孵育一段时间获能后才可受精。精子在离开精液后经宫颈管、子宫腔进入输卵管腔时，精子顶体表面的糖蛋白被生殖道分泌物中的 α、β 淀粉酶降解，同时顶体膜结构中的胆固醇与磷脂比率和膜电位发生变化，降低顶体膜稳定性，此过程称为精子获能。获能的主要场所为子宫，其次为输卵管。

48．A。输卵管是受精场所和运送卵子、精子、受精卵的通道。正常受精多发生于输卵管壶腹部。

49．E。出口平面由两个不在同一平面的三角形组成，其共同的底边为坐骨结节间径，即出口平面横径，长 9cm。

50．A。中骨盆平面为最狭窄的平面，呈纵椭圆形，前为耻骨联合下缘，两侧为坐骨棘，后为骶骨下部。其有 2 条径线，即中骨盆前后径 11.5cm、中骨盆横径（坐骨棘间径）10cm。

51．D。性成熟期是指卵巢功能成熟并有周期性性激素分泌及排卵时期，此阶段是女性生育能力

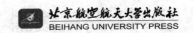

最旺盛的时期，亦称生育期。

52．C。青春期是儿童到成人的转变期，是生殖器官、内分泌、体格逐渐发育至成熟的阶段，也是生殖器官发育最显著的时期。

53．B。内膜的组织学变化分为增生期、分泌期、月经期3个分期，其中增生期为月经周期的第5～14天。增生期分为增生早期即月经周期第5～7天，增生中期即月经周期8～10天，增生晚期即月经周期第11～14天。

54．C。分泌期为月经周期的第15～28天，分泌早期即月经周期第15～19天。

55．D。分泌期分为分泌早期，即月经周期第15～19天；分泌中期即月经周期第20～23天；分泌晚期即月经周期第24～28天。

56．C。分泌期的子宫内膜在增殖期基础上继续增厚，血管迅速增加、更加弯曲，间质疏松、水肿，腺体内分泌上皮细胞分泌糖原，为孕卵着床做准备。子宫内膜腺上皮细胞开始出现糖原应为分泌期早期。

57．A。女性青春期第一性征的变化是在促性腺激素作用下，卵巢增大，卵泡开始发育和分泌雌激素，生殖器从幼稚型变为成人型。青春期通常始于8～10岁，此时中枢性负反馈抑制状态解除，促性腺激素释放激素开始呈脉冲式释放，继而引起促性腺激素和卵巢性激素水平升高、第二性征出现，并最终获得成熟的生殖功能。

58．B。卵巢功能成熟并有周期性性激素分泌及排卵的时期称为性成熟期，此期生殖器官及乳房在卵巢分泌的性激素作用下发生周期性变化，是妇女生育功能最旺盛的时期，亦称生育期。一般自18岁左右开始，历时约30年。

59．D。妇女60岁以后机体逐渐老化，进入老年期。此期卵巢功能已完全衰竭，除整个机体发生衰老改变外，生殖器官进一步萎缩老化。主要表现为雌激素水平低落，不足以维持女性第二性征，易感染发生萎缩性阴道炎，骨代谢失常引起骨质疏松，易发生骨折。

第二节　妊娠期

1．E。妊娠12周末时胎儿身长约9cm，体重约14g，此时胎儿外生殖器已发育，通过超声检查部分胎儿已可辨男、女性别。

2．C。在精子离开精液经宫颈管、子宫腔进入输卵管腔的过程中精子获能，精子获能的场所主要为子宫，其次为输卵管。成熟卵子排出后，经输卵管伞部进入输卵管内，停留在输卵管壶腹部等待精子；两者相遇时精子头部顶体外膜破裂，释放出顶体酶，溶解卵子外围的放射冠和透明带，称为顶体反应。穿过透明带的精子外膜与卵子胞膜接触并融合，精子进入卵子内。随后卵原核与精原核融合，核膜消失，染色体相互混合，形成二倍体的受精卵，标志着受精过程完成。受精卵多着床于子宫体部，受各种理化因素影响，也可着床于输卵管、子宫底等部位。

3．D。胎盘生乳素（HPL）可通过脂解作用，提高游离脂肪酸、甘油的浓度，抑制母体对葡萄糖的摄取和利用，使多余葡萄糖运转给胎儿，成为胎儿的主要能源，也提供了蛋白质合成的能源。其主要功能还包括促进乳腺腺泡发育，刺激乳腺上皮细胞合成乳白蛋白、乳酪蛋白、乳珠蛋白，为产后泌乳做好准备；促胰岛素生成作用，使母血中胰岛素浓度增高，促进蛋白质合成；抑制母体对胎儿的排斥作用；促进黄体形成。

4．D。妊娠满24周手测子宫底高度为脐上1横指。满20周时在脐下1横指，满28周为脐上3横指，满32周时为脐与剑突之间，满36周时为剑突下2横指。

5．A。按照蜕膜与囊胚的位置关系，蜕膜能分为三部分。与囊胚及滋养层接触的蜕膜为底蜕膜，会发育成胎盘的母体部分；覆盖在胚泡上面的蜕膜为包蜕膜；覆盖子宫腔表面的蜕膜为壁蜕膜。

6．D。成熟卵子从卵巢排出后，经输卵管伞端的"拾卵"作用进入输卵管内，停留在输卵管壶腹部等待受精。

7．A。胎盘功能包括气体交换、营养物质供应、排出胎儿代谢产物等，是母儿之间物质以及液体交换的最主要场所。

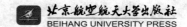

8．D。孕周从末次月经第 1 天开始计算，通常比排卵及受精时间提前 2 周。妊娠 10 周前（受精后 8 周）的人胚称胚胎，为主要器官结构完全分化的时期；从妊娠第 11 周（受精第 9 周）起称胎儿，为各器官进一步发育成熟的时期。

9．C。胎儿附属物是指胎儿以外的妊娠产物，包括胎盘、胎膜、脐带和羊水，它们对维持胎儿在宫内的生命及生长发育起着重要作用。受精卵着床后，子宫内膜在性激素作用下出现腺体增大、糖原增加、血管充血，此时的子宫内膜称为蜕膜，蜕膜中仅底蜕膜发育成胎盘的母体部分。

10．B。人绒毛膜促性腺激素由合体滋养细胞分泌，在妊娠 8 ～ 10 周时分泌达高峰，持续 1 ～ 2 周后迅速下降，持续至分娩。

11．B。听到胎心音时可以确诊怀孕，且囊胚中已开始发育心脏。早期妊娠妇女会出现停经、恶心呕吐、尿频、乳房增大乳晕着色、子宫增大变软等现象，但这些临床表现并不能用于确诊怀孕，子宫疾病、消化系统疾病等也可导致停经、恶心呕吐等。

12．D。羊水肌酐测定能够检测胎儿的肾成熟度。羊水卵磷脂 / 鞘磷脂比值能够检测胎儿的肺成熟度。羊水脂肪细胞出现率能够测定胎儿皮肤成熟度。羊水胆红素类物质含量测定能够检测胎儿的肝成熟度。

13．C。产褥早期血液仍然处于高凝状态，有利于胎盘剥离创面形成血栓，减少产后出血量。血红蛋白水平于产后 1 周左右回升。白细胞总数于产褥早期较高，一般于产后 1 ～ 2 周恢复至正常水平。淋巴细胞稍减少，中性粒细胞增多，血小板数增多。由于分娩后子宫胎盘血液循环终止和子宫缩复，使大量血液从子宫涌入产妇的血液循环，产后 72 小时内产妇的血液循环量增加 15% ～ 25%。循环血量于产后 2 ～ 3 周能恢复至未孕状态。

14．E。妊娠后，血中凝血因子增加，血液处于高凝状态。由于血液稀释，红细胞计数约为 $3.6×10^{12}$/L，白细胞计数增加，约为（5 ～ 12）$×10^9$/L，有时可达 $15×10^9$/L。妊娠时子宫会增大变软，足月时宫腔容积能从 5ml 增至约 5000ml。妊娠时卵巢略增大，但无排卵及发育新

卵泡的功能，其中一侧卵巢可见妊娠黄体。妊娠时肾血浆流量及肾小球滤过率增加且一直维持较高水平，但肾小管对葡萄糖的重吸收能力不随之增加，约 15% 的孕妇会出现妊娠期生理性糖尿。

15．D。妊娠期心搏出量约自妊娠 10 周即开始增加，至妊娠 32 ～ 34 周时达高峰。心脏容量从妊娠早期至孕末期约增加 10%，心率每分钟增加约 10 ～ 15 次。血容量自妊娠 6 ～ 8 周起，可增加 40% ～ 45%。妊娠期白细胞稍增加，主要为中性粒细胞增加，淋巴细胞增加不多，凝血因子增加，使血液处于高凝状态。

16．C。垂体催乳素随妊娠进展而分泌增加，至分娩前达高峰，为非孕妇女的 10 倍，与其他激素协同促进乳腺发育，为产后泌乳做准备。妊娠时妊娠黄体和胎盘大量分泌雌孕激素，并对下丘脑及垂体产生负反馈作用，致使促性腺激素分泌减少。促甲状腺激素、促肾上腺皮质激素分泌增多，但因游离的甲状腺素及皮质醇不多，孕妇没有甲状腺、肾上腺皮质功能亢进的表现。

17．B。孕妇心血容量从妊娠早期至孕末期约增加 10%，由于心血容量增加，心脏压力增大，心率加快每分钟约 10 ～ 15 次。

18．C。妊娠期子宫峡部逐渐伸展变长，妊娠末期可达 7 ～ 10cm，形成子宫下段，成为软产道的一部分。

19．C。由于要供给胎儿营养，妊娠期孕妇血容量增加。血液中凝血因子Ⅱ、Ⅴ、Ⅶ、Ⅷ、Ⅸ、Ⅹ均增加，使血液处于高凝状态，能使产后胎盘剥离面的血管内迅速形成血栓，有利于预防产后出血。血小板数无明显改变，妊娠期血沉加快，可达 100mm/h。

20．A。约有半数的妇女，在停经 6 周左右会出现晨起恶心、呕吐、食欲减退、喜食酸物或偏食的现象，称为早孕反应，可能与胃酸分泌减少及胃排空时间延长有关。

21．B。产后脉搏在正常范围内，一般略慢，约每分钟 60 ～ 70 次。胎盘娩出后，子宫逐渐缩小，产后当天宫底在脐下 1 指，产后第 1 天稍上升平脐，之后子宫每天下降 1 ～ 2cm。产妇体温在产后 24 小时内稍有升高，可能与产程延长导致过

度疲劳有关。由于产后腹压降低，膈肌下降，从妊娠时的胸式呼吸变为腹式呼吸，所以产后呼吸深慢，一般为每分钟 14 ～ 16 次。产褥期血压平稳，在正常水平。

22．A。妊娠期血液白细胞计数增加，约为（5 ～ 12）×10^9/L，有时可达 15×10^9/L，主要为中性粒细胞增加，淋巴细胞、单核细胞和嗜酸性粒细胞无明显变化。凝血因子增加，血液处于高凝状态，血小板数无明显变化。妊娠后，由于血液稀释，血细胞比容降低为 0.31 ～ 0.34，血浆增加多于红细胞增加。血浆蛋白在妊娠早期开始降低，妊娠中期时血浆蛋白值为 60 ～ 65g/L，主要是白蛋白减少，以后维持此水平至分娩。

23．D。孕妇于妊娠 18 ～ 20 周时开始自觉有胎动，胎动随妊娠进展逐渐增强，至妊娠 32 ～ 34 周达高峰，妊娠 38 周后逐渐减少。自测胎动时每 2 小时胎动数应不少于 6 次，12 小时内胎动累计数不得小于 10 次。

24．D。妊娠满 32 周时手测子宫底高度在脐与剑突之间。满 12 周时手测子宫底高度为耻骨联合上 2 ～ 3 横指，满 16 周时在脐与耻骨联合之间，满 20 周时为脐下 1 横指，满 24 周为脐上 1 横指，满 28 周为脐上 3 横指，满 36 周时为剑突下 2 横指，满 40 周时在脐与剑突之间或略高。

25．D。正常胎心率为 110 ～ 160 次／分。若大于 160 次／分或小于 110 次／分，且历时 10 分钟，称为心动过速或心动过缓。

26．A。妊娠 10 周后胎盘开始产生雌激素，至妊娠末期，雌三醇值为非孕妇女的 1000 倍，即雌三醇的测定可以反映胎盘的分泌功能。羊水检查可以测定胎儿宫内发育情况，其中羊水脂肪细胞出现率能够测定胎儿皮肤成熟度；羊水肌酐测定能够检测胎儿的肾成熟度；羊水胆红素测定能够检测胎儿的肝成熟度。

27．E。B 超检查探到妊娠囊回声能够确定早期妊娠。早期妊娠时子宫逐渐增大变软，在停经 8 周时为非孕时的 2 倍，停经 12 周时为非孕期的 3 倍；阴道黏膜与宫颈阴道部充血呈紫蓝色。停经 6 周左右出现早孕反应，畏寒、头晕、乏力、嗜睡、食欲减退伴晨起恶心呕吐，这些为早孕症状，但会受子宫器质性病变、消化系统疾病等影

响出现类似或相同症状，不能用于准确诊断早期妊娠。妊娠 10 天后检测血或尿中的 hCG 含量能够协助诊断早期妊娠，但仍有假阳性几率，不能用于确诊。

28．C。孕妇于妊娠 18 ～ 20 周时开始自觉有胎动，胎动随妊娠进展逐渐增强，至妊娠 32 ～ 34 周达高峰，妊娠 38 周后逐渐减少。

29．B。枕右前位胎儿在衔接过程中胎头取半俯屈状态以枕额径进入骨盆入口，胎头矢状缝坐落在骨盆入口左斜径上，胎头枕骨位于骨盆右前方。当胎头继续下降至骨盆底时，处于半俯屈状态的胎头遇到肛提肌阻力从而进一步俯屈。胎头枕部在到达骨盆底最低位置时，肛提肌收缩力将胎头枕部推向阻力小、部位宽的前方，即内旋转，表现为枕右前位的胎头向前即母体左侧旋转 45°，后囟转至耻骨弓下。胎头娩出后行胎头复位，将胎头枕部向母体右侧旋转 45°，恢复胎头与胎肩的垂直关系。胎头下降到阴道口时出现胎头拨露，宫缩时胎头下降，间歇时胎头又稍回缩。

30．D。最先进入骨盆入口的胎儿部分称为胎先露。纵产式有头先露和臀先露两种，横产式为肩先露。根据胎头屈伸程度，头先露分为枕先露、前囟先露、额先露和面先露；臀先露可因入盆的先露部不同，分为混合臀先露、单臀先露和足先露。偶见头先露或臀先露与胎手或胎足同时入盆，称为复合先露。

31．E。胎儿先露部指示点与母体骨盆的关系称胎方位。枕先露以枕骨、面先露以颏骨、臀先露以骶骨、肩先露以肩胛骨为指示点。

32．B。胎儿先露部指示点与母体骨盆的关系称为胎方位。根据指示点与母体骨盆左、右、前、后、横的关系而有不同的胎位。其中枕先露以枕骨、面先露以颏骨、臀先露以骶骨、肩先露以肩胛骨为指示点。

33．B。胎儿身体纵轴与母体身体纵轴之间的关系称胎产式。两轴平行者称纵产式，占妊娠足月分娩总数的 99.75%。两轴垂直者称横产式，仅占妊娠足月分娩总数的 0.25%。

34．C。宫底触及浮球感为胎头，胎儿应为臀先露，指示点为骶骨。检查胎背位于母体腹部左侧，则

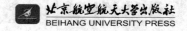

骶骨与胎背方向一致，位于母体左侧；左上腹能够听到胎心，胎背应位于母体腹部前方。胎方位最有可能为骶左前。

35．C。胎儿先露部指示点与母体骨盆左、右、前、后、横的关系称为胎位。其中枕先露以枕骨、面先露以颏骨、臀先露以骶骨、肩先露以肩胛骨为指示点。

36．B。胎儿先露部指示点与母体骨盆的关系称为胎方位，根据指示点与母体骨盆左、右、前、后、横的关系而有不同的胎位。枕右前位时胎儿枕骨应位于母体骨盆的右前方。

37．A。胎儿先露部的指示点与母体骨盆间的关系称为胎方位，简称胎位。一般胎先露中头先露最常见，其中又以枕先露最常见，枕先露中又以枕左前位最多见。

38．A。胎位不正一般指妊娠 30 周后，胎儿在子宫体内的位置异常，较常见于腹壁松弛的孕妇和经产妇。胎位矫正应尽早开始，一般在 30 周后确定胎位后便开始矫正。

39．C。胎儿的躯体活动称胎动，孕妇于 18 ～ 20 周时开始自觉有胎动，胎动随妊娠进展逐渐增强，至 32 ～ 34 周达高峰，妊娠 38 周后逐渐减少。

40．A。妊娠 18 ～ 20 周时，孕妇可自觉胎动，平均为 3 ～ 5 次／小时。若 12 小时内胎动累计数小于 10 次或逐日下降大于 50% 而不能恢复者，可能存在子宫胎盘功能不足，胎儿有宫内缺氧，应及时就诊。

41．C。四部触诊无法了解胎儿是否有畸形，应用 B 超或羊水穿刺等检查确认胎儿有无畸形。触诊第一步检查者双手置于子宫底部，了解子宫外形并摸清子宫底高度，估计胎儿大小与妊娠月份是否相符。然后以双手指腹相对轻推，判断子宫底部的胎儿部分为胎头还是胎臀。第二步时检查者两手分别置于腹部左右两侧，一手固定，另一手轻轻深按检查，两手交替，分辨胎背及胎儿四肢的位置。第三步检查者右手置于耻骨联合上方，拇指与其余 4 指分开，握住胎先露部，进一步查清是胎头或胎臀，并左右推动以确定是否衔接。第四步检查者两手分别置于胎先露部的两侧，

向骨盆入口方向向下深压，再次判断先露部的诊断是否正确，并确定先露部入盆的程度。

42．E。胎心监护可用于监测胎儿心脏发育、是否缺氧等，在胎儿正常发育无缺氧时无须进行胎心监护。一般孕期检查和监护包括测腹围、宫高、测血压、孕妇自测胎动计数等。

43．E。产前检查从确诊早孕开始，一般妊娠 6 ～ 13 周末、14 ～ 19 周末各检查 1 次；妊娠 20 ～ 36 周，每 4 周检查 1 次；37 ～ 41 周，每周检查 1 次；有高危因素者，酌情增加检查次数。

44．B。推算预产期最常用的计算方法为自末次月经第 1 天起，月份减 3 或加 9，日期加 7（农历时日期则为加 15）。实际分娩日期与推算的预产期可以相差 1 ～ 2 周。计算其预产期月份为 3 ＋ 9=12，日期为 1 ＋ 7=8，预产期为 2008 年 12 月 8 日。

45．A。一般在确诊早孕后孕妇便开始进行产前检查。产前检查时间为妊娠 6 ～ 13 周末、14 ～ 19 周末各检查 1 次；妊娠 20 ～ 36 周，每 4 周检查 1 次；37 ～ 41 周，每周检查 1 次；有高危因素者，酌情增加检查次数。

46．A。胎儿的血液循环与脐带相连，胎儿的心脏搏动泵出血液，随后进入脐带血管，即脐带血流杂音应与胎心率一致。

47．D。一般孕妇在妊娠中晚期，血浆增加会多于红细胞的增加，血液稀释，会出现生理性贫血；其他疾病等原因也可致孕妇贫血，并非全部为缺铁性贫血，应积极寻找病因对症处理。多数孕妇在中晚期妊娠时的铁储存量不能满足胎儿生长发育的需求，孕妇可适当增加含铁食物的摄入以预防贫血，如动物肝脏、瘦肉、蛋黄、豆类等。若病情需要补充铁剂时，可用温水或水果汁送服，以促进铁的吸收，且应在餐后 20 分钟服用，以减轻对胃肠道的刺激。

48．E。妊娠剧吐是指排除其他疾病引发的呕吐后，孕妇在妊娠 5 ～ 10 周时频繁恶心呕吐、不能进食，体重较妊娠前减轻≥ 5%、体液电解质失衡且新陈代谢障碍，需住院进行输液治疗。在出现早孕反应时应避免空腹，清晨起床时先吃几块饼干或面包，起床时宜缓慢，避免突然起身，

每天进食 5 ～ 6 餐，少量多餐，两餐之间进食液体。应食用清淡食物，避免油炸、难以消化或引起不舒服气味的食物。给予孕妇精神鼓励和支持，以减少心理的困扰和忧虑。

49．B。检查时会扩张阴道、移动子宫，可能会压迫膀胱；妇科检查前应排空膀胱，可避免检查时污染以及对膀胱的损害。

50．D。孕妇发生下肢肌肉痉挛时，可背屈肢体或站直前倾以伸展痉挛的肌肉，或局部热敷按摩，直至痉挛消失。日常中应避免腿部疲劳、受凉，伸腿时避免脚趾尖伸向前，走路时脚跟先着地。增加钙和维生素的摄入，必要时遵医嘱口服钙剂。若因钙磷不平衡所致痉挛，则应限制牛奶（含大量的磷）的摄入量或服用氢氧化铝乳胶，以吸收体内磷质来平衡钙磷之浓度。

51．B。妊娠满 28 周时手测子宫底高度为脐上 3 横指，B 超显示胎儿身长有 35cm，体重达 1000g。胎儿生长发育的计算方法为妊娠 20 周前估算胎儿身长（cm）= 妊娠月数^2，估算胎儿体重（g）= 妊娠月数^3×2。妊娠 20 周后估算胎儿身长（cm）= 妊娠月数 ×5，估算胎儿体重（g）= 妊娠月数^3×3。计算身长得 35（cm）= 妊娠月数 ×5，妊娠月数为 7 月，即 28 周；计算体重得 1000（g）= 妊娠月数^3×3，妊娠月数约为 7 个月，即 28 周。

52．B。触诊时在子宫底部触到胎臀，耻骨联合上方触到胎头，胎儿应为枕先露，胎方位指示点为枕骨。在母体腹部右前方触及胎儿背部，胎儿枕部与背部方向一致，应位于母体腹部的右前方，胎方位最可能是枕右前。

53．D。妊娠 20 周时临床上便可听到胎心音，胎心音在靠近胎背侧上方的孕妇腹壁上听得最清楚，孕妇在监测胎心音时胎心率的正常范围应是 110 ～ 160 次 / 分。

54．B。妊娠 18 ～ 20 周时，孕妇可自觉胎动，平均为 3 ～ 5 次 / 小时。若 12 小时内胎动累计数小于 10 次或逐日下降大于 50% 而不能恢复者，可能存在子宫胎盘功能不足，胎儿有宫内缺氧，应及时就诊。

55．C。髂棘间径正常值为 23 ～ 26cm，髂嵴间径正常值为 25 ～ 28cm，骶耻外径正常值为 18 ～ 20cm，坐骨结节间径正常值为 8.5 ～ 9.5cm，测得该孕妇的骨盆偏小，需进一步进行骨盆内测量，确定产道是否狭窄。孕妇末次月经时间为 2006 年 7 月 30 日，2007 年 1 月 27 日前来复查，计算此时已孕 24 周，处于妊娠中期，无需查看先露是否衔接。腹部视诊、听诊和测腹围、宫高为妇科常规检查，不属于进一步确诊检查。

56．C。推算预产期最常用的依据是末次月经开始的第 1 天。计算方法为从末次月经第 1 天起，月份减 3 或加 9，日期加 7。如为农历，月份仍减 3 或加 9，但日期加 15。实际分娩日期与推算的预产期可以相差 1 ～ 2 周。计算其预产期月份为 5 + 9 = 14，日期为 13 + 7 = 20，则预产期为 2000 年 2 月 20 日。

57．D。停经是妊娠最早、最重要的症状，约半数妇女在停经 6 周左右有困倦、择食、恶心等早孕反应，前倾增大的子宫在盆腔内压迫膀胱，可致尿频。肝炎、膀胱炎也可出现恶心呕吐、尿频等症状，但不会影响月经周期。继发性闭经指正常月经建立后，月经停止 6 个月，或按自身原有月经周期计算停止 3 个周期以上。妊娠剧吐以严重的恶心、呕吐为主要症状，伴有孕妇脱水、电解质紊乱和酸中毒。

58．C。双顶径为两顶骨隆突间的距离，是胎头最大的横径，横径一般比竖状径线短，即影响衔接下降的因素是胎头竖状径线的长短。枕额径为鼻根上方至枕骨隆突间的距离，足月时平均约 11.3cm；枕下前囟径为前囟中央至枕骨隆突下方的距离，足月时平均约 9.5cm，胎头俯屈后都以此径通过产道；枕颏径为额骨下方中央至后囟门顶部间的距离，足月时平均约 13.3cm。其中以枕下前囟径最短，头位分娩时若胎头能完全俯屈，以枕下前囟径为衔接径线最佳。

59．B。患者孕 39 周足月，宫缩规律，宫口开大 2cm，胎膜未破，胎心音正常无缺氧，正处于第一产程潜伏期，至第二产程时再准备接生，目前的主要措施为等待宫口扩张、自然分娩。此时可用温肥皂水进行不保留灌肠，既可避免临产时污染，又可刺激宫缩，加速产程进展。无须抬高床头，取左侧卧位休息。在第二产程宫口开全、仍未破膜时需人工破膜。本题知识考点较陈旧，人卫社本科第 6 版妇产科护理学 P94 表述为：过去认为在临产初期为孕妇行温肥皂水灌肠可促进产程的进展，现已被证实是无效的操作。

60．E。妊娠 20 周胎儿发育特征为皮肤暗红，出现胎脂，全身覆盖毳毛，开始出现吞咽、排尿功能。自该孕周起胎儿体重呈线性增长，胎儿运动明显增加。临床可听到胎心音，出生后有心博。12 周末时外生殖器已发育可初辨性别。16 周末时从外生殖器可确认胎儿性别。

61．A。妊娠 8 周胎儿发育特征为：胚胎初具人形，头大，约占胎体一半大，能分辨出眼、耳、鼻、口、手指及足趾，各器官正在分化发育，心脏已形成。

第三节　分娩期

1．E。软产道是由子宫下段、子宫颈、阴道及骨盆底软组织构成的弯曲通道，不包括尿道。

2．E。宫缩强度会随产程进展逐渐增强，间歇期的宫腔内压力仅为 6 ～ 12mmHg，临产初期升至 25 ～ 30mmHg，于第一产程末可增至 40 ～ 60mmHg，第二产程末可高达 100 ～ 150mmHg。

3．E。将胎儿及其附属物从宫腔内逼出的力量称为产力。产力包括子宫收缩力（简称宫缩）、腹壁肌及膈肌收缩力（统称腹压）和肛提肌收缩力。其中子宫收缩力是临产后的主要产力，贯穿于整个分娩产程。

4．E。产妇先露＋3 是指胎儿先露部在坐骨棘平面下 3cm 处，且宫口已开全，产妇进入第二产程。可告知产妇此产程的产力组成为贯穿分娩期的子宫收缩力、腹壁肌和膈肌收缩力、协助胎头仰伸及娩出的肛提肌收缩力。

5．B。双顶径为两顶骨隆突间的距离，是胎头最大的横径，足月时平均约 9.3cm，其长短可以用来观察胎儿头部发育的大小，从而判断胎儿的发育。枕额径、枕下前囟径、枕颏径、枕颏径（大斜径）都为胎头的竖状径线，竖状径线的长短由两端所处的位置决定，不能明确有特异性的显示出胎头发育的大小。

6．E。产道是胎儿娩出的通道，分为骨产道与软产道两部分。骨产道即真骨盆。软产道是由子宫下段、宫颈、阴道及骨盆底软组织构成的弯曲管道。

7．A。双顶径为两顶骨隆突间的距离，是胎头最大的横径，足月时平均约 9.3cm。枕额径为鼻根上方至枕骨隆突间的距离；枕下前囟径又称小斜径，为前囟中央至枕骨隆突下方的距离；枕颏径又称大斜径，为额骨下方中央至后囟门顶部间的距离。

8．C。胎头径线包括双顶径即胎头最大横径，足月时约有 9.3cm；枕下前囟径约 9.5cm；枕额径约 11.3cm；枕颏径约 13.3cm；比较得胎头的最小径线为双顶径。

9．A。子宫出现节律性收缩是临产的重要标志。节律性是指每次宫缩会由弱渐强（进行期），维持一定时间（极期），随后由强渐弱（退行期），直至消失进入间歇期，宫缩会如此反复出现，直至分娩全程结束。

10．A。第二产程指从宫口开全至胎儿娩出，初产妇约需 1 ～ 2 小时；经产妇一般数分钟即可完成，也有长达 1 小时者。该孕妇为初产妇，预计时间需要 1 ～ 2 小时。

11．D。宫缩以宫底部最强并最持久，向下逐渐减弱，宫底部收缩力的强度几乎是子宫下段的 2 倍，称为宫缩的极性。节律性是指每次宫缩会由弱渐强，维持一定时间，随后由强渐弱，直至消失进入间歇期，宫缩会如此反复出现，直至分娩全程结束。正常宫缩源自两侧子宫角部，迅速以微波形式向子宫底中线集中，左右对称，再以每秒 2cm 的速度向子宫下段扩散，约在 15 秒内均匀协调地扩展至整个子宫，称为宫缩的对称性。宫缩时，子宫体部肌纤维短缩变宽，间歇期肌纤维不能恢复到原来的长度，经反复收缩，肌纤维越来越短，此为子宫肌纤维的缩复作用。

12．D。分娩机制是指胎儿先露部在通过产道时，为适应骨盆各平面的不同形态，被动地进行一连串的适应性转动，以其最小径线通过产道的过程。其顺序为衔接、下降、俯屈、内旋转、仰伸复位、外旋转、胎肩及胎儿娩出。

13．E。胎盘剥离的征象为用手掌尺侧在产妇耻

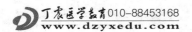

203

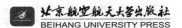

骨联合上方轻压子宫下段时，宫体上升而外露的脐带不再回缩；子宫底变硬呈球形，胎盘剥离后降至子宫下段使下段扩张，子宫体呈狭长形被推向上，宫底升高达脐上；阴道口外露的一段脐带自行延长；阴道有少量流血。

14．C。枕左前位时，胎头在衔接过程中取半俯屈状态，以枕额径进入骨盆入口，但由于枕额径大于骨盆入口前后径，其多坐落在骨盆入口斜径上。

15．A。第二产程又称胎儿娩出期，指从宫口开全至胎儿娩出，有宫缩增强、有排便感、胎头拨露、胎头着冠等表现。标志产妇进入第二产程的征象是宫颈口开全。

16．A。第三产程又称胎盘娩出期，指从胎儿娩出后至胎盘胎膜娩出，约 5 ～ 15 分钟，不应超过 30 分钟。

17．E。第一产程又称宫颈扩张期，从临产开始至宫口开全。初产妇宫颈口扩张较慢，约需 11 ～ 12 小时；经产妇宫颈口扩张较快，约需 6 ～ 8 小时。

18．C。第二产程临床表现有胎头拨露，即宫缩时胎头显露于阴道口，间歇时又缩回阴道内。初产妇约需 1 ～ 2 小时完成；经产妇一般数分钟即可完成，也有长达 1 小时者。第二产程开始时胎儿已完成内旋转，此时胎头颅骨最低点在坐骨棘水平之下，胎头枕骨下部到达耻骨联合下缘。第一产程开始时的宫缩规律为每次持续 30 秒以上，间歇 5 ～ 6 分钟，随着产程的进展，宫缩持续时间越来越长，间歇越来越短。胎盘在第三产程胎儿娩出后娩出。

19．D。潜伏期是指从出现规律宫缩开始至宫口扩张 3cm。潜伏期宫口扩张速度缓慢，平均每 2 ～ 3 小时扩张 1cm，约需 8 小时，最长时限为 16 小时，超过 16 小时称潜伏期延长。

20．C。胎膜多在第一产程活跃期、宫口近全开时破裂。胎头下降的程度是以颅骨最低点与坐骨棘平面的关系表示，临床上坐骨棘平面是判断胎头高低的标志。潜伏期是指宫口扩张达到 3cm，宫口扩张 3cm ～ 10cm 为活跃期。活跃期最大期限为 8 小时，超过 8 小时宫口仍未全开者称为活

跃期延长。膀胱过度充盈时会压迫产道影响胎头下降。

21．D。从出现规律性宫缩开始至胎儿胎盘娩出称为总产程。第一产程指从临产开始至宫口开全，初产妇约需 11 ～ 12 小时；经产妇约需 6 ～ 8 小时。第二产程指从宫口开全至胎儿娩出，初产妇约需 1 ～ 2 小时；经产妇一般数分钟即可完成，也有长达 1 小时者。第三产程又称胎盘娩出期。从胎儿娩出后至胎盘胎膜娩出，约需 5 ～ 15 分钟，不应超过 30 分钟。

22．D。宫缩时胎儿受压，胎心率会加快，若要准确听诊胎心应在宫缩间歇期进行。潜伏期每小时听胎心音 1 次，活跃期宫缩频繁时应每 15 ～ 30 分钟听 1 次，每次听诊 1 分钟。第二产程时每 5 ～ 10 分钟听 1 次胎心，有条件时应用胎心监护仪。每次听诊时不仅要注意胎心率，还要注意是否有心律不齐。

23．E。临产的标志为有规律且逐渐增强的子宫收缩，每次收缩持续 30 秒或以上，间歇 5 ～ 6 分钟，伴有进行性子宫颈管消失、宫颈口扩张和胎先露下降，此时使用强镇静药也不能抑制宫缩。

24．A。枕额径为鼻根上方至枕骨隆突间的距离，足月时平均约 11.3cm；枕下前囟径又称小斜径，为前囟中央至枕骨隆突下方的距离，足月时平均约 9.5cm，胎头俯屈后以此径通过产道；枕颏径又称大斜径，为额骨下方中央至后囟门顶部间的距离，足月时平均约 13.3cm。双顶径为两顶骨隆突间的距离，是胎头最大的横径，不属于前后径线，足月时约 9.3cm。比较得出在前后径线中，最小的是枕下前囟径。

25．C。胎头围绕骨盆纵轴向前旋转，使矢状缝与中骨盆及骨盆出口前后相一致的动作称为内旋转。内旋转动作从中骨平面开始至骨盆出口平面完成，一般在第一产程末完成内旋转动作。

26．E。宫口开全后便进入第二产程，进入第二产程之后便开始出现胎头拨露。第一产程潜伏期宫口扩张速度缓慢，约需 8 小时，最长时限为 16 小时，超过 16 小时称潜伏期延长。正常胎膜破裂多发生在宫口近开全时，即第一产程的活跃期。第三产程又称胎盘娩出期，从胎儿娩出后至胎盘胎膜娩出，约需 5 ～ 15 分钟，不应超过 30

分钟。宫口开全后，胎头降至骨盆出口并压迫骨盆底组织，产妇宫缩时有排便感，会不自主向下屏气用力。

27．A。入口平面一般偏大，当入口平面轻度狭窄时可试产，观察胎头能否下降衔接。中骨盆平面为最狭窄平面，若中骨盆平面出现狭窄，胎儿多无法通过骨产道。孕妇为漏斗骨盆时产道狭窄无法供胎儿娩出，应选择剖宫产。一般出口横径与出口后矢状径之和大于 15cm 者，可正常分娩。

28．E。破膜后先露下降紧贴子宫下段和宫颈内口，能够引起宫缩加强，加速宫口扩张及产程进展；当宫颈扩张≥3cm，有协调性宫缩乏力，无头盆不称，胎头已衔接而产程延缓者，可通过人工破膜刺激宫缩。胎膜自然破裂一般发生在宫口近开全时，当宫口开全后胎膜仍未破裂，且影响胎头下降时应行人工破膜。

29．C。阿普加（Apgar）评分是以出生后 1 分钟内的心率、呼吸、肌张力、弹足底或插鼻管反应、皮肤颜色 5 项体征为依据进行评分，应在出生后 1 分钟内进行。

30．C。现宫口已开全，产妇处于第二产程，1 小时后仍无进展，处于第二产程停滞。此时首选行阴道检查，触摸胎头位置、判断产程进展、观察软产道是否有狭窄。孕妇可吸氧增加血氧饱和度，以免胎儿发生缺氧，但不属于需立即采取的措施；此时优先判断胎儿情况，可通过产钳等协助分娩，避免使用镇静药，使产力减弱、影响产程；第二产程时腹压为主要产力，静滴缩宫素作用不大。

31．A。胎儿娩出后即牵拉脐带，有可能会导致脐带断裂或胎盘剥离不全，甚至导致子宫内翻，会影响胎盘、胎膜、脐带的残留检查，还可能会导致产后出血增多。应用左手按压宫底，右手轻拉脐带，慢慢协助胎盘剥离和娩出。胎盘娩出后应检查胎盘、胎膜、脐带和软产道。如有胎盘残留等，应在无菌操作下徒手入宫腔取出。

32．C。胎儿窘迫时应立即行剖宫产术，减轻对胎儿的损害。在临产早期可以通过灌肠既避免临产时污染，又刺激宫缩，加速产程进展。初产妇在宫口开 4cm 之前灌肠，经产妇因产程进展较快，最好在宫口开大 2cm 以前灌肠。本题知

识考点较陈旧，人卫社本科第 6 版妇产科护理学 P94 表述为：过去认为在临产初期为孕妇行温肥皂水灌肠可促进产程的进展，现已被证实是无效的操作。

33．A。一般在初产妇宫口开全、经产妇宫口扩张 4cm 且宫缩规律有力时，应做好接产准备工作。该产妇为经产妇，宫口开大 5cm，胎先露已入盆，胎膜未破，胎心音正常无胎儿窘迫现象，最佳处理方法是送至产房等待自然分娩。

34．E。胎儿娩出后 5 ~ 15 分钟内为第三产程、胎盘娩出时间。在胎儿娩出后 10 分钟时，产妇的宫底上升、宫体变硬，阴道有流血，判断孕妇正处于娩出胎盘期。此时应在耻骨联合上方轻压子宫下段，观察宫体上升时外露的脐带有无回缩，若有回缩则说明胎盘未完全剥离。在胎儿娩出后若孕妇出血量超过 500ml 每 24 小时，则应立即配血，开放静脉通路，补充血容量，迅速止血，以免发生休克、严重贫血等。若有产后出血史或易发生宫缩乏力的产妇，可在胎儿前肩娩出后立即肌内注射缩宫素 10U，促使胎盘迅速剥离以减少出血。在胎盘娩出后应检查胎盘胎膜的完整性和有无软产道损伤，避免出现产后大出血。

35．B。临床上坐骨棘平面是判断胎头高低的标志。胎头下降的程度以颅骨最低点与坐骨棘平面的关系标示。当胎头颅骨最低点平坐骨棘平面时，以"0"表示；在坐骨棘平面上 1cm 时，以"－1"表示；在坐骨棘平面下 1cm 时，以"＋1"表示，依此类推，先露部在坐骨棘以上 2cm 时，记为－ 2cm。

36．E。在新生儿娩出后应首先清理呼吸道，可用吸耳球或新生儿吸痰管轻轻吸出新生儿口、鼻腔黏液和羊水，保持呼吸道通畅。胎儿娩出后立即擦去羊水等避免发生感冒冻伤等，不能擦去胎脂，新生儿在出生后体温调节功能尚未发育完全，胎脂能起到保温作用。Apgar 评分是以出生后 1 分钟内的心率、呼吸、肌张力、弹足底或插鼻管反应、皮肤颜色 5 项体征为依据进行评分，应在出生后 1 分钟内进行。断脐后应用 75% 乙醇消毒脐带根部、脐带断端及其周围。鼓励胎儿在出生 30 分钟内接触吸吮乳房，促进泌乳，预防产后出血，增进母婴感情。

37．E。分娩疼痛包括宫颈生理性扩张刺激盆壁

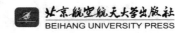

神经，引起的后背下部疼痛；宫缩时的子宫移动引起腹部肌肉张力增高；宫缩时子宫血管收缩引起子宫缺氧；胎头压迫引起会阴部被动伸展而致会阴部固定性疼痛；会阴切开或裂伤痛；分娩过程中膀胱、尿道、直肠受压引起的疼痛；产妇紧张、焦虑及恐惧可导致害怕 - 紧张 - 疼痛综合征。不包括进食过多胃肠道过于膨胀。

38．A。第一产程进行时孕妇一般无发热现象。第一产程常见的护理诊断有分娩疼痛、舒适度减弱、焦虑、恐惧等。

39．C。产妇在焦虑时不能减少家属陪伴，家属的陪伴能够使产妇放松，增加在陌生环境里的安全感。缓解分娩期产妇焦虑可通过营造温馨、安全、安静的家庭化产房；指导呼吸技术来转移注意力，放松肌肉，减少紧张和疼痛；提供家属和有经验的专职人员的陪伴，聆听产妇的诉说，传授相关经验，缓解紧张情绪。

40．C。胎儿缺氧，会引起迷走神经兴奋，肠蠕动亢进，肛门括约肌松弛，使胎粪排入羊水中，羊水呈绿色为羊水Ⅰ度污染，羊水黄绿色为Ⅱ度，呈浑浊的棕黄色为Ⅲ度污染。破膜后羊水流出，可直接观察羊水的性状。

41．D。骨盆外测量时骶耻外径正常值为 18～20cm，坐骨棘间径正常值约 10cm，该初产妇盆骨较小；且胎儿胎头高浮、胎位不正为臀位，自然分娩时困难，容易导致胎儿窘迫，应选择剖宫产术。

42．D。经检查娩出的胎盘不完整，子宫内有胎盘、胎膜残留者，应立即行宫腔探查，行钳刮术或刮宫术，以免因为胎盘剥离不全使部分血窦开放，而导致大量出血。

43．B。妊娠 39 周胎儿已足月，现胎心率正常，胎方位是枕左后位，宫口已开全，胎头位于坐骨棘水平下 3cm，应选择自然分娩。孕妇已进入第二产程，自主的腹壁肌用力为主要的产力，腹部不易加压，缩宫素的促进作用一般，可选择产钳助产。产妇在分娩时应采取截石位，方便产道打开和分娩。

44．B。该产妇目前宫口只开大 2cm，正处于第一产程的潜伏期。此时胎膜破裂，但距离胎儿娩

出还有较长时间，孕妇应立即卧床，减少活动，必要时抬高臀部减少羊水流出，观察羊水性状及有无宫缩，检测胎心，避免胎儿出现缺氧、受压等窘迫现象，必要时给予缩宫素加快产程。若破膜超过 12 小时未分娩者，应给予抗生素预防感染。胎膜破裂时不宜进行灌肠，易造成感染。

45．A。产妇在临产后出现腹部剧烈疼痛，应首先明确疼痛原因，鉴别是生理性分娩痛还是出现了子宫破裂等病理性疼痛。生理性分娩痛无需特殊治疗，可以转移孕妇注意力来缓解疼痛，必要时使用镇痛药。由其他病因引起的疼痛应首先报告医生，明确诊断，给予对症处理。

46．B。骨盆外测量包括髂棘间径，正常值为 23～26cm；髂嵴间径为 25～28cm；骶耻外径正常值为 18～20cm；坐骨结节间径（出口横径）正常值为 8.5～9.5cm；出口后矢状径正常值为 8～9cm；耻骨弓角度正常值为 90°。相比正常值，患者骨盆外测量数据均偏小 2cm 或更多，可判断患者为均小骨盆。均小骨盆是指骨盆的三个平面狭窄，每个平面径线小于正常值 2cm 或更多。先兆早产常有少量阴道出血或血性分泌物，患者无阴道出血，非先兆早产。胎儿胎位为枕左前位，先露部 S＝0，说明胎头已衔接入盆，胎儿颅骨最低点平坐骨棘平面，排除头盆不称的可能。胎膜早破是指胎膜在临产前发生自然破裂，该产妇规律宫缩 10 小时，阴道流水 2 小时，胎膜破裂时已处于临产后，不属于胎膜早破。潜伏期（宫口扩张 0～3cm）超过 16 小时为潜伏期延长，该患者规律宫缩 10 小时，宫口开大 3cm，宫缩为 30～35 秒 /5 分，宫缩正常无乏力。

47．B。中骨盆平面为最狭窄的平面，呈纵椭圆形，前为耻骨联合下缘、两侧为坐骨棘、后为骶骨下部。其有 2 条径线，即中骨盆前后径 11.5cm、中骨盆横径（坐骨棘间径）10cm。

48．A。患者阴道流水 2 小时，胎膜已破，宫口仅开大 3cm，胎儿易发生缺氧和感染；且患者为均小骨盆，分娩时易发生窘迫或难产，此时最佳方法为行剖宫产。

49．E。胎儿胎头矢状缝与骨盆横径一致，说明胎儿为头位，与母体关系为横位；小囟门在 3 点处，大囟门在 9 点处，根据胎头囟门方位确

定胎儿在母体的左侧。所以胎方位为枕左横位，即 LOT。ROA 为枕右前位，ROT 为枕右横位，ROP 为枕右后位，LOA 为枕左前位。

50．D。此时宫口开大 7cm，处于第一产程活跃期，胎膜已破，为预防胎儿发生宫内窘迫，可加快产程加强宫缩。第一产程时孕妇应适当保存体力、减少屏气；进入第二产程后，腹压起主要产力因素时，再嘱孕妇屏气用力能够协助产程进展。羊膜破裂后首先要观察羊水性状，判断胎儿有无发生宫内窘迫，密切观察产程进展和进行胎心监护，预防胎儿窘迫的发生。

51．B。在新生儿娩出后应首先清理呼吸道，可用吸耳球或新生儿吸痰管轻轻吸出新生儿口、鼻腔黏液和羊水，保持呼吸道通畅，以免发生吸入性肺炎和缺氧。

52．E。胎心率正常，NST 有反应指在监护时间内出现 2 次或以上的胎心加速，说明胎儿宫内状态良好，无缺氧等。骨盆外测量未见异常，则产道正常，且宫缩规律，应等待自然分娩，密切观察产程进展。

53．C。当宫颈扩张 ≥ 3cm，无头盆不称，胎头已衔接而产程延缓者，可行人工破膜，破膜后能加速宫口扩张和产程进展。静滴缩宫素同样能够刺激宫缩、加速产程，但此时出现羊膜囊突，易发生羊膜破裂，行人工破膜要优于使用缩宫素。在宫缩规律、宫口未开全时不能使用镇静药，以免对胎儿及产程产生影响。

54．D。一般在第一产程末能完成内旋转动作，枕左前位时，胎头枕部到达骨盆底最低位置，胎头向前旋转 45°，后囟转至耻骨弓下。此时胎儿前囟在 12 点处，且宫口开全 2 小时仍未出现胎头拨露，应行使会阴侧切，转正胎头之后协助分娩。胎儿未发生缺氧窘迫等现象，骨盆大小正常，无剖宫产指征。此时宫缩规律，不能使用镇静药，会影响宫缩及产程。宫口开全已 2 小时，此时腹压为主要产力，静滴缩宫素对产程的进展加速不大。

55．D。不协调性子宫收缩乏力又称高张性子宫收缩乏力，多见于初产妇，表现为子宫收缩的极性倒置，宫缩的兴奋点起源于子宫下段某处或宫体多处，收缩波由下向上扩散，收缩波小而不规律，频率高，节律不协调。特点为宫缩时宫底部不强，子宫下段强，宫缩间歇期子宫壁也不能完全松弛。该宫缩不能使宫口如期扩张、胎先露如期下降，属无效宫缩。

56．A。协调性子宫收缩乏力又称低张性子宫收缩乏力，是指子宫收缩具有正常的节律性、对称性和极性，但收缩力弱，宫腔压力低于 15mmHg，持续时间短，间歇期长且不规律，宫缩 < 2 次 /10 分钟。此种宫缩乏力多属于继发性宫缩乏力，可导致产程延长甚至停滞。

57．E。子宫局部平滑肌呈痉挛性不协调性收缩形成环状狭窄，持续不放松，称为子宫痉挛性狭窄环。狭窄环可发生在宫颈、宫体的任何部位，多在子宫上下段交界处，与病理缩复环不同，特点是不随宫缩上升，阴道检查时在宫腔内可触及较硬而无弹性的狭窄环。

58．C。子宫强直性收缩特点是子宫强烈收缩，失去节律性，宫缩无间歇。常见于缩宫药物使用不当时，有时可在脐下或平脐处见一环状凹陷，即病理性缩复环。

59．A。若有产后出血史或易发生宫缩乏力的产妇，可在胎儿前肩娩出时静注缩宫素 10 ～ 20U，也可在胎儿前肩娩出后立即肌内注射缩宫素 10U，均能促使胎盘迅速剥离以减少出血。

60．C。在第一产程需加强宫缩时，可通过静脉滴注缩宫素来加快产程，浓度为 5% 葡萄糖 500ml 加催产素 2.5U 静脉滴注。

第四节　产褥期

1．B。到胎盘娩出后 42 天时，产妇全身各器官除乳腺外，都能恢复或接近正常未孕状态，这段时期也称为产褥期。

2．C。产褥期子宫修复时，胎盘附着处的子宫内膜完全修复需 6 周，未附着处为 3 周。

3．D。产褥期中以生殖系统的改变最显著，其中又以子宫变化最大。通过肌纤维不断修复，子宫逐渐恢复至孕前大小；子宫内膜在产后 6 周也能完全恢复至未孕状态，宫颈在产后 4 周能够恢

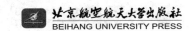

复至未孕状态。

4．C。从胎盘娩出至产妇全身各器官（除乳腺外）恢复或接近正常未孕状态所需的一段时间，称产褥期，一般为6周（42天）。

5．A。产后雌孕激素水平会急剧下降，在产后1周时降至未孕水平。

6．C。产后子宫重量会随着子宫体积的缩小而减少，在分娩结束时约1000g，产后1周约500g，产后2周约300g，产后6周子宫逐渐恢复到50～70g，子宫大小及重量皆在产后6周时恢复至未孕状态。在胎盘娩出后，宫底在脐下1指，产后第1天稍上升平脐，以后每天下降1～2cm，产后10天降入骨盆腔内。宫颈口产后2～3天可通过2指，产后1周宫颈内口关闭，产后4周宫颈完全恢复至未孕状态。

7．E。从胎盘娩出至产妇全身各器官（除乳腺外）恢复或接近正常未孕状态所需的一段时间，称产褥期，一般为6周（42天）。

8．B。产后7天内分泌的乳汁称为初乳，富含蛋白质；产后7～14天分泌的乳汁称过渡乳；产后14天以后分泌的乳汁称为成熟乳，蛋白质含量少，脂肪和乳糖含量增多。

9．B。产妇正处于产后第1天，未发生产后出血，处于正常产褥期。此时体温会稍升高，一般不超过38℃。产后脉搏一般略慢，每分钟在60～70次。产后呼吸深慢，一般每分钟14～16次，原因是产后腹压降低，膈肌下降，由妊娠时的胸式呼吸变为腹式呼吸。产褥期血压平稳，在正常水平。

10．D。子宫复旧时不是肌细胞数目减少，而是肌浆中蛋白质分解排出，使细胞质减少导致肌细胞缩小。在胎盘娩出后，宫底在脐下1指，产后第1天稍上升平脐，以后每天下降1～2cm，产后10天降入骨盆腔内。产后6周子宫大小和体重能够完全恢复到未孕状态。胎盘附着处内膜完全修复需6周，未附着处为3周，3周时子宫腔表面未能全部被新生内膜覆盖。

11．B。在胎盘娩出后，宫底在脐下1指，产后第1天稍上升平脐，以后每天下降1～2cm，产后10天降入骨盆腔内，降于耻骨联合下，即产

后10天时在腹部无法触及子宫底。

12．E。乳汁的分泌与婴儿的吸吮，产妇的营养、睡眠、情绪及健康状况都密切相关。不断排空乳房是维持泌乳的重要条件。保证孕妇休息、睡眠充足、营养充足、婴儿吸吮和适当按摩都能促进乳汁分泌。乳汁分泌与产妇的产次无关。

13．A。产后血性恶露能持续3天，为鲜红色，有大量红细胞、坏死蜕膜组织和少量胎膜，主要成分为血液。浆液恶露持续10天左右，为淡红色，有较多的坏死蜕膜组织、宫颈黏液及细菌。白色恶露一般持续3周左右，为白色，含有大量白细胞、坏死蜕膜组织、表皮细胞及细菌。

14．B。产后白色恶露一般能持续3周左右，为白色，含有大量白细胞、坏死蜕膜组织、表皮细胞及细菌。血性恶露能持续3天，为鲜红色，有大量红细胞、坏死蜕膜组织和少量胎膜。浆液恶露持续10天左右，为淡红色，有较多的坏死蜕膜组织、宫颈黏液及细菌。

15．B。产妇体温会在产后24小时内稍升高，一般不超过38℃，可能与产程延长导致过度疲劳有关。产后脉搏一般略慢，每分钟在60～70次。

16．C。一般产后浆液恶露会持续10天左右，为淡红色，有较多的坏死蜕膜组织、宫颈黏液及细菌。血性恶露持续3天，为鲜红色，有大量红细胞、坏死蜕膜组织和少量胎膜。白色恶露一般持续3周左右，为白色，含有大量白细胞、坏死蜕膜组织、表皮细胞及细菌。

17．A。产后子宫蜕膜脱落，血液、坏死的蜕膜组织排出形成恶露，总量为250～500ml，有腥味、无恶臭，可分为3类。血性恶露多持续3天，为鲜红色，有大量红细胞、坏死蜕膜组织和少量胎膜。浆液恶露持续10天左右，为淡红色，有较多的坏死蜕膜组织、宫颈黏液及细菌。白色恶露一般持续3周左右，为白色，含有大量白细胞、坏死蜕膜组织、表皮细胞及细菌。

18．A。一般产后血性恶露能持续3天，为鲜红色，有大量红细胞、坏死蜕膜组织和少量胎膜。浆液恶露持续10天左右，为淡红色，有较多的坏死蜕膜组织、宫颈黏液及细菌。白色恶露一般持续3周左右，为白色，含有大量白细胞、坏死蜕膜

 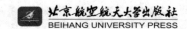

组织、表皮细胞及细菌。

19．D。产后 1～2 天会出现宫缩导致的阵发性剧烈腹痛，持续 2～3 天自然消失，多见于经产妇及哺乳者，无需特殊治疗。产妇体温会在产后 24 小时内稍升高，一般不超过 38℃，可能与产程延长导致过度疲劳有关。产后脉搏一般略慢，每分钟在 60～70 次。产后 1 周内会排出大量汗液，以睡眠和初醒时明显，不属病态。在胎盘娩出后，子宫圆而硬，宫底在脐下 1 指，产后第 1 天稍上升平脐，以后每天下降 1～2cm，产后 10 天降入骨盆腔内。

20．E。产妇体温会在产后 24 小时内稍升高，一般不超过 38℃，可能与产程延长导致过度疲劳有关。产后脉搏一般略慢，每分钟在 60～70 次。产后呼吸深慢，一般每分钟 14～16 次，原因是产后腹压降低，膈肌下降，由妊娠时的胸式呼吸变为腹式呼吸。产褥期血压平稳，在正常水平。

21．C。会阴或会阴伤口水肿时可用 50% 硫酸镁湿热敷，或在产后 24 小时行红外线照射。进行会阴擦洗时应从上到下、由内向外擦洗，会阴切口单独擦洗，避免感染。有侧切口的产妇应健侧卧位，以免恶露等内分泌物流出污染伤口。会阴伤口缝线一般在产后 3～5 天拆线，如有伤口感染，应提前拆线引流，并定时换药。

22．C。产后早期活动有利于子宫复旧，胃肠功能的恢复，可以改善下肢循环、预防下肢静脉血栓，有利于恶露排出。乳汁的分泌主要靠婴儿的吮吸和乳房的排空，吮吸能够刺激激素分泌，促进泌乳，与产后活动无关。

23．E。在产褥期产妇应穿大小合适的支撑性胸罩，减轻乳房坠涨感；做到按需哺乳，能够帮助孕妇排空乳房，促进乳汁分泌。经阴道自然分娩者产后 6～12 小时可下床轻微活动，产后第 2 天可在室内随意走动，按时做产后健身操，会阴后-侧切开或剖宫产的产妇适当推迟活动时间，绝对卧床对子宫和产妇恢复无帮助，易造成静脉血栓。鼓励产妇于产后 4 小时内排尿，若产后 4 小时未排尿或第 1 次排尿尿量少，易发生尿潴留。产后不提倡进行温水坐浴，会引起伤口感染。

24．A。会阴伤口有硬结者可用大黄、芒硝外敷或用 95% 乙醇湿热敷。当会阴或会阴伤口水肿时用 50% 硫酸镁湿热敷，或在产后 24 小时行红外线照射。

25．D。新生儿吸吮乳头时，感觉信号能抑制下丘脑分泌多巴胺及其他催乳素抑制因子，使腺垂体释放催乳素，促进乳汁分泌。吸吮动作还能引起神经垂体释放缩宫素，缩宫素能使乳腺腺泡周围的肌上皮收缩，协助排出乳汁。吸吮是保持不断泌乳的关键环节，乳汁少时优先选择增加新生儿的吮吸来促进泌乳。芒硝敷乳房、嘱产妇少喝汤汁类食物、生麦芽煎汤喝皆为退乳方法。

26．A。产后不提倡温水坐浴，会阴部细菌和阴道的分泌物会通过水接触伤口，引起伤口感染。其他促进排尿的措施包括按摩膀胱，刺激膀胱肌收缩；针刺关元、三阴交等穴位；肌内注射甲硫酸新斯的明，注射此药前要排除其用药禁忌；若使用上述方法均无效时应予留置导尿。

27．A。在待产时应每 2～4 小时进行 1 次自主排尿，以排空膀胱，不需要导尿。导尿为无菌操作，操作不当或分娩时的羊水、血液都可能会造成污染，引起泌尿系感染。大小便后及时清洁外阴和及时更换会阴垫能够保持会阴部清洁，减少细菌滋生，降低感染几率。鼓励产妇多饮水多排尿，对尿道进行冲刷，减少细菌滋生和感染。

28．E。急性乳腺炎不必预防性使用抗生素。急性乳腺炎多由乳汁淤积引起，乳头破损或皲裂导致细菌沿淋巴管入侵是感染的主要途径。因此，避免乳汁淤积可以消除病因，保持乳头清洁，选择正确的哺乳方式，避免乳头损伤可切断感染途径。纠正乳头凹陷可以使婴儿更易吸取乳汁，可有效避免婴儿口腔负压过大，减少乳头损伤。

29．D。在产后 42 天时产妇应带婴儿回医院进行复查，检查生殖系统等恢复情况及婴儿的生长发育情况。对产妇进行喂养指导，嘱孕妇坚持母乳喂养，能够促进母乳分泌和母体恢复，母乳中的营养物质及免疫物质对胎儿发育更有利。哺乳时按需哺乳，与婴儿同步休息，保证产妇的精力与休息。指导避孕方法，产后在生殖系统恢复时期应做到一直避孕，以免新的受精卵形成对子宫等造成较大伤害。

30．C。产后最安全的避孕方法为避孕套避孕，药物避孕时药物会渗入乳汁对婴儿造成损害。产

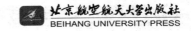

褥期子宫正在复旧，有恶露排出，此时性交易引起感染且对子宫复旧造成影响。未哺乳妇女在产后10周左右恢复排卵，哺乳妇女在4个月后恢复排卵，应在产后3个月开始避孕。在哺乳期间月经可一直不来潮，但平均产后4～6个月都能恢复排卵，且产后较晚月经复潮者，首次月经来潮前多有排卵，即哺乳妇女月经虽未复潮，却仍有受孕可能，仍需避孕。

31．E。哺乳姿势不正确使婴儿只包含乳头、在口腔负压大时拉出乳头，婴儿的较大吮吸力使乳头皲裂。

32．E。甲状腺素片可用于甲状腺功能减退引起的疾病。哺乳期应禁用甲状腺素片，该药物会通过血液渗入乳汁，给婴儿带来损害。

33．B。婴儿的吸吮动作能够刺激下丘脑，促使泌乳相关激素的生成，使乳腺保持不断泌乳。早接触早吸吮可以尽早开乳，尽早使乳汁分泌。哺乳后挤出多余乳汁是排空乳房的方法，注意排空乳房可以预防乳腺炎等。保持产后良好的健康和心理状态可以保证不影响乳汁的分泌。

34．B。鼓励产妇按需哺乳，能够及时排空乳房、预防乳腺炎等；使婴儿勤吮吸，能够刺激下丘脑，促进激素的产生以促进泌乳。

35．B。产后7天内分泌的乳汁称为初乳，富含蛋白质；产后7～14天分泌的乳汁称过渡乳；产后14天以后分泌的乳汁称为成熟乳，蛋白质含量少，脂肪和乳糖含量增多。其中后奶比前奶增加最多的是脂肪。

36．E。该产妇产后双乳不胀，新生儿吸吮双乳后仍哭闹不安，该产妇乳汁应分泌不足，此时不宜使用吸奶器吸乳，使用吸奶器不能促进乳汁的分泌，仅可用来吸出多余乳汁。该产妇应增加婴儿吸吮次数、调节饮食、保证睡眠或使用催乳饮促进乳汁的分泌。

37．A。产后7天内分泌的乳汁称为初乳，富含蛋白质；产后7～14天分泌的乳汁称过渡乳；产后14天以后分泌的乳汁称为成熟乳，蛋白质含量少，脂肪和乳糖含量增多。

38．B。急性乳腺炎常见于初产哺乳妇女，由于初产妇不如经产妇有经验，会存在哺乳姿势不正

确、哺乳前后没有清洗习惯、不知道排空乳房的重要性等情况，易造成急性乳腺炎。

39．B。产后应早接触早吸吮，一般在半小时内开始哺乳，可促进乳汁的分泌。产妇应无定时、按需哺乳，两次哺乳之间最好不加其他食物，以防胎儿拒乳，造成营养不足、乳汁分泌减少等。哺乳前用清水或肥皂水清洗乳头及周围，挤出部分乳汁涂抹在乳头周围，不需常规消毒。哺乳后不需要给婴儿安慰奶头，以免影响婴儿需奶时的判断。

40．C。产后3周阴道黏膜皱襞复现，但产后6周时阴道壁肌张力不能完全恢复至未孕状态。产后子宫内膜约6周可全部恢复至未孕状态。外阴若为轻度水肿，2～3天可自行消退，若有轻度撕裂和切开缝合，均能在产后3～4天愈合。坚持产后健身操，盆底组织有可能很快恢复或接近未孕状态。

41．B。一般在产后3～4天会出现乳房血管、淋巴管极度充盈，乳房胀大，伴有37.8～39℃发热，称为泌乳热，一般持续4～16小时后降至正常。产妇双乳肿胀有硬结，考虑发热原因为乳汁淤积。若会阴部伤口疼痛加重，局部出现红肿、硬结及并有分泌物，则考虑会阴伤口感染；恶露有臭味且子宫有压痛时考虑有合并感染。产妇从分娩次日起体温持续在37.5℃，会阴伤口处无红肿，恶露无臭味，排除感染可能。

42．C。剖宫产手术为蛛网膜下腔麻醉，即腰麻，穿刺针孔需2周方能愈合，半卧位可使脑脊液流失增多，引起头痛。指导孕妇在翻身、咳嗽时轻按腹部两侧，或系腹带都能降低腹部表面张力，减少伤口疼痛，促进伤口愈合。切口疼痛剧烈时可遵医嘱使用镇痛药。在肛门未排气时胃肠道还未恢复正常功能，禁食牛奶等产气食物，以免加重胃肠道负担。

43．C。由于产后子宫血液全部回流，循环血量增加，组织间液回收，导致产后尿量增多。该产妇产后5小时未解小便，考虑有尿潴留，导致膀胱充盈。现手测宫底在脐上1指，正常子宫在产后5小时应平脐，考虑为膀胱充盈影响子宫收缩，导致阴道流血增多。此时首选措施是协助产妇立即排尿。

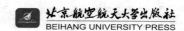

44．D。新生足月儿生后 2～3 天出现黄疸，4～5 天达高峰，5～7 天消退，持续 1 周左右，最迟不超过 2 周。指导产妇产后 6 周（42 天）携婴儿进行产后健康检查。6 个月以内婴儿提倡纯母乳喂养。产褥期（6 周）内禁止性生活。哺乳者首次月经来潮前多有排卵，故未见月经来潮，却有受孕的可能，一般哺乳者宜选择工具避孕，不哺乳者可药物避孕。

45．E。产妇体温会在产后 24 小时内稍升高，一般不超过 38℃，可能与产程延长导致过度疲劳有关。产后乳房主要变化为分泌母乳。产后 7 天内分泌的乳汁称为初乳，富含蛋白质。妊娠期体内潴留大量的液体，并在产褥早期由肾脏排出，故产后 1 周内尿量增多。产后子宫重量会随着子宫体积的缩小而减少，在分娩结束时约 1000g，产后 1 周约 500g，产后 2 周约 300g，产后 6 周子宫逐渐恢复到 50～70g。子宫复旧时可伴有因宫缩而引起的下腹部阵发性剧烈疼痛，称产后宫缩痛。经产妇宫缩痛较初产妇明显，哺乳者较不哺乳者明显。宫缩痛常在产后 1～2 天出现，持续 2～3 天自然消失，不需特殊用药。

46．C。子宫通过肌纤维的缩复作用逐渐缩小，在产后 10 天子宫降至骨盆腔内，产后 6 周恢复正常大小。

47．D。产妇在最初几天哺乳后容易出现乳头皲裂，轻者可继续哺乳，哺乳前湿热敷乳房 3～5 分钟，挤出少许乳汁使乳晕变软，哺乳后，挤出少许乳汁涂在乳头和乳晕上，短暂暴露使乳头干燥。疼痛严重者，可用吸乳器吸出喂养新生儿，在皲裂处涂乳汁、抗生素软膏、10% 复方苯甲酸酊等；因乳汁有抑菌作用，且含丰富蛋白质，能起到修复表皮的作用，优先选择涂抹乳汁。

48．B。产后随子宫蜕膜的脱落，含有血液、坏死的蜕膜等组织经阴道排出称恶露。恶露有血腥味，但无臭味，持续 4～6 周，总量为 250～500ml。

49．B。乳汁是由乳腺分泌，在帮助产妇挤乳时中、食指应距乳头约 2cm，仅挤压乳头易造成损伤，应挤压乳晕下的乳腺，能使乳汁更易挤出。

50．A。一般提倡产后半小时内便母婴同室，将婴儿置于产妇身边，早接触并早吸吮来促进乳汁

的分泌和子宫复旧，并能增进感情培养。

51．E。胎头继续下降至骨盆底时，肛提肌阻力能使半俯屈状态的胎头进一步俯屈。胎头枕部在到达骨盆底最低位置时，肛提肌收缩力将胎头枕部推向阻力小、部位宽的前方，协助胎儿完成内旋转及仰伸等作用。

52．C。软产道是由子宫下段、宫颈、阴道及骨盆底软组织构成的弯曲通道。其中子宫颈在临产后随着产程的进展被牵拉，变短，使宫颈管消失，宫口扩张，形成产道的一部分。

53．B。妊娠期子宫峡部逐渐伸展变长，妊娠末期可达 7～10cm，形成子宫下段，成为软产道的一部分。

54．D。在产后第 3 天，胎盘胎膜残留和子宫复旧不全都能引起阴道流血量增多；宫颈外口可触及软组织物，可能是由于胎盘胎膜部分残留，因子宫收缩，胎盘再次剥落形成创面，引起出血量增多。

55．E。在胎盘娩出后，宫底在脐下 1 指，产后第 1 天稍上升平脐，以后每天下降 1～2cm，产后 10 天降入骨盆腔内。现在为产后第 8 天，宫底却在脐下 2 横指，说明子宫复旧差，且血性恶露量多，可诊断为子宫复旧不良。

56．B。产妇体温会在产后 24 小时内稍升高，一般不超过 38℃。产后脉搏一般略慢，每分钟在 60～70 次。产后 1 周内会排出大量汗液，以睡眠和初醒时明显，不属病态。在胎盘娩出后，子宫圆而硬，宫底在脐下 1 指，产后第 1 天稍上升平脐。患者正处于产后第 1 天，体温、脉搏处于正常范围，褥汗和子宫情况都属于正常，判断该产妇处于正常产褥期。

57．E。从胎盘娩出至产妇全身各器官（除乳腺外）恢复或接近正常未孕状态所需的一段时间，称产褥期，一般为 6 周（42 天）。

58．A。在胎盘娩出后，子宫圆而硬，宫底在脐下 1 指，产后第 1 天稍上升平脐，以后每天下降 1～2cm，产后 10 天降入骨盆腔内，于耻骨联合上方不可触及。

第五节　新生儿保健

1．D。新生儿胃容量较小，肠道容量相对较大，胃容量一般为 40～60ml，胃肠蠕动较快以适应流质食物的消化。

2．C。动脉导管位于肺动脉与主动脉弓之间，一般新生儿动脉导管功能性关闭是在产后 15 小时内，出生后 2～3 个月完全闭锁为动脉韧带。

3．C。母血的免疫物质里只有 IgG 可通过胎盘。血管合体膜表面可能有 IgG 专一受体，IgG 虽为大分子物质，仍能够通过胎盘，使胎儿得到抗体，对胎儿起保护作用。

4．C。抚触应避免在饥饿和进食后 1 小时内进行，最好在两次哺乳之间，婴儿沐浴后进行，时间 10～15 分钟。

5．C。婴儿抚触应尽早开始，一般在出生后 24 小时内进行第 1 次抚触。抚触应避免在饥饿和进食后 1 小时内进行，最好在两次哺乳之间，婴儿沐浴后进行，时间为 10～15 分钟。抚触时如果出现婴儿哭闹、肌张力提高、活动兴奋性增加等现象应先暂停抚触，如持续 1 分钟以上，应完全停止抚触。抚触时保持环境安静，保持房间温度适宜在室温应在 28℃以上，可以播放音乐，注意与婴儿进行语言和目光的交流。

第六节　高危妊娠

1．A。高危妊娠是指孕妇年龄＜16 岁或≥35 岁、妊娠前体重过轻或超重、身高＜145cm、受教育时间＜6 年、先天发育异常、家属中有遗传性疾病等。

2．D。胎心率的基线摆动包括摆动幅度和摆动频率。正常胎心率基线摆动幅度为 6～25 次／分、摆动频率为≥6 次／分。

3．D。高危妊娠因素包括孕妇年龄＜16 岁或≥35 岁、妊娠前体重过轻或超重、身高＜145cm、受教育时间＜6 年、先天发育异常、家属中有遗传性疾病；孕妇有吸烟、嗜酒、吸毒等不良嗜好；孕妇有过流产、异位妊娠及异常分娩

史；有妊娠合并症，如心脏病、糖尿病、高血压等；有妊娠并发症，如前置胎盘、胎盘早剥等；有可能造成难产的因素，如胎位异常、巨大儿、病毒感染、多胎妊娠等。

4．C。胎心监护时出现晚期减速提示胎盘功能不良、胎儿有宫内缺氧。晚期减速的特点是胎心率减速多在宫缩高峰后开始出现，即波谷落后于波峰，时间差多在 30～60 秒，下降幅度＜50 次／分，恢复所需时间较长。

5．E。晚期减速提示有胎盘功能不良、胎儿有宫内缺氧；特点是胎心率减速多在宫缩高峰后开始出现，即波谷落后于波峰，时间差多在 30～60 秒，下降幅度＜50 次／分，恢复所需时间长。早期减速提示胎儿有缺氧的危险。正常胎心率为 110～160 次／分。正常胎动约 3～5 次／小时，2 小时内胎动次数应不小于 10 次。NST 有反应说明胎儿有良好的宫内储备能力。

6．B。无应激试验（NST）有反应型是指连续监护 20 分钟，20 分钟内至少有 3 次以上胎动伴胎心率加速＞15 次／分、持续时间＞15 秒。本题知识考点较陈旧，人卫社本科第 6 版妇产科护理学 P132 表述为：NST 反应型指监护时间内出现 2 次或以上的胎心加速。

7．A。无应激试验也叫 non-stress test，英文缩写是 NST。

8．C。妊娠 10 周后，雌激素主要由胎儿 - 胎盘单位合成，至妊娠末期，游离雌三醇值为非孕时的 1000 倍，雌二醇及雌酮值为非孕时 100 倍，即雌三醇为胎儿胎盘的主要合成激素，尿中雌三醇可密切反应胎儿胎盘功能。胎盘合体滋养细胞还可产生孕激素，但孕激素（孕酮）代谢产物为孕二醇，孕妇尿中应测不出孕酮。

9．E。hCG 是胚胎着床后，由合体滋养细胞分泌，一般用于早孕的辅助诊断。胎盘功能的检查方法包括孕妇尿雌三醇测定、血清游离雌三醇测定、血清人胎盘生乳素的测定、孕妇血清妊娠特异性 β_1 糖蛋白测定、脐动脉血流收缩末期峰值（S）与舒张末期峰值（D）的比值。临床上也可通过阴道脱落细胞的变化，了解雌孕激素的分泌，能够间接反映胎盘功能。

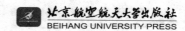

10．B。缩宫素激惹试验阳性指在宫缩的应激下，子宫动脉血流减少，胎儿发生缺氧反应，说明胎儿宫内储备能力差或已处于缺氧状态。孕妇自测胎动每小时胎动数应不少于 3 次，2 小时内胎动累计数不得小于 10 次，胎动 15 次 /2 小时为正常无缺氧状态。正常胎儿头皮 pH 为 7.25 ～ 7.35，pH 为 7.30 处于正常范围，无缺氧发生。胎心监护出现早期减速提示胎儿有缺氧的危险，并非一定存在宫内缺氧。无激惹试验出现胎动时胎心加速说明试验有反应，胎儿无宫内缺氧发生。

11．E。羊水肌酐测定能够检测胎儿的肾成熟度；羊水卵磷脂 / 鞘磷脂比值（L/S）能够检测胎儿的肺成熟度；羊水脂肪细胞出现率能够测定胎儿皮肤成熟度；羊水胆红素类物质含量测定能够检测胎儿的肝成熟度。

12．C。羊水穿刺宜在妊娠 16 ～ 22 周进行，尽早检查能及时发现胎儿异常等现象。判断出胎儿异常后引产在妊娠 16 ～ 26 周进行。

13．B。高危孕妇休息时一般采取左侧卧位，能减少子宫收缩频率，降低子宫内压，改善子宫 - 胎盘循环，增加胎儿血氧分压，降低胎儿窘迫发生几率。

14．B。慢性胎儿窘迫发生原因多为母体血液含氧量不足，如重度贫血等；子宫胎盘血管硬化、狭窄、梗死等；胎儿有严重的心血管疾病、呼吸系统疾病、胎儿畸形、母儿血型不合、胎儿宫内感染、颅内出血及颅脑损伤等。

15．D。急性胎儿窘迫多发生在分娩期，主要表现为产时胎心率异常、羊水胎粪污染、胎动异常、酸中毒。

16．A。慢性胎儿窘迫常发生在妊娠末期，往往延续至临产并加重，主要表现为胎心率减慢、胎动减少或消失、无应激试验（NST）基线平直、胎心监测出现晚期减速或变异减速、胎儿生长受限、胎盘功能减退、羊水胎粪污染等。正常胎心率为 110 ～ 160 次 / 分，胎心率为 120 次 / 分时为正常值。胎动计数时每小时胎动数应不少于 3 次，胎动减少至 2 次 / 小时提示有胎儿缺氧。

17．B。胎儿在急性缺氧早期为一过性缺氧，胎儿交感神经兴奋，血压上升，心率加快，体内血流重新分布以维持胎儿重要脏器的血流量正常。

18．D。胎儿窘迫主要表现为胎心率改变、胎动异常及羊水胎粪污染或羊水过少。胎心率改变是胎儿窘迫最明显的临床征象。胎动频繁是最早出现的临床表现。

19．A。胎儿在缺氧早期为一过性缺氧，胎儿交感神经兴奋，血压上升，心率加快，体内血流重新分布以维持胎儿重要脏器的血流量正常。正常胎心率为 110 ～ 160 次 / 分，此时胎心率会超过 160 次 / 分。

20．C。胎儿窘迫的主要表现是胎心率异常、胎动异常、羊水胎粪污染或羊水过少；羊水为黄绿色是被胎粪污染的结果，提示有可能发生胎儿窘迫。宫缩压力试验是通过子宫收缩造成胎盘一过性缺氧的负荷试验，用于测定胎儿储备能力，试验阴性证明胎儿储备能力良好，无窘迫发生。胎心率正常值为 110 ～ 160 次 / 分；胎动每小时应不少于 3 次，2 小时内胎动累计数不得小于 10 次。无应激试验用于了解胎儿宫内储备能力，有反应是指在监护时间内出现 2 次或以上的胎心加速，证明胎儿宫内状态良好。

21．D。羊水胎粪污染分度Ⅰ度呈浅绿色，Ⅱ度呈黄绿色且浑浊，Ⅲ度呈棕黄色、稠厚。羊水胎粪污染胎心监护异常时，提示出现胎粪吸入综合征，结局不良。

22．E。测定 E_3 即雌三醇，可反映胎盘功能，属于实验室检查，不作为胎儿窘迫时的护理措施。在胎儿发生宫内窘迫时，可增加孕妇氧气供给，提高胎儿血氧饱和度。指导孕妇左侧卧位，减少子宫收缩频率，降低子宫内压，增加胎儿血氧分压。密切监测胎心、胎动和产程进展。若病情紧迫且缓解措施无效时，应立即行剖宫产，做好新生儿复苏准备。

23．C。Apgar 评分是以出生后 1 分钟内的心率、呼吸、肌张力、弹足底或插鼻管反应、皮肤颜色 5 项体征为依据进行评分。每项为 0 ～ 2 分，满分为 10 分。心率≥ 100 次 / 分为 2 分，心率＜ 100 次 / 分时为 1 分，心率为 0 时为 0 分。呼吸佳、哭声好为 2 分，呼吸浅慢、且不规则为 1 分，没有呼吸为 0 分。四肢屈曲、活动好为 2 分，四肢稍屈曲评为 1 分，四肢松弛、肌张力差为 0 分。

有咳嗽、恶心为 2 分，喉反射有些动作评为 1 分，无反射为 0 分。全身粉红为 2 分，身体红、四肢青紫为 1 分，全身苍白为 0 分。该新生儿总分为 8 分。

24．B。新生儿轻度窒息时 Apgar 评分为 4～7 分，躯干红、四肢青紫，呼吸表浅或规则，心搏规则有力，心率减慢，多为 80～120 次/分，弹足底或插鼻管有动作，肌张力好，四肢稍曲，喉反射存在。

25．D。新生儿轻度窒息表现为 Apgar 评分 4～7 分，躯干红、四肢青紫，呼吸表浅或规则，心搏规则有力，心率减慢，多为 80～120 次/分，弹足底或插鼻管有动作，肌张力好，四肢稍曲，喉反射存在。肌张力松弛属于重度窒息的表现。

26．D。新生儿复苏时按压通气比为 3∶1，即 90 次/分按压和 30 次/分呼吸，达到每分钟 120 个动作，2 秒内 3 次胸外按压加 1 次正压通气。

27．D。新生儿复苏时按压通气比为 3∶1，即 90 次/分按压和 30 次/分呼吸，达到每分钟 120 个动作，2 秒内 3 次胸外按压加 1 次正压通气。

28．A。Apgar 评分是以出生后 1 分钟内的心率、呼吸、肌张力、弹足底或插鼻管反应、皮肤颜色 5 项体征为依据进行评分。每项为 0～2 分，满分为 10 分。不包括测量体温，新生儿的体温调节能力差，受环境温度影响大。

29．B。鼓励孕妇采取左侧卧位，能减少子宫收缩频率，降低子宫内压，改善子宫 - 胎盘循环，增加胎儿血氧分压，降低胎儿窘迫发生率。严密观察产程，胎心音在胎儿窘迫发生时变化最明显，可勤听胎心音。在胎儿娩出前禁用吗啡，使用镇静药容易引起产程延长，药物进入胎儿体内会出现麻痹作用，影响胎儿自主呼吸能力。胎头娩出时应及时清理呼吸道，保持呼吸道通畅，避免缺氧发生。胎儿窘迫时，母亲吸氧能够提高胎儿血氧含量，静脉补液能够增加血液灌注量，缓解胎儿窘迫。

30．B。脐带受压后兴奋迷走神经，会出现变异减速。改变体位继续观察，如果出现变异减速伴有胎心率基线变异消失，提示存在胎儿宫内缺氧。

31．B。变异减速提示脐带受压；改变体位继续

观察，如果出现变异减速伴胎心率基线变异消失，提示可能存在胎儿宫内缺氧。若胎儿发生窘迫，胎儿缺氧或胎盘功能不良，胎心监护应出现晚期减速。

32．C。卵磷脂/鞘磷脂（L/S）的比值能够检测胎儿的肺成熟度，比值＞2 时代表胎儿肺成熟，有助于预防新生儿呼吸窘迫综合征。但当妊娠合并糖尿病时，即使 L/S 比值＞2，未出现磷脂酰甘油（PG）则胎儿肺仍不成熟。

33．C。NST（无应激试验）是指在无宫缩、无外界负荷刺激下，用电子胎儿监护仪进行胎心率与胎动的观察和记录，以了解胎儿储备能力。NST 无反应指超过 40 分钟没有足够的胎心加速。OCT（缩宫素激惹试验）是在宫缩的应激下，子宫动脉血流减少，引发胎儿的一过性缺氧表现，要求宫缩≥3 次/10 分钟，每次持续≥40 秒，如果已处于亚缺氧状态的胎儿，在宫缩的刺激下缺氧会逐渐加重，诱导出现晚期加速。24 小时尿雌三醇＞15mg 为正常值，10～15mg 为警戒值，＜10mg 为危险值。雌三醇现为 8mg 表示胎盘功能低下，NST 两次无反应，OCT 出现晚期加速，说明有胎儿窘迫发生，应立即剖宫，减少对胎儿的损害。

34．B。该孕妇足月分娩，羊水黄绿色提示羊水胎粪污染Ⅱ度，胎心监护晚期减速提示胎盘功能不良、是胎儿缺氧的表现，羊水污染伴有胎心监护异常，可引起胎粪吸入综合征，结局不良，应立即行剖宫产。

35．D。Apgar 评分是以出生后 1 分钟内的心率、呼吸、肌张力、弹足底或插鼻管反应、皮肤颜色 5 项体征为依据进行评分。每项为 0～2 分，满分为 10 分。心率≥100 次/分为 2 分，心率＜100 次/分时为 1 分，心率为 0 时为 0 分。呼吸佳、哭声好为 2 分，呼吸浅慢、且不规则为 1 分，没有呼吸为 0 分。四肢屈曲、活动好为 2 分，四肢稍屈曲评为 1 分，四肢松弛、肌张力差为 0 分。有咳嗽、恶心为 2 分，喉反射有些动作评为 1 分，无反射为 0 分。全身粉红为 2 分，身体红、四肢青紫为 1 分，全身苍白为 0 分。该新生儿总分为 7 分。

36．D。胎心监护变异减速的特点是胎心率减速

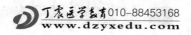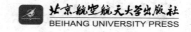

与宫缩无固定关系，下降迅速，下降幅度＞70次／分，持续时间长短不一，但恢复迅速。早期减速的特点是胎心率曲线下降几乎与宫缩曲线上升同时开始，下降幅度＜50次／分。晚期减速多在宫缩高峰后开始出现，下降幅度＜50次／分。

37．B。胎心监护时出现变异减速提示脐带受压。改变体位继续观察，出现变异减速伴有胎心率基线变异消失，提示存在胎儿宫内缺氧。变异减速特点是胎心率减速与宫缩无固定关系，下降迅速，下降幅度＞70次／分，持续时间长短不一，但恢复迅速。

38．B。此时应先嘱孕妇改变体位，采取左侧卧位，减少子宫收缩频率，降低子宫内压，改善子宫﹣胎盘循环，增加胎儿血氧分压，观察胎心率是否恢复。

39．C。胎儿娩出后无哭闹，青紫，且 Apgar 评分为 7 分，属于轻度窒息，此时应首先清理呼吸道，建立呼吸，增加通气，观察缺氧是否恢复。

40．B。抢救窒息新生儿的抢救原则是 A（清理呼吸道）、B（建立呼吸、增加通气）、C（维持正常循环）、D（药物治疗）、E（评价）。药物治疗是用于预防感染。

41．A。胎儿宫内窘迫主要表现为胎心律改变，胎动异常及羊水胎粪污染或羊水过少。胎粪污染并不是胎儿窘迫特有的征象，但本题中只有羊水中混有胎粪符合胎儿窘迫的特征，在有羊水污染的情况下出现胎心率异常，可引起胎粪综合征。羊水胎粪污染可分为 3 度，Ⅰ度呈浅绿色，Ⅱ度呈黄绿色且浑浊，Ⅲ度呈棕黄色、稠厚。

42．C。新生儿轻度窒息 Apgar 评分为 4～7 分。表现为躯干红、四肢青紫，呼吸表浅或不规则，心搏规则有力，心率减慢，多为 80～120 次／分，弹足底或插鼻管有动作，肌张力好，四肢稍屈。

43．B。新生儿重度窒息 Apgar 评分为 0～3 分。表现为全身皮肤苍白、口唇青紫，无呼吸或微弱呼吸，心搏不规则，心率＜80 次／分且弱，弹足底或插鼻管无反应，肌张力松弛。

第七节　妊娠期并发症

1．E。子宫颈重度裂伤，宫颈内口松弛易导致羊膜囊突、胎膜早破等，从而引起晚期流产。

2．A。染色体异常是自然流产最常见的原因，在早期自然流产中约有 50%～60% 的妊娠产物存在染色体的异常。引发流产的原因还有母体全身性疾病，母儿双方免疫不适应，生殖器官异常，母儿血型不合，吸烟酗酒，前置胎盘，接触过多有害物质等。

3．B。染色体异常是自然流产最常见的原因，在早期自然流产中约有 50%～60% 的妊娠产物存在染色体的异常。引发流产的原因还有母体全身性疾病，母儿双方免疫不适应，生殖器官异常，母儿血型不合，吸烟酗酒，前置胎盘，接触过多有害物质等。

4．D。难免流产表现为阴道流血量增多，阵发性腹痛加重，子宫大小与停经周数相符或略小，宫颈口已扩张，但组织尚未排出。先兆流产表现为停经后先出现少量阴道流血，量较月经量少，子宫大小与停经周数相符，宫颈口未开，胎膜未破，妊娠产物未排出。完全流产时妊娠产物已完全排出，腹痛消失，阴道出血逐渐停止，子宫接近非孕期，宫颈口关闭。不全流产子宫小于停经周数，宫颈口已扩张，不断有血液流出，有时可见胎盘组织堵塞于宫颈口或部分妊娠产物已排于阴道，部分仍留在宫腔内。稽留流产又称过期流产，指胚胎或胎儿已死亡滞留在宫腔内尚未自然排出者，可见子宫小于妊娠数，宫颈口关闭，听诊不能闻及胎心。

5．B。同一性伴侣发生自然流产连续 3 次或 3 次以上称为习惯性流产（复发性流产）。

6．A。稽留流产又称过期流产，指胚胎或胎儿已死亡滞留在宫腔内尚未自然排出者。妇科检查见子宫小于妊娠数，宫颈口关闭，听诊不能闻及胎心。若死亡胎儿及胎盘组织在宫腔内稽留日久会发生严重的凝血功能障碍及 DIC，处理前需做凝血功能检查。

7．B。出现难免流产时，流产已不可避免，治疗原则是及时终止妊娠，排出胚胎组织，及时清宫。在清宫后应注意休息和止血，需要时遵医嘱使用抗生素。

8．A。流产术后可能发生子宫内膜出血，为预防出血过多、休克等发生，孕妇应留院观察病情稳定后再出院，且流产后1个月返院复查。由于孕妇术后失去胎儿，应注意给予心理指导。指导患者术后1个月内禁止性生活和盆浴，指导避孕方法，注意保持外阴和会阴垫的清洁干燥，避免发生感染。嘱孕妇下次妊娠确诊后应卧床休息，加强营养，禁止性生活，保胎时间应超过以往流产周数。

9．D。导致输卵管妊娠的原因有输卵管炎症、输卵管过长或发育不良、输卵管分泌功能异常、受精卵游走、辅助生殖技术的应用、内分泌失调、神经精神功能紊乱、输卵管手术及子宫内膜异位症等。其中输卵管炎症是引起输卵管妊娠的主要原因。

10．D。输卵管妊娠破裂多见于输卵管峡部妊娠，发病多在妊娠6周左右，由于绒毛侵蚀到管壁的肌层和浆膜，导致输卵管破裂。可发生大量腹腔内出血，造成休克，也可反复出血，形成积血和血肿。

11．E。异位妊娠时主要症状为腹痛，在未发生破裂或流产前，常表现为一侧下腹隐痛或酸胀感，当发生破裂或流产时，会感到一侧下腹部撕裂样疼痛，伴恶心、呕吐。妊娠时会分泌hCG，在胚胎死亡后血hCG下降，卵巢黄体分泌的激素不能维持蜕膜生长而发生剥离出血，多数人在停经6～8周以后会出现不规则阴道流血，色暗红或深褐，量少呈点滴状，一般不超过月经量。当腹腔内有急性出血和剧烈疼痛时，轻者可出现晕厥，重者会出现失血性休克。

12．E。异位妊娠对阴道分泌物量无影响。异位妊娠时主要症状为腹痛，在未发生破裂或流产前，常表现为一侧下腹隐痛或酸胀感，发生破裂或流产时，会感到一侧下腹部撕裂样疼痛，还伴恶心、呕吐。妊娠时伴有停经，多数人在停经6～8周后会出现不规则阴道流血，色暗红或深褐，量少呈点滴状，一般不超过月经量。当腹腔内有急性出血和剧烈疼痛时，轻者可出现晕厥，重者会出现失血性休克。输卵管妊娠流产或破裂后，可出

血形成血肿，有肛门坠胀感，若未及时治疗或内出血逐渐停止，时间过久，血液可凝固并机化变硬，与周围组织粘连，形成腹部包块。

13．C。异位妊娠根据受精卵种植部位的不同，可分为输卵管妊娠、卵巢妊娠、腹腔妊娠、阔韧带妊娠及宫颈妊娠，以输卵管妊娠最常见。输卵管妊娠又可分为间质部、峡部、壶腹部和伞部妊娠，以壶腹部妊娠多见，约占78%，其次为峡部。

14．B。异位妊娠根据受精卵种植部位的不同，可分为输卵管妊娠、卵巢妊娠、腹腔妊娠、阔韧带妊娠及宫颈妊娠，以输卵管妊娠最常见。输卵管妊娠又可分为间质部、峡部、壶腹部和伞部妊娠，以壶腹部妊娠多见，约占78%，其次为峡部。

15．D。发生异位妊娠破裂导致的休克时，应首先进行抗休克治疗，输液输血，扩充血容量，并尽早进行手术。

16．E。妊娠期高血压疾病的基本病理生理变化是全身小动脉痉挛，全身各组织器官会因此发生缺血、缺氧，受到不同程度损害，严重时可导致抽搐、昏迷、脑水肿、脑出血、心肾衰竭、肺水肿、肝细胞坏死及被膜下出血，胎盘绒毛退行性变、出血和梗死等。

17．C。妊娠期高血压疾病的基本病理生理变化是全身小动脉痉挛，全身各组织器官会因此发生缺血、缺氧，受到不同程度损害，严重时可导致抽搐、昏迷、脑水肿、脑出血、心肾衰竭、肺水肿、肝细胞坏死及被膜下出血，胎盘绒毛退行性变、出血和梗死等。

18．B。重度子痫前期的临床表现为血压≥160/110mmHg；少尿；低蛋白血症伴胸水、腹水或心包积液；尿蛋白≥2.0g/24h或随机尿蛋白≥（++）；血清肌酐＞106μmol/L，血小板持续下降，＜100×10⁹/L，出现微血管溶血；血清ALT或AST升高；持续性头痛或其他脑神经或视觉障碍；持续性上腹不适，心功能衰竭，肺水肿；胎儿生长受限，胎盘早剥。

19．D。妊娠期高血压疾病的三大临床表现为高血压、蛋白尿、水肿。其基本病理生理变化是全身小动脉痉挛，全身各组织器官会因此发生缺血、缺氧，受到不同程度损害，会出现上腹部不适、

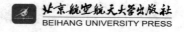

头痛、眼花等；不包括恶心呕吐。

20．D。轻度子痫前期的临床表现为血压≥140/90mmHg，即血压超过基础血压20/10mmHg；尿蛋白≥0.3g/24h 或（+），尿蛋白／肌酐≥0.3，伴头痛及上腹部不适等症状。

21．B。前置胎盘是由子宫内膜病变、胎盘异常等原因引起。妊娠期高血压疾病的病理生理为全身小动脉痉挛，易引起血压升高，导致胎盘血管破裂，出现胎盘早剥。动脉痉挛也会造成器官、胎儿缺氧缺血，会出现器官功能障碍、胎儿发育迟缓和胎儿宫内窘迫的发生。

22．B。子痫是指在子痫前期的基础上出现抽搐发作或伴昏迷。子痫多发生于妊娠晚期或临产前，称产前子痫；少数发生于分娩过程中，称产时子痫；个别发生在产后 24 小时内，称产后子痫。

23．D。妊娠 8 周时 B 超可见胎心搏动，妊娠20 周时临床上可听到胎心音，在胎心发育完全后，胎心率固定范围是 110～160 次／分，不随胎儿的发育而变化，不能用于反映胎儿宫内生长发育情况，但能反映出胎儿有无缺氧发生。

24．B。轻度子痫前期的临床表现为血压≥140/90mmHg，尿蛋白≥0.3g/24h 或（+），尿蛋白／肌酐≥0.3，伴头痛及上腹部不适等症状。

25．A。硫酸镁的治疗剂量与中毒剂量接近，易引起中毒。硫酸镁过量时会降低神经、肌肉的兴奋性，抑制呼吸和心肌收缩，常表现为膝腱反射消失、呼吸肌麻痹，严重者心脏骤停等，其中膝腱反射消失最早出现。

26．D。妊娠期高血压疾病的基本处理原则是镇静、解痉、降压、利尿，适时终止妊娠以减少子痫及并发症的发生。治疗时优先选择 25% 硫酸镁解痉。

27．C。妊娠期高血压疾病的基本处理原则是镇静、解痉、降压、利尿，适时终止妊娠以减少子痫及并发症的发生，解痉药物首选硫酸镁。

28．E。高危妊娠的监护措施包括人工监护、绘制妊娠图、仪器监护、胎儿心电图监测、羊膜镜检查等。新生儿疾病筛查一般在第 6 次检查即孕32～36 周进行，每个孕妇都需进行筛查，并非高危妊娠妇女的监护措施。

29．E。硫酸镁的治疗剂量与中毒剂量接近，易引起中毒。硫酸镁过量时会降低神经、肌肉的兴奋性，抑制呼吸和心肌收缩，常表现为膝腱反射消失、呼吸肌麻痹，严重者心脏骤停等，其中膝腱反射消失最早出现。

30．D。发生抽搐时应首先保证呼吸道通畅，用舌钳固定或取侧卧位防止舌后坠堵塞呼吸道，吸氧以防缺氧的发生，用厚纱布垫牙齿以防舌咬伤。加护床档防止患者坠落，保护患者头部防止撞伤，遵医嘱给予镇静解痉药，将患者至于安静、偏暗的单间以减少刺激。

31．D。发生抽搐时应首先保证呼吸道通畅，取侧卧位防止舌后坠堵塞呼吸道，吸氧以防缺氧的发生。用厚纱布垫牙齿以防舌咬伤，加护床档防止患者坠落，保护患者头部防止撞伤，遵医嘱给予镇静解痉药，将患者置于安静、偏暗的单间以减少刺激。

32．C。孕 28 周后若胎盘附着于子宫下段，下缘达到或覆盖宫颈内口，其位置低于胎先露部，称前置胎盘。前置胎盘是妊娠晚期阴道出血最常见的原因，多见于经产妇及多产妇。

33．D。前置胎盘典型症状为妊娠晚期或临产时发生无诱因、无痛性反复阴道出血。腹部检查显示子宫软，无压痛，大小与孕周相符，胎方位清楚，先露高浮，易并发胎位异常，臀先露居多。胎心可正常，也可因为孕妇失血过多导致胎心异常或消失。重型胎盘早期剥离表现为宫体硬如板状，压痛明显。

34．D。前置胎盘典型症状为妊娠晚期或临产时发生无诱因、无痛性反复阴道出血。腹部检查显示子宫软，无压痛，大小与孕周相符，胎方位清楚。体征一般情况取决于出血量和出血速度，反复出血呈现贫血貌，急性大量出血可致面色苍白、四肢湿冷、脉搏细弱、血压下降等休克表现。由于胎盘占据子宫下段，故常见先露高浮，妊娠晚期胎先露无法入盆，且易并发胎位异常。胎心可正常，也可因为孕妇失血过多导致胎心异常或消失。

35．A。前置胎盘典型症状为妊娠晚期或临产时发生无诱因、无痛性反复阴道出血。出血量与前置胎盘的类型有关，完全性前置胎盘多发生在妊娠 28 周左右，出血量多，可导致休克。部分性前置胎盘宫颈内口部分被胎盘组织覆盖，出血时间介于两者之间。边缘性前置胎盘的边缘达到但未覆盖宫颈内口，出血时间晚，量少，通常在妊娠 37～40 周或临产后。胎盘早剥表现为突发性持续性腹部疼痛，伴或不伴阴道出血。先兆子宫破裂表现为产妇下腹部压痛，下腹剧痛难忍，子宫体及下段之间出现病理缩复环。

36．E。前置胎盘典型症状为妊娠晚期或临产时发生无诱因、无痛性反复阴道出血。患者的体征一般情况取决于出血量和出血速度，反复出血呈现贫血貌，急性大量出血可致面色苍白、四肢湿冷、脉搏细弱、血压下降等休克表现。胎心可正常，也可因为孕妇失血过多导致胎心异常或消失。

37．B。前置胎盘按胎盘边缘与宫颈内口的关系可分为 3 类。完全性前置胎盘宫颈内口完全被胎盘组织覆盖，出血时间早，量多，且次数频繁，通常发生于妊娠 28 周左右。患者的体征一般情况取决于出血量和出血速度，反复出血呈现贫血貌，急性大量出血可致面色苍白、四肢湿冷、脉搏细弱、血压下降等休克表现。前置胎盘的胎盘剥离面接近宫颈外口，细菌易经阴道上行侵入胎盘剥离面，加之多数产妇因反复失血而致贫血，机体抵抗力下降，产褥期容易发生感染。胎儿分娩后，子宫下段收缩力较差，附着的胎盘不易剥离，剥离后因开放的血窦不易关闭而常发生产后出血。

38．D。B 型超声是最安全、有效的首选检查，可清楚显示子宫壁、胎头、宫颈和胎盘的位置，确定前置胎盘的类型。阴道和肛门检查有可能扩大前置胎盘剥离面导致阴道大出血，危及生命，一般不主张使用。

39．E。终止妊娠适用于反复发生大量出血甚至休克者；妊娠 36 周以上者；妊娠 34～36 周，发生胎儿窘迫者，促胎肺成熟后；胎儿死亡或难以存活。该患者诊断为前置胎盘，阴道大出血危及孕妇生命安全时，不论胎龄大小均应立即剖宫产。无产前出血或出血少者，完全性前置胎盘在妊娠达到 36 周，部分性及边缘性前置胎盘在妊娠满 37 周后终止妊娠。该患者已妊娠 37 周，应适时终止妊娠。禁做阴道检查及肛查，减少刺激以免诱发出血。

40．D。胎盘早剥主要与孕妇子宫胎盘血管病变（妊娠期高血压疾病、高血压、慢性肾疾病或全身血管疾病）、机械因素（外伤特别是腹部受撞击或挤压）、脐带过短、宫腔内压力骤减（如胎膜早破）、子宫静脉压突然升高、高龄多产妇等因素有关。

41．B。当胎盘早剥内出血严重时，血液向子宫肌层内浸润，引起肌纤维分离、断裂、变性，此时子宫表面呈紫蓝色瘀斑，在胎盘附着处更为明显，称为子宫胎盘卒中。子宫胎盘卒中最易导致产后出血，若并发 DIC，易引起休克、多脏器功能衰竭、脑垂体及肾上腺皮质坏死等。

42．E。胎盘早剥通常发生于妊娠 20 周后或分娩期，是妊娠晚期的严重并发症之一。表现为突发性持续性腹部疼痛，伴或不伴阴道出血。过去临床上把胎盘早剥的类型分为轻型和重型，轻型胎盘剥离面积不超过 1/3，阴道大量流血，以外出血为主，子宫软，腹部压痛不明显，胎位清，胎心率多正常。重型剥离面积超过 1/3，以内出血和混合性出血为主，量少或无，贫血程度与外出血量不符，主要表现为突发持续性腹痛，子宫硬如板状，严重时可出现恶心、呕吐、面色苍白、血压下降等休克征象。子宫大于孕周，胎位触不清。胎盘早剥患者一旦确诊，应及时终止妊娠。

43．A。胎盘早剥的类型分为轻型和重型，轻型胎盘剥离面积不超过 1/3，阴道大量流血，以外出血为主，子宫软，腹部压痛不明显，胎位清，胎心率多正常。重型剥离面积超过 1/3，以内出血和混合性出血为主，量少或无，贫血程度与外出血量不符，主要表现为突发持续性腹痛，子宫硬如板状，严重时可出现恶心、呕吐、面色苍白、血压下降等休克征象。子宫大于孕周，胎位触不清。

44．B。胎盘早剥的类型分为轻型和重型，轻型胎盘剥离面积不超过 1/3，阴道大量流血，为外出血，胎位清，胎心率多正常。重型剥离面积超过 1/3，内出血和混合性出血为主，主要表现为突发持续性腹痛，子宫硬如板状，胎位触不清。若剥离面超过胎盘面积的 1/2，胎儿多因缺氧死亡。

45．C。胎盘早剥的类型分为轻型和重型，轻型

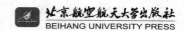

胎盘剥离面积不超过 1/3，阴道大量流血，为外出血，子宫软，腹部压痛不明显，胎位清，胎心率多正常。重型剥离面积超过 1/3，以内出血和混合性出血为主，量少或无，贫血程度与外出血量不符，主要表现为突发持续性腹痛，子宫硬如板状，子宫大于孕周，胎位触不清，胎心异常或消失。

46．B。胎盘早剥的类型分为轻型和重型，轻型胎盘剥离面积不超过 1/3，腹部压痛不明显。重型剥离面积超过 1/3，以内出血和混合性出血为主，量少或无，贫血程度与外出血量不符，主要表现为突发持续性腹痛，子宫硬如板状，子宫大于孕周，子宫收缩间歇期不能放松，因此胎位触不清楚。前置胎盘典型症状为妊娠晚期或临产时发生无诱因、无痛性反复阴道出血。

47．B。胎盘早期剥离主要病理改变是底蜕膜出血并形成血肿，使该处胎盘自附着处剥离。如剥离面小，出血冲开胎盘边缘，沿胎膜和子宫壁向子宫颈口外流出，出现阴道流血，称为显性剥离（外出血）；如出血积聚于胎盘和子宫壁之间，血液不能外流，称为隐性剥离（内出血）；当内出血过多，血液冲开胎盘边缘，向宫颈口外流出，称为混合性出血。隐性剥离时胎盘后血肿增大及压力增加，血液浸入子宫肌层，可致肌纤维分离、断裂甚至变性，血液渗入子宫浆膜层时，子宫表面出现紫蓝色瘀斑，称为子宫胎盘卒中。

48．E。胎盘早剥以纠正休克、及时终止妊娠、防治并发症为原则。轻型患者如无胎儿宫内窘迫，短时间可结束分娩者，可经阴道分娩；重型患者采用剖宫产。

49．D。发生早产的常见原因有孕妇、胎儿和胎盘方面的因素。孕妇因素包括合并子宫畸形、急慢性疾病、妊娠并发症、不良行为及精神刺激等。胎儿及胎盘因素以胎膜早破、绒毛膜羊膜炎最常见，此外，前置胎盘、胎盘早剥、胎儿畸形、羊水过多及多胎妊娠等也可致早产。早产与羊水过少无关。

50．E。人卫社本科第 6 版妇产科护理学 P148 认为妊娠满 28 周后至 37 周前出现 20 分钟 ≥ 4 次且每次持续 ≥ 30 秒的规律宫缩，并伴随宫颈管缩短 ≥ 75%，宫颈进行性扩张 2cm 以上者，

可诊断为早产临产。人卫社临床五年制第 9 版妇产科学 P96 认为妊娠满 28 周后至 37 周前出现规则宫缩（20 分钟 ≥ 4 次或 60 分钟 ≥ 8 次），宫颈口扩张 > 1cm，宫颈容受 ≥ 80%，可诊断为早产临产。妊娠晚期有规律宫缩伴宫口扩张 3cm，两本教材数据均可判断为早产临产。

51．C。早产指妊娠满 28 周至不足 37 周之间分娩者，早产儿体重多在 1000 ～ 2499g。

52．C。早产是指妊娠满 28 周至不满 37 足周之间分娩者。此时娩出的新生儿称早产儿，出生体重多在 1000g ～ 2499g，各器官发育尚不够成熟。

53．B。对于妊娠 35 周前的先兆早产患者应当给予糖皮质激素，常用药物有倍他米松和地塞米松。糖皮质激素可促胎肺成熟，降低新生儿死亡率、呼吸窘迫综合征的发病率。阿司匹林为前列腺素合成酶抑制剂，前列腺素有刺激子宫收缩和软化宫颈的作用，其抑制剂可减少前列腺素合成，从而抑制宫缩。维生素 K 可改善凝血功能，主要用于预防新生儿颅内出血。维生素 C 可用于缺铁性贫血的辅助治疗，促进铁的吸收。沙丁胺醇（舒喘灵）为 β_2 受体激动剂，可激动子宫平滑肌，从而抑制宫缩。

54．C。先兆早产时主要治疗为抑制宫缩，常使用硫酸镁来抑制宫缩；镁离子可直接作用于肌细胞，使平滑肌松弛，抑制子宫收缩。

55．D。对于妊娠 35 周前的先兆早产患者应当给予糖皮质激素，常用药物有倍他米松和地塞米松。糖皮质激素可促胎肺成熟，降低新生儿死亡率、呼吸窘迫综合征的发病率。硫酸镁可使平滑肌松弛，抑制子宫收缩。孕激素类药物不可用于妊娠期妇女。地西泮属于镇静催眠药，因有致畸作用，禁用于孕妇。前列腺素有刺激子宫收缩和软化宫颈的作用，先兆早产孕妇常使用其抑制剂如阿司匹林抑制子宫收缩。

56．A。β 肾上腺素受体激动剂的主要不良反应是心率增快、血压下降、血糖升高、水钠潴留（尿量减少）、血钾降低、震颤等，严重者可出现肺水肿。常用有利托君、沙丁胺醇、特布他林。

57．E。早产经阴道分娩者，应考虑使用产钳和会阴切开术以缩短产程，从而减少分娩过程中对

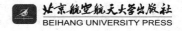

胎头的压迫。先兆早产者需保持情绪平静，避免诱发宫缩的活动，多采取左侧卧位休息，无需持续吸氧。若胎膜已破，早产不可避免，应尽量预防新生儿合并症，提高早产儿存活率，防止感染，未足月胎膜早破者，必须预防性使用抗生素。可应用糖皮质激素促进胎儿肺成熟。分娩过程中若无宫缩乏力，无需使用缩宫素助产。

58．B。过期妊娠是胎儿窘迫、胎粪吸入综合征、成熟障碍综合征、新生儿窒息、围生儿死亡及巨大儿、难产的重要原因之一。可出现胎盘功能减退，其合成、代谢、运输等功能明显降低。妊娠42周后，约30%孕妇的羊水量减少至300ml以下，伴有羊水过少时，胎粪污染率可高达71%。胎盘早剥不属于过期妊娠常见变化。

59．E。平时月经规律，妊娠达到或超过42周（≥294天）尚未分娩者为过期妊娠，是胎儿宫内窘迫、胎粪吸入综合征、新生儿窒息、成熟障碍综合征、巨大儿及难产等的重要原因。

60．E。对确诊过期妊娠而无胎儿窘迫、无明显头盆不称等，可考虑引产。宫颈成熟度Bishop评分≥7分者，应予以缩宫素引产。对胎盘功能不良、胎儿体重过大、胎位异常等情况应选择剖宫产。母体月经周期的长短不影响过期妊娠孕妇选择分娩方式。

61．A。过期妊娠胎盘功能不良，胎儿贮备力差，不能耐受宫缩，胎心监测持续晚期减速者，应行剖宫产。缩宫素激惹试验（OCT）若多次宫缩后连续重复出现晚期减速，胎心率基线变异减少，胎动后无FHR增快，为OCT阳性，宜选择剖宫产。正常无应激试验（NST）为有反应型，应观察或者进一步评估。胎心率的正常范围为110～160次／分，胎心率150次／分为正常。若胎动小于10次/2小时提示可能有胎儿宫内缺氧，应立即结束分娩。胎儿体重估计≥4500g应行剖宫产，胎儿估计体重3500g属于正常范围。

62．A。妊娠期间羊水量超过2000ml，称为羊水过多。一般羊水量超过3000ml才出现症状。该孕妇羊水量约2500ml，应指导孕妇摄取低钠饮食，多食蔬菜和水果，防止便秘。羊水量症状严重者可行穿刺放羊水，放羊水时避免速度过快。该产妇未足月，且无宫缩出现，应减少增加腹压

的动作，以免胎膜早破，不宜人工破膜。

63．B。妊娠晚期至足月时羊水量少于300ml，称为羊水过少。

64．C。急性羊水过多一般发生在妊娠20～24周。慢性羊水过多常见于妊娠晚期。

65．C。羊水过多孕妇行人工破膜时，由于羊水过多、羊膜腔内压力过高，破膜时脐带易随羊水流出，引起脐带脱垂。

66．D。羊水过多的并发症不包括过期产。羊水过多对孕妇易并发妊娠期高血压疾病、胎膜早破、早产、胎盘早剥、子宫收缩乏力、产后出血、产褥感染等。对胎儿可导致胎位异常、胎儿窘迫、脐带脱垂的发生率增加。

67．C。双胎分为单卵双胎和双卵双胎。世界各地单卵双胎的发生率比较一致；而双卵双胎和多胎妊娠的发生率变化较大，受到年龄、孕产次、种族、促排卵药物和辅助生育技术等多种因素的影响。使用促排卵药物妇女的多胎发生率增加约20%～40%。双卵双胎有家族遗传倾向。就美国而言，黑人双卵双胎发生率约为11‰，白人约为7‰，黑人双胎发生率高于白种人。据资料表明，年龄20岁妇女双胎发生率约为8‰，以后发生概率逐年上升，至35～39岁时达到15‰。双胎发生率随产次增加而增加。

68．A。由一个受精卵分裂而生长成为两个胎儿称单卵双胎，单卵双胎卵子受精后，分裂成两个胚胎的时间早迟不同。双羊膜囊双绒毛膜的单卵双胎在受精后72小时内的桑椹期前分裂成两个胚胎。双羊膜囊、单绒毛膜的单卵双胎于受精后72小时至6～8天分裂分化。单羊膜囊单绒毛膜单卵双胎于受精后8～12天分裂。联体双胎于受精13天以后分裂，导致联体。

69．D。双胎妊娠并发症对孕妇包括流产、妊娠期高血压疾病、羊水过多、妊娠期肝内胆汁淤积症、胎膜早破、胎盘早剥、早产等。对胎儿包括双胎输血综合征、胎儿畸形、双胎中某一胎儿死亡、选择性胎儿生长受限、脐带异常缠绕或扭转、脐带脱垂等。不包括前置胎盘。

70．B。双胎妊娠并发症对孕妇包括流产、妊娠期高血压疾病、羊水过多、妊娠期肝内胆汁淤积

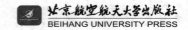

症、胎膜早破、胎盘早剥、早产等。对胎儿包括双胎输血综合征、胎儿畸形、双胎中某一胎儿死亡、选择性胎儿生长受限、脐带异常缠绕或扭转、脐带脱垂等。不包括前置胎盘。

71．E。第一胎儿到第二胎儿的娩出，传统规定时间是 30 分钟。当第一胎儿娩出后，助手应在腹部将胎儿维持在纵产式，密切观察胎心、宫缩及阴道流血情况，警惕脐带脱垂和胎盘早剥。若第一胎儿娩出后一切正常，等待 15 分钟无正规宫缩，可行人工破膜并缩宫素静滴。第二胎儿娩出后，经腹壁按摩子宫，腹部放置沙袋或腹带包扎，防止腹压骤降引起休克。此时无需做凝血功能检查。

72．C。难免流产由先兆流产发展而来，此时流产已不可避免。表现为阴道流血量增多，阵发性腹痛加重。妇科检查见子宫大小与停经周数相符或略小，宫颈口已扩张，但组织尚未排出；晚期难免流产还可有羊水流出或见胚胎组织或胎囊堵于宫口。患者停经 2 月，阴道有较多流血，有下腹痛，宫口已开，子宫如孕 2 月大小，诊断为难免流产。先兆流产出血量少，宫口未开。不全流产子宫会小于停经周数。完全流产的宫口已闭，子宫也缩小。宫外孕子宫稍大，宫口为闭合状态。

73．B。不全流产由难免流产发展而来，部分妊娠产物已排出体外，仍有部分残留在宫内，从而影响子宫收缩，使阴道出血持续不止，严重时可引起出血性休克，下腹痛减轻。妇科检查见子宫小于停经周数，宫颈口已扩张，不断有血液自宫颈口内流出，有时尚可见胎盘组织堵塞于宫颈口或部分妊娠产物已排于阴道，而部分仍留在宫腔内，有时宫颈口已关闭。

74．A。先兆流产表现为少量阴道流血，有时伴有轻微下腹痛，腰痛、腰坠。妇科检查见子宫大小与停经周数相符，宫颈口未开，胎膜未破，妊娠产物未排出。经休息治疗后，若流血停止或腹痛消失，妊娠可继续进行；若流血增多或腹痛加剧，则可能发展为难免流产。

75．B。难免流产表现为阴道流血增多，阵发性下腹痛加剧，查体子宫大小与孕周相符或略小，宫颈口已扩张，有时可见胎囊或胚胎组织堵于宫颈口内。先兆流产表现为少量阴道出血，伴轻

微下腹痛，查体子宫大小与孕周相符，宫颈口未开，胎膜未破。不全流产表现为部分妊娠物已排出宫腔，影响宫缩者可致流血不止。稽留流产由于未自然排出胎盘组织稽留时间过长，易发生凝血机制障碍。习惯性流产指同一性伴侣连续自然流产 3 次或以上者。

76．E。不全流产由难免流产发展而来，妊娠产物已部分排出体外，仍有部分残留在宫内，从而影响子宫收缩，致使阴道出血持续不止，严重时可引起出血性休克，下腹痛减轻。妇科检查见一般子宫小于停经周数，宫颈口已扩张，不断有血液自宫颈口内流出，有时尚可见胎盘组织堵塞于宫颈口或部分妊娠产物已排于阴道，而部分仍留在宫腔内，有时宫颈口已关闭。

77．C。宫外孕破裂或流产者多有 6～8 周停经史，表现为突感腹痛、阴道流血，大量腹腔内出血及剧烈腹痛。休克程度与腹腔内出血的量和速度有关，与阴道流血量不成正比。

78．C。阴道后穹窿穿刺是检测异位妊娠破裂的一种简单可靠的诊断方法。由于腹腔内血液易积聚于子宫直肠陷凹，即使血量不多，也能经阴道后穹窿穿刺抽出。用长针头自阴道后穹窿刺入子宫直肠陷凹，抽出暗红色不凝血为阳性；如抽出血液较红，放置 10 分钟内凝固，表明误入血管。

79．A。异位妊娠时主要症状为腹痛，在未发生破裂或流产前，常表现为一侧下腹隐痛或酸胀感，当发生破裂或流产时，会感到一侧下腹部撕裂样疼痛，还伴恶心、呕吐。多数人在停经 6～8 周以后会出现不规则阴道流血，色暗红或深褐，量少呈点滴状，一般不超过月经量。

80．C。异位妊娠破裂常表现为患者突感一侧下腹部撕裂样疼痛，伴恶心、呕吐，当血液积聚于直肠子宫凹陷处，可有肛门坠胀感；常有阴道不规则流血，量少呈点滴状，一般不超过月经量；出现晕厥、休克；可有腹部包块等。患者有右下腹痛，呕吐两次，查体有宫颈举痛，现子宫右侧可触及块状物，阴道有少量出血，后穹窿穿刺抽出 10ml 不凝血液，为贫血外观，血压 75/45mmHg，可能发生了异位妊娠破裂。此时应尽快手术并做抗休克治疗，患者 31 岁，处于生育期，无切除子宫必要。

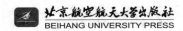

81．C。轻度子痫前期的临床表现为血压≥140/90mmHg，尿蛋白≥0.3g/24h或（+），尿蛋白/肌酐≥0.3，伴头痛及上腹部不适等症状。慢性高血压并发子痫前期血压进一步升高，20周以后尿蛋白≥0.3g/24h（妊娠20周以前有高血压但无蛋白尿）。

82．A。轻度子痫前期主要表现为血压≥140/90mmHg，尿蛋白≥0.3g/24h或（+），尿蛋白/肌酐≥0.3，伴头痛及上腹部不适等症状。此时首要处理是入院治疗，遵医嘱解痉、降压、镇静、合理扩容，预防重度子痫前期和子痫发生。

83．C。前置胎盘典型症状为妊娠晚期或临产时发生无诱因、无痛性反复阴道出血。急性大量出血可致面色苍白、四肢湿冷、脉搏细弱、血压下降等休克表现。先兆早产表现为规则或不规则宫缩，伴宫颈管进行性缩短，常有少量阴道出血或血性分泌物。宫颈息肉属于子宫颈炎症的一种病理类型，表现为宫颈局部黏膜增生，并向子宫颈外口突出形成息肉。胎盘早剥表现为突发性持续性腹部疼痛，伴或不伴阴道出血。先兆子宫破裂表现为产妇下腹部压痛，下腹剧痛难忍，子宫体及下段之间出现病理缩复环。

84．D。该患者妊娠35周，出现无痛性阴道流血，胎心音清楚，宫高腹围符合孕周，考虑发生了前置胎盘。现阴道流血增多，血压降低至80/50mmHg，应立即终止妊娠，进行术前准备。前置胎盘无产前出血或出血少者，完全性前置胎盘在妊娠达到36周，部分性及边缘性前置胎盘在妊娠满37周后终止妊娠。反复发生大量出血甚至休克者，应立即终止妊娠。

85．C。胎盘早剥多发生于妊娠期高血压疾病、慢性高血压的孕妇，典型表现为突发性持续性腹部疼痛，伴或不伴阴道出血。先兆早产（妊娠满28周不足37周）表现为规则或不规则宫缩，伴宫颈管进行性缩短，常有少量阴道出血或血性分泌物。前置胎盘典型症状为妊娠晚期或临产时发生无诱因、无痛性反复阴道出血。先兆子宫破裂表现为产妇下腹部压痛，下腹剧痛难忍，子宫体及下段之间出现病理缩复环。胎盘边缘血窦破裂表现为多次无痛性少量阴道流血，与前置胎盘不同的是其出血量不随孕期延伸而增加。

86．A。某些机械因素如外伤导致腹部直接被撞击或挤压、性交、外倒转术等均可诱发胎盘早剥。该患者妊娠晚期，腹部受撞击后出现持续性腹痛，子宫硬如板状，胎位触不清，考虑发生了重型胎盘早期剥离。胎盘早剥以纠正休克、及时终止妊娠、防治并发症为原则。轻型患者如无胎儿宫内窘迫，短时间可结束分娩者，可经阴道分娩；重型患者采用剖宫产。

87．A。该孕妇现孕32周未足月，但已有宫缩，且伴有少量阴道血性分泌物，可判断为早产；此时宫口未开，胎膜未破，属于先兆早产。先兆早产的主要治疗措施是抑制宫缩。

88．C。平时月经规律，妊娠达到或超过42周（≥294天）尚未分娩者为过期妊娠。羊水过多表现为子宫迅速增大，孕妇出现呼吸困难、不能平卧只能侧卧。先兆子宫破裂表现为产妇下腹部压痛，下腹剧痛难忍，子宫体及下段之间出现病理缩复环。先兆临产表现为正式临产前24～48小时，经阴道排出少量血性分泌物，称为见红，并伴有胎儿下降感。胎盘早剥表现为突发性持续性腹部疼痛，伴或不伴阴道出血。

89．C。该孕妇妊娠42周，为过期产。胎位ROA，胎心率规律148次/分属正常，应在行促宫颈成熟治疗后引产。

90．D。该孕妇孕34周，出现羊水过多，无明显呼吸困难，应取左侧卧位，抬高下肢，减少增加腹压的动作，以免胎膜早破。症状严重者可经腹行羊膜腔穿刺放出适量羊水，缓解压迫症状。羊水过多合并胎儿畸形者，确诊后应尽早终止妊娠，该孕妇并没有检查出胎儿畸形。

91．A。先兆流产表现为少量阴道流血，有时伴有轻微下腹痛、腰痛、腰坠。妇科检查见子宫大小与停经周数相符，宫颈口未开，胎膜未破，妊娠产物未排出。经休息治疗后，若流血停止或腹痛消失，妊娠可继续进行；若流血增多或腹痛加剧，则可能发展为难免流产。

92．B。现怀疑该产妇为先兆流产，此时应先做B超进行确诊。B超能够判断出是否妊娠、有无前置胎盘、有无异位妊娠等，还能够显示有无胎囊、胎动、胎心等，从而诊断并鉴别流产及其类型。

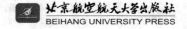

93．D。该孕妇为先兆流产，胚胎发育正常，首选保胎治疗。遵医嘱给予孕激素、镇静药、黄体功能不全者可注射黄体酮预防流产；提供心理支持，说明病情，稳定孕妇情绪；卧床休息，补充营养，禁止性生活和灌肠，减少刺激；监测孕妇生命体征变化和情绪变化，观察阴道流血量；保持会阴、床垫清洁，以免发生感染。

94．D。该孕妇为先兆流产，以保胎为主，无须清宫术准备；当发生难免流产、不全流产和稽留流产时应尽快排出妊娠组织，需要进行清宫术。

95．A。先兆流产表现为少量阴道流血，有时伴有轻微下腹痛，腰痛、腰坠。妇科检查见子宫大小与停经周数相符，宫颈口未开，胎膜未破，妊娠产物未排出。经休息及治疗后，若流血停止或腹痛消失，妊娠可继续进行；若流血增多或腹痛加剧，则可能发展为难免流产。

96．D。患者为先兆流产，在休息及治疗后，若流血停止或腹痛消失，妊娠可继续进行，此时应以保胎为主，增加卧床休息，进行心理疏导、建立信心，减少不必要的阴道检查和刺激。当出现难免、不全和稽留流产时，已无保胎必要，应尽早排除宫内妊娠物。

97．B。难免流产由先兆流产发展而来，此时流产已不可避免。表现为阴道流血量增多，阵发性腹痛加重。妇科检查见子宫大小与停经周数相符或略小，宫颈口已扩张，但组织尚未排出。该孕妇宫颈口已扩张，出现阵发性腹痛并加重，阴道流血量增多，且可见胎囊堵于宫口，诊断为难免流产。

98．C。患者为难免流产，此时流产已不可避免，无需进行保胎治疗，治疗原则是及时终止妊娠，排出胚胎组织、进行清宫。在清宫后应注意休息和止血，需要时遵医嘱使用抗生素。

99．E。由于患者阴道流血量增多，应注意抗休克的治疗，避免出血过多引起休克，同时做好清宫术准备。

100．A。异位妊娠时停经 6～8 周以后出现不规则阴道流血，主要症状为腹痛，在未发生破裂或流产前，常表现为一侧下腹隐痛或酸胀感，当发生破裂或流产时，会感到一侧下腹部撕裂样疼痛，还伴恶心、呕吐。若血液局限于病变区，主要表现为下腹部疼痛，当血液积聚于直肠子宫陷凹处，可出现肛门坠胀感。

101．D。临床上一般将 β-hCG 测定、B 型超声显像和临床表现结合用于诊断异位妊娠，其中 hCG 测定灵敏度高，异位妊娠阳性检测率高，为避免同样情况，服药前应先进行血清 hCG 测定。

102．A。该患者为女性，有阴道流血 2 天伴肛门坠痛，测得血压低，神志不清，该患者应有腹腔内出血伴休克，可能发生异位妊娠破裂等；为鉴别是妊娠原因还是其他病理原因引起的腹痛、出血，应首先询问停经史，判断是否有妊娠。

103．E。若已停经 2 月，可能诊断为异位妊娠。急性阑尾炎、卵巢囊肿破裂和急性输卵管炎一般不导致停经。该患者血压下降、肛门坠痛、阴道流血有 2 天，应有大量出血，先兆流产为少量阴道出血且为轻微腹痛。

104．A。患者血压低，血红蛋白低，神志不清，呼之不应，属于大量失血性休克，应优先进行输液输血，补充血容量，保证基本生命需求，进行抗休克治疗。

105．B。阴道后穹窿穿刺是检测异位妊娠破裂的一种简单可靠的诊断方法。由于腹腔内血液易积聚于子宫直肠陷凹，即使血量不多，也能经阴道后穹窿穿刺抽出。

106．E。用长针头自阴道后穹窿刺入子宫直肠陷凹，抽出暗红色不凝血为阳性；如抽出血液较红，放置 10 分钟内凝固，表明误入血管。

107．A。轻度子痫前期的临床表现为血压 ≥ 140/90mmHg；尿蛋白 ≥ 0.3g/24h 或（＋），尿蛋白／肌酐 ≥ 0.3，伴头痛及上腹部不适等症状。妊娠期高血压表现为血压 ≥ 140/90mmHg，在产后 12 周内能恢复正常，尿蛋白（－），在产后方可确诊，可伴有上腹部不适或血小板减少。重度子痫前期的临床表现为血压 ≥ 160/110mmHg；少尿；低蛋白血症伴胸水、腹水或心包积液；尿蛋白 ≥ 2.0g/24h 或随机尿蛋白 ≥ （＋＋）。慢性高血压并发子痫前期血压进一步升高，20 周以后尿蛋白 ≥ 0.3g/24h。子痫主要表现为血压 ≥ 160/110mmHg，在子痫前期的基础上出现抽搐发作，或伴昏迷。

108．B。轻度子痫前期以休息、饮食调节为主，必要时给镇静药物，加强孕期保健。

109．C。重度子痫前期的临床表现为血压≥160/110mmHg；少尿；低蛋白血症伴胸水、腹水或心包积液；尿蛋白≥2.0g/24h或随机尿蛋白≥（++）；血清肌酐＞106μmol/L，血小板持续下降，＜100×10⁹/L，出现微血管溶血；血清ALT或AST升高；持续性头痛或其他脑神经或视觉障碍；持续性上腹不适，心功能衰竭，肺水肿；胎儿生长受限，胎盘早剥。

110．E。使用硫酸镁时必须有膝腱反射存在，呼吸≥16次／分，尿量≥400ml/24h或17ml/h。

111．D。该产妇突然发生全身抽搐1次，血压为160/110mmHg，且近日有头痛，眼花伴视物模糊，诊断该产妇为子痫发作。子痫发作时处理原则为镇静、解痉、降压、利尿，适时终止妊娠。现以控制抽搐为首要任务，首选25%硫酸镁静点，待病情控制后终止妊娠；妊娠28～35周者在促胎肺成熟后终止妊娠，该孕妇已孕36周可直接选择终止妊娠预防子痫发作。

112．B。子痫的基本病理生理变化是全身小动脉痉挛，全身各组织器官会因此发生缺血、缺氧，受到不同程度损害，严重时可导致抽搐、昏迷、脑水肿、脑出血、心肾衰竭、肺水肿、肝细胞坏死及被膜下出血，胎盘绒毛退行性变、出血和梗死等。抽搐主要是由于颅内小动脉痉挛导致缺氧缺血性颅内器质性损伤，出现神经性抽搐。

113．C。重度子痫前期的临床表现为血压≥160/110mmHg，尿蛋白≥2.0g/24h或随机尿蛋白≥（++），出现持续性头痛或其他脑神经或视觉障碍，持续性上腹不适，心功能衰竭，肺水肿等。子痫主要表现为血压≥160/110mmHg，眼球固定，口角及面部肌肉颤动，抽搐发作等。轻度子痫前期主要表现为血压≥140/90mmHg，尿蛋白（+），伴头痛及上腹部不适等症状。

114．B。妊娠期高血压疾病的基本病理生理变化是全身小动脉痉挛，全身各组织器官会因此发生缺血、缺氧，受到不同程度损害，严重时可导致抽搐、昏迷、脑水肿、脑出血、心肾衰竭、肺

水肿、肝细胞坏死及被膜下出血，胎盘绒毛退行性变、出血和梗死等。

115．C。重度子痫前期的临床表现为血压≥160/110mmHg；少尿；低蛋白血症伴胸水、腹水或心包积液；尿蛋白≥2.0g/24h或随机尿蛋白≥（++）；血清肌酐＞106μmol/L，血小板持续下降，＜100×10⁹/L，出现微血管溶血；血清ALT或AST升高；持续性头痛或其他脑神经或视觉障碍；持续性上腹不适，心功能衰竭，肺水肿；胎儿生长受限，胎盘早剥。

116．C。硫酸镁的治疗剂量与中毒剂量接近，易引起中毒。硫酸镁过量时会降低神经、肌肉的兴奋性，抑制呼吸和心肌收缩，常表现为膝腱反射消失、呼吸肌麻痹，严重者心脏骤停等，其中膝腱反射消失最早出现。

117．B。子痫发作时表现为眼球固定，瞳孔散大，头扭向一侧，牙关紧闭，继而口角及面部肌肉颤动，数秒后全身及四肢肌肉强直，双手紧握，双臂伸直，发生强烈的抽动。抽搐时呼吸暂停，面色青紫，持续1分钟左右。抽搐期间患者神志丧失，抽搐后很快苏醒，但有时抽搐频繁且持续时间较长，患者可陷入深昏迷状态。

118．E。患者在子痫发作时处理原则为镇静、解痉、降压、利尿，适时终止妊娠。此时应使用镇静药和静脉点滴硫酸镁积极控制抽搐，给予吸氧，使用甘露醇、呋塞米等利尿药预防脑水肿，安排单间暗室给患者减少刺激，在病情控制后6～12小时内终止妊娠，不宜立即行剖宫产。

119．D。HELLP综合征是妊娠期高血压疾病的严重并发症，常表现为血管内溶血、肝酶升高和血小板减少，即血红蛋白为60～90g/L合并胆红素≥20.5μmmol/L，ALT≥40U/L或AST≥70U/L，血小板减少为PLT＜100×10⁹/L。

120．B。前置胎盘多由多次流产刮宫、高龄孕产而导致，典型症状为妊娠晚期或临产时发生无诱因、无痛性反复阴道出血。腹部检查大小与孕周相符，胎方位清楚，胎头高浮，易并发胎位异常，胎心可正常，也可因为孕妇失血过多导致胎心异常或消失。胎盘附着子宫前壁时，耻骨联合上方可闻及胎盘血流杂音。先兆流产表现为停经后有少量阴道出血，伴轻微下腹痛，宫颈口未开，

胎膜未破。胎盘早期剥离表现为突发性持续性腹部疼痛，伴或不伴阴道出血。先兆子宫破裂表现为产妇下腹部压痛，下腹剧痛难忍，子宫体及下段之间出现病理缩复环。胎盘边缘血窦破裂通常发生于轮廓胎盘和有缘胎盘，由于胎盘边缘血窦壁薄弱，易破裂出血，多发生在孕晚期，表现为多次无痛性少量阴道流血，与前置胎盘不同的是其出血量不随孕期延伸而增加。

121．E。该前置胎盘患者孕周为32周，阴道少量出血，胎心正常，应采用期待疗法。期待疗法的适用指征为妊娠＜34周、胎儿体重＜2000g、胎儿存活、胎肺未成熟、阴道流血量不多及一般情况良好。终止妊娠适用于反复发生大量出血甚至休克者；妊娠36周以上者；妊娠34～36周，发生胎儿窘迫者，促胎肺成熟后；胎儿死亡或难以存活。

122．A。该患者诊断为前置胎盘，应严密监测并记录孕妇生命体征变化，观察阴道出血的量、颜色及出血时间。采用期待疗法，在保证孕妇安全的前提下，尽可能延长孕周，提高胎儿的存活率。必要时遵医嘱给予地西泮等镇静药，抑制宫缩，应用广谱抗生素控制感染。注意胎心变化，指导孕妇自测胎动。提供高蛋白、含铁丰富的食物，不必给予半流质饮食。禁止性生活，禁做阴道检查及肛查，减少刺激以免诱发出血。

123．B。前置胎盘典型症状为妊娠晚期或临产时发生无诱因、无痛性反复阴道出血。腹部检查大小与孕周相符，胎方位清楚，胎头高浮，易并发胎位异常，胎心可正常，也可因为孕妇失血过多导致胎心异常或消失。先兆早产表现为出现规则或不规则宫缩，伴宫颈管进行性缩短，常有少量阴道出血或血性分泌物。胎盘早期剥离表现为突发性持续性腹部疼痛，伴或不伴阴道出血。宫颈息肉属于子宫颈炎症的一种病理类型，表现为宫颈局部黏膜增生，并向子宫颈外口突出形成息肉。宫颈糜烂曾被认为是慢性子宫颈炎最常见的病理改变。

124．C。怀疑为前置胎盘时，超声检查是最安全、有效的首选检查，可清楚显示子宫壁、胎头、宫颈及胎盘的位置，确定前置胎盘的类型。妇科阴道检查有可能扩大前置胎盘剥离面导致阴道大出血，危及生命，一般不主张采用。

125．E。前置胎盘患者禁做阴道检查及肛查，减少刺激以免诱发出血。应住院观察，绝对卧床休息，左侧卧位，阴道出血停止后可轻微活动。在保证孕妇安全的前提下，尽可能延长孕周，提高胎儿的存活率。必要时遵医嘱给予地西泮等镇静药，抑制宫缩。补充铁剂，维持血红蛋白含量在110g/L以上，对于血红蛋白低于70g/L，可输血治疗。

126．B。前置胎盘典型症状为妊娠晚期或临产时发生无诱因、无痛性反复阴道出血。胎盘早剥临床表现为突发性持续性腹部疼痛，伴或不伴阴道出血。宫颈炎有症状者可表现为阴道分泌物增多。阴道炎多表现为阴道分泌物异常，如滴虫阴道炎阴道分泌物为大量稀薄泡沫状，外阴阴道假丝酵母菌病典型阴道分泌物呈白色稠厚凝乳状或豆渣样。

127．A。怀疑为前置胎盘时，超声检查是最安全、有效的首选检查，可清楚显示子宫壁、胎头、宫颈及胎盘的位置，确定前置胎盘的类型。妇科阴道检查有可能扩大前置胎盘剥离面导致阴道大出血，危及生命，一般不主张采用。白带检查（阴道分泌物检查）可用于诊断阴道炎症。hCG主要用于诊断早期妊娠。

128．D。前置胎盘的病因包括多次流产刮宫、高龄孕产、子宫内膜病变或损伤、胎盘异常（胎盘面积过大而延伸至子宫下段，如多胎妊娠、副胎盘）、受精卵滋养层发育迟缓、宫腔形态异常。不包括受精卵游走。

129．D。前置胎盘按胎盘边缘与宫颈内口的关系可分为3类。完全性前置胎盘宫颈内口完全被胎盘组织覆盖，多发生在妊娠28周左右，出血量多，可导致休克；部分性前置胎盘宫颈内口部分被胎盘组织覆盖，出血时间介于两者之间；边缘性前置胎盘的边缘达到但未覆盖宫颈内口，出血时间晚，量少，通常在妊娠37～40周或临产后。临床教材将低置胎盘归类于前置胎盘的第4种类型，指胎盘附着于子宫下段，边缘距宫颈内口＜20mm，但未达到宫颈内口。

130．E。怀疑为前置胎盘时，超声检查是最安全、有效的首选检查，可清楚显示子宫壁、胎头、宫颈及胎盘的位置，确定前置胎盘的类型。妊娠中期（第 14～27 周）胎盘约占据宫壁一半面积，邻近或覆盖宫颈内口的机会较多，妊娠晚期胎盘占据宫壁面积减少到 1/3 或 1/4。因此行超声检查判断前置胎盘类型时应考虑妊娠周数，在妊娠晚期比中期诊断更准确，行 B 超检查宜在 28 周进行。

131．E。前置胎盘孕 30 周时出现反复阴道流血，应当采取措施止血并防治感染，在保证孕妇安全的前提下，尽可能延长孕周，提高胎儿的存活率。必要时遵医嘱给予地西泮等镇静药，抑制宫缩，应用广谱抗生素控制感染。绝对卧床休息，左侧卧位，阴道出血停止后可轻微活动。严密监测并记录孕妇生命体征变化，注意胎心变化，指导孕妇自测胎动。

132．C。胎盘早期剥离是指妊娠 20 周后或分娩期，正常位置的胎盘在胎儿娩出前，部分或全部从子宫壁剥离，简称胎盘早剥，主要表现为突发性持续性腹部疼痛，伴或不伴阴道出血。早产临产为出现规律宫缩，宫颈口扩张 > 2cm。前置胎盘的典型症状为无诱因、无痛性反复阴道流血。妊娠期高血压疾病是在妊娠 20 周以后出现以高血压、水肿、蛋白尿为特征性临床表现的综合征。不完全性子宫破裂主要表现为撕裂样剧痛，胎心、胎动消失。

133．B。胎盘早剥的治疗原则为早期识别、积极纠正休克、及时终止妊娠、防治并发症。现胎心率为 80 次 / 分，为防止胎儿发生缺血缺氧，以防孕妇发生休克，应及时终止妊娠。

134．C。该孕妇怀疑有胎盘早期剥离，最简便又能迅速确诊的检查是 B 超。超声示胎盘与子宫壁之间有液性低回声区，则提示有胎盘后血肿。

135．C。胎盘早剥可发生于妊娠期高血压疾病、慢性高血压及慢性肾疾病的孕妇，主要表现为突发性持续性腹部疼痛，伴或不伴阴道出血。前置胎盘典型症状为妊娠晚期或临产时发生无诱因、无痛性反复阴道出血。羊水栓塞主要表现为孕妇先有烦躁不安、恶心，随之出现呛咳、呼吸困难，迅速出现休克或昏迷。先兆子宫破裂表现为产妇下腹部压痛，下腹剧痛难忍，子宫体及下段之间出现病理缩复环。子宫破裂表现为产妇突然感到下腹部撕裂样疼痛，随后子宫收缩停止，腹

痛缓解，继而出现全腹持续性疼痛，伴失血性休克征象。

136．D。胎盘早剥的类型分为轻型和重型，轻型胎盘剥离面积不超过 1/3，子宫软，腹部压痛不明显，胎位清，胎心率多正常。重型剥离面积超过 1/3，出血量少或无，主要表现为突发持续性腹痛和腰背痛，子宫硬如板状，胎位触不清。该患者为重型胎盘早期剥离。轻型患者如无胎儿宫内窘迫，短时间可结束分娩者，可经阴道分娩；重型患者采用剖宫产。

137．A。胎盘早剥的类型分为轻型和重型，轻型胎盘剥离面积不超过 1/3，阴道大量流血，子宫软，腹部压痛不明显。重型剥离面积超过 1/3，出血量少或无，主要表现为突发持续性腹痛，子宫硬如板状，严重时可出现恶心、呕吐、面色苍白、血压下降等休克征象。前置胎盘典型症状为妊娠晚期或临产时发生无诱因、无痛性反复阴道出血。子宫破裂表现为产妇突然感到下腹部撕裂样疼痛，随后子宫收缩停止，腹痛缓解，继而出现全腹持续性疼痛，伴失血性休克征象。子宫收缩过强表现为子宫收缩力过强、过频，前提是出现宫缩。

138．A。胎盘早剥的类型分为轻型和重型，轻型胎盘剥离面积不超过 1/3，子宫软，腹部压痛不明显，胎位清，胎心率多正常。重型剥离面积超过 1/3，出血量少或无，主要表现为突发持续性腹痛和腰背痛，子宫硬如板状，胎位触不清。该患者为重型胎盘早期剥离。胎盘早剥以纠正休克、及时终止妊娠、防治并发症为原则。应迅速建立静脉通道，补充血容量，改善血液循环。轻型患者如无胎儿宫内窘迫，短时间可结束分娩者，可经阴道分娩；重型患者采用剖宫产。

139．C。胎盘早剥主要表现为突发性持续性腹部疼痛，伴或不伴阴道出血。先兆早产表现为规则或不规则宫缩，伴宫颈管进行性缩短，常有少量阴道出血或血性分泌物。前置胎盘典型症状为妊娠晚期或临产时发生无诱因、无痛性反复阴道出血。早产表现为妊娠 28 周至 37 周期间出现较规则宫缩。先兆子宫破裂表现为产妇下腹部压痛，下腹剧痛难忍，子宫体及下段之间出现病理缩复环。

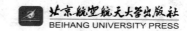

140．D。随机尿蛋白≥（++）属于重度子痫前期的临床表现，与胎盘早剥无关。胎盘早剥可发生于妊娠期高血压疾病、慢性高血压及慢性肾疾病的孕妇，可因性行为等机械因素诱发。过去临床上把胎盘早剥的类型分为轻型和重型，重型出血量少或无，主要表现为突发持续性腹痛，子宫硬如板状、且压痛明显，子宫大于孕周，胎位触不清。正常情况下孕 36 周末宫底高度为 29.8 ～ 34.5cm，该患者孕 35 周，宫高 35cm 明显高于孕周，符合重型胎盘早剥的临床表现。

141．A。胎盘早剥的类型分为轻型和重型，轻型胎盘剥离面积不超过 1/3，子宫软，腹部压痛不明显，胎位清，胎心率多正常。重型剥离面积超过 1/3，出血量少或无，主要表现为突发持续性腹痛和腰背痛，子宫硬如板状，宫底压痛明显，胎位触不清。该患者为重型胎盘早期剥离。轻型患者如无胎儿宫内窘迫，短时间可结束分娩者，可经阴道分娩；重型患者采用剖宫产。

142．D。双胎妊娠的早产风险大约为单胎妊娠的 7 ～ 10 倍，多因胎膜早破或宫腔内压力过高及严重母儿并发症所致。药物诱发排卵的主要并发症为多胎妊娠，使用促排卵药物妇女的多胎发生率增加约 20% ～ 40%。在双胎妊娠中，双卵双胎约占 70%，单卵双胎约占 30%。多数双胎能经阴道分娩，若有产科并发症如胎位异常、严重的胎儿窘迫等情况，考虑剖宫产。

143．A。双胎输血综合征是单绒毛膜双羊膜囊双胎（属于单卵双胎）的严重并发症，诊断主要依据为产前超声，发现单绒毛膜性双胎或双胎出现羊水量改变，一胎羊水池最大深度大于 8cm 并且另一胎小于 2cm 即可诊断。双胎输血综合征通过胎盘间的动 - 静脉吻合支，血液从动脉向静脉单向分流，使一个胎儿成为受血儿，出现血容量增多、胎儿体重增加；另一个胎儿成为供血儿，造成贫血，致使生长受限，甚至因营养不良而死亡。

144．E。同一性伴侣发生自然流产连续 3 次或 3 次以上称为习惯性流产（复发性流产）。

145．A。先兆流产表现为少量阴道流血，有时伴有轻微下腹痛，腰痛、腰坠。妇科检查见子宫大小与停经周数相符，宫颈口未开，胎膜未破，妊娠产物未排出。经休息、及治疗后，若流血停止或腹痛消失，妊娠可继续进行；若流血增多或腹痛加剧，则可能发展为难免流产。

146．E。稽留流产又称过期流产，指胚胎或胎儿已死亡滞留在宫腔内尚未自然排出者。胚胎或胎儿死亡后，子宫不再增大反缩小，早孕反应消失，若已至妊娠中期，孕妇不感腹部增大，胎动消失。妇科检查见子宫小于妊娠数，宫颈口关闭，听诊不能闻及胎心。若死亡胎儿及胎盘组织在宫腔内稽留日久会发生严重的凝血功能障碍及 DIC，处理前需做凝血功能检查。

147．C。不全流产由难免流产发展而来，部分妊娠产物已排出体外，仍有部分残留于宫内，会影响子宫收缩，使阴道出血不止，严重时可引起出血性休克，下腹痛减轻。妇科检查见子宫小于停经周数，宫颈口已扩张，不断有血液自宫颈口内流出，有时尚可见胎盘组织堵塞于宫颈口或部分妊娠产物已排出于阴道内，而部分仍留在宫腔内，有时宫颈口已关闭。

148．A。先兆流产表现为少量阴道流血，有时伴有轻微下腹痛，腰痛、腰坠。妇科检查见子宫大小与停经周数相符，宫颈口未开，胎膜未破，妊娠产物未排出。经休息、及治疗后，若流血停止或腹痛消失，妊娠可继续进行；若流血增多或腹痛加剧，则可能发展为难免流产。

149．A。先兆流产表现为少量阴道流血，有时伴有轻微下腹痛，腰痛、腰坠，妇科检查见子宫大小与停经周数相符，宫颈口未开，胎膜未破，妊娠产物未排出。经休息、及治疗后，若流血停止或腹痛消失，妊娠可继续进行；若流血增多或腹痛加剧，则可能发展为难免流产。

150．C。宫外孕也叫异位妊娠，表现为停经 6 ～ 8 周以后出现不规则阴道流血，一侧下腹隐痛或有酸胀感，由于腹腔内急性出血，轻者会出现晕厥，严重者出现失血性休克，血液凝固后可出现腹部包块。查体发现下腹有明显的压痛和反跳痛，子宫略大较软，有宫颈抬举痛或摇摆痛，阴道后穹窿穿刺可抽出不凝血。

151．C。重型胎盘早期剥离表现为剥离面超过 1/3，可出现恶心、呕吐、面色苍白、四肢湿冷、脉搏细数、血压下降等休克症状，有少量阴道流

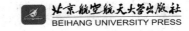

丁震医学教育 010-88453168
www.dzyxedu.com

227

北京航空航天大学出版社
BEIHANG UNIVERSITY PRESS

血，贫血程度与出血量不成正比。腹部检查可见子宫处于高张状态，硬如板状，压痛明显，子宫收缩间歇期不能放松，胎位触不清，胎心音消失。

152．B。轻型胎盘早期剥离表现为没有或轻微腹痛，有外出血，量多、色暗红、贫血程度与外出血量相符，子宫软且压痛不明显，胎位清楚，胎心正常。

153．D。先兆流产表现为少量阴道流血，伴轻微下腹痛，腰痛、腰坠。妇科检查见子宫大小与停经周数相符，宫颈口未开，胎膜未破，妊娠产物未排出。经休息治疗后，若流血停止或腹痛消失，妊娠可继续进行；若流血增多或腹痛加剧，则可能发展为难免流产。

154．E。异位妊娠时主要症状为腹痛，在未发生破裂或流产前，常表现为一侧下腹隐痛或酸胀感，当发生破裂或流产时，会感到一侧下腹部撕裂样疼痛，还伴恶心、呕吐。在胚胎死亡后血hCG下降，卵巢黄体分泌的激素不能维持蜕膜生长而发生剥离出血，多数人在停经 6～8 周以后会出现不规则阴道流血，色暗红或深褐，量少呈点滴状，一般不超过月经量。

第八节　妊娠期合并症

1．E。妊娠合并心脏病产妇早期心力衰竭的征象包括：轻微活动后即有胸闷、心悸、气短；休息时心率每分钟超过 110 次，呼吸每分钟大于 20 次；夜间常因胸闷而需坐起呼吸，或需到窗口呼吸新鲜空气；肺底部出现少量持续性湿啰音，咳嗽后不消失。患者出现上述征象时应考虑为早期心衰，需及时处理。

2．E。妊娠合并心脏病产妇早期心力衰竭的征象包括：轻微活动后即有胸闷、心悸、气短；休息时心率每分钟超过 110 次，呼吸每分钟大于 20 次；夜间常因胸闷而需坐起呼吸，或需到窗口呼吸新鲜空气；肺底部出现少量持续性湿啰音，咳嗽后不消失。患者出现上述征象时应考虑为早期心衰，需及时处理。

3．A。心脏病患者是否妊娠最重要的是心功能分级。心脏病变较轻，心功能 Ⅰ～Ⅱ级，既往无

心力衰竭史亦无其他并发症者，可以妊娠，但应密切监护。心脏病变较重、心功能Ⅲ～Ⅳ级，既往有心脏并发症病史，或有心力衰竭史者不适宜妊娠。

4．B。心脏病孕产妇的主要死亡原因是心力衰竭和感染。有心脏病育龄妇女应行孕前咨询，明确心脏病类型、病变程度、心功能状态，并确定能否妊娠。应用广谱抗生素预防感染，直至产后 1 周左右，无感染征象时停药。

5．C。妊娠合并心脏病患者应使用抗生素预防感染直至产后 1 周。

6．A。妊娠合并心脏病患者在第一产程，产妇取左侧半卧位休息，吸氧。第二产程避免用力屏气，尽量缩短第二产程，必要时行阴道助产及新生儿急救准备。第三产程胎儿娩出后，立即腹部放置沙袋 24 小时，以防腹压骤减诱发心力衰竭。按摩子宫促进子宫收缩，或注射缩宫素以减少出血。麦角新碱可使静脉压升高，应避免使用。便秘可增加腹腔压力，产后应防止便秘诱发心衰。

7．D。妊娠合并心脏病心功能Ⅰ～Ⅱ级的产妇可以母乳喂养，但应避免过劳；Ⅲ级或以上者，应及时回乳。产后 24 小时绝对卧床，在心脏功能允许的情况下，鼓励下床活动。指导摄取清淡饮食，少量多餐，防止便秘，必要时遵医嘱给予缓泻药。使用抗生素预防感染直至产后 1 周。

8．D。妊娠合并心脏病孕妇为预防心力衰竭，应保证充分休息，每天至少 10 小时睡眠且中午休息 2 小时，取左侧卧位或半卧位，避免劳累和情绪激动。

9．E。妊娠合并心脏病时，非产科因素的剖宫产指征有：心功能Ⅲ～Ⅳ级，严重的肺动脉高压和严重的主动脉狭窄，主动脉根部扩张＞45mm的马方综合征等。第一产程，产妇取左侧半卧位休息，遵医嘱适当应用镇静药，消除紧张情绪。第二产程避免用力屏气，尽量缩短第二产程，必要时行阴道助产及新生儿急救准备。第三产程胎儿娩出后，立即腹部放置沙袋 24 小时，以防腹压骤减诱发心力衰竭。按摩子宫促进子宫收缩，或注射缩宫素以减少出血。麦角新碱可使静脉压升高，应避免使用。使用抗生素预防感染直至产后 1 周。

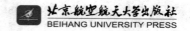

10．B。本题采用排除法。有报道肝功能异常的围生儿死亡率高达 46%。妊娠早期合并急性病毒性肝炎，可使早孕反应加重。妊娠晚期合并急性病毒性肝炎，可能因醛固酮的灭活能力下降，使妊娠期高血压疾病的发病率增加。分娩时因凝血因子合成功能减退，容易发生产后出血。

11．E。有报道肝功能异常的围生儿死亡率高达 46%。妊娠早期合并急性病毒性肝炎，可使早孕反应加重。妊娠晚期合并急性病毒性肝炎，可能因醛固酮的灭活能力下降，使妊娠期高血压疾病的发病率增加。分娩时因凝血因子合成功能减退，容易发生产后出血，病情严重可并发 DIC。

12．C。妊娠合并病毒性肝炎检查血清中 ALT 增高，持续时间较长时，对肝炎有诊断价值。血清胆红素 > 17μmol/L 以上，尿胆红素阳性、凝血酶原时间延长等，均有助于肝炎的诊断。

13．D。妊娠合并重症病毒性肝炎患者在妊娠期，遵医嘱口服新霉素或甲硝唑抑制大肠埃希菌，以减少游离氨及其他毒素的产生及吸收。在产褥期，大剂量静脉滴注对肝脏影响小的广谱抗生素如氨苄青霉素、三代头孢类抗生素等防止感染，以防感染诱发肝性脑病。

14．C。患肝炎妇女最好于肝炎痊愈后 2 年在医师指导下妊娠。

15．D。妊娠合并肝炎患者分娩前 1 周应用维生素 $K_1$20 ～ 40mg/d 预防 DIC，密切观察产妇有无口鼻、皮肤黏膜出血倾向，监测出血、凝血时间及凝血酶原等。

16．E。新生儿应在出生 24 小时内注射乙型肝炎免疫球蛋白和乙型肝炎疫苗，在 1 个月和 6 个月时分别接种第 2、3 针乙型肝炎疫苗，可显著提高阻断母婴传播的效果。妊娠合并乙型肝炎的产妇，应加强休息和营养，产后观察子宫收缩情况，可使用缩宫素预防产后出血。遵医嘱给予对肝脏损害较小的抗生素预防感染。指导产妇避孕措施，肝炎妇女应至少于肝炎痊愈后半年，最好 2 年后再妊娠。

17．E。妊娠合并病毒性肝炎患者，在妊娠中、晚期尽量避免终止妊娠，因终止妊娠时创伤、出血等可加重肝脏负担，使病情恶化。对个别重症

患者，经保守治疗无效，病情继续发展时，可考虑终止妊娠。肝炎妇女应至少于肝炎痊愈后半年，最好 2 年后再妊娠。肝炎具有传染性，医疗机构需开设隔离诊室，严格执行传染病防治法中的有关规定。新生儿应在出生 24 小时内注射乙型肝炎免疫球蛋白和乙型肝炎疫苗，在 1 个月和 6 个月时分别接种第 2、3 针乙型肝炎疫苗，可显著提高阻断母婴传播的效果。

18．D。妊娠期胰岛素的需要量增加，糖耐量减低。由于体内激素水平变化，孕妇极易发生酮症酸中毒。糖尿病孕妇常并发羊水过多。

19．D。糖尿病孕妇易发生酮症酸中毒。妊娠发生和发现糖耐量异常引起不同程度的高血糖，在诊断标准以下时，称为糖耐量减低；达到诊断标准时，称为妊娠期糖尿病。在妊娠早期，空腹血糖较低，部分患者可能会出现低血糖。随妊娠进展，拮抗胰岛素样物质增加，胰岛素用量需要不断增加。由于妊娠期复杂的代谢变化，加之高血糖及胰岛素相对或绝对不足，代谢紊乱进一步发展到脂肪分解加速，血清酮体急剧升高，进一步发展为代谢性酸中毒。

20．C。妊娠合并糖尿病易产生巨大儿。糖尿病孕妇胎儿长期处于高血糖状态，刺激胎儿胰岛 B 细胞增生，产生大量胰岛素。胰岛素通过作用于胰岛素受体或增加胰岛素样生长因子 I 的生物活性，活化氨基酸转移系统，促进蛋白、脂肪合成和抑制脂解作用，促进胎儿生长。糖尿病不影响受孕率，可使孕早期自然流产发生率增加，因巨大胎儿发生率明显增高，肩难产、产道损伤、手术产、产伤及产后出血发生率明显增高。羊水过多发生率较非糖尿病孕妇多 10 倍，合并羊水过多易发生早产，早产发生率为 10% ～ 25%。

21．D。糖尿病孕妇胎儿长期处于高血糖状态，刺激胎儿胰岛 B 细胞增生，产生大量胰岛素，胰岛素间接活化氨基酸转移系统，促进蛋白、脂肪合成和抑制脂解作用，促进胎儿生长，易产生巨大儿。早孕期高血糖环境是胎儿畸形的高危因素，糖代谢异常、糖分解障碍可影响胎儿脏器发育。高血糖刺激胎儿胰岛素分泌增加，形成高胰岛素血症，间接使胎儿肺表面活性物质产生及分泌减少，胎儿肺成熟延迟，新生儿呼吸窘迫综合征发生率增加。由于高胰岛素血症的存在，胎儿

需氧量增加，供氧量减少，导致胎儿缺氧，严重者引起死胎。

22．B。前置胎盘不属于妊娠合并糖尿病的并发症。糖尿病病程长伴微血管病变者易并发妊娠期高血压疾病，并发肾病变时，妊娠期高血压疾病发生率高达50%以上。糖尿病巨大胎儿发生率明显增高，导致肩难产、产道损伤、手术产、产伤及产后出血发生率明显增高。羊水过多发生率较非糖尿病孕妇多10倍，可能与胎儿高血糖、高渗性利尿导致胎尿增多有关。糖尿病患者抵抗力下降，易合并感染，以泌尿生殖系统感染最常见，常见的感染有外阴阴道假丝酵母菌病、肾盂肾炎、无症状菌尿症等。

23．C。妊娠期糖尿病患者通常无症状，而糖尿病对母儿危害较大，所有孕24～28周的孕妇均应做糖筛查试验，妊娠28周后首次就诊的孕妇就诊时尽早行OGTT。

24．D。妊娠合并糖尿病患者分娩后24小时内胰岛素减至原用量的1/2，48小时减少到原用量的1/3。

25．B。妊娠合并糖尿病产妇，胎儿娩出后无论体重大小，都应按早产儿护理，注意保暖、吸氧。轻症糖尿病产妇尽早母乳喂养，按需哺乳；重症妊娠合并糖尿病的产妇不宜哺乳，给予退乳。新生儿脱离母体高血糖环境后，高胰岛素血症仍存在，若不及时补充糖，容易发生新生儿低血糖，应在出生后取脐血测血糖，30分钟后定时喂25%葡萄糖溶液，预防新生儿低血糖的发生。正常下腹部、会阴部手术切口于术后6～7天拆线，糖尿病患者创口愈合延迟，应延后拆线。产后均应遵医嘱调整胰岛素用量并监测血糖变化，分娩后24小时内胰岛素减至原用量的1/2，48小时减少到原用量的1/3。

26．A。急性肾盂肾炎是妊娠期最常见的泌尿系统合并症。致病菌以大肠埃希菌最多见，其次为肺炎球菌、变形杆菌、葡萄球菌等。

27．A。妊娠后，胎盘分泌大量雌、孕激素，使得输尿管、肾盂和膀胱的肌层增生、肥厚，平滑肌松弛，蠕动减弱，膀胱对张力的敏感性减弱而发生过度充盈。残余尿增多，为细菌在膀胱的繁殖创造了条件，导致急性肾盂肾炎，致病菌以大

肠埃希菌最多见，常出现无症状性菌尿症。

28．C。贫血是妊娠期常见的合并症，以缺铁性贫血最常见。血红蛋白＜110g/L，血细胞比容（红细胞压积）＜0.33或红细胞计数＜$3.5×10^{12}$/L，可诊断为妊娠期贫血。

29．B。贫血是妊娠期常见的合并症，以缺铁性贫血最常见。血红蛋白＜110g/L，血细胞比容（红细胞压积）＜0.33或红细胞计数＜$3.5×10^{12}$/L，可诊断为妊娠期贫血。

30．D。妊娠期贫血患者在产褥期指导母乳喂养，对因重度贫血不宜哺乳者，教会正确人工喂养的方法。中、重度贫血孕妇临产前可遵医嘱酌情使用止血药，如维生素K_1、卡巴克络等。重度贫血产妇于临产后应配血备用。防止产程过长，可阴道助产缩短第二产程，但应避免发生产伤。积极预防产后出血，当胎儿前肩娩出后，肌内注射或静脉注射缩宫素10～20U。若无禁忌证，胎盘娩出后可应用前列腺素类制剂，同时应用缩宫素20U加于5%葡萄糖注射液中静脉滴注，持续至少2小时。

31．E。妊娠合并心脏病产妇，出现心率、呼吸增快，下肢水肿，从事轻家务后感到胸闷，呼吸困难，考虑发生了心力衰竭，心功能Ⅲ级。心脏病变较重、心功能Ⅲ～Ⅳ级，既往有心脏并发症病史，或有心力衰竭史者不适宜妊娠。不宜妊娠的心脏病孕妇，应在孕12周前行人工流产。该孕妇此时应先控制心衰，病情稳定后行人工流产术。

32．D。妊娠合并心脏病产妇应使用抗生素预防感染直至产后1周。心功能Ⅰ～Ⅱ级的产妇可以母乳喂养，但应避免过劳；Ⅲ级或以上者，应及时回乳。产后按摩子宫促进子宫收缩，或注射缩宫素以减少出血。麦角新碱可使静脉压升高，应避免使用。产后24小时绝对卧床，在心脏功能允许的情况下，鼓励下床活动。指导摄取清淡饮食，少量多餐，防止便秘，必要时遵医嘱给予缓泻药。

33．B。妊娠合并心脏病患者，心功能Ⅰ～Ⅱ级，既往无心力衰竭史亦无其他并发症者，可以妊娠但应密切监护。给予高蛋白、高维生素、低盐、低脂、富含矿物质的饮食，妊娠16周后限盐，＜

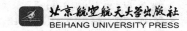

5g/d。保证充分休息，避免劳累和情绪激动。消除心衰消除诱发因素，预防感染，纠正贫血。定期产检，妊娠 20 周前每 2 周 1 次；妊娠 20 周后每周 1 次，重点评估心功能和胎儿情况，发现早期心力衰竭表现应立即住院。

34．E。糖尿病产妇即使接受胰岛素治疗，哺乳也不会对新生儿产生不良影响，轻症糖尿病产妇尽早母乳喂养，按需哺乳。胎儿娩出后无论体重大小，都应按早产儿护理，注意保暖、吸氧。出生后取脐血测血糖，30 分钟后定时喂 25% 葡萄糖溶液，预防新生儿低血糖的发生。合并糖尿病孕妇胎儿肺成熟延迟，故新生儿呼吸窘迫综合征发生率增加，应积极预防呼吸窘迫综合征发生。胎儿高胰岛素血症诱发红细胞生成素产生增多，刺激胎儿骨髓外造血而引起红细胞生成增多，红细胞增多症的新生儿出生后大量红细胞被破坏，胆红素产生增多，造成新生儿高胆红素血症，易出现病理性黄疸，应注意观察新生儿黄疸情况。

35．E。该患者妊娠已足月，贫血症状严重，红细胞 2.5×10^{12}/L，血红蛋白 56g/L，红细胞压积 26%，考虑为重度缺铁性贫血，治疗应多次少量输红细胞悬液或全血。缺铁性贫血呈小细胞低色素性贫血，血红蛋白＜110g/L，血细胞比容（红细胞压积）＜0.33 或红细胞计数＜3.5×10^{12}/L，可诊断为妊娠期贫血。血清铁＜6.5μmol/L 即可诊断缺铁性贫血。妊娠合并缺铁性贫血者，轻度贫血可调整饮食，补充铁剂，常给予硫酸亚铁或琥珀酸亚铁口服，同服维生素 C 以促进铁的吸收。如为重度贫血，血红蛋白≤60g/L，在妊娠后期或因严重胃肠道反应不能口服铁剂者，可用右旋糖酐铁或山梨醇铁，深部肌内注射；接近预产期或短期内需行剖宫产者，应多次少量输红细胞悬液或全血。

36．B。该患者妊娠 32 周，乏力，检查血红蛋白 90g/L，考虑为妊娠合并轻度贫血。轻度贫血可调整饮食，补充铁剂，常给予硫酸亚铁或琥珀酸亚铁口服。口服铁剂最常见的不良反应是恶心、呕吐、胃部不适和黑便等胃肠道反应，应从小剂量开始，于两餐之间服用。可与维生素 C 或各种果汁同服，但避免与茶、咖啡、牛奶、植酸盐等同服，以免影响铁吸收。使用铁剂时不限制饮水量，服用肾毒性药物对饮水量有要求。轻度贫

血患者可下床活动，并适当减轻工作量；重度贫血患者需卧床休息，避免因头晕、乏力引起意外伤害。

37．C。该患者患有心脏病，心功能 Ⅱ 级，妊娠已足月，出现不规律宫缩，宫颈管消失，已有临产迹象，应严密监测产程进展。心功能 Ⅰ～Ⅱ 级、胎儿不大、胎位正常、宫颈条件良好者，可考虑在严密监护下经阴道分娩。第二产程避免屏气增加腹压，应行会阴侧切术、胎头吸引术或产钳助产术，尽可能缩短第二产程。

38．C。第三产程胎儿娩出后，立即腹部放置沙袋 24 小时，以防腹压骤减诱发心力衰竭。按摩子宫促进子宫收缩，或注射缩宫素以减少出血。麦角新碱可使静脉压升高，应避免使用。出现早期心衰症状必要时遵医嘱给予镇静药。

39．E。产后 72 小时严密监测生命体征，以便正确识别早期心衰症状，心功能 Ⅰ～Ⅱ 级者每 4 小时 1 次，心功能 Ⅲ～Ⅳ 级者每 2 小时 1 次。心功能 Ⅰ～Ⅱ 级的产妇可以母乳喂养，但应避免过劳；Ⅲ 级或以上者，应及时回乳。心功能 Ⅰ～Ⅱ 级者可在产后 10 天出院，心功能 Ⅲ～Ⅳ 者应该延迟出院时间。产后 24 小时绝对卧床，在心脏功能允许的情况下，鼓励早期下床活动。抗生素预防感染直至产后 1 周。

40．D。该产妇妊娠合并心脏病，心功能 Ⅱ 级，现妊娠足月临产，应严密监测产程进展，缩短第二产程，给予阴道助产。心功能 Ⅰ～Ⅱ 级、胎儿不大、胎位正常、宫颈条件良好者，可考虑在严密监护下经阴道分娩。第二产程避免屏气增加腹压，应行会阴侧切术、胎头吸引术或产钳助产术，尽可能缩短第二产程。

41．C。第三产程胎儿娩出后，立即腹部放置沙袋 24 小时，以防腹压骤减诱发心力衰竭。按摩子宫促进子宫收缩，或注射缩宫素以减少出血。麦角新碱可使静脉压升高，应避免使用。遵医嘱进行输血、输液时，使用输液泵控制滴速和补液量，以免增加心脏额外负担，并随时评估心脏功能。

42．B。抗生素预防感染直至产后 1 周。心功能 Ⅰ～Ⅱ 级的产妇可以母乳喂养，但应避免过劳；Ⅲ 级或以上者，应及时回乳。产后 24 小时绝对

卧床，在心脏功能允许的情况下，鼓励早期下床活动。产后 72 小时严密监测生命体征，以便正确识别早期心衰症状，心功能Ⅰ～Ⅱ级者每 4 小时 1 次，心功能Ⅲ～Ⅳ级者每 2 小时 1 次。心功能Ⅰ～Ⅱ级者可在产后 10 天出院，心功能Ⅲ～Ⅳ者应该延迟出院时间。

43．D。早期心衰表现为胸闷、气促，心率和脉率增快超过 110 次／分，肺底部听诊可有少量湿啰音。急性心力衰竭主要表现为突发严重呼吸困难，呈端坐呼吸；咳嗽频繁并咳出大量粉红色泡沫样血痰，心率和脉率增快，第一心音减弱，两肺布满湿啰音和哮鸣音，心尖区可闻及舒张期奔马律。肺部湿啰音是由于肺毛细血管压力增高，液体渗出到肺泡所致。

44．E。妊娠合并心脏病患者发生早期心衰不需要持续吸氧，如发生急性心衰，应给予持续高流量鼻导管吸氧。此时该患者应积极处理，防止发展为心衰。适当限制食盐量，一般每天食盐量不超过 4～5g。监测孕妇及胎儿宫内情况，行心功能监护，注意胎心率的变化。充分休息，避免过劳及情绪激动。

45．A。该孕妇妊娠 33 周，合并糖尿病，控制饮食后尿糖（±），表明控制良好，应继续控制饮食。血糖控制良好，可选择妊娠 38～39 周终止妊娠。有母儿并发症，血糖控制不满意者，应促进胎肺成熟，适时终止妊娠。

46．C。合理制定饮食。指导患者不宜吃各种糖、蜜饯、饮料、冰淇淋、糖制糕点等，食用易出现高血糖。糖类应多选择血糖生成指数较低的粗粮。鱼、肉、蛋、牛奶、豆类食品等富含蛋白质、无机盐和维生素，且含不饱和脂肪酸，能降低血清胆固醇及甘油三酯。增加含铬丰富及降糖食物的摄入量，如猕猴桃、苦瓜、洋葱、香菇、柚子、南瓜等是糖尿病患者理想的食物。不宜吃含高胆固醇的食物及动物脂肪，增加含铁、钙维生素等微量元素的食物摄入，适当限制盐的摄入。

47．E。妊娠合并糖尿病患者在新生儿脱离母体高血糖环境后，高胰岛素血症仍存在，若不及时补充糖，容易发生新生儿低血糖。

48．B。血红蛋白＜110g/L 及血细胞比容＜0.33 为妊娠期贫血，其中血红蛋白≤60g/L 为重度贫血。轻度贫血者多无明显症状或只有皮肤、口唇黏膜和睑结膜苍白。出现全身无力、头晕眼花，心悸等症状为中度贫血。

49．A。贫血是妊娠期常见的合并症，以缺铁性贫血最常见。由于妊娠期胎儿生长发育，妊娠期血容量增加对铁的需要量增加，孕妇对铁摄取不足或吸收不良可致贫血。行血常规检查呈小细胞低色素性贫血，血红蛋白＜110g/L 及血细胞比容＜0.33 或红细胞计数＜3.5×10^{12}/L，可诊断为妊娠期贫血。血清铁＜6.5μmol/L 即可诊断缺铁性贫血。

50．D。该患者为妊娠期中度贫血，不需要输血治疗。妊娠合并重度贫血（血红蛋白≤60g/L），接近预产期或短期内需行剖宫产者，应多次少量输红细胞悬液或全血。非重度者应纠正偏食、挑食等不良习惯，建议摄取铁丰富的食物如动物血、肝脏、瘦肉等，同时多摄入富含维生素 C 的深色蔬菜、水果以促进铁的吸收和利用；铁剂的补充应首选口服制剂，常给予硫酸亚铁或琥珀酸亚铁口服，避免同时饮用浓茶、咖啡、牛奶，因其影响铁的吸收。

51．C。妊娠合并急性病毒性肝炎具有传染性，医疗机构需开设隔离诊室，所有用物使用 2000mg/L 含氯制剂浸泡，严格执行传染病防治法中的有关规定。

52．A。妊娠合并心脏病患者易发生心衰，妊娠期应定期产前检查，预防便秘，避免劳累，改善心功能，防止诱发心衰。

53．B。糖耐量试验（OGTT）即 4 次测量值中 2 项或 2 项以上达到或超过正常值为妊娠期糖尿病，1 项异常为糖耐量受损。

54．A。糖耐量试验（OGTT）即 4 次测量值中 2 项或 2 项以上达到或超过正常值为妊娠期糖尿病，1 项异常为糖耐量受损。

55．C。糖筛查试验在妊娠 24～28 周用于筛查妊娠期糖尿病。方法为 50g 葡萄糖溶于 200ml 水中，5 分钟内口服完，服后 1 小时测血糖≥7.8mmol/L（140mg/dl）为异常。异常者应行糖耐量试验进行确诊。

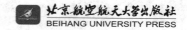

第九节　异常分娩

1．E。子宫收缩乏力多与头盆不称或胎位异常、子宫因素、精神因素、内分泌失调、药物影响等因素有关。头盆不称或胎位异常时，胎先露部不能紧贴子宫下段及宫颈内口，影响内源性缩宫素的释放及反射性子宫收缩。产妇对分娩有恐惧、紧张、焦虑等精神心理障碍也可引起子宫收缩乏力。子宫畸形、子宫肌纤维过度伸展等因素，影响子宫收缩的对称性及极性，引起子宫收缩乏力。前置胎盘不会引起子宫收缩乏力。

2．C。不协调性宫缩过强时，可出现子宫痉挛性狭窄环，表现为子宫局部平滑肌呈痉挛性不协调性收缩形成的环形狭窄，持续不放松。狭窄环常见于子宫上下段交界处及胎体狭窄部，如胎儿颈部。

3．A。第二产程又称胎儿娩出期，指从宫口开全至胎儿娩出。初产妇约需1～2小时；经产妇一般数分钟即可完成，也有长达1小时者。若第二产程时间＞2小时，则称为第二产程延长。

4．B。总产程超过24小时为滞产。产力包括子宫收缩力、腹壁肌及膈肌收缩力和肛提肌收缩力，子宫收缩力是临产后的主要产力，贯穿于整个分娩产程。子宫收缩乏力分为协调性和不协调性，其中协调性收缩乏力分为原发性和继发性。第二产程指从宫口开全至胎儿娩出，初产妇约需1～2小时；经产妇一般数分钟即可完成，也有长达1小时者。若第二产程时间＞2小时，则称为第二产程延长。宫口扩张速度≥5cm/h（初产妇）或10cm/h（经产妇），产道无阻力，分娩在短时间内结束，总产程＜3小时的称为急产，多见于经产妇。

5．E。总产程＜3小时称为急产，常见于经产妇。协调性子宫收缩过强可致急产，易造成软产道裂伤，引起产后出血。急产使子宫胎盘血流减少，易发生胎儿窒迫及新生儿窒息，严重者直接导致死胎及死产。

6．B。急产即总产程＜3小时，多见于经产妇。

7．B。从临产规律宫缩开始至宫口开大3cm称为潜伏期。初产妇潜伏期正常约需8小时，最大时限16小时，超过16小时称为潜伏期延长。

8．E。不协调性宫缩乏力不能使子宫壁完全放松，因胎儿－胎盘循环障碍，易发生胎儿窘迫。不协调性宫缩乏力处理原则为调节子宫收缩，恢复正常宫缩的节律性和极性。给予镇静药哌替啶、吗啡肌内注射或地西泮静脉注射，使宫缩恢复为协调性宫缩，严禁使用缩宫素。出现不协调性子宫收缩过强时，可出现子宫痉挛性狭窄环，表现为子宫局部平滑肌呈痉挛性不协调性收缩形成的环形狭窄，持续不放松。出现子宫破裂时，因胎先露部下降受阻，子宫强制性或痉挛性过强收缩，子宫体及下段之间出现病理缩复环。

9．C。滞产指总产程超过24小时者。

10．A。缩宫素即催产素，适用于产程延长且协调性宫缩乏力、胎心良好、胎位正常、头盆相称者。

11．B。产妇宫缩乏力时，地西泮能使子宫颈平滑肌松弛，软化宫颈，促进宫口扩张，而不影响宫体肌纤维收缩，与缩宫素联合应用效果更佳。对产程长、产妇过度疲劳或烦躁不安者，遵医嘱给予镇静药，如地西泮10mg缓慢静脉推注或哌替啶100mg肌内注射，使其休息后体力和子宫收缩力得以恢复。

12．E。宫颈扩张≥3cm，无头盆不称，胎头已衔接而产程延缓者，可行人工破膜，破膜后先露下降紧贴子宫下段和宫颈内口，引起宫缩加强，加速宫口扩张及产程进展。破膜后仍宫缩乏力可静脉滴注缩宫素。

13．E。不协调性宫缩未能纠正，出现胎儿宫内窘迫、伴有头盆不称和胎位异常者，应行剖宫产。

14．A。骨盆入口平面狭窄以骨盆入口平面前后径狭窄为主，其形态呈横扁圆形，以扁平型骨盆最常见。

15．B。均小骨盆是指骨盆的三个平面狭窄，每个平面径线小于正常值2cm或更多。

16．A。有轻度头盆不称，在严密监护下可以试产。有明显头盆不称、不能从阴道分娩者，做好剖宫产术的围手术期护理。中骨盆平面和出口平面的狭窄常见于漏斗型骨盆和横径狭窄骨盆，横径狭窄骨盆常因中骨盆及骨盆出口平面横径狭窄导致难产，中骨盆平面和出口平面的狭窄不适宜

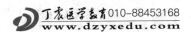
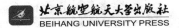

试产，应剖宫产终止妊娠。出口横径与后矢状径两者之和≤ 15cm 者，足月胎儿不易经阴道分娩，应行剖宫产术前准备。

17．A。漏斗型骨盆的骨盆入口平面各径线正常，两侧骨盆壁向内收，状似漏斗，其特点是中骨盆及骨盆出口平面均明显狭窄，使坐骨棘间径（正常约 10cm）和坐骨结节间径（正常约 8.5 ～ 9.5cm）缩短，坐骨切迹宽度＜ 2 横指，耻骨弓角度＜ 90°，坐骨结节间径与出口后矢状径之和小于 15cm，常见于男型骨盆。

18．E。影响分娩的宫颈因素不包括宫颈口松弛。宫颈粘连和瘢痕易致宫颈性难产。宫颈坚韧，常见于高龄初产妇、宫颈成熟不良、缺乏弹性或精神过度紧张使宫颈挛缩，致宫颈不易扩张。宫颈水肿多见于扁平骨盆、持续性枕后位或滞产，宫口未开全时过早使用腹压，致使宫颈前唇长时间被压于胎头与耻骨联合之间，血液回流受阻引起水肿，影响宫颈扩张。宫颈肌瘤同样影响宫颈扩张。

19．C。当胎头下降至中骨盆平面时，中骨盆横径狭窄致使胎头内旋转受阻，易出现持续性枕后（横）位，经阴道分娩受阻。若为骨盆临界性或相对性入口平面狭窄、胎儿不大且产力好，经充分试产可经阴道分娩。骨盆三个平面均狭窄时，在胎儿小、产力好、胎位及胎心正常的情况下可试产。检查头盆是否相称时，若胎头低于耻骨联合平面，称胎头跨耻征阴性，提示头盆相称；若胎头与耻骨联合在同一平面，表示可疑头盆不称，为跨耻征可疑阳性；若胎头高于耻骨联合平面，则表示头盆明显不称，为跨耻征阳性。

20．C。当胎头下降至中骨盆平面时，中骨盆横径狭窄致使胎头内旋转受阻，易出现持续性枕后（横）位，经阴道分娩受阻。

21．E。当胎头下降至中骨盆平面时，中骨盆横径狭窄致使胎头内旋转受阻，易出现持续性枕后（横）位，经阴道分娩受阻。

22．E。有轻度头盆不称，在严密监护下可以试产。试产中的护理要点为专人守护，密切观察胎儿情况、产程进展和有无子宫破裂的先兆。胎儿窘迫、先兆子宫破裂或试产 2 ～ 4 小时胎头仍未入盆者停止试产，并做好剖宫产的术前准备。

23．A。臀先露以臀、足或膝为先露，以骶骨为指示点，构成 6 种胎方位（骶左前、骶左横、骶左后；骶右前、骶右横、骶右后）。

24．B。臀先露时，宫底部可触及圆而硬、按压时有浮球感的胎头，若未衔接，在耻骨联合上方可触及不规则、宽而软的胎臀，听诊胎心在脐左（或右）上方胎背侧响亮。

25．B。持续性枕后位时，胎儿枕部压迫产道，产妇觉肛门坠胀及排便感，宫口尚未开全时过早屏气，第二产程腹肌收缩乏力使胎头下降延缓或停滞，产程延长。

26．E。胎位异常者于妊娠 30 周前多能自行转为头先露，应定期产前检查，妊娠 30 周前顺其自然。30 周后仍不正者，可根据情况采取膝胸卧位进行胎位矫治。

27．B。臀先露是产前最常见且最容易诊断的一种异常胎位，占足月分娩总数的 3% ～ 4%。

28．A。子宫不敏感并有足够羊水时，可行外转胎位术。外转胎位术主要禁忌证包括：胎儿异常（包括发育异常及胎心异常等）、瘢痕子宫、胎膜已破、产程活跃期、前置胎盘及前壁附着胎盘以及羊水过少或过多等。骨盆明显狭窄不需要行外转胎位术纠正胎位，应选择剖宫产。

29．B。脐部娩出后一般应于 8 分钟内结束分娩，以免因脐带受压而致死产。

30．E。胎位异常者于妊娠 30 周前多能自行转为头先露，应定期产前检查，妊娠 30 周前顺其自然。30 周后胎位仍不正者，可根据情况采取膝胸卧位、激光照射或艾灸进行胎位矫治，上述方法无效、腹壁松弛的孕妇，宜在妊娠 32 ～ 34 周后进行外转胎位术。矫正方法不包括内转胎位术。

31．E。第二产程初产妇超过 2 小时、经产妇超过 1 小时尚未分娩称为第二产程延长。活跃期延长表现为活跃期（宫口开大 3cm 至宫口开全）超过 8 小时；活跃期停滞表现为进入活跃期后，宫口不再扩张超过 2 小时。产程滞产表现为总产程超过 24 小时。原发性宫缩乏力指产程开始即出现子宫收缩乏力，宫口不能如期扩张，胎先露不能如期下降，产程延长。

32．D。该产妇分娩下午 4 点查宫口开大 4cm，先露 +1，下午 6 点时宫口仍然是 4cm，发生了活跃期停滞。产妇下腹部持续疼痛，胎心率不规律，腹部拒按，考虑为不协调性子宫收缩乏力。不协调性子宫收缩乏力表现为子宫收缩的极性倒置，这种宫缩不能使宫口如期扩张、不能使胎先露如期下降，属无效宫缩。产妇自觉宫缩强，持续腹痛，拒按，精神紧张，烦躁不安，同时因胎儿 - 胎盘循环障碍，可出现胎儿宫内窘迫。协调性子宫收缩乏力表现为子宫收缩具有正常的节律性、对称性和极性，但收缩力弱。协调性子宫收缩过强子宫收缩力过强、过频，出现急产（总产程＜ 3 小时），常见于经产妇。不协调性子宫收缩过强分为强直性子宫收缩和子宫痉挛性狭窄环，强直性子宫收缩表现为子宫强烈收缩，宫缩间歇期短或无间歇；子宫痉挛性狭窄环表现为子宫局部平滑肌呈痉挛性不协调性收缩形成环状狭窄，持续不放松。

33．B。中骨盆狭窄者，若宫口已开全，胎头双顶径达坐骨棘水平或更低，可经阴道徒手旋转胎头为枕前位，待其自然分娩，或用胎头吸引、产钳等阴道助产术，并做好抢救新生儿的准备；若胎头双顶径未达坐骨棘水平，或出现胎儿窘迫征象，应做好剖宫产术前准备。

34．C。该产妇临产后矢状缝位于骨盆左斜位上，小囟门位于骨盆左后方，大囟门位于骨盆右前方，判断胎儿胎位为枕左后位。枕右后位时矢状缝位于骨盆右斜位上，小囟门位于骨盆右后方，大囟门位于骨盆左前方。持续性枕横位时，矢状缝与骨盆横径一致，前后囟分别位于骨盆两侧后方。

35．B。该产妇从规律宫缩至胎盘娩出共用时 2 小时 45 分钟，考虑为急产。协调性子宫收缩过强时若产道无阻力、无头盆不称及胎位异常情况，往往产程进展很快，初产妇宫口扩张速度≥ 5cm/h，经产妇宫口扩张速度≥ 10cm/h，产道无阻力，分娩在短时间内结束，造成急产，即总产程＜ 3 小时，多见于经产妇。

36．D。该产妇 G_2P_1 为初产。子宫收缩过强、过频，产程过快，可致初产妇宫颈、阴道以及会阴撕裂伤，若有梗阻则可发生子宫破裂危及产妇生命。

37．C。该产妇宫口开全 2 小时，未见胎头拨露，

腹部前方可触及胎儿肢体部分，未触及胎头，大囟门在 1 ～ 2 点，考虑为持续性枕后位。临产后凡胎头以枕后位或枕横位衔接，经充分试产，胎头枕部仍位于母体骨盆后方，不能转向前方致使分娩发生困难者，称为持续性枕后位。持续性枕横位时，可于前腹壁侧方触及胎儿肢体。头盆不称表现为跨耻征阳性。胎头高直后位时，胎头不能通过骨盆入口，不下降，先露部高浮，活跃期早期延缓或停滞。枕前位为正常胎位。

38．D。持续性枕后位时，产妇自觉肛门坠胀及排便感，致使宫口尚未开全时过早使用腹压，发生宫颈前唇水肿和产妇疲劳，影响产程进展，使第二产程延长。应密切观察产程进展及胎心变化，防止产妇过早屏气用力，防宫颈前唇水肿及体力消耗。宫缩乏力时，可静脉滴注缩宫素加强宫缩。严密观察产程进展，持续胎心监护。宫口开大 6cm 以上，可行人工破膜，观察羊水性状，促进产程进展。若出现胎儿窘迫，均应行剖宫产术。

39．C。枕下前囟径又称小斜径，为前囟中央至枕骨隆突下方的距离。枕额径为鼻根至枕骨隆突的距离。当胎头继续下降至骨盆底遇到阻力，处于半俯屈状态的胎头进一步俯屈，使胎儿的额部更加接近胸部，使胎头衔接时的枕额径改变为枕下前囟径，有利于胎头进一步下降。双顶径为两顶骨隆突间的距离，临床以超声测此值判断胎儿大小。枕颏径又称大斜径，为颏骨下方中央至后囟顶部间的距离。

40．B。从宫口开大 3cm 到宫口开全为第一产程的活跃期，超过 8 小时则称为活跃期延长。

41．E。活跃期晚期及第二产程时胎头下降速度降低，初产妇每小时＜ 1cm，经产妇每小时＜ 2cm，称为胎头下降延缓。

42．D。进入第二产程后胎头下降停滞无进展称为第二产程停滞。

43．A。孕妇在第一产程时可用温肥皂水进行不保留灌肠，既可避免临产时污染，又可刺激宫缩，加速产程进展。本题知识考点较陈旧，人卫社本科第 6 版妇产科护理学 P94 表述为：过去认为在临产初期为孕妇行温肥皂水灌肠可促进产程的进展，现已被证实是无效的操作。

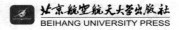

44．D。镇静药多用于纠正异常宫缩。一般用于不协调性宫缩乏力，即子宫痉挛性狭窄环，在异常宫缩自然消失后，宫缩可恢复协调性。

第十节 分娩期并发症

1．C。先天性宫颈组织结构薄弱、宫颈内口松弛可引起前羊膜囊受压不均而破裂，宫颈内口紧缩不是胎膜破裂的原因。胎膜早破的原因包括生殖道感染、羊膜腔压力增高、胎膜受力不均、营养素缺乏和创伤。机械性刺激如创伤、妊娠晚期性生活频繁等均有可能引起胎膜早破。当宫腔内压力过高如双胎妊娠、羊水过多等，可使覆盖于宫颈内口处的胎膜成为薄弱环节而容易发生破裂。感染是引起胎膜早破的主要原因，70%胎膜早破有绒毛膜羊膜炎的组织学证据。

2．B。胎膜早破的并发症不包括前置胎盘。30%～40%早产与胎膜早破有关。胎膜破裂超过24小时，感染率增加5～10倍，胎膜早破并发绒毛膜羊膜炎时，新生儿败血症的发病率及围生儿死亡率增高。胎先露未衔接者破膜后脐带脱垂的危险性增加；因破膜继发羊水减少，脐带受压，可致胎儿窘迫。

3．B。胎膜破裂发生在临产前称胎膜早破。发生在妊娠满37周后，称足月胎膜早破，发生率8%～10%；发生在37周前者，称未足月胎膜早破，单胎妊娠胎膜早破发生率为2%～4%，双胎妊娠胎膜早破发生率为7%～20%。

4．A。胎膜早破指在临产前胎膜自然破裂，是常见的分娩期并发症。

5．E。胎膜破裂后，随着潜伏期延长，羊水细菌培养阳性率增高，破膜超过24小时，感染率增加5～10倍。

6．E。胎膜早破时行阴道液pH值测定，正常阴道液pH值为4.5～5.5，羊水pH值为7.0～7.5，如阴道液pH值＞6.5，提示胎膜破裂可能性大。

7．A。该孕妇胎位为臀位，突然阴道流液，检查pH试纸变为蓝色，考虑发生了胎膜早破。臀先露时因胎臀形状不规则，对前羊膜囊压力不

均匀，易发生胎膜早破。正常阴道液pH值为4.5～5.5，羊水pH值为7.0～7.5，如阴道液pH值＞6.5，提示胎膜早破可能性大。胎膜破裂后，感染率增加，破膜超过24小时，感染率增加5～10倍。该产妇孕33周，破膜后出现脉搏增加至102次/分，白细胞升高至15×10^9/L，考虑发生了感染，应行期待疗法，使用抗生素治疗。

8．B。宫颈内口松弛可引起胎膜早破。宫颈内口松弛的孕妇可于妊娠14～16周行宫颈环扎术，环扎部位应尽量靠近宫颈内口水平。

9．C。孕龄达37周，在破膜12小时后尚未临产者，应采取措施尽快终止妊娠。胎膜早破、胎先露未衔接者，绝对卧床休息，取左侧卧位并抬高臀部或取头低足高位，防止脐带脱垂引起胎儿缺氧或宫内窘迫。严密观察产妇的生命体征，及时发现感染征象，胎膜破裂超过12小时遵医嘱应用抗生素。减少不必要的肛查和阴道检查，避免腹压增加的动作。妊娠24～33^{+6}周的胎膜早破者，若无母胎禁忌证，可给予糖皮质激素促胎肺成熟治疗，期待至34周以后。

10．A。在孕35周以前出现胎膜早破时，使用糖皮质激素促胎肺成熟能降低新生儿死亡率、呼吸窘迫综合征、脑室周围出血、坏死性小肠炎的发病率，缩短新生儿入住ICU的时间。常用药物为倍他米松和地塞米松，两者效果相当。维生素K可改善凝血功能，主要用于预防新生儿颅内出血。维生素C可用于缺铁性贫血的辅助治疗，促进铁的吸收。葡萄糖酸钙可用于低钙血症的治疗，补充钙。氢化可的松属糖皮质激素，但不能促进胎肺成熟。

11．D。产后出血的原因包括子宫收缩乏力、胎盘因素、软产道损伤和凝血功能障碍。其中子宫收缩乏力是最常见原因。

12．B。产后出血指胎儿娩出后24小时内失血量超过500ml，是分娩期严重并发症，在我国居产妇死亡原因的首位。

13．E。子宫收缩乏力是产后出血最常见的原因。常见因素有全身因素，包括产妇精神过度紧张、过度疲劳等；子宫因素，包括子宫肌纤维过度伸展（如羊水过多、巨大胎儿及多胎妊娠）、子宫壁损伤等；产科因素，包括产程延长、产妇体力

消耗过多等；药物因素，包括临产后过度应用镇静药、子宫收缩抑制药等。不包括脐带绕颈。

14．C。产后出血的原因包括子宫收缩乏力、胎盘因素、软产道损伤和凝血功能障碍，其中子宫收缩乏力是最常见原因。

15．C。产后出血的原因主要包括子宫收缩乏力、胎盘因素、软产道损伤和凝血功能障碍。子宫收缩乏力引起的产后出血表现为宫底升高，子宫质软、轮廓不清。该患者分娩时第二产程延长，产后子宫脐上1横指，最可能的原因是子宫收缩乏力。凝血功能障碍表现为血液不凝，全身多部位出血或有瘀斑。产道裂伤通常发生于急产或巨大胎儿的情况，表现为胎儿娩出后立即出现鲜红的血液。胎盘残留表现为娩出胎盘、胎膜不完整。

16．B。胎盘因素引起的产后出血，处理如下：胎盘已剥离尚未娩出者，可牵拉脐带、按压宫底协助胎盘娩出；胎盘粘连者，可行徒手剥离胎盘后协助娩出；胎盘、胎膜残留者，可行钳刮术或刮宫术；胎盘植入者，应及时做好子宫切除术的术前准备。宫缩乏力引起的产后出血应加强宫缩，可按摩子宫和使用缩宫素。凝血功能障碍引起的产后出血应尽快输新鲜全血，补充血小板、纤维蛋白原或凝血酶原复合物、凝血因子等。

17．D。产后应严密观察并详细记录患者的意识状态、皮肤颜色、血压、脉搏、呼吸及尿量，发现早期休克。出血休克征象应去枕平卧、吸氧、保暖，迅速建立静脉通道，纠正低血压。配合医师采取有效止血措施，对失血过多尚未有休克征象者，应及早补充血容量；对失血多，甚至休克者应输血，以补充同等血量为原则。

18．B。对有产后出血高危因素的产妇，可在胎儿前肩娩出时使用缩宫素预防产后出血。双胎妊娠在第二胎儿娩出后立即使用宫缩剂，并使其作用维持到产后2小时预防产后出血。正常胎盘应于胎儿娩出后30分钟内娩出，如有副胎盘、胎盘残留（胎儿娩出后30分钟仍未剥离）或大部分胎膜残留，应在无菌操作下徒手入宫腔取出。

19．C。胎盘娩出后随即大量阴道出血，呈暗红色，考虑为子宫收缩乏力，应加强宫缩，可按摩子宫同时给予宫缩药。胎儿娩出后立即出现阴道流血，颜色鲜红，应注意是否有软产道裂伤。凝

血功能障碍性出血表现为胎儿娩出后阴道流血呈持续性，且血液不凝，应检查血液凝血功能。

20．E。子宫破裂时常有全腹压痛和反跳痛，在腹壁可扪及胎体，胎动、胎心消失。先兆子宫破裂时子宫下段膨隆、压痛明显，可见病理缩复环。产妇表现为烦躁不安，呼吸、心率加快，下腹剧痛难忍，膀胱受压充血，出现排尿困难及血尿。因宫缩过强、过频，胎儿触不清，胎心率加快或减慢或听不清。

21．D。先兆子宫破裂时因宫缩过强、过频，胎儿触不清，胎心率加快或减慢或听不清。产妇烦躁不安，呼吸、心率加快，下腹剧痛难忍，出现少量阴道流血。因胎先露部下降受阻，子宫强制性或痉挛性过强收缩，子宫体及下段之间出现病理缩复环。

22．C。先兆子宫破裂时产妇表现为烦躁不安，呼吸、心率加快，下腹剧痛难忍，因宫缩过强、过频，胎儿触不清，胎心率加快、减慢或听不清。临产后，当胎先露部下降受阻时，强有力的子宫收缩使子宫下段逐渐变薄，而子宫上段更加增厚变短，在子宫体部和子宫下段之间形成明显的环状凹陷，称为病理缩复环。

23．E。先兆子宫破裂时子宫下段膨隆、压痛明显，可见病理缩复环。

24．C。先兆子宫破裂时可迅速给予抑制子宫收缩的药物（如硫酸镁），或肌内注射哌替啶100mg，并立即行剖宫产术。

25．B。出现先兆子宫破裂时应迅速给予抑制子宫收缩的药物，或肌内注射哌替啶100mg，并立即行剖宫产术。

26．D。子宫破裂是指子宫体部或子宫下段于妊娠晚期或分娩期发生的破裂，是导致母婴死亡最严重的产科并发症之一。宫缩药使用不当时可导致子宫收缩过强，加之先露下降受阻或瘢痕子宫等原因，最终造成子宫破裂。子宫破裂时产妇出现下腹部撕裂样疼痛，继之出现全腹持续性疼痛，伴有腹膜刺激征。出现先兆子宫破裂时，应迅速给予抑制子宫收缩的药物，并立即行剖宫产术。预防子宫破裂，对有剖宫产史或有子宫手术史的孕妇，应在预产期前2周住院待产。

27．C。宫缩乏力不属于羊水栓塞的诱因。高龄初产妇、多产妇（易发生子宫损伤）、子宫收缩过强、急产、胎膜早破、前置胎盘、胎盘早剥、剖宫产术、子宫不全破裂等，是羊水栓塞的诱发因素。

28．B。羊水栓塞时，羊水进入母体血液循环，通过阻塞肺小动脉引起过敏反应和凝血机制异常而导致机体发生一系列复杂而严重的病理生理变化。羊水进入母体血液循环后，其中的有形成分直接形成栓子，经肺动脉进入肺循环，阻塞小血管并刺激血小板和肺间质细胞释放 5- 羟色胺等血管活性物质，引起肺小血管痉挛。高凝状态是妊娠时母体血液的正常生理改变，血液高凝状态可引起羊水栓塞患者血管内形成大量微血栓，但不属于羊水栓塞的病理生理变化。

29．D。羊水栓塞常有烦躁不安、恶心、呕吐、气急等先兆症状，随之出现呛咳、呼吸困难、发绀，迅速出现休克或昏迷，严重者可在数分钟内迅速死亡。子宫破裂表现为产妇突然感到下腹部撕裂样疼痛，继之出现全腹持续性疼痛，伴失血性休克征象。重型胎盘早剥表现为突发性持续性腹部疼痛，子宫硬如板状，压痛明显，子宫大于孕周，胎位触不清。子痫表现为抽搐发作，眼球固定，瞳孔放大，头歪向一侧，牙关紧闭，全身肌肉强直。胎儿窘迫主要表现为胎心率的改变。

30．B。为预防羊水栓塞，中期妊娠引产者，羊膜穿刺次数不应超过 3 次。

31．B。大部分羊水栓塞发生在胎膜破裂以后，羊水可从子宫蜕膜或宫颈管破损的小血管进入母体血液循环中，人工破膜时应避开子宫收缩，防止羊水进入母体循环。羊水栓塞可发生于子宫收缩过强的孕妇。钳刮术时，羊水也可从胎盘附着处血窦进入母体血液循环，发生羊水栓塞。剖宫产或羊膜腔穿刺时羊水可从手术切口或穿刺处进入母体血液循环。

32．E。该产妇妊娠 36 周，发生胎膜早破，应严密观察产妇的生命体征，及时发现感染征象，胎膜破裂超过 12 小时遵医嘱应用抗生素。妊娠 28 ～ 35 周胎膜早破且不伴感染者，应行期待疗法。胎膜早破、胎先露未衔接者，绝对卧床休息，取左侧卧位并抬高臀部或取头低足高位，防止脐带脱垂引起胎儿缺氧或宫内窘迫。严密观察产妇的生命体征，常规体温测量每天 4 次。

33．A。胎先露尚未衔接的孕妇应绝对卧床，抬高臀部，预防脐带脱垂。

34．A。该孕妇突然阴道流液 1 小时，考虑为胎膜早破。胎膜早破、胎先露未衔接者，绝对卧床休息，取左侧卧位并抬高臀部或取头低足高位，防止脐带脱垂引起胎儿缺氧或宫内窘迫。严密观察生命体征变化，及时发现感染征象，胎膜破裂超过 12 小时遵医嘱应用抗生素。定时监测胎心率变化，如有脐带先露或脐带脱垂，应在数分钟内终止妊娠。保持外阴清洁，每天用 0.1% 苯扎溴铵冲洗会阴 2 次，勤换会阴垫和内衣裤。

35．D。该孕妇出现不规律宫缩，宫口未开，破膜 24 小时，考虑为胎膜早破。胎膜早破者应避免一切不必要的刺激，保持大便通畅，禁忌灌肠。绝对卧床休息，取左侧卧位并抬高臀部或取头低足高位，防止脐带脱垂引起胎儿缺氧或宫内窘迫。严密观察生命体征变化，及时发现感染征象，胎膜破裂超过 12 小时遵医嘱应用抗生素。保持外阴清洁，每天用 0.1% 苯扎溴铵冲洗会阴 2 次，勤换会阴垫和内衣裤。对于宫颈条件成熟的足月胎膜早破孕妇，行缩宫素静脉滴注是首选的引产方法。

36．D。该产妇胎儿娩出后立即出现阴道流血，颜色鲜红，应注意是否有软产道裂伤。胎盘粘连者，可行徒手剥离胎盘后协助娩出。出现子宫底上升、质软等宫缩乏力的征象时，应加强宫缩，可按摩子宫同时给予宫缩药。对于失血过多，有休克征象的产妇应补充血容量。

37．E。该产妇双胎妊娠，在第二胎儿娩出后 20 分钟突然阴道流血 200ml，胎盘尚无剥离迹象，此时应观察胎盘剥离迹象，协助胎盘娩出。胎盘已剥离尚未娩出者，可牵拉脐带、按压宫底协助胎盘娩出；胎盘粘连者，可行徒手剥离胎盘后协助娩出。胎盘娩出后出血多时，可经下腹部直接在宫体肌壁内或肌内注射麦角新碱。胎儿娩出后立即出现阴道流血，颜色鲜红时应注意是否有软产道裂伤。

38．C。羊水栓塞常有烦躁不安、恶心、呕吐、气急等先兆症状，随之出现呛咳、呼吸困难、发

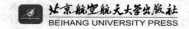

绀，迅速出现休克或昏迷，严重者可在数分钟内迅速死亡。子痫表现为抽搐发作，眼球固定，瞳孔放大，头歪向一侧，牙关紧闭，全身肌肉强直。DIC 表现为突然发生的自发性、多发性的出血。重型胎盘早剥表现为突发性持续性腹部疼痛，子宫硬如板状，压痛明显，子宫大于孕周，胎位触不清。子宫破裂表现为产妇突然感到下腹部撕裂样疼痛，继之出现全腹持续性疼痛，伴失血性休克征象。

39．D。羊水栓塞常有烦躁不安、恶心、呕吐、气急等先兆症状，随之出现呛咳、呼吸困难、发绀，迅速出现休克或昏迷，严重者可在数分钟内迅速死亡。前置胎盘典型症状为妊娠晚期或临产时发生无诱因、无痛性反复阴道出血。产时子痫表现为抽搐发作，眼球固定，瞳孔放大，头歪向一侧，牙关紧闭，全身肌肉强直。胎盘残留、软产道损伤可引起产后出血。

40．B。羊水栓塞常有烦躁不安、恶心、呕吐、气急等先兆症状，随之出现呛咳、呼吸困难、发绀，迅速出现休克或昏迷，严重者可在数分钟内迅速死亡。应取半卧位，立即面罩给氧或气管插管正压给氧，在改善缺氧同时，应立即给予大剂量肾上腺糖皮质激素抗过敏、解痉，稳定溶酶体，保护细胞。

41．B。该孕妇阴道流水 14 小时，考虑发生了胎膜早破。妊娠已足月出现胎膜早破，羊水胎粪Ⅰ度黄染，应采取措施，尽快结束分娩，避免发生胎儿窘迫。

42．E。羊水胎粪污染Ⅰ度呈浅绿色，Ⅱ度呈黄绿色且浑浊，Ⅲ度呈棕黄色、稠厚。羊水胎粪污染时，若胎心监护异常，可引起胎粪吸入综合征，结局不良。应密切观察胎心变化，监测羊水颜色，避免发生胎粪吸入综合征。该产妇先露在棘上0.5cm，尚未衔接，胎先露尚未衔接的胎膜早破孕妇应绝对卧床，抬高臀部，预防脐带脱垂。预防性应用抗生素，能有效延长潜伏期，减少绒毛膜羊膜炎的发生率，降低围生儿发病率和死亡率。

43．D。该孕妇阴道流水 14 小时，考虑发生了胎膜早破。胎膜早破的原因包括生殖道感染、羊膜腔压力增高、胎膜受力不均、营养素缺乏和创伤。不包括胎儿窘迫。感染是引起胎膜早破的主

要原因，70% 胎膜早破有绒毛膜羊膜炎的组织学证据。当宫腔内压力过高如双胎妊娠、羊水过多等，可使覆盖于宫颈内口处的胎膜成为薄弱环节而容易发生破裂。头盆不称、胎位异常使胎先露部不能衔接，前羊膜囊所受压力不均，导致胎膜破裂。维生素 C、锌、铜缺乏，可影响胎膜的胶原纤维、弹力纤维合成，易引起胎膜早破。机械性刺激如创伤、妊娠晚期性生活频繁等均有可能引起胎膜早破。

44．B。胎膜早破时可行阴道液涂片检查，取阴道后穹窿积液置于干净玻片上，干燥后镜检，显微镜下出现羊齿植物叶状结晶可诊断为羊水。阴道液涂片用 0.5% 硫酸尼罗蓝染色，镜下见到橘黄色胎儿上皮细胞，或用苏丹Ⅲ染色，见到黄色脂肪小粒，均有助于诊断。最简单、最常用的方法是阴道液 pH 值测定，正常阴道液 pH 值为 4.5～5.5，羊水 pH 值为 7.0～7.5，如阴道液 pH 值＞6.5，提示胎膜早破可能性大。肛门检查上推胎儿先露部时，阴道流液增加，阴道窥器检查见阴道后穹窿有液池形成，可诊断胎膜早破。

45．E。足月胎膜早破通常是即将临产的征兆。该产妇已出现不规律宫缩，胎方位为枕左前位，胎心正常，骨盆外测量正常，可经阴道分娩。胎先露尚未衔接的孕妇应绝对卧床，抬高臀部，预防脐带脱垂。严密观察胎心和产程进展，评估羊水性质，避免发生胎儿窘迫。指导孕妇保持外阴清洁，预防宫内感染，破膜时间超过 12 小时，应遵医嘱预防性使用抗生素。

46．E。胎盘因素引起的出血表现为胎儿娩出后分钟后出现大量阴道流血。胎盘滞留指胎儿娩出后，胎盘多在 15 分钟内排出。若超过 30 分钟仍未排出，胎盘剥离面血窦不能正常关闭，导致产后出血，分为胎盘嵌顿和胎盘剥离不全。胎盘嵌顿表现为宫颈内口附近子宫平滑肌出现环形收缩，为隐性出血。胎盘胎儿面如有断裂血管，应考虑副胎盘残留的可能。徒手剥离胎盘时如发现胎盘与宫壁关系紧密难以剥离牵拉脐带时子宫壁与胎盘一起内陷，可能为胎盘植入。

47．D。该产妇为子宫狭窄环所致胎盘嵌顿，应配合麻醉师使用麻醉药，待环松解后徒手协助胎盘娩出。胎盘已剥离尚未娩出者，可牵拉脐带、按压宫底协助胎盘娩出；胎盘粘连者，可行徒手

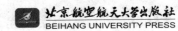

丁震医学教育 010-88453168
www.dzyxedu.com

北京航空航天大学出版社
BEIHANG UNIVERSITY PRESS

剥离胎盘后协助娩出；胎盘、胎膜残留者，可行钳刮术或刮宫术；胎盘植入者，应及时做好子宫切除术的术前准备。

48．D。该产妇足月阴道分娩，出现阴道大量出血约 600ml，考虑发生了产后出血。产后出血的原因包括子宫收缩乏力、胎盘因素、软产道裂伤及凝血功能障碍。该产妇检查宫底升高，质地软，轮廓不清，应为子宫收缩乏力引起的产后出血。

49．B。子宫收缩乏力是产后出血最常见的原因。常见因素有全身因素，包括产妇精神过度紧张、过度疲劳等；子宫因素，包括子宫肌纤维过度伸展（如多胎妊娠）、子宫壁损伤（如多次妊娠分娩或流产）、子宫畸形、子宫肌瘤等；产科因素，包括产程延长（如滞产）、产妇体力消耗过多或产程过快等；药物因素，包括临产后过度应用镇静药、子宫收缩抑制药等。早产与产后出血的发生无关。

50．C。子宫收缩乏力引起的产后出血应加强宫缩，首选按摩子宫，可在子宫底部有节律地按摩，同时间断用力挤压子宫，使积存在子宫腔内的血块及时排出。根据产妇情况，应用缩宫素，常用 10U 加于 0.9% 生理盐水 500ml 中静脉滴注，必要时遵医嘱给予缩宫素 10U 直接宫体注射。剖宫产术后产后出血，经按压子宫和宫缩剂治疗无效，应考虑使用子宫压迫缝合术，实施前将子宫从腹壁切口托出，用两手托住并挤压子宫体，观察出血情况，判断缝合成功的几率。以上治疗无效时，可行子宫动脉上行支结扎，必要时行髂内动脉结扎及卵巢动脉结扎术。

51．E。第三产程中及分娩后孕妇在产房的观察中，最重要的产妇评估项目是宫缩情况、阴道出血的量和颜色。为预防产后出血，产后应在产房留观 2 小时。

52．A。子宫收缩乏力所致出血表现为胎盘娩出后阴道大量出血，色暗红，子宫软，轮廓不清。胎儿娩出后数分钟出现阴道流血，色暗红，应考虑胎盘因素。胎儿娩出后阴道持续流血，且血液不凝，应考虑凝血功能障碍。胎儿娩出后立即发生阴道流血，色鲜红考虑软产道裂伤。

53．E。子宫收缩乏力引起的产后出血应加强宫缩，首选按摩子宫，可在子宫底部有节律地按摩，

同时间断用力挤压子宫，使积存在子宫腔内的血块及时排出。根据产妇情况，应用缩宫素，常用 10U 加于 0.9% 生理盐水 500ml 中静脉滴注，必要时遵医嘱给予缩宫素 10U 直接宫体注射。

54．B。产妇进一步失血，导致休克，时间过长可致席汉综合征。席汉综合征是由于产后大出血，尤其是伴有长时间的失血性休克，使垂体前叶组织缺氧、变性坏死，继而纤维化，最终导致垂体前叶功能减退的综合征。库欣综合征是由各种原因导致肾上腺皮质功能亢进，促使皮质醇及其中间产物雄激素过量分泌所致。唐氏综合征因 21 号染色体异常，不仅生长迟滞，而且发育迟缓，通常伴有智力低下。阿斯综合征又称心源性晕厥，是由于心排出量急剧减少，致急性脑缺血所引起的晕厥和（或）抽搐。美尼尔综合征主要临床表现为突发性眩晕、视物旋转、剧烈呕吐、耳鸣、耳聋或眼球震颤。

55．E。先兆子宫破裂时子宫下段膨隆、压痛明显，可见病理缩复环。产妇表现为烦躁不安，呼吸、心率加快，下腹剧痛难忍，膀胱受压充血，出现排尿困难及血尿。若不尽快处理，将发生子宫破裂。子宫破裂表现为产妇突然感到下腹部撕裂样疼痛，随后子宫收缩停止，腹痛缓解，产妇稍觉轻松，很快出现全腹持续性疼痛，伴失血性休克征象。羊水栓塞表现为烦躁不安、恶心、呕吐、气急等先兆症状，随之出现呛咳、呼吸困难、发绀，迅速出现休克或昏迷，严重者可在数分钟内迅速死亡。

56．A。子宫收缩药使用不当可引起不协调性宫缩过强，导致强直性子宫收缩，可有先兆子宫破裂征象。

57．C。若为子宫收缩药使用不当引起的先兆子宫破裂，应立即停止静滴缩宫素，迅速给予抑制子宫收缩的药物，或肌内注射哌替啶 100mg，并立即行剖宫产术。

58．C。先兆子宫破裂时子宫下段膨隆、压痛明显，可见病理缩复环。产妇表现为烦躁不安，呼吸、心率加快，下腹剧痛难忍，膀胱受压充血，出现排尿困难及血尿。因宫缩过强、过频，胎儿触不清，胎心率加快或减慢或听不清。若不尽快处理，将发生子宫破裂。子宫破裂表现为产妇突然感到下

腹部撕裂样疼痛，随后子宫收缩停止，腹痛缓解，产妇稍觉轻松，很快出现全腹持续性疼痛，伴失血性休克征象。

59．D。先兆子宫破裂时应立即停止静滴缩宫素，迅速给予抑制子宫收缩的药物，或肌内注射哌替啶 100mg，并立即行剖宫产术。给予输液、输血、吸氧等处理，严密观察胎儿宫内情况。

60．D。胎盘因素引起的产后出血 多在胎儿娩出数分钟后出现大量阴道流血，色暗红。胎盘滞留指胎儿娩出后，胎盘多在 15 分钟内排出，若超过 30 分钟仍未排出，胎盘剥离面血窦不能正常关闭，导致产后出血。凝血功能障碍表现为胎儿娩出后持续流血，血液不凝，检查可见全身多部位出血或有瘀斑。

61．A。该患者分娩时宫缩强，宫口开大 5cm 到胎儿娩出时间为 1 小时，阴道有活动出血，色鲜红，考虑出血原因是软产道裂伤。软产道损伤表现为胎儿娩出后立即出现，色鲜红，可发生于急产后。

62．E。子宫收缩乏力表现为胎盘娩出后间歇性阴道流血，量较多，检查宫底升高，子宫质软、轮廓不清。按摩子宫后宫缩可恢复。

第十一节　产后并发症

1．B。产褥病率是指分娩 24 小时以后的 10 天之内，用口表每天测量体温 4 次，间隔 4 小时，有 2 次 ≥ 38℃。产褥病率常由产褥感染引起，但也可由生殖道以外感染如泌尿系统感染、呼吸系统感染及乳腺炎等引起。

2．D。妊娠和正常分娩通常不会增加感染机会，只有在机体免疫力、细菌毒力和细菌数量三者之间的平衡失调时，才会增加产褥感染的机会，导致感染发生。任何削弱产妇防御能力的因素，如胎膜早破，产程延长（如滞产），孕期生殖道感染，产科手术操作，产前、产后出血，孕妇贫血等均可诱发产褥感染。过期妊娠不属于产褥感染诱因。

3．D。发热、疼痛、异常恶露是产褥感染的三大主要症状。急性盆腔腹膜炎及弥漫性腹膜炎时，全身中毒症状明显，如高热、恶心、呕吐、腹胀

等，检查腹部压痛、反跳痛、肌紧张。

4．E。产褥期感染的炎症主要包括急性外阴、阴道、宫颈炎，子宫感染（急性子宫内膜炎、子宫肌炎），急性盆腔结缔组织炎和急性输卵管炎，急性盆腔腹膜炎及弥漫性腹膜炎，血栓性静脉炎，脓毒症和菌血症。不包括急性乳腺炎。

5．A。产褥感染产妇采取半卧位,促进恶露引流，炎症局限，防止感染扩散。

6．E。多下床活动于产褥感染的控制无益。产褥感染时，积极控制感染并纠正全身状况，遵医嘱应用抗生素，根据细菌培养和药敏实验结果调整抗生素的种类和剂量。采取半卧位，促进恶露引流，炎症局限，防止感染扩散。保证产妇休息。

7．E。胎盘、胎膜残留为晚期产后出血最常见的病因，多发生于产后 10 天左右。

8．C。晚期产后出血是指分娩 24 小时后，在产褥期内发生的子宫大量出血。以产后 1～2 周最常见。

9．B。晚期产后出血是指分娩 24 小时后，在产褥期内发生的子宫大量出血。以产后 1～2 周最常见。

10．D。晚期产后出血的治疗中，出血量较多时，应积极补充血容量，抢救休克。少量或中等量阴道流血，应给予足量广谱抗生素及子宫收缩药。疑有宫内残留或胎盘附着部位复旧不全者，静脉输液、备血并给予刮宫。剖宫产术后阴道流血量多，可作剖腹探查。由于阴道流血时间长、侵入性操作易造成子宫感染，各项操作应严格无菌，遵医嘱应用抗生素。

11．D。约有 2%～4% 的产妇会发生泌尿系统感染，引起感染的病原体绝大部分为革兰阴性杆菌，以大肠埃希菌最为多见，其他有变形杆菌、产气杆菌和葡萄球菌等。

12．C。产后泌尿系感染者，多饮水或补充足量液体，使每天尿量保持在 2000ml 以上。

13．D。产后泌尿系感染者，引起泌尿系统感染的病原体绝大部分为革兰阴性杆菌，以大肠埃希菌最为多见。应注意保持清洁卫生，给予营养丰富易消化的食物，多饮水或补充足量液体，使每

天尿量保持在 2000ml 以上。抗感染，给予敏感有效的抗生素，症状减轻后仍需持续用药。感染途径主要为上行性感染，做好会阴部的清洁护理。

14. D。家庭经济条件好不是产后心理障碍的影响因素。导致产后心理障碍的因素包括内分泌因素、分娩因素、心理因素、社会因素与遗传因素。分娩后产妇体内各种激素如孕激素、雌激素含量急剧下降，可引起产后心理障碍。产时、产后的并发症如大出血，可给产妇带来紧张与恐惧，导致生理和心理上的应激增强。母亲角色的不适应，心理准备不充分，可对产妇造成心理压力，导致情绪不稳定，容易出现抑郁、焦虑等。家庭不和睦，缺少家庭和社会的支持与帮助，是产后心理障碍发生的危险因素。

15. C。产后抑郁的症状一般在产后 2 周发病，至产后 4～6 周症状明显。

16. D。产后沮丧通常在产后 3～4 天出现，产后 5～14 天为高峰期，可持续数小时、数天至 2～3 周。发病率约为 50%～70%，主要表现为情绪不稳定、易哭、情绪低落、感觉孤独、焦虑、疲劳、易忘、失眠等。

17. E。导致产后心理障碍的因素包括内分泌因素、分娩因素、心理因素、社会因素与遗传因素。遗传因素是产后心理障碍的潜在因素，有精神病家族史特别是有家族抑郁症病史的产妇，产后心理障碍的发病率高。

18. E。生活中心理压力过重，可导致情绪不稳定，容易出现抑郁、焦虑等。应减少心理压力，避免不良精神刺激。有产后沮丧或抑郁者提供心理卫生保健指导，可定期家访提供心理咨询。重症产后抑郁患者对事物缺乏兴趣、有社会退缩行为，应加强对孕妇的精神关怀，多与外界沟通接触，给予关怀与照顾。

19. A。急性子宫内膜炎表现为子宫内膜充血、坏死，阴道内有大量脓性分泌物，且有臭味。子宫肌炎表现为腹痛，恶露量多，呈脓性，子宫压痛明显，可以伴有高热、头痛、心率增快、白细胞增多等全身感染的症状。急性盆腔结缔组织炎产妇表现为高热、寒战、脉速、头痛等全身症状，子宫复旧差，出现单侧或双侧下腹部疼痛和压痛，在累及输卵管时可引起输卵管炎。急性盆腔腹膜炎全身中毒症状明显，出现高热、恶心、呕吐、腹胀，查体可见下腹部压痛、反跳痛。

20. B。急性子宫内膜炎表现为子宫内膜充血、坏死，阴道内有大量脓性分泌物，且有臭味。急性盆腔结缔组织炎产妇表现为高热、寒战、脉速、头痛等全身症状，子宫复旧差，出现单侧或双侧下腹部疼痛和压痛。急性乳腺炎表现为患侧乳房局部变硬、红肿、发热，有压痛及搏动性疼痛。

21. A。该产妇产后 2 周，突然大量阴道流血，子宫大而软，宫口松，应考虑出血原因为胎盘、胎膜残留。胎盘、胎膜残留为晚期产后出血最常见的病因，多发生于产后 10 天左右，黏附在子宫腔内的小块胎盘组织发生变性、坏死、机化可形成胎盘息肉。当坏死组织脱落时，基底部血管开放，引起大量出血。子宫胎盘附着部位复旧不全导致的晚期产后出血通常发生于产后 5～6 周。

22. D。产后抑郁表现为心情压抑、不愿与人交流，甚至与丈夫也会产生隔阂。自责、自罪、担心自己或婴儿受到伤害，有的产妇有思维障碍、迫害妄想，甚至出现伤婴或自杀行为。产后沮丧表现为情绪不稳定、易哭、情绪低落、感觉孤独、焦虑、疲劳、易忘、失眠等。产后精神病主要表现为行为紊乱、乱语、幻觉、自杀行为、思维散漫、意识障碍、情绪高涨、自罪自责等。

23. E。产褥期感染病原体主要有需氧性链球菌属、大肠埃希菌、葡萄球菌、厌氧菌、支原体和衣原体等。其中以 β- 溶血性链球菌致病性最强，可引起严重感染。

24. B。产褥期感染的炎症主要包括急性外阴、阴道、宫颈炎，子宫感染（急性子宫内膜炎、子宫肌炎），急性盆腔结缔组织炎和急性附件炎，急性盆腔腹膜炎及弥漫性腹膜炎，血栓性静脉炎，脓毒症和菌血症。不包括急性乳腺炎。

25. E。急性盆腔结缔组织炎产妇表现为高热、寒战、脉速、头痛等全身症状，子宫复旧差，出现单侧或双侧下腹部疼痛和压痛。急性盆腔炎表现为全身中毒症状明显，出现高热、恶心、呕吐、腹胀，查体可见下腹部压痛、反跳痛。子宫肌炎表现为腹痛，恶露量多，呈脓性，子宫压痛明显，子宫复旧不良，可以伴有高热、寒战、头痛、心率增快、白细胞增多等全身感染的症状。急性

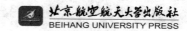

盆腔结缔组织炎同时累及输卵管时可引起输卵管炎。急性子宫内膜炎表现为子宫内膜充血、坏死，阴道内有大量脓性分泌物，而且有臭味。

26．D。急性盆腔结缔组织炎扩散至子宫浆膜，形成急性盆腔腹膜炎，继而发展为弥漫性腹膜炎，出现全身中毒症状，病情危重。

27．C。晚期产后出血是指分娩 24 小时后，在产褥期内发生的子宫大量出血。多见于产后 1 ～ 2 周。

28．C。胎盘、胎膜残留为晚期产后出血最常见的病因，多发生于产后 10 天左右，黏附在子宫腔内的小块胎盘组织发生变性、坏死、机化可形成胎盘息肉。当坏死组织脱落时，基底部血管开放，引起大量出血。子宫胎盘附着部位复旧不全导致的晚期产后出血通常发生于产后 5 ～ 6 周。

29．B。疑有宫内残留或胎盘附着部位复旧不全者，静脉输液、备血并给予刮宫，操作应轻柔，以防子宫穿孔。刮出物送病理检查以明确诊断。

30．D。由于阴道流血时间长、侵入性操作易造成子宫感染，此时首优的护理诊断为有感染的危险，在刮宫术后应用抗生素预防感染。

31．D。该产妇剖宫产术后 17 天出现大量阴道流血，子宫体 3 个月妊娠大小，压痛，软，白细胞计数 $30×10^9/L$，考虑为子宫切口裂开引起的晚期产后出血。胎盘、胎膜残留引起的晚期产后出血多发生于产后 10 天左右。

32．E。疑有剖宫产后子宫切口裂开，仅少量阴道流血可先住院给予广谱抗生素及支持疗法，密切观察病情变化；若阴道流血量多，可作剖腹探查。

33．D。晚期产后出血是指分娩 24 小时后，在产褥期内发生的子宫大量出血。多见于产后 1 ～ 2 周。

34．A。胎盘、胎膜残留为晚期产后出血最常见的病因，多发生于产后 10 天左右，黏附在子宫腔内的小块胎盘组织发生变性、坏死、机化可形成胎盘息肉。当坏死组织脱落时，基底部血管开放，引起大量出血。该产妇恶露持续时间延长，产后 10 天突然阴道大量流血，子宫增大，宫口松弛，最可能的原因为胎盘、胎膜残留。

35．E。晚期产后出血可使用超声检查子宫大小，宫腔内有无残留物。少量或中等量阴道流血，应给予足量广谱抗生素及子宫收缩药。疑有宫内残留或胎盘附着部位复旧不全者，静脉输液、备血并给予刮宫。由于阴道流血时间长、侵入性操作易造成子宫感染，各项操作应严格无菌，遵医嘱应用抗生素。

36．C。胎盘、胎膜残留为晚期产后出血最常见的病因，多发生于产后 10 天左右，黏附在子宫腔内的小块胎盘组织发生变性、坏死、机化可形成胎盘息肉。当坏死组织脱落时，基底部血管开放，引起大量出血。子宫胎盘附着部位复旧不全导致的晚期产后出血通常发生于产后 5 ～ 6 周。

37．D。由于阴道流血时间长、侵入性操作易造成子宫感染，此时首优的护理诊断为有感染的危险，在刮宫术后应用抗生素预防感染。

第十二节 遗传咨询与产前诊断

1．A。X 连锁显性遗传疾病，男性患者其女性子代全部受累，但不会传给男性子代；女性患者其子代男女再发风险率各为 50%。

2．D。新生儿锁骨骨折不属于出生缺陷，外部作用下如创伤可导致锁骨骨折。出生缺陷是指因遗传、环境或遗传与环境共同作用，使胚胎发育异常引起的个体器官结构、功能代谢和精神行为等方面的先天性异常。致畸因子作用于胚胎和胎儿，可导致胎儿发育不良，包括结构功能不良（如生长迟缓、畸胎）与神经系统发育不良（如智力发育异常）。可致孕期胚胎死亡、早产死产等。

3．E。因染色体异常疾病可引起死胎、流产、死产、畸形儿等，若妇女有过不明原因的死胎、死产，应高度警惕，进行遗传咨询产前诊断。孕妇本人年龄 ≥ 35 岁，应行产前诊断。

4．D。相关血清标志物应于孕早期就开始筛查。产前诊断要了解胎儿在宫内的发育状况，如观察胎儿有无畸形，分析胎儿染色体核型等。妊娠早期是胚胎发育阶段，易受影响导致胎儿畸形或发生流产，避免接触有害化学制剂和放射线，避免密切接触宠物，避免病毒感染。妊娠早期补充叶酸或含叶酸的多种维生素可明显降低神经管畸形的风险，也可减少脐膨出、先天性心脏病等发病风险。

两手平放于身旁，以使腹肌松弛。检查时使用无菌手套和检查器械，一人一换，一次性使用，以避免感染或交叉感染。

第十三节　妇科护理病历

1．A。妇科患者常见的临床症状主要表现为下腹部盆腔内及生殖道的症状。常见症状有下腹部不适，子宫、卵巢肿瘤，阴道分泌物异常，不规则阴道流血等。不包括上腹部不适。

2．C。双合诊是盆腔检查中最重要的项目。目的在于检查阴道、宫颈、宫体、输卵管、卵巢及宫旁结缔组织和韧带，以及盆腔内壁情况。

3．D。护理评估不包括用药指导和健康教育。妇产科护理评估可以通过观察、会谈、对护理对象进行身体检查、心理测试等方法获得护理对象生理、心理、社会、精神和文化等各方面的资料。月经史、婚育史是妇产科评估的重要内容，身体评估常常在采集健康史后进行，主要包括全身检查、腹部检查和盆腔检查。盆腔检查为妇科特有的检查，又称为妇科检查，包括外阴、阴道、宫颈、宫体及双侧附件。直肠-腹部诊适用于无性生活史、阴道闭锁、经期不宜做双合诊检查者或有其他原因不宜行双合诊检查的患者。

4．D。充盈的膀胱影响妇科检查，手术时易误伤，因此除尿失禁患者外，检查前嘱咐患者排空膀胱，必要时先导尿排空膀胱。行妇科检查时，应关心体贴患者，做到态度严肃，语言亲切，检查前向患者做好解释工作。每检查一人，应更换一块置于臀部下面的垫单，做到一次性使用，以避免感染或交叉感染。男性护士对患者进行妇科检查时，应有一名女性医护人员在场，以减轻患者紧张心理，并可避免发生不必要的误会。

5．D。无性生活史、阴道闭锁、经期不宜做双合诊检查者或有其他原因不宜行双合诊检查的患者可行直肠-腹部诊。充盈的膀胱影响妇科检查，手术时易误伤，因此除尿失禁患者外，检查前嘱咐患者排空膀胱，必要时先导尿排空膀胱。除尿瘘患者有时需取膝胸位外，一般妇科检查均取膀胱截石位，患者臀部置于检查台缘，头部略抬高，

第十四节　女性生殖系统炎症

1．D。育龄妇女子宫内膜周期性剥脱，是消除宫腔感染的有利条件。盆底肌作用下处于闭合状态的是肛门。自然状态下，阴道口闭合，阴道前、后壁紧贴，可减少外界微生物的侵入。阴道上皮细胞中含有丰富糖原，在阴道乳杆菌的作用下分解为乳酸，维持阴道正常的酸性环境（pH 在 3.8～4.4），使其他病原体的生长受到抑制，称为阴道自净作用。子宫颈内口紧闭，宫颈管黏膜分泌大量黏液，形成胶冻状黏液栓，成为上生殖道感染的机械屏障，阻止病原菌进入。输卵管黏膜上皮细胞的纤毛向子宫腔方向摆动以及输卵管的蠕动，均有利于阻止病原体的侵入。

2．D。由结核分枝杆菌引起的女性生殖器炎症称为生殖器结核，又称结核性盆腔炎。多见于 20～40 岁妇女，也可见于绝经后的老年妇女。血行传播为最主要的传播途径。输卵管结核占女性生殖器结核的 90%～100%，几乎所有的生殖器结核均累及输卵管；子宫内膜结核占生殖器结核的 50%～80%，常由输卵管结核蔓延而来；卵巢结核占生殖器结核的 20%～30%，亦由输卵管结核蔓延而来。由于输卵管阻塞，且子宫内膜结核可妨碍孕卵着床，故绝大多数患者均不能受孕，在原发不孕者中生殖器结核为常见原因之一。

3．A。念珠菌病为目前最常见的深部真菌病，白色念珠菌在念珠菌感染中最常见，可引起全身各种感染。大肠埃希菌、链球菌、淋病奈瑟菌、厌氧菌均属于细菌类。

4．A。生理情况下，雌激素使阴道上皮增生变厚并增加细胞内糖原含量，阴道上皮细胞分解糖原为单糖，阴道乳酸杆菌将单糖转化为乳酸，维持阴道正常的酸性环境（pH ≤ 4.5，多在 3.8～4.4），抑制其他病原体生长，称为阴道自净作用。

5．C。外阴炎患者应保持外阴的清洁、干燥，

穿纯棉内裤并经常更换，可用 0.1% 聚维酮碘液或 1：5000 高锰酸钾液坐浴，坐浴后局部涂抗生素软膏或紫草油。外阴部严禁搔抓，勿用刺激性药物或肥皂擦洗。滴虫阴道炎可采用酸性溶液如 1% 乳酸冲洗阴道。

6．B。外阴炎患者可用 0.1% 聚维酮碘液或 1：5000 高锰酸钾液坐浴，水温宜 40℃，每天 2 次，每次 15～30 分钟，月经期停止坐浴。坐浴后，局部涂抗生素软膏或紫草油，有手抓痕不影响坐浴和涂抹抗生素软膏。外阴部严禁搔抓，勿用刺激性药物或肥皂擦洗。滴虫阴道炎可采用酸性溶液如 1% 乳酸冲洗阴道。

7．A。外阴炎患者应积极治疗原发病，高危人群如糖尿病患者密切监测和控制血糖。加强卫生宣教，保持外阴清洁干燥，避免搔抓皮肤，禁止使用刺激性药物或肥皂擦洗。可用 0.1% 聚维酮碘液或 1：5000 高锰酸钾液坐浴，但注意月经期停止坐浴。护士应教会患者坐浴的方法，包括溶液的配制、温度、坐浴的时间和注意事项，浴液浓度不宜过浓，以免灼伤皮肤。

8．C。前庭大腺位于两侧大阴唇下 1/3 深部，发生前庭大腺脓肿时此处疼痛明显。炎症多发于一侧，局部皮肤红肿、灼热、压痛明显。此病以育龄妇女多见，幼女及绝经后妇女少见。脓肿形成时行切开引流并作造口术是治疗前庭大腺囊肿最简单有效的方法。

9．E。脓肿形成时行切开引流并作造口术是治疗前庭大腺囊肿最简单有效的方法。

10．C。外阴硬化性苔藓可发生于任何年龄，但以 40 岁左右妇女多见，其次为幼女。

11．B。滴虫阴道炎多表现为大量稀薄泡沫状的阴道分泌物及外阴瘙痒。外阴阴道假丝酵母菌病典型阴道分泌物呈白色稠厚凝乳状或豆渣样。

12．D。阴道毛滴虫适宜在温度 25～40℃、pH 为 5.2～6.6 的潮湿环境中生长，在 pH5.0 以下或 7.5 以上的环境中则不生长。

13．C。滴虫阴道炎多表现为大量稀薄泡沫状的阴道分泌物及外阴瘙痒。外阴阴道假丝酵母菌病典型阴道分泌物呈白色稠厚凝乳状或豆渣样。萎缩性阴道炎阴道分泌物稀薄，淡黄色，严重呈脓血性白带。

14．B。滴虫阴道炎阴道分泌物典型特点为稀薄泡沫状。外阴阴道假丝酵母菌病典型阴道分泌物呈白色稠厚凝乳状或豆渣样。

15．B。滴虫阴道炎常于月经后复发，因此治疗后检查滴虫阴性者，再于月经后复查 3 次阴道分泌物，均阴性者方为治愈。滴虫阴道炎最主要的传播方式为经性交直接传播。多表现为大量稀薄泡沫状的阴道分泌物及外阴瘙痒。妇科检查见阴道黏膜充血，严重者有散在出血斑点，可累及宫颈而形成"草莓样"宫颈。治疗每晚用酸性药液，如 1% 乳酸或 0.1%～0.5% 醋酸溶液冲洗阴道，再用甲硝唑塞入阴道，连用 7 天。

16．C。检查滴虫最简单的方法是生理盐水悬滴法，在阴道分泌物中找到滴虫即可确诊。外阴阴道假丝酵母菌病可用生理盐水悬滴法，10%KOH 悬滴法检查分泌物中的芽胞和假菌丝。

17．C。滴虫阴道炎常于月经后复发，因此治疗后检查滴虫阴性者，再于月经后复查 3 次阴道分泌物，均阴性者方为治愈。

18．C。经性交直接传播是滴虫阴道炎主要的传播方式，对目前性伴侣及症状出现前 4 周内的性伴侣均应一同进行治疗，并告知患者及性伴侣治愈前应避免无保护性交。

19．B。阴道毛滴虫适宜在温度 25～40℃、pH 为 5.2～6.6 的潮湿环境中生长，在 pH5.0 以下或 7.5 以上的环境中则不生长。生理盐水悬滴法时，在分泌物取出后应及时送检并注意保暖，否则滴虫活动力减弱，造成辨认困难。取分泌物前 24～48 小时避免性交、阴道灌洗或局部用药，取分泌物时窥器不涂润滑剂。对目前性伴侣及症状出现前 4 周内的性伴侣均应进行治疗，并告知患者及性伴侣治愈前应避免无保护性交。滴虫阴道炎常于月经后复发，因此治疗后检查滴虫阴性者，再于月经后复查 3 次阴道分泌物，均阴性者方为治愈。

20．E。外阴阴道假丝酵母菌病的诱发因素不包括长期服用维生素 C。常见诱因有妊娠、肥胖、糖尿病、大量应用免疫抑制药及广谱抗生素、大量雌激素治疗、穿紧身化纤内裤等。妊娠时机体免疫力下降，雌激素水平增高，可致阴道组织内糖原增加，酸度增高，有利于假丝酵母菌生长。糖尿病患者机体免疫力下降，阴道内糖原增加，适合假丝酵母菌繁殖。长期应用抗生素，抑制了乳杆菌生长，有利于假丝酵母菌繁殖。

21．C。外阴阴道假丝酵母菌病的诱发因素不包括长期服用孕激素。常见诱因有妊娠、肥胖、糖尿病、大量应用免疫抑制药及广谱抗生素、大量雌激素治疗、穿紧身化纤内裤等。长期应用抗生素，抑制了乳杆菌生长，有利于假丝酵母菌繁殖。糖尿病患者机体免疫力下降，阴道内糖原增加，适合假丝酵母菌繁殖。大量应用免疫抑制药，如皮质类固醇激素（地塞米松等）或免疫缺陷综合征，使机体的抵抗力降低。妊娠时机体免疫力下降，雌激素水平增高，可致阴道组织内糖原增加，酸度增高，有利于假丝酵母菌生长。

22．B。外阴阴道假丝酵母菌病的易感人群不包括绝经后妇女，高雌激素水平是阴道假丝酵母菌病的诱因之一。妊娠时机体免疫力下降，雌激素水平增高，可致阴道组织内糖原增加，酸度增高，有利于假丝酵母菌生长。长期应用抗生素，抑制了乳杆菌生长，有利于假丝酵母菌繁殖。糖尿病患者机体免疫力下降，阴道内糖原增加，适合假丝酵母菌繁殖。

23．B。酸性环境适宜假丝酵母菌生长，假丝酵母菌感染的患者阴道 pH 多在 4.0 ～ 4.7，通常＜4.5。可用碱性溶液 2% ～ 4% 碳酸氢钠液冲洗阴道或坐浴。滴虫阴道炎应用酸性药液，如 1% 乳酸或 0.1% ～ 0.5% 醋酸溶液冲洗阴道。

24．B。假丝酵母菌感染的患者阴道 pH 多在 4.0 ～ 4.7，酸性环境适宜假丝酵母菌生长。可用碱性溶液 2% ～ 4% 碳酸氢钠液冲洗阴道或坐浴。滴虫阴道炎和萎缩性阴道炎应用酸性药液，如 1% 乳酸或 0.1% ～ 0.5% 醋酸溶液冲洗阴道。慢性宫颈炎与细菌性阴道病对溶液酸碱性无特殊要求。

25．E。多数慢性子宫颈炎患者无症状。有症状者可表现为阴道分泌物增多，呈乳白色黏液状、淡黄色脓性或血性。

26．B。多数慢性子宫颈炎患者无症状。有症状者可表现为阴道分泌物增多，呈乳白色黏液状、

淡黄色脓性或血性。

27．E。物理治疗宫颈糜烂样改变时间选择在月经干净后 3 ～ 7 天内进行。

28．A。对宫颈糜烂样改变伴有分泌物增多、乳头状增生或接触性出血者，可给予局部物理治疗，包括激光、冷冻、微波等方法。治疗时间选择在月经干净后 3 ～ 7 天内进行。

29．E。物理治疗宫颈糜烂样改变其原理都是将宫颈糜烂面的单层柱状上皮破坏，结痂脱落后新的鳞状上皮覆盖创面。治疗时间选择在月经干净后 3 ～ 7 天内进行。

30．D。急性盆腔炎以抗生素治疗为主，必要时行手术治疗。

31．C。急性盆腔炎以抗生素治疗为主，必要时行手术治疗。

32．C。卵巢子宫内膜异位症陈旧性血液聚集在囊内形成咖啡色黏稠液体，似巧克力样，俗称卵巢巧克力囊肿，不属于生殖器炎症性病变。盆腔炎性疾病包括输卵管炎、输卵管卵巢脓肿、盆腔腹膜炎、慢性盆腔结缔组织炎等。输卵管积水是慢性输卵管炎的病理改变形式。

33．E。慢性盆腔结缔组织炎是指炎症蔓延至宫骶韧带。慢性盆腔结缔组织位于盆腔腹膜后方、子宫两侧以及膀胱前间隙等处。盆腔腹膜后的结缔组织与整个腹膜后的结缔组织相连，在阔韧带下方的宫旁组织及宫颈骶骨韧带中均含有较多的结缔组织兼有少许平滑肌细胞。

34．E。慢性盆腔炎主要包括子宫内膜炎、输卵管炎，输卵管卵巢囊肿、盆腔腹膜炎。不包括脂肪组织。

35．D。慢性盆腔炎的手术指征包括药物治疗无效、脓肿持续存在和脓肿破裂时。经药物治疗48 ～ 72 小时，体温持续不降，患者中毒症状加重或肿块增大者，应及时手术。经药物治疗病情有好转，继续控制炎症数天，肿块仍未消失但已局限化，应手术切除，以免日后再次急性发作。

36．A。慢性输卵管炎的临床表现不包括高热。慢性输卵管炎全身症状不太明显，可表现为下腹部坠痛、腰骶部胀痛、性交痛或痛经。可伴有

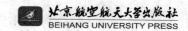

白带增多、月经量多、周期不准、经期延长等情况。慢性输卵管卵巢炎常因其与周围组织粘连而不孕。

37．B。尖锐湿疣潜伏期为 3 周～8 个月，平均 3 个月。以 20～29 岁年轻妇女多见。

38．B。约 90% 的生殖道尖锐湿疣与低危型人乳头瘤病毒 6 型和 11 型有关。

39．E。尖锐湿疣由低危型人乳头瘤病毒所致，主要经性交直接传播，好发于 20～29 岁年轻妇女。

40．E。尖锐湿疣治疗原则是去除外生疣体，改善症状和体征。主要采用局部药物治疗和物理治疗（微波、激光、冷冻、光动力），病灶较大者可行手术切除。不包括激素治疗。

41．B。淋菌以侵袭生殖、泌尿系统黏膜的柱状上皮和移行上皮为特点，传染性强。随病情发展或未经及时治疗，可上行感染引起子宫内膜炎、输卵管炎、输卵管积脓、盆腔腹膜炎、输卵管卵巢脓肿、盆腔脓肿等，导致淋菌性盆腔炎。

42．B。近年淋病发病率居我国性传播性疾病首位。

43．A。淋病治疗原则是及时、足量、规范应用抗生素。由于耐青霉素、四环素及喹诺酮的菌株增多，目前选用的抗生素以第三代头孢菌素为主。无并发症淋病可给予头孢曲松钠 250mg，单次肌内注射；有并发症淋病可给予头孢曲松钠 500mg 肌内注射，每天 1 次，连用 10 天。

44．C。早期梅毒包括一期梅毒、二期梅毒及早期潜伏梅毒，病程在 2 年以内；晚期梅毒包括三期梅毒及晚期潜伏梅毒，病程在 2 年以上。梅毒的潜伏期约 2～4 周，性接触传播是最主要的传播途径，占 95%。梅毒螺旋体几乎可累及全身各器官，产生各种症状和体征，晚期还可侵犯心血管、中枢神经系统。治疗以青霉素为主，尽早、足量、规范用药。

45．E。梅毒螺旋体几乎可累及全身各器官，产生各种症状和体征，晚期还可侵犯心血管、中枢神经系统。

46．D。梅毒的潜伏期约 2～4 周。未经治疗的患者在感染后 1 年内最具传染性，随病期延长，

传染性逐渐减弱，病期超过 4 年者基本无传染性。梅毒螺旋体几乎可累及全身各器官，产生各种症状和体征，晚期还可侵犯心血管、中枢神经系统。一期梅毒未经治疗可在 3～8 周内自然消失，不留痕迹，仅留轻度萎缩。二期梅毒常于一期梅毒后 6～8 周出现。

47．E。梅毒早期主要表现为皮肤黏膜损害，初期可见局部暗红色斑疹、丘疹，即硬下疳，表面可有浅表性溃疡。梅毒螺旋体几乎可累及全身各器官，产生各种症状和体征，晚期还可侵犯心血管、中枢神经系统。一期梅毒（硬下疳）未经治疗可在 3～8 周内自然消失，不留痕迹，仅留轻度萎缩。未经治疗的患者在感染后 1 年内最具传染性，随病期延长，传染性逐渐减弱，病期超过 4 年者基本无传染性。先天梅毒儿＜2 岁发病为早期先天梅毒，晚期先天梅毒多出现在 2 岁以后，病死率及致残率均明显升高。

48．D。梅毒以青霉素治疗为主，尽早、足量、规范用药。

49．A。艾滋病患者及 HIV 携带者均具有传染性，传播途径包括性接触直接传播、血液传播、母婴传播。HIV 在妊娠期能通过胎盘传染给胎儿，或分娩时经软产道及出生后经母乳喂养感染新生儿。亲吻婴儿不会造成 HIV 传播。

50．C。性接触传播为艾滋病的主要传播途径，占成人 3/4。HIV 侵入人体后，可使多种免疫细胞受损，细胞免疫及体液免疫均受到不同程度的损害而致免疫功能严重缺陷，易发生各种严重的机会性感染和肿瘤。常见有恶性淋巴瘤、卡波西肉瘤等。潜伏期持续时间变化较大，数月至十数年不等，平均约 8 年左右。感染早期常无明显异常，或仅有全身淋巴结肿大，常因机会性感染及肿瘤而发展成为艾滋病。

51．E。非特异性外阴炎主要表现为外阴皮肤瘙痒、疼痛、红肿、烧灼感，于活动、性交、排尿及排便时加重。检查见局部充血、肿胀、溃烂，常有抓痕。可用 0.1% 聚维酮碘液或 1 : 5000 高锰酸钾（PP 粉）液坐浴，护士应教会患者坐浴的方法，包括溶液的配制、温度、坐浴的时间及注意事项。

52．B。前庭大腺炎炎症多发于一侧，局部皮肤

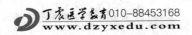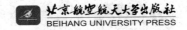

红肿、灼热、压痛明显。可致行走不便，有时会致大小便困难。脓肿形成时，疼痛加剧，可触及波动感。外阴炎表现为外阴皮肤瘙痒、疼痛、烧灼感，于活动、性交、排尿及排便时加重，局部可见抓痕。尿道炎表现为尿痛，排尿困难。外阴白色病变又称外阴白癜，表现为外阴奇痒，局部皮肤黏膜色素减退，常有水肿。

53．E。该患者年龄72岁，出现黄水样阴道分泌物，在排除癌症的情况下应首先考虑萎缩性阴道炎。萎缩性阴道炎多表现为外阴灼热、瘙痒及阴道分泌物增多。阴道分泌物稀薄，淡黄色，严重呈脓血性白带。妇科检查可见阴道黏膜充血伴散在出血点，有时可见浅表溃疡。病理性子宫颈糜烂样改变与宫颈息肉均属于慢性子宫颈炎症，有症状者表现为阴道分泌物增多，接触性出血。无排卵性异常子宫出血主要由于下丘脑 - 垂体 - 卵巢轴功能异常引起，好发于青春期和绝经过渡期。子宫黏膜下肌瘤好发于30～50岁女性，表现为白带增多，经量增多、经期延长。

54．E。对宫颈糜烂样改变伴有分泌物增多、乳头状增生或接触性出血者，可给予局部物理治疗，包括激光、冷冻、微波等方法。治疗时间选择在月经干净后3～7天内进行。该患者宫颈呈糜烂样改变，分泌物为脓性，说明有感染，应在局部消炎后行物理治疗。

55．A。急性盆腔炎常见症状为起病时下腹疼痛，活动后加重，体温可达38～40℃。典型体征为急性面容，下腹压痛。宫颈举痛，活动受限。急性盆腔炎患者行血常规检查，白细胞计数增高，血沉快多可确诊。急性阑尾炎表现为右下腹麦氏点固定压痛。卵巢肿瘤蒂扭转通常发生于体位突变时，常伴恶心、呕吐甚至休克。

56．E。滴虫阴道炎多表现为大量稀薄泡沫状的阴道分泌物及外阴瘙痒，妇科检查见阴道黏膜充血，严重者有散在出血斑点。检查滴虫最简单的方法是生理盐水悬滴法，在阴道分泌物中找到滴虫即可确诊。

57．B。阴道毛滴虫适宜在温度25～40℃、pH值5.2～6.6的潮湿环境中生长，在pH值5以下或7.5以上的环境中则不生长。滴虫阴道炎患者的阴道pH值为5～6.5。对有阴道炎症状和

体征的患者，阴道分泌物中找到滴虫即可确诊。

58．D。滴虫阴道炎多表现为大量稀薄泡沫状的阴道分泌物及外阴瘙痒。妇科检查见阴道黏膜充血，严重者有散在出血斑点。细菌性阴道病曾被命名为非特异性阴道炎，有症状者多表现为阴道分泌物增多，伴鱼腥臭味，性交后加重。外阴阴道假丝酵母菌病（念珠菌性阴道炎）典型阴道分泌物呈白色稠厚凝乳状或豆渣样。淋球菌性阴道炎表现为尿频、尿急、尿痛，白带增多呈黄色、脓性。

59．C。检查滴虫最简单的方法是生理盐水悬滴法，在阴道分泌物中找到滴虫即可确诊。

60．E。甲硝唑具有强大的抗厌氧菌和抗原虫的作用，是治疗阴道滴虫病的首选药。外阴阴道假丝酵母菌病可选用咪康唑栓剂、制霉菌素栓剂等阴道给药。

61．E。子宫颈炎症有症状者可表现为阴道分泌物增多，呈乳白色黏液状、淡黄色脓性或血性。妇科检查可见子宫颈充血、水肿、黏膜外翻，子宫颈管黏膜质脆，易出血。慢性子宫颈炎以局部治疗为主，物理治疗是最常用的有效治疗方法。糜烂样改变伴有分泌物增多、乳头状增生或接触性出血者，可给予激光、冷冻、微波等物理治疗。

62．C。子宫颈炎症物理治疗后禁性交、盆浴和阴道冲洗4～8周。慢性子宫颈炎以局部治疗为主，物理治疗是最常用的有效治疗方法。治疗前做常规宫颈刮片检查，排除子宫颈癌。物理治疗后创面恢复需要3～4周，病变较深者需要6～8周。治疗后阴道分泌物增多，有大量黄水流出，1～2周脱痂时可有少许出血。

63．D。刮宫术、宫腔镜检查等由于手术所致生殖道黏膜损伤、出血、坏死，可导致病原体上行感染，引起急性盆腔炎。常见症状为下腹痛、发热、异常阴道分泌物或异常阴道出血。妇科检查可发现宫颈举痛或宫体压痛或附件区压痛。异位妊娠可出现不规则阴道流血，未破裂前表现为一侧下腹隐痛或酸胀感，破裂时突感下腹撕裂样疼痛。急性宫颈炎表现为阴道分泌物增多，伴接触性出血。急性阑尾炎表现为右下腹麦氏点固定压痛。

64．A。急性盆腔炎患者行血常规检查，白细胞

计数增高，血沉快多可确诊。

65. D。淋病治疗原则是及时、足量、规范应用抗生素。由于耐青霉素、四环素及喹诺酮的菌株增多，目前选用的抗生素以第三代头孢菌素为主。

66. D。淋病患者可采用分泌物涂片检查，显微镜下见多核白细胞内找到肾型革兰染色阴性双球菌 6 对以上可确诊。但检出率较低。

67. B。急性淋病在感染淋病后 1～14 天出现尿频、尿急、尿痛等急性尿道炎的症状，白带增多呈黄色、脓性，外阴部红肿、有烧灼样痛，继而出现前庭大腺炎、急性宫颈炎的表现。细菌性阴道病有症状者多表现为阴道分泌物增多，伴鱼腥臭味，性交后加重。急性前庭大腺炎表现为局部皮肤红肿、灼热、压痛，但不会出现尿道刺激症状。

68. D。淋病是由淋病奈瑟菌引起的泌尿生殖系统化脓性感染，属于肾型革兰染色阴性双球菌。

69. C。淋病潜伏期短，一般 1～10 天，平均 3～5 天。约 50%～70% 的患者感染淋病奈瑟菌后无症状，易被忽视或致他人感染。最早在感染淋病后 1～14 天可出现尿频、尿急、尿痛等急性尿道炎的症状。白带增多呈黄色、脓性，外阴部红肿、有烧灼样痛，继而出现前庭大腺炎、急性宫颈炎的表现。未经治疗，淋病奈瑟菌可上行感染引起子宫内膜炎、输卵管炎、输卵管积脓、盆腔腹膜炎、输卵管卵巢脓肿、盆腔脓肿等，导致淋菌性盆腔炎。

70. A。淋病治疗原则是及时、足量、规范应用抗生素。由于耐青霉素、四环素及喹诺酮的菌株增多，目前选用的抗生素以第三代头孢菌素为主。部分淋病患者同时合并沙眼衣原体感染，可同时使用抗衣原体药物如阿奇霉素或多西环素。在症状发作前或确诊前 60 天内与患者有过性接触的所有性伴侣均应作淋病奈瑟菌和沙眼衣原体的检查和治疗。患者于治疗结束后 2 周内，在无性接触史情况下的治愈标准为：临床症状和体征全部消失；治疗结束后 4～7 天取宫颈管分泌物作涂片及细菌培养，连续 3 次均为阴性。

71. B。前庭大腺炎表现为局部皮肤红肿、灼热、压痛明显。可致行走不便，有时会致大小便困难。脓肿形成时，疼痛加剧，可触及波动感。

72. E。外阴阴道假丝酵母菌病（念珠菌性阴道炎）典型阴道分泌物呈白色稠厚凝乳状或豆渣样。

73. D。滴虫阴道炎多表现为大量稀薄泡沫状的阴道分泌物及外阴瘙痒。

74. B。滴虫阴道炎患者每晚用酸性药液，如 1% 乳酸或 0.1%～0.5% 醋酸溶液冲洗阴道。

75. A。外阴阴道假丝酵母菌病治疗可用 2%～4% 碳酸氢钠溶液冲洗阴道或坐浴。

76. A。滴虫阴道炎多表现为大量稀薄泡沫状的阴道分泌物。

77. B。外阴阴道假丝酵母菌病典型阴道分泌物呈白色稠厚凝乳状或豆渣样。

第十五节　月经失调

1. C。排卵障碍性异常子宫出血简称功血，是由于生殖内分泌轴功能紊乱引起的异常子宫出血，但全身及内外生殖器官无明显器质性病变，可发生在月经初潮至绝经的任何年龄。排卵性功血多由黄体功能异常引起，好发于育龄期妇女。绝经过渡期卵巢功能衰退，对促性腺激素反应低下，导致卵泡发育受阻，可引起无排卵性异常子宫出血。

2. B。有排卵型功血多由黄体功能异常引起，好发于育龄期妇女。黄体功能不足表现为月经周期缩短，月经频发；子宫内膜不规则脱落多为月经周期正常，经期延长达 9～10 天，经量可多可少。

3. E。无排卵性异常子宫出血最常见的症状是子宫不规则出血，表现为月经周期紊乱、经期长短不一、流血量时多时少，甚至大量出血。出血期一般无腹痛或不适。出血量多或时间长者常伴有贫血，甚至休克。

4. C。无排卵性异常子宫出血最常见的症状是子宫不规则出血，表现为月经周期紊乱、经期长短不一、流血量时多时少，甚至大量出血。出血期一般无腹痛或不适。出血量多或时间长者常伴有贫血，甚至休克。

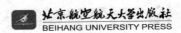

5．E。诊断性刮宫可同时达到止血和明确诊断的目的。多于月经前 3 ～ 7 天或月经来潮 6 小时（不超过 12 小时）内刮宫确定排卵和黄体功能。

6．E。排卵障碍性异常子宫出血患者大剂量雌激素治疗时，部分患者可能引起恶心、呕吐、头昏、乏力等不良反应，宜在睡前服用。

7．E。排卵型功血由黄体功能异常引起，应恢复黄体功能。青春期及育龄期无排卵性异常子宫出血以止血、调整周期、促进排卵为原则。绝经过渡期无排卵性异常子宫出血以止血、调整周期、减少经量、预防子宫内膜病变为原则。

8．E。应用大剂量雌激素可迅速提高血雌激素水平，促使子宫内膜生长，短期内修复创面而止血，适用于血红蛋白低于 80g/L 的青春期患者。绝经过渡期无排卵性异常子宫出血以止血、调整周期、减少经量、预防子宫内膜病变为原则。

9．B。失血量过多患者，应及时补液，防止低血容量性休克。

10．E。继发性闭经的发生率明显高于原发性闭经。按生殖轴病变和功能失调的部位分为下丘脑性闭经、垂体性闭经、卵巢性闭经、子宫性闭经以及其他内分泌功能异常引起的闭经。继发性闭经中最常见的类型是下丘脑性闭经。

11．D。继发性闭经中最常见的类型是下丘脑性闭经。下丘脑性闭经指中枢神经系统及下丘脑各种功能和器质性疾病引起的闭经，以功能性原因为主。

12．E。继发性痛经指由盆腔器质性疾病如子宫内膜异位症、盆腔炎等引起的痛经。原发性痛经生殖器官无器质性病变，好发于青少年期，主要症状是月经期下腹痛，以坠胀痛为主，严重者呈痉挛痛，最早出现于经前 12 小时，行经第 1 天最剧烈，持续 2 ～ 3 天后可缓解。

13．E。大剂量雌孕激素不能用于治疗痛经。痛经应避免精神刺激和过度疲劳，以对症治疗为主，主要目的是缓解疼痛及其伴随症状。应重视精神心理治疗，阐明月经期轻度不适是生理反应，必要时可给予镇痛、镇静、解痉治疗。常用治疗痛经的药物包括避孕药（通过抑制排卵，抑制子宫内膜生长，降低前列腺素和加压素水平而缓解疼痛）、前列腺素合成酶抑制剂如布洛芬、双氯那酸、萘普生等。腹部局部热敷和进食热的饮料如热汤或热茶，可缓解疼痛。

14．B。常用治疗痛经的药物包括避孕药、前列腺素合成酶抑制剂。避孕药通过抑制排卵，抑制子宫内膜生长，降低前列腺素和加压素水平而缓解疼痛。

15．A。妇女围绝经期突出表现为潮热，为血管舒缩功能不稳定所致，是雌激素低落的特征性症状，其特点是反复出现短暂的面部、颈部及胸部皮肤阵阵发红，伴有发热，继之出汗，一般持续 1 ～ 3 分钟。

16．B。围绝经期最早的变化是卵巢功能的衰退，继后下丘脑 - 垂体功能退化。

17．E。月经稀发指月经周期超过 35 天。月经频发指月经周期少于 21 天。

18．E。血栓性静脉炎不适宜激素替代治疗。激素治疗的适应证包括绝经相关症状（如血管舒缩症状、泌尿生殖道萎缩症状、神经精神症状等）；有骨质疏松症的危险因素（含低骨量）及绝经后骨质疏松症。血管舒缩症状主要表现为潮热、多汗。泌尿生殖道萎缩症状包括外阴阴道干燥或瘙痒、性交困难疼痛、性欲低下等。神经精神症状包括出现激动易怒、焦虑、多疑、抑郁等。

19．E。绝经综合征患者不需要强调卧床休息，进行适当体育锻炼对健康有益，可以延缓骨质疏松的发生。大多数围绝经期妇女可以通过加强自我保健，寻求医疗辅助，缓解或减轻绝经综合征症状。围绝经期妇女出现综合征的轻重差异很大，有些妇女不需治疗，有的妇女则需要医疗干预才能控制症状。使用激素治疗患者应以生理性补充、个体化治疗为原则，并进行自我监测，定期随访观察，一旦出现子宫不规则出血应及时就诊。围绝经期妇女应加强营养，增加钙和维生素 D 的摄入，保证休息和睡眠时间。

20．D。黄体萎缩不全（子宫内膜不规则脱落）表现为月经正常，但经期延长，病理为混合型子宫内膜，即残留的分泌期内膜与出血坏死组织及新增生的内膜混合共存；黄体功能不足子宫内膜形态一般表现为分泌期内膜，腺体分泌不良；无排卵性异常子宫出血子宫内膜受雌激素持续作用而无孕激素拮抗,可发生不同程度的增生性改变。

21．A。无排卵性异常子宫出血子宫内膜受雌激素持续作用而无孕激素拮抗,可发生不同程度的增生性改变,少数亦可呈萎缩性改变。黄体功能不足子宫内膜形态一般表现为分泌期内膜,腺体分泌不良;子宫内膜不规则脱落常表现为混合型子宫内膜,即残留的分泌期内膜与出血坏死组织及新增生的内膜混合共存。

22．D。子宫内膜不规则脱落(黄体萎缩不全)多为月经周期正常,经期延长达 9 ～ 10 天,经量可多可少。黄体功能异常者在月经期第 5 ～ 6 天刮宫,增生期和分泌期内膜共存可确诊子宫内膜不规则脱落。

23．D。该患者 46 岁,月经不规律,停经 48 天,发生阴道大出血,考虑为绝经过渡期无排卵性异常子宫出血。绝经过渡期以止血、调整周期、减少经量、预防子宫内膜病变为原则。首选的止血方法为刮宫术。刮宫术可立即有效止血,并了解子宫内膜病理。

24．E。该患者 14 岁,月经周期紊乱,月经 10 余天未止且量多,基础体温单相型,考虑为青春期无排卵性异常子宫出血。孕激素有致热作用,即排卵后体温上升 0.3 ～ 0.5℃,有排卵者的基础体温曲线呈双相型,无排卵者基础体温始终处于较低水平,呈单相型。单纯应用大剂量雌激素可促使子宫内膜迅速生长,短期内修复创面而止血,也称"子宫内膜修复法",适用于急性大量出血的患者。

25．A。该患者人工流产术后 3 年一直无月经来潮,黄体酮试验(-),雌激素试验(-),考虑为子宫性闭经。子宫性闭经可因感染、创伤导致宫腔粘连而引起。孕激素试验如肌内注射黄体酮,停药后出现撤退性出血(阳性反应),提示子宫内膜已受一定水平雌激素影响。停药后无撤退性出血(阴性反应),应进一步行雌孕激素序贯试验。雌孕激素序贯试验为服用足够量的雌激素,连服 20 ～ 30 天后加用孕激素,停药后无撤退性出血为阴性,应重复一次试验,若仍无出血,提示子宫内膜有缺陷或被破坏,可诊断为子宫性闭经。

26．B。该患者 14 岁,月经不规律,持续 10 天未净,

经量多,基础体温呈单相型,考虑为青春期无排卵性异常子宫出血。青春期及育龄期无排卵性异常子宫出血以止血、调整周期、促进排卵为原则。首选性激素止血,应用性激素止血后,必须调整月经周期。性激素联合用药的止血效果优于单一用药,可应用雌孕激素序贯疗法、雌孕激素联合疗法或后半周期疗法调整月经周期。

27．C。雌、孕激素联合治疗,目前使用第三代短效口服避孕药,用法为每次 1 ～ 2 片,每 6 ～ 12 小时 1 次,血止 3 天后按每 3 天减量 1/3,逐渐减量至每天 1 片,维持至出血停止后 21 天周期结束。

28．C。原发性痛经多于初潮后 1 ～ 2 年发病。主要症状是月经期下腹痛,以坠胀痛为主,严重者呈痉挛痛,疼痛多位于下腹正中,可放射到外阴、腰骶部,伴恶心、呕吐、头晕、出冷汗、面色苍白等。继发性痛经指盆腔器质性疾病如子宫内膜异位症、盆腔炎等引起的痛经。该患者无性生活史,可排除异位妊娠破裂。卵巢肿瘤蒂扭转多在体位突变时出现,表现为突发一侧下腹剧痛,常伴恶心、呕吐甚至休克。

29．E。痛经以对症治疗为主,主要目的是缓解疼痛及其伴随症状,不需要在经前服用止痛药物。应重视精神心理治疗,阐明月经期轻度不适是生理反应,必要时可给予镇痛、镇静、解痉治疗。腹部局部热敷和进食热的饮料如热汤或热茶,可缓解疼痛。足够的休息和睡眠、充分的营养摄入、规律而适度的锻炼、戒烟等均对缓解疼痛有一定的帮助。

30．D。黄体功能不足表现为月经周期缩短,月经频发,易并发不孕或妊娠早期流产史。

31．A。无排卵性异常子宫出血最常见的症状是子宫不规则出血,表现为月经周期紊乱、经期长短不一、流血量时多时少,甚至大量出血。出血期一般无腹痛或不适。出血量多或时间长者常伴有贫血,甚至休克。

32．E。子宫内膜不规则脱落(黄体萎缩不全)多为月经周期正常,经期延长达 9 ～ 10 天,经量可多可少,好发于产后或流产后。

第十六节　妊娠滋养细胞疾病

1. B。葡萄胎恶变率各国说法不一，国外文献报道为 2%～20%，平均约 15% 左右。国内认为部分性葡萄胎发生子宫局部侵犯的几率约为 4%，一般不发生转移。完全性葡萄胎发生子宫局部侵犯和（或）远处转移的几率约为 15% 和 4%。

2. D。妊娠滋养细胞疾病良性病变有葡萄胎，可分为部分性葡萄胎与完全性葡萄胎，后者多见；恶性病变可分为侵蚀性葡萄胎和绒毛膜癌。异位妊娠不属于妊娠滋养细胞疾病。

3. D。葡萄胎病变局限于宫腔内，不侵袭肌层，无远处转移，镜下为滋养细胞不同程度增生，绒毛间质水肿，间质内血管稀少或消失。绒毛膜癌镜下表现为滋养细胞不形成绒毛或水泡状结构，极度不规则增生，排列紊乱，广泛侵入子宫肌层及血管，周围大片出血、坏死。

4. D。滋养细胞疾病共同的病理变化特点是滋养细胞呈不同程度的增生。葡萄胎病变局限于宫腔内，不侵袭肌层，无远处转移，镜下为滋养细胞不同程度增生，绒毛间质水肿，间质内血管稀少或消失。绒毛膜癌易早期血行转移，镜下表现为滋养细胞不形成绒毛或水泡状结构，极度不规则增生，排列紊乱，广泛侵入子宫肌层及血管，周围大片出血、坏死。侵蚀性葡萄胎侵入子宫肌层或转移至子宫外，镜下可见水泡状组织，绒毛结构及滋养细胞增生和分化不良，绒毛结构也可退化，仅见绒毛阴影。

5. C。葡萄胎患者无呼吸困难的表现。停经 8～12 周左右不规则阴道流血是葡萄胎最常见的症状。可出现阵发性下腹痛，是由于葡萄胎增长迅速和子宫过度快速扩张所致，如黄素化囊肿扭转或破裂时则可出现急性腹痛。多数患者子宫大于停经月份，质地变软，其原因为葡萄胎迅速增长及宫腔内积血所致。可于妊娠 24 周前甚至妊娠早期，出现高血压、蛋白尿和水肿，易发展为子痫前期，但子痫罕见。

6. A。停经 8～12 周左右不规则阴道流血是葡萄胎最常见的症状。多数患者子宫大于停经月份，质地变软，其原因为葡萄胎迅速增长及宫腔内积血所致。妊娠呕吐出现早，症状重，持续时间长。

可出现阵发性下腹痛，是由于葡萄胎增长迅速和子宫过度快速扩张所致，如黄素化囊肿扭转或破裂时则可出现急性腹痛。无头晕、头痛的表现。

7. C。年轻未生育患者在葡萄胎术后不常规推荐预防性化疗。对于年龄大于 40 岁、刮宫前 hCG 值异常升高、刮宫后 hCG 值不进行性下降、子宫比相应的妊娠月份明显大或短期内迅速增大、黄素化囊肿直径＞6cm、滋养细胞高度增生或伴有不典型增生、出现可疑的转移灶或无条件随访的患者可采用预防性化疗，但不能替代随访。

8. E。卵巢黄素化囊肿 3cm 者不推荐预防性化疗。对于年龄大于 40 岁、刮宫前 hCG 值异常升高、刮宫后 hCG 值不进行性下降、子宫比相应的妊娠月份明显大或短期内迅速增大、黄素化囊肿直径＞6cm、滋养细胞高度增生或伴有不典型增生、出现可疑的转移灶或无条件随访的患者可采用预防性化疗，但不能替代随访。

9. C。葡萄胎随访期间严格避孕 1 年，hCG 下降缓慢者，延长避孕时间。一经确诊，应及时清宫。一般选用吸刮术，具有手术时间短、出血少、不易发生子宫穿孔等优点。清宫应在手术室内进行，术中严密观察血压、脉搏、呼吸，建立有效的静脉通路，备血，准备缩宫素、抢救药品及物品，以防大出血造成的休克。对于有恶变高危因素的清宫术后患者，可采用预防性化疗，但不能替代随访。hCG 定量测定是随访最重要的项目，清宫后随访每周 1 次，直到连续 3 次阴性，随后每个月 1 次共 6 个月，再每 2 个月 1 次共 6 个月，自第 1 次阴性后共计 1 年。

10. E。葡萄胎患者首选安全套避孕，也可口服避孕药，但不选用宫内节育器，以免混淆子宫出血的原因或穿孔。

11. B。hCG 定量测定是葡萄胎随访最重要的项目。葡萄胎清宫后每周 1 次，直到连续 3 次阴性，随后每个月 1 次共 6 个月，再每 2 个月 1 次共 6 个月，自第 1 次阴性后共计 1 年。

12. E。侵蚀性葡萄胎绒毛结构及滋养细胞增生和分化不良，绒毛结构也可退化，仅见绒毛阴影。绒毛膜癌镜下滋养细胞极度不规则增生，绒毛或水泡状结构消失。因此，鉴别标准为镜下是否可见绒毛结构。

13．B。妊娠滋养细胞肿瘤最常见的转移部位依次是肺（80%），其次是阴道（30%）、盆腔（20%）、脑（10%）、肝（10%）等。

14．A。绒毛膜癌镜下滋养细胞极度不规则增生，绒毛或水泡状结构消失。侵蚀性葡萄胎镜下绒毛结构及滋养细胞增生和分化不良，绒毛结构也可退化，仅见绒毛阴影。

15．B。妊娠滋养细胞肿瘤最常见的转移部位依次是肺（80%），其次是阴道（30%）、盆腔（20%）、脑（10%）、肝（10%）等。

16．C。绒毛膜癌是滋养细胞的恶性病变，无胎盘结构。绒毛膜癌可突向宫腔或穿破浆膜，广泛侵入子宫肌层并破坏血管，造成出血坏死。恶性程度极高，发生转移早而广泛，镜下滋养细胞极度不规则增生，绒毛或水泡状结构消失。

17．C。绒毛膜癌可继发于葡萄胎妊娠，也可继发于流产、足月妊娠、异位妊娠。可突向宫腔或穿破浆膜，广泛侵入子宫肌层并破坏血管，造成出血坏死，恶性程度极高，发生转移早而广泛，镜下滋养细胞极度不规则增生，绒毛或水泡状结构消失。侵蚀性葡萄胎绒毛结构及滋养细胞增生和分化不良，绒毛结构也可退化，仅见绒毛阴影。葡萄胎滋养细胞不同程度增生，绒毛间质水肿，间质内血管稀少或消失。

18．D。绒毛膜癌患者滋养细胞极度不规则增生，分泌大量绒毛膜促性腺激素（hCG），大量hCG刺激卵巢卵泡内膜细胞发生黄素化而形成囊肿，称为卵巢黄素化囊肿。常为双侧性，壁薄，表面光滑。

19．A。绒毛膜癌最常见的症状是不规则阴道流血，多见于葡萄胎排空、流产或足月产后。

20．A。绒毛膜癌易早期血行转移，其转移部位的共同特点是局部出血。

21．B。滋养细胞疾病（绒毛膜癌）是所有肿瘤中对化疗最为敏感的一种，随着化疗的方法学和药物学的快速进展，绒毛膜癌患者的死亡率已大为下降。

22．C。脑转移患者入液量应限制在2000～3000ml，以防止加重脑水肿，同时控制钠的摄入量。

23．D。妊娠滋养细胞肿瘤有阴道转移者禁止做不必要的检查和阴道窥器检查，尽量卧床休息，密切观察阴道转移灶有无破溃出血。配血备用，准备好各种抢救器械和物品（输血、输液用物、长纱条、止血药物、照明灯及氧气等）。应尽量卧床休息，注意外阴清洁，避免增加腹压（保持大便通畅），避免性生活，严禁阴道冲洗。推荐高蛋白、高维生素、易消化的饮食，以增强机体的抵抗力。

24．E。绒毛膜癌无转移灶表现的患者不必绝对卧床休息。妇科肿瘤化疗中常用的顺铂、甲氨蝶呤等有肾毒性，应仔细观察尿量，监测肾功能。化疗时应根据体重来正确计算和调整药量，一般在每个疗程的用药前及用药中各测一次体重。遵循长期补液保护血管的原则，有计划地穿刺，用药前先注入少量生理盐水，确认针头在静脉中后再注入化疗药物。防止药物外渗，一旦怀疑或发现药物外渗应重新穿刺，遇到局部刺激较强的药物，需立即停止滴入并给予局部冷敷，同时用生理盐水或普鲁卡因局部封闭，以后用金黄散外敷，防止局部组织坏死、减轻疼痛和肿胀。

25．D。该患者平素月经规律，此次月经过期15天，自觉恶心、呕吐严重，检查子宫如孕3个月大小，最可能的诊断为葡萄胎。多数葡萄胎患者的子宫大于停经月份，质地变软，呕吐出现时间一般较正常妊娠早，症状严重，且持续时间长。

26．C。停经8～12周左右开始不规则阴道流血是葡萄胎最常见的症状，多数患者子宫大于停经月份，质地变软，伴血清hCG水平异常升高。B超是诊断葡萄胎的可靠和敏感的检查方法，表现为无胎心搏动或妊娠囊，呈落雪状改变。超声检查还可用于检查羊水过多，通过羊水指数或最大羊水暗区的垂直深度加以判断。若为子宫肌瘤，B超可明确诊断并确定肌瘤大小、数目及部位。

27．D。停经8～12周左右开始不规则阴道流血是葡萄胎最常见的症状，多数患者子宫大于停经月份，质地变软，伴血清hCG水平异常升高。B超是诊断葡萄胎的可靠和敏感的检查方法，表现为无胎心搏动或妊娠囊，呈落雪状改变。若为双胎妊娠，在妊娠12周后可有两个胎头显像。超声检查还可用于检查羊水过多，通过羊水指数或最大羊水暗区的垂直深度加以判断。若为先兆流产，则表现为子宫大小与孕周相符，超声检查应有胎心搏动。若为子宫肌瘤，B超可明确诊断并确定肌瘤大小、数目及部位。

28．A。该患者停经2.5个月，阴道流血，子宫为妊娠12周大小，质软，双侧附件有直径3cm囊性肿物，诊断可能为葡萄胎。大量绒毛膜促性腺激素刺激卵巢卵泡内膜细胞发生黄素化而形成囊肿，常为双侧性，壁薄，表面光滑。停经8～12周左右开始不规则阴道流血是葡萄胎最常见的症状，多数患者子宫大于停经月份，质地变软，伴血清hCG水平异常升高，血β-hCG超过100kU/L甚至达1500～2000kU/L。此时应检查血hCG水平，若处于高值范围且持续不降，则应高度怀疑葡萄胎。

29．A。该患者葡萄胎清宫术后5个月，出现阴道流血，首先考虑发生了侵蚀性葡萄胎。葡萄胎排空后半年内恶变者多为侵蚀性葡萄胎，1年以上恶变者多为绒毛膜癌，半年至1年者两者均有可能。侵蚀性葡萄胎全部继发于葡萄胎，滋养细胞侵入子宫肌层或转移至子宫外，表现为葡萄胎排空后4～6周子宫仍未恢复正常大小，阴道持续出现不规则阴道流血。

30．A。妊娠滋养细胞肿瘤若发生阴道转移灶破溃大出血，应立即通知医师并配合抢救，用长纱条填塞阴道压迫止血。应尽量卧床休息，注意外阴清洁，避免增加腹压（保持大便通畅），避免性生活和不必要的阴道、盆腔检查，严禁阴道冲洗。填塞的纱条必须于24～48小时内如数取出，取出时必须做好输液、输血及抢救的准备。若出血未止，可用无菌纱条重新填塞，记录取出和再次填入纱条数量，给予输血、输液。出现转移灶症状时，应尽快开始化学治疗。

31．D。前置胎盘出血的原因为妊娠晚期附着于子宫下段及宫颈内口的胎盘不能相应的伸展，与其附着处的子宫壁错位剥离，血窦破裂出血。该患者停经14周后出现阴道不规则出血，此时胎盘尚未达到出血的条件，可排除。

32．B。停经8～12周左右不规则阴道流血是葡萄胎最常见的症状，多数患者子宫大于停经月份，质地变软，伴血清hCG水平异常升高，血β-hCG超过100kU/L甚至达1500～2000kU/L。

在妊娠24周前甚至妊娠早期，出现高血压、蛋白尿和水肿，易发展为子痫前期。B超是诊断葡萄胎的可靠和敏感的检查方法，表现为无胎心搏动或妊娠囊，呈落雪状改变。先兆流产表现为停经后有少量阴道出血，子宫大小与孕周相符。异位妊娠表现为不规则阴道流血，未破裂前表现为一侧下腹隐痛或酸胀感；流产或破裂时，突感下腹撕裂样疼痛。稽留流产阴道出血量无或少，子宫小于孕周。

33．A。如确诊为葡萄胎，应及时清宫。葡萄胎易复发，清宫后应严密随访，hCG定量测定是随访最重要的项目。指导随访每周1次，直到连续3次阴性，随后每个月1次共6个月，再每2个月1次共6个月，自第1次阴性后共计1年。

34．E。葡萄胎清宫术后2个月，hCG水平持续在正常水平以上，并伴有阴道不规则流血，考虑已发展为侵蚀性葡萄胎。侵蚀性葡萄胎为葡萄胎组织侵入子宫肌层或转移至子宫外所致，多表现为葡萄胎排空后不规则阴道流血，血、尿hCG仍持续高水平，或一度下降后又上升。

35．B。停经8～12周左右不规则阴道流血是葡萄胎最常见的症状，多数患者子宫大于停经月份，质地变软，伴血清hCG水平异常升高，血β-hCG超过100kU/L甚至达1500～2000kU/L。B超是诊断葡萄胎的可靠和敏感的检查方法，表现为无胎心搏动或妊娠囊，呈落雪状改变。先兆流产表现为停经后有少量阴道出血，子宫大小与孕周相符。侵蚀性葡萄胎与绒癌均应有转移灶表现，由葡萄胎组织侵入子宫肌层或转移至子宫外，或突向宫腔、穿破浆膜所致。异位妊娠表现为不规则阴道流血，未破裂前表现为一侧下腹隐痛或酸胀感；流产或破裂时，突感下腹撕裂样疼痛。

36．C。正常情况下，葡萄胎排空后，血清hCG稳定下降，首次降至正常的平均时间大约为9周，一般最长不超过14周。若葡萄胎排空后hCG持续异常，应考虑妊娠滋养细胞肿瘤。

37．E。完全性葡萄胎发生子宫局部侵犯和（或）远处转移的几率约为15%和4%。葡萄胎恶变的高危因素有：hCG＞100 000U/L、子宫明显大于相应孕周、卵巢黄素化囊肿直径＞6cm、年龄＞40岁和重复葡萄胎。不包括已有阴道流血。

38. D。葡萄胎患者清宫后，若连续测定 β-HCG 量呈下降曲线，说明清宫后未见复发趋势，应继续随访观察。随访每周 1 次,直到连续 3 次阴性,随后每个月 1 次共 6 个月,再每 2 个月 1 次共 6 个月,自第 1 次阴性后共计 1 年。

39. C。在正常情况下,葡萄胎排空后,血清 hCG 稳定下降,首次降至正常的平均时间大约为 9 周,一般最长不超过 14 周。若葡萄胎排空后 hCG 持续异常,要考虑妊娠滋养细胞肿瘤。有高危因素如刮宫后 hCG 值不进行性下降者,可采用预防性化疗,但不能替代随访。

40. D。葡萄胎排空后 1 年以上恶变者多为绒毛膜癌,原发灶卵巢黄素化囊肿持续存在,易早期血行转移,最常见的转移部位为肺,表现为咳嗽、咯血、胸痛和呼吸困难。转移至阴道局部可见紫蓝色结节。葡萄胎排空 9 周以上血、尿 hCG 仍持续高水平,或一度下降后又上升,应考虑妊娠滋养细胞肿瘤。葡萄胎排空后半年内恶变者多为侵蚀性葡萄胎,半年至 1 年者绒癌与侵蚀性葡萄胎均有可能。

41. C。绒毛膜癌水泡状组织无固定形态,单个或多个,呈海绵样,可突向宫腔或穿破浆膜,广泛侵入子宫肌层并破坏血管,造成出血坏死,恶性程度极高,发生转移早而广泛,镜下滋养细胞极度不规则增生,绒毛或水泡状结构消失。侵蚀性葡萄胎镜下可见水泡状组织,绒毛结构及滋养细胞增生和分化不良,绒毛结构也可退化,仅见绒毛阴影。

42. B。治疗结束后严密随访,第 1 次在出院后 3 个月,然后每 6 个月 1 次至 3 年,此后每年 1 次直至 5 年,以后每 2 年 1 次。随访期间严格避孕,化疗停止 12 个月后才可考虑妊娠。出院后注意阴道流血情况,有转移灶症状出现时应卧床休息,待病情缓解后再适当活动。

43. A。滋养细胞增生分泌大量绒毛膜促性腺激素（hCG）,大量 hCG 刺激卵巢卵泡内膜细胞发生黄素化而形成囊肿,称为卵巢黄素化囊肿。

44. B。葡萄胎镜下为滋养细胞不同程度增生,绒毛间质水肿且体积增大,间质内血管稀少或消失。绒毛膜癌镜下滋养细胞极度不规则增生,绒毛或水泡状结构消失。

45. A。葡萄胎病变局限于宫腔内,不侵袭肌层,无远处转移。镜下为滋养细胞不同程度增生,绒毛间质水肿且体积增大,间质内血管稀少或消失。

46. C。侵蚀性葡萄胎患者水泡状组织侵入子宫肌层或转移至子宫外。镜下可见水泡状组织,绒毛结构及滋养细胞增生和分化不良,绒毛结构也可退化,仅见绒毛阴影。绒毛膜癌水泡状组织可突向宫腔或穿破浆膜,广泛侵入子宫肌层并破坏血管,造成出血坏死,恶性程度极高,发生转移早而广泛,镜下滋养细胞极度不规则增生,绒毛或水泡状结构消失。

47. B。绒毛膜癌镜下滋养细胞极度不规则增生,绒毛或水泡状结构消失。

第十七节　妇科恶性肿瘤化疗

1. A。从细胞动力学角度可分为细胞周期非特异药物、细胞周期特异性药物与细胞周期时相特异性药物。细胞周期特异性药物作用于细胞增殖的全部或大部分周期时相,如氟尿嘧啶等抗代谢类药物。

2. D。抗肿瘤植物药有长春碱、长春新碱及紫杉醇。长春碱类主要干扰细胞内纺锤体的形成,使细胞停留在有丝分裂中期。多柔比星（阿霉素）属于抗生素类抗肿瘤药。顺铂属于铂类化合物抗肿瘤药。氮芥属于烷化剂类抗肿瘤药。

3. B。皮疹最常见于应用甲氨蝶呤后,严重者可引起剥脱性皮炎。环磷酰胺最典型的不良反应为出血性膀胱炎。顺铂最典型的不良反应为肾毒性、肾小管损害。阿霉素、紫杉醇等药物可造成心功能损伤。氮芥对局部刺激较大,注入皮下可引起组织坏死。

4. B。顺铂、甲氨蝶呤等由肾脏排泄,大剂量应用时其代谢产物溶解性差,尤其在酸性环境中易形成沉淀物,堵塞肾小管,导致肾衰竭。环磷酰胺对膀胱有损害,最典型的不良反应为出血性膀胱炎。长春新碱对神经系统有毒性作用,表现为指、趾端麻木,复视等。紫杉醇可造成心功能损伤。

5. B。化疗过程中最严重的不良反应为骨髓抑制。

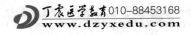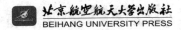

主要表现为外周血液中的白细胞及血小板计数的下降。

6．C。脱发最常见于应用放线菌素D（更生霉素）者，1个疗程即可全脱，但停药后均可生长。氮芥对局部刺激较大，注入皮下可引起组织坏死。氟尿嘧啶特殊不良反应有外周神经病变。长春新碱对神经系统有毒性作用，表现为指、趾端麻木，复视等。皮疹最常见于应用甲氨蝶呤后，严重者可引起剥脱性皮炎。

7．A。5-氟尿嘧啶有明显的胃肠道反应，包括恶心、呕吐、腹泻和口腔溃疡，严重时可发生假膜性肠炎。

8．A。化疗过程中最常见和最严重的不良反应为骨髓抑制（造血功能障碍）。主要表现为外周血液中的白细胞及血小板计数的下降。

9．E。血小板计数< $50×10^9$/L，可引起皮肤或黏膜出血，应减少活动，增加卧床休息时间；血小板计数< $20×10^9$/L有自发性出血可能，必须绝对卧床休息，遵医嘱输入血小板浓缩液。

10．D。化疗药物应现配现用，一般常温下不超过1小时。遵循长期补液保护血管的原则，有计划地穿刺，合理使用血管。一旦怀疑或发现药物外渗应重新穿刺，遇到局部刺激较强的药物，需立即停止滴入并给予间断冰敷24小时，同时用生理盐水或普鲁卡因局部封闭，以后用金黄散外敷，防止局部组织坏死、减轻疼痛和肿胀。肢体抬高48小时，报告医师并记录。动脉灌注化疗后某些患者可出现穿刺局部血肿甚至大出血，术后应用沙袋压迫穿刺部位6小时，穿刺肢体制动8小时，卧床休息24小时。

11．A。化疗过程中最常见和最严重的不良反应为骨髓抑制，主要表现为外周血液中的白细胞及血小板计数的下降。

12．C。放射治疗中，骨髓抑制常见于大面积照射时，每周应检查1次白细胞和血小板，如白细胞降至3000/mm³或血小板降至80 000/mm³时，应暂停放疗。

13．E。化疗的过程中患者出现腹泻，应立即停止化疗药的使用，并正确收集大便标本。密切观察血常规的变化趋势，如果在用药前白细胞低于

$4.0×10^9$/L，血小板低于$50×10^9$/L者不能用药；患者在用药过程中如白细胞低于$3.0×10^9$/L需考虑停药；用药后1周继续监测各项化验指标，如有异常及时处理。出现口腔溃疡时，应调整饮食，减轻溃疡疼痛，但未达到停药的程度。

14．D。化疗过程中最常见和最严重的不良反应为骨髓抑制。主要表现为外周血液中的白细胞及血小板计数的下降。

15．E。化疗遵循长期补液保护血管的原则，有计划地穿刺，用药前先注入少量生理盐水，确认针头在静脉中后再注入化疗药物。一旦怀疑或发现药物外渗应停止注入并重新穿刺，遇到局部刺激较强的药物外渗，需立即停止滴入并给予局部冷敷，同时用生理盐水或普鲁卡因局部封闭，以后用金黄散外敷，防止局部组织坏死、减轻疼痛和肿胀。

16．B。化疗时应根据体重来正确计算和调整药量，一般在每个疗程的用药前及用药中各测1次体重，应在早上、空腹、排空大小便后进行测量，酌情减去衣服重量。若体重不准确，用药剂量过大，可发生中毒反应，过小则影响疗效。

17．D。患者在化疗过程中出现恶心、呕吐时，应选择适合患者口味的食物，鼓励进食清淡、易消化、高热量、高蛋白、富含维生素饮食，少吃甜食和油腻食物，少量多餐，同时避免在化疗前后2小时内进食、创造良好的进餐环境等。化疗时应根据体重来正确计算和调整药量，不能因为消化道反应而随意更改用量。

18．B。在卡铂使用后给予紫杉醇，可使紫杉醇的清除率降低，静脉点滴化疗药卡铂＋紫杉醇时，应首先滴入紫杉醇。

19．B。一线化疗是指首次肿瘤细胞减灭术后的化疗。近年来多以铂类药物和紫杉醇为主的化疗药物，选用卡铂＋紫杉醇首次化疗剂量为紫杉醇175mg/m²静滴1次，3小时滴完；卡铂（剂量按AUC=5计算）静滴1次。

20．D。紫杉醇在联合用药时应减少剂量，一般为135～175mg/m²，静脉滴注3小时。紫杉醇为抗细胞微管之抗癌药，可引起过敏反应，因此所有患者在给药之前6～12小时事先给予地塞米松20mg口服。用药前30～60分钟静注H_1

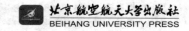

受体拮抗剂如苯海拉明 50mg 或 H_2 受体拮抗剂西咪替丁 300mg。由于紫杉醇有心血管毒性，可引起低血压，用药过程中应严密观察生命体征，注意血压变化。

21. B。卡铂在用药前先用 5% 葡萄糖注射液溶解，浓度为 10mg/ml，再稀释到 0.15mg/ml 静脉滴注。

22. E。血 hCG 测定是妊娠滋养细胞疾病主要的诊断依据，也是随访最重要的项目，在治疗结束后严密随访，第 1 次在出院后 3 个月，然后每 6 个月 1 次至 3 年，此后每年 1 次直至 5 年，以每 2 年 1 次。随访期间严格避孕，化疗停止 12 个月后才可考虑妊娠。

23. A。滋养细胞疾病（绒毛膜癌）是所有肿瘤中对化疗最为敏感的一种，治疗方法首选化疗。

24. B。化疗时应根据体重来正确计算和调整药量，一般在每个疗程的用药前及用药中各测 1 次体重，应在早上、空腹、排空大小便后进行测量，酌情减去衣服重量。若体重不准确，用药剂量过大，可发生中毒反应，过小则影响疗效。

25. C。抗肿瘤抗生素是由微生物产生的具有抗肿瘤活性的化学物质，属细胞周期非特异药物。有抗肿瘤作用的抗生素有放线菌素 D（更生霉素）、丝裂霉素、阿霉素、平阳霉素、博莱霉素等。

26. D。烷化剂类药物的氮芥基团可作用于 DNA、RNA、酶和蛋白质，导致细胞死亡。临床上常用有环磷酰胺、氮芥、卡莫司汀（卡氮芥）和白消安等。

第十八节　妇科腹部手术

1. E。患者术后引流液一般不超过 200ml，性状应为淡血性或浆液性，随后引流量逐渐减少，且颜色逐渐变淡，至 24 小时内引流液小于 10ml，体温正常时可拔除引流管。

2. C。患者妇科腹部术前应学会有效咳嗽、床上使用便器、收缩和放松四肢肌肉的运动等。

3. B。腹部术前 1 天应进行皮肤准备，阴道冲洗，脐部清洁护理和肠道准备；询问患者有无月经来潮；进行配血以预防术中出血过多需要输血；进

行皮试，因为术中或术后需使用抗生素；若患者术前无法安睡可遵医嘱使用镇静药，保证患者睡眠。其中不包括导尿。

4. A。蛛网膜下腔麻醉者（又称腰麻），在术后应去枕平卧 4～6 小时，以防头痛。硬膜外麻醉者，术后可睡软枕平卧，观察 4～6 小时，生命体征平稳后即可采取半卧位。

5. B。妇科患者手术无须考虑身高。应考虑年龄，年龄过大或过小都属于手术危险因素；未婚女性手术时应注意不要损伤阴道处女膜等；若未生育且有生育需求患者，应尽量不选择子宫全切等影响生育的手术；手术的选择一定要遵循个人意愿，尊重患者的自主选择权。

6. E。子宫全切术后患者 3 个月内应禁止性生活，此时伤口未愈合，以免造成伤口裂开和出血、感染等。

7. A。蛛网膜下腔麻醉者（又称腰麻），在术后应去枕平卧 4～6 小时，以防头痛。硬膜外麻醉者，术后可睡软枕平卧，观察 4～6 小时，生命体征平稳后即可采取半卧位。

8. D。子宫全切术后患者 3 个月内应禁止性生活，此时伤口未愈合，以免造成伤口裂开和出血、感染等。

9. E。子宫颈癌的癌前病变称为宫颈上皮内瘤样变（CIN），CIN Ⅰ 级即轻度异型，上皮下 1/3 层细胞核增大；CIN Ⅱ 级即中度异型，上皮下 1/3～2/3 层细胞核明显增大；CIN Ⅲ 级包括重度异型和原位癌，病变细胞几乎全部占据上皮全层。

10. E。一种或多种高危型人乳头瘤病毒（HPV）的持续感染是子宫颈上皮内瘤变和宫颈鳞癌的主要致病因素，常见于有性生活的男、女性，好发于有多个性伴侣、早年性生活、早年分娩和有多次分娩史者，其中原位癌以 30～35 岁高发，浸润癌以 50～55 岁高发。当配偶患有阴茎癌，发生性接触时，易遭到 HPV 的感染，发病几率高。宫颈癌发病率较高，但乳腺癌为女性癌症第 1 位。

11. B。宫颈癌最早期的临床表现是阴道接触性出血，无疼痛等其他症状。中晚期会出现阴道排液，排液多为白色或血性、伴有腥臭味，癌灶向外侵犯后会出现腰骶部或坐骨神经痛，出现尿频、

尿急、便秘，出现肾盂积水及肾功能衰竭，下肢肿痛等。

12．D。癌症晚期可根据癌灶累及范围出现不同的继发性症状，常表现为病变累及盆壁、闭孔神经、腰骶神经等，可出现严重持续性腰骶部或坐骨神经痛。侵犯膀胱或直肠时，可出现尿频、尿急、便秘等。癌肿压迫或累及输尿管时，可引起输尿管梗阻、肾盂积水及肾功能衰竭。当盆腔病变广泛时，可因静脉和淋巴回流受阻，导致下肢肿痛。晚期还可有贫血、恶病质等全身衰竭症状。

13．C。内生型宫颈癌指癌灶向宫颈深部组织浸润，宫颈表面光滑或仅有轻度糜烂，宫颈扩张、肥大变硬，呈桶状，常累及宫旁组织。触之易出血、菜花样赘生物多见于外生性宫颈癌。

14．A。宫颈癌早期常表现为接触性出血，即性生活或妇科检查后有阴道出血。子宫内膜癌和葡萄胎表现为绝经后无诱因性出现阴道流血。先兆流产为妊娠期无诱因性出现少量阴道流血。输卵管癌也可出现无诱因性的少量阴道出血。

15．D。子宫颈癌Ⅲ期时癌灶已扩散盆壁和（或）累及阴道下 1/3，导致肾盂积水或肾衰竭；其中Ⅲ A 期时癌累及阴道下 1/3，但未达盆壁，Ⅲ B 期癌已达盆壁和（或）引起肾盂积水和肾衰竭。当癌浸润已达阴道下 1/3，宫旁浸润已达盆壁时属于Ⅲ B 期。宫颈癌Ⅱ期癌灶已超越宫颈，但未达盆壁，癌累及阴道，但未达阴道下 1/3。Ⅳ期癌播散超出真骨盆或癌浸润膀胱黏膜、直肠黏膜。

16．E。宫颈和宫颈管活组织检查是确定子宫颈癌的最可靠的方法，能够区分子宫颈癌前病变和宫颈癌。碘试验只能检查出宫颈表面糖原含量。染色体检查一般用于产前诊断。阴道镜检查能用来观察病变部位情况，不能区分出两者。宫颈刮片检查用来筛查宫颈癌，但不能准确区分两者。

17．D。宫颈和宫颈管活组织检查是确诊子宫颈癌前病变和子宫颈癌最可靠的方法，任何肉眼可见的病灶均应做单点或多点活检，以提高确诊率。宫颈刮片细胞学检查常用于筛查宫颈癌，不能准确鉴别癌前病变和宫颈癌。

18．C。宫颈癌Ⅰ期时癌灶仅局限于宫颈，此时若行放射治疗，以腔内照射为主，治疗癌症；体外照着为辅，用于预防癌细胞的侵犯。

19．A。Ⅱ A 期时癌灶侵犯阴道上 2/3，无宫旁浸润，Ⅱ B 期即有宫旁浸润，但未达盆壁；当宫颈癌属于Ⅱ A 期以下时可保留卵巢，此时癌灶还未出现宫旁浸润，侵犯卵巢。宫颈癌Ⅲ期癌灶已扩散盆壁和（或）累及阴道下 1/3，导致肾盂积水或肾衰竭；Ⅳ期癌播散超出真骨盆或癌浸润膀胱黏膜、直肠黏膜。

20．C。门诊行常规检查时一般不做刮片检查，发现有接触后出血、宫颈糜烂等怀疑病变时，需做刮片检查。预防宫颈癌的健康宣教包括普及防癌知识，积极治疗宫颈慢性病变，每 1～2 年行妇科检查 1 次，高危人群每半年检查 1 次，有接触性出血和绝经后出血应及时就诊。

21．E。子宫肌瘤的症状与肌瘤的生长部位、有无变性有关，尤其是与肌瘤的生长部位关系最密切，与肌瘤的大小、数目关系不大。即月经的异常与肌瘤的生长部位有关，黏膜下肌瘤和肌壁间大肌瘤都有月经异常，浆膜下肌瘤少见有月经异常。

22．B。根据肌瘤与子宫肌层的关系，可将子宫肌瘤分为肌壁间肌瘤、浆膜下肌瘤和黏膜下肌瘤，以肌壁间肌瘤最常见。

23．C。子宫肌瘤是女性生殖器最常见的良性肿瘤，不易恶变。包括肌壁间肌瘤、浆膜下肌瘤和黏膜下肌瘤，以肌壁间肌瘤最常见。

24．E。肌壁间肌瘤过大可见月经改变，出现月经量增多、经期延长；肌瘤过大时会出现下腹包块，子宫随之增大且表面不规则；常有白带增多，一般无腹痛。发生率占子宫肌瘤总数的 60%～70%，是最常见的子宫肌瘤。

25．B。黏膜下肌瘤的特点为向宫腔方向生长，突出于宫腔，多有月经改变，有肿物脱出于阴道外，常有白带增多，肌瘤脱出时有腹痛。最常见症状为月经过多。

26．C。患者有子宫肌瘤，月经量增多，经期延长，症状明显，子宫较大，说明肌瘤较大或过多，可选择手术治疗。手术治疗是目前子宫肌瘤的主要治疗方法，适用于肌瘤较大、症状明显或经保守治疗无效时。患者 G_2P_1，已育有一子，由于肌瘤过大或过多，可选择子宫切除术。

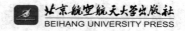

27．B。阴道不规则流血是子宫内膜癌最常见症状和就诊的主要原因，典型表现为绝经后出现阴道流血；内膜癌还表现为内膜异常增生，子宫异常增大。

28．D。子宫内膜癌患者早期症状为阴道不规则流血，最典型症状为绝经后阴道流血。

29．D。绝经后阴道流血是子宫内膜癌最典型的症状，通常出血量不多，绝经后患者可表现为持续或间歇性出血。

30．A。若内膜癌累及宫颈内口，可引起宫腔积脓，出现下腹胀痛及痉挛样疼痛。晚期内膜癌浸润周围组织或压迫神经可引起下腹及腰骶部疼痛。

31．D。子宫内膜癌早期以手术治疗为主，晚期采用手术、孕激素、放疗、化疗等综合治疗。早期内膜癌首选的治疗方法为手术，根据病情选择全子宫及双侧附件切除术等手术方式。

32．E。恶性卵巢肿瘤是女性生殖器三大恶性肿瘤之一，可发生于任何年龄，病死率居妇科恶性肿瘤之首。

33．D。恶性卵巢肿瘤是女性生殖器三大恶性肿瘤之一，可发生于任何年龄，病死率居妇科恶性肿瘤之首，在妇科恶性肿瘤中对妇女健康威胁最大。

34．C。卵巢肿瘤是常见的妇科肿瘤，可发生于任何年龄，其中约20%～25%卵巢恶性肿瘤患者有家族史。卵巢癌的发病还可能与高胆固醇饮食、内分泌因素有关。

35．E。卵巢肿瘤中最常见的功能性肿瘤是颗粒细胞瘤，肿瘤属于低度恶性肿瘤，能分泌雌激素，有女性化作用。

36．A。卵巢肿瘤的并发症有蒂扭转、破裂、感染、恶化，其中蒂扭转是最常见的并发症。

37．A。卵巢良性肿瘤的临床特征为生长缓慢，有腹胀、腹部包块、压迫症状，肿块多为单侧囊性，表面光滑，活动良好。恶性肿瘤生长迅速，有腹胀、腹部包块、腹水、转移症状和恶病质，肿块多为双侧，实性或囊实性，表面不平，固定不动。

38．C。发生急性卵巢肿瘤蒂扭转后，瘤内静脉回流受阻，瘤内极度充血，致瘤体迅速增大，时间过久瘤体可破裂和继发感染。其典型症状为突然发生一侧下腹剧痛，常伴恶心、呕吐甚至休克，盆腔检查可触及张力较大的肿物，压痛以瘤蒂处最剧，并有肌紧张。

39．B。恶性卵巢肿瘤是女性生殖三大恶性肿瘤之一，可发生于任何年龄，病死率居妇科恶性肿瘤之首。

40．C。卵黄囊瘤又称内胚窦瘤，属高度恶性肿瘤，多见于儿童及青少年，多为单侧、体积较大的肿块，易发生破裂，其瘤细胞能够产生甲胎蛋白（AFP），易早期转移，预后差但对化疗敏感。

41．A。无性细胞癌对放疗最敏感，但由于无性细胞癌的患者多年轻，要求保留生育功能，放疗较少应用。内胚窦瘤也叫卵黄囊瘤，对化疗敏感，多使用手术及联合化疗法；颗粒细胞瘤以手术为主，辅以化疗；未成熟畸胎瘤以手术为主；黏液性囊腺癌以手术为主，辅以化疗、放疗及其他综合治疗。

42．B。卵黄囊瘤又称内胚窦瘤，属高度恶性肿瘤，多为单侧、体积较大的肿块，易发生破裂，易早期转移，预后差但对化疗敏感。一般卵巢肿瘤优先选择手术治疗，其治疗原则为手术与化疗联合。

43．C。子宫内膜异位的病因及发病机制至今尚未完全阐明，目前主要有种植学说、体腔上皮化学说、诱导学说、淋巴及静脉播散学说、遗传因素、免疫学说等。

44．B。异位内膜可侵犯全身任何部位，绝大多数位于盆腔脏器和壁腹膜，以卵巢最常见，其次为宫骶韧带。发生于卵巢者，易形成卵巢子宫内膜异位囊肿，内含暗褐色、似巧克力黏糊状陈旧血，又称为卵巢巧克力囊肿。

45．D。继发性、进行性加重的痛经是子宫内膜异位症的最典型症状。出现囊肿破裂时，陈旧血液流出，最先刺激腹膜引起剧烈腹痛，随后出现恶心呕吐、腹肌紧张等急腹症症状，伴肛门坠胀感。

46．B。子宫内膜异位症主要表现为痛经和下腹痛，特点为继发性痛经且呈进行性加重，痛经常于经前1～2天开始，经期第1天最重，以后逐渐减轻并持续至整个月经期。疼痛部位多为下腹深部和腰骶部，并可向会阴、肛门、大腿放射。

疼痛严重程度与病灶大小不成正比，粘连严重的卵巢异位囊肿可能并无任何疼痛。直肠子宫陷凹处的子宫内膜异位症者，可使子宫与周围器官发生粘连，表现为性交不适、性交痛、腰骶部疼痛或肛门坠痛。高达 40% 的患者会出现不孕。

47．E。下腹痛和痛经，继发性、进行性加重的痛经是子宫内膜异位症的最典型症状。还可有月经异常，性交不适，不孕，便血、尿痛、尿频等症状。

48．A。腹腔镜检查是目前公认的诊断子宫内膜异位症的最佳方法，对不明原因不孕或腹痛者是首选的有效诊断方法。通过腹腔镜能同时进行手术，治疗内膜异位症。

49．D。子宫内膜异位症的治疗方法有：药物对症治疗，采用非甾体抗炎药缓解疼痛，但不能阻止病情进展；性激素抑制治疗，常用药物有口服避孕药、高效孕激素、雄激素衍生物等；腹腔镜手术是首选的手术方法，腹腔镜确诊及手术＋药物治疗为子宫内膜异位症的金标准治疗。还可通过中医中药治疗和放射照射治疗，也可尽量使患者早孕，随后注意观察随访。其治疗方法不包括化学药物治疗。

50．B。若切除子宫应无生育需求；患者较年轻时一般会选择保留卵巢，近绝经期患者一般选择切除卵巢，以免其发生肿瘤癌变等。子宫切除手术适用于较年轻无生育要求的患者。

51．C。随着麻醉医学的发展，术前禁食禁饮的时间有所改变。现术前 2 小时开始禁食禁饮；术前 6 小时开始禁食清淡饮食，只能进食清淡流质；术前 8 小时开始禁食肉类、油炸和高脂饮食。术前 1 晚不需禁食，可行清淡饮食。术前 1 天需进行皮肤准备，阴道冲洗，脐部清洁护理和肠道准备，询问患者有无月经来潮；进行配血以预防术中出血过多需要输血；进行皮试，因为术中或术后需使用抗生素；若患者术前无法安睡可遵医嘱使用镇静药，保证患者睡眠。

52．B。子宫平滑肌瘤手术为妇科腹部手术，术前 1 天需常规进行阴道冲洗 2 次，术日晨再次阴道消毒。

53．C。该患者出现性生活后出血，有接触性出血，

可排除卵巢肿瘤、阴道炎症和宫颈肌瘤。检查发现有宫颈轻度糜烂，宫颈刮片细胞学检查结果为巴氏Ⅳ级，为高度可疑癌，可能诊断为子宫颈癌。

54．D。子宫肌瘤的临床表现为月经量增多、经期延长，子宫内有肿物，白带增多，尿频、尿急等压迫症状。

55．D。子宫肌瘤的治疗方法包括手术治疗、药物治疗和随访观察。患者子宫较大，肌瘤应较大，且希望生育，无其他疾病，可以选择肌瘤剔除术。手术治疗是目前子宫肌瘤的主要治疗方法，适用于肌瘤较大、症状明显或经保守治疗无效时。

56．B。一般无症状者，特别是近绝经期患者，选择随访观察，每 3～6 个月随访 1 次。该患者现 49 岁，近绝经期，检查有子宫肌瘤，无相应症状，可选择观察随访、定期复查，无需特殊治疗。

57．C。一般无症状者，特别是近绝经期患者，选择随访观察，每 3～6 个月随访 1 次。该患者现 50 岁，近绝经期，检查有子宫肌瘤，无自觉症状，可选择观察随访、定期复查，无需特殊治疗。

58．E。该患者有阴道分泌物增多伴流血 1 年，检查宫颈有糜烂充血；卵巢癌患者前期多无明显症状，随着肿瘤进展，会出现腹胀、腹部肿块、腹痛及其他消化道症状，晚期有贫血、恶病质等表现，查体时子宫一侧或双侧能触及囊性或实性肿块，宫颈一般无变化。该患者不可能为卵巢癌。宫颈疾病和内膜疾病早期都会表现为阴道流血，不排除这四种疾病。

59．A。一般可通过宫颈刮片细胞学检查筛查子宫颈癌，宫颈和宫颈管活组织检查是确诊子宫颈癌最可靠的方法。内膜疾病的检查方法有分段诊断性刮宫，可区分宫颈和宫腔的病变；吸取分泌物做细胞学检查可用于筛查；还可进行 B 超和宫腔镜等检查。内分泌激素测定不能明确区分两种疾病，影响激素变化的因素过多，不能用来确诊。

60．A。宫颈癌根治术涉及范围广，患者术后反应也较一般腹部手术者大，主要表现为神经损伤难以快速恢复，会影响膀胱功能，易发生尿潴留和排尿困难。腹部手术术后还常规有腹胀、疼痛等，不属于主要并发症。

61．B。宫颈癌根治术涉及范围广，神经损伤难

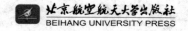

以快速恢复，一般在术后 7～14 天拔除尿管。拔尿管后 4～6 小时测残余尿量 1 次，若超过 100ml 则需继续留置尿管；少于 100ml 者每天测 1 次，2～4 次均在 100ml 以内者说明膀胱功能已恢复。术后要注意观察伤口敷料有无过多的渗血渗液，以防出血过多。手术会清扫病变周围淋巴结，应注意观察有无淋巴囊肿形成。术后应指导患者进行下肢运动，预防下肢静脉血栓的形成。

62．B。患者现停经 42 天，平素采取安全期避孕，避孕效果差，仍有妊娠可能；曾检查有子宫肌瘤，现查体子宫有妊娠 60 天大小，可能为子宫肌瘤合并妊娠，使子宫大于妊娠天数。

63．E。怀疑该患者是子宫肌瘤合并妊娠，若处于妊娠期间，滋养细胞会分泌 hCG，并进入血液、尿液循环，早期妊娠的首选化验检查为血清 hCG 检查；首选的妊娠检查是 B 超。

64．C。现患者妊娠 42 天，处于妊娠早期，早期流产优先选择药物流产，能减少对子宫的伤害。妊娠 7～10 周选择吸宫术；妊娠 10～14 周选择钳刮术；妊娠 13～28 周优先选择引产。

65．D。子宫肌瘤的主要症状是月经量增多、经期延长，当肌瘤增大使子宫超过妊娠 3 个月大小时，可从腹部触及肿块，肿块不规则或均匀增大，质硬；出现尿频、尿急等压迫症状。宫颈息肉表现为子宫有排除异物的倾向，有息肉形成。先兆流产表现为停经后先出现少量阴道流血，量较月经量少，妇科检查见子宫大小与停经周数相符，妊娠产物未排出。功血主要表现为无排卵性异常子宫出血、月经频发、经期延长等。子宫颈癌主要表现为阴道接触性出血，阴道排液多为白色或血性，疼痛伴贫血、恶病质。

66．E。肌瘤的临床症状与肌瘤的生长部位、有无变性有关。黏膜下肌瘤一般多有月经改变，肌壁间肌瘤只有大肌瘤可见月经改变，浆膜下肌瘤一般较少见月经改变。

67．E。子宫全切术后应注意卫生可勤更换会阴垫和内裤，以防感染，5～7 天时腹部伤口未愈合完全，还不可淋浴，以防感染。出现少量阴道流血或有血性分泌物为正常现象，应为伤口处流出的引流液或一些伤口分泌物。术后 3 个月内要禁止盆浴，禁止性生活，避免重体力劳动诱发伤

口出血。当阴道流血量过多时应及时复查，以免发生大量出血导致休克等。

68．E。阴道不规则流血是子宫内膜癌最常见症状和就诊的主要原因，典型表现为绝经后出现阴道流血。患者现 65 岁，应处于绝经期，子宫增大如 50 天妊娠大小，超声检查有内膜增厚；绝经后内膜增厚并出现阴道不规则出血，怀疑为子宫内膜癌。

69．A。分段诊断性刮宫是子宫内膜癌早期确诊最常用、最可靠的检查方法，还可区分宫颈和宫腔的病变。为确诊疾病，可选择诊断性刮宫。

70．E。浆液性腺癌又称子宫乳头状浆液性腺癌，其恶性程度高，易有深肌层浸润和腹腔、淋巴及远处转移，预后极差，无明显肌层浸润时也可能发生腹腔播散。手术时应将全子宫加附件切除；其易通过淋巴结转移，盆腔中淋巴结和动脉旁淋巴结需全部清扫；为防止其浸润腹腔，腹腔中阑尾和大网膜需切除。

71．E。妇科腹部手术后可循序渐进增加活动量，有助于液体引出、伤口愈合和预防静脉血栓，不宜减少下床活动。术后要注意抗感染治疗；术后易出现腹胀，需进行腹胀观察和护理；患者有糖尿病史，术后应常规监测血糖；术后可通过化疗或放疗进行辅助治疗，控制癌症转移。

72．C。患者出现绝经后阴道流血，子宫增大如 40 天妊娠大小，可以初步诊断为子宫内膜癌。子宫内膜癌典型表现为绝经后出现阴道流血。

73．D。若该患者术后病理为高分化内膜样腺癌，肿瘤浸润深度≤1/2 肌层，则肿瘤局限于子宫体，内膜癌分期为 I 期。现处于癌症早期，治疗以手术为主，无需激素、放化疗等结合辅助治疗，术后不需要特别治疗。

74．E。内膜样腺癌在内膜癌病中约占 80%～90%，主要分为 3 级即 I 级高度分化癌，II 级中度分化癌，III 级低度分化癌或未分化癌。

75．D。患者腹部移动性浊音阳性应有腹水，双附件均触及有包块，无其他症状，可能有恶性卵巢肿瘤存在。库肯勃瘤又称印戒细胞癌，是一种特殊的转移性腺癌，原发部位在胃肠道，在卵巢表现为双侧性，中等大，多保持卵巢原状或呈肾

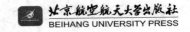

形，一般无粘连。该患者可怀疑为库肯勃瘤。卵泡膜细胞瘤属良性肿瘤，常与颗粒细胞瘤合并存在。颗粒细胞瘤的育龄期患者常出现月经紊乱，绝经后患者则有不规则阴道流血。

76．A。库肯勃瘤又称印戒细胞癌，其典型的细胞类型为印戒细胞，患者怀疑为库肯勃瘤，其病理结果可能出现印戒细胞。

77．E。该患者右侧附件包块为实质性包块，异位症的包块一般为囊性，可排除子宫内膜异位症，考虑为卵巢肿瘤。其停经5年，近期子宫内膜有单纯性增生和阴道流血，怀疑为卵巢颗粒细胞癌；该肿瘤会分泌雌激素，使绝经后患者出现不规则阴道流血，常合并子宫内膜增生甚至癌变。

78．B。颗粒细胞癌是最常见的功能性肿瘤，可发生在任何年龄，属于低度恶性肿瘤，肿瘤表面光滑，多呈单侧性，大小不一，一般预后好，但仍有远期复发倾向。

79．D。颗粒细胞癌属于低度恶性肿瘤，一般预后好，5年生存率达80%以上，但仍有远期复发倾向。

80．C。该患者检查右附件有肿物，压痛明显，怀疑有卵巢肿物，且患者突发右下腹持续疼痛，伴恶心呕吐，考虑患者出现了卵巢肿瘤蒂扭转，蒂扭转后易与肠管粘连引起感染，表现为患者发热5小时。异位妊娠破裂一般无法触及实质性包块；子宫肌瘤蒂扭转多伴随阴道不规则出血；阑尾炎时一般无腹部包块。

81．A。卵巢肿瘤一经确诊，首选手术治疗，该患者应为卵巢肿瘤，首选剖腹探查术。

82．B。患者检查右侧附件有肿物，压痛明显，怀疑有卵巢肿物，且患者突发右下腹持续疼痛，伴恶心呕吐，与卵巢肿瘤蒂扭转症状相似，患者可能出现卵巢肿瘤蒂扭转。若发生肿瘤破裂，原有的肿块会触不到或触及缩小的肿块，还可有腹水征。若发生恶变表现为出现双侧肿物。若发生感染，患者可伴发热、白细胞计数升高等腹膜炎征象。盆腔炎患者腹部应无包块，并伴有发热等感染征象。

83．E。卵巢肿瘤一旦确诊，应优先选择手术治疗，该患者年龄较小，仅行肿瘤摘除术，不选择附件切除，保留其生育功能。

84．E。恶性畸胎瘤的复发及转移率均高，复发后应及时再次手术，复发后可见未成熟肿瘤组织具有向成熟转化的特点，即恶性程度的逆转现象，如果畸胎瘤复发，恶性程度将减小。顺铂常有肾小管损害，使用顺铂药时，要注意补液，并保证尿量每天在2500ml以上。平阳霉素用后有发热、胃肠道反应、皮肤反应等，能够引起肺炎和肺纤维化。

85．D。患者现处于术后第3天，可下床循序渐进的增加活动量，避免绝对卧床，无利于伤口恢复等。此时肛门已排气，可进食半流质，逐渐恢复至正常饮食。遵医嘱使用抗生素，预防术后感染。此时应行间断导尿，锻炼膀胱功能，膀胱恢复良好时可拔出尿管。

86．C。子宫腺肌病的异位内膜在肌层多呈弥漫性生长，子宫呈均匀性增大，一般不超过12周妊娠子宫大小，还表现为经量过多、经期延长和逐渐加重的进行性痛经，疼痛位于下腹正中，常于经前1周开始，直至月经结束。

87．C。GnRH-a又叫促性腺激素释放激素激动剂，为人工合成的十肽类化合物，能抑制垂体分泌促性腺激素，导致卵巢激素水平明显下降，出现暂时性闭经。该药活性较高，是子宫腺肌症的首选药，此疗法又称为"药物性卵巢切除"。

88．D。该患者为单个肌壁间肌瘤，出现月经量改变说明肌瘤较大，现肌瘤较大、症状明显优先选择手术切除；该患者为已婚未孕，还需保留子宫以受孕，选择肌瘤切除术。药物治疗适用于肌瘤＜妊娠2个月大小、症状轻、近绝经年龄或全身情况不宜手术者。

89．A。一般子宫肌瘤无症状者，特别是近绝经期患者，多选择随访观察，每3～6个月随访1次。该患者正处于围绝经期，B超发现2个较小肌瘤，可选择随访观察。

90．A。浆膜下肌瘤常向子宫浆膜面生长，突出于子宫表面，少有月经改变，常见有下腹包块，一般无白带改变，常发生肌瘤蒂扭转并伴有腹痛。其最常见症状为下腹包块。

91．E。黏膜下肌瘤的特点为向宫腔方向生长，

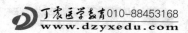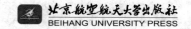

突出于宫腔，多有月经改变，有肿物脱出于阴道外，常有白带增多，肌瘤脱出时有腹痛。其最常见症状为月经过多。

92．A。卵巢浆液性乳头状癌属于上皮性肿瘤。卵巢上皮肿瘤包括浆液性肿瘤、黏液性肿瘤、卵巢子宫内膜样肿瘤、透明细胞肿瘤、勃勒纳瘤、未分化癌。

93．B。皮样囊肿又称成熟畸胎瘤，属于生殖细胞肿瘤的良性畸胎瘤。卵巢生殖细胞肿瘤是指来源于胚胎性腺的原始生殖细胞，而具有不同组织学特征的一组肿瘤，包括畸胎瘤、无性细胞瘤、卵黄囊瘤、胚胎瘤、绒癌。

94．C。纤维瘤属于性索间质肿瘤。卵巢性索间质肿瘤来源于原始性腺中的性索及间质组织，包括颗粒细胞癌、卵泡膜细胞癌、纤维瘤、支持细胞-间质细胞瘤。

95．B。恶性卵巢肿瘤是女性生殖器三大恶性肿瘤之一，可发生于任何年龄，病死率居妇科恶性肿瘤之首。

96．E。在女性生殖系统肿瘤中，患病年龄分布呈双峰状的是子宫颈癌。原位癌以 30～35 岁高发，浸润癌以 50～55 岁高发。

第十九节　外阴、阴道手术

1．D。会阴部手术皮肤准备在术前 1 天进行，备皮范围为上至耻骨联合上 10cm，下至大腿内侧上 1/3（包括外阴、肛门周围、臀部），两侧至腋中线。

2．C。外阴部手术后若需止血，可通过加压包扎或阴道内留置纱条压迫止血，外阴包扎或阴道内纱条一般在术后 12～24 小时内取出，取出时注意核对数目。

3．B。会阴部手术后会根据手术范围及病情尿管分别留置 2～10 天。术后应注意保持尿管的通畅，特别是尿漏修补术的患者，长期留置尿管者拔管前应训练膀胱功能，拔除尿管后应嘱患者尽早排尿，必要时可重新置导尿管导尿。

4．B。术前应做好皮肤准备，其准备时间离手

术时间越近越好，一般在术前 1 天进行。做好手术宣教及患者的心理指导，与患者及其家属沟通，获得手术的同意及配合；术前 3 天开始肠道准备，行少渣饮食，遵医嘱给予肠道抗生素，术前 1 天下午给予洗肠液洗肠；术前 3 天开始阴道准备，每天 2 次阴道冲洗，手术当天早晨行阴道、宫颈消毒，之后用大棉签蘸干。

5．C。在行子宫全切术时需在宫颈及阴道穹窿部涂甲紫做标记，以防误切。

6．B。外阴癌以大阴唇最多见。早期大阴唇呈局部丘疹、结节或小溃疡；晚期有不规则肿块或呈乳头样肿物，癌灶转移至腹股沟淋巴结可扪及增大、质硬的淋巴结。

7．B。外阴鳞状细胞癌是最常见的外阴恶性肿瘤，占外阴恶性肿瘤的 80%～90%，多发生于绝经后妇女。

8．A。外阴癌最常见的症状为不易治愈的外阴皮肤瘙痒，肿瘤合并感染或较晚期癌可出现疼痛、渗液和出血。晚期大阴唇处有不规则肿块或呈乳头样肿物。肿瘤侵犯尿道或直肠时，可出现尿频、尿急、尿痛、血尿等症状。癌灶转移至腹股沟淋巴结可扪及增大、质硬的淋巴结。

9．B。外阴癌最常见的症状为不易治愈的外阴皮肤瘙痒，肿瘤合并感染或较晚期癌可出现疼痛、渗液和出血。晚期大阴唇处有不规则肿块或呈乳头样肿物。肿瘤侵犯尿道或直肠时，可出现尿频、尿急、尿痛、血尿等症状。癌灶转移至腹股沟淋巴结可扪及增大、质硬的淋巴结。

10．E。外阴乳头瘤为良性肿瘤，常见于围绝经期和绝经后妇女，多发生于大阴唇，呈乳头状突出皮肤表面，有油脂性物质覆盖。因其中 2%～3% 有恶变倾向，应行局部肿瘤切除，术时行冷冻病理检查，若有恶变应及时扩大手术范围。

11．A。外阴癌最常见的症状为外阴瘙痒，局部肿块或溃疡，合并感染或较晚期癌可出现疼痛、渗液和出血。晚期肿瘤可侵犯直肠、尿道、盆腔，早期大阴唇呈局部丘疹、结节或小溃疡，晚期有不规则肿块或呈乳头样肿物，癌灶转移至腹股沟淋巴结可扪及增大、质硬的淋巴结。

12．D。外阴癌放疗患者术后复诊时间是放疗后 3、

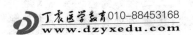
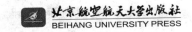

6、9个月各1次，以后每半年1次至2年，随后每年1次，最好随访5年。

13．B。分娩是导致外阴、阴道创伤的主要原因，也可因创伤、初次性交、暴力伤害所致。

14．B。分娩是导致外阴、阴道创伤的主要原因，也可因创伤、初次性交、暴力伤害所致。

15．B。先天性无阴道可分为阴道下段闭锁和阴道完全闭锁，一般患者第二性征、外阴发育及卵巢均正常，合并有先天性无子宫或只有始基子宫，多无生育能力，其闭锁处黏膜表面色泽正常，也不向外隆起，约有50%患者会伴有泌尿道发育异常，个别伴有脊椎异常。

16．B。若需使用阴道模型，应每天更换并消毒，在第1次更换前半小时可使用镇痛药，术后不再行阴道冲洗，以免造成感染不利于愈合，可每天行2次会阴擦洗，以及在便后行会阴擦洗，保持会阴清洁干燥，以免发生感染。外阴切口可在术后第5天开始间断拆线。

17．C。人工阴道成形术一般术后7～10天便可开始间断拆线，并更换软阴道模型为硬模具。

18．B。当胚胎发育时双侧副中肾管发育不全或双侧副中肾管尾端发育不良，会导致先天性无阴道的发生。其无阴道口，或仅在前庭后部见一浅凹，偶见短浅阴道盲端，常合并有先天性无子宫或只有始基子宫，但第二性征、外阴发育及卵巢一般都正常，部分患者合并有泌尿道发育异常，个别伴有脊椎异常。

19．E。盆底肌肉群、筋膜、韧带及其神经构成复杂的盆底支持系统，能维持盆腔器官的正常位置，即子宫脱垂的主要原因是盆底肌肉松弛。

20．B。子宫脱垂的病因有分娩损伤，如产褥期过早重体力劳动或多次分娩；长期腹压增加如慢性咳嗽，习惯性便秘，经常蹲位或举重；盆底组织发育不良或退行性病变，医源性原因；其中最主要病因为分娩损伤。

21．E。子宫脱垂的原因有分娩损伤、长期腹压增加、盆底组织发育不良或退行性变。盆底肌肉群、筋膜、韧带及其神经构成复杂的盆底支持系统，能维持盆腔器官的正常位置，妇女在绝经后盆底组织也会发生退行性变，盆底组织松弛引起子宫脱垂。

22．C。Ⅱ度子宫脱垂患者主要症状是在腹压增加时，阴道口有一肿物脱出，还有腰骶部酸痛及下坠感，站立过久或劳累后症状明显，卧床休息以后症状减轻，伴膀胱、尿道膨出的患者易出现排尿困难、尿潴留或压力性尿失禁。

23．C。子宫脱垂Ⅰ度患者多无自觉症状，Ⅱ度、Ⅲ度患者表现为自感阴道口有一肿物脱出，腰骶部酸痛及下坠感，站立过久或劳累后症状明显，卧床休息以后症状减轻，伴膀胱、尿道、阴道膨出的患者易出现排尿困难、尿潴留或压力性尿失禁、便秘等。子宫脱垂不会影响月经，出现月经失调。

24．C。盆底肌肉群、筋膜、韧带及其神经构成复杂的盆底支持系统，能维持盆腔器官的正常位置，盆底组织的松弛会引起子宫脱垂。子宫脱垂患者需学会肛提肌锻炼法。

25．E。子宫脱垂的原因有分娩损伤、长期腹压增加、盆底组织发育不良或退行性变。其中分娩损伤为引起子宫脱垂的最主要原因，应避免产褥期过早开始重体力劳动或多次分娩，加强产褥期保健，减轻会阴部损伤，可以预防子宫脱垂。

26．E。一般子宫脱垂术前5天开始阴道准备，Ⅰ度子宫脱垂患者应每天坐浴2次，一般采取1∶5000的高锰酸钾或0.2‰的碘伏液。对Ⅱ、Ⅲ度子宫脱垂的患者，特别是有溃疡者，行阴道冲洗后局部涂含抗生素的软膏，并勤换内裤，冲洗液一般为2‰的碘伏液，在术前3天开始进行，每天2次。一般术前3天开始肠道准备，术前备皮时间离手术时间越近越好。术前要做好患者的心理护理，使其接受配合手术治疗。

27．B。尿瘘的常见病因为产伤、盆腔手术损伤、外伤、放射治疗后、膀胱结核、子宫托安放不当等。其中最主要原因是产伤，约占90%。

28．C。尿瘘的主要病因为产伤，约占所有病因的90%，多因难产处理不当所致。为产程过长，产道软组织受压过久发生坏死形成尿瘘，或使用产钳等助产时，因操作不当导致误伤，形成尿瘘。

29．A。尿瘘的常见病因为产伤、盆腔手术损伤、外伤、放射治疗后、膀胱结核、子宫托安放不当等。其中最主要原因是产伤，约占90%。

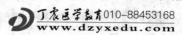
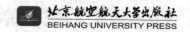

30．C。尿瘘术后主要注意防止腹压增高，无需保持盆底肌肉放松。术后一般采取使漏孔高于尿液面的体位；留置尿管或耻骨上膀胱造瘘7～14天，并保持引流通畅，使漏孔居于高位，每天补液不低于3000ml，达到膀胱冲洗的目的。避免增加腹压的动作；做好心理安慰护理。

31．B。术后应根据患者漏孔的位置决定体位，膀胱阴道瘘的漏孔在膀胱后底部者，应取俯卧位；漏孔在侧面者应健侧卧位，使漏孔居于高位。留置尿管或耻骨上膀胱造瘘7～14天，并保持引流通畅，使漏孔居于高位，每天补液不低于3000ml，达到膀胱冲洗的目的。保持外阴部清洁，避免增加腹压的动作，做好心理安慰护理。

32．D。为防止伤口感染，在患者排气后抑制肠蠕动，控制大便直至术后第5天，之后使用缓泻药软化大便，以避免排便困难。

33．B。患者为外阴根治术，术后不能行阴道冲洗，避免伤口裂开和感染。术后取平卧外展屈膝体位，并在腘窝垫软垫。保持引流管通畅，观察引流性状、颜色和量，鼓励多饮水，观察伤口敷料有无过多渗血、渗液。术后根据手术范围及病情留置导尿2～10天，由于分泌物过多，为避免伤口感染，可嘱患者保持外阴清洁、干燥，勤更换内裤及床垫，每天行外阴擦洗2次，排便后清洁外阴。

34．E。该患者在外伤后阴阜有紫蓝色突起，考虑出现血肿。对于外阴损伤中小于5cm的血肿，可保守治疗，对其立即行冷敷、加压包扎处理。该患者血肿有6cm×8cm大，应立即行手术清除血肿并止血。

35．B。该患者跌倒后左侧大阴唇有4cm大血肿出现，对于外阴损伤中小于5cm的血肿，可保守治疗，立即行冷敷，使血管收缩减少出血，之后用棉垫、丁字带加压包扎，以防止血肿扩大。24小时后可进行热敷，以促进血肿的吸收。

36．C。Ⅱ度轻型子宫脱垂为宫颈脱出阴道口，宫体仍在阴道内；Ⅱ度重型为宫颈和部分宫体脱出阴道口。患者检查宫颈脱出阴道口外，宫体仍在阴道内，应属于Ⅱ度轻型。

37．C。Ⅱ度轻型子宫脱垂为宫颈脱出阴道口，宫体仍在阴道内；Ⅱ度重型为宫颈和部分宫体脱

出阴道口。患者检查宫颈及部分宫体脱出阴道口外，属于Ⅱ度重型。

38．B。Ⅱ度轻型子宫脱垂为宫颈脱出阴道口，宫体仍在阴道内；Ⅱ度重型为宫颈和部分宫体脱出阴道口。患者检查发现子宫部分宫体脱出于阴道外，诊断为子宫脱垂Ⅱ度重型，属于重度患者，优先选取手术治疗。

39．B。产道软组织受压所致的尿瘘为坏死型尿瘘，一般在产后3～7天组织开始坏死脱落，随后开始漏尿，手术直接损伤者术后立即出现漏尿，放射损伤所致尿瘘发生时间晚且常合并粪瘘。该孕妇由于滞产压迫产生尿瘘，属于坏死型，在产后3～7天开始出现。

40．B。老年妇女或闭经者在尿瘘修补术前半月需给含雌激素的药物，如倍美力，或在阴道局部涂含雌激素的软膏等，能促进阴道上皮增生，有利手术后伤口的愈合。患者已绝经3年，为促进阴道上皮的生长，术前可使用雌激素。

41．D。外阴癌最常见的症状为外阴瘙痒、局部肿块或溃疡，合并感染或较晚期癌可出现疼痛、渗液和出血，早期大阴唇呈局部丘疹、结节或小溃疡，晚期有不规则肿块或呈乳头样肿物，癌灶转移至腹股沟淋巴结可扪及增大、质硬的淋巴结。

42．A。病理组织学检查是确诊外阴癌的唯一方法，其他辅助检查还有细胞学检查、超声、CT、膀胱镜检和直肠镜检。为进一步确诊首选局部组织活检。

43．E。患者诊断为外阴癌，以手术治疗为主，手术范围取决于临床分期、病变部位、分化程度、浸润程度等，在不影响预后的前提下缩小手术范围。由于其已有转移发生，及肿物周围环状色素减退，最佳选择为外阴广泛切除术。局部切除术的深度都较浅，不适合有转移、浸润的肿物切除。

44．B。该患儿有明显的裂口和活动性出血，应立即手术清创缝合，防止出血过多。该患儿在野外遭受暴力损伤，阴道有裂口及活动性出血，应及时止血、止痛、防治感染和抗休克，可进行外阴擦洗以防感染。由于该患儿属于被暴力侵害，应留取会阴部分泌物做物证。

45．C。患儿年龄较小，可选择向其监护人说明

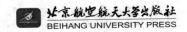

手术过程和相关事项，进行手术宣教。24 小时内对伤口进行冷敷，协助止血；观察疼痛，以便及时发现出血、感染等；可以给患儿讲解卫生知识，能使其注意防护；保持外阴清洁干燥，每天行外阴擦洗 2 次，以防伤口发生感染。

46．B。患者有原发性闭经，乳房外阴均发育良好，检查发现其阴道呈 2cm 盲端，可能为先天无阴道，肛查触及盆腔有一包块，应为月经血形成的肿块。

47．D。患者为先天性无阴道，阴道仅有 2cm 盲端，优先选择人工阴道成形术，其中以乙状结肠阴道成形术效果较好。若为短浅阴道者优先使用机械扩张。

48．A。一般根据手术情况，在术中或术后留置尿管，根据病情留置 2～10 天。术后要做好伤口消毒，每天行 2 次会阴擦洗，以及在便后行会阴擦洗，保持会阴清洁干燥，以免发生感染。术后多吃粗纤维食物，能够促进肠道蠕动，肠道功能的恢复。对患者做好心理指导和安慰，也需让家属了解疾病的发生发展。

49．D。外阴水肿时常使用 50% 硫酸镁溶液湿热敷，也可用红外线照射。

50．D。阴道发育异常青春期前一般无症状，多在青春期因原发性闭经、腹痛、婚后性生活困难等原因就医时被确诊。先天性无阴道几乎均合并先天性无子宫或只有始基子宫，卵巢一般均正常。

51．A。患者阴道长 5cm 伴狭窄，可先用机械扩张法，若机械扩张无效再行人工阴道成形术。

52．C。若行手术应为人工阴道成形术，为避免手术时对周围组织损伤，尤其是泌尿系统，且部分患者会合并有泌尿系统的发育异常，可做造影显像，辅助手术。

53．E。子宫脱垂 I 度轻型为宫颈外口距离处女膜缘＜4cm，未达处女膜缘；I 度重型为宫颈外口已达处女膜缘，阴道口可见子宫颈；II 度轻型为宫颈脱出阴道口，宫体仍在阴道内；II 度重型为宫颈和部分宫体脱出阴道口；III 度为宫颈及宫体全部脱出阴道口外。

54．E。子宫脱垂的病因有分娩损伤，如产褥期过早重体力劳动或多次分娩；长期腹压增加如慢性咳嗽，习惯性便秘，经常蹲位或举重；还有盆

底组织发育不良或退行性病变，医源性原因。患者有慢性支气管炎 10 余年，经常咳嗽，引起腹压增加，且该患者生育有 4 子，多产也是引起盆底支持组织松弛的原因，该产妇的病因是慢性咳嗽和多产。

55．D。手术治疗适用于保守治疗无效、子宫脱垂 II 度、III 度、合并直肠阴道膨出者，手术方式有加强盆底筋膜支持手术、经阴道全子宫切除及阴道前后壁修补术和阴道封闭术。该患者子宫脱垂 III 度，宫颈及全部宫体脱出阴道口外，且处于绝经期，最佳选择是行子宫切除，可预防癌变，其治疗措施为经阴道全子宫切除术及阴道前后壁修补术。

56．B。子宫脱垂 I 度轻型为宫颈外口距离处女膜缘＜4cm，未达处女膜缘；I 度重型为宫颈外口已达处女膜缘，阴道口可见子宫颈；II 度轻型为宫颈脱出阴道口，宫体仍在阴道内；II 度重型为宫颈和部分宫体脱出阴道口；III 度为宫颈及宫体全部脱出阴道口外。

57．C。患者子宫脱垂为 I 度重型，属于轻度患者，且年龄较大，可能有手术不耐受，可选择保守治疗。

58．B。外阴水肿时常使用 50% 硫酸镁溶液湿热敷，也可用红外线照射。

59．C。宫口开全时已进入第二产程，此时腹压为主要产力，指导产妇张口哈气，减少屏气用力能够降低腹压，可用于延缓产程进展，一般用于防止急产。

60．C。患者为子宫 II 度脱垂，应首选手术治疗，且患者未曾生育，应保留其生育功能，仅行阴道前后壁修补术。

61．A。患者为子宫 I 度轻型脱垂，且患者较年轻，不需要手术，可放置子宫托治疗，并叮嘱患者进行盆底肌肉组织锻炼，加快恢复。

62．D。患者有子宫 II 度脱垂及阴道膨出，属于重度患者应首选手术治疗，且其产有 1 子，年龄近围绝经期，可选择子宫切除及阴道前后壁修补术，还可预防子宫疾病、癌变等发生。

63．B。子宫脱垂 I 度轻型为宫颈外口距离处女膜缘＜4cm，未达处女膜缘。I 度重型为宫颈外口已达处女膜缘，阴道口可见子宫颈。

64．D。子宫脱垂Ⅲ度为宫颈及宫体全部脱出阴道口外。Ⅱ度轻型为宫颈脱出阴道口，宫体仍在阴道内，Ⅱ度重型为宫颈和部分宫体脱出阴道口。

第二十节　不孕症

1．A。输卵管因素为导致女方不孕的最主要因素，任何影响输卵管功能的病变都可导致不孕。其包括输卵管粘连；衣原体、淋菌、结核菌等引起的感染，阑尾炎或产后、术后所引起的继发感染；子宫内膜异位症；先天性发育不良（如输卵管肌层菲薄、纤细）；纤毛运动及管壁蠕动功能丧失等。其中输卵管炎症是其最常见的主要因素。

2．B。凡婚后未避孕、有正常性生活、夫妇同居1年而未受孕者，称为不孕症。从未妊娠者称为原发不孕，有过妊娠而后不孕者称为继发不孕。

3．E。卵巢排卵功能检查包括基础体温测定、子宫黏液评分、血清内分泌激素检测、B型超声监测卵泡发育、月经来潮前子宫内膜活组织检查；不包括宫腔镜检查。宫腔镜检查只能看到宫腔内内膜等的状态，不能用来检查排卵功能。

4．B。导致女方不孕的最主要因素为输卵管因素，其次为排卵障碍，还有子宫因素、宫颈因素、免疫因素等。

5．D。对输卵管因素导致的不孕，应主要进行输卵管通畅度的检查。输卵管通畅度检查包括输卵管通液术、子宫输卵管碘油造影、B型超声下输卵管过氧化氢溶液通液术、腹腔镜直视下行输卵管通液（美蓝液）等，有条件者还可使用输卵管镜。其中输卵管碘油造影为最有价值的检查项目。

6．C。正常精液pH值为7.2～7.8。正常精液量一般为2～6ml，精子密度≥20×10^6/ml，总活动率≥40%，精子正常形态率≥4%，精子存活率为58%，精液中一般含有灰白色凝块，在室温中放置5～30分钟会完全液化，变成半透明的稀薄黏液。

7．E。性交后精子穿透力试验最好在预测的排卵期进行，试验前3天禁止性交，避免阴道用药或冲洗，在性交后2～8小时内就诊。

8．B。人工授精可分为丈夫精液人工授精（artificial insemination with husband's sperm，AIH）和供精者人工授精（artificial insemination by donor，AID）。

9．D。辅助生殖技术包括人工授精、体外受精-胚胎移植（试管婴儿）及其衍生技术、配子输卵管内移植、卵细胞质内单精子注射、未成熟卵体外培养、配子宫腔内移植、植入前胚胎遗传学诊断等。

10．B。辅助生育技术常见的并发症包括卵巢过度刺激综合征、卵巢反应不良、多胎妊娠、宫外孕、流产或早产，以及超排卵药物应用与卵巢、乳腺肿瘤的关系，还有临近器官损伤、出血、感染等。其中不包括宫颈癌。

11．E。卵巢过度刺激综合征常发生于注射绒毛膜促性腺激素后7～10天。

12．C。人工授精是用器械将精子通过非性交方式注入女性生殖道内，使其受孕的一种技术，可选择阴道内、宫颈管内或宫腔内注入，分为丈夫精液人工授精和供精者精液人工授精，直接将精液注射进阴道便可，若要注射到宫腔、宫颈管时，需用洗涤过的精子。

13．B。卵巢过度刺激综合征指诱导排卵药物刺激卵巢后，导致多个卵泡发育、雌激素水平过高及颗粒细胞的黄素化，引起全身血流动力学改变的病理情况。引起该综合征的主要原因是应用促排卵药物。

14．E。卵巢排卵功能检查包括基础体温测定、子宫黏液评分、血清内分泌激素检测、B型超声监测卵泡发育、月经来潮前子宫内膜活组织检查；检查方法不包括尿常规检查。

15．A。患者在行性交后精子穿透力试验时发现精子不活动，有可能发生了精子免疫，使精子活性受到影响，其不孕的可能因素是免疫因素。

16．B。发生免疫性不孕时，应避免抗原刺激，可采用避孕套局部隔绝法、中断性交、体外排精法等避孕6个月，避免精子与生殖道接触、使其持续产生抗体。

17．B。中度卵巢过度刺激综合征表现为明显下腹胀痛、恶心、呕吐或腹泻，有明显腹水，

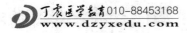

267

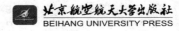

少量胸水，腹围增大，体重增加≥3kg，双侧卵巢增大、直径为5～10cm。该患者在行诱导排卵后出现恶心、腹痛、腹水，卵巢增大为10cm×8cm×5cm大小，可初步判断为卵巢过度刺激综合征。

18．C。患者为中度卵巢过度刺激综合征，需静脉滴注白蛋白、低分子右旋糖酐、前列腺素拮抗剂，应严密监测生命体征、血细胞比容、白细胞计数、肾功能等，可适量饮水，以免患者血液中的水过多渗入体腔，导致血液高凝。该病有自限性，若未妊娠，该病可逐渐消失，一旦妊娠，会病情加、重病情延长。

19．A。因不孕症进行诊断性刮宫，应选择月经前或来潮12小时内，以判断有无排卵。

20．C。输卵管通畅术一般在月经干净后3～7天进行，术前3天应禁止性生活。

21．E。子宫有异常出血怀疑癌变时，常表现为不规则阴道流血或有大量出血，可以随时进行刮宫诊断。

第二十一节　计划生育

1．D。剖宫产应在半年后放置宫内节育器，放置术后应休息3天，1周内避免重体力劳动，2周内禁止性生活及盆浴，3个月内月经或排便时注意有无节育器排出。女性绝育术后应休息3～4周，1个月内禁止性生活。药物流产后1个月内禁止性生活及盆浴。负压吸宫术后休息3周，1个月内禁止性生活及盆浴，预防感染。

2．E。计划生育内容包括晚婚、晚育、节育、优生优育。

3．C。计划生育内容包括晚婚、晚育、节育、优生优育，其中对晚育的规定是按法定年龄推迟3年及以上生育。

4．B。经腹输卵管结扎术操作时不会经阴道，不需做阴道冲洗。术前3天开始肠道准备，术前进行备皮，做好受术者的思想工作，进行心理支持，解除其顾虑、与恐惧。详细询问病史、询问月经等情况看手术时间是否合适，进行全身体格检查、妇科检查、白带常规、血常规、尿常规、凝血功能、肝肾功能等检查。

5．C。放置宫内节育器的副作用有不规则阴道出血，表现为月经过多、经期延长或点滴出血；腰酸腹胀；白带增多。

6．B。放置宫内节育器时间为月经干净后3～7天，无性生活；或产后42天，恶露已净，会阴伤口愈合，子宫恢复正常；剖宫产后半年。

7．D。安全期避孕法又称自然避孕，排卵前后4～5天内为易受孕期，其余时间视为安全期，但受环境和情绪等因素影响，排卵可能发生变化，导致受孕，故安全期避孕法是安全性最低的避孕方法。夫妇分居后偶尔进行性生活会对排卵造成影响，避孕率低，一般不选择。子宫肌瘤、宫颈炎可能会影响精子进入宫腔，子宫内膜异位症的不孕率也较高，可以选择安全期避孕。月经规律女性排卵一般也较规律，可行安全期避孕，成功率相对较高。

8．B。带铜节育器是目前我国临床最常用的节育器，包括TCu-220（T形，含铜表面积220mm^2）、TCu-380A、VCu-200等，一般可放置5年。

9．D。放置宫内节育器的禁忌证包括妊娠或可疑妊娠；生殖道急、慢性炎症；月经过多、过频或不规则出血；人工流产、分娩、剖宫产有妊娠组织残留或感染；生殖器官肿瘤；子宫畸形；宫颈口过松、重度陈旧性宫颈裂伤或子宫脱垂；严重全身性疾病；宫腔＜5.5cm或＞9.0cm；对铜过敏者。

10．C。放置宫内节育器的禁忌证包括妊娠或可疑妊娠；生殖道急、慢性炎症；月经过多、过频或不规则出血；人工流产、分娩、剖宫产有妊娠组织残留或感染；生殖器官肿瘤；子宫畸形；宫颈口过松、重度陈旧性宫颈裂伤或子宫脱垂；严重全身性疾病；宫腔＜5.5cm或＞9.0cm；对铜过敏者。

11．B。肝炎患者不宜使用口服避孕药避孕，最好选择避孕套避孕。安全期避孕并不能达到避孕效果，仍有很大几率怀孕，肝炎没有禁止性生活必要，肝炎患者最好不采用宫内节育器避孕，以免刺激引起病情变化。

12. A。宫内节育器放置时间为月经干净后3～7天，且无性生活；产后42天，恶露已净，会阴伤口愈合，子宫恢复正常时；剖宫产后半年；人工流产术后宫腔深度＜10cm时；哺乳期且排除早孕者。术前常规测体温，2次测试超过37.5℃暂不放置。

13. E。药物流产失败后应选择刮宫术，不宜继续妊娠。在妊娠7周内可以选择药物流产；患有严重心血管疾病，血液病或血栓性疾病，急、慢性肝炎或肾炎，内分泌疾病，恶性肿瘤、癌前病变、子宫或乳房肿块者，哺乳期、产后未满半年或月经未来潮者，有精神疾病生活不能自理者，有偏头痛反复发作者，月经异常或年龄＞45岁者，年龄＞35岁吸烟者均不能使用药物流产。

14. A。哺乳期妇女避孕方法的选择应以不影响乳汁质量和婴儿健康为主，可选用男用避孕套、宫内节育器，不宜使用避孕药。剖宫产后半年才能放置宫内节育器，该患者为剖宫产后4个月，优先选择避孕套。

15. D。对有妊娠或可疑妊娠，生殖道急、慢性炎症，月经过多、过频或不规则出血，人工流产、分娩、剖宫产有妊娠组织残留或感染，生殖器官肿瘤，子宫畸形，宫颈口过松、重度陈旧性宫颈裂伤或子宫脱垂，严重全身性疾病，宫腔＜5.5cm或＞9.0cm，对铜过敏者应禁放宫内节育器。慢性肝炎可以使用宫内节育器。

16. C。口服避孕药的不良反应有类早孕反应，一般不需特殊处理，服药数个周期后自然消失。服药期间会发生不规则出血，多因漏服、迟服引起突破性出血，出现闭经时，即连续停经3个月，需停药观察，有色素沉着，体重增加。

17. B。口服避孕药会出现类早孕反应，一般坚持服药1～3周可自行缓解，也可按医嘱口服维生素，每天3次，连服7天以缓解症状。

18. A。新婚后主要选择药物避孕和避孕套避孕，宫内节育器避孕时间长，不适用于有生育需求的新婚夫妇。哺乳期、月经稀少、有乳房肿块妇女，若使用药物避孕，药物中的激素会渗入乳汁、影响婴儿健康，使内分泌、月经紊乱，加重病情。

19. B。我国育龄妇女可采用的避孕方法有宫内节育器、男用避孕套、口服避孕药物、长期避孕针或缓释避孕药等。最主要方法为宫内节育器。

20. E。口服避孕药的避孕原理是使FSH和LH分泌减少，抑制排卵；改变宫颈黏液性状，不利于精子通过；提早出现类似分泌期变化，抑制子宫内膜增生，不利于着床；改变输卵管的功能，使受精卵运行变慢。

21. B。使用药物避孕的妇女需在停药半年后再妊娠，以免内分泌紊乱，对妊娠造成影响。

22. D。一旦发生人流综合征，应静脉注射阿托品0.5～1mg。术前应予精神安慰、操作轻柔、扩张宫颈管时不可过于暴力，术前给予适当镇痛、麻醉可能预防其发生。

23. A。米非司酮是黄体酮受体拮抗剂，与黄体酮的化学结构相似，其对子宫内膜孕激素受体的亲和力比黄体酮高5倍，能和黄体酮竞争结合蜕膜的孕激素受体，从而终止妊娠。

24. C。若要行钳刮术，术前必须充分扩张宫颈管，可用橡皮导尿管扩张宫颈管，将无菌16号或18号导尿管于术前12小时插入宫颈管内，手术前取出。

25. B。在妊娠7周内，一般选择药物流产；妊娠7～10周内，优先选择负压吸宫术行人工流产；妊娠10～14周时，优先选择钳刮术。停经2个月，处于妊娠第8周，应优先选择负压吸宫术流产。

26. B。在妊娠7周内，一般选择药物流产；妊娠7～10周内，优先选择负压吸宫术行人工流产；妊娠10～14周时，优先选择钳刮术；妊娠中期选择依沙吖啶或水囊引产。

27. E。人工流产后常见并发症为人工流产综合征，子宫穿孔，吸宫不全，漏吸或空吸，术中出血，术后感染，羊水栓塞。在流产远期易发生宫腔粘连。

28. C。水囊引产适用于妊娠13周至28周因患有严重疾病不宜继续妊娠者；因妊娠早期接触导致胎儿畸形的因素，检查发现胚胎异常者。若无引产禁忌证，则可以行水囊引产。

29. C。在妊娠7周内，一般选择药物流产；妊娠7～10周内，优先选择负压吸宫术行人工流产；妊娠10～14周时，优先选择钳刮术；妊娠中期选择依沙吖啶或水囊引产。

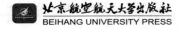

30．D。在妊娠 7 周内，一般选择药物流产；妊娠 7～10 周内，优先选择负压吸宫术行人工流产；妊娠 10～14 周时，优先选择钳刮术；妊娠中期选择依沙吖啶或水囊引产。

31．A。在妊娠 7 周、即 49 天内，一般选择药物流产；妊娠 7～10 周内，优先选择负压吸宫术行人工流产；妊娠 10～14 周时，优先选择钳刮术；妊娠中期选择依沙吖啶或水囊引产。

32．E。行经腹腔镜输卵管结扎术时患者应排空膀胱，取臀高头低仰卧位。

33．B。一般行输卵管结扎术时，最常选的结扎部位是输卵管峡部。

34．E。活性宫内节育器是指内含有活性物质的节育器，含有铜离子、激素、药物或磁性物质。惰性宫内节育器含有金属、硅胶、塑料或尼龙。

35．B。输卵管结扎术一般进行时间为非孕者月经干净后 3～7 天；剖宫产和非炎症妇科手术时；人工流产或分娩后 48 小时内；自然流产后 1 个月；哺乳期或闭经者排除妊娠后行绝育手术。

36．C。术后可尽早下床活动，应保持外阴清洁，保持切口敷料清洁干燥，防止感染。密切观察有无腹痛、内出血及脏器损伤。鼓励患者及早排尿。术后休息 3～4 周，1 个月内禁止性生活。

37．D。输卵管结扎术后常见的并发症为出血、血肿，感染，脏器损伤，绝育失败即输卵管再通。

38．E。输卵管结扎术是以手术方法封闭成熟卵子的通道，阻止精子与卵子相遇，以实现绝育的节育措施。

39．E。输卵管结扎术一般进行时间为非孕者月经干净后 3～7 天；剖宫产和非炎症妇科手术时；人工流产或分娩后 48 小时内；自然流产后 1 个月；哺乳期或闭经者排除妊娠后行绝育手术。

40．B。短效口服避孕药从月经第 5 天开始每晚服 1 片，连服 22 天，不能中断。如果漏服，应于次日清晨（12 小时内）补服。

41．D。避孕失败后可选择服用紧急避孕药，避孕药物应在性生活后 72 小时内服用。

42．A。该患者曾患甲亢，有子宫脱垂，不宜选择宫内节育器，且年龄近绝经期，不宜使用避孕药；优先选择男用阴茎套避孕。

43．D。患者现处于哺乳期，不能使用避孕药避孕，安全期避孕效果差，可选择避孕套和宫内节育器。患者已分娩半年，月经现已正常，妇科检查正常，可选择宫内节育器避孕，放置时应注意防止子宫损伤。

44．E。该患者停经 56 天，子宫如孕 8 周大，尿妊娠试验阳性，应有妊娠发生，检查节育器在耻骨上方，属于带器妊娠，应尽快进行人工流产并取环。由于该患者尿酮体（+++），应有酮症酸中毒发生，需立即纠正酸中毒。即应行的处理是立即纠正酸中毒后行人工流产术及取环术。

45．B。在妊娠 7 周内，一般选择药物流产；妊娠 7～10 周内，优先选择负压吸宫术行人工流产；妊娠 10～14 周时，优先选择钳刮术；妊娠中期选择依沙吖啶或水囊引产。妊娠 60 天时可以选择负压吸宫术。

46．B。在妊娠 7 周内，一般选择药物流产；妊娠 7～10 周内，优先选择负压吸宫术行人工流产；妊娠 10～14 周时，优先选择钳刮术。该患者处于妊娠第 9 周，应优先选择负压吸宫术流产。

47．B。输卵管结扎术不适用于各种疾病急性期；腹部皮肤或急、慢性盆腔感染；全身状况不佳不能胜任手术者；严重的神经官能症，或缺少绝育的决心；24 小时内两次测量体温 ≥ 37.5℃者。

48．C。手术时一定要提取并辨认输卵管，以免误伤血管等，用鼠齿钳夹持输卵管系膜，再以两把短无齿镊交替使用依次夹取输卵管直至暴露出其伞端，确认输卵管无误再行结扎，同时检查卵巢有无异常。

49．D。未采取避孕措施进行性生活事后若需避孕，可采取紧急避孕法，包括在性生活后 5 天内放入宫内节育器，或性生活 72 小时内服用避孕药物。该患者就诊时已有 3 天，且患者育有一子，处于育龄期，暂无生育需求，可选择宫内节育器避孕。

50．E。宫内节育器可引起宫颈局部炎性反应，使宫颈黏液变稠，炎性反应刺激产生前列腺素、改变输卵管蠕动，使精子不能获能。其通过改变宫腔内环境，干扰受精卵着床达到避孕的目的。

51．D。放置宫内节育器后应休息 3 天，1 周内避免重体力劳动，2 周内禁止性生活及盆浴，3 个月内月经或排便时注意有无节育器排出。放置术后分别于 1、3、6、12 个月复查 1 次，随后每年 1 次，复查在月经干净后进行。不同类型的宫内节育器按规定时间到期应取出更换。若出现下腹痛、发热、出血过多应及时回医院复查确诊。

52．B。放置宫内节育器后应休息 3 天，1 周内避免重体力劳动，2 周内禁止性生活及盆浴，3 个月内月经或排便时注意有无节育器排出。放置术后分别于 1、3、6、12 个月复查 1 次，以后每年 1 次，复查在月经干净后进行。不同类型的宫内节育器按规定时间到期应取出更换。

53．A。宫内节育器取出术后应休息 1 天，1 周内避免重体力劳动，2 周内禁止性生活及盆浴。

54．E。输卵管结扎术后应休息 3 ～ 4 周，1 个月内禁止性生活。

55．C。羊水栓塞偶发于钳刮术，由于宫颈损伤和胎盘剥离使血窦开放，羊水由此进入母体血液循环而发生羊水栓塞。表现为患者突然出现寒战、呛咳、气急、烦躁不安、恶心、呕吐等前驱症状，继而出现呼吸困难、发绀、抽搐、昏迷、脉搏细数、血压急剧下降，心率加快，肺底湿啰音，短时间内迅速进入休克状态。人工流产综合征是指患者在术中或手术刚结束时出现恶心呕吐、心动过缓、心律不齐、血压下降，甚至出现昏厥和抽搐等，多数在手术停止后会逐渐恢复。

56．D。由于吸宫不全、术后过早性交、敷料和器械消毒不严等因素，常发生术后感染。主要表现为发热、下腹痛、白带浑浊和不规则阴道流血。

57．E。血压正常可以排除人流综合征、子宫穿孔、羊水栓塞，人流后感染的腹痛并非周期性腹痛。宫颈粘连时会出现闭经，并随着周期性激素和子宫内膜的变化、月经血的堆积会出现周期性腹痛，一般对血压无影响。

58．D。人工流产术后感染主要表现为发热、下腹痛、白带浑浊和不规则阴道出血。

59．E。人工流产综合反应是指部分受术者在术中或手术刚结束时出现恶心呕吐、心动过缓、心律不齐、血压下降，甚至出现昏厥和抽搐等迷走

神经兴奋症状。漏吸为已确诊为宫内妊娠，术时未能吸出胚胎或胎盘绒毛。吸宫不全表现为术后阴道流血超过 10 天，血量过多，或流血停止后再现多量流血。子宫穿孔表现为器械进入宫腔突然出现"无底"感觉，或其深度明显超过检查时子宫大小。

60．E。妊娠 7 周以内者宜选药物流产，妊娠 10 周内可行吸宫术，妊娠 10 ～ 14 周可行钳刮术，妊娠 13 ～ 28 周可行引产术。

61．C。妊娠 10 ～ 14 周可行钳刮术。

第二十二节　妇女保健

1．B。妇女保健工作是我国卫生保健事业的重要组成部分，其意义在于维护和促进妇女身心健康，提高人口综合素质，增进家庭幸福，有效地落实计划生育基本国策。其工作方针为以保健为中心，以保障生殖健康为目的，保健与临床相结合，面向群体、面向基层和预防为主。

2．D。妇女保健工作的服务对象是整个女性群体，包括新生儿、青春期女性、孕产期及哺乳期女性、围绝经期和绝经后的老年女性。

3．E。妇女保健工作的意义在于维护和促进妇女身心健康，提高人口综合素质，增进家庭幸福，有效地落实计划生育基本国策。

4．E。青春期保健分为三级预防，以一级预防为主。生育期多进行男女双方必要的医学检查，发现影响生育的疾病。哺乳期保健主要为了提倡母乳喂养，促进母亲身心健康，协助新生儿护理等，增进母子情感交流。围绝经期要注重营养、微量元素的补充，进行妇科疾病、肿瘤的筛查等，以利身心健康，提高生命质量。老年期保健主要为指导老年人定期体检，保持规律生活及合理饮食，预防疾病。

5．E。围生期保健包括孕前保健、孕期保健、分娩期保健、产褥期保健、哺乳期保健。

6．B。围生儿死亡率＝（孕满 28 周或出生体重 ≥ 1000g 的死胎、死产数＋产后 7 天内新生儿死亡数）／（活产数＋孕满 28 周或出生体重 ≥

1000g 的死胎、死产数）×1000‰。

7．C。围绝经期妇女若带有宫内节育器，应在绝经半年后取出节育器。

8．C。新生儿死亡率＝期内新生儿死亡数／期内活产数 ×1000‰，即该社区 2002 年的新生儿死亡率为 15÷500 ＝ 30.00‰。

第二十三节　妇产科常用护理技术

1．D。月经期、产后或人工流产术后等子宫颈口未闭，或宫颈癌等有阴道出血的疾病不宜行阴道灌洗，以防上行性感染。

2．A。灌洗液的量一般为 500 ～ 1000ml；灌洗筒一般距床沿 60 ～ 70cm，筒过高时会压力过大、水流过速，灌洗液与局部作用的时间不足；灌洗液温度应调为 41 ～ 43℃。滴虫阴道炎的患者，应用酸性溶液灌洗；外阴阴道假丝酵母菌病患者，则用碱性溶液灌洗；非特异性阴道炎者，用一般消毒液或生理盐水灌洗。

3．C。会阴湿热敷的面积一般是病损范围的 2 倍，湿热敷的温度一般为 41 ～ 46℃，热敷时间约 15 ～ 30 分钟。

4．E。局部用药用于治疗宫颈炎和阴道炎，阴道假丝酵母菌病的患者常用局部非腐蚀性药物，即 1% 甲紫，每天 1 次，7 ～ 10 天为一个疗程。新霉素、氯霉素用于治疗急性或亚急性子宫颈炎或阴道炎；硝酸银或铬酸溶液用于治疗宫颈糜烂样改变。

5．D。宫颈棉球上药一般用于子宫颈亚急性或急性炎症伴有出血者，一般在放药 12 ～ 24 小时后牵引棉球尾线自行取出棉球。

6．D。行会阴擦洗时，患者应取屈膝仰卧位，双腿略外展，暴露外阴，臀下垫橡胶单、中单或一次性垫巾。

7．C。阴道灌洗时，患者应在妇科检查床上取膀胱截石位，臀下垫橡胶单、中单或一次性垫巾。

第二十四节　妇产科诊疗及手术

1．A。做阴道涂片时已婚者一般用木质小刮板在阴道侧壁上 1/3 处轻轻刮取；无性生活妇女应签署知情同意书后，用浸湿的棉签伸入阴道，紧贴阴道侧壁上 1/3 处卷取，薄而均匀地涂于玻片上，立即将其置于 95% 乙醇中固定。

2．B。宫颈刮片是在宫颈外口鳞 - 柱状上皮交界处，用木质刮板以宫颈外口为圆心，轻刮 1 周，动作应轻快，避免引起组织损伤；薄而均匀地涂于玻片上，不能来回涂抹，之后立即将涂片置于 95% 乙醇中固定；标本应做好患者信息、标本来源时间等的标记。

3．D。行活检时，可疑宫颈癌者，应按时钟位置 3、6、9、12 点四处取材，也可在宫颈阴道部涂以复方碘溶液，在碘不着色区域取材，怀疑有宫颈管病变可在宫颈管内取组织。术后一般用带线棉球压迫止血，患者可于术后 24 小时自行取出棉球。宫颈锥切术一般取标本在病灶外 0.5cm 处，以尖刀在宫颈表面做环形切口，于切除标本的 12 点位置处做一标志，以 10% 甲醛溶液固定，送病理检查。

4．C。诊断性刮宫术是了解子宫内膜周期性变化的最可靠检查。基础体温、性激素的测定能判断子宫内膜的周期变化，但容易受到各种因素影响而产生误差。宫颈黏液和阴道细胞检查同样会受到炎症、疾病等影响产生变化。

5．B。疑结核性子宫内膜炎进行诊断性刮宫时，应于经前 1 周或月经来潮 12 小时内诊刮，刮宫时要重点刮取子宫角部，该部位阳性率较高。诊刮前 3 天及术后 3 天每天肌内注射链霉素 0.75g 及异烟肼 0.3g 口服，以防诊刮引起结核病灶扩散。

6．E。一般在月经前 3 ～ 7 天或月经来潮 6 小时内（不超过 12 小时）进行刮宫能确定排卵和黄体功能。

7．C。因不孕症进行诊断性刮宫，应选择月经前或来潮 12 小时内，以判断有无排卵。

8．A。输卵管通畅术一般在月经干净后 3 ～ 7

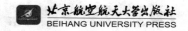

天进行，术前 3 天应禁止性生活。

9．D。宫腔镜常用于有异常子宫出血者；原因不明的不孕症或反复流产者；疑宫腔异常者，如宫腔粘连、子宫畸形、内膜息肉、占位病变等；宫内异物（如节育器、流产残留物等）的定位及取出；子宫内膜切除或子宫黏膜下肌瘤及部分突向宫腔的肌壁间肌瘤的切除；宫腔镜引导下输卵管通液、注液及绝育术。

10．E。腹腔镜的并发症有大血管损伤、腹壁血管损伤、术中出血、脏器损伤；皮下气肿、术后上腹部不适、肩痛等与二氧化碳有关的并发症；穿刺口不愈合、尿潴留、切口疝等；并不包括活动性子宫出血。

11．C。行胎头吸引术时牵引负压控制在 280～350mmHg，牵引时间不超过 20 分钟。

12．B。胎头吸引术不能用于有严重头盆不称、产道阻塞或畸形不能经阴道分娩者；胎位异常（面先露、横位、臀位）；胎头位置高或宫口未开全者。

13．C。在进行人工胎盘剥离术时，应做好输血准备，以防出血过多。减少宫腔操作次数，严格无菌操作，严禁暴力剥离，减少子宫的刺激伤害，以免子宫内翻等。必要时注射缩宫素协助胎盘剥离，胎盘取出后应检查胎盘、胎膜的完整性，若有缺损应再次徒手清理宫腔。对产妇进行心理安慰，避免产妇情绪过于紧张。

14．A。产钳助产适用于有胎儿窘迫、妊娠合并心脏病、妊娠高血压疾病子痫前期等需要缩短第二产程者；子宫收缩乏力导致第二产程延长，或胎头已拨露达半小时仍不能娩出者；有剖宫产史或瘢痕子宫，不宜屏气加压的孕妇；胎头吸引术失败者；臀先露胎头娩出困难者。

15．A。中位产钳是指胎头双顶径已过骨盆入口，但胎头还未低于坐骨棘下 2cm。

16．B。剖宫产的适应证包括产力异常（发生滞产经处理无效）、骨盆狭窄、软产道异常、头盆不称、巨大儿、珍贵儿、横位、臀位；妊娠并发症与妊娠合并症不宜经阴道分娩者；脐带脱垂、胎儿宫内窘迫者。不包括胎儿畸形。

17．E。剖宫产术前护理包括进行心理指导和手术指导，安排术前合理饮食。术前 1 天应进行皮肤准备，术前应进行阴道冲洗和脐部清洁护理，进行肠道准备。消毒前要复查胎心，监测胎儿状态是否良好，做常规药物过敏试验，以免过敏反应的发生。手术前不需要静滴催产素，若子宫收缩频繁会影响手术。

18．A。出现骨盆狭窄时，胎儿无法从骨产道娩出，有骨盆狭窄时为保证胎儿安全，需行剖宫产。有胎位异常、宫内窘迫、妊娠合并心脏病时，可能在产前通过改变体位等措施缓解症状；前置胎盘有不同类型，症状较轻者不一定行剖宫产术。

19．D。该患者行细胞学检查结果为巴氏Ⅲ级，指发现可疑恶性细胞，可能有宫颈癌，为进一步确诊应行宫颈活检。

20．D。男方精液检查正常，则患者不孕原因可能为女方因素；行妇科检查发现输卵管增粗且有压痛，首先应行输卵管通液术，进行输卵管通畅度检查，看是否为输卵管不通导致的不孕。

21．E。该患者将行输卵管通畅术，一般在月经干净后 3～7 天进行，术前 3 天应禁止性生活，术后 2 周内应禁止性生活及盆浴。该检查一般不用于有内外生殖器炎症急性或亚急性发作；严重的全身性疾病及手术不耐受者；体温高于 37.5℃者等。刮宫术后不能立即行输卵管通畅术，刮宫后子宫内膜可能有创面，可能会引起感染和出血。

22．B。该产妇左侧会阴有伤口，应采取右侧卧位，以免分泌物流到伤口处使感染加重难愈。产后应常规进行外阴擦洗 2 次／天，保持外阴干净清洁，观察伤口情况。该产妇伤口处有红肿硬结，可能有感染发生，应报告医生，进行抗感染治疗，还可在会阴处进行湿热敷促进愈合。

23．A。该患者有不孕症，因不孕症进行诊断性刮宫，应选择月经前或来潮 12 小时内，以判断有无排卵。

24．C。该患者月经周期规律，无阴道和宫颈病变，排卵功能应正常，经期延长且经量减少，可能有子宫内膜不规则脱落。若行诊断性刮宫，一般在月经第 5～6 天进行。

第四章　儿科护理学

1．B。小儿在出生后 1 年（即婴儿期）生长最快，尤其是前 3 个月，出现生后第一个生长高峰；第 2 年生长速度逐渐减慢，至青春期又猛然加快，出现第二个生长高峰。

2．B。儿童在生长发育的过程中各器官的发育有先有后、快慢不一，如神经系统发育早于其他系统组织。儿童的生长发育具有连续性和阶段性且具有个体差异，生后 3 个月内生长最快，出生后第 1 年为第一个生长高峰。生长发育通常遵循由上到下、由近到远、由粗到细、由低级到高级、由简单到复杂的顺序或一般规律，如出生后运动发展规律是先抬头、后抬胸，再会坐、立、行。

3．D。儿童在生长发育的过程中各器官的发育有先有后、快慢不一，神经系统发育早于其他系统组织，生后 2 年内发育最快，6～7 岁基本达成人水平；生殖系统发育较晚，淋巴系统则先快而后回缩，皮下脂肪在发育年幼时较发达，肌肉组织的发育到学龄期才加速。生长发育具有顺序性，一般生长发育遵循由上到下、由近到远、由粗到细、由低级到高级、由简单到复杂的顺序规律。

4．D。出生时新生儿的身长平均为 50cm，6 个月时身长约为 65cm，1 岁时身长约为 75cm，2 岁时身长约为 87cm，2～12 岁时身高（长）的估算公式为身高（cm）＝年龄 ×7 ＋ 75（cm）。

5．E。婴儿出生时脊柱无弯曲，仅呈轻微后凸，3 个月左右抬头动作的发育使颈椎前凸形成颈曲，6 个月左右会坐时胸椎后凸形成胸曲，1 岁左右开始行走，腰椎前凸逐渐形成腰曲，脊柱形成类似于 S 形的弯曲。儿童 6～7 岁时脊柱生理性弯曲被韧带固定。

6．C。小儿在出生时前囟约 1.5～2cm，后随颅骨发育而增大，6 个月后逐渐骨化而变小，一般在 1～1.5 岁时闭合。

7．B。5 个月小儿的体重最接近出生时的 2 倍。正常足月儿生后第 1 个月体重增加可达 1～1.7kg，生后 3～4 个月体重约等于出生时体重的 2 倍，1 岁时约 3 倍，2 岁时约 4 倍。

8．A。后囟出生时便很小或已闭合，最迟生后 6～8 周闭合。

9．C。出生时上部量＞下部量，中点在脐部，随着下肢长骨增长，中点下移，且小儿 1 岁时头围与胸围大致相等为 46cm。小儿 1 岁时体重约为 9kg，是出生时的 3 倍，身长约为 75cm，且 4～10 个月乳牙开始萌出。

10．B。新生儿期一般每个月应定期家访 2～3 次，包括生后 5～7 天的周访、10～14 天的半月访和生后 27～28 天的满月访。高危儿或者检查发现有异常者应适当增加访视次数。

11．A。新生儿身体各组织和器官的功能发育尚不成熟，对外界环境变化的适应性和调节性差，抵抗力弱，易患各种疾病，且病情变化较快，发病率和死亡率较高。新生儿死亡占 5 岁以下儿童死亡总数的 45%，其中 1 周内的新生儿的死亡数占新生儿死亡总数的 75% 左右，而胎龄满 28 周至出生后 7 天称围生期，即在小儿各年龄阶段死亡率最高的是围生期。

12．D。脊髓灰质炎减毒活疫苗初种时间 3 次分别是在 2、3、4 个月接种，4 岁时复种加强，口服三型混合糖丸疫苗。

13．C。接种活疫苗、菌苗时，不可使用其他消毒剂消毒，只可用 75% 乙醇消毒皮肤，待干后才可接种，以防消毒液杀死疫苗。

14．A。学龄儿童复种卡介苗前应做 PPD 试验（结核菌素试验），阴性才能接种。

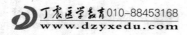
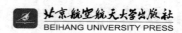

15．B。主动免疫是指给易感者接种特异性抗原，刺激机体产生特异性免疫抗体，从而产生主动免疫力。被动免疫是指未接受主动免疫的易感者在接触传染源后，被给予相应的抗体而立即获得免疫力。计划免疫是根据小儿的免疫特点和传染病发生的情况订制的免疫程序。

16．E。通过有计划地使用生物制品进行预防接种，以提高人群的免疫水平，达到控制和消灭传染病的目的，属于保健行为。

17．B。母乳中含有丰富的 SIgA，具有抗感染和抗过敏的作用。母乳中还含有少量 IgG、IgM 及一些特异性抗体。

18．D。全脂奶粉按重量 1：8（1 份奶粉加 8 份水）或按容量（体积）1：4（1 勺奶粉加 4 勺水）配成牛奶，其成分与鲜牛奶相似。

19．D。新生儿出生数天内，因失水较多和胎粪排出导致体重下降，出生后 3～4 天最低，但不超过 10%（一般 3%～9%）。产瘤也称先锋头，见于头位产婴儿，是由于先露部位头皮血液及淋巴循环受压所致的软组织水肿。出生时出现边界不清的梭状局部肿胀，数天内自行吸收消失。足月儿生后 2～3 天出现黄疸，出生后 10～12 小时开始排出墨绿色胎粪，2～3 天可排完。新生儿呼吸节律不规则，40～45 次／分，以腹式呼吸为主。

20．B。新生儿的特殊生理状态包括生理性黄疸、生理性体重下降、假月经、乳腺肿大、"马牙"和"螳螂嘴"。

21．C。凝血酶原时间和凝血酶原活动度测定，可以迅速反映肝坏死程度及预后。

22．D。因羊水感染而致的新生儿肺炎，以革兰阴性杆菌为主，如大肠埃希菌。

23．C。全血血糖＜2.2mmol/L（40mg/dl）可诊断为新生儿低血糖，不考虑胎龄、出生体重和日龄。

24．A。小儿单纯性肥胖症是由于长期能量摄入超过人体的消耗，使体内脂肪过度积聚、体重超过一定范围的一种营养障碍性疾病。

25．B。维生素 D 缺乏性佝偻病的病因有围生期维生素 D 不足、日照不足、生长速度快、维生素 D 摄入不足、疾病影响。并不包括出生体重太低。

26．A。夏季腹泻多发生在 5～8 月份气温较高的季节，常见病原为侵袭性大肠埃希菌；秋季腹泻多发生于寒冷季节，主要病原为轮状病毒。

27．B。食饵性腹泻大便呈黄色或黄绿色，稀水便或蛋花样便，镜检有脂肪滴。

28．A。小儿肺炎常见病原体为细菌、病毒，发展中国家以细菌为主，发达国家以病毒为主，我国最常见的病原体是细菌。

29．A。肺炎最易并发的脓胸的病原体是金黄色葡萄球菌。金黄色葡萄球菌肺炎在疾病发展过程中迅速出现肺脓肿，脓气胸和脓胸是本病的特点。

30．D。病毒性心肌炎的病因以肠道和呼吸道感染的病毒最常见，尤其是柯萨奇病毒 B 组，其次为埃可病毒、脊髓灰质炎病毒、腺病毒、轮状病毒等，并不包括麻疹病毒。

31．C。小儿营养性缺铁性贫血的病因包括：先天储铁不足，后天补铁不足，生长发育速度快，铁吸收障碍，铁丢失过多，并不包括凝血因子缺乏。

32．C。ITP（特发性血小板减少性紫癜）是一种由免疫介导的血小板过度破坏所致的出血性疾病，属于免疫性疾病。

33．E。肾小球滤过率降低可引起尿少和水钠潴留。急性肾小球肾炎是为 A 组 β-溶血性链球菌引起的急性上呼吸道感染或皮肤感染后的一种免疫复合物性肾小球肾炎。呼吸道感染至肾炎发病约 6~12 天（平均 10 天），皮肤感染为 14~28 天（平均 20 天）。在秋、冬季呼吸道感染是急性肾炎主要的前驱病。

34．D。急性肾小球肾炎引起的水肿主要为肾小球滤过率降低，引起尿少和水钠潴留所致。

35．A。清洁中段尿细菌培养，菌落计数超过 10^5/ml 便可确诊泌尿系统感染。菌落计数在 $10^4～10^5$/ml 为可疑，菌落计数少于 10^4/ml 或多种杂菌生长时，则尿液污染的可能性大。

36．C。化脓性脑膜炎脑脊液外观浑浊或呈脓性，

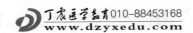
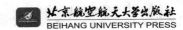

似米汤样。结核性脑膜炎脑脊液检查为毛玻璃样、静置 24 小时有网状薄膜形成。病毒性脑膜炎脑脊液呈清晰或微浊。蛛网膜下腔出血脑脊液检查呈血性浑浊。

37．D。风湿热引起的心内膜炎主要侵犯二尖瓣，其次为主动脉瓣，风湿热与感染 A 组 β 型溶血性链球菌咽峡炎引起的变态反应和自身免疫有关。

38．B。苯丙酮尿症是一种常染色体隐性遗传病，是由于苯丙氨酸羟化酶基因突变导致酶活性降低，苯丙氨酸及其代谢产物在体内蓄积引起的疾病。

39．E。麻疹病毒经呼吸道、咳嗽和说话排出体外，麻疹是通过空气飞沫传播的呼吸道传染病，执行呼吸道隔离。本题选项中呼吸道传播也正确，但按照最佳答案单选题的原则，有且只有一个最佳

正确答案，空气飞沫传播更准确。

40．D。小儿惊厥最常见的原因是高热，高热惊厥多由上呼吸道感染引起。颅内感染多由各种细菌、病毒等引起的脑膜炎、脑炎，常表现为反复而严重的惊厥发作；颅外感染包括热性惊厥、感染中毒性脑病等。

41．A。小儿惊厥最常见的原因是高热，高热惊厥多由上呼吸道感染引起。

42．A。小儿惊厥最常见的原因是高热，高热惊厥多由上呼吸道感染引起。婴儿期的无热惊厥首先考虑严重低血钙引起手足搐搦症。

43．A。心力衰竭以先天性心脏病引起者最常见，也可继发于缺血性心脏病或原发性心肌病变引起的心肌收缩障碍，婴幼儿时期最常见的是由支气管肺炎、毛细支气管炎引起的肺源性心力衰竭，儿童期常见哮喘持续状态。

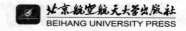

第五章　护理健康教育学

1．B。健康教育的特点是消除或减轻影响健康的危险因素，以达到预防疾病，促进健康，提高生活质量的特点。

2．E。医院健康教育是指以患者为中心，针对到医院接受医疗保健服务的患者个体及其家属所实施的有目的、有计划、有系统的健康教育活动，其目的是防治疾病，促进身心康复。

3．A。一级预防又称病因预防，是针对病因或病原体所采取的措施，主要措施包括改善环境、增进健康、特殊保护。二级预防是在疾病的临床前期做好早期发现、早期诊断、早期治疗。三级预防是对已患病的患者采取及时、有效的治疗措施，防止疾病恶化、复发和转移等。

4．E。学校健康教育的对象包括学龄前儿童，中、小学生及大学生。

5．B。健康教育的目标是改善对象的健康相关行为，从而防治疾病，增进健康，而不是作为一种辅助方法为卫生工作某一时间的中心任务服务。

6．C。健康教育以调查研究为前提，以改善对象的健康相关行为为目标，以传播健康信息为主要措施，最终达到预防疾病、促进健康、提高生活质量的目的。

7．A。健康教育与健康促进相辅相成，健康教育在健康促进中起主导作用，没有健康教育就无法实施健康促进。

8．C。卫生宣教是指向人们进行卫生知识宣传教育，目的是让人们了解基本的卫生常识，养成一些基本卫生习惯。

9．E。卫生宣教是健康教育的重要内容和手段之一，但它是一种卫生知识的单向传播，其对象比较泛化，缺乏针对性，不注重信息的反馈和效果。

10．A。健康教育是由健康教育的教学者把健康相关信息借以教学活动传达给学习者，从而把人类有关医学或健康科学的知识和技术转化为有益于人们健康的行为。

11．B。健康教育是由健康教育的教学者把健康相关信息借以教学活动传达给学习者，从而把人类有关医学或健康科学的知识和技术转化为有益于人们健康的行为。

12．B。健康教育的研究领域按目标人群分为学校健康教育、职业人群健康教育、医院健康教育、社区健康教育。

13．E。医院健康教育的意义包括提高患者依从性、心理治疗、消除致病因素、密切关注医患关系、降低医疗成本。

14．A。健康教育的学习目标是认知目标。健康教育不仅是简单地传授健康知识，还要使人们树立健康观念，并逐渐形成一种健康的行为习惯。

15．A。健康教育的目标是改善对象的健康相关行为，从而防治疾病，增进健康，而不是作为一种辅助方法为卫生工作某一时间的中心任务服务。制定目标的宗旨即是行为的建立。

16．C。健康教育是通过教育的途径，帮助民众利用生活各方面的经验综合成有系统的程序，以增进个人及社会有关的健康知识、态度与行为等。健康教育不仅是简单地传授健康知识，还要使人们树立健康观念，并逐渐形成一种健康的行为习惯。卫生宣教是健康教育的重要内容和手段之一，但它是一种卫生知识的单向传播，其对象比较泛化，缺乏针对性，不注重信息的反馈和效果。健康教育与卫生宣教既相互区别又紧密联系，两者的目标一致，但是内涵有所不同。

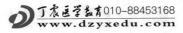
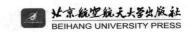

17．C。做健康教育调查研究时，内容的理论性不作为重要内容。

18．E。健康教育学相关基础理论学科包括医学科学理论、行为科学理论、传播学理论、管理科学理论等。

19．E。健康促进是包括健康教育及能促使行为与环境有益于健康改变的相关政策、法规、组织的综合。

20．D。现代护理发展的初期，一切诊疗活动都是以治疗疾病为目的，从而形成了"以疾病为中心"的医学指导思想。此阶段护理教育者和管理者都将护理操作技能作为护理工作质量的关键，护理的中心是治疗及护理住院患者，护士的主要工作场所是医院。由于医学模式的转变，如今以人的健康为中心，护理的服务对象为所有年龄段的健康人及患者，服务场所从医院扩展到了社区、家庭及各种机构，并以护理理论指导护理实践。对护理的定义为：护理服务的对象是整体的人，是协助人们达到其最佳的健康潜能状态。凡是有人的场所，就需要护理服务。

21．D。人类的社会行为由人的社会性所决定，其造就机构来自社会环境，如职业行为。摄食行为、性行为、自我防御行为和睡眠行为都属于人类本能行为。

22．D。行为是有机体在外界环境刺激下引起的反应，包括内在的生理和心理变化。

23．B。人类行为的发展过程主要包括被动发展阶段、主动发展阶段、自主发展阶段、巩固发展阶段。主动发展阶段一般在3～12岁内，此阶段的行为有明显的主动性，其主要表现为爱探究、好攻击、易激惹、喜欢自我表现等。被动发展阶段一般在0～3岁内。自主发展阶段一般自12～13岁起延续至成年。巩固发展阶段一般在成年后，持续终生。

24．B。人类行为的发展过程主要包括被动发展阶段、主动发展阶段、自主发展阶段、巩固发展阶段。自主发展阶段一般自12～13岁起延续至成年，此阶段人们开始通过对自己、他人、环境、社会的综合认识，调整自己的行为。被动发展阶段一般在0～3岁内。主动发展阶段一般在3～

12岁内。巩固发展阶段一般在成年后，持续终生。

25．D。健康教育的核心是行为的转变，行为的改变是健康教育项目效果评价的重点。

26．D。人类的本能行为由人的生物性所决定，是人类的最基本行为，如摄食行为、性行为、躲避行为、睡眠等。

27．B。人类行为的特性包括目的性、可塑性及差异性，其中差异性是指人类的行为因遗传因素、环境、学习经历的不同而千差万别，丰富多彩，表现出较大的差异性，因此健康教育的措施必须因人而异、因势利导。

28．D。行为的基本要素包括行为主体、行为客体、行为环境、行为手段及行为结果。

29．A。人类的本能行为由人的生物性所决定，是人类的最基本行为。

30．D。人类的本能行为由人的生物性所决定，是人类的最基本行为，如摄食行为、性行为、躲避行为、睡眠等。

31．A。人类的本能行为由人的生物性所决定，是人类的最基本行为，如摄食行为、性行为、躲避行为、睡眠等。

32．E。人类的行为由内因和外因共同决定，即受到遗传、环境及学习因素的影响。

33．A。人类的行为由内因和外因共同决定，即受到遗传、环境及学习因素的影响。

34．A。自然环境和社会环境是人类行为发展的外在大环境，它对人类行为的影响可以是间接的或潜在的。

35．D。危害健康行为的类型有日常危害健康行为（如吸烟、酗酒等）；致病性行为模式（如A型行为模式等）；不良疾病行为（如瞒病、恐病、讳疾忌医等）；违规行为（如药物滥用、不遵守交通规则）。

36．B。健康行为是指人体在身体、心理、社会各方面都处于良好健康状态下的行为模式，是一种带有明显理想色彩的健康相关行为。

37．D。健康信念模式认为，人们要采取某种促进健康行为或戒除某种危害健康行为，必须认识

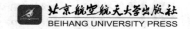

到某种疾病或危险因素的威胁及严重性、认识到采取某种行为或戒除某种行为的益处及困难、对自身采取或放弃某种行为能力的自信。

38．D。不良疾病行为指个体从感知到自身患病到疾病康复过程中所表现出来的不利于疾病治疗和健康恢复的行为，如瞒病、恐病、讳疾忌医、不遵医嘱等。日常危害健康行为指日常生活、职业活动中危害健康的行为、习惯。保健行为指有效、合理利用卫生资源，维护自身健康的行为。致病性行为模式指可导致特异性疾病发生的行为模式。不良疾病行为指个体从感知到自身患病到疾病康复过程中所表现出来的不利于疾病治疗和健康恢复的行为。

39．A。A型行为模式是与冠心病的发生密切相关的行为模式。不耐烦和敌意是其核心行为，多表现为做事动作快、大声讲话、喜欢竞争、怀有敌意和戒心。C型行为模式多表现为情绪压抑、性格自我克制等。

40．C。保健行为指有效、合理利用卫生资源，维护自身健康的行为，如定期体检、预防接种、患病后及时就医、遵医嘱等行为。日常健康行为指日常生活中有益于健康的行为。避开有害环境行为指避免暴露于自然环境和社会环境中有害健康危险因素的行为。戒除不良嗜好行为指自觉抵制不良嗜好的行为。预警行为指对可能发生的危害健康事件的预防性行为及在事故发生后正确处置的行为。保健行为指有效、合理利用卫生资源，维护自身健康的行为。

41．E。日常健康行为指日常生活中有益于健康的行为，如合理营养、充足睡眠、适量运动等。

42．B。保健行为是指有效、合理利用卫生资源，维护自身健康的行为，如定期体检、预防接种、患病后及时就医、遵医嘱等行为。

43．C。低可变性行为包括形成时间已久的行为、深深植根于文化传统或传统生活方式之中的行为、既往无成功改变实例的行为。正处于发展时期的行为、已有成功改变实例的行为及与文化传统无关的行为属于高可变性行为。

44．E。避开有害环境行为指避免暴露于自然环境和社会环境中有害健康危险因素的行为，如离

开污染环境、积极应对各种紧张生活事件等。日常健康行为指日常生活中有益于健康的行为。戒除不良嗜好行为指自觉抵制不良嗜好的行为。预警行为指对可能发生的危害健康事件的预防性行为及在事故发生后正确处置的行为。保健行为指有效、合理利用卫生资源，维护自身健康的行为。保健行为指有效、合理利用卫生资源，维护自身健康的行为。

45．A。日常危害健康行为指日常生活、职业活动中危害健康的行为、习惯，如吸烟、酗酒、缺乏体育锻炼等。致病性行为模式如A型行为模式与冠心病的发生密切相关；C型行为模式与肿瘤的发生有关等。不良疾病行为指如瞒病、恐病、讳疾忌医、不遵医嘱等。违规行为如药物滥用、性乱等。

46．D。知信行模式是改变人类健康相关行为的模式之一，它将人类行为的改变分为获取知识、产生信念及形成行为三个过程。"知"为知识、学习，"信"为信念、态度，"行"为行为、行动。根据知信行模式，知识是基础，信念是动力，行为的产生和改变是目标。

47．A。知信行模式是改变人类健康相关行为的模式之一，它将人类行为的改变分为获取知识、产生信念及形成行为三个连续过程，其中知识是基础，信念是动力，行为的产生和改变是目标。

48．E。人们要采取某种促进健康行为或戒除某种危害健康行为，应具备三方面的认识，某种疾病或危险因素的严重性和易感性的认识、采纳或戒除某种行为的困难及益处、对自身采纳或戒除某种行为能力的自信。对疾病严重性的认识指个体对罹患某种疾病严重性的看法，包括人们对疾病引起的临床后果的判断，如死亡、伤残、疼痛等，对疾病引起的社会后果的判断，如工作烦恼、失业、家庭矛盾等。

49．C。知信行模式是改变人类健康相关行为的模式之一，它将人类行为的改变分为获取知识、产生信念及形成行为三个连续过程，"知"为知识、学习，"信"为信念、态度，"行"为行为、行动。

50．D。健康信念模式在采取促进健康行为、放弃危害健康行为的实践中遵循以下步骤，首先充分让人们认识到其危害健康行为的严重性（吸烟

危害健康的严重性）、对戒除危害健康行为的有效性（戒烟对促进健康的有效性）、对采纳或戒除这种危害健康行为所遇障碍（戒烟过程可能带来的不适），然后使他们坚信一旦戒除这种危害健康行为、采取相应的促进健康行为会得到有价值的后果，同时也清醒地认识到行为改变过程中可能出现的困难，最后使他们充满改变行为的信心。

51．D。"知信行模式"将人类的改变分为获取知识、产生信念及形成行为三个过程，即知识 - 信念 - 行为，其中知识是基础，信念是动力，行为的产生和改变是目标。

52．A。传播是一种社会性传递信息的行为，是个体之间、集体之间以及个体与集体之间交换、传递新闻、事实、意见的信息过程。

53．A。大众传播是指职业性传播机构通过广播、电视、电影、报刊、书籍等大众传播媒介向范围广泛、为数众多的社会人群传递信息的过程，属于单向传播。

54．A。传播的要素为传播者、信息与讯息、传播媒介、受众、传播效果。

55．D。传播的要素包括传播者、受传者、信息与讯息、传播媒介、传播效果。

56．D。传播渠道即传播媒介，它是信息的载体，是将传播过程中各种要素相互联系起来的纽带。

57．D。组织传播是指组织之间、组织内部成员之间的信息交流活动，是有组织、有领导进行的有一定规模的信息传播。现代社会中，组织传播已发展成为一个独立的研究领域，即公共关系学。

58．E。健康传播的主要特点包括健康传播传递的是健康信息、健康传播具有明确的目的性、健康传播的过程具有复合性、健康传播对传播者有特殊素质要求。其中健康传播具有明确的目的性是以健康为中心，健康传播力图达到改变个体和群体的知识、态度、行为，使之向有利于健康方向转化的目的。

59．D。健康传播具有明确的目的性是以健康为中心，健康传播力图达到改变个体和群体的知识、态度、行为，使之向有利于健康方向转化的目的。

60．C。人际传播的谈话技巧的特点，一是内容明确，一次谈话围绕一个主题，避免涉及内容过广；二是重点突出，重点内容应适当重复，以加强对象的理解和记忆；三是语速适当谈话的速度要适中，适当停顿，给对象思考、提问的机会；四是注意反馈交谈中，注意观察对象的表情、动作等非语言表现形式，以及时了解对象的理解程度。

61．C。人际距离可分为亲密距离、个人距离、社交距离和公共距离四类。亲密距离为 $0 \sim 0.5m$，个人距离为 $0.5 \sim 1m$，社交距离为 $1.1 \sim 4m$，公共距离为 $> 4m$。

62．D。模糊性反馈是指当需要暂时回避对方某些敏感问题或难以回答的问题时，可做出无明确态度和立场的反应，如"是吗"、"哦"等。

63．D。人际传播的以个性化信息为主，是指在人际传播过程中，情感信息的交流占重要地位。

64．A。开放式提问的问题比较笼统，旨在诱发对方说出自己的感觉、认识、态度和想法，适用于了解对方真实的情况。封闭式提问的问题比较具体，对方用简短、确切的语言即可做出回答。探索式提问的问题为探索究竟、追究原因的问题。复合式提问的问题易使回答者感到困惑，不知如何回答，应避免使用。偏向式提问的问题中包含着提问者的观点，以暗示对方做出提问者想要得到的答案。

65．B。封闭式提问的问题比较具体，对方用简短、确切的语言即可做出回答，如"是"或"不是"等。适用于收集简明的事实性资料。

66．A。动态体语即通过无言的动作传情达意，如以注视对方的眼神表示专心倾听，以点头的动作表示对对方的理解和同情，以手势强调某事的重要性等。

67．E。人际传播的特点包括全身心的传播、以个体化信息为主、反馈及时。其中以个体化信息为主，在人际传播过程中，情感信息的交流占重要地位。

68．D。当小组讨论出现沉默不语时，主持人可通过播放短小录像片、提出可引发争论的开放式问题，或以个别提问、点名等方式打破僵局。

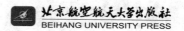

69．A。根据讨论小组人员的特点及讨论时间的长短选择讨论的时间和地点。讨论时间一般掌握在 1 小时左右，人数以 6～10 人为宜。座位的排列同样是保证小组讨论成功的重要因素。座位应围成圆圈式或马蹄形，以利于参与者面对面地交谈。主持人开场白后，可请每一位与会者进行自我介绍，以增强与会者之间的相互了解，建立和谐、融洽的关系。当出现讨论偏离主题、争论激烈或因某个人健谈而形成"一言堂"时，主持人应及时提醒、婉转引导、礼貌插话等方式控制讨论的局面。

70．B。群体中的"舆论领袖"对人们的认知和行为改变具有引导作用，往往是开展健康传播的切入点。

71．D。群体传播时，应根据讨论的主题选择相关的人员组成小组，小组讨论的人数一般以 6～10 人为宜。

72．B。群体传播在小群体成员之间进行信息传播，是一种双向性的直接传播。

73．B。小组讨论时，座位应围成圆圈式或马蹄形，以利于参与者面对面地交谈。

74．C。影响健康信息传播效果的主要因素包括传播者、信息、传播途径、受者和环境。

75．B。科学性是健康信息的生命，是取得健康传播效果的根本保证。

76．D。使用文字进行健康教育的首要条件是学习者必须有阅读能力。健康传播者应因人、因地、因时地选择传播途径，以保证传播的效果，应针对具体受者、具体情况，选择传播途径。

77．E。健康传播的受众是社会人群，他们因不同的生理、心理特点，对健康信息、传播途径的要求也不同。健康传播者在制定传播信息、选择传播途径时，应重点考虑受者的心理特点及动机。

78．A。传播效果是受传者接收信息后，在情感、思想、态度、行为等方面发生的反应，传播活动是否成功，效果如何，主要体现在知识、行为的改变。可分为四个层次，知晓健康信息、健康信念认同、态度转变、采纳健康的行为，其中知晓健康信息为最低层次。

79．C。常用的健康传播途径有口头传播、文字传播、形象传播、电子媒介传播。形象传播如图片、标本、食物、模型等。

80．B。受者是指信息通过传播途径所到达并被接受的个人或群体，大量的受者也称为受众。健康传播的受众是社会人群，他们因不同的生理、心理特点，对健康信息、传播途径的要求也不同。健康传播者在制定传播信息、选择传播途径时，应重点考虑受者的心理特点及动机。

81．C。倾向因素是指产生某种行为的动机、愿望，或是诱发某行为的因素，包括知识、信念、态度和价值观。

82．B。在格林模式中，将影响因素划分为倾向因素、强化因素和促成因素 3 类。倾向因素是指产生某种行为的动机、愿望，或是诱发某行为的因素，包括知识、信念、态度和价值观。促成因素是指使行为动机和意愿得以实现的因素，即实现或形成某行为所必需的技能、资源和社会条件。强化因素是指激励行为维持、发展或减弱的因素。

83．C。健康教育诊断是指在面对人群健康问题时，通过系统地调查、测量来收集各种有关事实资料，并对这些资料进行分析、归纳、推理、判断，确定或推测与此健康问题有关的行为和行为影响因素，以及获取健康教育资源的过程，从而为确定健康教育干预目标、策略和措施提供基本依据。

84．E。行为受多种因素的影响，主要包括遗传因素、环境因素和学习因素。在格林模式中，将这些因素划分为倾向因素、强化因素和促成因素三类。强化因素是指激励行为维持、发展或减弱的因素，主要来自社会的支持、同伴的影响和领导、亲属以及保健人员的劝告等。倾向因素是指产生某种行为的动机、愿望，或是诱发某行为的因素。促成因素是指使行为动机和意愿得以实现的因素，即实现或形成某行为所必需的技能、资源和社会条件。

85．E。行为诊断的主要目的是确定导致目标人群疾病或健康问题发生的行为危险因素，其主要任务包括三个方面，一是区别引起疾病或健康问题的行为与非行为因素；二是区别重要行为与相对不重要行为；三是区别高可变性行为与低可变性行为。

86．A。测量生活质量的指标包括主观指标和客观指标两个方面。主观指标包括目标人群对生活满意程度的感受；客观指标包括目标人群生活环境的物理、经济、文化和疾病等状况。

87．E。社会环境诊断指标包括经济指标（人均国民生产总值、人均年收入水平、人均住房面积、人均绿化面积）、文化指标（入学率、文盲率）、卫生服务指标（医疗卫生服务机构的分布、人员的组成）、社会政策（卫生法规、政策的建立、执行情况）、社区资源（健康教育机构的专业人员组成、设备条件）。

88．D。低可变性行为是形成时间已久的行为，深深植根于文化传统或传统生活方式之中的行为，既往无成功改变实例的行为。

89．C。卫生知识知晓率的计算公式为（知晓人数／总调查人数）×100%，即分母为该地接受调查的所有新婚妇女数。

90．E。干预方案的内容应包括目标人群、干预策略、干预活动的内容、方法、日程及人员培训、评价计划等。

91．B。在确定优先项目时，应遵循重要性和有效性原则。重要性原则优先考虑对人群健康威胁严重、对经济社会发展、社区稳定影响较大的健康问题。有效性原则优先考虑通过健康教育干预能有效改善的健康问题。

92．B。目的和目标是计划存在与效果评价的依据。目的是指在执行某项计划后预期达到的最终结果。目的是宏观性、远期性，一般用文字表述。目标是目的的具体体现，用指标描述，具有可测量性。

93．C。健康教育时，进行个别指导是所有教育方法中最有针对性、最受患者欢迎的方法。

94．C。健康教育通过改变目标人群的健康相关行为来实现其目的。效应评价正是对目标人群因健康教育项目所导致的相关行为及其影响因素的变化进行评价。

95．C。回归因素是指由于偶然因素个别被测试对象的某特征水平过高或过低，但在以后的测试

中可能又恢复到原有的实际水平的现象。在测试中，可采用重复测量的方法以减少回归因素对评价结果正确性的影响。

96．D。形成评价的方法有文献、档案、资料的回顾、专家咨询、专题小组讨论等。过程评价的方法有查阅档案资料、目标人群调查和现场观察三种。两者共同的评价方法是查阅档案资料。

97．A。回归因素是指由于偶然因素，个别被测试对象的某特征水平过高或过低，但在以后的测试中可能又恢复到原有的实际水平的现象。在测试中，可采用重复测量的方法以减少回归因素对评价结果正确性的影响。

98．B。健康教育计划的目标应具有具体的、可测量的、可完成的、可信的、有时间性等要求。

99．C。医院健康教育，又称临床健康教育或患者健康教育，是以患者为中心，针对到医院接受医疗保健服务的患者个体及其家属所实施的有目的、有计划、有系统的健康教育活动，其目的是防治疾病，促进身心康复。

100．A。病房教育指医护人员在患者住院期间进行的健康教育。病房教育的内容应较系统、深入，主要包括患者所患疾病的病因、发病机制、症状、并发症、治疗原则、生活起居、饮食等知识，以提高患者的依从性。

101．B。随诊教育指在诊疗过程中医护人员根据病情对患者进行的口头教育和指导。候诊教育是指在患者候诊期间，针对候诊知识及该科的常见性疾病的防治所进行的健康教育。咨询教育指医护人员对门诊患者或家属提出的有关疾病与健康的问题进行解答。入院教育指医护人员在患者入院时对患者及家属进行的教育。病房教育指医护人员在患者住院期间进行的健康教育。

102．B。该患者刚刚入院，医护人员应对患者及家属进行入院教育，主要内容是医院的有关规章制度，如生活制度、探视制度、卫生制度等，以帮助患者及家属尽快熟悉住院环境，遵守住院制度，配合治疗。

103．E。健康教育计划主要由教育时间、场所、内容、方法和工具及教育的人员五个部分组成。

104．E。住院教育是指在住院治疗期间对患者

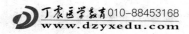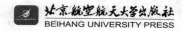

进行的健康教育。住院教育主要包括入院教育、病房教育和出院教育。该患者在住院期间需要进行的健康教育内容有直肠癌的病因、发病机制、症状、并发症、治疗原则、生活起居等。

105．B。入院教育指医护人员在患者入院时对患者及家属进行的教育。入院教育的主要内容是医院的有关规章制度，如生活制度、探视制度、卫生制度等，以帮助患者及家属尽快熟悉住院环境，遵守住院制度，配合治疗。

106．B。评估教育需求的方法主要包括直接评估和间接评估。直接评估通过与患者的接触、谈话直接获得。间接评估通过阅读患者的病历、分析病史及其健康影响因素获得。

107．C。知信行模式是改变人类健康相关行为的模式之一，它将人类行为的改变分为获取知识、产生信念及形成行为三个连续过程，"知"为知识、学习，"信"为信念、态度，"行"为行为、行动。该案例中"信"指的是患者形成高盐饮食危害健康的信念。

108．B。自主发展阶段一般自 12～13 岁起延续至成年，此阶段人们开始通过对自己、他人、环境、社会的综合认识，调整自己的行为。主动发展阶段一般在 3～12 岁内，此阶段的行为有明显的主动性，主要表现为爱探究、好攻击、易激惹、喜欢自我表现等。巩固发展阶段一般在成年后，持续终生，此阶段的行为已基本定型，但由于环境、社会及个人状况均在不断变化，人们必须对自己的行为加以不断的调整、完善和充实。被动发展阶段一般在 0～3 岁内，此阶段的行为主要依靠遗传和本能的力量发展而成，如婴儿的吸吮、抓握、啼哭等行为。

109．A。受者的心理特点有求真、求新、求短、求近。求真心理是信息真实可靠，相较于街头小报，医务人员的指导更可靠。

110．D。促成因素是指使行为动机和意愿得以实现的因素，即实现或形成某行为所必需的技能、资源和社会条件。包括保健设施、医务人员、诊所、医疗费用、交通工具、个人保健技术及相应的政策法规等。

111．A。患者健康教育包括评估教育需求、确

定教育目标、制定教育计划、实施教育计划和评价教育效果五个步骤。评估教育需求是患者健康教育程序的第一步骤。通过调查分析，评估教育需求旨在了解教育对象需要学习的知识和掌握的技能。护士通过交谈了解到该年轻母亲缺乏婴儿喂养的知识和技属于评估需求阶段。

112．E。健康教育是由健康教育的教学者把健康相关信息借以教学活动传达给学习者，从而把人类有关医学或健康科学的知识和技术转化为有益于人们健康的行为。健康教育是学习后通过理解将知识和技术转化为行为。健康促进为健康教育改变人们行为提供政策和环境的支持。

113．B。健康教育是由健康教育的教学者把健康相关信息借以教学活动传达给学习者，从而把人类有关医学或健康科学的知识和技术转化为有益于人们健康的行为。健康教育是学习后通过理解将知识和技术转化为行为。

114．A。自主发展阶段一般自 12～13 岁起延续至成年，此阶段人们开始通过对自己、他人、环境、社会的综合认识，调整自己的行为。巩固发展阶段一般在成年后，持续终生，此阶段的行为已基本定型，但由于环境、社会及个人状况均在不断变化，人们必须对自己的行为加以不断的调整、完善和充实。被动发展阶段一般在 0～3 岁内，此阶段的行为主要依靠遗传和本能的力量发展而成，如婴儿的吸吮、抓握、啼哭等行为。

115．C。主动发展阶段一般在 3～12 岁内，此阶段的行为有明显的主动性，主要表现为爱探究、好攻击、易激惹、喜欢自我表现等。

116．E。巩固发展阶段一般在成年后，持续终生，此阶段的行为已基本定型，但由于环境、社会及个人状况均在不断变化，人们必须对自己的行为加以不断的调整、完善和充实。被动发展阶段一般在 0～3 岁内，此阶段的行为主要依靠遗传和本能的力量发展而成，如婴儿的吸吮、抓握、啼哭等行为。

117．C。主动发展阶段一般在 3～12 岁内，此阶段的行为有明显的主动性，主要表现为爱探究、好攻击、易激惹、喜欢自我表现等。

118．D。自主发展阶段一般自 12～13 岁起延

续至成年，此阶段人们开始通过对自己、他人、环境、社会的综合认识，调整自己的行为。

119．B。避开有害环境行为指避免暴露于自然环境和社会环境中有害健康危险因素的行为，如离开污染环境、积极应对各种紧张生活事件等。日常健康行为指日常生活中有益于健康的行为。戒除不良嗜好行为指自觉抵制不良嗜好的行为。

120．E。保健行为指有效、合理利用卫生资源，维护自身健康的行为，如定期体检、预防接种、患病后及时就医、遵医嘱等行为。

121．D。预警行为指对可能发生的危害健康事件的预防性行为及在事故发生后正确处置的行为，如驾车时使用安全带、事故发生后的自救和他救行为等。

122．C。促成因素是指使行为动机和意愿得以实现的因素，即实现或形成某行为所必需的技能、资源和社会条件，包括保健设施、医务人员、诊所、医疗费用、交通工具、个人保健技术及相应的政策法规等。

123．D。强化因素是指激励行为维持、发展或减弱的因素。主要来自社会的支持、同伴的影响和领导、亲属以及保健人员的劝告等。

124．D。在健康教育中，常用的人际传播形式有咨询、交谈或个别访谈、劝服及指导四种。指导是通过向健康教育对象传授相关的知识和技术，使其学习、掌握自我保健的技能。咨询是针对前来咨询者的健康问题，答疑解难，帮助其澄清观念，做出决策。劝服是针对教育对象存在的健康问题，说服其改变不正确的健康态度、信念及行为习惯。

125．B。交谈通过与教育对象面对面的直接交流，传递健康信息和健康知识，帮助其改变相关态度。

126．B。开放式提问的问题比较笼统，旨在诱发对方说出自己的感觉、认识、态度和想法，适用于了解对方真实的情况。封闭式提问的问题比较具体，对方用简短、确切的语言即可做出回答。开放式提问的问题比较笼统，适用于了解对方真实的情况。探索式提问的问题为探索究竟、追究原因的问题。

127．A。封闭式提问的问题比较具体，对方用简短、确切的语言即可做出回答，如"是"或"不是"，适用于收集简明的事实性资料。此提问具体到"胃溃疡"这种疾病，属于封闭式提问。

128．A。社会诊断是生物 - 心理 - 社会医学模式的具体体现。社会诊断的主要目的是从分析广泛的社会问题入手，了解社会问题与健康问题的相关性，其重点内容包括社会环境和生活质量。

129．D。管理与政策诊断的核心内容是组织评估和资源评估。组织评估包括组织内分析和组织间分析两个方面。

130．E。流行病学诊断的主要任务是要客观地确定目标人群的主要健康问题以及引起健康问题的行为因素和环境因素。

131．B。行为诊断的主要目的是确定导致目标人群疾病或健康问题发生的行为危险因素，其主要任务包括3个方面，一是区别引起疾病或健康问题的行为与非行为因素，二是区别重要行为与相对不重要行为，三是区别高可变性行为与低可变性行为。

132．B。过程评价起始于健康教育计划实施开始之时，贯穿于计划执行的全过程。过程评价常用的指标有常用的有项目活动执行率、干预活动覆盖率（受干预人数／目标人群总数×100%）、目标人群满意度、资金使用率等。

133．C。健康教育通过改变目标人群的健康相关行为来实现其目的。效应评价正是对目标人群因健康教育项目所导致的相关行为及其影响因素的变化进行评价。

134．D。健康教育的最终目的是提高目标人群的生活质量。结局评价正是着眼于健康教育项目实施后所导致目标人群健康状况及生活质量的变化，糖尿病患者血糖控制率的变化属于结局评价。

135．D。强化因素是指激励行为维持、发展或减弱的因素。主要来自社会的支持、同伴的影响和领导、亲属以及保健人员的劝告等。

136．A。倾向因素是指产生某种行为的动机、愿望，或是诱发某行为的因素。倾向因素包括知识、信念、态度和价值观。

第六章 医院感染护理学

1. B。医院感染的排除标准为皮肤黏膜开放性伤口只有细菌定植而无炎症表现；新生儿经胎盘获得（出生后48小时内发病）的感染；患者原有的慢性感染在医院内急性发作；由于创伤或非生物因子刺激而产生的炎症表现。

2. B。由于诊疗措施激活的潜在性感染，如疱疹病毒、结核杆菌的感染可判定为医院感染，判断该患者由于医院感染引起脓毒血症导致死亡。

3. D。本次感染直接与上次住院有关属于医院感染。医院感染的排除标准为皮肤黏膜开放性伤口只有细菌定植而无炎症表现；新生儿经胎盘获得（出生后48小时内发病）的感染；患者原有的慢性感染在医院内急性发作；由于创伤或非生物因子刺激而产生的炎症表现。

4. B。医院感染的诊断标准为无明确潜伏期的感染，入院48小时后发生的感染；有明确潜伏期的感染，自入院起超过平均潜伏期后发生的感染；新生儿在分娩过程中和产后获得的感染等。医院感染的排除标准为皮肤黏膜开放性伤口只有细菌定植而无炎症表现；新生儿经胎盘获得（出生后48小时内发病）的感染；患者原有的慢性感染在医院内急性发作；由于创伤或非生物因子刺激而产生的炎症表现。

5. B。控制医院内感染的措施包括控制传染源、切断传播途径、保护易感人群、严格消毒灭菌、进行无菌操作技术等。不可滥用药物，因药物可导致患者正常菌群失调，耐药菌株增加，使内源性感染的几率增加。

6. C。医院感染是指住院患者在医院内获得的感染，包括在住院期间发生的感染和在医院内获得出院后发生的感染，但不包括入院前已存在或者入院时已处于潜伏期的感染。

7. A。医院感染的诊断标准包括无明确潜伏期的感染，入院48小时后发生的感染；由于诊疗措施激活的潜在性感染，如疱疹病毒、结核杆菌的感染等。

8. A。医院感染又称医院获得性感染、医院内感染，是指任何人在医院活动期间由于遭受病原体侵袭而引起的感染。由于门急诊患者、陪护人员、探视人员及其他流动人员在医院内停留时间相对短暂，常难以确定其感染是否来自医院，所以医院感染的对象主要为住院患者。

9. D。传染源、传播途径和易感人群为传染病流行的3个基本条件，必须同时存在，若切断任何一个环节，流行即可终止。为预防医院感染，应采取综合性预防措施即管理传染源、切断传播途径、保护易感人群。还应定期进行消毒灭菌效果监测。加强预防性用药除外。

10. B。当患者健康状况不佳，自身抵抗力下降或免疫功能受损，以及抗菌药物的应用等因素，可导致菌群失调或使原有生态平衡失调，菌群移位（易位），从而引发感染。

11. A。病原体通过手、媒介物直接或间接接触导致的传播是医院感染中最常见也是最重要的传播方式之一，进行一切护理活动时严格洗手是预防外源性感染的最简便有效的措施。

12. E。高危器械物品是指使用时需进入无菌组织的物品，如针头、注射器、手术器械、注射液体、尿道插管等。

13. C。外源性感染通常是指病原体来自患者体外，如其他患者、病原携带者，包括医院工作人员及探视者，以及污染的医疗器械、血液制品、病房用物及环境等的医院感染。病原体来源于自身口腔属于内源性感染。

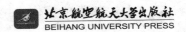

14．E。人体正常菌群绝大部分是厌氧菌，有生物拮抗、营养作用、免疫作用、抗衰老作用，并不包括升高胆固醇。肠道中的如双歧杆菌、乳酸杆菌、大肠埃希菌等能合成多种人体必需的维生素。正常菌群在宿主体内的正常寄居可以妨碍或抵御致病微生物的侵入与繁殖，对宿主起着保护作用。

15．A。人体存在许多正常菌群系统，主要包括口腔鼻咽腔菌群、胃肠道菌群、泌尿生殖道菌群、皮肤菌群四大微生态区系。正常情况下，正常菌群可存留在机体的腔道是肠道。

16．D。正常菌群的作用包括生物拮抗、营养作用、免疫作用、抗衰老作用，并不包括产生某些微量元素。人体正常菌群在上皮细胞表面的生长繁殖形成了生物屏障，妨碍或抑制外来致病菌的定植。肠道中的如双歧杆菌、乳酸杆菌、大肠埃希菌等能合成多种人体必需的维生素。

17．A。肠道中的如双歧杆菌、乳酸杆菌等可合成叶酸、烟酸及维生素 B 族等供人体利用，体现了正常菌群的营养作用。

18．E。发生三度原位菌群失调的原因常为广谱抗菌药物的大量应用使大部分正常菌群消失，而代之以暂居菌或外来菌，并大量繁殖而成为该部位的优势菌。

19．A。横向转移表现为从下消化道向上消化道转移，从上呼吸道向下呼吸道转移。

20．E。移位菌群失调也称定位转移或易位，是指正常菌群由原籍生境转移到外籍生境或本来无菌的部位定植或定居，如大肠中的埃希菌、铜绿假单胞菌转移到呼吸道或泌尿道定居。

21．E。三度失调表现为急性重病症状，如难辨梭菌引起的假膜性肠炎。慢性腹泻、肠功能紊乱及慢性咽喉炎、口腔炎、阴道炎等是二度失调的表现。

22．E。移位菌群失调也称定位转移或易位，是指正常菌群由原籍生境转移到外籍生境或本来无菌的部位定植或定居，如大肠中的埃希菌、铜绿假单胞菌转移到呼吸道或泌尿道定居。

23．C。定植是指各种微生物（细菌）经常从不同环境落到人体，并能在一定部位定居和不断生长、繁殖后代的现象。移位菌群失调也称定位转移或易位，是指正常菌群由原籍生境转移到外籍生境或本来无菌的部位定植或定居。

24．E。大肠埃希菌能黏附在泌尿道的上皮细胞上，从而成为泌尿道感染的主要病原菌。该患者留置导尿后出现了发热、尿检大量白细胞症状，考虑发生了泌尿系统感染，最可能感染的细菌为大肠埃希菌。

25．D。白色念珠菌属于真菌。克雷伯杆菌、铜绿假单胞菌属于革兰阴性杆菌。金黄色葡萄球菌属于革兰阳性杆菌。

26．B。疟疾的病原体是疟原虫，疟疾的典型症状是突发性高热、寒战、大量出汗。氯喹药物对红细胞内裂殖体有迅速杀灭作用，属控制发作的药物，口服吸收快，排泄慢，作用持久，为疟疾首选药物。伯氨喹能杀灭配子体和红外期的迟发型子孢子，有病因预防和防止复发的作用，主要用于间日疟及卵形疟控制复发。

27．D。荚膜是细菌致病重要的毒力因子，具有抗吞噬和黏附作用。鞭毛为细胞的运动器官，可用于细胞的鉴定和分类。细胞壁具有物质交换、保护细菌和维持菌体形态。芽胞抵抗力强。

28．D。白色念珠菌属于真菌。金黄色葡萄球菌属于革兰阳性杆菌。克雷伯杆菌、铜绿假单胞菌属于革兰阴性杆菌。

29．A。引起医院感染的病原微生物主要是人体正常菌群的转移菌或条件致病菌。

30．B。耐甲氧西林金黄色葡萄球菌的英文简称是 MRSA。

31．D。在真菌引起的医院感染中，常见的致病菌是白色念珠菌、热带念珠菌和曲霉菌。

32．A。克雷伯杆菌属于革兰阴性杆菌，是人和动物肠道和上呼吸道的正常菌群的组成部分，可引起呼吸道、泌尿道、手术切口及血液的感染，是 ICU 最常见的条件致病菌。

33．D。根据卫生部《医院感染管理规范（试行）》，医院感染监测漏报率应低于 20%。

34．B。医院感染监测可分为全面综合性监测和目标监测两类。全面综合性监测是连续不断地对

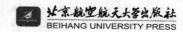

所有住院患者和工作人员的医院感染及其有关影响因素（危险因素）进行检测，以及各科室的感染发生率、部位发病率等。

35．C。医院感染监测可分为全面综合性监测和目标监测两类。全面综合性监测是连续不断地对所有住院患者和工作人员的医院感染及其有关影响因素（危险因素）进行检测，以及各科室的感染发生率、部位发病率等。不包括传染病的监测。

36．D。医院感染病例监测包括资料收集、资料整理、资料分析、资料报告，并不包括资料统计。

37．D。当发生医院感染流行或爆发时，临床科室必须及时查找原因，协助调查及执行控制措施；医院感染管理科应对怀疑患者同类感染的病例进行确诊，计算其罹患率，证实是否有流行或爆发，提出初步假设，确定调查目标，进行现场调查（病例、感染源、感染途径、采集标本及其他资料），制定和组织落实有效的控制措施（对患者作适当治疗，进行正确的消毒处理，必要时隔离患者甚至暂停接收新患者），分析调查资料，写出调查报告，总结经验，制定防范措施。

38．D。根据卫生部《医院感染管理规范（试行）》，医院感染监测漏报率应低于 20%。

39．D。医院感染暴发是指在某医疗机构或其科室的患者中短时间内发生 3 例以上同种同源感染病例的现象。

40．C。调查医院感染暴发流行的基本原则和主要手段是边调查边采取措施，以争分夺秒的精神阻止感染进一步暴发。

41．A。环氧乙烷消毒适用于不耐高温、潮湿的光学仪器、电子诊疗器械、化纤织物、书籍文件等，如血压计、手电筒、书籍、毛衣等。家具应用含氯消毒剂擦拭。

42．B。紫外线灯管消毒法主要适用于空气、物品表面和液体的消毒，杀菌作用最强的波段是 $250 \sim 270$nm。

43．B。灭菌是指杀灭或清除外传播媒介上的一切微生物。

44．E。水是微波强吸收介质，用湿布包裹物品或炉内放些水会提高消毒效果。微波消毒法可杀灭各种微生物，包括细菌繁殖体、真菌、病毒、细菌芽胞及真菌孢子等。微波是频率在 $30 \sim 300\,000$MHz，波长在 $0.001 \sim 1$m 左右的电磁波。微波对人体有一定伤害，应避免大剂量照射和小剂量长期接触。微波无法穿透金属面，不能使用金属容器盛放消毒物品。

45．C。压力蒸汽灭菌法灭菌的物品是用纺织物包裹的，而使用纺织品材料包装的无菌物品如存放环境符合要求，有效期为 14 天，否则一般为 7 天。

46．B。干烤法是将物品置于特制的密闭烤箱内灭菌，热力传播主要依靠空气对流和介质传导。适用于高温下不易变质、损坏和蒸发的物品，如粉剂、油剂、玻璃器皿及金属制品的灭菌。煮沸法主要适用于耐高温、耐潮湿物品，如金属、搪瓷、玻璃、橡胶等消毒。紫外线灯管消毒法主要适用于空气、物品表面和液体的消毒。微波消毒法常用于食品、餐具的处理，医疗文件、药品及耐热非金属材料的消毒灭菌。压力蒸汽灭菌法主要适用于各类器械、敷料、搪瓷、玻璃制品、橡胶及溶液的灭菌。

47．A。防止交叉感染，具有针对性的措施是在操作过程中注意无菌原则，一套无菌物品仅供给一位患者使用。

48．D。浸泡在盛有消毒液的消毒容器内的持物镊，消毒液面应浸没无菌持物镊的 1/2 处，无菌持物镊长 25cm，镊子前部浸泡于液面下的部分长度应为 12.5cm。

49．D。对有机物污染严重的器具消毒应做到加大消毒剂的使用剂量，延长消毒作用时间。

50．C。用过的布类用品若污染严重，尤其是恶性肿瘤患者手术用过的布类，需先放入专用污物池，用消毒剂浸泡 30 分钟后，再洗涤。

51．C。压力蒸汽灭菌法是物理灭菌法中应用最广、效果最可靠的首选灭菌方法。利用高压高温饱和蒸汽所释放的潜热杀灭所有微生物及其芽胞。适用于耐高温、耐高压、耐潮湿的物品，如各类器械、敷料、搪瓷、玻璃制品、橡胶及溶液的灭菌。阑尾切除术中急需 1 把阑尾拉钩，此器械宜采用的灭菌方法是压力蒸汽灭菌法。环氧乙

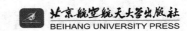

烷熏蒸法适用于穿透性强，广谱杀菌，适用于不耐高温、潮湿的光学仪器、电子诊疗器械、书籍文件的灭菌。紫外线照射的穿透力弱，主要适用于空气、物品表面和液体的消毒。2%戊二醛适用于浸泡不耐热的金属器械和精密仪器如内镜等。乳酸熏蒸法常用于空气消毒。

52．C。连续使用的氧气湿化瓶、雾化器、早产儿暖箱应每天消毒，用后终末消毒，干燥保存。

53．C。干烤法是将物品置于特制的密闭烤箱内灭菌，热力传播主要依靠空气对流和介质传导。适用于高温下不易变质、损坏和蒸发的物品，如粉剂、油剂、玻璃器皿及金属制品的灭菌；灭菌时间160℃，2小时；170℃，1小时；180℃，30分钟。燃烧法常用于破伤风梭菌、气性坏疽杆菌等特殊感染细菌的敷料处理；也适用于无保留价值的物品，如污染纸张、医用垃圾等的处理。煮沸法主要适用于耐高温、耐潮湿物品，如金属、搪瓷、玻璃、橡胶等的消毒。压力蒸汽灭菌法主要适用于各类器械、敷料、搪瓷、玻璃制品、橡胶及溶液的灭菌。熏蒸法常用于手术室、换药室或病室的空气消毒及某些物品消毒。

54．C。环境的温度低于24℃、湿度低于70%时，使用纺织品材料包装的无菌物品的有效期为14天；未达到环境标准时，有效期宜为7天。运送无菌物品的器具使用后，应清洁处理、干燥存放。储藏房间应清洁、宽敞、定期消毒、避免扬尘。无菌包或无菌容器外需标明物品名称、灭菌日期。无菌物品必须与非无菌物品分开放置，并且有明确标识。

55．B。高度危险性物品是指穿过皮肤、黏膜而进入无菌组织或器官内部的器械，或与破损的组织、皮肤、黏膜密切接触的器材或用品。如手术器械、注射器、注射的药物和液体、血液及其制品、脏器移植物、导尿管、膀胱镜等。

56．B。压力蒸汽灭菌法是物理灭菌法中应用最广、效果最可靠的首选灭菌方法。利用高压高温饱和蒸汽所释放的潜热杀死所有微生物及其芽胞。适用于耐高温、耐高压、耐潮湿的物品，如各类器械、敷料、搪瓷、玻璃制品、橡胶及溶液的灭菌。刀剪类不宜应用高压蒸汽灭菌。

57．B。压力蒸汽灭菌适用于耐热、耐湿诊疗器

械、器具和物品的灭菌，如各类器械、敷料、搪瓷、橡胶、玻璃制品等的灭菌。等离子体灭菌适用于不耐热、不耐湿的诊疗器械如电子仪器、光学仪器等的灭菌。电离辐射灭菌适用于不耐热的物品如一次性医用塑料制品、食品等在常温下的灭菌。戊二醛适用于不耐热的诊疗器械、器具与物品的浸泡消毒与灭菌。紫外线消毒适用于室内空气和物体表面的消毒。

58．D。有些消毒剂易挥发，性质不稳定，使用一定的时限后消毒效力下降，因此消毒药液不是长期有效，需定期更换。待消毒物品必须先洗净、擦干，完全浸泡在溶液里，管腔内注满消毒液，打开器械轴节及容器的盖。对金属有腐蚀作用的药液，不可用来浸泡器械。消毒时器械必须与药液充分接触。消毒后的物品在使用前用无菌生理盐水冲洗干净，以免消毒剂刺激人体组织。

59．A。苯扎溴铵适用于手、黏膜、环境及物品表面的消毒，1000～2000mg/L溶液用于黏膜消毒。过氧乙酸、甲醛、碘酊、乙醇对人体有刺激性，一般不用于黏膜的消毒。氯胺又称氯亚明，餐具、水果、蔬菜消毒用0.05%～0.1%溶液；饮水消毒用0.0004%。

60．A。高度危险性物品是指进入人体无菌组织、器官、脉管系统，或有无菌液体从手中流过的物品，或接触破损皮肤、破损黏膜的物品，如手术器械、穿刺针、腹腔镜、活检钳、脏器移植物等。呼吸机管道、胃肠道内镜、气管镜、避孕环等属于中度危险性物品。

61．D。手及皮肤消毒时，碘伏溶液含有效碘2000～10 000mg/L。

62．A。煮沸法消毒时加入碳酸氢钠达到1%～2%浓度时，水的沸点可达105℃，既可增强杀菌效果，又可去污、防锈。

63．D。高水平消毒法可杀灭一切细菌繁殖体（包括结核分枝杆菌）、病毒、真菌及其孢子和绝大多数细菌芽胞。

64．A。环氧乙烷气体消毒适用于不耐高温、潮湿的光学仪器、电子诊疗器械、化纤织物、书籍文件等。肝炎患者的物品消毒需要强效消毒剂，环氧乙烷属灭菌剂，可杀灭包括细菌芽胞在内的

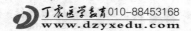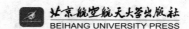

一切微生物。

65．C。环氧乙烷气体易燃、易爆，要远离火源、静电，不需放于冰箱保存。75% 乙醇消毒体温计要求浸没 30 分钟。苯扎溴铵（新洁尔灭）是阳离子表面活性剂，与肥皂、碱、碘酊同用时效力会减弱。碘酊的成分中含乙醇，有刺激性，不可用于黏膜及敏感部位皮肤的消毒，皮肤过敏者禁用。过氧化氢对金属物品有腐蚀性，对纺织品有漂白作用，故可去掉陈旧性血迹。

66．A。高效灭菌剂包括戊二醛、过氧乙酸、环氧乙烷、甲醛等。含氯化合物属于高、中效消毒剂。碘伏、乙醇属于中效消毒剂。洗必泰（氯己定）属于低效消毒剂。

67．C。压力蒸汽灭菌法分为下排气式压力蒸汽灭菌器和预真空压力蒸汽灭菌器。其中使用下排气式压力蒸汽灭菌法的物品体积不超过 30cm×30cm×25cm。使用预真空压力蒸汽灭菌法的物品体积不超过 30cm×30cm×50cm。

68．C。红外线烤灯治疗压疮时，首先评估患者的整体情况以及局部皮肤，解释操作的目的及注意事项，取得患者以及家属的同意，暴露发生压疮的部位，烤灯距治疗部位 30～50cm，以患者感觉到温热为宜，治疗时间为 20～30 分钟，不可过久，以免烫伤。

69．A。无菌包灭菌后有效期为 7 天，已开包未被污染的无菌包，包内物品的有效期为 24 小时。无菌包若灭菌日期是 2017 年 7 月 14 日，有效期应截止到 2017 年 7 月 21 日，2017 年 7 月 23 日已过期。取出包内部分物品时，应用无菌持物钳夹取出所需物品。注意手不可触及无菌包布内面，取无菌物品时不可横跨无菌区。铺好的无菌盘应防潮湿、污染，有效时间不超过 4 小时。不能背对无菌区。

70．A。高水平消毒法可杀灭一切细菌繁殖体（包括结核分枝杆菌）、病毒、真菌及其孢子和绝大多数细菌芽胞。对呼吸机管道，喉镜等医用物品应采用的消毒方法是高水平消毒法。

71．A。待消毒的物品必须先清洗擦干，否则消毒剂活性减低。2% 戊二醛溶液是有效的灭菌剂，适用于不耐热诊疗器械、器具与物品的浸泡

消毒与灭菌，对皮肤和黏膜有刺激性。含氯消毒剂配置的溶液性质不稳定，应现配现用，使用时间 ≤ 24 小时。碘伏适用于手、皮肤、黏膜及伤口的消毒，对二价金属制品有腐蚀性。

72．D。肝炎属于传染性疾病，对传染病患者换下的衣服，应消毒后存放在住院处。

73．E。煮沸法消毒时海拔每增高 300m，消毒时间延长 2 分钟。煮沸法适用于耐高温、耐潮湿物品，如金属、搪瓷、玻璃、橡胶等，但不能用于外科手术器械的灭菌。加入碳酸氢钠达到 1%～2% 浓度时，水的沸点可达 105℃，既可增强杀菌效果，又可去污、防锈。物品消毒后应及时取出，置于无菌容器中。

74．A。食醋用于空气消毒的浓度是 5～10ml/m^3。

75．C。根据医疗器械污染后使用所致感染的危险性大小及在患者使用前的消毒或灭菌要求，将医疗器械分为 3 类，即高度危险物品、中度危险物品、低度危险物品。

76．B。煮沸消毒时加入碳酸氢钠达到 1%～2% 浓度时，水的沸点可达 105℃，既可增强杀菌效果，又可去污、防锈。

77．E。高度危险性物品是指进入人体无菌组织、器官、脉管系统，或有无菌液体从中流过的物品，或接触破损皮肤、破损黏膜的物品，如手术器械、穿刺针、腹腔镜、活检钳、脏器移植物等，并不包括喉镜。

78．A。常见的中效消毒剂有碘伏、乙醇、低浓度含氯消毒剂，可杀灭细菌繁殖体、真菌、病毒，可杀灭分枝杆菌如结核杆菌，但不可杀灭细菌芽胞。

79．B。消毒空气常用纯乳酸（0.12ml/m^3）。该病房的空间约为 60m^3，因此需要纯乳酸 7.2ml。

80．D。中效消毒剂包括碘伏、乙醇、低浓度含氯消毒剂等。戊二醛属于高效灭菌剂。含氯消毒剂属于高、中效消毒剂。洗必泰（氯己定）属于低效消毒剂。

81．D。为防止交叉感染，一套无菌物品仅供给一位患者使用。

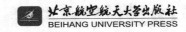

82．A。生物监测通常是将含对热耐受力较强的非致病性嗜热脂肪杆菌芽胞的菌片制成标准生物测试包或生物 PCD（灭菌过程挑战装置），或使用一次性标准生物测试包，放入标准实验包的中心部位或待灭菌容器内最难灭菌的部位，并设阳性对照和阴性对照，灭菌后取出培养，如无指示菌生长则表明达到灭菌效果。

83．D。环氧乙烷气体灭菌效果生物监测的时间要求是每月 1 次。

84．C。生物监测通常是将含对热耐受力较强的非致病性嗜热脂肪杆菌芽胞的菌片制成标准生物测试包或生物 PCD（灭菌过程挑战装置），或使用一次性标准生物测试包，放入标准实验包的中心部位或待灭菌容器内最难灭菌的部位，并设阳性对照和阴性对照，灭菌后取出培养，如无指示菌生长则表明达到灭菌效果，是监测高压蒸汽灭菌效果最可靠的方法。

85．C。应根据消毒、灭菌剂的性能定期监测，对戊二醛的监测应每周不少于 1 次。

86．A。每一灭菌包外使用包外化学指示物，每一灭菌包内使用包内化学指示物，并置于最难灭菌的部位。

87．A。手卫生是国际公认的控制医院感染和耐药菌感染最简单、最有效、最方便、最经济的措施，是标准预防的重要措施之一。

88．D。护士在导尿操作过程中发现手套破损或可疑污染，应立即更换。

89．C。2% 戊二醛对皮肤、黏膜有刺激性，对人体有毒性，不宜用于做手消毒剂。

90．C。应用卫生手消毒的指征为接触患者的血液、体液和分泌物后，直接为传染病患者进行检查、治疗、护理后，接触被传染性致病微生物污染的物品后，处理传染患者污物后。接触同一患者不同部位不需要用消毒剂搓洗手。

91．C。洗手指征为直接接触每个患者前后；从同一个患者身体的污染部位移动到清洁部位时；接触患者黏膜、破损皮肤或伤口前时；接触患者血液、体液、分泌物、排泄物、伤口敷料等之后；接触患者周围环境及物品后；穿脱隔离衣前后，脱手套之后；进行无菌操作、接触清洁、无菌物品之前；处理药物或配餐前。不包括接触血液、体液和被污染物品前。

92．C。当接触患者的血液、体液和分泌物后应先洗手再进行卫生手消毒。

93．B。护理感染患者后，用无菌刷接取适量洗手液或外科手消毒液，自手指开始向上刷至肘关节上 10cm，顺序是从指尖至于腕、从手腕至肘部、从肘部至肘上部，左、右手臂交替进行，时间约 3 分钟。注意甲缘、甲沟、指蹼等处的刷洗。洗手完毕后关闭水龙头，用纸巾或毛巾擦干双手或在干手机上烘干双手。关闭水龙头时手不可直接接触水龙头。

94．E。用过氧化氢液进行口腔和咽部消毒，其浓度为 2%。

95．B。血液病病区为有人房间，必须采用对人无毒无害，且可连续消毒的方法，如通风、紫外线照射消毒、安装空气净化消毒装置的集中空调通风系统、达到Ⅱ类环境空气菌落数要求的其他空气消毒产品。

96．A。清洁的程序遵循从洁到污的原则，清扫患者房间时，应先清扫一般患者房间，后清扫感染患者房间。应采用湿抹布、湿拖布清洁，避免尘土飞扬。环境物体表面应以清洁为主，不得检出致病微生物。被患者血液、呕吐和排泄物、病原微生物污染时，根据具体情况选择中水平以上的消毒方法。抹布、拖布（头）等洁具应分区使用，清洗后再浸泡消毒 30 分钟，冲净消毒液后晾干备用。

97．A。医院Ⅰ类环境的空气消毒采用的方式是采用层流通风法使空气净化。

98．E。构成传染病流行过程的三个基本条件为传染源、传播途径和易感人群，这三个条件相互联系、同时存在，组成感染链，使传染病不断传播蔓延。

99．D。血液 - 体液隔离适用于直接或间接接触血液、体液而传染的疾病，如疟疾、乙型肝炎、丙型肝炎、艾滋病、梅毒等。麻疹属于呼吸道隔离。脊髓灰质炎属于肠道隔离。皮肤白喉属于接触隔离。霍乱属于严密隔离。

100．B。传染病患者或可疑传染病患者应安置在单人隔离病室，条件受限的医院，同种传染病患者可安排在一个病室。

101．E。污染区是指传染病患者和疑似传染病患者接受诊疗的区域，也包括被其血液、体液、分泌物、排泄物污染的物品暂存和处理的场所。包括病室、患者卫生间及浴室、处置室、污物间、外走廊以及患者入院和出院处理室等。

102．A。隔离是指将处于传染期内的患者、可疑传染患者和病原携带者同其他患者分开，或将感染者置于不能传染给他人的条件下，多重耐药菌感染的患者应采取隔离。血液－体液隔离病房应有防蚊虫措施。同种病原体感染患者可安排在一个病室。保护性隔离患者病房应保持正压通风。严密隔离、呼吸道隔离病室需采用单向负压通风并关闭门窗。

103．D。保护性隔离是以保护易感人群作为制订措施的主要依据而采取的隔离，适用于抵抗力低下或极易感染的患者，如严重烧伤、早产儿、脏器移植、白血病及免疫缺陷等患者。

104．B。潜在污染区也称半污染区，是指位于清洁区与污染区之间，有可能被患者血液、体液和病原微生物等物质污染的区域，包括医务人员的办公室、治疗室、消毒室、护士站、化验室、患者用后的物品和医疗器械等的处理室、内走廊等。医务人员的更衣室、药房属于清洁区。患者的卫生间、病房属于污染区。

105．C。穿隔离衣时，隔离衣的长短以全部遮盖工作服为宜；隔离的外面为无菌面，内面及衣领属清洁面。隔离衣挂在半污染区，清洁面朝外；挂在污染区，污染面向外。隔离衣每天更换，如有潮湿或污染，应立即更换。

106．B。保护性隔离是以保护易感人群作为制订措施的主要依据而采取的隔离，适用于抵抗力低下或极易感染的患者，如严重烧伤、早产儿、脏器移植、白血病及免疫缺陷等患者。

107．A。清洁区包括医务人员的值班室、卫生间、男女更衣室、药房、浴室以及储物间，配餐间等。潜在污染区包括医务人员的办公室、治疗室、护士站、患者用后的物品和医疗器械等的处理室、化验室、内走廊等。污染区包括病室、患者卫生间及浴室、处置室、污物间以及患者入院和出院处理室等。

108．A。戊型肝炎病毒的主要传播方式是粪-口传播。

109．D。呼吸道隔离的主要原则为医护人员进入病室时应戴口罩、帽子，进行可能喷溅的诊疗操作时穿隔离衣，当接触患者及其血液、体液、分泌物、排泄物等物质时应戴手套；同类患者可居住同一病室，但不可相互借用物品；接触患者周围环境及物品后应洗手；通向走道的门窗须关闭。

110．D。穿隔离衣后不得进入清洁区，即医务人员的值班室、卫生间、男女更衣室、浴室以及储物间、配餐间等。

111．A。细菌在缺少细胞壁成分时仍可生存。

112．B。抗生素联合用药的指征为病因未明的严重污染，单一药物难以控制的严重感染或混合感染和难治性感染。联合用药后可减少某些毒性较强药物的剂量，以减少毒性反应的发生。

113．D。抗菌药物的作用机制包括干扰细胞壁的合成、抑制细菌核酸合成、影响细菌蛋白质的合成、损伤细胞膜，不包括加速细菌线粒体的溶解。

114．A。抗菌药物治疗应用剂量足够，疗程够长，取得稳定的疗效后方可停用，中途不可随便减量或停药，以免治疗不彻底造成疾病复发。

115．C。β-内酰胺类抗生素静脉滴注时，一定要采用间歇给药的方法。

116．A。导致抗生素毒性增加的联合使用药物为庆大霉素＋卡那霉素。

117．D。根据药敏试验结果及药物代谢动力学特征，严格选药和给药途径。

118．B。在治疗感染性疾病时，应考虑病原体对抗菌药物的敏感性。发现感染时应确定感染类型、明确感染病原、了解患者病理生理状况与药物特点，制订正确的用药方案，尽可能避免使用广谱抗菌药物，防止宿主自身菌群失调。两种抗菌药物联合应用可能产生协同、相加、无关与拮抗作用，联合用药并不一定全部取得比单一用药

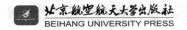

更好的结果。应尽量避免皮肤、黏膜等局部应用抗菌药物，以防止过敏反应和耐药菌的产生。抗菌药物只对各种细菌和真菌感染治疗有效，缺乏细菌感染的证据者均无用药指征。

119．E。抗菌药物合理应用的原则为诊断为细菌性感染者，方有指征应用抗菌药物；严格掌握抗菌药物使用的适应证、禁忌证，密切观察药物效果和不良反应，合理使用抗菌药物；预防和减少抗菌药物的毒副作用；根据细菌药敏试验结果及药物代谢动力学特征，严格选择和给药途径；适宜的药物、剂量、疗程和给药方法，避免产生耐药菌株。

120．C。各种人造物修补、置换或留置手术应在术前预防性应用抗生素。清洁手术（如甲状腺手术、疝修补术、输卵管结扎术、胃大部分切除术、胆囊切除术等）手术野无污染，通常不需预防性应用抗菌药物。

121．E。清洁手术（如甲状腺手术、疝修补术、输卵管结扎术、膝软骨摘除术等）手术野无污染，通常不需预防性应用抗菌药物。

122．A。下呼吸道感染的病原学诊断可见，经筛选的痰液，连续两次分离到相同病原体；痰细菌定量培养分离病原菌数 $\geq 10^6$CFU/ml；血培养或并发胸腔积液者的胸液分离到病原体；经纤维支气管镜或人工气道吸引采集的下呼吸道分泌物病原菌数 $\geq 10^5$CFU/ml；痰或下呼吸道采样标本中分离到通常非呼吸道定植的细菌或其他特殊病原体等。

123．E。血管内导致相关性感染的主要影响因素包括导管的类型、导管留置的时间、对导管的日常护理、置管时的无菌操作，与置管人的年资无关。

124．C。抗菌药物相关性腹泻的临床诊断为近期曾应用或正在应用抗菌药物，出现发热、腹泻，可伴大便性状改变如水样便、血便或见斑块状条索状假膜，检查可见周围白细胞升高、肠壁充血、水肿、出血或见到灰黄（白）色斑块假膜等。急性细菌性痢疾主要表现为高热、腹痛、腹泻、里急后重，大便性状为黏液脓血便。急性胃肠道感染多由细菌感染引起。病毒性腹泻以呕吐、腹泻水样便为主要临床特征的一组急性肠道传染病。

125．E。预防血管相关性感染的措施包括配置液体及高营养液时应在洁净环境中进行，做好消毒、隔离，严格的洗手和无菌操作是预防感染最基本的重要措施，操作时应注意选择合适的导管，留置导管的时间不宜过长，在侵入性操作中使用的一次性医疗用品必须有合格证。

126．D。预防血管相关性感染发生的措施包括留置导管的时间不宜过长；置入导管时除了严格的无菌技术外，还应注意选择合适的导管，如口径相宜、质地柔软而光洁，以及熟练的插管技术，从而避免发生血小板黏附及导管对腔壁的机械性损伤；加强插管部位的护理及监测；一旦发生局部感染或全身感染征象应立即拔出导管，并做相应的处理。

127．A。预防下呼吸道感染，作好呼吸机相关性肺炎的预防与护理最重要。如湿化瓶及导管要按照卫生部规范严格终末消毒，干燥保存，用时加无菌水，连续使用时每天更换无菌水；使用中的呼吸机管道系统应及时清除冷凝水防止冷凝水倒流，及时倾倒并认真洗手；呼吸机管道视情况定期更换；做好气道护理及有效的吸痰，拍背等措施。

128．B。预防下呼吸道感染，湿化瓶及导管要按照卫生部规范严格终末消毒，干燥保存，用时加无菌水，连续使用时每天更换无菌水。

129．D。表浅手术切口感染属于医院感染，是指切口涉及的皮肤及皮下组织，感染发生于术后30天内，临床诊断为表浅切口有红、肿、热、痛，或有脓性分泌物，临床医师诊断的表浅切口感染。患者经阴道顺利分娩，产后出院第5天外阴切口裂开并出现脓性分泌物，考虑为外阴切口感染，属于医院感染。

130．A。预防无菌手术切口感染的措施是缩短患者在监护室滞留的时间；选用吸附性很强的伤口敷料，敷料一旦被液体渗透要立即更换，以杜绝细菌穿透并清除有利于细菌的渗液和避免皮肤浸渍；尽量采用封闭式重力引流；严格无菌操作，保持室内空气清洁，尽量减少人员流动，避免室内污染。

131．B。医院感染间接传播最常见的传播媒介是医院工作人员的手。

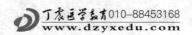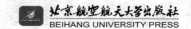

132．E。预防血管相关性感染的措施包括配置液体及高营养液时应在洁净环境中进行；采用各种导管应有明确指征；操作时应注意选择合适的导管；留置导管的时间不宜过长；在侵入性操作中使用的一次性医疗用品必须有合格证等。

133．D。幼儿处于生长发育阶段，免疫系统发育尚不成熟，对微生物的易感染性较高，尤其是葡萄球菌、克雷伯杆菌、鼠伤寒沙门氏菌、致病性大肠埃希菌和柯萨奇病毒等感染。铜绿假单胞菌不易在新生儿室形成暴发流行的感染。

134．C。有关ICU医院感染的原则是提倡非侵入性监护方法，尽量减少侵入性血流动力学监护的使用频率。

135．E。对于老年患者使用抗菌药物时应根据感染程度、细菌培养和药敏试验结果以及药品不良反应等具体情况，结合老年人的生理特点合理使用，并根据肾功能调整用药剂量及给药时间间隔，以达到安全、有效的用药目的。对住院的老年患者必须特别加强生活护理，做好患者口腔和会阴的卫生。协助患者进行增加肺活量的训练，促进排痰和胃肠功能恢复。用于呼吸道诊疗的各种器械要做到严格消毒。保持室内环境清洁、空气新鲜，严格探视制度及消毒隔离制度。

136．E。医院感染的高危人群包括老年患者，新生儿、早产儿，烧伤或创伤患者，接受免疫抑制治疗、各种侵袭性操作、长期使用广谱抗生素或污染手术的患者等，不包括孕妇期妇女。

137．C。被抗原阳性血液污染的针头等锐利器械刺破皮肤或溅污眼部、口腔黏膜者，应立即注射高效免疫球蛋白，以防感染发生。

138．A。医务人员在执业过程中发生锐器伤后应立即挤血并冲洗伤口，再清创、消毒、包扎、报告和记录、跟踪监测，尽量找到可能感染的病原种类证据，以便根据病原学的特点阻断感染。

139．C。对于宣传感染控制的理论最有效的方法是使护理人员养成良好的卫生习惯及进行基本操作技术培训。

140．C。甲型肝炎、戊型肝炎的主要传播途径为粪-口传播。

141．D。主要经血液传播的肝炎病毒为HBV（乙型肝炎）、HCV（丙型肝炎）、HDV（丁型肝炎）。HAV（甲型肝炎）主要经粪-口传播。

142．D。艾滋病病毒主要通过性接触传播、血液传播、母婴传播，其他如接受HIV感染者的器官移植、人工授精或污染的器械等，不包括拥抱。

143．A。艾滋病主要侵犯、破坏$CD4^+$T淋巴细胞，导致机体免疫细胞和（或）功能受损乃至缺陷，最终并发各种严重机会性感染和肿瘤。

144．B。艾滋病病原体为人免疫缺陷病毒（HIV），主要通过性接触传播、血液传播、母婴传播，其他如接受HIV感染者的器官移植、人工授精或污染的器械等。日常生活接触，如同桌进餐、共用浴具、握手、拥抱等不会感染艾滋病。

145．C。淋球菌对常用消毒剂极敏感，低效消毒剂即可将其杀灭。

146．B。流行性出血热是由汉坦病毒属的各型病毒引起的，以鼠类为主要传染源的一种自然疫源性疾病。

147．E。流行性出血热是以鼠类为主要传染源的一种自然疫源性疾病，控制方法包括疫情监测、防鼠灭鼠、采取综合疗法治疗、全面消毒，不包括灭蝇、防蝇。

148．D。炭疽芽胞在泥土中可生存10年以上。炭疽的传染源主要是患病的食草动物，如牛、马、羊等，它们的皮毛、肉、骨粉等均可携带细菌，已确诊为炭疽的家畜应整体焚烧，严禁解剖。炭疽芽胞能耐受煮沸10分钟。炭疽杆菌繁殖体对热和普通消毒剂都非常敏感。

149．E。炭疽芽胞在泥土中可生存10年以上。

150．D。炭疽病患者要采取严密隔离，室内空气、地面及2m以下的墙壁、家具采用喷洒消毒液或紫外线照射消毒。炭疽患者用过的治疗废弃物和有机垃圾应全部焚烧，已确诊为炭疽的家畜应整体焚烧，严禁解剖。

151．B。已确诊为炭疽的家畜应整体焚烧，严禁解剖。

152．B。结核病的传播途径以呼吸道传播为主，也可通过消化道传播、母婴传播或经皮肤伤口感

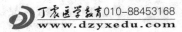
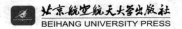

染等。

153．C。结核病最主要的传染源是排菌的开放性肺结核患者。

154．C。输卵管结核占生殖器结核 85%～95%。

155．B。按照（医院感染管理方法）规定，医疗机构发生 5 例以上疑似医院感染暴发和（或）3 例以上医院感染暴发，需要向有关部门报告。

156．E。环氧乙烷熏蒸法适用于不耐高温、潮湿的光学仪器、电子诊疗器械、化纤织物、书籍文件等。羊绒衫不耐高温，遇高温易使纤维织物扭曲变形，可直接排除压力蒸汽灭菌法和煮沸法。过氧乙酸对纺织品有漂白作用。食醋熏蒸法常适用于空气消毒。

157．D。含氯消毒剂常用于餐具、环境、水、疫源地等的消毒。常用的有液氯、漂白粉精、次氯酸钠及 84 消毒液等。人体分泌物、排泄物消毒可用 5 份加含氯消毒剂干粉 1 份搅拌（10g/L），放置 2 小时以上。

158．E。1%～4% 碳酸氢钠溶液碱性溶液，用于真菌感染。生理盐水具有清洁口腔作用。朵贝尔溶液又称复方硼砂溶液，有轻微抑菌、除臭的功效。0.02% 呋喃西林溶液清洁口腔，广谱抗菌。1%～3% 过氧化氢溶液遇有机物放出新生氧，达到抗菌、除臭的作用。

159．C。医院垃圾分为生活垃圾和医疗垃圾两类，医疗垃圾使用黄塑料袋集中处理。可燃性污物应密闭运送，及时焚烧，非可燃性污物应按要求分别处理，以防止污染扩散。使用后的一次性注射器、输液器针头必须置于符合国际标准的锐器盒内，封好的锐器盒需有醒目的标识，不得与其他医疗废物混放。医疗废物由接受过相关法律和安全防护技术等知识培训的专门管理人员管理，按规定穿工作服，戴口罩、帽子及橡胶手套进行医疗废物的收集、运送并分类处理。

160．A。血液 - 体液传播是乙型病毒性肝炎的主要传播方式，其次是生活密切接触传播和母婴传播。

161．D。肠道隔离常见于伤寒、细菌性痢疾、病毒性肠炎、甲肝、戊肝、脊髓灰质炎。该患者表现为稽留热、玫瑰疹，可以判断为伤寒，应采肠道隔离。

162．C。医务人员在执业过程中发生锐器伤后应立即挤血并冲洗伤口，再清创、消毒、包扎、报告和记录、跟踪监测。

163．A。甲型肝炎属传染性疾病，应采取肠道隔离。患者的餐具、便器严格消毒处理，排泄物、呕吐物及吃剩下的食物经消毒处理后方可倒掉，使用过的被服也应先消毒后再送洗。患者出院时，个人用物经消毒后带出病区。室内空气喷雾消毒，病床、桌椅用消毒液擦拭。体温计用消毒液浸泡，血压计、听诊器进行熏蒸消毒。

164．C。近年来新发、再发传染病的流行，很大程度上受到了社会因素的影响。乙型肝炎属于传染病，入住传染科限制患者活动属于社会因素的需要。

165．E。对梅毒患者的内衣、内裤、被褥、床单、浴巾、毛巾等的消毒，可用煮沸、含氯消毒剂浸泡（250～500mg/L）方法进行。患者用过的便器用 0.2% 过氧乙酸或 500ml/L 有效率含氯消毒剂溶液擦拭即可。使用 75% 乙醇消毒皮肤及物体表面时要求喷雾或涂搽 2 遍。

166．C。按感染途径医院感染可分为医源性感染、交叉感染、自身感染。

167．D。按病原体的来源医院感染可分为内源性感染、外源性感染。

168．C。纵向转移表现为从皮肤及黏膜表层的细菌向深层转移，从肠道向腹腔转移，经血循环或淋巴循环向远处转移。

169．B。横向转移表现为从下消化道向上消化道转移，从上呼吸道向下呼吸道转移。

170．A。压力蒸汽灭菌法是物理灭菌法中应用最广、效果最可靠的首选灭菌方法，利用高压高温饱和蒸汽所释放的潜热杀灭所有微生物及其芽胞，适用于耐高温、耐高压、耐潮湿的物品，如各类器械、敷料、搪瓷、玻璃制品、橡胶及溶液的灭菌。手术刀剪的消毒宜用压力蒸汽灭菌。紫外线照射一般用于空气消毒。戊二醛浸泡法适用于不耐热的金属器械和精密仪器如内镜等。流动蒸汽适用于医疗器械、器具和物品手工清洗后的初步消毒，餐饮具和部分卫生用品等耐热、耐、

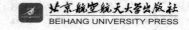

湿物品的消毒。煮沸法不可用于手术刀剪的消毒，会使其锋刃变钝。

171．A。手术敷料宜选用压力蒸汽灭菌法消毒。

172．A。无菌盘铺好后，未使用，可保存的有效期为4小时。

173．E。压力蒸汽灭菌法灭菌的物品是用纺织物包裹的，而使用纺织品材料包装的无菌物品如存放环境符合要求，有效期为14天，否则一般为7天。

174．B。无菌包应定期灭菌，有效期为7天。已开包未被污染的无菌包，包内物品的有效期为24小时。

175．E。空气消毒首选紫外线灯管消毒法，有效照射距离不超过2m,照射时间不少于30分钟。

176．B。物品表面消毒时有效照射距离不超过25～60cm，照射时间20～30分钟。

177．D。内镜、活检钳属于中度危险性物品。对消毒后的中度危险性物品进行检测，菌落总数≤20CFU/件，不得检出致病性微生物。

178．E。各种消毒后的内镜及其他消毒物品不得检出致病微生物。

179．B。洗手应用清洁剂认真揉搓掌心、指缝、手背、手指关节、指腹、指尖、拇指、腕部，至少15秒。不同患者手术之间、手套破损或手被污染时，应重新进行外科手消毒。

180．A。正确的外科手消毒法是无菌刷接触皂液，先刷指尖，然后刷手、腕、前臂、肘部、上臂下1/3段。手消毒剂的取液量、揉搓时间及使用方法遵循产品的使用说明。不同患者手术之间、手套破损或手被污染时，应重新进行外科手消毒。

181．A。Ⅰ类、Ⅱ类区域物品表面消毒效果的消毒合格标准为细菌总数≤5CFU/cm²，且并未检出致病菌。

182．A。Ⅰ类、Ⅱ类区域物品表面消毒效果的消毒合格标准为细菌总数≤5CFU/cm²，且并未检出致病菌。

183．B。Ⅲ类区域物品表面消毒效果的消毒合格标准为细菌总数≤10CFU/cm²，且并未检出致病菌。

184．E。Ⅰ类环境包括层流洁净手术室、层流洁净病房和无菌药物制剂室等。

185．D。Ⅱ类环境包括非洁净手术部(室)、产房、导管室、血液病病区、烧伤病区等保护性隔离病区，重症监护室，新生儿室等。

186．A。Ⅲ类环境包括各类普通住院病区、母婴同室、治疗室、注射室、换药室、血液透析中心等。

187．A。传染病室空气用紫外线照射或消毒液喷雾消毒，每天1次。

188．C。患者的传染性分泌物经3次培养结果均为阴性或确定已度过隔离期，经医生下达医嘱方可解除隔离。

189．B。呼吸道隔离适用于通过空气、飞沫传播的感染性疾病，如经空气传播的开放性肺结核、麻疹、水痘及经飞沫传播的流行性脑脊髓膜炎、百日咳、流行性腮腺炎、流行性感冒等。

190．C。消化道隔离适用于通过粪便、消化道分泌物直接或间接传播的疾病，如细菌性痢疾、伤寒、病毒性肠炎、甲型肝炎、戊型肝炎、脊髓灰质炎等。甲型肝炎患者主要通过消化道粪-口途径传播，应采取消化道隔离。

191．E。昆虫隔离适用于预防以昆虫为媒介而传播的疾病，如流行性乙型脑炎、登革热、流行性出血热、疟疾、斑疹伤寒、回归热等。

192．D。器官（或腔隙）感染是指无植入物手术后30天内，有植入物术后1年内发生的与手术有关的器官或腔隙感染。

193．B。深部手术切口感染是指无植入物手术后30天内，有植入物（如人工心脏瓣膜、人造血管、机械心脏、人工关节等）术后1年内发生的与手术有关并涉及切口深部软组织（深筋膜和肌肉）的感染。

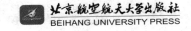

第七章 护理管理学

1．D。所有的管理者都要执行五项管理职能，即计划、组织、人力资源管理、领导和控制。

2．B。管理的基本特征包括二重性、科学性与艺术性、普遍性与目的性。

3．B。经济方法是以人类对物质利益的需要为基础，遵循客观经济规律要求，运用各种物质利益手段来执行管理功能、实现管理目标。有利益性、交换性和关联性；也有一定局限性，易导致只顾经济利益、一切向钱看的倾向。

4．D。管理的社会属性是指人们在一定的生产条件下和一定的社会文化、政治、经济制度中必然要受到生产关系的制约和社会文化、政治、经济制度影响的特性。

5．A。管理的二重性是指自然属性和社会属性。自然属性指不因生产关系、社会文化的变化而变化，只与生产力发展水平相关。社会属性指不同的生产关系、不同的社会文化和经济制度都会使管理思想、管理目的以及管理方式呈现出一定的差别，使管理具有特殊性和个性。

6．E。X 理论对人性的假设包括人们生来好逸恶劳,常常逃避工作；人们不求上进,不愿负责任,宁愿听命于人；人生来以自我为中心，淡漠组织需要；人习惯于保守，反对变革，把个人安全看得高于一切；只有少数人才具有解决组织问题所需要的想象力和创造力；人缺乏理性，易于受骗，随时可能被煽动者当作挑拨是非的对象，做出一些不适宜的行为。

7．C。科学管理理论的创始人是泰勒，首次提出了科学管理的概念，1911 年出版《科学管理原理》一书，被公认为"科学管理之父"。

8．C。人际关系学说的主要内容包括人是"社会人"，不仅仅是"经济人"，其工作态度受多种因素的影响；劳动效率主要取决于职工的积极性；

职工中的非正式小群体更能影响职工的情绪，甚至左右职工的行为；科学的领导者应善于和职工沟通与倾听。

9．D。人际关系学说的主要内容包括人是"社会人"，不仅仅是"经济人"，其工作态度受多种因素的影响；劳动效率主要取决于职工的积极性；职工中的非正式小群体更能影响职工的情绪，甚至左右职工的行为；科学的领导者应善于和职工沟通与倾听。

10．A。系统的特性包括整体性、目的性、相关性、层次性、环境适应性。系统的整体性指系统是由各个要素组成的有机整体。系统的功能不是各个要素简单的叠加，而是大于各个个体的功效之和。系统的目的性指系统的存在就是为了达到一定的目的。系统的相关性指系统内各要素之间是相互联系、相互依存的。系统的层次性指任何系统都有一定的层次结构。系统的环境适应性指一个有生命力的系统，必须不断地与外界环境进行能量、信息的交换，要不断地适应外界环境的变化。

11．B。人本原理强调以人的管理为核心，以激励人的行为，调动人的积极性为根本。人本原理的前提是人不是单纯的"经济人"，而是具有多种需要的复杂的"社会人"，管理者要注意满足其自我实现的需求。

12．A。动态原理认为管理是一个动态过程，是管理人员与被管理人员共同达到既定目标的活动过程。动态原理要求管理者要不断更新观念，及时根据环境、条件的变化调整管理的策略与手段，不能僵化、教条。

13．C。系统原理要求护理管理者运用整体的、相关的、有序的、动态的、开放的观点，去分析和解决系统或局部的护理管理问题。

14．B。计划是指工作或行动之前拟定的方案，

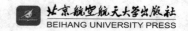

包括要实现的具体目标、内容、方法和步骤。

15．D。战术性计划是战略计划的实施计划，较战略计划更加具体。一般由中层管理者负责制定，通常按照组织的职能进行制定，设计的范围是指定的职能领域，时间跨度较短。指令性计划易于执行、考核及控制，但缺少灵活性。指导性计划是由上层管理层下达下级单位，按照计划完成任务、目标和指标，对完成计划的具体方法不做强制性规定。

16．B。计划按表现形式划分为目的或使命、目标、战略、政策、程序、规则、规划、预算。规则是根据时间顺序而确定的一系列互相关联的活动，通常是最简单形式的计划，详细、明确地阐明行动要求，约束和管理执行者的行为，起到行动的指导作用，成为员工实现目标而遵守的行为规范，如各类规章制度、技术操作规则、护理常规等。输血技术操作流程属于规则。

17．D。系统性原则是指计划工作要从组织系统的整体出发，全面考虑系统中各构成部分的关系以及它们与环境的关系，进行统筹规划。

18．E。拟定备选方案应考虑到方案与组织目标的相关程度、可预测的投入与效益之比、公众的接受程度、下属的接受程度、时间因素等。例如，护理部的目标是提高护理人员的业务素质，则可行的备选方案是聘请护理专家进行专题讲课、招聘一定数量大学毕业的护理人员、加强护士在职培训、加强护士学历教育等。

19．B。计划的步骤依次为估量机会、确定目标、建立计划工作前提条件、拟定备选的可行方案、评价和比较备选方案、选定方案、制定辅助或派生计划、编制预算。

20．C。目标管理是由组织中的管理者和被管理者共同参与目标制订，在工作中由员工实行自我控制并努力完成目标的管理方法，以强调自我管理为核心。

21．D。目标管理又称成果管理，是由组织的员工共同参与制定具体的、可行的且能够客观衡量效果的目标，在工作中进行自我控制，努力实现工作目标，并以共同制定的目标为依据来检查和评价目标达到情况的一种管理方法。

22．D。目标管理中，执行阶段的步骤依次是咨询指导、调节平衡、反馈控制。

23．D。目标管理又称成果管理，目标管理是以泰罗的科学管理和行为管理理论为基础形成的一套管理制度。

24．D。在制定分目标时应注意由责任人参与协商分解组织目标，以明确确定和认可个人的职责；目标应具体、可测量、有时间规定，便于考核；目标方向正确，目标值恰当，既切合实际又有挑战性。

25．D。目标管理的具体实施分制定目标、实施目标、考核目标三个阶段。第二阶段实施目标是目标管理者采用自我管理的方法，积极开展行动以确保目标的实现。该医院护理部为使护理人员基础技能考核达标率≥96%，可以组织护理人员自觉地、努力地实现这些目标，并对照目标进行自我检查、自我控制和自我管理。

26．B。目标管理是由组织中的管理者和被管理者共同参与目标制订，在工作中由员工实行自我控制并努力完成目标的管理方法，以强调自我管理为核心。

27．B。目标明确原则也称任务和目标一致的原则，指组织的设计及建立，必须有明确的总目标，各部门及单位也必须有明确的分目标，整个组织的活动要始终围绕组织的总目标运转。目标管理的特点包括全员参与管理、以自我管理为中心、重视成果、强调自我评价、目标管理具有整体性。制定目标时不是越多越好，设定下级目标和个人目标。

28．D。ABC时间管理法分为ABC三个等级，A级为最重要且必须完成的目标，B级为较重要很想完成的目标，C级为不太重要可以暂时搁置的目标。步骤依次为：列出目标，即每天工作前列出"日工作清单"；目标分类即对"日工作清单"分类；排列顺序，即根据工作的重要性、紧急程度确定ABC顺序；分配时间，即按ABC级别顺序定出工作日程表及时间分配情况；实施，即集中精力完成A类工作，效果满意，再转向B类工作，对于C类工作，在时间精力充沛的情况下，可自己完成，但应大胆减少C类工作，尽可能委派他人执行，以节省时间；记录每一事件消耗的时间；总结，即工作结束时评价时间应用情况，以不断提高自己有效利用时间的技能。

29．D。时间管理是指在时间消耗相等的情况下，为提高时间利用率和有效性而进行的一系列活动，故时间管理最重要的是提高工作效率。

30．C。时间管理的基本程序为评估、计划、实施、评价。

31．D。时间管理的方法包括 ABC 时间管理法、四象限时间管理法、记录统计法、拟定时间进度法。

32．A。战略决策指与确定组织发展方向和长远目标有关的重大问题的决策，具有全局性、长期性与战略性，解决的是"干什么"的问题。程序化决策指对经常出现的活动的决策。战术决策解决的是"如何做"的问题。

33．D。团体决策的方法包括头脑风暴法、名义集体决策法、德尔菲法、电子会议法。

34．E。决策方案拟定通常有两条途径，一是经验，二是创造。

35．E。战术决策是为完成战略决策所规定的目标而制定的组织在未来一段较短的时间内的具体的行动方案，解决的是"如何做"的问题。战略决策指与确定组织发展方向和长远目标有关的重大问题的决策，具有全局性、长期性与战略性，解决的是"干什么"的问题。程序化决策指对经常出现的活动的决策。非程序化决策一般指涉及面广、偶然性大、不定因素多、无先例可循、无既定程序可依的决策。

36．A。宏观决策又称为战略决策或全局决策，是关系到较大范围的重要决策，这类决策一般由高层领导集体采用定量和定性分析方法相结合而做出。该医院 5 年的发展目标是关系到较大范围的重要决策，应高层领导集体决策。

37．B。非正式组织的特点包括自然或自发形成的，一般无章程和确定的权利、义务；组织成员之间情趣、爱好等相似，彼此具有情感心理的需要；组织内成员一般都有自己的领袖人物，这种领袖人物虽然不一定具有较高的地位和权力，但具有较强的实际影响力；有不成文的无形规范，规范和约束成员的行为，调整内部关系；有较强的凝聚力和行为一致性，成员之间自觉进行相互帮助，但容易出现"抱团现象"，而表现出自卫性和排他性；组织内部信息交流和传递具有渠道流畅、传递快的特点，并常带有感情色彩。

38．D。管理学中的组织是指按照一定目的程序和规则组成的一种多层次、多岗位以及具有相应

人员隶属关系的权责角色结构，它是职、责、权、利四位一体的机构。组织包含了三种含义：组织有共同的目标；组织有不同层次的分工协作；组织有相应的权利和责任。

39．A。直线职能型结构是一种下级成员除接受一位直接上级的命令外，又可以接受职能部门管理者指导的组织结构。该结构的优点是既可以统一指挥，严格责任制，又可根据分工和授权程度，发挥职能人员的作用。该医院设置院长、护理部、医务科、内科、外科，这种组织结构属于直线职能型结构。

40．B。正式组织的特点包括有规章制度约束成员的行动；经过规划，不是自发形成；有共同的目标；权力由组织赋予，下级必须服从上级；分工专业化，成员服从组织目标，在组织内积极协作；有明确的信息沟通系统；讲究效率；强调群体或团队，不强调成员的独特性，组织成员的工作及职位可以相互替换。

41．A。直线型组织结构又称单线型组织结构，是最古老、最简单的一种组织结构类型。其特点是组织系统职权从组织上层"流向"组织基层。

42．B。直线型组织结构又称单线型结构，是一个纵向的权力线从最高领导逐渐到基层一线管理者，构成直线结构，上下级关系是直线关系，即命令与服从的关系。其特点是组织系统职权从组织上层"流向"组织基层；组织各层次管理者负责行使该层次的全部管理工作，为管理人员提供了指挥他人、要求下属行为与组织目标保持一致的权利，明确组织内向谁发布命令、执行谁的命令。

43．D。组织结构的模式可以表示为组织图、职位说明书、组织手册。

44．C。组织结构是指构成组织各要素之间相对稳定的关系模式，表现为组织各部分排列顺序、空间位置、聚散状态、联系方式以及各要素之间相互关系的一种模式，是整个管理系统的框架。组织结构的基本框架设计是组织结构设计的主体阶段。

45．D。医院护理管理的组织原则包括目标明确原则（任务和目标一致的原则）、分工协作原则（专业化分工与协作的原则）、统一指挥与分权管理相结合的原则（等级和统一指挥的原则和集权分权结合原则）、层幅适当原则（有效管理幅度

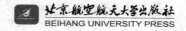

的原则和管理层次的原则）、责权对等原则（职责与权限一致的原则）、稳定性与适应性相结合原则。

46．C。目标统一原则是指在建立组织结构时，要有明确的目标，并使各部门、员工的目标与组织的总体目标相一致。集权与分权相结合的原则是指在组织工作中必须要正确处理好集权与分权的关系，以保证组织的有效运行。责权一致的原则是指为保证组织结构的完善和组织工作的有效进行，在组织结构的设计过程中，职位的职权和职责要对等一致。有效管理幅度原则是指组织中的主管人员直接管辖的下属的人数应是适当的，才能保证组织的有效运行。分工协作原则是指组织结构应能反映为实现组织目标所必需的各项任务和工作分工，以及这些任务和工作之间的协调，组织的运行才能精干、高效。

47．D。组织设计是指管理者将组织内各要素进行合理组合，建立和实施一种特定组织结构的过程，是有效管理的必备手段之一。

48．C。职位说明书是说明组织内部的某一特定职位的责任、义务、权力及其工作关系的书面文件。

49．B。根据组织设计的最少层次原则，一般情况下，组织越大层次越多，但从高层领导到基层领导以2～4层为宜。

50．E。组织设计的结果是形成组织结构。组织结构的模式可用组织图、职位说明书、组织手册三种方式来表示。组织图又称组织树，用图形表示组织的整体结构、职权关系及主要职能。

51．E。组织设计是指管理者将组织内各要素进行合理组合，建立和实施一种特定组织结构的过程，是有效管理的必备手段之一。

52．C。护理组织文化是在一定的社会文化基础上形成的具有护理专业自身特征的一种群体文化。它是被全体护理人员接受的价值观念和行为准则，也是全体护理人员在实践中创造出来的物质成果和精神成果的集中表现。护理哲理是组织的最高层次的文化，主导、制约着护理文化其他内容的发展方向，护理价值观是组织文化的核心。

53．B。组织设计的要求包括精简，注意避免机构重叠、头重脚轻、人浮于事；统一，组织内的权利应相对集中，实施"一元化管理"；高效，

应使各部门、各环节、组织成员组合成高效的结构形式。

54．A。护理组织文化建设有易接受性，应容易被护理人员理解、认同和接受；群众性，要求每一位护理人员积极参与；针对性，护理文化建设是一项系统工程，既要考虑共性要求，又要根据自身的实际情况建设；独特性，设计和培育护理文化，要体现护理专业的个性。

55．C。组织文化的特点包括文化性、综合性、整合性、自觉性、实践性。

56．E。由责任护士和相应辅助护士对患者从入院到出院进行有计划、有目的的整体护理称责任制护理。以患者为中心，以护理计划为内容，根据患者自身特点和个体需要，提供针对性护理，解决存在的健康问题。责任制护理与小组护理相结合，明确分工责任，进行整体护理，是目前倡导的护理工作模式。

57．D。责任制护理是由责任护士和相应辅助护士对患者从入院到出院进行有计划、有目的的整体护理。以患者为中心，以护理计划为内容，根据患者自身特点和个体需要，提供针对性护理，解决存在的健康问题。责任制护理与小组护理相结合，明确分工责任，进行整体护理，是目前倡导的护理工作模式。

58．B。综合护理是指由一组护理人员（主管护师、护师、护士等）应用护理程序集小组护理和责任制护理的优点于一体的工作方法，共同完成对一组患者的护理工作。

59．B。功能制护理将工作以岗位分工，以各项护理活动为中心的护理模式，每个护士从事相对固定的护理活动；护士分工明确，任务单一，有利于提高护士技能操作熟练程度。但这种工作方法缺少与患者交流沟通，工作机械重复，易导致护士疲劳厌烦，知识面变窄，忽视患者身心整体护理，不能获得患者积极认同与尊重，护理工作满意度下降。

60．E。人员管理不仅可以发现、选聘、使用和培养最优秀的人才，还可充分调动人的积极性，达到人尽其才、提高工作效率、实现组织目标的目的，同时为组织的发展提供人力资源储备。

61．C。用人之长原则是知人善任、用人所长、

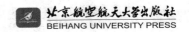

扬长避短，才能充分发挥人员的才能，取得最佳效果，获得最大效益。职务要求明确原则是指对设置的职务及相应的职责应有明确要求。责权利一致原则是指为达到工作目标，应使人员的职责、权利和利益（物质和精神上的待遇）相一致。系统管理原则是指将人员的选拔、使用、考评和培训作为紧密联系的整体，在使用中加强培训与考评。公平竞争原则是指对组织内外人员一视同仁，采取公平竞争，才能得到合适的人选。

62．D。人员管理的基本原则包括职务要求明确原则、责权利一致原则、公平竞争原则、用人之长原则、系统管理原则。

63．C。人员管理的基本原则有职务要求明确、责权利一致、公平竞争、用人之长、系统管理。公平竞争原则是对组织内外人员一视同仁的公平竞争，才能得到合适的人选。

64．C。间接护理项目是为直接护理做准备的项目，以及沟通协调工作（包括会议、交接班、书写记录等）所需要的护理活动，例如参加医师查房、抄写和处理医嘱、输液及注射前的准备工作、请领和交换物品、交班等。直接护理项目是指每天面对面直接为患者提供护理服务的护理活动，如晨间护理、肌内注射、输血、输液、测量生命体征等。

65．A。人员管理的基本原则中，系统管理原则是指将人员的选拔、使用、考评和培训作为紧密联系的整体，在使用中加强培训与考评。

66．A。护理人员编设的原则有满足患者护理需要原则、合理结构原则、优化组合原则、经济效能原则、动态调整原则。

67．D。功能制护理在护理人员数量方面的要求相对不太高，在护理人员有限的情况下，便于病房护士长进行病房护理人力的组织安排，人力成本较低。

68．C。排班的结构合理原则是根据患者情况、护理人员的数量、水平等进行有效组合，做到新老搭配、优势互补，保证患者安全，防范护理纠纷。

69．D。按照卫生部《综合医院组织编制原则试行草案》要求，卫生技术人员占医院总编设的70%～72%，其中护理人员占50%，医师占25%，其他卫生技术人员占25%。

70．D。患者的护理需要，是编设护理人员数量与结构的主要依据，同时还要根据医院的类型、等级、规模、科室设置等实际情况进行综合考虑。

71．D。护士配备是否合理直接影响了护士的工作强度、护理质量、医院管理与卫生管理部门要求的一致性以及对患者服务水准。

72．C。根据卫生部《医院分级管理办法（试行草案）》，卫生主管部门对医院护理人员编制的要求是护理人员：床位为0.4：1。

73．B。分权式排班优点是管理者能根据本部门的人力需求状况进行有效安排，并能照顾护士的个别需要。缺点是无法调派其他病区的人力，且排班花费的时间较多。

74．D。患者的护理需要是编设护理人员数量与结构的主要依据，同时还要根据医院的类型、等级、规模、科室设置等实际情况进行综合考虑。

75．C。对护理人员进行优化、合理组合，使不同年龄阶段、个性、特长的护理人员充分发挥个人潜能，做到各尽所长、优势互补，体现了人力资源的组合性。

76．C。排班的基本原则包括以患者需要为中心，确保24小时连续护理；掌握工作规律，保持各班工作量均衡；人员结构合理，确保患者安全；保持公平原则，适当照顾人员的特殊需求；有效运用人力资源，充分发挥个人专长。

77．E。护理排班原则有满足需求原则、结构合理原则、效率原则、公平原则、分层使用原则。合理结构原则是对各班次护士进行科学合理搭配是有效利用人力资源，保证临床护理质量的关键。满足需求原则是排班应以患者需要为中心，确保24小时连续护理，保证各班次的护理人力在质量和数量上能够完成当班的所有护理活动，还应满足护士的需求。效率原则是通过合理设岗、人岗匹配，将护士的专长、优势与患者的护理需要相结合，在保证护理质量的前提下有效运用人力资源，充分发挥个人专长。公平原则是护士长应根据护理工作的需要，合理安排各班次和节假日值班护士，做到一视同仁。

78．D。集权式排班优点为管理者掌握全部护理人力，可依各部门工作需要，灵活调配合适人员。缺点是对护理人员的个别需要照顾少，会降低工作满意度。

79．B。护理人员培训与开发的原则包括与组织战略发展相适应原则；按需施教，学用一致原则；综合素质与专业素质培训相结合原则；重点培训和全员培训相结合原则；长期性与急用性相结合的原则。与组织战略发展相适应原则指出要从组织的发展出发，结合医院和部门的发展目标进行培训内容、培训模式、培训对象、培训规模、培训时间等综合方案的设计，保证培训为组织发展服务，促进组织战略目标实现。

80．C。领导者非权力性影响力的影响力持久、可起潜移默化的作用，下属信服、尊敬，激励作用大、比较稳定，不随地位而变化、对下属态度和行为的影响起主导作用。

81．E。领导效能的基本内容包括时间效能、用人效能、决策办事效能、组织整体贡献效能。

82．C。领导生命周期理论又称情景领导理论，它认为最有效的领导风格应随着员工"成熟度"的变化而变化。随着下属由不成熟走向成熟，领导的行为逐步推移为高工作与低关系→高工作与高关系→低工作与高关系→低工作与低关系。

83．D。非权力性影响力的构成因素有品格因素、才能因素、知识因素、感情因素。

84．C。护理管理者适当授权可以使管理者从日常事务中解脱出来，专心处理重大问题；可以提高下属的工作积极性，增强其责任心，并增进效率；可以增长下属的才干，有利于后备管理人员的培养；可以充分发挥下属的专长，以弥补管理者自身才能的不足。

85．B。授权的原则包括视能授权、合理合法、监督控制、权责对等。

86．E。授权的原则有视能授权、合理合法、监督控制、权责对等，其中视能授权是授权最根本的准则。

87．D。授权的原则有视能授权、合理合法、监督控制、权责对等，其中视能授权是授权最根本的准则。

88．A。期望理论认为某一活动对某人的激励力取决于他所能得到的成果的全部期望价值与他认为达到该成果的期望概率。激励水平的高低取决于期望值、关联性、效价三个变量，用公式表示为激励水平（M）＝期望值（E）×关联性（I）×效价（V）。期望值指个体对自己行为和努力能否达到特定结果的主观概率。关联性是工作绩效与所得报酬之间的联系。效价反映了奖励对一个人的吸引程度。因此将效价与期望概率优化组合，才能达到高激励水平。

89．E。双因素理论认为引起人们工作动机的因素有保健因素和激励因素。保健因素又称维持因素，是与工作条件有关的因素，能使员工不满意或没有不满意。若保健因素处理不好，就会引发员工对工作不满情绪的产生，因此保健因素又称维持因素，本身不会对个体产生激励作用。激励因素是指与人们的满意情绪有关的因素，是属于工作本身或工作内容方面的，包括工作上的成就感、对未来的良好期望、职务上的责任感、工作表现机会和工作带来的愉悦等。

90．B。沟通是一个复杂的过程，任何沟通都是发送者将信息传递到接受者的过程，可以分解为信息源、编码、传递信息、解码、反馈五个步骤。编码是发送者将这些信息译成接收者能够理解的一系列符号，如语言、文字、图表、照片、手势等，即信息。反馈是确定沟通是否有效的重要环节。传递信息是通过某种通道（媒介物）将信息传递给接收者。正式沟通由于依靠组织系统层层传递，速度较慢，不够灵活，因此组织为顺利进行工作，必须要依赖非正式沟通以补充正式沟通的不足。

91．A。人际关系是指在社会实践中，个体为了满足自身生存与发展的需要，通过一定的交往媒介与他人建立并发展起来、以心理关系为主的一种显性的社会关系。

92．E。口头语言沟通的优点是信息传递的范围广、速度快、效果好，是最有效、最有影响力的沟通。

93．B。编码是接收者将通道中加载的信息翻译成接收者理解的形式。

94．C。非正式沟通是在正式沟通渠道之外进行的信息交流和传达方式，与正式沟通不同，非正式沟通的沟通对象、时间及内容等各方面，都是未经计划和不确定的。非正式沟通传递的信息容易失真、不确切、难以控制，有可能形成小集团和小圈子,影响员工关系的稳定和组织的凝聚力,非正式沟通不具有较强的约束力和保密性。

95．B。从临床思维的表面上看,医护人员是临床思维的主体,患者是思维的客体。沟通过程中沟通者需保持内容与关系的统一,以保证沟通的有效性。

96．E。常用的沟通技巧有倾听、反应、提问、重复、澄清和阐明、沉默、触摸。

97．E。沟通的过程包括信息源、编码、传递信息、解码、反馈。信息源即指发送者。传递信息是通过某种通道（媒介物）将信息传递给接收者即沟通渠道。

98．D。沟通障碍是指在组织沟通过程中,由于某些原因或因素导致沟通失败或无法实现沟通目的。沟通障碍的原因主要包括3个方面：发送者的障碍、接收者的障碍、沟通通道的障碍。不同的政治、宗教或职业角色的人们会存在思想观念上的差异,思想观念上的差异、知觉偏差属于接受者的障碍；目的不明确属于发送者的障碍；几种媒介互相冲突属于沟通通道的障碍。

99．D。沟通障碍是指在组织沟通过程中,由于某些原因或因素导致沟通失败或无法实现沟通目的。沟通障碍的原因主要包括3个方面：发送者的障碍、接收者的障碍、沟通通道的障碍。属于接收者的障碍原因有过度加工、知觉偏差、心理障碍、思想观念上的差异。

100．B。劝服技巧有助于有效沟通。有效沟通是彼此之间的人际交往与心灵交流,说教、轻视、刺激的方式与人交往则违背了这个原则,患者感到护士不理解自己,进而不会再做任何尝试去与护士讨论其所担心的问题,护士与患者的沟通将局限在较低的层次上。

101．D。有效沟通的策略包括使用恰当的沟通方式、考虑接受者的观点和立场、充分利用反馈机制、以行动强化语言、避免一味说教。

102．D。有效沟通的原则包括目的明确和事先计划原则、信息明确的原则、及时的原则、合理使用非正式沟通的原则、组织结构完整性的原则。

103．D。主持会议具体要把握紧扣议题、激发思维、引导合作、恪守时间四个要点。

104．C。冲突是由于某种差异引起的对立双方在资源匮乏时出现阻挠行为并被感觉到的矛盾。人与人之间由于利益、观点、掌握的信息和对事件的理解存在差异,有差异就可能引起冲突。冲突这一概念包括三层含义,一是必须有对立的两个方面,缺一不可；二是为取得有限的资源而发生的阻挠行为；三是只有当问题被感觉时,才构成真正的冲突。因此冲突产生的必要条件是具有对立的两个方面。

105．B。建设性冲突是指冲突双方目标一致,由于手段（方法、途径）或认识不同而产生的冲突,这种冲突对组织效率有积极作用。

106．D。处理冲突的传统方法中,妥协是当协商不能解决问题时,寻找仲裁人,仲裁人采取妥协的办法,让每一方都得到部分的满足。作为领导者,首先根据公平的原则,迅速找到双方的共同点,然后找出他们之间最大的可容点和心理接受点,从而使双方都退让一步,达成彼此可以暂时接受的协议。

107．D。利益是工作关系协调的基础。共同的利益能使组织成员结合起来,按照组织的需要而积极行动。协调、平衡好利益关系是协调工作的重要基础。

108．E。协调的灵活性是指在不违背原则的前提下,为了实现组织目标而做出的一些让步、牺牲、妥协、折中与变通等。

109．C。协调的整体优化原则是通过协调可使整个组织系统的运行达到整体优化状态。

110．B。控制按管理者控制和改进工作的方式不同,可分为间接控制和直接控制。

111．B。同期控制又称为过程控制、环节质量控制,其纠正措施是在计划执行的过程中。护理管理者通过现场监督检查、指导和控制下属人员的活动,对执行计划的各个环节质量进行控制,当发现不符合标准的偏差时立即采取纠正措施。

112．E。有效控制的特征有明确的目的性、信息的准确性、反馈的及时性、经济性、灵活性、适用性、标准合理性、战略高度、强调例外、多重标准、纠正措施。

113．A。前馈控制又称预先控制,是面向未来的控制,是计划实施前采取预防措施防止问题的

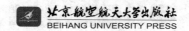

发生，而不是在实施中出现问题后的补救。前馈控制的工作重点是防止所使用的各种资源在质和量上产生偏差，是通过对人力、物力、财力和资源的控制来实现的，在护理管理中称为基础质量控制，急救物品完好率、常规器械消毒灭菌合格率、护理人员的素质等均属此类控制。

114．D。控制是指监视各项活动以保证它们按计划进行并纠正各种重要偏差的过程。在护理管理中，控制就是护理管理者对下属的工作进行检查，了解目前工作是否按既定的计划、标准和方向运行，若有偏差就要分析原因采取改进措施，以确保组织目标的实现。

115．C。前馈控制即预先控制，是面向未来的控制，是计划实施前采取预防措施防止问题的发生，而不是在实施中出现问题后的补救。

116．D。控制按业务范围不同，可分为技术控制、质量控制、资金控制、人力资源控制等。

117．C。控制的基本过程包括建立标准、衡量绩效、纠正偏差。纠正偏差是控制的关键。

118．B。预算控制是组织对未来一定时期内预期取得的收入和支出所进行的计划工作。质量控制是指为达到所规定的质量要求所采取的技术和活动。进度控制就是对生产和工作的进程在时间上进行控制，使各项生产和作业能够在时间上相互衔接，从而使工作有节奏地进行。目标控制是将总目标分解成不同层次的分目标，形成一个目标体系，并由此确定目标考核体系，将受控系统的执行情况与之进行对比，发现问题，及时采取纠正措施。反馈控制又称后馈控制、结果质量控制，这类控制作用发生在行动之后。

119．D。控制的基本方法包括预算控制、质量控制、进度控制、目标控制。

120．D。护理质量管理的自我监控中最关键的层次是护士层次。护士的质量意识不强，对护理质量管理的内涵理解不够全面；如护士只注重于完成护理工作量，而忽略护理工作的质量，是护理质量缺陷的原因之一。

121．C。持续质量改进是全面质量管理的重要组成部分，其本质是持续地、渐进地变革。

122．C。医院的管理环境着重强调的是医院的有关规章制度。医院的规章制度，一方面通过建立健全各项规章制度，保证工作顺利进行；另一方面通过提高医务人员的素质，为患者提供更好的就医环境，以帮助患者及家属尽快熟悉住院环境，遵守住院制度，配合治疗。

123．C。规格化是物质性质量标准的主要形式，其实质是将物质技术质量定型化和定量化。统一化是对重复性的同类工作和事物规定统一的质量要求，以保证护理服务质量。系列化是同一项工作中各个工作环节同时进行标准化的一种形式。

124．A。环节质量标准是指各种要素通过组织管理形成的工作能力、服务项目、工作程序和工序质量。护理环节质量主要指护理工作活动过程质量，如执行医嘱、观察病情、护理文件书写、技术操作、心理护理、健康教育等。

125．A。发生护理差错后，当事人应立即报告护士长及科室相关领导，护士长应在24小时内填写报表上报护理部。

126．B。PDCA管理循环是按照计划、执行、检查、处理四个阶段来进行质量管理，执行阶段是按照拟定的质量目标、计划、措施具体组织实施和执行的阶段。

127．B。PDCA循环的特点是大环套小环，互相促进以及阶梯式运行，每转动一周就提高一步。

128．E。处理阶段包括管理循环的第七、八两个步骤。第七步为总结经验教训，将成功的经验形成标准，将失败的教训进行总结和整理，记录在案，以防再次发生类似事件。第八步是将不成功和遗留的问题转入下一循环中去解决。

129．B。计划阶段分为调查分析质量现状，找出存在的问题；分析调查产生质量问题的原因；找出影响质量的主要因素；针对主要原因，拟定对策、计划和措施四个步骤。

130．D。在制定基础护理操作规程时应遵循的原则有根据每项技术操作目的、要求、性质和应取得的效果来制定；技术操作必须符合人体生理解剖特点，避免增加患者的痛苦；严格遵守无菌的原则；必须有利于保证患者安全；必须有利于节省人力、物力、时间，使患者舒适，符合科学性原则；文字应简单明了，便于护士掌握并在临床推广。

131．C。评判护理质量缺陷的主要依据是患者

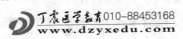

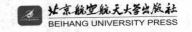

不满意。护理质量缺陷是指在护理工作中，由于各种原因导致的一切不符合护理质量标准的现象和结果，使患者产生不满意，或给患者造成危害。

132．C。当患者发生坠床时，首先应检查判断患者伤情，切勿轻易移动，以免加重伤势，然后通知医生，进行进一步的检查和护理操作。

133．B。护理规范是规范护理行为的准则，是确保护理质量和护理安全的重要措施。护士应准确执行医嘱，不可根据经验自行开药。护理管理人员应加强护士的护理操作培训，加强专科护理和危重患者护理的实际操作能力，实施继续教育和学分登记制度，要求护士执行各项操作时严格按照规程，不可随意简化操作程序。

134．E。医疗事故是指医疗机构及其医务人员在医疗活动中，违反医疗卫生管理法律、行政法规、部门规章和诊疗护理规范、常规，过失造成患者人身损害的事故。该护士虽然将液体输错，但尚未造成不良后果，不属于医疗事故。

135．C。根据对患者人身造成的损害程度，医疗事故分为四级。一级医疗事故是指造成患者死亡、重度残疾的。二级医疗事故是指造成患者中度残疾、器官组织损伤导致严重功能障碍的。三级医疗事故是指造成患者轻度残疾、器官组织损伤导致一般功能障碍的。四级医疗事故是指造成患者明显人身损害的其他后果的。

136．B。护理人员的质量评价包括基本素质评价、行为过程评价、行为结果评价、综合评价。

137．D。排列图法又称主次因素分析图，是把影响质量的因素进行合理分类，并按影响程度从大到小的顺序排列，做出排列图，以直观的方法表明影响质量的主要因素的一种方法。

138．D。护士素质是指个体完成工作活动与任务所具备的基本条件与潜在能力，是人与生俱来的自然特点与后天获得的一系列稳定的社会特点的有机结合，是人所特有的一种实力。

139．E。环节质量评价主要内容包括开展整体护理情况，是否应用护理程序组织临床护理活动；心理护理及健康教育数量及质量；执行医嘱准确率、临时医嘱执行是否及时；观察病情及治疗反应，是否动态地修改护理计划，表格记录情况；是否以患者为中心，开展主动护理；与后勤及医

技部门的协调情况。

140．C。统一指挥原则是指组织内各部门必须服从于它的上一级部门领导的命令和指挥，并且强调只能服从一个上级的命令和指挥。该责任护士的上一级领导人是护士长，应首先报告病区护士长。

141．A。计划的步骤分为分析评估、确定目标、建立计划工作前提条件、拟定备选的可行方案、评价和比较备选方案、选定方案、制定辅助或派生计划、编制预算八个阶段。分析评估是指护理管理者必须对其部门及所属下级部门的外部条件和内部条件进行全面评估，应充分分析组织自身优势与劣势以及组织外部环境中存在的机会和威胁，分析评估可采用 SWOT 分析方法。该医院护理部为制定护理发展规划，对该院内、外部条件进行全面分析，是计划中的分析评估阶段。

142．D。分析评估是指护理管理者必须对其部门及所属下级部门的外部条件和内部条件进行全面评估。外部条件包括社会大系统的经济、技术、人口、政策、法令、设备等，内部条件包括组织内部的人力、现行政策、技术力量、物资、经费等。医院所处地区护理服务机构数量属于外部前提条件，经验丰富的护理人员、先进医疗设备、社区服务中心场所、经费均属于内部前提条件。

143．E。制定的分目标应具体、可测量、有时间规定，便于考核；目标方向正确，目标值恰当，既切合实际又有挑战性。该医院护理部采用目标管理法为提高全院护理服务质量，制定目标最有效的是一年内使全体护理人员的护理技术操作合格率达 90% 以上。

144．C。目标明确原则（任务和目标一致的原则）是指组织的设计及建立，必须有明确的总目标，各部门及单位也必须有明确的分目标，整个组织的活动要始终围绕组织的总目标运转。

145．B。责任制护理是由责任护士和相应辅助护士对患者从入院到出院进行有计划、有目的的整体护理。个案护理指一名护理人员负责一个患者的全部护理工作，实施个体化护理的护理工作模式。功能制护理是将工作以岗位分工，以各项护理活动为中心的护理模式，每个护士从事相对固定的护理活动。小组护理是护理人员和患者各分成若干小组，以小组形式负责一组患者的护理模式。临床路径是指医生、护士及医技人员等的一组成员，共同针

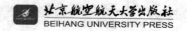

对某一病种建立一套标准化治疗模式与治疗程序，制订从入院到出院的整体诊疗计划。

146．A。个案护理指一名护理人员负责一个患者的全部护理工作，实施个体化护理的护理工作模式，常用于危重症、多器官功能衰竭、器官移植及大手术后需要特殊护理的患者。功能制护理是将工作以岗位分工，以各项护理活动为中心的护理模式，每个护士从事相对固定的护理活动，如处理医嘱的主班护士、治疗护士、药疗护士、生活护理护士等。小组护理是护理人员和患者各分成若干小组，以小组形式负责一组患者的护理模式，组长制定护理计划和措施，小组成员共同合作完成患者的护理。责任制护理是由责任护士和相应辅助护士对患者从入院到出院进行有计划、有目的的整体护理。临床路径是指医疗机构中包括医生、护士及医技人员等的一组成员，共同针对某一病种建立一套标准化治疗模式与治疗程序，制定从入院到出院最佳的、时间要求准确、工作顺序严格的整体诊疗计划。

147．C。不充分授权法是管理者要求下属就重要程度较高的工作，做深入细致的调查研究并提出解决问题的全部可行方案，或提出一整套完整的行动计划，经过上级选择审核后，批准执行，并将部分权力授予下属。该护士长将新护士培训交给高年资护士做，让高年资护士制定出培训计划讨论后执行，这种做法属于不充分授权法。

148．C。强化理论是人们为达到某种目的，都会采取一定的行为，这种行为将作用于环境。当行为的结果对他有利时，这种行为就重复出现；当行为的结果对他不利时，这种行为就减弱或消失。根据强化的目的，强化分为正强化（肯定、表扬、晋升等）和负强化（批评、处分、降级等）两种。该科室护士长每月进行技术操作考核，对考核优秀的护士进行肯定及表扬，对考核不合格的护士进行批评，采用的是强化理论。

149．B。知觉偏差是导致对信息理解的偏差，指人们在信息交流或人际沟通中，总习惯于以自己为准则，对不利于自己的信息，要么视而不见，要么熟视无睹，甚至颠倒黑白，以达到防御的目的。该护理部主任对护士的描述表示怀疑，是出于自己的行为准则或认知的主观判断，即知觉偏差。

150．B。该护士长或护士可能存在回避一些对自己不利的信息的情况，造成一定程度的沟通障碍与信息失真，出现信息的扭曲、偏差、失误。该护理部主任为了解本次差错，应该再次进行核实情况。

151．C。组织结构完整性原则指在进行管理沟通时，要注意沟通的完整性。根据统一指挥原则，上级领导不能越级直接发布命令进行管理，否则会使中间的管理者处于尴尬境地。若确实需要越级沟通，应先同下级管理者沟通。该护理部主任在安排护士小张参加培训班时未通知小张科室护士长，是越级沟通违背了组织结构完整性原则。

152．D。患者入院后因不适应环境常失眠，出现不满的情绪，质疑护士的工作，此时护士应及时与患者沟通并解释采用窗口查房的目的，是为了减少打扰患者，并针对其失眠的情况制定治疗方案。

153．E。人际冲突指个人与个人之间发生的冲突，即由于个人之间生活背景、教育、年龄、文化、价值观及态度和行为方式等的差异，或者双方潜在利益的对立，而导致的一种对抗性相互交往方式。

154．B。发生护理差错后，当事人应立即报告病区护士长及科室相关领导，护士长应在24小时内填写报表上报护理部。

155．A。系统的整体性指系统是由各个要素组成的有机整体。系统的功能不是各个要素简单的叠加，而是大于各个个体的功效之和。系统的目的性指系统的存在就是为了达到一定的目的。系统的层次性指任何系统都有一定的层次结构。系统的环境适应性指一个有生命力的系统，必须不断地与外界环境进行能量、信息的交换，要不断地适应外界环境的变化。

156．C。系统的相关性指系统内各要素之间是相互联系、相互依存的。一个要素的变化，会引起另一个要素的变化，并引起系统的变化。

157．C。计划的重点原则指计划的制定既要考虑全局，又要分清主次轻重，抓住关键及重点，着力解决影响全局的问题。弹性原则指留有一定调节余地，以预防及减少不确定因素对计划实施可能产生的冲击及影响，以确保计划目标的实现。

158．B。计划的系统性原则是指计划工作要从组织系统的整体出发，全面考虑系统中各构成部分的关系以及它们与环境的关系，进行统筹规划。创新原则指计划是一个创造性的管理活动，要求充分发挥创造力，提出一些新思路、新方法、新措施。

159．C。计划的步骤依次为评估形势、确定目标、考虑制定计划的前提条件、发展可选方案、比较各种方案、选定方案、制定辅助计划及编制预算。计划的第二步是确定目标。发展可选方案是根据目标提出备选方案。

160．B。计划的步骤为评估形势、确定目标、考虑制定计划的前提条件、发展可选方案、比较各种方案、选定方案、制定辅助计划及编制预算。

161．E。考虑制订计划的前提条件就是指计划工作的假设条件，即执行计划时的预期环境。计划工作的第三步是确定一些关键性的计划前提条件。组织的外部前提条件指整个社会的政策、法令、经济、技术、人口等；组织的内部前提条件指组织内部的政策、人力、技术力量、物资、经费等。

162．B。职能型组织结构又称多线型组织结构，其特点是采用按职能分工实行专业化的管理办法代替直线型的全能管理者，各职能部门在分管业务范围内直接指挥下属。矩阵型结构是一种按组织目标管理与专业分工管理相结合的组织结构，直线部门管理者有纵向指挥权，按职能分工的管理者有横向指挥权。委员会是由来自不同部门的专业人员和相关人员组成的、研究各种管理问题的组织结构。

163．A。直线型组织结构又称单线型组织结构，是最古老、最简单的一种组织结构类型。其特点是组织系统职权从组织上层"流向"组织基层。

164．C。临床护理组织方式包括个案护理、功能制护理、小组护理、责任制护理。小组护理是将护理人员分成若干小组，每组由一位管理能力和业务能力较强的护士任组长，在组长的策划和组员的参与下，为一组患者提供护理服务。

165．D。责任制护理是由责任护士和相应辅助护士对患者从入院到出院进行有计划、有目的的整体护理。

166．B。功能制护理是以工作为中心的护理方式，护士长按照护理工作的内容分配护理人员，每1～2名护士负责其中一个特定任务，各班护士相互配合共同完成患者所需的全部护理，护士长监督所有工作。

167．A。个案护理也称为特别护理或专人护理，是由一名护理人员在其当班期间承担一名患者所需要的全部护理。

168．D。处理冲突的传统方法中，妥协是当协商不能解决问题时，寻找仲裁人，仲裁人采取妥协的办法，让每一方都得到部分的满足。作为领导者，首先根据公平的原则，迅速找到双方的共同点，然后找出他们之间最大的可容点和心理接受点，从而使双方都退让一步，达成彼此可以暂时接受的协议。

169．B。处理冲突的传统方法中，压制冲突是建立一定法规，或以上级命令压制冲突，它虽可收效于一时，但并没有消除冲突的根源。

170．E。ISO9001质量管理体系属于标准化管理。

171．B。PDCA循环就是计划（Plan）、执行（Do）、检查（Check）、处理（Action）四个阶段的循环反复过程，是一种程序化、标准化、科学化的管理方式，由美国质量管理专家爱德华·戴明提出，又称"戴明环"。

172．A。预防医疗事故最有效的是全面质量管理。通过质量教育环节，各级护理管理者和护士已经认真学习并充分了解质量标准的内容，掌握质量标准的要求，应实施全面护理质量管理，促使大家自觉执行标准，保证质量标准的落实，建立监督检查机制，随时纠正偏差，对于质量管理的方法和技术难题、临床突发事件等，开展质量管理的指导工作。

173．D。根据对患者人身造成的损害程度，医疗事故分为四级。四级医疗事故是指造成患者明显人身损害的其他后果的。

174．B。根据对患者人身造成的损害程度，医疗事故分为四级。二级医疗事故是指造成患者中度残疾、器官组织损伤导致严重功能障碍的。

175．C。根据对患者人身造成的损害程度，医疗事故分为四级。三级医疗事故是指造成患者轻度残疾、器官组织损伤导致一般功能障碍的。

176．A。根据对患者人身造成的损害程度，医疗事故分为四级。一级医疗事故是指造成患者死亡、重度残疾的。

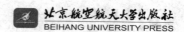